Spezielle pathologische Anatomie

Ein Lehr- und Nachschlagewerk

Band 7 · Teil 2

Herausgegeben von
Prof. Dr. Wilhelm Doerr, Heidelberg · Prof. Dr. Gerhard Seifert, Hamburg
Prof. Dr. Dres. h.c. Erwin Uehlinger, Zürich

Histopathologie der Haut

Zweite, neubearbeitete und erweiterte Auflage

Teil 2

Stoffwechselkrankheiten und Tumoren

Von

T. Hardmeier · O.P. Hornstein · M. Hundeiker
H. Kerl · H. Kresbach · F. Weidner

Redigiert von

U. W. Schnyder

*Mit 206 Abbildungen
und 1 Farbtafel*

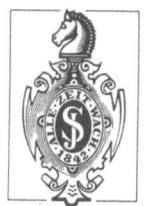

Springer-Verlag Berlin Heidelberg New York 1979

Professor Dr. med. Urs W. Schnyder
*Direktor der Dermatologischen Klinik, Universitätsspital, Gloriastr. 31,
CH-8006 Zürich*

CIP-Kurztitelaufnahme der Deutschen Bibliothek. Spezielle pathologische Anatomie: e. Lehr- u. Nachschlagewerk/ hrsg. von Wilhelm Doerr ... - Berlin, Heidelberg, New York: Springer. NE: Doerr, Wilhelm [Hrsg.]
Bd. 7. → Histopathologie der Haut
Histopathologie der Haut/redigiert von U.W. Schnyder. - Berlin, Heidelberg, New York: Springer. 1. Aufl. u.d.T.: Haut- und Anhangsgebilde. NE: Schnyder, Urs W. [Red.]
Teil 2. Stoffwechselkrankheiten und Tumoren/von Th. Hardmeier ... - 2., neubearb. u. erw. Aufl. - 1979. (Spezielle pathologische Anatomie; Bd. 7)

ISBN-13: 978-3-642-67027-5   e-ISBN-13: 978-3-642-67026-8
DOI: 10.1007/ 978-3-642-67026-8

Das Werk ist urheberrechtlich geschützt. Die dadurch begründeten Rechte, insbesondere die der Übersetzung, des Nachdruckes, der Entnahme von Abbildungen, der Funksendung, die Wiedergabe auf photomechanischem oder ähnlichem Wege und der Speicherung in Datenverarbeitungsanlagen bleiben, auch bei nur auszugsweiser Verwertung, vorbehalten. Bei Vervielfältigungen für gewerbliche Zwecke ist gemäß § 54 UrhG eine Vergütung an den Verlag zu zahlen, deren Höhe mit dem Verlag zu vereinbaren ist

© by Springer-Verlag Berlin Heidelberg 1973 and 1979
Softcover reprint of the hardcover 2nd edition 1979

Die Wiedergabe von Gebrauchsnamen, Handelsnamen, Warenbezeichnungen usw. in diesem Werk berechtigt auch ohne besondere Kennzeichnung nicht zu der Annahme, daß solche Namen im Sinne der Warenzeichen- und Markenschutz-Gesetzgebung als frei zu betrachten wären und daher von jedermann benutzt werden dürften.

Satz: Universitätsdruckerei H. Stürtz AG, Würzburg
2122/3130-543210

Vorwort des Bandherausgebers

Die Unterteilung der Histopathologie der Haut in zwei Teilbände erlaubte in der 2. Auflage des Bandes 7 der „Speziellen Pathologischen Anatomie" die Tumorkapitel völlig neu zu gestalten.

Eingangs findet sich das von Herrn Priv. Doz. Dr. TH. HARDMEIER, Münsterlingen überarbeitete Kapitel „Stoffwechselkrankheiten der Haut", das schon in der 1. Auflage eine sehr gute Aufnahme fand.

Die Tumoren der Haut (exkl. Gefäßtumoren und Lymphome) wurden dem Erlanger Ordinarius für Dermatologie und Venerologie, Herrn Prof. Dr. O. HORNSTEIN, und seinem Oberarzt, Herrn Priv. Doz. Dr. F. WEIDNER, anvertraut. Beide Autoren verfügen nicht nur über große histopathologische Kenntnisse der Haut, sondern ihr Wissen basiert auch auf einem breiten allgemein pathologisch-anatomischen Wissen. Die Fehl- und Neubildungen der Blut- und Lymphgefäße bearbeitete mit großer Sorgfalt Prof. Dr. M. HUNDEIKER, Gießen. Für die „Lymphome" der Haut konnten der Grazer Lehrstuhlinhaber unseres Faches, Herr Prof. Dr. H. KRESBACH, und sein Oberarzt, Herr Doz. Dr. H. KERL, gewonnen werden. Erstmals wird im deutschen Schrifttum eine vollständige Übersicht über diese schwierige Materie gegeben, wofür sowohl Pathologen als auch Dermatologen besonders dankbar sein dürften. Der Teilband 7/2 klingt aus mit den Mastzellenkrankheiten, die in der 1. Auflage nicht besprochen wurden.

Besonders danken möchte ich den Herausgebern der „Speziellen pathologischen Anatomie", den Herren Professoren W. DOERR, Heidelberg, G. SEIFERT, Hamburg und E. UEHLINGER, Zürich, daß sie die 2. Auflage des Bandes 7 befürwortet haben. Zusammen mit den Co-Autoren der Histopathologie der Haut bin ich Herrn Dr. Drs. h.c. H. GÖTZE vom Springer Verlag sowie Herrn W. BERGSTEDT und Frau D. OELSCHLÄGER für die umsichtige Planung und Unterstützung zu großem Dank verpflichtet. Meine Sekretärinnen Frl. H. STOLL, Heidelberg und Frl. M. GUT, Zürich haben mir in nie ermüdender Kleinarbeit bei der Redigierung der beiden Bände und der Erstellung der Sachverzeichnisse geholfen, wofür ich ihnen ebenfalls bestens danken möchte.

Mit diesem Halbband hoffen wir, ein Werk konzipiert zu haben, das in mancher Beziehung neue Wege geht und zur bereits bestehenden Literatur auf diesem Gebiet eine wertvolle Ergänzung darstellt.

Zürich, im September 1979   URS W. SCHNYDER

Inhaltsverzeichnis

Stoffwechselkrankheiten der Haut 1

Von T. HARDMEIER, Münsterlingen, Schweiz

A. Kohlenhydratstoffwechsel 1
    I. Diabetes mellitus 1
        1. Allgemeines 1
        2. Gefäßveränderungen beim Diabetes mellitus 3
    II. Glykogenspeicherkrankheiten 7

B. Fettstoffwechsel 8
    Morphologische Befunde bei den Xanthomen 9
    I. Familiäre Lipoproteinmangelzustände 14
    II. Primäre Hyperlipoproteinämien 15
        1. Hyperlipoproteinämie Typ I 15
        2. Hyperlipoproteinämie Typ II 15
        3. Hyperlipoproteinämie Typ III 16
        4. Hyperlipoproteinämie Typ IV 17
        5. Hyperlipoproteinämie Typ V 17
    III. Sekundäre Hyperlipoproteinämien 17
    IV. Lipidosen 18
        1. Sphingomyelinose (=Morbus Niemann-Pick) 18
        2. Glucocerebrosidose (=Morbus Gaucher) 18
        3. Sulfatidlipidosen (=metachromatische Lipodystrophie) 19
        4. Ceramidtrihexosidose (=Angiokeratoma corporis diffusum universale Fabry) 19
    Anhang: Hyalinosis cutis et mucosae Urbach-Wiethe 23

C. Eiweißstoffwechsel 26
    I. Antikörpermangelsyndrom 26
    II. Paraproteinämien 29
        1. Plasmocytom 30
        2. Makroglobulinämie Waldenström 33
        3. „Heavy Chain Disease" 36
        4. Kryoglobulinämien 36
    III. Amyloidosen 38
        1. Primäre cutane Amyloidosen 39
        2. Sekundäre cutane Amyloidosen 40
    Anhang: Ochronose (Alkaptonurie) 44

D. Purin- und Pyrimidinstoffwechsel 46
   Die Gicht 47

E. Porphyrinstoffwechsel. 49
   I. Symptomatische cutane hepatische Porphyrie. 50
   II. Porphyria variegata. 52
   III. Porphyria congenita Günther 52
   IV. Erythrohepatische Protoporphyrie 52

F. Calciumstoffwechsel 55
   I. Dystrophische Verkalkungen der Haut 56
   II. Metastatische Verkalkungen der Haut. 57

G. Pigmentstoffwechsel (exkl. Melanin) 58
   I. Argyrose der Haut 59
   II. Hämosiderinablagerungen in der Haut 61

H. Cutane Mucinosen 63
   I. Hautveränderungen bei Funktionsstörungen der Schilddrüse . . . 64
      1. Hypothyreose 64
      2. Hyperthyreose. 66
   II. Cutane Mucinosen bei normaler Schilddrüsenfunktion. 67
      1. Skleromyxödem Arndt-Gottron und Lichen myxoedematosus . 68
      2. Scleroedema (adultorum) Buschke 71
      3. Mucinosis follicularis (=Alopecia mucinosa) 72

J. Mucopolysaccharidosen. 75

Literatur 77

Tumoren der Haut 93

Von O.P. HORNSTEIN und F. WEIDNER, Erlangen

A. Epidermoide Tumoren 95
   I. Epidermale Naevi 97
      1. Epithelialer Schleimhautnaevus 99
      2. Epidermoidcysten 99
      3. Seborrhoische Keratose. 100
      4. Akrotrichom (Inverted Follicular Keratosis) 106
      5. Formenkreis des sog. intraepidermalen Epithelioms. 107
      6. Klarzellenacanthom 109
      7. Keratoacanthom. 112
      8. Warziges Dyskeratom 116
      9. Benigne Stachelzellkeratose 117

II. Prämaligne epidermoide Läsionen 118
   1. Actinische Keratosen. 118
   2. Sonstige epidermale Präcancerosen. 123
      a) Keratosen durch ionisierende Strahlen 123
      b) Sog. Teerkeratosen 124
      c) Arsenkeratosen 124
   3. Morbus Bowen 126
   4. Erythroplasie Queyrat 130
   5. Präceröse orale Leukoplakien. 131
   6. Präceröse Cheilopathie 133
III. Maligne epidermoide Tumoren. 134
   1. Plattenepithelcarcinom 136
      a) Acantholytisches Plattenepithelcarcinom 138
      b) Bowen-Carcinom 140
   2. Low-grade Malignancy Carcinoma 142
      a) Verrucous Carcinoma 144
      b) Genitales Riesencondylom (Buschke-Löwenstein-Tumoren) . 146

B. Adnexoide Hauttumoren 146
   I. Naevi und Tumoren des Haarfollikels. 149
      1. Naevus pilo-follicularis (N.p.-f.) 149
      2. Trichofolliculom 149
      3. Tricholemmom 150
      4. Tricho-Adenom 152
      5. Pilomatrixom 153
      6. Tricho-Epitheliom 154
      7. Maligne Tumoren des Haarfollikels 156
         Pilar Tumor of the Scalp 156
   II. Naevi und Tumoren der Talgdrüsen 157
      1. Naevus sebaceus (N.s.) 157
      2. Talgdrüsen-Hyperplasie 157
      3. Talgdrüsen-Adenom 158
      4. Talgdrüsen-Epitheliom 158
      5. Talgdrüsen-Carcinom. 159
   III. Cysten und cystische Tumoren des Haar-Talgdrüsenkomplexes . . . 161
      1. Naevus comedonicus 162
      2. Retentionscyste 162
      3. Steatocystoma multiplex (S.m.) 163
      4. Dermoidcyste 163
      5. Tricholemmcyste. 164
   IV. Naevi und Tumoren der Schweißdrüsen (Formenkreis der Hidradenome) 164
      1. Naevus sudoriparus 166
      2. Sog. dermales Cylindrom 166
      3. Hidradenome mit vorwiegend ekkrinen Merkmalen. 168
         a) Ekkrines Porom 169
         b) Ekkrines Spiradenom 170

	c) Klarzellen-Hidradenom 172
	d) Chondroides Hidradenom 172
	e) Syringom 176
	f) Maligne ekkrine Hidradenome 178
	α) Schweißdrüsencarcinom (im engeren Sinn) 178
	β) Malignes ekkrines Porom 178
	γ) Malignes Klarzellen-Hidradenom 180
	4. Hidrocystome 180
	5. Hidradenome mit vorwiegend apokrinen Merkmalen 181
	a) Hidradenoma papilliferum 181
	b) Syringocystadenoma papilliferum 182
	c) Maligne apokrine Hidradenome 185
V.	Tumoren der Ceruminaldrüsen 185
VI.	Morbus Paget 187
	1. Mammärer Morbus Paget 187
	2. Extramammärer Morbus Paget 189

C. Basaliome 190
    1. Noduläres bzw. nodulo-ulceröses Basaliom 196
    2. Pigmentiertes Basaliom 197
    3. Oberflächliches Basaliom 197
    4. Destruierendes Basaliom 198
    5. Sklerodermiformes Basaliom 199
    6. sog. prämalignes Fibroepitheliom 200
    7. Naevoide Basaliome (bzw. Basaliomatosen) 200
    8. Basalzellcarcinom und sog. metatypisches Epitheliom 202

D. Fehl- und Neubildungen des melanocytären Systems 206
   I. Formenkreis des Naevuszell-Naevus (NZN) 206
      1. Junktionaler Naevuszell-Naevus 207
      2. Epidermo-dermaler Naevuszell-Naevus („Compound-Naevus") 209
      3. Dermaler Naevuszell-Naevus 210
      4. Blasenzell-Naevus 212
      5. Halo-Naevus 214
      6. Congenitaler Tierfellnaevus 214
      7. Benignes juveniles Melanom 215
      8. Blauer Naevus 217
  II. Melanoma in situ 220
      1. Lentigo maligna (Hutchinson-Dubreuihl) 221
      2. Pagetoides Melanoma in situ 222
  III. Melanoma malignum 224
      1. Lentigo Maligna Melanoma (LMM) 230
      2. Superficial Spreading Melanoma (SSM) 230
      3. Primary Nodular Melanoma (NM) 233
      4. Maligner Blauer Naevus (MBN) 233

E. Neurogene Hauttumoren 238
   I. Nasales „Gliom" 238

II. Ganglioneurom 239
    1. Ganglioneuroblastom. 239
    2. Neuroblastoma sympathicum 239
III. „Echtes Neurom" 240
    1. Traumatisches „Neurom". 241
IV. Tumoren der Nervenhüllzellen 242
    1. Neurilemmom. 242
    2. Neurofibrom (Neurofibromatosis v. Recklinghausen) 242
    3. Neurofibrosarkom. 244
    4. Meningeom. 245
V. Granuläres Neurom 245
VI. Malignant Granular Cell Tumor 247

F. Mesenchymale Hauttumoren. 247
    I. Tumoren des Bindegewebes 248
        1. Bindegewebsnaevus 248
           Fibrous Hamartoma of Infancy 249
        2. Dermale Fibrome 249
            a) Fibrome der papillären Dermis 249
            b) Fibrome der reticulären Dermis 250
            c) Perifolliculäre Fibrome (p.F.) 250
        3. Keloid 252
        4. Histiocytom (Dermatofibrom) 252
           Juveniles Xanthogranulom (j.X.) 254
        5. Cutanes Myxofibrom. 255
           Cutane Schleimcyste 256
        6. Pseudo-Sarkome. 257
            a) Infantile digitale Fibromatose. 257
            b) Fasciitis nodularis pseudosarcomatosa (F.ps.) . . . 258
            c) Desmoidtumor 259
            d) Atypisches Fibroxanthom 260
        7. Sarkome der Haut 260
            a) Dermatofibrosarcoma protuberans. 261
            b) (Subcutane) Fibrosarkome 264
    II. Tumoren des Fettgewebes 266
        1. Naevus lipomatodes superficialis 266
        2. Embryonales Lipoblastom 267
        3. Lipom 267
        4. Hibernom. 268
        5. Liposarkome 269
    III. Tumoren der Muskulatur 271
        1. Cutane Leiomyome 271
        2. Cutanes Leiomyosarkom 272
        3. Cutanes Rhabdomyosarkom. 274
    IV. Tumoren mit Knorpel- oder Knochendifferenzierung 274
        1. Cutanes Chondrom 275
        2. Cutanes Chondrosarkom 275

       3. Cutane Osteosis („Osteom"). 276
  V. Synoviale Tumoren 277
       1. Benignes (riesenzelliges) Synovi(al)om 277
       2. Malignes Synovi(al)om 277
Literatur 278

Fehl- und Neubildungen der Blut- und Lymphgefäße 311

Von M. HUNDEIKER, Gießen

A. Angiektatische Naevi 311
    I. Congenitale Naevi teleangiectatici (Naevi flammei) 311
       1. Naevi teleangiectatici mediales et symmetrici 311
       2. Naevi teleangiectatici laterales (Naevi flammei) 312
       3. Naevi flammei laterales mit assoziierten Fehlbildungen 313
   II. Tardive angiektatische Naevi und Fehlbildungen 314
       1. Diffuse genuine Phlebangiektasie (Phlebarteriektasie) 314
       2. Angiektasien („senile Angiome") des freien Lippenrandes (Pasini) 314
       3. Cirsoides Aneurysma 314
       4. Venous Lake 315
       5. Naevi aranei (Gefäßspinnen, Spidernaevi) 315
       6. Angiectasia racemosa („Angioma" racemosum) 315
       7. Teleangiectasia haemorrhagica hereditaria (Rendu-Osler) . . . 316
       8. Angiectasia serpiginosa („Angioma serpiginosum Hutchinson") 316

B. Angiokeratotische Naevi 317
    I. Angiokeratome 317
       1. Angiokeratoma acroashycticum digitorum (Mibelli) 317
       2. Angiokeratoma punctiforme scroti s. vulvae (Fordyce-Sutton) 317
       3. Angiokeratoma corporis diffusum (Fabry) 318
       4. Angiokeratoma circumscriptum corporis naeviforme 318
       5. Angiectasia eruptiva thrombotica, solitäres, papulöses Angiokeratom 319
   II. Angioma verrucosum 320
  III. Lymphangiokeratome 320
       1. Lymphangioma circumscriptum naeviforme 320
       2. Lymphangioma circumscriptum localisatum, Lymphangiokeratom, Lymphangiectasia eruptiva, capilläres Aneurysma der Lymphgefäße 321

C. Angiomatöse Naevi und Neubildungen 322
    I. Capilläre Angiome 322
       1. Planotuberöse und tuberonodöse Hämangiome 322
       2. Kasabach-Merritt-Syndrom 323

3. Multiloculäre Hämangiomatose des Säuglingsalters 323
4. Progressive multiple Angiome (Darier) 323
5. Tardive („senile") Angiome, „Teleangiectasia papulosa disseminata" 324
6. Eruptives Angiom, „Granuloma" teleangiectaticum, „Granuloma" pediculatum s. „pyogenicum" 325
7. Angiolymphoide Hyperplasie mit Eosinophilie (Summerly-Wells), papuläre Angioplasie, „atypisches Granuloma pediculatum" 327
8. Gemmangiom (Orsós) 327
9. Juveniles Hämangioendotheliom 328
II. Cavernöse Angiome und benigne Neubildungen der Gefäßwände . 328
1. Arterielle Cavernome (cavernöse Hämangiome mit arterieller Differenzierung 328
2. Venöse Cavernome (cavernöse Hämangiome mit venöser Differenzierung) 329
3. Blue Rubber Bleb Nevus Syndrom 329
4. Mafucci-Syndrom (Cavernome mit Dyschondroplasie) 330
5. Angioleiomyom 330
6. Hämangiopericytom (Stout-Murray) 330
7. Lymphangioma cavernosum 331

D. Glomustumoren (Angiomyoneurome, Glomangiome) 332
  I. Isolierte Glomustumoren 332
 II. Multiple systematisierte Glomustumoren (systematisierte Glomangiomatose) 333
III. Multiple disseminierte und familiäre Glomustumoren (hereditäre Glomangiomatose) 334
 IV. Acraler arteriovenöser Tumor 334

E. Maligne Tumoren der Blut- und Lymphgefäße 335
   I. Sarcoma idiopathicum haemorrhagicum multiplex (Kaposi) . . . 335
  II. Stewart-Treves-Syndrom (Lymphangiosarkom bei Lymphödem) . 337
 III. Hämangioendothelioma malignum, angioplastisches Sarkom . . . 339
  IV. Angioplastisches Reticulosarkom 339
   V. Hämangiosarkome 340
  VI. Lymphangiosarcoma (Lymphangioendothelioma) 340
 VII. Angio-Endotheliomatosis proliferans systematisata 341

Literatur 342

Lymphoreticuläre Hyperplasien und Neoplasien der Haut 351

Von H. KERL und H. KRESBACH, Graz, Österreich

A. Allgemeiner Teil 351
   I. Einleitung 351
      Begriffsbestimmungen 351

II. Celluläre Bestandteile der Cutis 353
   1. Lymphatische Zellen 353
      a) Lymphocyten 353
      b) Immunoblasten 353
      c) Plasmazellen 355
      d) Weitere lymphatische Zellen 356
   2. Monocyten – Histiocyten – Makrophagen 356
   3. Reticulumzellen 356
      a) Die histiocytische oder phagocytische Reticulumzelle . . . 357
      b) Die fibroblastische Reticulumzelle oder faserassoziierte Reticulumzelle 357
      c) Die dendritische Reticulumzelle 357
      d) Die interdigitierende Reticulumzelle 357
   4. Mastzellen 359
III. Pathogenese cutaner Lymphome 359
IV. Diagnose cutaner Lymphome 360
V. Diagnostische Methoden 362

B. Spezieller Teil 367
   I. Lymphoreticuläre Hyperplasien der Haut (Cutane Pseudolymphome) 367
      1. Benigne cutane Lymphoplasien 367
         a) Lymphadenosis benigna cutis 368
         b) Lymphocytäre Infiltrationen bestimmter Art 373
            α) Lymphocytic Infiltration of the Skin 374
            β) „Palpable Migratory Arciform Erythema" 374
            γ) Eruptive disseminierte lymphocytäre Infiltrationen . . . 376
         c) Besondere Arzneireaktionen 376
         d) Persistierende Arthropoden-Reaktionen 378
      2. Lymphomatoide Papulose 381
      3. Actinisches Reticuloid 384
      4. Rundzellerythematose; reticuläre erythematöse Mucinose; REM-Syndrom 386
      5. Angiolymphoide Hyperplasie mit Eosinophilie 388
      6. Angio-immunoblastische Lymphadenopathie (Lymphogranulomatosis X) 390
   II. Lymphoreticuläre Neoplasien der Haut (Cutane Lymphome) . . . 392
      1. Non-Hodgkin-Lymphome 392
         Klinisch-pathologische Korrelationen cutaner Non-Hodgkin-Lymphome 392
         Klinisches Bild der Hautveränderungen bei Non-Hodgkin-Lymphomen 393
         Klassifikation cutaner Non-Hodgkin-Lymphome 394
         Cutane Non-Hodgkin-Lymphome mit niedrigem Malignitätsgrad . 396
            a) Lymphocytische Lymphome 396
               α) Chronische lymphatische Leukämie (CLL) 396

β) Mycosis fungoides 399
γ) Sézary-Syndrom 411
Anhang: Sézary-Syndrom und Lymphknotenbefall 414
δ) Pagetoide Reticulose – Woringer-Koloppsche Krankheit . 416
ε) Haarzell-Leukämie („hairy cell leukemia") 417
b) Immunocytome 418
Anhang: Plasmocytom (multiples Myelom; plasmocytisches Lymphom) 422
c) Centrocytisches Lymphom 425
d) Centroblastisch-centrocytisches Lymphom 427
Cutane Non-Hodgkin-Lymphome mit hohem Malignitätsgrad . . 429
a) Centroblastisches Lymphom 429
b) Immunoblastisches Lymphom 430
c) Lymphoblastische Lymphome 432
d) Burkitt-Lymphom 435
2. Morbus Hodgkin (Lymphogranulomatose Paltauf-Sternberg . . 436
III. Maligne (reticulo-) histiocytäre Erkrankungen der Haut
(Erkrankungen des Monocyten-Makrophagen-Histiocyten-Systems) 443
1. Maligne Histiocytose 444
2. Reticulosarkom 447
3. Reticulosen 451
4. Histiocytosis X 453
a) Letterer-Siwesche Krankheit 455
b) Hand-Schüller-Christiansche Krankheit 455
c) Eosinophiles Granulom 457
Anhang: Lymphomatoide Granulomatose 458

Literatur 459

Myeloproliferative Erkrankungen der Haut 481

Von H. KERL und H. KRESBACH, Graz, Österreich

A. Allgemeiner Teil 481

B. Spezieller Teil 483
   I. Varianten der myeloischen Leukämie 489
      1. Eosinophilenleukämie 489
      2. Basophilenleukämie 489
   II. Monocytenleukämien und myelo-monocytäre Leukämien 489

Literatur 492

Mastzellenkrankheiten 493

Von H. KRESBACH und H. KERL, Graz, Österreich

Mastocytose und maligne Mastzellenreticulose 494
   I. Allgemeines 494

II. Klassifikation	494
III. Cutane Mastocytosen	495
1. Isoliertes Mastocytom	495
2. Urticaria pigmentosa (U.p.)	495
3. Teleangiectasia macularis eruptiva perstans	496
4. Diffuse (erythrodermatische) cutane Mastocytose	496
Symptome der Histamin- und Heparinwirkung	496
IV. Mastocytose als Systemkrankheit	497
a) Hautveränderungen	497
b) Lymphknoten und Skeletveränderungen	500
V. Maligne Mastzellenreticulose	500
Literatur	503
Sachverzeichnis	505

Mitarbeiter

HARDMEIER, THOMAS, Privatdozent, Dr. — Institut für pathologische Anatomie des Kantons Thurgau, CH-8596 Münsterlingen

HORNSTEIN, O., Prof. Dr. — Direktor der Dermatologischen Universitätsklinik und Poliklinik, Hartmannstraße 14, D-8520 Erlangen

HUNDEIKER, MAX, Prof. Dr. — Zentrum für Dermatologie, Andrologie und Venerologie, Gaffkystraße 14, D-6300 Gießen

KERL, HELMUT, Universitätsdozent, Dr. — Oberarzt der Universitätsklinik für Dermatologie und Venerologie, Auenbruggerplatz 8, A-8036 Graz

KRESBACH, HANS, Prof. Dr. — Vorstand der Universitätsklinik für Dermatologie und Venerologie, Auenbruggerplatz 8, A-8036 Graz

WEIDNER, F., Privatdozent, Dr. — Dermatologische Universitätsklinik und Poliklinik, Hartmannstraße 14, D-8520 Erlangen

Stoffwechselkrankheiten der Haut

Von TH. HARDMEIER, Münsterlingen, Schweiz

In diesem Kapitel werden die Stoffwechselkrankheiten der Haut einschließlich der Hautveränderungen bei Stoffwechselkrankheiten behandelt. Aus dem Abschnitt „Pigmentstoffwechsel" in der. 1. Auflage sind die Erkrankungen des Melaninpigmentsystems herausgenommen und von E. Frenk in einem speziellen Kapitel bearbeitet worden. Es verbleiben hier die Hämosiderose und die Argyrose als Beispiel für endogene bzw. exogene Pigmentablagerungen in der Haut. Neben der lichtmikroskopischen Untersuchung gewinnt die Elektronenmikroskopie speziell auf dem Gebiet der Stoffwechselkrankheiten der Haut eine zunehmende, praktisch-diagnostische Bedeutung. Da für die Beurteilung der histologischen Veränderungen Kenntnisse der wichtigsten klinischen Befunde notwendig sind, werden diese jeweils am Anfang der verschiedenen Abschnitte dargestellt.

Die Gliederung des Kapitels erfolgt in Anlehnung an das Lehrbuch von STANBURY et al. (1972) sowie den vierteiligen Band 7 des Handbuches der inneren Medizin bzw. die maßgebenden Artikel im Handbuch der Haut- und Geschlechtskrankheiten von BRAUN-FALCO (1964), EBERHARTINGER et al. (1968) und LEVER (1963) in die nachfolgenden Abschnitte: A. Kohlenhydratstoffwechsel, B. Fettstoffwechsel, C. Eiweißstoffwechsel, D. Purin- und Pyrimidinstoffwechsel, E. Porphyrinstoffwechsel, F. Calciumstoffwechsel, G. Pigmentstoffwechsel (exkl. Melanin), H. Cutane Mucinosen, J. Mucopolysaccharidosen.

A. Kohlenhydratstoffwechsel

I. Diabetes mellitus

1. Allgemeines

Bei Diabetikern können selbstverständlich auch Hautveränderungen gefunden werden, die unabhängig von der Stoffwechselkrankheit sind. An dieser Stelle interessieren Läsionen, die mit der Störung des Kohlenhydratstoffwechsels in Beziehung stehen. Häufig handelt es sich dabei um Frühsymptome des Diabetes mellitus. Von 272 Diabetikern, über die SCHIRREN (1971) berichtet hat, wiesen 110 (=40,4%) Hautveränderungen auf, die zur weiteren Untersuchung und damit zur Diagnose der zugrundeliegenden Stoffwechselkrankheit Anlaß gaben. Die dabei beobachteten Ekzeme, Mykosen, Pyodermien, Pruritusformen, Xanthome und Gefäßveränderungen einschließlich der *Necrobiosis lipoidica* (s. Band 7/1, S. 362–365) werden als *charakteristische Hauterscheinungen* bezeichnet, da sie fast regelmäßig zur Diagnose des Diabetes mellitus führen und damit als pathognomonisch bezeichnet werden können. Unter der Behandlung verschwinden dann derartige Hautveränderungen im allgemeinen rasch. Eine übersichtliche Darstellung der Haut- und Gefäßveränderungen findet sich im neuen Teilband 2 B des Handbuches für innere Medizin, wobei auf die umfassenden Beiträge von BREHM (1976) sowie HILD und NOBBE (1976) verwiesen sei.

Ähnlich wie bei Leberaffektionen kann selbst bei leichten Formen des Diabetes mellitus ein gelegentlich quälender *Pruritus* beobachtet werden. Lokalisiert tritt der Pruritus vor allem im Genitalbereich auf. *Mykosen* sind in erster Linie in den intertriginösen Partien lokalisiert und zumeist durch Candida albicans bedingt. Ein mykologischer Kulturnachweis ist für die Differenzierung notwendig. *Xanthome* treten in Zusammenhang mit der sekundären Hyperlipämie auf. Bei schweren Formen des Diabetes mellitus kann es zu einer eruptiven Aussaat am ganzen Körper kommen. Bei einer Besserung der Stoffwechsellage unter der Behandlung können die Xanthome innerhalb weniger Wochen wieder verschwinden. Was die histologischen Befunde derartiger Xanthome betrifft, sei auf den Abschnitt B, Seite 9 dieses Kapitels verwiesen. Die sog. *prätibialen atrophischen Pigmentflecken* sind erst in neuerer Zeit von MELIN (1964) und von BINKLEY (1965) in Zusammenhang mit dem Diabetes mellitus gebracht worden. Im Englischen werden diese Veränderungen als „pigmented pretibial patches" und „shin spots" bezeichnet. Diese prätibialen atrophischen Pigmentflecken und die Necrobiosis lipoidica werden als *diabetische Dermangiopathie* zusammengefaßt, obschon diese Hautläsionen auch bei stoffwechselgesunden Personen auftreten können. Allerdings sind nach KERL (1971) Diabetiker mit einer Rate von 24-43% signifikant häufiger betroffen als Nicht-Diabetiker, bei denen die entsprechenden Befunde in 7-21,5% erhoben werden können. Bei Frauen werden prätibiale atrophische Pigmentflecken weniger häufig gefunden als bei Männern. Klinisch beobachtet man in der akuten Phase hellrote bis bräunlich-rote, flache Papeln mit krustösen Auflagerungen, die mit hell- bis dunkelbraunen, scharf begrenzten Herden oder flach gedellten atrophischen Narben „abheilen". Die meist symmetrisch medial und lateral der Schienbeinkante auftretenden Herde sind unregelmäßig gruppiert oder linear angeordnet. Die *histologischen Befunde* sind vor allem von FISHER und DANOWSKI (1968) und von KERL und KRESBACH (1972) herausgearbeitet worden. Die Epidermis ist atrophisch. Im teils aufgelockerten, teils fibrosierten Corium finden sich entzündliche Infiltrate und mit Hämosiderin beladene Makrophagen. Vor allem im Papillarkörper kann eine Vermehrung der Capillaren beobachtet werden, deren Endothelzellen geschwollen sind. Dazu kommen die typischen, unten als „Mikroangiopathie" zu beschreibenden Gefäßwandveränderungen. In Übereinstimmung damit kann *elektronenoptisch* eine Aufsplitterung der Basalmembran der Capillaren festgestellt werden (FISHER u. DANOWSKI, 1968; AUBÖCK, 1971).

Ein seltener, aber charakteristischer Hautbefund bei Diabetikern ist sodann die schon lange bekannte rezidivierende *Bullosis diabeticorum*. Es kommt dabei spontan zu Hautblasen an Unterschenkeln, Füßen und Zehen und gelegentlich auch an Händen und Fingern. Derartige zumeist symmetrisch auftretende Blasen, die spurlos oder mit bräunlichen Pigmentflecken abheilen, sind von hämorrhagischen Blasen bei beginnender ischämischer Gangrän abzugrenzen. Nach KERL und KRESBACH (1974) handelt es sich um eine nekrolytisch bedingte Blasen-

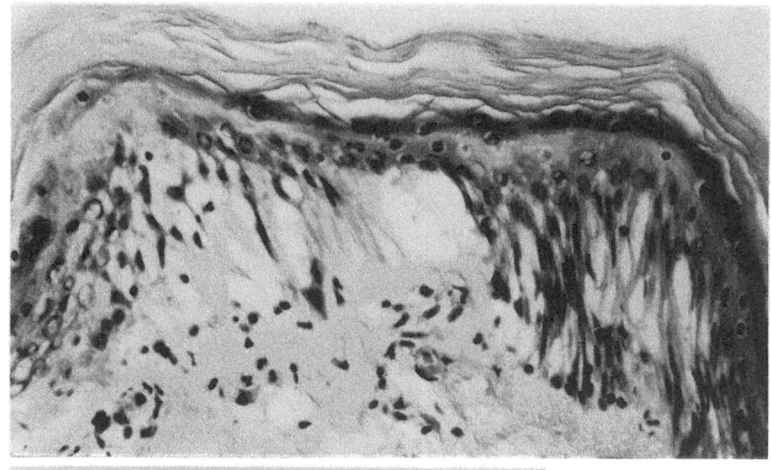
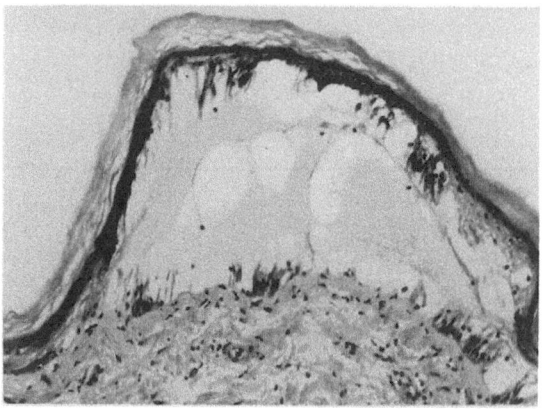

Abb. 1. Bullosis diabeticorum. *Oben:* Nekrolytische Veränderungen der Epidermis mit intraepidermaler Dissoziation und Separation im Bereich der dermo-epidermalen Junktionszone. *Unten:* Teils suprabasale, teils subepidermale Blase bei Bullosis diabeticorum (Aus KERL u. KRESBACH, 1974)

bildung, wobei sowohl intraepidermale suprabasale als auch subepidermale Blasen resultieren (Abb. 1). Die ekkrinen Schweißdrüsen können ebenfalls von den nekrobiotischen Veränderungen betroffen sein. *Histologisch* besteht Ähnlichkeit zu Verbrennungsblasen, zu den Befunden bei der Necrolysis Lyell (s. Band 7/1, S. 257) und Blasenbildungen im Rahmen einer akuten Barbiturat-Vergiftung. Als Ursache sind bei der Bullosis diabeticorum außer der Mikroangiopathie auch noch andere Faktoren in Betracht zu ziehen.

2. Gefäßveränderungen beim Diabetes mellitus

Klinik: Infolge einer Erweiterung des corialen Venenplexus kommt es bei jugendlichen Diabetikern zu einer als *Rubeosis diabetica* bezeichneten rötlichen Verfärbung der Stirn- und Wangenhaut. Bei älteren Diabetikern treten morphologisch faßbare Veränderungen an den großen und kleinen Gefäßen auf, wobei man von einer *diabetischen Makro- bzw.*

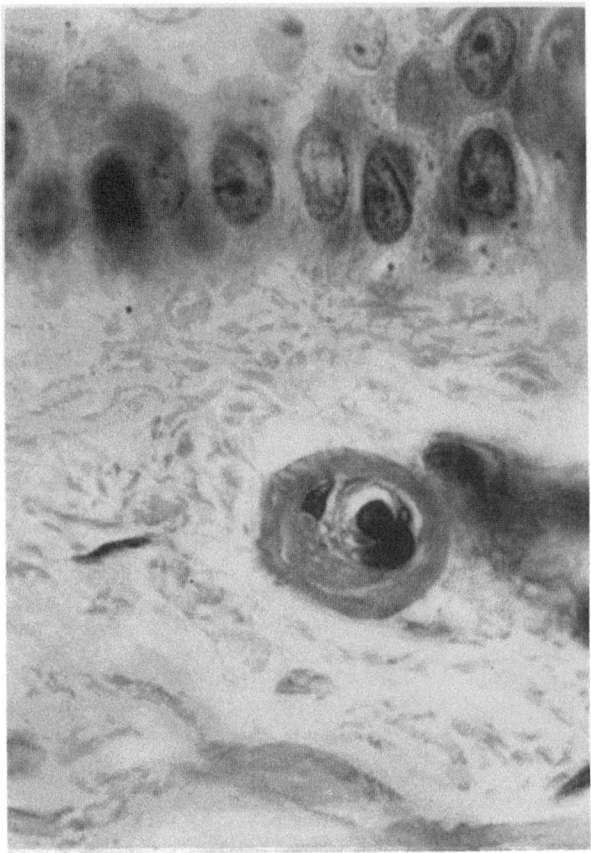

Abb. 2. Homogene, PAS-positive Wandverdickungen der subepidermalen Capillaren bei Diabetes mellitus (Paraffin, PAS-Färbung, 1 000 ×)

Mikroangiopathie spricht. Frauen und Männer sind dabei gleich häufig betroffen, während sonst periphere Durchblutungsstörungen bei Männern häufiger sind. Klinisch unterscheidet sich die diabetische Makroangiopathie nicht von der Arteriosklerose. Zu den wichtigsten Besonderheiten der diabetischen Makroangiopathie gehört nach LINDNER (1977) das frühere, häufigere und vor allem stärkere Auftreten von Atherosklerose entsprechenden Veränderungen in den großen Gefäßen mit bevorzugter Lokalisation u.a. in den peripheren Arterien der unteren Extremitäten. Man darf heute annehmen, daß die Stoffwechselkontrolle des Diabetikers die Entwicklung von diabetischen Spätkomplikationen verhindert oder zumindest verzögert (WILLMS, 1977).

Histologie: Bei der *diabetischen Makroangiopathie* haben RANDERATH und DIEZEL bereits 1959 in den Intimaplaques der musculären Arterien einen ungewöhnlich hohen Anteil an hochpolymerisierten sauren Mucopolysacchariden beschrieben. Diese Autoren sprechen von Mucopolysaccharid-Plaques und weisen auf ähnliche Befunde bei der diabetischen Glomerulosklerose und der diabetischen Retinopathie hin. Wahrscheinlich besteht ein direkter Zusammenhang mit dem Insulinmangel, da dabei die proteingebundenen Hexosen und Hexos-

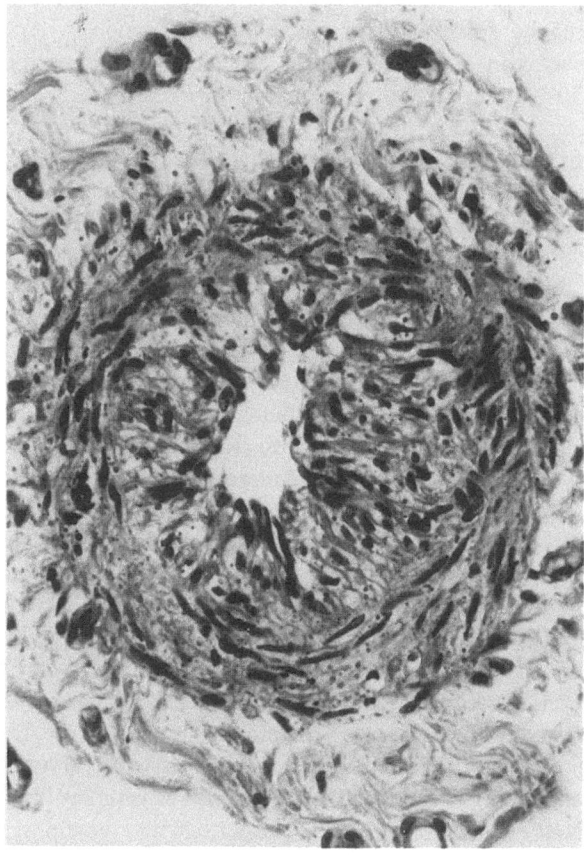

Abb. 3. Proliferative Wandverdickung einer kleinen subcutanen Arterie bei Diabetes mellitus
(Paraffin, HE-Färbung, 250 ×)

amine im Blutserum erhöht sind. Eine ausführliche Darstellung der Pathomorphologie der diabetischen Makroangiopathie findet sich in der Übersichtsarbeit von LINDNER (1977).

Bei der *diabetischen Mikroangiopathie* findet man Läsionen an den Capillaren sowie an den kleinen Arterien, den Arteriolen und Venulen. Die Capillaren weisen homogene, PAS-positive Wandverdickungen auf (Abb. 2), die in der Haut am häufigsten an den subepidermalen Capillaren nachzuweisen sind. Gleichartige Veränderungen an den Nervengefäßen sind seltener. Ähnliche hyaline Einlagerungen sind bei Diabetikern auch in den Basalmembranen der ekkrinen Schweißdrüsen beobachtet worden (DURAND u. DURAND, 1966). Außer in der Haut kann man eine Mikroangiopathie vor allem auch in den Augen, den Nieren, dem Pankreas und der Skeletmuskulatur feststellen. Die Wandverdickung der *kleinen Arterien, Arteriolen und Venulen* kommt durch eine celluläre Intimaproliferation und das Auftreten PAS-positiver Fasern zwischen den proliferierenden Zellen zustande (Abb. 3), was GOLDENBERG et al. (1959) als „PAS-positive, kolloideisennegative Endarteriitis" bezeichnet haben.

Diese Veränderungen sind in erster Linie an subcutanen Arterien mit einem Außendurchmesser von 50–200 μ und an kleineren periadventitiellen Arterien der großen Gefäß-Nervenstränge zu beobachten (FUNK, 1965). Abgekürzt kann man von *homogenen bzw. proliferativen Gefäßläsionen* sprechen.

Diese Läsionen sind nicht diffus, sondern segmentär nach einem noch unbekannten Prinzip angeordnet, was bei der Beurteilung von Hautbiopsien zu berücksichtigen ist. Neben veränderten Gefäßen sind auch völlig intakte zu sehen. Bei latentem Diabetes mellitus und bei leichtem Altersdiabetes kann eine Mikroangiopathie fehlen. Da gleichartige Gefäßläsionen im höheren Alter auch bei Nicht-Diabetikern gefunden werden können, sind diese Veränderungen für den Diabetes mellitus keineswegs pathognomonisch. Von Interesse sind derartige Haut-, aber auch Skeletmuskeluntersuchungen darum, weil die Mikroangiopathie der definitiven Manifestation des Diabetes mellitus vor allem beim Vorliegen einer familiären Belastung vorausgehen kann (KLOTZ u. ROMANI, 1972). LARSSON (1967) empfiehlt eine semiquantitative Auswertung der PAS-gefärbten Hautschnitte und teilt die homogenen Veränderungen an den Capillaren, Arteriolen und kleinen Venen des Papillarkörpers und des Grenzgebietes zwischen Corium und Subcutis in vier Gruppen ein: Beim Grad 1 weist die Mehrzahl der Gefäße noch dünne Wandungen und eine nur leicht positive PAS-Reaktion auf. Beim Grad 2 sind geringe, beim Grad 3 deutliche PAS-positive Verdickungen der Gefäßwandungen zu sehen. Beim Grad 4 schließlich zeigt die Mehrzahl der Gefäße starke, z.T. mit einer Obliteration des Lumens einhergehende, PAS-positive Wandverdickungen. Derart schwere Läsionen konnte LARSSON (1967) außer bei einer 69jährigen Patientin mit einer schweren Hypertonie nur bei Diabetikern beobachten. Veränderungen leichteren Ausmaßes fand dieser Autor auch bei Patienten mit einer Arthritis rheumatica und einem systematisierten Lupus erythematodes.

Immunhistochemische Untersuchungen: Mit der Fluorescenzantikörpertechnik nachweisbare γ-G-Globulineinlagerungen finden sich auch in den Capillarwandungen stoffwechselgesunder Personen. Bei Patienten mit einem systematisierten Lupus erythematodes und vor allem bei Diabetikern können die γ-G-Globuline, wie LARSSON (1967) gezeigt hat, stark vermehrt sein. Dabei nehmen beim Diabetes mellitus diese Einlagerungen mit der Schwere und der Dauer der Stoffwechselstörung zu. Es ist nicht bekannt, ob es sich bei diesen γ-G-Globulineinlagerungen um primäre oder sekundäre Läsionen handelt. Wichtig ist der Hinweis, daß die Ergebnisse mit dieser Untersuchungsmethode stark von den zur Verwendung kommenden Fixationslösungen abhängen. Nach LARSSON (1967) ist die Annahme berechtigt, daß Insulin als Antigen wirkt. Die derart in Gang gebrachten immunologischen Reaktionen führen zu den beschriebenen Gefäßläsionen.

Elektronenmikroskopische Untersuchungen: Der lichtmikroskopisch in PAS-gefärbten Schnitten leicht erkennbaren Verdickung der Capillarwandungen entspricht elektronenoptisch eine Verdickung der Basalmembran, deren Lamellen vermehrt sind. Dabei nimmt der Gefäßdurchmesser zu, ohne daß das Lumen nennenswert eingeengt wäre. RAVID et al. (1976) haben zusätzlich noch auf qualitative Läsionen der Endothelzellen und der Pericyten hingewiesen. Die Bedeutung der Mikroangiopathie beim Diabetes mellitus ist von SIPERSTEIN et al. (1968) durch Messungen an Skeletmuskelbiopsien eingehend untersucht worden. Bei *erwachsenen Diabetikern* finden sich in 98%, bei Nicht-Diabetikern aber nur in 8% der Fälle Veränderungen an der Basalmembran der Muskelcapillaren. Auch bei Diabetikern können neben veränderten Capillaren noch intakte Gefäße gefunden werden. Die befallenen Gefäße weisen eine Verdickung ihrer Wandungen auf mindestens das Doppelte der Norm auf. Von der gleichen Gruppe (RASKIN et al., 1975) sind entsprechende Untersuchungen auch bei *Kindern* vorgenommen worden. Bei einem Alter unter 5 Jahren können noch keine signifikanten Unterschiede beobachtet werden. Nachher finden sich die typischen Läsionen mit zunehmender Häufigkeit, bis schließlich bei über 16 Jahre alten Diabetikern die gleichen Befunde wie bei Erwachsenen erhoben werden können. Beziehungen zwischen dem Ausmaß der Capillarwandverdickungen und dem Geschlecht und Gewicht der Patienten einerseits sowie der Dauer und der Schwere der Stoffwechselstörung andererseits konnten mit dieser Methode nicht festgestellt werden.

Der Diabetes mellitus wird wahrscheinlich autosomal-dominant vererbt, wobei die Penetranz hoch ist. In 50% der Fälle mit einer genetischen Disposition, d.h. beide Eltern sind Diabetiker, können ebenfalls Wandverdickungen der Skeletmuskelcapillaren beobachtet werden. Bei Patienten mit Hyperglykämien anderer Ursache fehlen derartige Läsionen regelmäßig. Man darf daher annehmen, daß die Verdickung der Basalmembran der Capillaren der Hyperglykämie vorausgeht und nicht von dieser ausgelöst wird (SIPERSTEIN et al., 1968). *Der Skeletmuskelbiopsie kommt eine diagnostische Bedeutung zu.* Für derartige elektronenmikroskopische Untersuchungen genügen Punktionszylinder. Für diese Untersuchungen ist eine Gewebefixation mit Osmiumtetroxyd Voraussetzung. Die an Glutaraldehyd-fixiertem Gewebe erzielten Ergebnisse sind weniger gut, was die Arbeit von JORDAN und PERLEY (1972) zeigt. Die an den Skeletmuskelcapillaren erhobenen Befunde sind spezifischer als die entsprechenden Läsionen an den Haut- und Nierencapillaren Von Interesse sind in diesem Zusammenhang auch die Untersuchungen von BOUISSOU et al. (1974), die bei Diabetikern vorzeitig auftretende altersbedingte Veränderungen der Fibroblasten beobachtet haben, denen sie eine wichtige Bedeutung zumessen. Die Annahme einer genetisch bedingten Entstehung der diabetischen Mikroangiopathie ist nicht unbestritten geblieben. Verschiedene Fakten sprechen für eine metabolische Ätiologie, wobei der Insulinmangel im Vordergrund steht. Es wird daher heute empfohlen, eine optimale Diabeteseinstellung, möglichst mit weitgehender Harnzuckerfreiheit, anzustreben (WILLMS, 1977).

II. Glykogenspeicherkrankheiten

Ursache der Glykogenspeicherkrankheiten sind angeborene Enzymdefekte. Es werden acht verschiedene Formen unterschieden. Klinisch können nur die Leber-, Herzmuskel- und Skeletmuskelbeteiligung differenziert werden, während die Typenzuordnung biochemisch erfolgen muß (LINNEWEH, 1974). Beim Typ I, der 1929 zuerst beschriebenen und zugleich häufigsten Form, als *hepatorenale Glykogenose von* GIERKE bezeichnet, besteht ein Defekt des normalerweise in der Leber, in der Niere, im Darm und in den Inselzellen des Pankreas nachgewiesenen Enzyms Glucose-6-phosphatase. Infolge der fast stets vorhandenen Hyperlipidämie können *Xanthome* auftreten. Prädilektionsstelle ist das Gesäß. Multiple, eruptiv an Armen, Rücken und Beinen auftretende Xanthome sind von KLOSE (1974) beschrieben worden, wobei auch die histologischen Befunde berücksichtigt werden. Xanthome über den Extensoren der Extremitäten können leicht mit Gichtknötchen verwechselt werden. Eine Gicht kann bei der Glykogenose Typ I und auch beim Typ IV infolge der Hyperuricämie schon im Kindesalter auftreten (LINNEWEH, 1974). Was die histologischen Befunde betrifft, sei auf die nachfolgenden Abschnitte B (Xanthome) und D (Gicht) verwiesen. Die Ergebnisse der elektronenmikroskopischen Untersuchungen bei den verschiedenen Glykogenspeicherkrankheiten sind von MCADAMS et al. (1974) übersichtlich zusammengestellt worden.

B. Fettstoffwechsel

Die Serumlipide setzen sich aus Triglyceriden, Cholesterin, Phospholipiden und freien Fettsäuren zusammen. Im Plasma liegen sie als Komplexe mit Eiweiß, als sog. Lipoproteine vor. An dieser Stelle interessieren, entsprechend der Einteilung im Handbuch der inneren Medizin (1976) vor allem die nachfolgenden Formen:

I. *Familiäre Lipoproteinmangelzustände:*
   1. Abetalipoproteinämie
   2. Hypobetalipoproteinämie
   3. Hypo-α-Lipoproteinämie (=Morbus Tangier)
II. *Primäre Hyperlipoproteinämien*, wobei derzeit fünf als Typ I-V beschriebene Formen unterschieden werden.
III. *Sekundäre Hyperlipoproteinämien*
IV. *Lipidosen:*
   1. Sphingomyelinose (=Morbus Niemann-Pick)
   2. Glucocerebrosidose (=Morbus Gaucher)
   3. Metachromatische Lipodystrophie (=Sulfatidlipidose)
   4. Ceremidtrihexosidose (=Morbus Fabry)

Von der Haut aus betrachtet, stehen dabei *Xanthome* im Vordergrund des Interesses, weshalb deren Morphologie in einem separaten Abschnitt den Beschreibungen der einzelnen Krankheitsbilder vorangestellt wird. Außer den Xanthomen können auch *ichthyosiforme Hautveränderungen* eine Manifestation von Fettstoffwechselstörungen darstellen. Derartige Befunde sind beim Morbus Refsum (=Heredopathia atactica polyneuritiformis oder Phytansäurespeicherkrankheit, Literatur: ANTON-LAMPRECHT und KAHLKE, 1974, STEINBERG, 1976), bei den sog. Neutralfettspeicherkrankheiten (SLAVIN et al., 1975), bei der Mucosulfatidose, einer Form der metachromatischen Leukodystrophie (s. bei

PILZ, 1976), und beim Morbus Fabry beschrieben worden. Dabei haben SLAVIN et al. (1975) licht- und elektronenmikroskopisch Lipideinschlüsse im Stratum Malpighi, vor allem der Basalzellschicht, beobachten können.

Morphologische Befunde bei den Xanthomen

Xanthome und Xanthelasmen (= Xanthoma palpebrarum) können nicht nur bei Fettstoffwechselstörungen, sondern auch bei normalen Serumlipidwerten auftreten. Dabei ist die Möglichkeit anderer Stoffwechselkrankheiten, wie z.B. einer sog. β-Sitosterolämie (SHULMAN et al., 1976), in Betracht zu ziehen. Zu erwähnen sind an dieser Stelle auch sekundäre Lipoideinlagerungen bei proliferativen Erkrankungen des reticuloendothelialen Systems, die unter dem Begriff der *Histiocytosis X* zusammengefaßt werden (s. in diesem Band bei KERL und KRESBACH den entsprechenden Abschnitt B. III. 4 auf S. 453). Weder die morphologischen Befunde (BRAUN-FALCO, 1973) noch die biochemische Analyse (FLETCHER, 1973) erlauben eindeutige Rückschlüsse auf die Ursache der Xanthome. Nach POLANO (1973) können *klinisch* die nachfolgenden Xanthomformen abgegrenzt werden:

1. Xanthelasmata palpebralia: Gelbliche Plaques der Augenlider, vor allem in Nasennähe auftretend, und zwar sowohl bei normolipämischen Personen als auch bei Patienten mit einer Hyperlipoproteinämie Typ II.

2. Xanthomata tendinea: Unterschiedlich große Tumoren der Sehnenscheiden, wobei vor allem die Extensorensehnen der Hände und Füße sowie die Achillessehne betroffen sind. Unterhalb der Patella können gelegentlich subperiostale Xanthome gefunden werden. Betroffen sind Patienten mit einer Hyperlipoproteinämie Typ II, während man sie beim Typ IV vermißt.

3. Xanthomata papulo-eruptiva: Gelblich-braune, gelegentlich auch rötliche Knötchen mit einem Durchmesser von 2–4 mm, die in Gruppen vor allem am Gesäß und den Oberschenkeln sowie an Armen, Ellbogen, Knien und den Handflächen auftreten. Betroffen sind Patienten mit einer Hyperlipoproteinämie Typ IV, während man sie beim Typ II vermißt.

4. Xanthomata tuberosa: Glatte, gelblich- bis rötlich-braune Knoten an Ellbogen und Knien sowie an Handrücken und Füßen. Derartige knotenförmige Einlagerungen werden bei Patienten mit einer Hyperlipoproteinämie Typ II und IV gefunden.

5. Xanthomata striata palmaria und Xanthochromia striata palmaris: Auftreten gelblich-brauner, streifenförmiger Verdickungen bzw. Verfärbungen der Handflächen. Derartige Veränderungen werden in erster Linie bei Patienten mit einer Hyperlipoproteinämie Typ IV festgestellt.

Histologie: Für alle diese Xanthome sind cutan-subcutane Ansammlungen von Zellen mit schaumigem bzw. sudanophile Einschlüsse aufweisendem Cytoplasma, die man als Schaum- oder Xanthomzellen bezeichnet, typisch (Abb. 4 und 5). Deren erstmalige Beschreibung wird DE VICENTIIS im Jahre 1883 zugeschrieben, während der Name des deutschen Dermatologen TOUTON mit der auf das Jahr 1885 zurückgehenden Beobachtung einer speziellen Form von Riesenzellen (Abb. 6) verbunden bleibt. Nach BRAUN-FALCO (1973) gibt es nicht

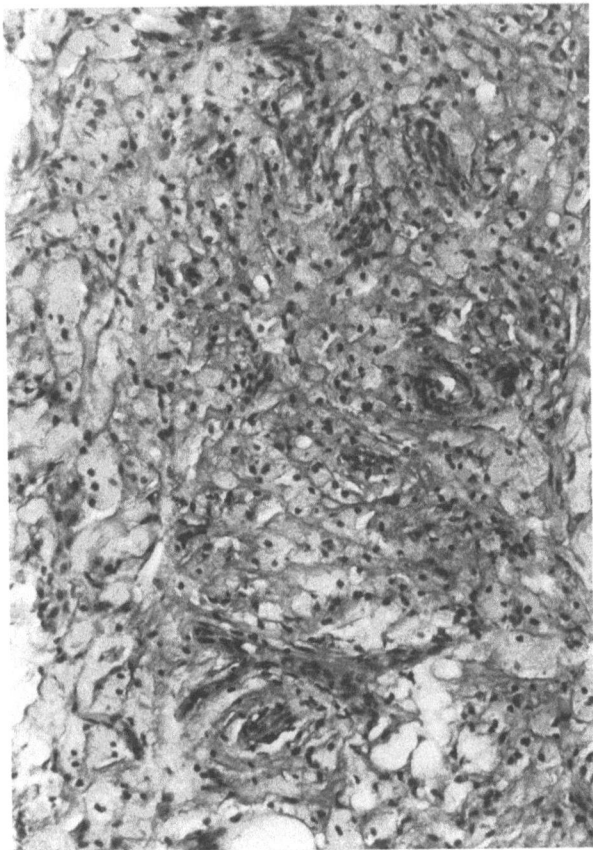

Abb. 4. Ausschnitt aus einem Xanthom. Schaumzellen mit kleinen zentral gelegenen Kernen und schaumigen bis feingranulärem Cytoplasma (Paraffin, HE-Färbung, 160 ×)

eine spezielle Xanthomzelle, sondern vielmehr eine ganze Familie von Zellen, wobei die einzelnen Formen in verschiedenen Stadien der Entwicklung und Differenzierung angetroffen werden. Als Vorläufer sind dabei histiocytoide und lymphocytoide Macrophagen anzusehen. Es handelt sich dabei um perivasculär angeordnete Zellen mit chromatinreichen Kernen. *Enzymhistochemische* Untersuchungen weisen daraufhin, daß es sich um *Gewebemacrophagen* handelt. Diese Zellen sind reich an hydrolysierenden Fermenten (wie z.B. Leucinaminopeptidase, unspezifischen Esterasen und sauren Phosphatasen) und zeichnen sich durch die *fehlende Peroxydaseaktivität* aus. Durch Einlagerung von Lipoproteinen wandeln sich diese stoffwechselaktiven Macrophagen in *Schaumzellen* (Abb. 4 und 5) um. Man unterscheidet dabei einen Typ I, d.h. mit Cholesterin und Lipiden beladene, morphologisch aber sonst noch unveränderte Macrophagen. Daraus entstehen dann die als Typ II bezeichneten klassischen Schaumzellen, die sich durch ein feingranuläres bzw. feinschaumiges Cytoplasma und

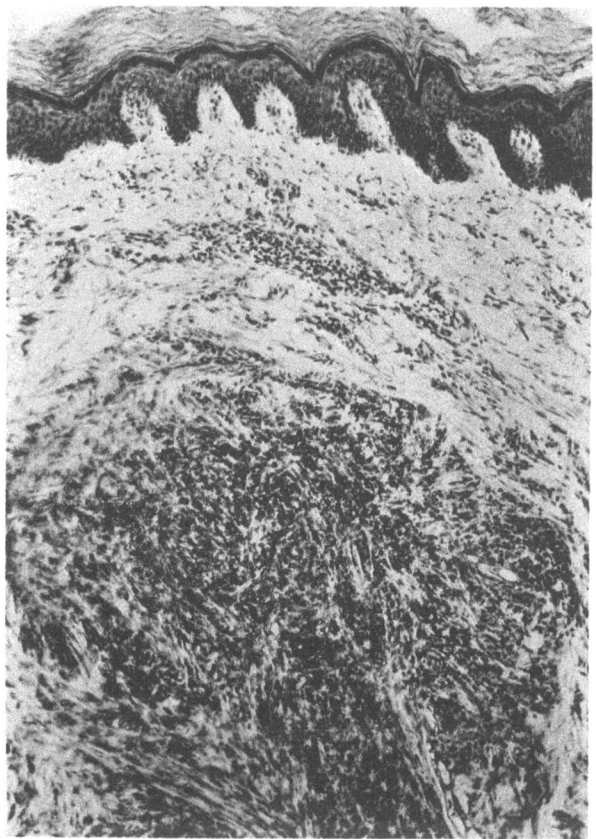

Abb. 5. Ausschnitt aus einem Xanthom. Im Sudan-III-gefärbten Gefrierschnitt kommen die in Wirklichkeit orange-roten Zelleinschlüsse schwarz zur Darstellung (Gefrierschnitt, Sudan-III-Färbung, 65×)

die kleinen, dicht strukturierten Zellkerne auszeichnen. Sie sind größer als die Schaumzellen vom Typ I und entwickeln sich weiter zu den sog. Riesenschaumzellen (Abb. 6). Der *elektronenoptische Nachweis* von Lysosomen und Phagosomen weist darauf hin, daß es sich nicht um degenerierte, sondern um durchaus stoffwechselaktive Zellformen handelt. Diese sind in der Lage, Lipoproteine abzubauen und Phospholipide zu synthetisieren. Mitbeteiligt an der Speicherung sind auch die Gefäßpericyten, aus denen möglicherweise ebenfalls typische Schaumzellen entstehen können. Von Interesse sind im weiteren auch die recht zahlreichen Mastzellen, die histochemisch am besten mit Hilfe der N-As-D-Chloracetat-Esterase identifiziert werden können (BRAUN-FALCO, 1973).

Histochemisch können Triglyceride mit den Sudan-Färbungen (Abb. 5), Fettsäuren mit der Reaktion nach FISCHLER, ungesättigte Fettsäuren mit der PAS-Färbung, Phospholipide mit der sauren Hämateinmethode von BAKER und Cholesterin bei der Untersuchung mit der Doppelbrechung identifiziert werden.

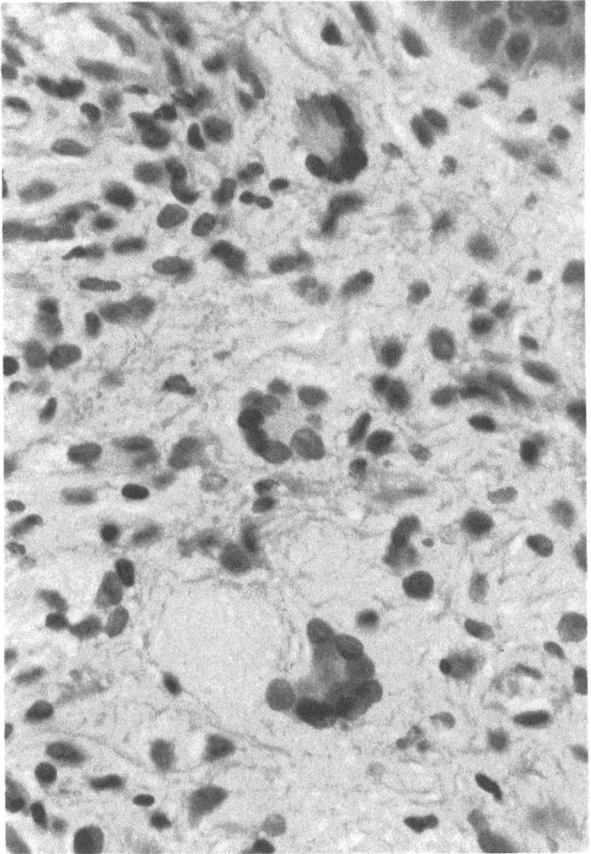

Abb. 6. Toutonsche Riesenzellen mit zahlreich ringförmig um das zentral homogene Cytoplasma gelegenen Kernen. An der Zellperipherie ist das Cytoplasma schaumig (Paraffin, HE-Färbung, 600 ×)

Sodann gibt es *immunhistochemische Methoden,* mit denen die Ablagerungen genau lokalisiert werden können. Aber auch mit derartigen über die routinemäßige Untersuchung weit hinausgehenden Spezialmethoden ist es nicht möglich, die verschiedenen Xanthomformen voneinander abzugrenzen. Für die beim Xanthelasma palpebrarum cytochemisch zu erhebenden Befunde sei auf die eingehende Untersuchung von BRAUN-FALCO (1970) verwiesen. Bei jungen, in Entstehung begriffenen Xanthomen liegt Cholesterin in veresterter und in älteren Herden dann in freier Form vor. Im Verlauf der Xanthomentwicklung kommt es zu einer Fibrosierung, die zur Bildung uncharakteristischer Cholesteringranulome (Abb. 7) führt.

Über elektronmikroskopische Untersuchungen bei Xanthomen haben WOLFF und BRAUN-FALCO (1970) und BRAUN-FALCO (1973) berichtet. Auch mit dieser Methode ist eine Differenzierung der verschiedenen Xanthomformen nicht mög-

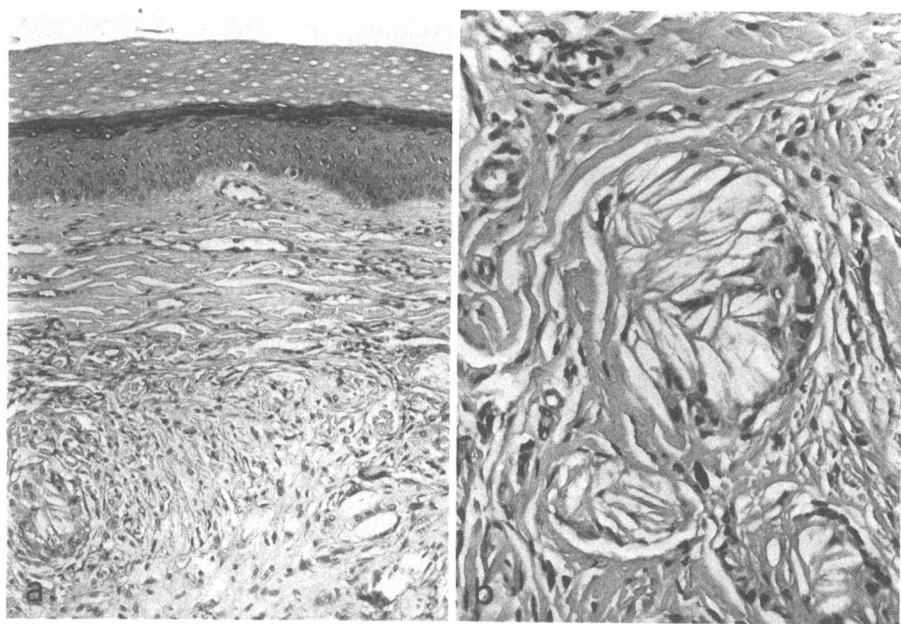

Abb. 7a u. b. Fibrosiertes Xanthom. (a) Übersichtsaufnahme mit Cholesteringranulomen in der unteren Bildhälfte (Paraffin, HE-Färbung, 100×), (b) Cholesteringranulom mit den typischen, wetzsteinförmigen, optisch leeren Spalträumen (Paraffin, HE-Färbung, 250×)

lich. Sehr gut können die beiden Schaumzelltypen identifiziert werden. Beim Typ I sieht man Lipidvacuolen und nadelförmige Aussparungen von Cholesterinkristallen. Das an Organellen reiche Cytoplasma mit einem gut entwickelten Golgiapparat und zahlreichen Lysosomen weist wiederum auf die Stoffwechselaktivität dieser Zellen hin. Auffallend sind pseudopodienartige Zellfortsätze und das Fehlen einer die Zellen umgebenden Basalmembran. Während sich die Zelle zunehmend mit Lipidvacuolen anfüllt, rücken die Organellen zusammen. Zellkern und Mitochondrien erscheinen dabei deformiert. In Ergänzung zu den erwähnten histochemischen Befunden kann elektronenoptisch in voll entwickelten Schaumzellen vom Typ II reichlich saure Phosphatase nachgewiesen werden.

Nach den grundlegenden Untersuchungen von BRAUN-FALCO am menschlichen Gewebe und den tierexperimentellen Studien von WALTON et al. (1973) darf man annehmen, daß Lipoproteine aus dem Blutplasma durch die Gefäßwandungen in das umliegende Gewebe gelangen und hier zu einer cellulären Reaktion führen. Dabei können außer den Macrophagen auch noch Mastzellen, glatte Muskelzellen und Nervenzellen beteiligt sein. Eine besondere Rolle scheinen β-Lipoprotein-haltige Substanzen zu haben. Es kommt dabei zur Xanthombildung. Xanthome sind demnach als reaktive Veränderungen und nicht als Neoplasien zu verstehen. Ähnliche Vorgänge kann man tierexperimentell auch in der Aorta und den Arterien beobachten.

I. Familiäre Lipoproteinmangelzustände

Es können hier bis heute drei genetisch determinierte Störungen unterschieden werden, nämlich

1. Abetalipoproteinämie,
2. Hypobetalipoproteinämie,
3. Analphalipoproteinämie (= Morbus Tangier).

Dabei kann beim **Morbus Tangier** neben verschiedenen anderen Organen auch die *Haut* betroffen sein (ASSMANN, 1976). Klinisch-diagnostische Bedeutung kommt diesen Befunden allerdings nicht zu, dies im Gegensatz zur charakteristischen orangen Verfärbung der vergrößerten Gaumentonsillen. Diese Veränderung kann auf eine Ablagerung cholesterinhaltiger Schaumzellen zurückgeführt werden, die auch in der Leber und Milz sowie im Lymphknoten, dem Knochenmark, der Rectumschleimhaut und in der Haut aufgefunden werden können. *Histologisch* sind die einen Durchmesser von 15–30 µ aufweisenden Schaumzellen vor allem perivasculär abgelagert (Abb. 8). Bei der Untersuchung im doppelbrechenden Licht kommen im Cytoplasma zahlreiche malteserkreuzförmige Einlagerungen zur Darstellung (LAISSUE et al., 1968). Entsprechende Veränderungen weisen auch die Schwannschen Zellen der markhaltigen und der markarmen Hautnerven auf. Für die bei histochemischen und elektronenmikroskopischen Untersuchungen erhobenen Befunde sei auf die Arbeit von SCHAEFER et al. (1976) verwiesen. Die Vererbung des Morbus Tangier erfolgt wahrscheinlich autosomal-recessiv. Fälle von Morbus Tangier sind nach der erstmaligen Beschreibung im Jahre 1961 auch außerhalb von Nordamerika gemacht worden (KUMMER et al., 1968).

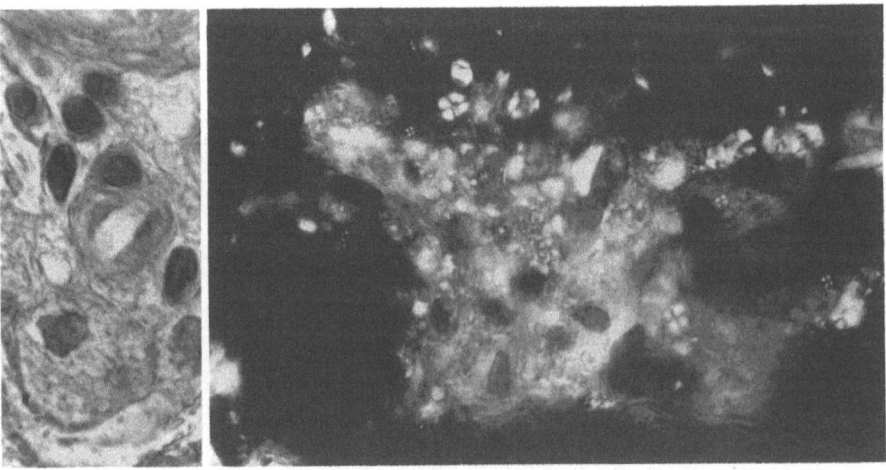

Abb. 8. Hautveränderungen beim Morbus Tangier. *Links:* Kleine, perivasculär gelegene Schaumzellen in der Haut bei Morbus Tangier (Methacrylatschnitt, PAS-Trichrom nach HOTCHKISS, 1 500 ×), *rechts:* zahlreiche perivasculäre Schaumzellen mit doppelbrechenden Lipoiden, z.T. in Form von Malteserkreuzen bei Morbus Tangier (Gefrierschnitt, 1 000 ×) (Aus LAISSUE et al., 1968)

II. Primäre Hyperlipoproteinämien

Familiäre Hyperlipoproteinämien sind durch erhöhte Konzentrationen einer oder mehrerer Plasmalipoproteinformen oder das Auftreten abnormer Lipoproteine charakterisiert. Im Vordergrund steht die Hyperlipidämie, wobei aus praktischen Gründen die erhöhten Werte für Cholesterin und/oder Triglyceride im Vordergrund stehen. Bei massiven *Hypertriglyceridämien* können rasch reversible entzündliche Eruptionen der Haut in Form von *Xanthomen* auftreten. Die *abdominellen Krisen* können Folge einer Pankreatitis sein, was besonders bei den Formen I und V der primären Hyperlipoproteinämien zu berücksichtigen ist (FARMER et al., 1973). Bei *Hypercholesterinämien* können außer *Xanthelasmen* flache und knotige Xanthome der Haut und (Streck-)Sehnen auftreten. Zirkuläre Lipidablagerungen am Hornhautrand führen zum *Arcus corneae*. Schwerwiegender sind die Ablagerungen im Herzkreislaufsystem, die schon in frühem Alter zu *pectanginösen Beschwerden, Myokardinfarkten* und *xanthomatösen Herzklappenfehlern* Anlaß geben können. Bei diesen primären Fettstoffwechselstörungen werden heute fünf verschiedene Typen unterschieden, die mit I–V bezeichnet werden (FREDRICKSON u. LEVY, 1972).

1. Hyperlipoproteinämie Typ I

Primäre exogene (fettinduzierbare) Hypertriglyceridämie oder Hyperchylomikronämie: Es liegt ein autosomal-recessiv vererbter Defekt des Postheparinlipoproteinlipasesystems vor. Die Erkrankung macht sich schon in der frühen Kindheit bemerkbar. Es treten kolikartige Leibschmerzen mit der Symptomatik eines akuten Abdomens auf, was man als sog. abdominelle Krisen bezeichnet. Bei der Untersuchung können eine Hepatosplenomegalie sowie eruptive Haut- und gelegentlich auch Schleimhautxanthome gefunden werden. In der Leber, der Milz und dem Knochenmark können ebenfalls Schaumzellen mit einem Durchmesser von 10–90 μ beobachtet werden. Unterschiede zu Schaumzellen bei anderen Fettstoffwechselstörungen können auch elektronenmikroskopisch nicht beobachtet werden. Xanthomatöse Läsionen an den Sehnen und Fascien sowie auch im Herzkreislaufsystem fehlen im allgemeinen. Der Fettgehalt des Blutserums entspricht mit bis über 3000 mg/% Triglyceriden (normal 100–150 mg/%) fast demjenigen der Milch. Da das spezifische Gewicht der Chylomikronen niedriger ist als das von Serum, sammeln sich die Chylomikronen beim Stehen an der Oberfläche als rahmige Schicht an. Mit der Einschränkung der Fettzufuhr über längere Zeit hinweg bessert sich der Zustand.

2. Hyperlipoproteinämie Typ II

Primäre familiäre Hypercholesterinämie oder familiäre Hyper-β-Lipoproteinämie, auch als familiäre Xanthomatose oder Xanthoma tuberosum multiplex bezeichnet: Es liegt eine unvollständig autosomaldominant vererbte Stoffwechselstörung mit erhöhtem Cholesterin- und Phosphatidspiegel und Vermehrung der β-Lipoproteine vor. Außer *Xanthelasmen* und einem *Arcus corneae* findet man teils *tuberöse Xanthome*, wobei nicht nur die *Haut*, sondern auch die *Sehnenscheiden* und *Fascien* befallen sind. Es kann dabei zu schweren Deformationen kommen. Bevorzugt sind die Achillessehne und die Extensorensehnen der Finger und Zehen betroffen. *Subperiostale Xanthome* können unterhalb der Kniescheiben und im Bereiche der Olecranon beobachtet werden. Bei homozygoten Patienten sind die Befunde stärker ausgeprägt als bei heterozygoten. Die Veränderungen können als Gicht fehlinterpretiert werden. Schwerwiegend ist der Befall der Gefäßintima, wobei schon bei jungen Patienten Herzinfarkte auftreten und zum Tode führen können. Therapeutisch muß Cholesterin eingeschränkt und durch ungesättigte Fettsäuren in Form von pflanzlichen Ölen ersetzt werden. BULKLEY et al. (1975) haben ein tuberöses Xanthom von einem homozygoten Patienten histochemisch und elektronenmikroskopisch untersucht. Die ausschließlich intracellulären Lipidablagerungen liegen in vier Formen vor. Im Vordergrund stehen große Tropfen. Daneben finden sich membrangebundene Kristalle, konzentrisch geschichtete lamelläre Körper und Ceroid. Aufgrund dieser Untersuchungen darf man annehmen, daß sich die Schaumzellen von phagocytierenden Histiocyten ableiten. Für die intracelluläre Metabolisierung der Chylomikronen sind dann Lysosomen verantwortlich.

3. Hyperlipoproteinämie Typ III

Sog. familiäre „breite β-Bande"-Krankheit: Die Vererbung dieser seltenen Form der Hyperlipämie erfolgt recessiv. Die Hypercholesterinämie ist dabei nicht so ausgeprägt wie beim Typ II. WEBER et al. (1973) haben an der Haut derartiger Patienten plane Xanthome, tuberöse Xanthome, Sehnenxanthome und Xanthelasmen sowie auch tubero-eruptive Xanthome beschrieben. Die als gelbliche Verfärbung der Handinnenflächen beginnenden *Handlinienxanthome* sind diagnostisch besonders wichtig. Im Laufe der Entwicklung können sie über das Hautniveau erhaben werden, wobei man von einer *Xanthomatosis striata palmaris* spricht. BRAUN-FALCO hat 1976 über eingehende Untersuchungen von Hautxanthomen und Hautlinienxanthomen bei fünf Patienten mit einer Hyperlipoproteinämie Typ III berichtet. Als typisch wird dabei eine dichte Durchsetzung des gesamten Coriums mit relativ kleinen Schaumzellen und wenigen Schaumriesenzellen sowie eine starke Anreicherung von intra- und extracellulärem freiem Cholesterin im Zusammenhang mit umschriebenen Nekrobiosen erachtet. Dabei darf man annehmen, daß die pathologischen Lipoproteine im Bindegewebe der Haut eine phagocytäre Reaktion mit Schaumzellenbildung induzieren. Dabei wird erneut bestätigt, daß es sich bei den Xanthomen um reaktive Neubildungen handelt. Prinzipielle Unterschiede zu den Xanthomen bei anderen Formen von Hyperlipoproteinämie bestehen nicht. Nach PATSCH et al. (1976) sind neben den erwähnten Handlinienxanthomen vor allem auch eine Kombination von peripheren Durchblutungsstörungen, Hypertriglyceridämie und Diabetes mellitus als Hinweise für eine Hyperlipoproteinämie Typ III von Bedeutung. Therapeutisch führen eine Gewichtsreduktion und diätetische Maßnahmen mit Einschränkung der Kohlenhydratzufuhr zu einer Besserung der Befunde.

4. Hyperlipoproteinämie Typ IV

Kohlenhydratinduzierbare Hypertriglyceridämie oder endogene Hyperlipämie: Bei diesen häufig stark übergewichtigen Patienten werden wie beim Typ I abdominelle Krisen beobachtet. Häufig finden sich postprandiale Hypoglykämien und eine Kombination mit Diabetes mellitus. Xanthome der Haut sind selten. Xanthelasmen und Veränderungen an den Sehnen fehlen meistens. Wie beim Typ III werden in erster Linie die peripheren Gefäße von der frühzeitig einsetzenden Arteriosklerose betroffen. Therapeutisch sind eine Reduktion des Körpergewichtes und eine Einschränkung der Kohlenhydratzufuhr notwendig.

5. Hyperlipoproteinämie Typ V

Kalorien-(Fett- und Kohlenhydrat-)induzierbare Hypertriglyceridämie: Bei dieser Form, die sich in ihrer Symptomatik vom Typ IV kaum unterscheidet, werden im Nüchternserum Chylomikronen und Prä-β-Lipoproteine gefunden. Von Bedeutung ist der Ausschluß einer sekundären Hyperlipoproteinämie. Der Vererbungsmechanismus ist wie beim Typ IV unklar. Die Störungen treten erst im frühen Erwachsenenalter auf. Therapeutisch ist die Reduktion des im allgemeinen stark erhöhten Körpergewichtes von Bedeutung.

III. Sekundäre Hyperlipoproteinämien

Verschiedenartige Erkrankungen können mit Veränderungen des Lipoproteingehaltes im Blutserum einhergehen. Eine unausgewogene, entweder fettreiche und kohlenhydratarme oder fettarme und kohlenhydratreiche *Ernährung* führt zu einer Hyperlipoproteinämie. Auch *Alkoholabusus* hat eine gesteigerte Fettsynthese zur Folge. BAUMGARTNER und FILIPPINI (1977) haben bei 24 von 100 Patienten mit Alkoholüberkonsum eine Hyperlipoproteinämie festgestellt, ein Faktor, der für die Arteriosklerose und die Pankreatitis von Bedeutung sein dürfte. Die Kombination einer *Pankreatitis* und einer Hyperlipoproteinämie kann differentialdiagnostisch besondere Schwierigkeiten verursachen, da eine Pankreatitis auch als Folge einer primären Hyperlipoproteinämie auftreten kann. Nach FARMER et al. (1973) kann man bei Fällen mit rezidivierender akuter Pankreatitis nicht so selten eine Chylomikronämie und eine Hypertriglyceridämie beobachten, wobei Triglyceridwerte von über 1 000 mg/% signifikant sind. Mit einer fettarmen Diät können hier Besserungen erzielt werden. Die sekundäre Hyperlipoproteinämie beim ketotischen *Diabetes mellitus* ist die Folge einer exzessiven Fettsäuremobilisation und geht unter Insulinbehandlung vollständig zurück. In Betracht zu ziehen ist jedoch auch die Kombination einer endogenen Hyperlipoproteinämie und eines Diabetes mellitus, z.B. bei den Formen IV und V. Bei der *angeborenen Analbuminämie* werden zur Haltung des onkotischen Druckes vermehrt β- und α-Lipoproteine synthetisiert. Beim *nephrotischen Syndrom* besteht eine vermehrte hepatische Protein- und Lipoproteinsynthese als Kompensation für den renalen Eiweißverlust. Auch bei *hormonellen Störungen* im Rahmen einer *Hypothyreose* oder *Schwangerschaft* kann es zu sekundären Hyperlipoproteinämien kommen. Bei Patienten mit *Plasmocytomen, Kryoglobulinämie* und *Makroglobulinämie* mögen immunologische Mechanismen eine Rolle für die Entstehung der Hyperlipoproteinämie spielen. Im weiteren sind noch die *Glykogenosen* und die Einnahme bestimmter *Medikamente* (u.a. Ovulationshemmer) als mögliche Ursache einer sekundären Hyperlipoproteinämie aufzuführen, wobei die Hypertriglyceridämie überwiegt. Bei der Hypothyreose und dem nephrotischen Syndrom sowie bei der *intra- und extrahepatischen Cholestase* steht die Hypercholesterinämie im Vordergrund. Nach SEIDEL (1975) kann dabei auch das Auftreten eines als LP-X bezeichneten abnormen Lipoproteins beobachtet werden. Eine Unterscheidung zwischen einer intra- und extrahepatischen Cholestase ist dabei nicht möglich. *Hautveränderungen* treten insbesondere bei der *biliären Cirrhose* auf. Man findet Xanthelasmen und tuberöse Xanthome der Haut. Bei schwerem *Diabetes mellitus,* beim *nephrotischen Syndrom,* bei der *Glykogenspeicherkrankheit* sowie beim *Morbus Niemann-Pick* kann es gelegentlich zu eruptiven Xanthomen kommen, wobei die Gesäßgegend besonders stark betroffen sein kann. Diagnostisch sind derartige Befunde im allgemeinen aber nur von geringer Bedeutung.

IV. Lipidosen

1. Sphingomyelinose (= Morbus Niemann-Pick)

Beim Morbus Niemann-Pick kommt es infolge einer Störung im enzymatischen Abbau des Sphingomyelins zu einer Speicherung dieser Substanz in den endothelialen, mesenchymalen und parenchymalen Zellen fast aller Organe. Dabei spielen die Lysosomen wie bei anderen Speicherkrankheiten eine grundlegende Rolle. Das autosomal-recessiv vererbte Leiden beginnt im frühen Kindesalter. Auffälligste Erscheinungen sind dabei ein spastisch-akinetischer Symptomenkomplex, Schwachsinn und eine Hepatosplenomegalie. Die betroffenen Organe sind gelblich-rot verfärbt. Man unterscheidet heute fünf verschiedene mit A–E bezeichnete Formen. Die *Haut* ist infolge eines vermehrten Melaningehaltes gelblich-braun. Dies vor allem bei den Typen A und C. Gelegentlich können *Xanthome* gefunden werden, dies z.T. wohl im Zusammenhang mit einer sekundären Hyperlipoproteinämie. Die *Diagnose* kann mit dem Nachweis von einkernigen Schaumzellen, z.B. in einem *Leberpunktat,* gesichert werden. Auch in der *Haut* sind Schaumzellen beobachtet worden.

2. Glucocerebrosidose (= Morbus Gaucher)

Beim Morbus Gaucher werden infolge Fehlens des Enzyms Glucocerebrosidase die Glucocerebroside in den Zellen des reticuloendothelialen Systems gespeichert. Diese typischen Speicher- oder Gaucher-Zellen verdrängen mit der Zeit die Stromazellen. Bei der *akuten, infantilen, cerebralen oder malignen Form* ist die Prognose schlecht. Es kommt zu cerebralen Störungen, die mit einem Strabismus, Krämpfen und Schluckstörungen einhergehen. Bei der sich erst nach dem 2. Lebensjahr manifestierenden *subakuten juvenilen Form* ist die Prognose besser. Der Befall des Zentralnervensystems tritt hier zurück, um bei der *chronischen Form im Erwachsenenalter* vollständig zu fehlen. Die Diagnose kann mit dem histologischen Nachweis der typischen Gaucher-Zellen in der Leber, der Milz, den Lymphknoten und dem Knochenmark erbracht werden. Gelegentlich gelingt der Nachweis von Gaucher-Zellen im peripheren Blut. Die *Haut* weist beim Morbus Gaucher außer einer gelegentlich vermehrten Pigmentierung im Gesicht und an den Beinen keine abnormen Befunde auf. Diese Veränderungen sind auf Einlagerungen von eisenhaltigem Pigment und von Melanin zurückzuführen. Nach SCHETTLER (1976) kann es auch in anderen Organen, z.B. den Nebennieren, zu Hämosidereinlagerungen wie bei einer Hämochromatose kommen. Im Anschluß an eine Splenektomie kann die Pigmentierung abnehmen.

3. Sulfatidlipidosen (= metachromatische Lipodystrophie)

Für diese Gruppe werden auch die Bezeichnungen neuronale Ceroidlipofuscinose und metachromatische Leukodystrophie verwendet. Bei den verschiedenen autosomal-recessiv vererbten Krankheitsbildern kommt es zu einer Myelindegeneration und zu einer Anhäufung von Cerebronschwefelsäure. Ursache ist eine verminderte Sulfataseaktivität. Klinisch im Vordergrund stehen Paralysen und eine Demenz. Der Verlauf ist progressiv und führt zum Tode. Morphologisch kann das gespeicherte metachromatische Sulfatid mit entsprechenden Farbstoffen, z. B. Kresylviolett, in Gefrierschnitten nachgewiesen werden. Die degenerativen Myelinveränderungen und die typischen cytoplasmatischen Einschlüsse sind jedoch nur elektronenmikroskopisch feststellbar. Außer im Zentralnervensystem und den peripheren Nerven sind auch in visceralen Organen, z.B. Nieren, Leber und Gallenblase, Veränderungen zu beobachten. Diagnostisch von Bedeutung sind Biopsien aus dem *Nervus suralis* und ebenso auch aus der *Haut*. Bei Hautbiopsien führt jedoch nur eine histochemische und elektronenoptische Untersuchung zum Ziel, da die Veränderungen an den Hautnerven einerseits und Einschlüsse in verschiedenen anderen Zellen, insbesondere den Hautanhangsgebilden andererseits im ultrastrukturellen Bereich liegen (GEBHART et al., 1978). Bei heterozygoten Familienangehörigen werden negative Befunde registriert (MARTIN et al., 1976).

4. Ceramidtrihexosidose (= Angiokeratoma corporis diffusum universale Fabry)

Einleitung: 1898 haben FABRY in Deutschland und ANDERSON in England unabhängig voneinander derartige Hautläsionen als „Purpura haemorrhagica nodularis" bzw. als „Angio-Keratoma" beschrieben. 1939 wiesen RUITER und

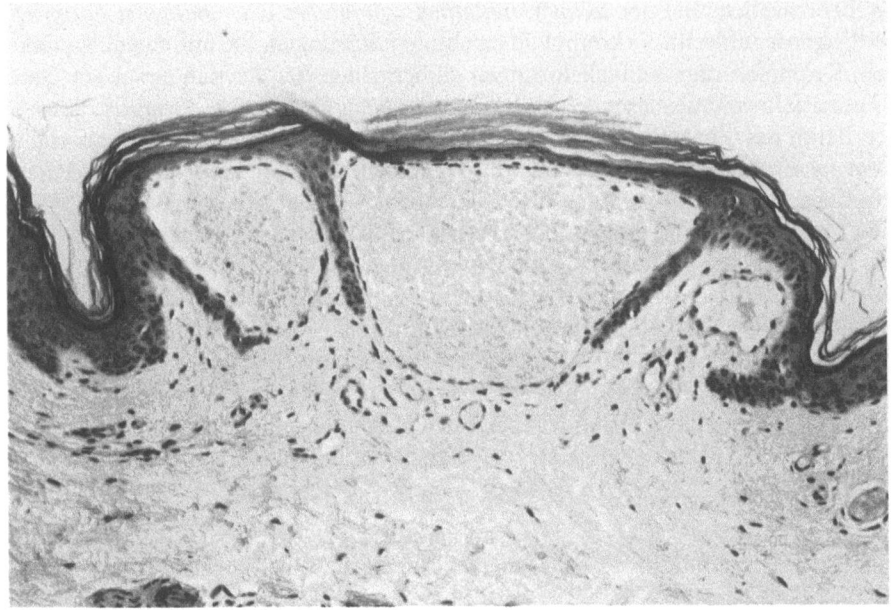

Abb. 9. Morbus Fabry. Angiokeratom mit subepidermal gelegenen ektatischen Capillaren, dazwischen verlängerte Reteleisten, septenartig angeordnet (Aufnahme von Dr. F. JORIS, Institut für Pathologie der Universität Zürich; Paraffin, HE-Färbung, 130 ×)

POMPEN daraufhin, daß diese Angiokeratome ein Hautsymptom einer inneren Krankheit darstellen. Aufgrund weiterer, vor allem auch autoptischer Befunde erkannten diese Autoren 1947 zusammen mit WYERS, daß eine Speicherkrankheit oder Thesaurismose Ursache der Störungen ist. 1950 identifizierte SCRIBA das gespeicherte Material als Lipide, deren genaue Analyse durch SWEELEY und KLIONSKY 1963 das Vorliegen von *Ceramidtrihexosid* ergab. Als Ursache dieser seltenen Stoffwechselstörung konnten BRADY et al. 1967 einen *Mangel an Ceramidtrihexosidase* nachweisen. 1968 beschrieben TARNOWSKY und HASHIMOTO die Beteiligung von Lysosomen bei dieser Stoffwechselkrankheit. 1973 berichteten wiederum BRADY et al. über Behandlungsversuche mit dem aus der menschlichen Placenta gewonnenen Enzym Ceramidtrihexosidase. Eine Besserung des Zustandes ist auch nach Nierentransplantation beschrieben worden (PHILIPPART et al., 1972). Dabei konnte vor allem auch eine Normalisierung der Plasma-α-Galaktosidase-Aktivität beobachtet werden. Auf diesen Fermentmangel beim Morbus Fabry hat KINT 1970 hingewiesen.

Klinik: Beim Angiokeratoma corporis diffusum universale Fabry handelt es sich um ein vermutlich X-chromosomal vererbtes Leiden. Bei Frauen ist der Enzymdefekt geringer ausgeprägt, was zu abortiven Krankheitsbildern führt. Die Angiokeratome sind *fakultative Hautmanifestationen* (CLARKE et al., 1971; URBAIN et al., 1969) einer generalisierten Lipidablagerung, wobei vor allem die glatte Gefäßmuskulatur, das Myokard, die Ganglienzellen des peripheren und zentralen Nervensystems sowie die Nierenepithelien betroffen sind. Männer versterben im allgemeinen im Alter von 40–60 Jahren an den Folgen einer Herz-

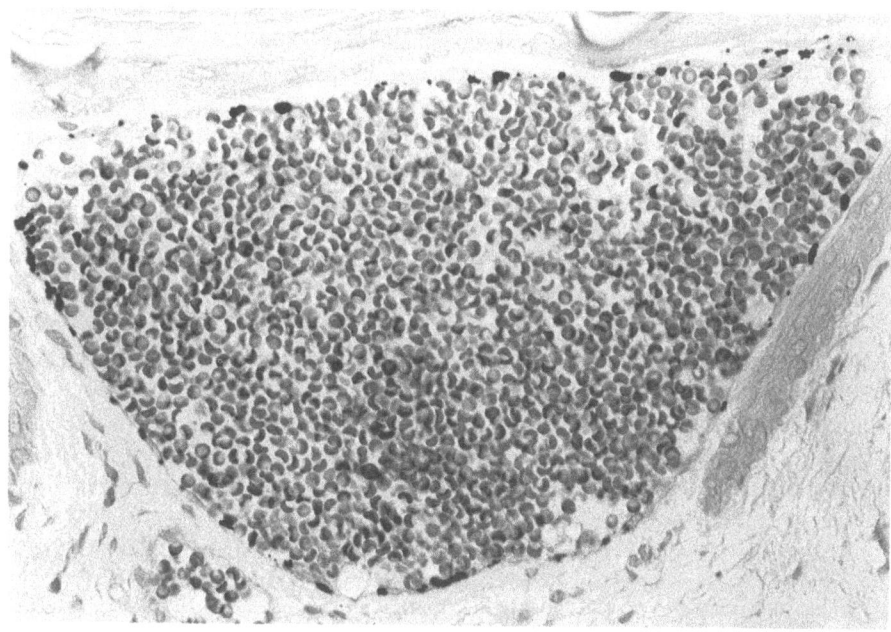

Abb. 10. Morbus Fabry. Ausschnitt aus dem Angiokeratom von Abb. 9. Mit der Sudanschwarz-B-Färbung können in den Endothelzellen der ektatischen Capillaren Lipideinlagerungen als schwarze, tropfenförmige Einschlüsse nachgewiesen werden (Paraffin, Sudanschwarz-B-Färbung, 320 ×)

oder Niereninsuffizienz, während bei Frauen die Lebenserwartung kaum eingeschränkt ist.

An der *Haut* sind in umschriebenen Bezirken bis linsengroße, dunkelrote bis bläulichschwarze, flache oder leicht erhabene Herde mit teils glatter, teils verrucöser Oberfläche zu sehen. Bevorzugt ist die Gegend zwischen Nabel und Knien betroffen. An den Konjunktiven und der Mundschleimhaut können kleine rotschwarze, wie Petechien aussehende Läsionen beobachtet werden.

Biochemisch kann die Diagnose Morbus Fabry mit Hilfe des Nachweises von großen Mengen von *Trihexosylceramid* im Urin relativ leicht gestellt werden. Zunehmende Bedeutung gewinnt der Nachweis einer verminderten Aktivität der α-Galaktosidase in den Leukocyten (SAVI et al., 1977) und im Haarbulbus (BEAUDET und CASKEY, 1978).

Histologie: Charakteristisch sind die unmittelbar subepidermal gelegenen ektatischen Blutgefäße (Abb. 9). Die Reteleisten der Epidermis sind lang ausgezogen. Die ektatischen Gefäße scheinen dadurch teils intraepidermal zu liegen. Die Epidermis ist verbreitert, es findet sich im allgemeinen eine Hyperkeratose. Die im Bereich der umschriebenen Gefäßektasien gelegenen Hautanhangsgebilde sind atrophisch. Bei geeigneter Technik lassen sich nach RUITER (1958) mit der Sudanschwarz-B-Färbung in den Endothelzellen (Abb. 10) und den glatten Muskelfasern der Hautgefäße, aber auch in den Musculi arrectores pilorum Aggregate doppelbrechender Lipide darstellen. GOERZ et al. (1971) haben in Gefrierschnitten von Formalin-Kaliumbichromat-fixiertem Material mit der

Sudanrot-Färbung in den Talg- und Schweißdrüsen doppelbrechende Einschlüsse z.T. in Form von Malteserkreuzen nachgewiesen.

Differentialdiagnose: Ohne entsprechende klinische Angaben und eine gezielte histochemische oder aber elektronenoptische Untersuchung können Angiokeratome beim Morbus Fabry histologisch nicht von einem Angiokeratoma corporis circumscriptum oder einem Angiokeratoma Mibelli unterschieden werden. Gelegentlich können auch sog. senile Hämangiome recht ähnlich aussehen.

Elektronenmikroskopische Untersuchungen: VAN MULLEN und RUITER (1966) haben als erste in den Endothelzellen der Hautgefäße und in Fibrocyten Lamellenkörperchen mit einem Durchmesser von $^1/_2$ μ sowie weniger charakteristische homogene osmiophile Einschlüsse nachgewiesen. Diese können auch in klinisch normal erscheinenden Hautabschnitten gefunden werden. Die Lamellenkörperchen weisen Strukturen auf, wie sie von künstlichen Phosphatidsystemen her bekannt sind. Neuere Untersuchungen dieser Autoren (VAN MULLEN u. RUITER, 1970) berechtigen zur Annahme, daß ein Teil der freien Fettkörper durch Ruptur von lysosomalen Vacuolen entstanden ist. Den Lysosomen fehlen danach die für den Abbau der anfallenden pathologischen Lipide nötigen Enzyme.

Befunde an den inneren Organen bei Morbus Fabry: Angiokeratomähnliche Läsionen können an den Schleimhäuten des Respirations- und Magendarmtraktes sowie im Nierenbecken beobachtet werden. Die meistens vorhandene Beteiligung des Nierenparenchyms äußert sich durch den Nachweis von Eiweiß, Leukocyten, Erythrocyten oder Fettkörpern im Urin. Nach DUBACH und GLOOR (1966) ist der Nachweis von Schaumzellen im Urin fast pathognomonisch. In Spätphasen des Leidens kommt es zu Ödemen, Blutdruckanstieg, Azotämie und Anämie. *Lichtmikroskopisch* sind die visceralen und parietalen Glomerulumepithelien zu feinvacuolären Schaumzellen umgewandelt, welche den Bowmanschen Kapselraum weitgehend ausfüllen. Auch die Epithelien der distalen Rindenkanälchen und der Henleschen Schleifen können als Schaumzellen imponieren, während die proximalen Tubuli nicht betroffen sind. Auch in den Gefäßwandungen können Schaumzellen auftreten, die am besten mit der PAS- oder Luxol-fast-blue-Reaktion nachgewiesen werden. *Elektronenmikroskopisch* findet man in den betroffenen Zellen und in Makrophagen des Zwischengewebes osmiophile, unregelmäßig geformte, dicht zusammengelagerte Körper. Es besteht eine enge Beziehung dieser Einschlüsse zu den Mitochondrien. Gelegentlich liegen diese Einschlüsse auch innerhalb geschwollener Mitochondrien. Daneben sind auch optisch leere Vacuolen und seltener größere, lamellär geschichtete Körper vom Typus der sog. Myelinfiguren zu sehen. DUBACH und GLOOR (1966) haben mit ihren Untersuchungen gezeigt, daß diese Stoffablagerungen zu einer Zerstörung der betroffenen Zellen führen. Eingehende Nierenuntersuchungen sind vor allem für die Erkennung atypisch verlaufender Fälle von großer Bedeutung (CLARKE et al., 1971). Die *kardiovasculäre Beteiligung* beim Morbus Fabry führt zu einer Hypertonie, Kardiomegalie und schließlich zur Herzinsuffizienz. Herzinfarkte und apoplektische Insulte treten gelegentlich schon in jugendlichem Alter auf. Die charakteristischen Lipideinlagerungen sind im Myokard und den Gefäßen nachweisbar. Diagnostische Bedeutung haben neben den Hautveränderungen vor allem die pathognomonischen Veränderungen der *Cornea* bei der Spaltlampenuntersuchung, sodann der Nachweis von Schaumzellen im Urin, dem

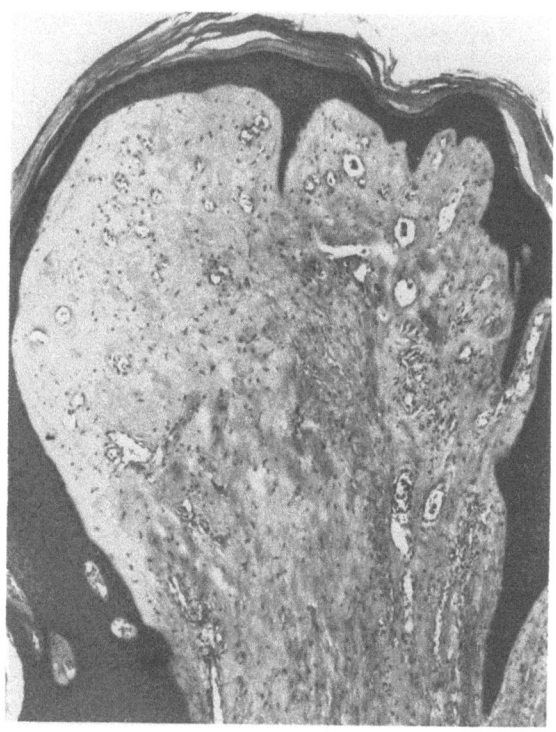

Abb. 11. Hyalinosis cutis et mucosae. Übersichtsaufnahme mit den homogenen, hyalinen, subepidermalen Ablagerungen (Paraffin, HE-Färbung, 65×)

Knochenmark und der Rectalschleimhaut. In *Rectumschleimhautbiopsien* lassen sich nach DUBACH und GLOOR (1966) Schaumzellen in den Ganglienzellen des Plexus submucosus und in den Muskelfasern der Gefäße nachweisen. In gleicher Weise wie die Nervenplexus des Darmes sind auch die Ganglienzellen des zentralen und peripheren Nervensystems betroffen.

Anhang: Hyalinosis cutis et mucosae Urbach-Wiethe

Bei der Hyalinosis cutis et mucosae handelt es sich um ein autosomal-recessiv vererbtes Leiden mit unklarer Ätiologie und Pathogenese. Die ersten Veränderungen an der Haut und den Schleimhäuten treten im allgemeinen schon in den ersten Lebensjahren auf. Ursache sind extracelluläre Ablagerungen von amorphem Material im Gewebe. In ihrer grundlegenden Arbeit aus dem Jahre 1929 haben URBACH und WIETHE die Bezeichnung *Lipoidose* verwendet, da sie die typischen Ablagerungen als Lipoproteine identifizieren konnten. Neben der auf LUNDT (1949) zurückgehenden Bezeichnung als Hyalinosis cutis et mucosae werden heute auch die Begriffe *Lipoidproteinose und Lipoglykoproteinose* verwendet. Nach HOFER et al. (1974) unterscheidet man zwischen sog. „pitted lesions" oder akneähnlichen Narben, d.h. grübchenförmigen Einziehungen der Haut, und sog. infiltrativen Herden, die zu Papeln führen. Erstere finden sich im Gesicht, an den Ulnarseiten der Vorderarme und den Streckseiten der Unterschenkel, während die letzteren im Gesicht besonders die Augenlider befallen und darüber hinaus in den Axillen, an den Ellbogen, Knien und Fingern lokalisiert sind. Die Schleimhautveränderungen führen typischerweise zu Heiserkeit (HOFER u. ÖHMAN, 1974) und zu Sekretstauungen in den Speicheldrüsen. Signifikant von der Norm abweichende *Laborbefunde* sind bis heute nicht beobachtet worden.

Histologie: Vor allem bei den sog. infiltrativen Herden findet sich das typische, für die Bezeichnung als Hyalinosis verantwortliche Bild mit extracellulären, homogenen, schwach eosinophilen und PAS-positiven Ablagerungen im Corium (Abb. 11). Dieses Material zeichnet sich durch die nachfolgenden färberischen Eigenschaften aus (s. Tabelle).

Färbung:	*Ergebnis:*
A. an Paraffinschnitten:	
Hämatoxylin-Eosin	positiv/rötlich
Reaktion nach VAN GIESON	positiv/gelblich bis gelblich-braun
Elastin-Reaktion	negativ (wichtig zum Ausschluß der aktinischen Elastose)
PAS-Färbung	positiv/rot
PAS nach Vorbehandlung mit Diastase	positiv/rot
Alzianblau-Färbung	negativ
Halesche Reaktion	negativ
PTAH-Reaktion für Fibrin	negativ
Kongorot-Färbung für Amyloid	negativ
Thioflavin-T-Fluorescenz	positiv, jedoch weniger stark als mit Amyloid
B. an Gefrierschnitten:	
(Fixation mit Formol-Calcium nach BAKER empfohlen)	
Sudan III	positiv/orangerot
Sudanschwarz B	positiv/grauschwarz
Scharlachrot	positiv/rot
Nilblausulfat	positiv/blau, gelegentlich auch violett oder rötlich
Osmiumtetroxyd-α-Naphthylamin für Phospholipide	positiv/braun

In Frühstadien, d.h. bei den sog. „pitted lesions", sind die Befunde weit weniger deutlich. Erste Ablagerungen finden sich in den Wandungen der Capillaren und im Bereich der ekkrinen Schweißdrüsen. Diese werden später atrophisch (Abb. 12 und 13). Beim Vorliegen sog. infiltrativer Herde wird das Hautbindegewebe in späteren Stadien durch ausgedehnte, homogene, oft bandförmig senkrecht zur Hautoberfläche angeordnete Ablagerungen verdrängt (Abb. 11). Die Blutgefäße sind teils ektatisch, teils aber auch obliteriert. Dazu kommen auch noch gefäßartige Spalten, die durch die Herauslösung von lipidhaltigem Material in Paraffin eingebettetem Gewebe entstehen. Entzündliche Infiltrate fehlen im allgemeinen. Die Epidermis ist bei fortgeschrittenen Einlagerungen verbreitet. Die Verdickung kommt dabei durch eine Acanthose und eine Hyperkeratose zustande. Diese ist besonders im Bereich

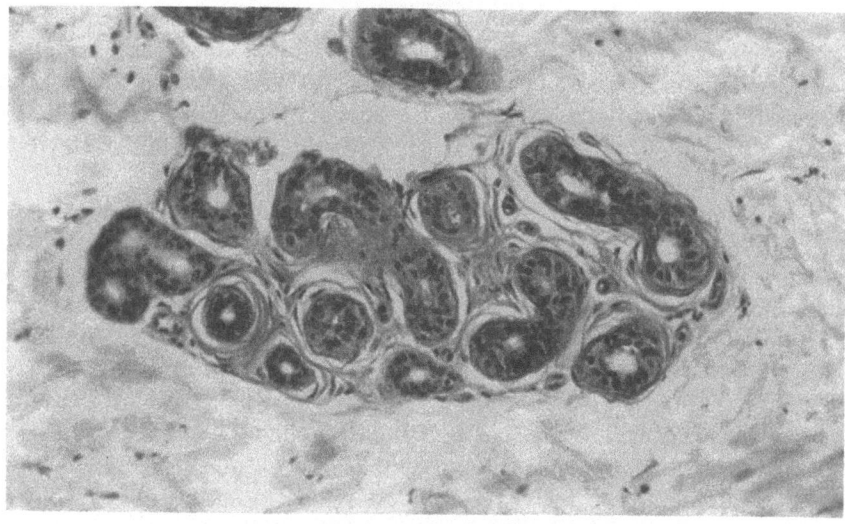

Abb. 12 und 13. Hyalinosis cutis et mucosae
Abb. 12. Biopsie aus einer akneähnlichen Narbe der Stirnhaut bei Hyalinosis cutis et mucosae mit einer Aufsplitterung der Basalmembran der ekkrinen Schweißdrüsen (Paraffin, PAS-Färbung, 267×) (Aus HOFER et al., 1974)

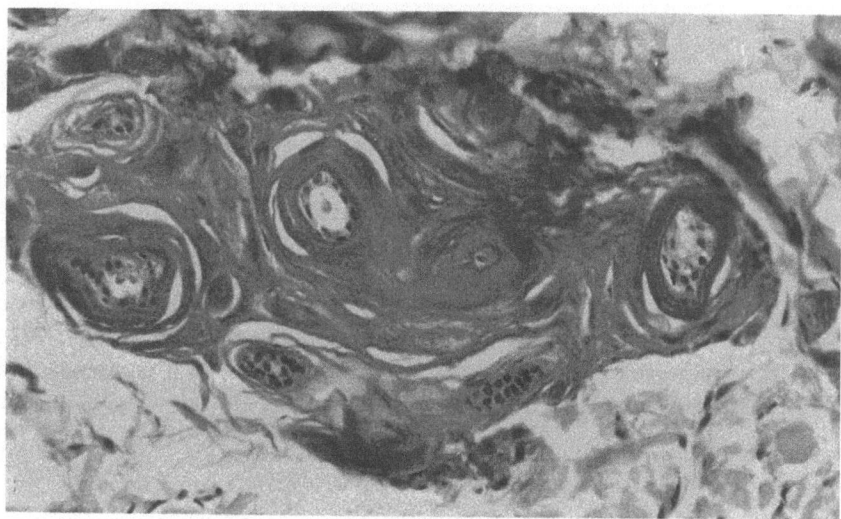

Abb. 13. Weiter fortgeschrittenes Stadium der Hyalinosis cutis et mucosae mit einer Atrophie der ekkrinen Schweißdrüsen und Ablagerungen von hyalinem Material (Paraffin, PAS-Färbung, 267×) (Aus HOFER et al., 1974)

der Ostien der ekkrinen Schweißdrüsen deutlich. Abschnittsweise kann man eine Parakeratose (Abb. 11) beobachten. Auch klinisch durchaus normal erscheinende Hautabschnitte können zumindest beginnende Anzeichen einer Hyalinose aufweisen. Die an den Schleimhäuten beobachteten Befunde entsprechen denjenigen der Haut. Was den Larynx betrifft, so sei auf die sorgfältige Untersuchung von HOFER und ÖHMAN (1974) verwiesen.

Elektronenmikroskopische Untersuchungen: RODERMUND und KLINGMÜLLER haben erstmals 1970 gezeigt, daß es sich bei der Hyalinosis cutis et mucosae um herdförmige Ablagerungen von normalem und abnormalem Kollagen sowie von verschieden großen Filamenten in amorphem feingranulärem Material handelt. Diese Herde stehen in enger Beziehung zu „aktivierten" Fibroblasten. Von Interesse sind sodann elektronendichte Ablagerungen an degenerierten kollagenen Fibrillen und an der Oberfläche von Fibroblasten, die eine allerdings noch nicht genau identifizierte Mineralisation darstellen. Die basalen Membranen der Capillaren sind vermehrt und dabei verbreitert. Ablagerungen von osmiophilem lipidhaltigem Material konnten weder intra- noch extracellulär beobachtet werden. Es wird vermutet, daß abnorme Fibroblasten das hyaline Material an Ort und Stelle produzieren. Von Interesse ist in diesem Zusammenhang die Beobachtung von SHORE et al. (1974), daß Fibroblasten von einer Patientin mit einer Hyalinosis cutis et mucosae in der Zellkultur einen normalen Fettstoffwechsel aufweisen. Lipoproteine haben offensichtlich nur eine nebensächliche Bedeutung.

Differentialdiagnose: In speziellen Fällen kann eine elektronenoptische Untersuchung für die Identifikation von hyalinen Ablagerungen notwendig sein. Im allgemeinen sollte jedoch unter zusätzlicher Mitberücksichtigung der klinischen Daten eine Abgrenzung von Ablagerungen bei *Amyloidose*, bei *Porphyrien* und der *diabetischen Mikroangiopathie* möglich sein. Besondere Schwierigkeiten können die ebenfalls im Bereich der Hautgefäße auftretenden hyalinen Ablagerungen bei der *erythropoetischen Protoporphyrie* machen. VAN DER WALT und HEYL (1971) haben auf den frühzeitig auftretenden Capillarverschluß bei dieser Porphyrieform einerseits und die für die Hyalinosis cutis et mucosae typischen Ablagerungen im Bereich der ekkrinen Schweißdrüsen andererseits aufmerksam gemacht, während die histochemischen Reaktionen zu gleichartigen Ergebnissen bei diesen beiden Krankheitsbildern führten. Vergleichende elektronenmikroskopische Untersuchungen liegen von KINT (1970) vor. Damit ist erwartungsgemäß eine Differenzierung der beiden Krankheitsbilder möglich.

C. Eiweißstoffwechsel

I. Antikörpermangelsyndrom

Klinik: Das Antikörpermangelsyndrom ist ein Zustand, in welchem der Organismus nicht imstande ist, nach antigener Stimulation genügende Mengen humoraler Antikörper herzustellen und/oder in Zirkulation zu halten (HITZIG, 1977). Bei Patienten mit einem Antikörpermangelsyndrom beobachtet man im allgemeinen bereits in der frühen Kindheit, gelegentlich aber auch erst später (sog. Spättyp) eine hohe Anfälligkeit für bakterielle Infekte verschiedener Organe. Außer Infektionskrankheiten der oberen Luftwege, Pneumonien und Enterocolitiden treten auch rezidivierende *Hautinfekte* auf. Diese als Impetigo, Furunkulose und exulcerierende Pyodermien imponierenden Läsionen

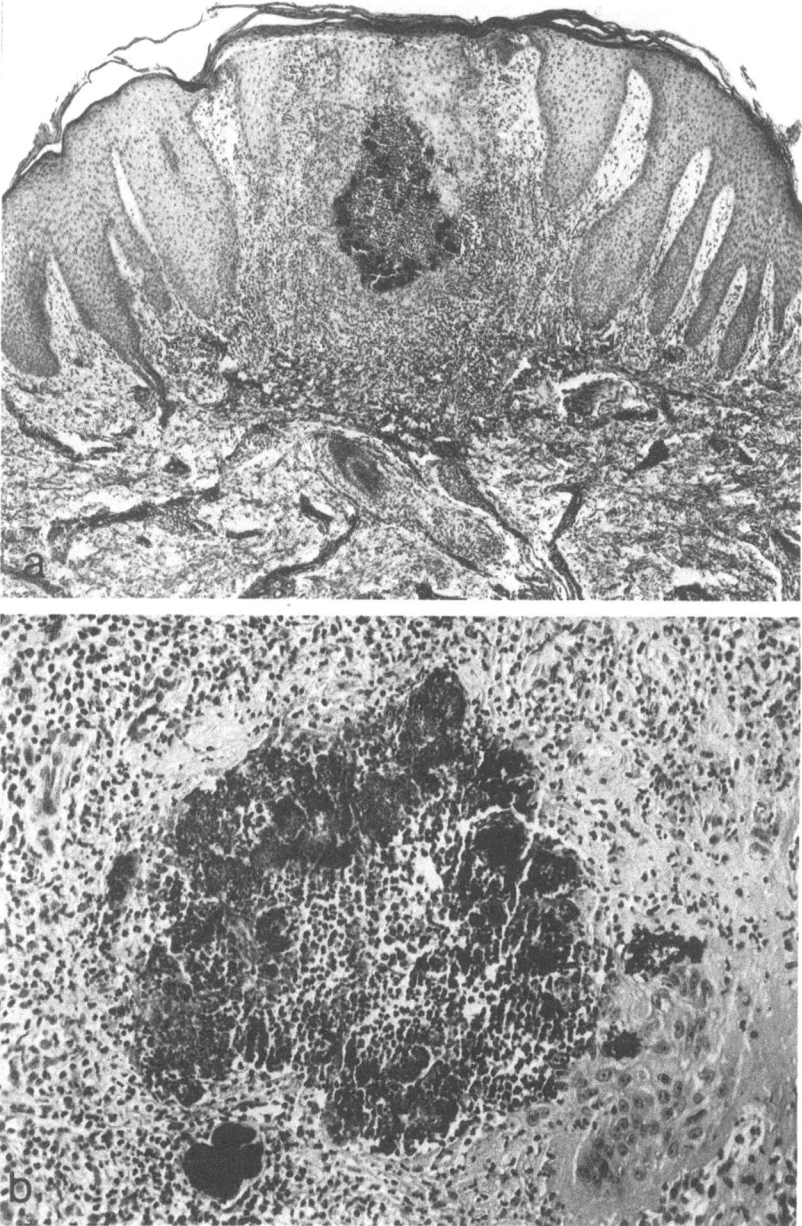

Abb. 14 a u. b. Antikörpermangelsyndrom. Cutaner Absceß mit ausgedehnten Bakterienrasen bei einem 3jährigen Knaben mit einem Antikörpermangelsyndrom. (a) Übersicht (Paraffin, HE-Färbung, 100×), (b) Detailansicht des Abscesses (Paraffin, HE-Färbung, 250×)

sind verständlicherweise wenig charakteristisch. Auch ausgedehnte schwere Hautveränderungen im Sinne einer Dermatitis exfoliativa Ritter sind beschrieben worden (HITZIG, 1974). Auffallender mögen schwere Wundinfektionen sein, die sich durch eine schlechte Heilungstendenz auszeichnen. ORFANOS und MEIERS (1968) haben auf eine ungewöhnliche, chronisch verlaufende, ulcerierende epitheloidzellige Granulomatose der Haut bei Antikörper-

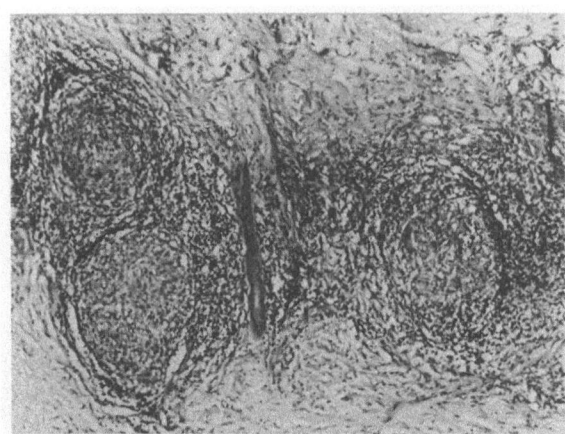

Abb. 15. Antikörpermangelsyndrom. Epitheloidzellige Granulome im Corium bei Antikörpermangelsyndrom (Aus ORFANOS u. MEIERS, 1968)

mangelsyndrom hingewiesen. Vor allem an den Unterschenkeln treten kleine, leicht erhabene, hyperpigmentierte Knötchen und Knoten sowie auch subcutane Infiltrate auf. Die scharf begrenzten Ulcera weisen leicht erhabene Ränder auf und heilen unter Bildung sklerodermiformer Plaques ab. Die Diagnose muß in jedem Fall mit Hilfe der Serumeiweiß-Elektrophorese und Immunelektrophorese gestellt werden. Dazu kommen auch quantitative Bestimmungen der Konzentration der fünf Immunglobulin-Hauptklassen. Für Einzelheiten muß dabei auf die entsprechende Literatur verwiesen werden (s. bei HITZIG, 1974). Bei normalen Serumeiweißwerten ist die Möglichkeit einer cellulären Immunabwehrstörung in Betracht zu ziehen. Eingehende vergleichende Untersuchungen an den inneren Organen und vor allem am lymphatischen System haben HEYMER et al. (1977) vorgenommen, wobei auch kombinierte Immunabwehrstörungen berücksichtigt werden. Störungen der cellulären Immunabwehr können im Zusammenhang mit einem NADH-Oxidase-Mangel stehen, wobei vor allem auch an der Haut ähnliche Veränderungen wie beim Antikörpermangelsyndrom gefunden werden können (RISTER et al., 1974).

Histologie: Beim Antikörpermangelsyndrom werden die Hautveränderungen durch verschiedenartige Erreger hervorgerufen. Gewebenekrosen stehen dabei im Vordergrund, wobei lymphoplasmacelluläre Infiltrate fehlen; dies im Gegensatz zur chronischen septischen Granulomatose bei cellulären Abwehrstörungen, bei denen dichte Rundzellinfiltrate gefunden werden können. Die Gewebenekrosen führen zu cutanen Abscessen, in denen ausgedehnte Bakterienrasen gefunden werden können (Abb. 14). Bei der exulcerierenden epitheloidzelligen Granulomatose findet man nach ORFANOS und MEIERS (1968) multiple gegeneinander gut abgegrenzte *tuberculoide Granulome* (Abb. 15). Diese sind vor allem in den oberen und unteren Anteilen des Coriums gelegen. Neben Epitheloidzellen und Lymphocyten sind auch einzelne Riesenzellen vom Langhansschen Typ Abb. 16) zu sehen. In den zentralen Anteilen größerer Granulome kann das Cytoplasma der Infiltratzellen schaumig umgewandelt sein. Verkäsende Nekrosen treten nicht auf. In den peripheren Abschnitten der Granulome kommen mit den entsprechenden Färbungen reichlich argyrophile Fasern zur Darstellung. Perivasculär sind Rundzellinfiltrate zu sehen. Im weiteren Verlauf heilen derartige cutane Granulome mit hyalinen Narben ab.

Differentialdiagnose: Das histologische Bild der ulcerierenden epitheloidzelligen Granulomatose bei einem Antikörpermangelsyndrom ist wenig charakteri-

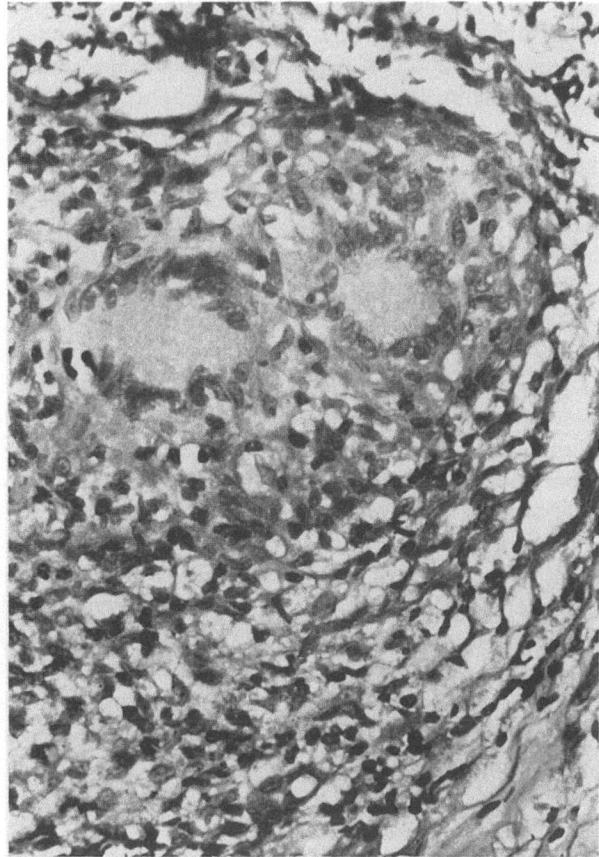

Abb. 16. Antikörpermangelsyndrom. Ausschnitt aus einem Hautgranulom mit Riesenzellen vom LANGHANSschen Typ bei Antikörpermangelsyndrom (Aus ORFANOS u. MEIERS, 1968)

stisch. Differentialdiagnostisch müssen außer Fremdkörpergranulomen vor allem auch spezifische Infekte, wie die Tuberkulose, die Lues und die Lepra, in Betracht gezogen werden. Besonders schwierig kann die Abgrenzung gegen eine tuberculoide Lepra sein, bei der im Gegensatz zur lepromatösen Lepra kaum Ulcera auftreten. ORFANOS und MEIERS (1968) haben sodann auf die Möglichkeit hingewiesen, daß Fälle mit klinisch erkanntem Antikörpermangelsyndrom histologisch als Granulomatosis disciformis chronica et progressiva (Miescher-Leder) fehlinterpretiert werden können.

II. Paraproteinämien

Paraproteine sind Immunglobuline, die von einer monoklonisch proliferierenden plasmacellulären oder lymphoiden Zellrasse produziert werden. Die Diagnose einer Paraproteinämie beruht auf dem papierelektrophoretischen und immunchemischen Nachweis dieser im Gegensatz zu den physiologischen Immunglobulinen homogenen Eiweißkörper. Ob es sich dabei um eine maligne lymphoreticuläre Störung, um eine Begleitparaproteinämie oder eine benigne Form handelt, muß anhand der klinischen Abklärung entschieden werden (BARANDUN, 1973). In den 50er und dann vor allem in den 60er Jahren hat die Serumeiweißuntersuchung in der dermatologischen Diagnostik und Forschung zunehmend an Bedeutung gewonnen (HARDMEIER, 1967; MEIERS et al., 1967). Bei den klassischen paraproteinämischen Erkrankungen, dem *Plasmocytom* (multiples Myelom, Morbus Kahler) und der *Makroglobulinämie Waldenström*, sind Hautveränderungen schon lange bekannt. Man unterscheidet dabei zwischen spezifischen und unspezifischen Läsionen, wobei zu den ersteren die cutanen Tumorzellinfiltrate gehören. Auch hier können Paraproteine synthetisiert werden (MEIERS, 1968; LAI A FAT, 1974). Wegen der eindrücklichen Hautveränderungen ebenfalls schon lange bekannt ist die *Kryoglobulinämie*. Beim „*heavy chain disease*" sind cutane Granulome beschrieben worden, die den Herden beim Antikörpermangelsyndrom recht ähnlich sind. Auf die Möglichkeit begleitender Antikörpermangelsyndrome muß bei neoplastischen Prozessen des lymphoreticulären Systems geachtet werden (HITZIG, 1974). Während bei diesen erwähnten Erkrankungen die Beziehungen zur Paraproteinämie gesichert sind, gibt es eine Reihe von Krankheitsbildern, bei denen die Zusammenhänge als möglich oder wahrscheinlich bezeichnet werden dürfen (ORFANOS, 1970). Dazu gehören außer dem *Pyoderma gangränosum,* dem *Sjögren-Gougerot-Syndrom* und der *Akrodermatitis chronica atrophicans* vor allem die *cutane Amyloidose* und das *Skleromyxödem Arndt-Gottron*. Die Amyloidosen werden im nachfolgenden Abschnitt C. III, das Skleromyxödem Arndt-Gottron jedoch erst im Teilkapitel H mit den übrigen *cutanen Mucinosen* besprochen.

1. Plasmocytom

Klinik: Nach RAPPAPORT (1966) liegt beim Plasmocytom (Synonyma: Multiples Myelom, Morbus Kahler) eine systematisierte, neoplastische Proliferation von in unterschiedlichem Ausmaß differenzierten Plasmazellen vor. Vor allem im Knochenmark, aber auch in Milz, Leber, Lymphknoten und anderen Organen finden sich umschriebene oder diffuse Infiltrate mit atypischen Plasmazellen. Die Patienten sind im allgemeinen mehr als 40 Jahre alt. Männer sind häufiger betroffen als Frauen. Die bei diffusem Knochenbefall auftretenden Schmerzen werden anfangs häufig als Lumbago, Discopathie oder Neuralgie interpretiert. Oft weisen erst eine pathologische Fraktur, eine hämorrhagische Diathese oder die stark erhöhte Blutsenkungsreaktion auf das Vorliegen eines Plasmocytoms hin. Mit der Papierelektrophorese und vor allem mit der Immunelektrophorese werden Paraproteine nachgewiesen, wobei man zwischen γ-A- und γ-G-Plasmocytomen unterscheiden kann. Gelegentlich können auch bei voll ausgebildeten Plasmocytomen keine Paraproteine nachgewiesen werden. Ob man dabei von nicht-sekretorischen Tumorformen sprechen darf, ist umstritten. Bei einem Teil der Patienten mit einer Paraproteinämie werden die L-Ketten als Bence-Jones-Protein im Urin ausgeschieden. Gewöhnlich gehen die Plasmocytome mit einer Anämie, Leukopenie und Thrombocytopenie einher. Hypercalciämie und Hypercalciurie sind häufig, wobei es zu einer Nephrocalcinose und Nierensteinbildung kommen kann. Radiologisch finden sich diffuse und fleckförmige Skeletentkalkungen. An der *Haut* kann man, BLUEFARB (1955), LEINBROCK (1958) und WYSOCKI (1971) folgend, zwischen unspezifischen und spezifischen neoplastischen Läsionen unterscheiden. Hautveränderungen können aber auch fehlen.

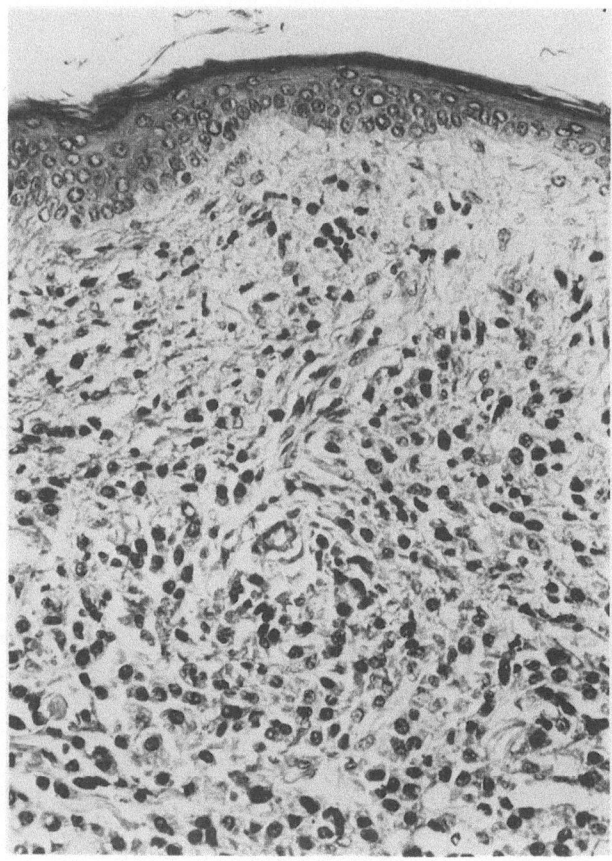

Abb. 17. Cutaner Plasmocytomherd, zellreiches, unscharf begrenztes Infiltrat im Corium. Epidermis intakt (Paraffin, HE-Färbung, 100×)

Unspezifische Hautläsionen beim Plasmocytom

Infolge der Anämie, Leukopenie und Thrombocytopenie ist die *Haut blaß*, und es kann zu *Pyodermien* und *Blutungen* kommen. Als toxische Effekte werden mit Pigmentverschiebungen einhergehende Erytheme, Alopecien und ichthyosiforme Atrophien der Haut interpretiert. In seltenen Fällen treten *multiple Xanthome* auf, wobei Fettstoffwechselstörungen und eine Beeinflussung des Lipidtransportes als Folge der Paraproteinämie beobachtet werden (WILSON et al., 1975). Schon lange bekannt ist der bei Patienten mit Plasmocytomen gelegentlich symptomatisch auftretende *Herpes zoster*, der einen malignen Verlauf haben kann (MEIERS u. GEHRMANN, 1968). Neben dem Viruskontakt spielen vermutlich auch die Kompression der Spinalnerven und -ganglien durch Plasmocytomherde und die schlechte Infektabwehr eine Rolle. Dieser letzte Faktor dürfte auch für das in vereinzelten Fällen auftretende *Pyoderma gangraenosum* mitverantwortlich sein, worauf JABLONSKA et al. (1967) hingewiesen haben. Bei Plasmocytomen mit einer *Kryoglobulinämie* kann es zu einer *Purpura*, zu *Nekrosen* und *Ulcera* sowie zu einem *Raynaud-Syndrom*

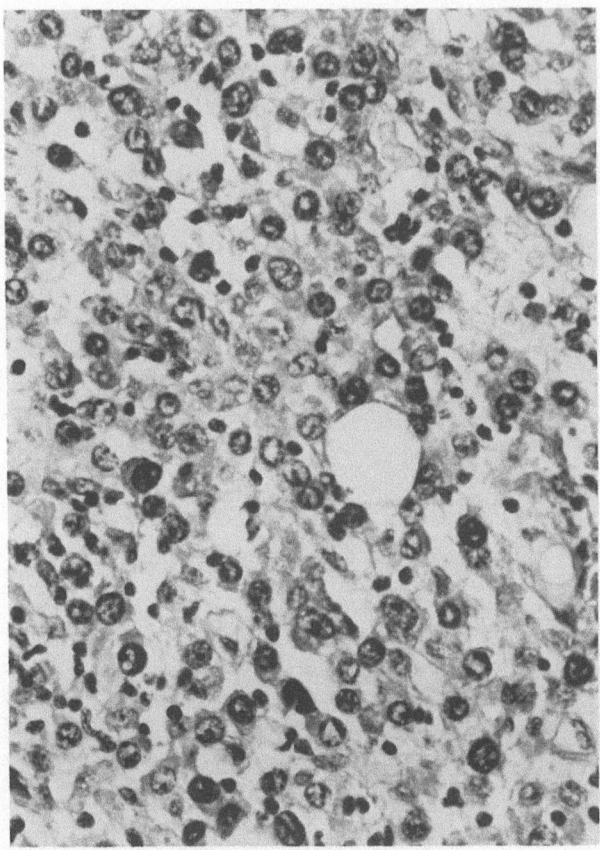

Abb. 18. Cutaner Plasmocytomherd, monomorphzelliges Infiltrat. Die sog. Radspeichenstruktur der Zellkerne ist nur noch andeutungsweise erkennbar (Paraffin, HE-Färbung, 250 ×)

kommen (THIERS et al., 1958). *Amyloidablagerungen* in der Haut sollten Anlaß zur Suche nach einem Plasmocytom geben. Dies vor allem bei systematisiertem Befall der Haut sowie einem der oben erwähnten Symptome, einer *Makroglossie* oder einem *Carpaltunnelsyndrom* (FATEH-MOGHADAM et al., 1971).

Spezifische Hautläsionen beim Plasmocytom

Klinik: An dieser Stelle sind lediglich die extramedullären Plasmocytomherde der Haut zu besprechen, die erstmals von BLOCH im Jahre 1910 beschrieben worden sind. Dabei sind eigentliche cutane Metastasen eines Plasmocytoms von sekundär in die Haut einwachsenden Knochenherden abzugrenzen. Die cutan bis subcutan gelegenen Knoten treten im allgemeinen multipel auf. Die Hautbeteiligung beim Plasmocytom ist selten.

Histologie: Entsprechend den Befunden in anderen Organen findet man cutan bis subcutan gelegene zelldichte Infiltrate (Abb. 17). Die Epidermis ist im allgemeinen intakt. Cytologisch handelt es sich um wenig differenzierte Plasmazellen, die nur noch teilweise die sog. Radspeichenstruktur der Zellkerne aufweisen (Abb. 18).

Differentialdiagnose: Wegen der geringen Differenzierung der Plasmazellen kann die Abgrenzung von *cutanen Reticulosen* oder *leukämischen Infiltraten* sehr schwer oder überhaupt unmöglich sein. Besondere Schwierigkeiten bieten andere mit einer monoklonalen Gammopathie einhergehende lymphoproliferative Affektionen (KIM et al., 1973). Wichtiger ist die Abgrenzung neoplastischer cutaner Plasmazellinfiltrate von rein *reaktiven Plasmazellproliferationen*. Prädilektionsstellen für derartige Infiltrate sind die Haut-Schleimhautübergänge. Dazu gehören die Plasmocytosis circumorificialis von SCHÜRMANN und das Plasmoacanthom von FERREIRA-MARQUES bzw. die chronische plasmacelluläre Balanoposthitis von ZOON im Genitalbereich. Sodann besteht auch die Möglichkeit von solitären Plasmocytomen, vor allem im Kopf-Nackenbereich.

2. Makroglobulinämie Waldenström

Klinik: Bei der Makroglobulinämie Waldenström handelt es sich nach RAPPAPORT (1966) um eine dem Plasmocytom nahestehende, progressive systematisierte Proliferation kleiner, lymphoider Reticulumzellen, die mit der Bildung von γM-Makroglobulinen einhergeht. Befallen sind in erster Linie Leber, Milz und Lymphknoten, die vergrößert sind. Die Infiltrate im Knochenmark führen zu Anämie, Leukopenie und Thrombocytopenie, während eine Osteolyse im Gegensatz zum Plasmocytom meistens fehlt. Die Patienten sind im allgemeinen über 50 Jahre alt. Männer und Frauen werden etwa gleich häufig betroffen. Der Allgemeinzustand ist reduziert. Die verminderte Infektabwehr führt zu rezidivierenden Infekten, vor allem des Respirationstraktes. Gelegentlich treten Sehstörungen und neurologische Symptome auf. Infolge der Makroglobulinämie ist die Blutsenkungsreaktion stark erhöht. Differentialdiagnostisch ist die primäre neoplastische Makroglobulinämie von sekundären Makroglobulinämien bei Lebercirrhose, Nephrose, disseminiertem Lupus erythematodes und bei malignen Lymphomen abzugrenzen. Der Verlauf der Makroglobulinämie Waldenström kann über Jahre, evtl. Jahrzehnte hinweg relativ benigne, aber auch maligne sein.

An der *Haut* kann entsprechend den Befunden beim Plasmocytom wiederum zwischen unspezifischen und spezifischen Läsionen unterschieden werden.

Unspezifische Hautläsionen bei der Makroglobulinämie Waldenström

Die teils vaskulär, teils humoral bedingte hämorrhagische Diathese kann zu *purpuriformen Dermatosen* führen. Wie beim Plasmocytom können auch bei der Makroglobulinämie Waldenström die Makroglobuline als Kryoglobuline auftreten und zu einem *Raynaud-Syndrom* führen, wobei es an den Akren zu Exulcerationen kommen kann. ALTMEYER und WELKE (1977) haben über ein chronisch rezidivierendes urticarielles Exanthem bei einem 51jährigen Patienten mit einem Morbus Waldenström berichtet.

Spezifische Hautläsionen bei der Makroglobulinämie Waldenström

Die tumorbildende cutane Form des Morbus Waldenström ist von ORFANOS und STEIGLEDER (1967/a) aufgrund eines eigenen sowie weiterer fünf Fälle aus der Literatur bearbeitet worden. Die ersten beiden derartigen Fälle sind von GOTTRON et al. 1960 beschrieben worden. 1962 haben RÖCKL et al. aufgrund eines weiteren Falles auf die Möglichkeit einer cutanen Sonderform des Morbus Waldenström hingewiesen. Charakteristisch für die cutane Form des Morbus

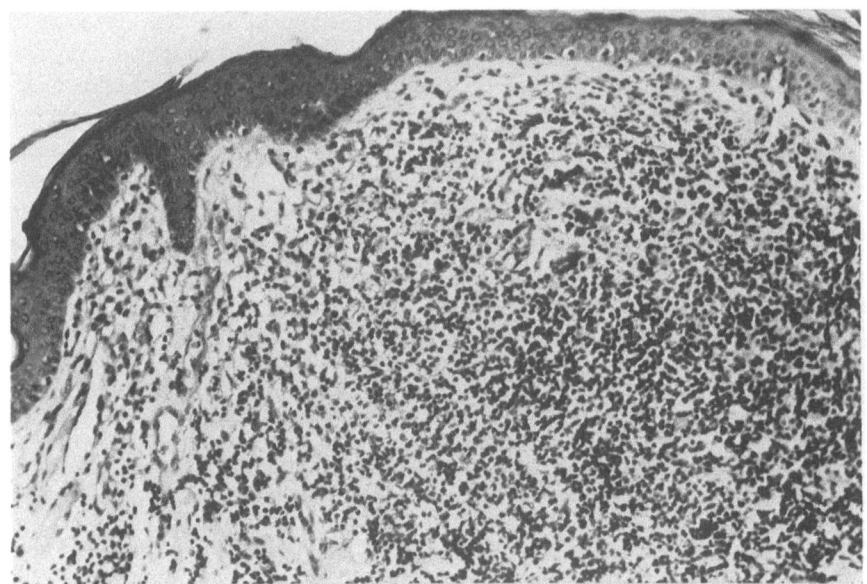

Abb. 19. Cutane Form des Morbus Waldenström, tumorartiges zellreiches Infiltrat (Aus ORFANOS u. STEIGLEDER, 1967a)

Waldenström ist das bevorzugte Auftreten im fortgeschrittenen Alter, wobei der Allgemeinzustand nur geringgradig beeinflußt wird. Der Verlauf des Leidens ist relativ benigne. An der *Haut* finden sich indolente, oberflächliche oder mehr in der Tiefe gelegene knotige Infiltrate. Über größeren, sonst beschwerdefrei ertragenen Tumoren kann es zu Exulcerationen kommen. Daneben können z.T. auch noch die oben erwähnten unspezifischen Hautläsionen auftreten. Die Veränderungen an den anderen Organen treten bei der cutanen Form des Morbus Waldenström in den Hintergrund. Eine Beteiligung des Knochenmarkes konnte von ORFANOS und STEIGLEDER (1967/b) nur bei zwei der insgesamt sechs Patienten nachgewiesen werden.

Histologie: Nach ORFANOS und STEIGLEDER (1967) findet man im Corium tumorartige zelldichte Infiltrate (Abb. 19). Diese setzen sich vorwiegend aus größeren reticulumzellartigen Elementen und kleineren lymphocytenähnlichen Zellen sowie einzelnen Histiocyten, Plasma- und Mastzellen zusammen (Abb. 20). Für das Studium der cytologischen Details empfiehlt sich auch hier die Anfertigung von Tupf- und Ausstrichpräparaten. Die Polymorphie dieser Infiltrate entspricht vollständig den an den inneren Organen erhobenen Befunden (RAPPAPORT, 1966). Die großen Zellkerne, die Mitosen und die Destruktion der bindegewebigen Fasern des Coriums weisen auf die Malignität des Prozesses hin. Auffallend sind weiter in Capillaren und im Zwischengewebe gelegene eosinophile Ablagerungen, die als „Eiweiß-Seen" bezeichnet werden. Die Epidermis ist im allgemeinen atrophisch.

Differentialdiagnose: Sowohl in klinischer als auch in histologischer Hinsicht müssen tumorartige Infiltrate bei *cutanen Reticulosen, malignen Lymphomen* und

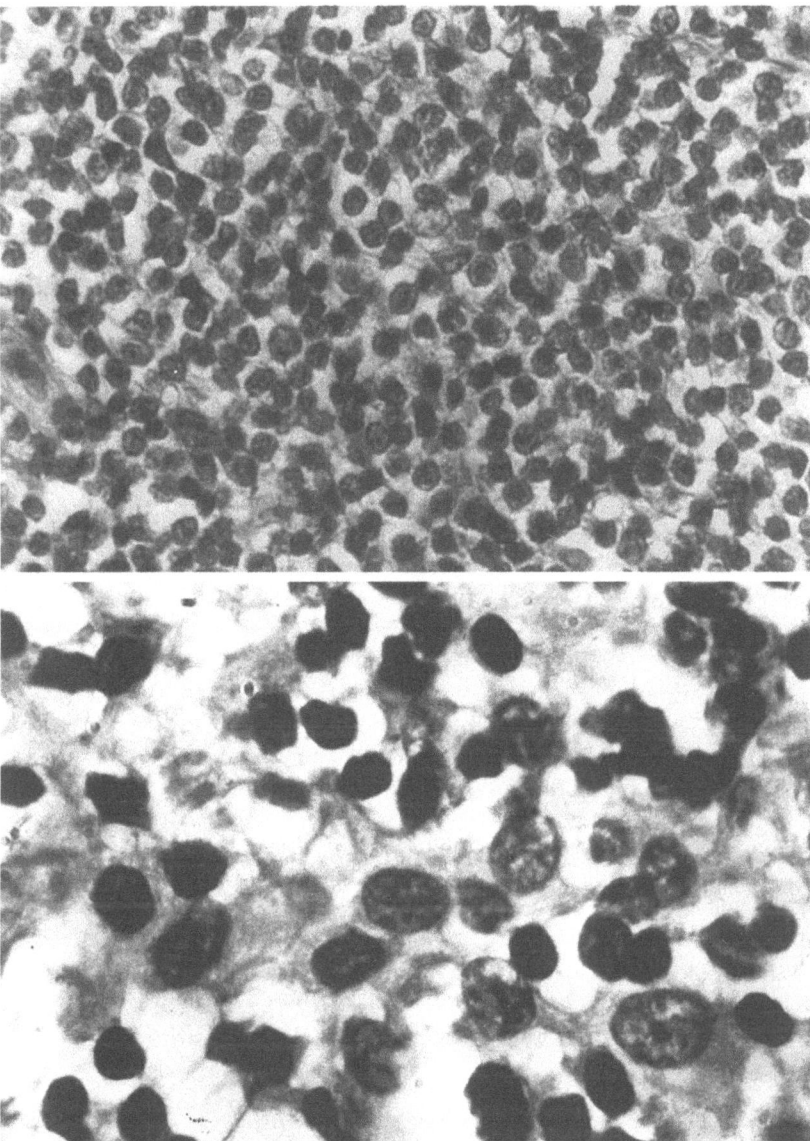

Abb. 20. Cutane Form des Morbus Waldenström, polymorphzelliges Infiltrat mit größeren reticulumzellartigen und kleineren lymphocytenähnlichen Zellen (Aus ORFANOS u. STEIGLEDER, 1967a)

Leukämien in Betracht gezogen werden (MOORE et al., 1970). Die histologische Untersuchung von Biopsien aus anderen Organen, insbesondere Lymphknoten, Leber und Knochen, ist diagnostisch wertvoll. Weitere klinische Untersuchungen sind unerläßlich, wobei der immunelektrophoretische Nachweis der Makroglobulinämie am wichtigsten ist. Die Möglichkeit einer *sekundären Form* der Makroglobulinämie muß in Betracht gezogen werden.

Elektronenmikroskopische Untersuchungen: ORFANOS und STEIGLEDER (1967/a) haben die Hauttumoren bei ihrem Fall auch elektronenmikroskopisch untersucht. Entgegen den Befunden im Lichtmikroskop kann keine scharfe Trennung zwischen zwei unterschiedlichen Zelltypen erfolgen. Bei den proliferierten „lymphoiden" Infiltratzellen handelt es sich nach diesen Autoren mit großer Wahrscheinlichkeit um Übergangs- oder Entwicklungsstadien einer RNS-reichen, ergastoplasmaarmen Zellrasse. Daneben sind einzelne unreife und reife Plasmazellen zu sehen.

3. „Heavy Chain Disease"

Nach der von MATHE und RAPPAPORT 1976 herausgegebenen WHO-Tumornomenklatur Band 14 unterscheidet man bei der monoklonalen Gammopathie mit exzessiver H-Ketten-Bildung drei verschiedene Formen:
– IgG-H-Ketten-Krankheit (FRANKLIN),
– IgA-H-Ketten-Krankheit (SELIGMAN),
– IgM-H-Ketten-Krankheiten.

Dabei geht die IgA-Form mit einem Malabsorptionssyndrom und die IgM-Form mit einer chronischen lymphatischen Leukämie einher. FRANKLIN et al. (1963) und OSSERMAN und TAKATSUKI (1963, 1964) haben über insgesamt fünf Fälle mit einer IgG-H-Ketten-Krankheit berichtet, die sich durch eine generalisierte Lymphadenopathie, eine Splenomegalie, eine Hepatomegalie, eine ungewöhnliche Rötung und Schwellung des weichen Gaumens sowie eine vermehrte Anfälligkeit für bakterielle Infekte auszeichnet. Die Eiweißstoffwechselstörung äußert sich mit einer Proteinurie. Radiologisch nachweisbare Skeletveränderungen liegen nicht vor. In der Wangen*haut* fand sich bei einem 71jährigen Patienten von OSSERMAN und TAKATSUKI (1964) ein fester indolenter Knoten. *Histologisch* sieht man dabei ein atypisches Granulom mit Epitheloidzellen sowie lymphocyten- und plasmazellähnlichen Elementen. Der Befund erinnert an die von ORFANOS und MEIERS (1968) beschriebene epitheloidzellige Granulomatose bei Antikörpermangelsyndrom (s. S. 27). In den *übrigen Organen* sind Infiltrate beschrieben, die sich vorwiegend aus plasmazellähnlichen Zellen zusammensetzen. Daneben können auch Reticulumzellen, atypische Lymphocyten, eosinophile Granulocyten und nicht klassierbare Zellformen gefunden werden.

4. Kryoglobulinämien

Klinik: Als Kryoglobuline oder besser Kryoproteine bezeichnet man kältelabile Serumproteine, die bei Temperaturen unter 37 °C bis ca. 4 °C reversibel präcipitieren oder gelifizieren. Die Kryoproteine können der Gruppe der γ-Globuline, der β-Globuline, der Makroglobuline oder des Fibrinogens angehören, sie sind also keine chemisch einheitlichen Eiweißkörper. Man unterscheidet zwischen *essentiellen* oder *idiopathischen* und *symptomatischen Kryoglobulinämien*, wobei letztere im Zusammenhang mit verschiedenen chronischen Erkrankungen auftreten. Dabei handelt es sich vorwiegend um maligne, mit einer Paraproteinämie einhergehende Affektionen, wie das Plasmocytom, die Makroglobulinämie Waldenström, gewisse maligne Lymphome, selten auch metastasierende Carcinome (QUATTRIN et al., 1970; MÜLLER u. GMÜR, 1969; SMITH u. ARKIN, 1972). Sodann sind Kryoglobulinämien auch bei akutem rheumatischem Fieber, bei Kollagenosen und bei verschiedenen akuten und chronischen Infekten beschrieben worden.

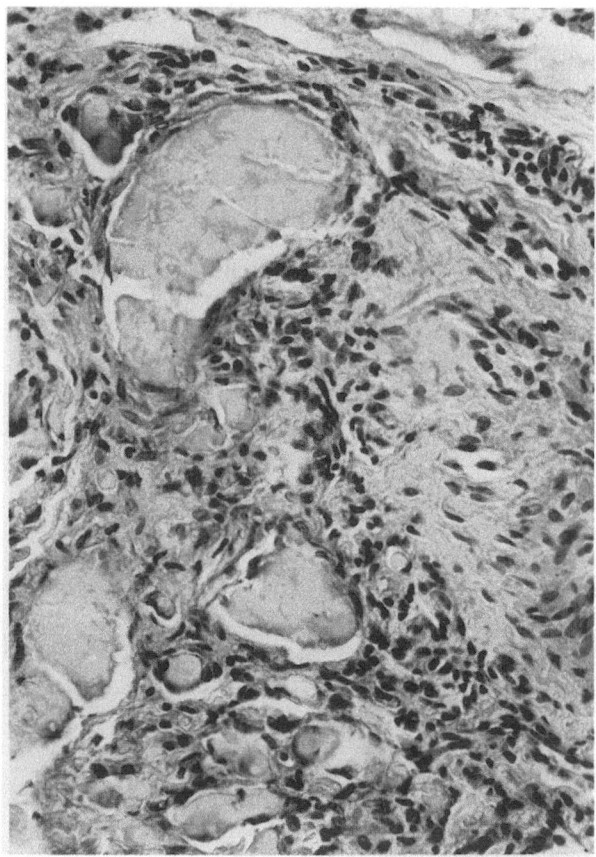

Abb. 21. Intravasales Präcipitat bei Kryoglobulinämie, amorphe, teils artefiziell fragmentierte Massen. Perivasculär diskretes entzündliches Infiltrat (Paraffin, Masson-Goldner-Trichrom-Färbung, 400×)

Eigenständige Dermatosen, bei denen eine Kryoglobulinämie beobachtet wurde, sind nach MEIERS (1966) die Sklerodermie, das Sjögren-Syndrom, die Dermatomyositis, das Erythema multiforme, der Pemphigus, die Dermatitis herpetiformis, die Akrodermatitis chronica atrophicans, die Periarteriitis nodosa, die Porphyria cutanea tarda, die Boecksche Sarkoidose, die verschiedenen Formen des Erythematodes und die Lues. Die Kryoglobulinämie kann aber ihrerseits zu *Hautveränderungen* führen, wobei wiederum nach MEIERS (1966) in der Literatur die nachfolgenden Läsionen beschrieben worden sind: Akrocyanose, Cutis marmorata und Raynaud-Syndrom, Purpura, Erythrodermie, Kälteurticaria, Nekrosen, Ulcera, Gangrän und Mutilationen der Akren. Es handelt sich dabei um Folgen der Viscositätssteigerung des Blutes mit Verklumpung der Erythrocyten und Bildung kleiner Eiweißthromben (Abb. 21) bei herabgesetzter Körpertemperatur. Betroffen sind in erster Linie die unteren Extremitäten, wo infolge des verzögerten venösen Rückflusses die niedrigsten Temperaturen gemessen werden. Die mit einer Nekrobiose einhergehenden Gefäßverschlüsse führen dann zum klassischen Erscheinungsbild der Purpura necroticans (SCHUEZ, 1967). Für die vielfältigen klinischen Befunde sei an dieser Stelle auch noch auf die Zusammenstellung von ELLIS (1964) verwiesen.

Histologie: Die Diagnose einer Kryoglobulinämie kann am histologischen Präparat gestellt werden. Die kleinen Hautgefäße sind ausgeweitet und enthalten eosinophile amorphe Massen, die besonders deutlich in der PAS-, Masson-Goldner-Trichrom- oder der Weigertschen Fibrinfärbung zur Darstellung kommen (Abb. 21). Diese Gefäßverschlüsse sind bis in die oberen Anteile des subcutanen Fettgewebes nachweisbar. Die erwähnten Einschlüsse haften der Gefäßwandung nicht an. Die Endothelzellen der Gefäße sind geschwollen. Im Bereich dieser Gefäßverschlüsse sind sodann Blutungen und je nach dem Alter der Veränderungen mehr oder weniger ausgeprägte entzündliche Infiltrate zu sehen. Es kann dabei zur Ausbildung von Granulomen kommen, die zusammen mit den Nekrosen zur Diagnose einer Necrobiosis lipoidica (diabeticorum) oder einer Granulomatosis disciformis chronica et progressiva (MIESCHER-LEDER) Anlaß geben können.

Differentialdiagnose: Während die Diagnose Kryoglobulinämie histologisch eindeutig gestellt werden kann, muß die Ursache für diese Störung durch weitere klinische Untersuchungen gefunden werden. Verschiedene Autoren sind dabei der Ansicht, daß sich die Kryoglobulinämie stets auf eine Grundkrankheit zurückführen läßt. Die Möglichkeit einer essentiellen Kryoglobulinämie wird dabei abgelehnt.

III. Amyloidosen

COHEN (1967) und MISSMAHL (1970) folgend, werden bei den Amyloidosen die nachfolgenden Formen unterschieden:

a) Primäre oder idiopathische Amyloidosen: Bei diesen Patienten kann *keine* Grundkrankheit als Ursache der Amyloidablagerungen gefunden werden. Außer der sog. *Altersamyloidose* gehören die *cutanen Amyloidosen* z.T. zu dieser Gruppe.

b) Sekundäre oder symptomatische Amyloidosen: Bei dieser Gruppe müssen die nachfolgenden Grundkrankheiten als Ursache der Amyloidablagerungen in Betracht gezogen werden:

Chronische Entzündungen, wie z.B. die Tuberkulose und die Osteomyelitis.

Chronische Erkrankungen aus der Gruppe der sog. Kollagenosen. Häufig scheinen Amyloidablagerungen bei Patienten mit einer *rheumatischen Arthritis* zu sein. WESTERMARK (1971, 1972; WESTERMARK u. STENKVIST, 1973) hat dabei auf die häufige Beteiligung der Haut und die dabei diagnostisch wertvolle Feinnadelpunktion zur Gewinnung von Haut- und Unterhautgewebe aus der Bauchdecke hingewiesen. Umgekehrt kann eine *Amyloidarthritis* als Folge eines multiplen Myeloms klinisch gleiche Symptome wie eine rheumatische Arthritis verursachen (GORDON et al., 1973). Als weitere Krankheitsbilder dieser Gruppe sind noch die Sklerodermie, die Dermatomyositis und der systematisierte Lupus erythematodes zu erwähnen.

In seltenen Fällen müssen auch *chronisch verlaufende Dermatosen* als Ursache der Amyloidose in Betracht gezogen werden (BROWNSTEIN u. HELWIG, 1970/a). SHANON (1970) hat auf die relativ häufige Beobachtung von cutanen Amyloidablagerungen bei Patienten mit sog. Atopien hingewiesen.

Neoplasien, wobei in erster Linie das multiple Myelom erwähnt werden muß. HERRMANN (1970) fand bei 54 von 100 Patienten mit cutanen Amyloidablagerungen ein multiples Myelom, in der Mehrzahl der Fälle mit Bence-Jones-Proteinurie einhergehend. Bei 11 weiteren Fällen beobachtete dieser Autor eine sog. kryptogenetische Paraproteinämie.

c) Hereditäre Amyloidosen: Von den hier bekannten sechs Formen interessieren an dieser Stelle das *familiäre Hautamyloid* und die primäre *familiäre Amyloidose mit Polyneuropathie*. Von der letzteren, 1952 von ANDRADE beschriebenen Form sind auch außerhalb Portugals Fälle beobachtet worden. Von Interesse sind die von HOFER und ANDERSSON (1975) in Schweden untersuchten Patienten, bei denen sich recht häufig auch in der *Haut* Amyloidablagerungen fanden.

Eine Differenzierung zwischen Amyloid und Paramyloid, womit man früher Amyloidablagerungen im Rahmen eines multiplen Myeloms bezeichnet hat, ist heute nicht mehr üblich, da auch mit speziellen Methoden einschließlich der Elektronenmikroskopie keine Unterschiede festgestellt werden können (HARADA et al., 1971).

Die Ansichten über die *Amyloidsynthese* haben gerade in neuester Zeit immer wieder Korrekturen erfahren. Bis 1972 stand die von VIRCHOW bereits 1863 vertretene Ansicht im Vordergrund, daß das Amyloid aus dem Blut hervorgeht. Dabei schienen Immunglobuline maßgebend beteiligt zu sein (CATHCART et al., 1972; GLENNER et al., 1972). Man nahm an, daß Immunglobuline oder freie L-Ketten durch Pinocytose in Makrophagen aufgenommen und hier lysosomal abgebaut und zu Fibrillenbausteinen umgewandelt würden. Neuere Untersuchungen der gleichen Arbeitsgruppen haben Argumente für die erstmals 1927 von SMETANA vertretene Auffassung einer Amyloidbildung in den Zellen des reticuloendothelialen Systems geliefert. Bei der experimentellen Casein-induzierten Amyloidose findet man das sog. AA-Protein, das eine andere Aminosäurefrequenz als die Immunglobuline aufweist (SCHEINBERG et al., 1975). SHIRAHAMA und COHEN (1975) haben auf die für den Aufbau der Amyloidfibrillen wichtige Funktion der Lysosomen hingewiesen.

1. Primäre cutane Amyloidosen

Cutane Amyloidablagerungen gehören vorwiegend in die Gruppe der *primären Amyloidosen*, wobei natürlich nicht nur eine mögliche Grundkrankheit ausgeschlossen, sondern auch die Frage nach der Heredität abgeklärt werden muß. BROWNSTEIN und HELWIG (1970/c) unterscheiden aufgrund ihrer Untersuchungen bei 60 Patienten mit primärer Amyloidose *lokalisierte und systematisierte Formen* der cutanen Amyloidablagerungen.

Klinik der lokalisierten cutanen Amyloidosen: Die häufigste Form in dieser Gruppe ist der *Lichen amyloidosus*, der 1928 von GUTMANN anhand von vier Beobachtungen eingehend bearbeitet worden ist. Vor allem über den Schienbeinen, aber auch an anderen Körperstellen, mit Ausnahme des Gesichtes und der Anogenitalgegend, findet man pruriginöse, dicht beieinander liegende, flache, rötlich-braune *Papeln*, die leicht mit einem Lichen ruber planus verwechselt werden können. Gelegentlich konfluieren diese Papeln zu größeren Plaques, die eine verrucöse Oberfläche aufweisen und aus kosmetischen Gründen zur Excision gelangen. Neben der erwähnten papulären Form des Lichen amyloidosus gibt es eine besondere *maculäre Form*, die in den letzten Jahren besonderes Interesse gefunden hat (BLACK u. JONES, 1971; KURBAN et al., 1971). Die Patienten, es handelt sich vorwiegend um Frauen, weisen am Rücken charakteristische hyperpigmentierte Herde unterschiedlicher Größe auf. Perifolliculär kann es zu Depigmentierungen kommen.

Im Gegensatz zum *Lichen amyloidosus*, bei dem nach BROWNSTEIN und HELWIG (1970/b) Abklärungen im Hinblick auf das Vorliegen eines Grundleidens nicht notwendig sind, sollen Patienten mit *knotenförmigen oder tumoralen Amyloidablagerungen* über lange Zeit nachkontrolliert werden, was von GOERTTLER et al. (1976) bestätigt worden ist. Bei 5 von 10 Patienten konnten BROWNSTEIN und HELWIG (1970/b) im weiteren Verlauf das Vorliegen einer sekundären Amyloidose feststellen. Derartige Knoten treten einzeln oder multipel an allen Körperstellen auf. Als besondere Form ist die von GOTTRON 1950 als „Amyloidosis cutis nodularis atrophicans" beschriebene Affektion aufzufassen (RODERMUND, 1967).

Klinik der systematisierten cutanen Amyloidosen: Auch bei dieser Gruppe scheinen die primären Amyloidosen häufiger zu sein. In besonderem Maße muß aber auch hier auf die Möglichkeit eines familiären Auftretens geachtet werden. Typische Läsionen sind einige Millimeter im Durchmesser haltende Papeln, die im allgemeinen nicht jucken. Prädilektionsstellen sind das Gesicht, der behaarte Kopf, der Nacken und die Anogenitalregion. Im Gesicht sind mit Vorliebe die Augenlider Sitz derartiger Papeln. Besonders an Händen und Füßen können auch plattenförmige Infiltrate auftreten. In Zusammenhang mit den Amyloidablagerungen kann es zu Hautblutungen, Alopecien und sklerodermiformen Läsionen kommen. Auch Depigmentierungen sind beschrieben worden (ENG et al. 1976). GOTTRON hat 1932 einen Fall mit *systematisierter Haut-Muskel-Amyloidose als Scleroderma amyloidosum* beschrieben. Das Krankheitsbild der Haut-Muskel-Amyloidose ist von NOEDL (1954), NOEDL und ZAUN (1964) sowie LICHT und ZAUN (1965) eingehend bearbeitet worden, wobei besonders auf eine diese Affektion begleitende Paraproteinämie eingegangen wird. Bei einem zusätzlichen Befall der inneren Organe gelingt es ohne besondere Untersuchungstechniken eine Makroglossie, eine Glossitis, eine Xerostomie infolge Vergrößerung der Speicheldrüsen, eine Makrocheilie und eine Dysphagie festzustellen. Wegen der großen Variabilität der Hautläsionen sind bei derartigen Fällen auch Hautbiopsien angezeigt. Bei familiären Formen kann auch eine Biopsie aus klinisch normal erscheinender Haut nützlich sein.

2. Sekundäre cutane Amyloidosen

Lokalisiert im Bereich vorbestehender Hautläsionen auftretende Amyloidablagerungen werden als *sekundär lokalisiert* bezeichnet. Derartige im allgemeinen geringgradige Amyloidablagerungen sind im Bereich von seborrhoischen Warzen, eines Morbus Bowen und von Basaliomen beschrieben worden (MALAK u. SMITH, 1962).

Die erste Beschreibung einer *sekundär systematisierten Amyloidose* geht auf SCHILDER (1909) zurück. Wesentlich ist besonders bei Patienten mit einem Plasmocytom die Tatsache, daß geringgradige Amyloidablagerungen vor allem im Bereich der Gefäße auch in klinisch durchaus normal erscheinender Haut beobachtet werden können. *Histologisch sind Amyloidablagerungen wesentlich häufiger nachweisbar als klinisch!*

Histologische Befunde bei den cutanen Amyloidosen

Allgemeine Hinweise: Als Amyloid bezeichnet man extracelluläre, amorphe, eosinophile Ablagerungen, die elektronenoptisch aus feinen, verzweigten Fibrillen aufgebaut sind. Die Bezeichnung geht auf VIRCHOW (1854) zurück und steht im Zusammenhang mit dem stärkeartigen Verhalten des Amyloids. Die Eiweißnatur ist erst später erkannt worden. Bei der lichtmikroskopischen Untersuchung sieht man homogene streifenförmige oder schollige Ablagerungen, die nachfolgendes färberisches Verhalten aufweisen:

Hämatoxylin-Eosin-Färbung	blaßrosa
Van Gieson-Färbung	graugelb
Methylviolett-Färbung	rot
Kresylviolett-Färbung	rot
Kristallviolett-Färbung	rot
PAS-Reaktion	rot
Alzianblau-Färbung	blau
Modifizierte Alzianblau-Technik nach LENDRUM (1972)	grün
Halesche Reaktion	blau
Orcein-Giemsa-Färbung	graublau
Kongorot-Färbung mit Doppelbrechung	rot mit grünem Aufleuchten
Toluidinblau-Färbung nach WOLMAN (1971) mit Doppelbrechung	blau mit dunkelrotem Aufleuchten
Thioflavin-T-Färbung	blaugrüne Fluorescenz

Der Untersuchung Kongorot-gefärbter Schnitte im Polarisationsmikroskop und Thioflavin-T-gefärbter Schnitte im Fluorescenzmikroskop kommt heute die größte diagnostische Bedeutung zu. KLATSKIN hat 1969 auf die Möglichkeit falsch-positiver Ergebnisse mit der Kongorot-Färbung selbst bei der Untersuchung mit der Doppelbrechung und auf die Notwendigkeit kombinierter Untersuchungen hingewiesen. Nach COOPER (1974) erfolgt die Bindung der rhombusförmigen Kongorot- und Toluidinblau-Moleküle in linearer Anordnung direkt an die aus einer Doppelhelix bestehende Amyloidfibrille. In ähnlicher Weise werden auch die Jodatome abgelagert. Im Gegensatz dazu spielt für andere Reaktionen nicht die Grundstruktur der Amyloidkette sondern der unterschiedliche Gehalt an Mucopolysachariden eine Rolle. Gegen proteolytische Enzyme ist Amyloid resistent. Auf ein unterschiedliches Verhalten der Amyloidablagerungen bei primärer und sekundärer Amyloidose nach Voroxydation der Gewebeschnitte mit Kaliumpermanganat hat ROMHÁNYI 1972 hingewiesen. Dabei lassen sich die Amyloidablagerungen bei sekundären Formen durch Trypsin auflösen. Daraus wird ein prinzipieller Strukturunterschied abgeleitet. MISSMAHL (1970) unterscheidet zwischen perireticulären und perikollagenen Amyloidablagerungen.

Differentialdiagnose: Insbesondere die Ablagerungen bei der Hyalinosis cutis et mucosae (s. Abschnitt B. S. 23) können mit Amyloid verwechselt werden. Die besprochenen Spezialfärbungen sind unerläßlich. In einzelnen Fällen kann sich auch eine ergänzende elektronenmikroskopische Untersuchung als wertvoll erweisen.

Spezielle Befunde: Die verschiedenen klinischen Formen weisen histologisch im Prinzip immer die gleichen Befunde auf, die sich höchstens durch das Ausmaß und die Lokalisation der Ablagerungen unterscheiden. Eine exakte Diagnose kann in jedem Fall nur unter Mitberücksichtigung der klinischen Befunde erfolgen.

Beim *Lichen amyloidosus* liegen die Amyloiddepots subepidermal und treten zuerst im Bereich der Capillaren auf. Nach SCHNEIDER und MISSMAHL (1966) erfolgen die Ablagerungen perikollagen. Die Epidermis ist im allgemeinen verbreitert. Subepidermal folgt ein schmaler Streifen mit intaktem Bindegewebe. Im Papillarkörper finden sich pericapilläre, amorphe, tropfenförmige Ablagerungen. Peripherwärts folgen zahlreiche argyrophile Fasern. In vermehrtem Maße sind auch mit Melanin beladene Makrophagen, Fibroblasten sowie Histiocyten und Lymphocyten zu sehen, während eigentliche entzündliche Infiltrate fehlen. Die Hautanhangsgebilde, die größeren Gefäße und die tieferen Abschnitte des Coriums sind intakt. Differentialdiagnostisch muß das *Kolloidmilium* in Betracht gezogen werden. Die Ablagerungen von amorphem Material sind hier ausgeprägter. Mit der PAS-Färbung färbt sich das Kolloid intensiver rot an als das Amyloid. Die Kongorot-Färbung ergibt ein negatives Ergebnis, während das Resultat der Thioflavin-T-Färbung weniger eindeutig ist. Kolloidmilien sind sodann vorwiegend im Gesicht, der Lichen amyloidosus an der unteren Extremität lokalisiert.

Knotenförmige und tumorale Amyloidablagerungen: Diese Form ist 1976 von GOERTTLER et al. eingehend untersucht worden. Die Amyloiddepots sind hier viel mächtiger und können bis in das subcutane Fettgewebe hineinreichen (Abb. 22). Stark betroffen sind die Gefäßwandungen und das Gewebe im Bereich der ekkrinen Schweißdrüsen. Gelegentlich sind herdförmige Infiltrate mit Plasma- und Riesenzellen zu sehen. Auch herdförmige dystrophische Verkalkungen können auftreten.

Systematisierte cutane Amyloidosen: Amyloidablagerungen können sowohl im Corium (Abb. 23) als auch im subcutanen Fettgewebe festgestellt werden. Stark beteiligt sind im allgemeinen die Gefäßwandungen. Probebiopsien müssen daher auch die tieferen Abschnitte des Haut- und Unterhautgewebes erfassen, um eine Abgrenzung vom Lichen amyloidosus zu ermöglichen. Amyloidablagerungen in der Gesichtshaut dürfen nicht mit einer sog. senilen oder actinischen

Histologische Befunde bei den cutanen Amyloidosen 43

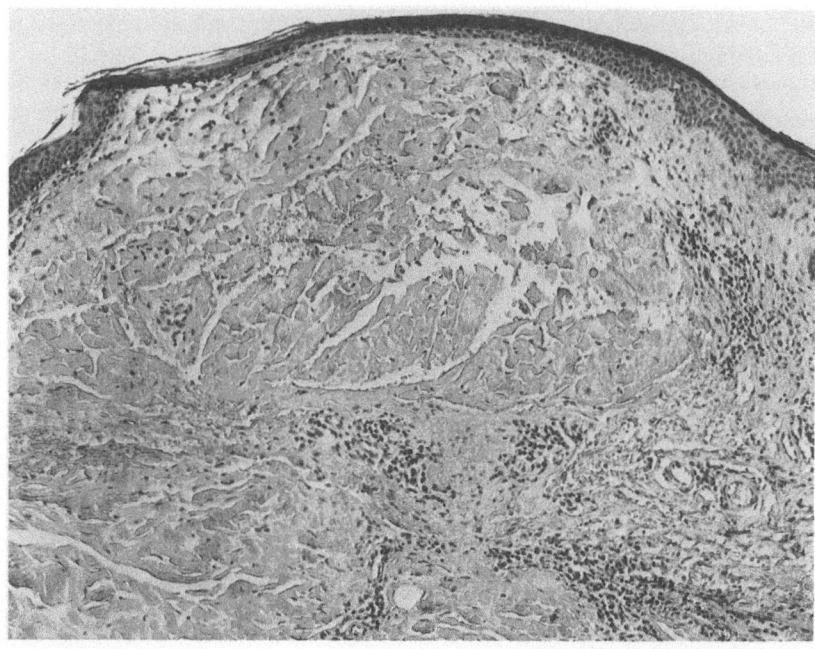

Abb. 22. Knotenförmige cutane Amyloidose: Leicht atrophische Epidermis, grobschollige Amyloiddepots. In der rechten unteren Bildhälfte diskretes Rundzellinfiltrat (Paraffin, Kongorot-Färbung, 65 ×)

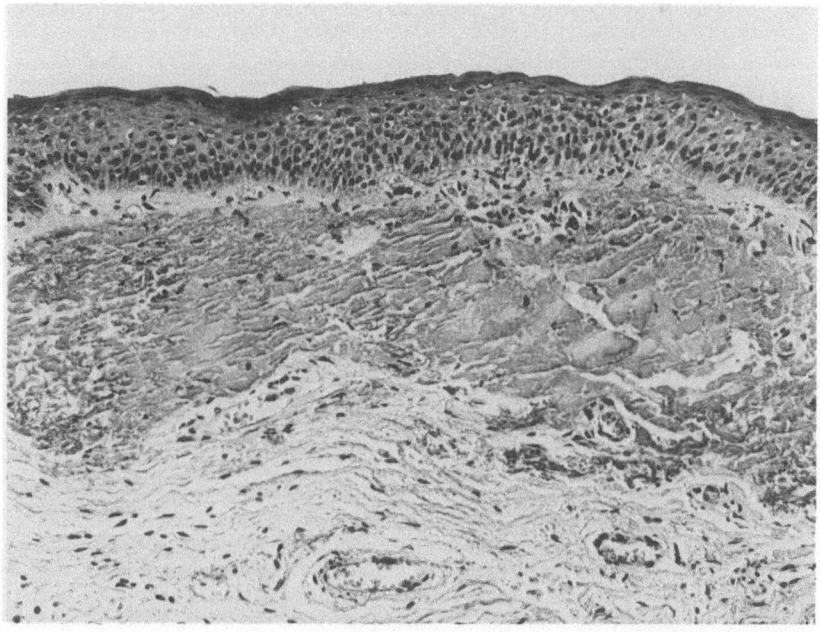

Abb. 23. Systematisierte cutane Amyloidose: Bandförmige Amyloidablagerungen in der Augenlidhaut. Verwechslung mit einer actinischen Elastose möglich! (Paraffin, Kongorot-Färbung, 120 ×)

Elastose verwechselt werden. Mit Hilfe der erwähnten Spezialfärbungen kann die Abgrenzung ohne Schwierigkeiten erfolgen.

Immunfluorescenzmikroskopisch ist der Nachweis von γ-Globulinen und ihrer Komplemente schon früher gelungen. GARCIA und BACKE berichteten 1977 über den erstmaligen Nachweis von IgM bei einem Patienten mit einer aleukämischen, chronischen, lymphatischen Leukämie und Paraproteinämie vom Typ IgM sowie einer systematisierten Amyloidose, einer peripheren Neuropathie und einem Carpaltunnelsyndrom. Vermutlich handelt es sich dabei lediglich um eine Abgabe des im Übermaß produzierten Serum-IgM in die Amyloidablagerungen hinein.

Elektronenmikroskopische Untersuchungen: Die Amyloidablagerungen setzen sich aus den auch von Untersuchungen an anderen Organen bekannten, einzeln oder in Bündeln angeordneten Fibrillen zusammen. Deren Struktur erlaubt eine Abgrenzung des Amyloids sowohl von anderen hyalinen Ablagerungen als auch von kollagenen reticulären und elastischen Fasern. Die Amyloidfibrillen haben eine Länge von 300–100000 Å und einen Durchmesser von 70–100 Å. Die sich nicht aufzweigenden, gestreckt verlaufenden Fibrillen setzen sich aus zwei als Doppelhelix angelegten Filamenten zusammen. Ein Vorteil der elektronenmikroskopischen Untersuchung ist der Nachweis auch kleinster Amyloidablagerungen, worauf z.B. HOLZMANN et al. (1969) bei der Untersuchung von klinisch normal erscheinender Haut bei einzelnen Patienten mit Sklerodermie hingewiesen haben. Von den Hautveränderungen sind besonders eingehend der *Lichen amyloidosus* (BLACK u. HEATHER, 1972; EBNER, 1968; HASHIMOTO et al., 1965; HASHIMOTO u. ONN, 1971; KURBAN et al., 1971; RODERMUND u. KLINGMUELLER, 1970) und die *Amyloidosis cutis nodularis* (EBNER, 1968; DANIELSEN u. KOBAYASI, 1973; GOERTTLER et al., 1976) untersucht worden. Von besonderem Interesse ist die Studie von HASHIMOTO und BROWNSTEIN (1972) über die Amyloidbildung in abheilenden Wunden bei Patienten mit einem Lichen amyloidosus. Daraus geht hervor, daß Fibroblasten und nicht Plasmazellen für die Amyloidproduktion verantwortlich sind. Eine Rolle spielt sodann die Reepithelialisierung der Hautwunde. Von Interesse ist schließlich noch die Analyse von sekundären lokalisierten Amyloidablagerungen bei Basaliomen von HASHIMOTO und BROWNSTEIN (1973).

Anhang: Ochronose (Alkaptonurie)

Klinik: Bei der Ochronose liegt eine autosomal-recessiv vererbte Störung des Aminosäurestoffwechsels vor. Aus Thyrosin und Phenylalanin entsteht physiologischerweise Homogentisinsäure, die vom Organismus infolge Fehlens der Homogentisinsäureoxydase in Leber und Nieren nicht weiter verarbeitet werden kann. Die Homogentisinsäure wird im Urin ausgeschieden, der sich nach Zugabe von Alkali unter gleichzeitiger Aufnahme von Sauerstoff dunkel färbt, weshalb man auch von Alkaptonurie spricht. Diese Beobachtung von BOEDEKER geht auf das Jahr 1859 zurück (LADU, 1978). Homogentisinsäure wird auch im Bindegewebe abgelagert, was VIRCHOW 1866 wegen der dabei entstehenden Ockerfarbe als *Ochronose* bezeichnet hat. Bei der äußeren Inspektion sind vor allem Verfärbungen der Ohren- und Nasenknorpel, der Gesichtshaut, der Skleren und des Trommelfelles sowie der Axillen, der Handinnenflächen und gelegentlich der Nägel zu sehen. Verfärbungen weisen sodann die Gelenkbänder, alle knorpeligen Strukturen, die Nieren, das Herz und

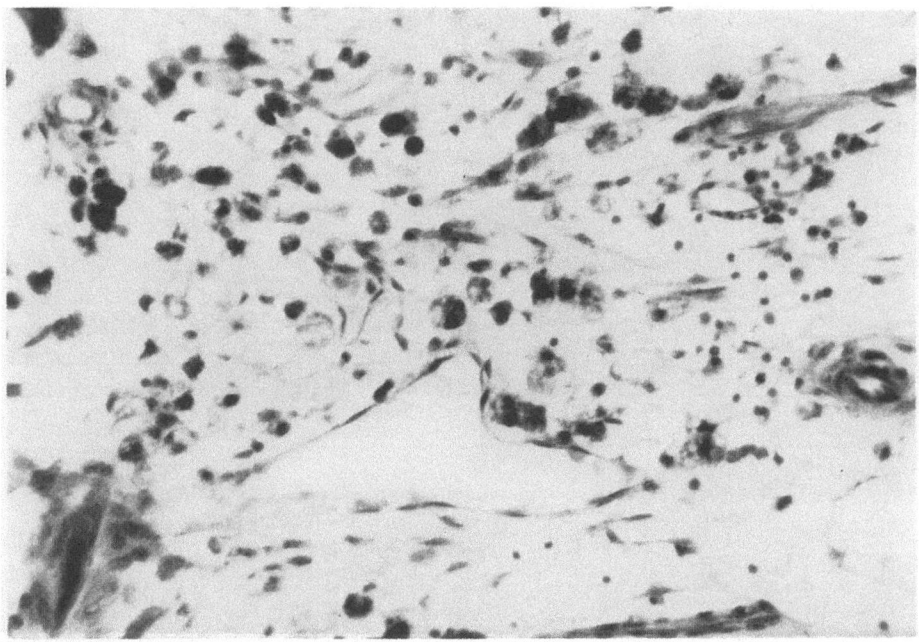

Abb. 24. Granuläre, melaninähnliche Pigmentablagerungen im Bindegewebe bei Ochronose (Paraffin, HE-Färbung, 85×)

die Gefäße auf. Ungünstig wirkt sich der Befall der Gelenke und des Herzkreislaufsystems aus (GRÜTTNER, 1974; JAFFE, 1972; LAGIER et al., 1971; MCKUSICK, 1966; SIEGENTHALER, 1965; TELLER u. WINKLER, 1973).

Histologie: Die Epidermis ist intakt. Im Corium können die pigmentierten, leicht braun oder ocker gefärbten Ablagerungen bereits in ungefärbten Schnittpräparaten gesehen werden. Es handelt sich um granuläre oder homogene, sowohl intra- als auch extracellulär gelegene Pigmenteinlagerungen (Abb. 24), die allenfalls mit Melanin verwechselt werden können. Die für den Melaninnachweis gebräuchlichen Silberfärbungen ergeben negative Resultate, dies gilt auch für die PAS- und Eisen-Färbung sowie die Nachweisreaktion für Lipoide. Dagegen färben sich diese Ablagerungen mit Kresylviolett und Methylenblau schwarz an. Chemisch handelt es sich um ein Polymerisationsprodukt der Homogentisinsäure, obwohl eine exakte Strukturaufklärung noch nicht vorliegt (GRÜTTNER, 1974). Im Bereich der Blutgefäße und der Schweißdrüsen finden sich im allgemeinen feine Pigmentgranula. Besonders auffallend sind die vielfach bizarr gestalteten, schollenförmigen Einlagerungen mit teils rundlicher bis ovoider, teils länglicher, teils aber auch angelhaken- oder hufeisenartiger Form (Abb. 25). Das Auftreten von Fremdkörperriesenzellen ist dabei nicht erstaunlich. Diese besonders eindrücklichen, auch an anderen Körperstellen auftretenden Strukturen sind von FRIDERICH und NIKOLOWSKI bereits 1951 als Überreste von kollagenen Fasern interpretiert worden. Diese Annahme konnte durch elektronenmikroskopische Untersuchungen bestätigt werden.

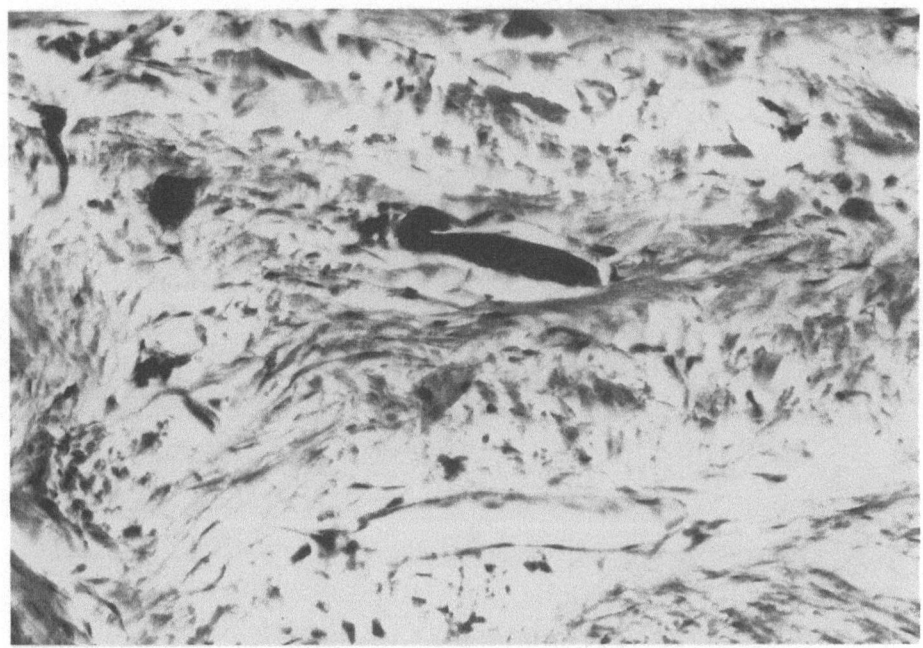

Abb. 25. Schollige, hier angelhakenartig geformte Pigmentablagerung im Bindegewebe bei Ochronose (Paraffin, HE-Färbung, 65×)

Elektronenmikroskopische Untersuchung: Nach TELLER und WINKLER (1973) stehen bei der Ochronose intracelluläre Pigmenteinlagerungen im Vordergrund. Außer den Fibroblasten sind vor allem die Zellen des reticulo-histiocytären Systems betroffen. Die rundlichen oder gelappten Pigmentgranula weisen einen Durchmesser von 1–1,5 µ auf. Mit Pigmentgranula überladene Zellen weisen dann degenerative Veränderungen auf. Schließlich werden derartige Zellen nekrotisch. PAGES und BALDET (1971) haben entlang von kollagenen Fibrillen angeordnete Pigmentgranula beschrieben. Im Gegensatz zu den intakten elastischen Fasern weisen die kollagenen Fibrillen Strukturveränderungen auf. TELLER und WINKLER haben eine Auflösung der kollagenen Fasern und deren Übergang in bis 100 µ im Durchmesser haltende Plaques dokumentiert. Ob dabei das ochronotische Pigment aktiv vom Bindegewebe gebildet oder lediglich passiv in diesem abgelagert wird, ist noch unklar.

D. Purin- und Pyrimidinstoffwechsel

Störungen des Purin- und Pyrimidinstoffwechsels treten als symptomatische Hyperuricämien, Gicht, Xanthinurie und in der Form der erblichen Orotacidurie auf. Symptomatische oder sekundäre Uricämien können infolge einer Überproduktion von Harnsäure, z.B. im Zusammenhang mit einer Psoriasis, beobachtet werden. Eine wichtige Rolle spielen auch Medikamente, insbesondere Thiaciddiuretica (SIEGENTHALER-ZUBER, 1976). Von praktischer Bedeutung für den Histopathologen, der sich mit der Haut und den Weichteilen beschäftigt, ist nur die Gicht.

Die Gicht

Klinik: Bei der primären Gicht (Synonyma: Arthritis urica, Podagra) liegt eine autosomal-dominant vererbte Stoffwechselstörung vor, bei der exogene Auslösungsfaktoren, insbesondere die Überernährung, eine Rolle spielen. Man findet dabei eine Hyperuricämie. Neben der exzessiven Harnsäurebildung spielt auch die Verminderung der Harnsäureausscheidung eine Rolle, was nicht nur bei Patienten mit Nierenfunktionsstörungen im Spätstadium der Krankheit zu berücksichtigen ist. Das Leiden geht mit rezidivierenden Anfällen von Gelenksentzündung einher. In bevorzugter Weise sind die Großzehen- und Kniegelenke betroffen. In späteren Stadien kommt es zu einer chronischen Arthritis und zu knotenförmigen Uratablagerungen, sog. Tophi, in der Haut. Die bei rund der Hälfte der Gichtpatienten auftretenden Tophi sind zuerst klein und weich, später werden sie fest und können einen Durchmesser bis zu mehreren Zentimetern erreichen. Die Umformung der Uratablagerungen zum Gichttophus wird durch die Transformation des amorphen Natriumurates in Kristallna-

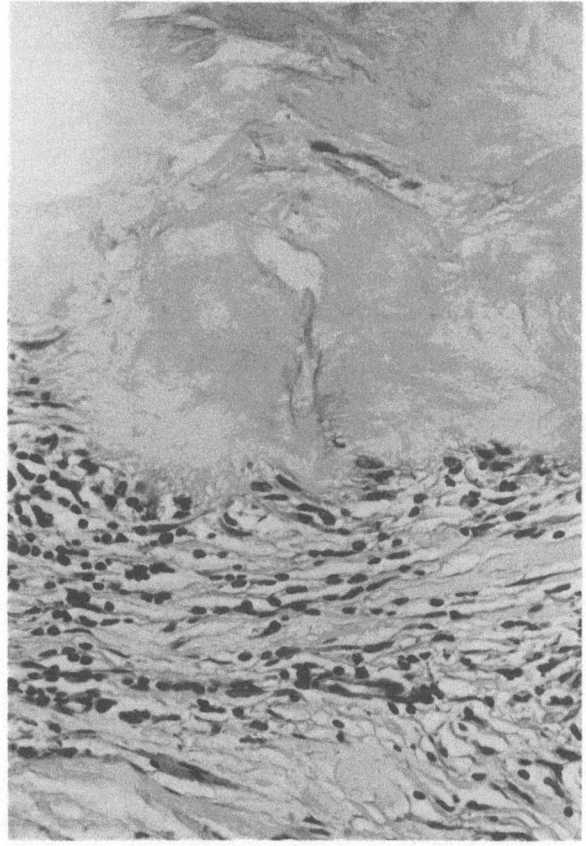

Abb. 26. Gichttophus. Granulationsgewebe um die infolge der Gewebefixation mit Formalin amorphen Uratablagerungen (Paraffin, HE-Färbung, 250×)

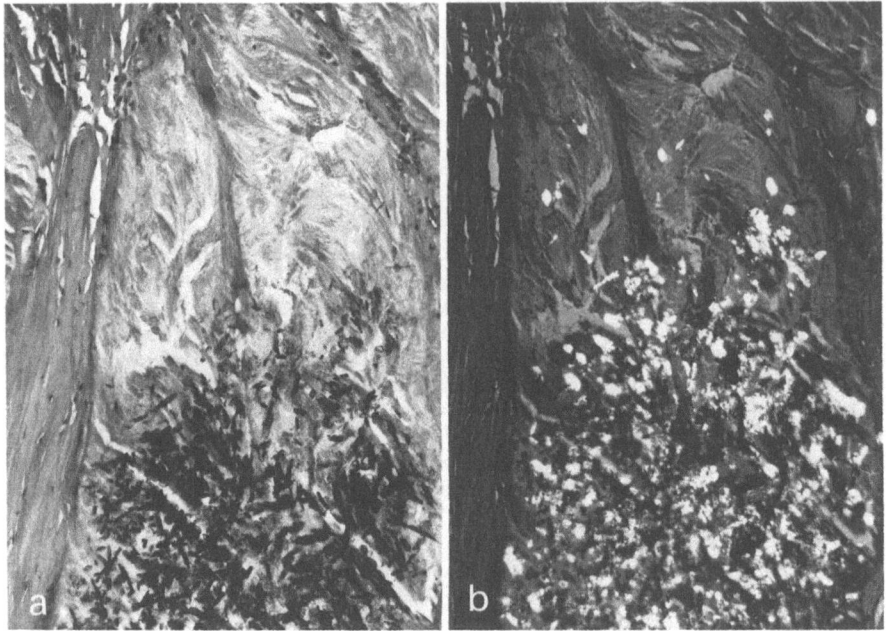

Abb. 27a u. b. Gichttophus. (a) Bei Fixation des Gewebes mit absolutem Alkohol ist die Kristallstruktur der Uratablagerungen gut erkennbar. (b) Helles Aufleuchten der büschelweise angeordneten Kristalle im Polarisationsmikroskop (Paraffin, HE-Färbung, 120×)

deln eingeleitet. Dabei schließen sich die Kristalle zu Rosetten zusammen, was die örtliche Konzentration der Urate steigert. Das in kristalliner Form vorliegende Urat wird zum Fremdkörper (UEHLINGER, 1976). Bei einer Eröffnung oder Exulceration der Knoten quillt eine Zahnpasta-ähnliche Masse heraus. Es handelt sich dabei um Mononatriumbiurat, dem in kleinen Mengen Cholesterin, Calcium und Oxalat beigemengt sind. Prädilektionsstelle für die spontan nicht reversiblen Tophi sind die Ohren sowie die Weichteile im Bereich von Sehnen und Gelenken. Zu einer *sekundären oder symptomatischen Gicht* kommt es gelegentlich auch bei Patienten mit einer Polycythämie, einer Leukämie, einem multiplen Myelom, einer perniziösen Anämie, einer Thalassämia major oder einer Sichelzellanämie. Auch eine chronische Niereninsuffizienz und die Einnahme verschiedener Medikamente, wie Salicylate, Sulfonamide oder die bereits erwähnten Chlorothiacide, können zu einer sekundären Gicht führen.

Histologie: In den Weichteilen über dem Ohrknorpel sowie den Sehnen und Gelenken finden sich unregelmäßige Einlagerungen, die vom umgebenden Binde- und Fettgewebe durch einen unterschiedlich breiten Saum von Granulationsgewebe abgegrenzt werden (Abb. 26). Es können dabei auch Fremdkörperriesenzellen auftreten. Gelegentlich findet sich nur eine schmale bindegewebige Kapsel. Bei der Fixation des entnommenen Gewebes in den üblichen wäßrigen Lösungen, wie z.B. 4%iges Formalin, wird die Kristallstruktur der Präparate zerstört, und die Einlagerungen imponieren als schwach basophile amorphe Massen. Die charakteristischen, bräunlichen, nadelartigen Kristalle, die büschelweise angeordnet sind und im Polarisationsmikroskop hell aufleuchten (Abb. 27), bleiben nur bei Verwendung nichtwäßriger Fixationslösungen, am besten absoluter Alkohol, erhalten. Besonders in älteren Herden können auch Verkalkungen und Chloresterineinlagerungen gefunden werden.

Differentialdiagnostisch sollte die Abgrenzung eines Tophus von einem Rheumaknötchen oder einem Granuloma annulare, die im Zentrum fibrinoide Nekrosen aufweisen, keine Schwierigkeiten verursachen (SCHILLING, 1976). Für die Abgrenzung der Gicht von der sog. Pseudogicht und der Arthrosis deformans kann nach LENZ et al. (1976) die *Punktatdiagnostik* nützliche Dienste leisten. Es werden dabei die Synovialflüssigkeit und eine gleichzeitig entnommene kleine Gewebebiopsie ausgewertet.

E. Porphyrinstoffwechsel

Bei den Porphyrien liegt eine Störung der Protohäm-Synthese vor, wobei es zu charakteristischen klinischen Erscheinungen sowie zu spezifischen Formen der Überproduktion und Ausscheidung von Porphyrinen und der Vorstufen kommt (ELDER et al., 1972). Überwiegen diese letzteren, so treten neurologische Komplikationen auf, während es bei einer Überproduktion der Endprodukte zu einer Überempfindlichkeit der Haut gegenüber dem Sonnenlicht kommt. Von einer *latenten Porphyrie* spricht man, wenn nur biochemische Störungen nachgewiesen werden können. Außer den biochemischen Analysen ist auch eine exakte Familienanamnese von Bedeutung. Die Porphyrine bilden mit Eisen zusammen das Häm, das ein wichtiger Bestandteil des Hämoglobins und verschiedener Zellfermente ist. Neben den congenitalen Porphyrinstoffwechselstörungen findet man eine leicht erhöhte Porphyrinausscheidung als Begleitsymptom verschiedener Krankheiten, wobei man von *sekundärer oder symptomatischer Porphyrie* spricht. Bei den *primären Porphyrien* kann man zwischen *erythropoetischen und hepatischen Formen* unterscheiden, wobei für die letzteren noch kein absolut befriedigendes Einteilungsschema gefunden worden ist. ELDER et al. (1972) folgend, kann man die Porphyrien folgendermaßen einteilen:

A. *Erythropoetische Porphyrien:*
  1. Congenitale erythropoetische Porphyrie (Porphyria congenita Günther)
  2. Erythropoetische Coproporphyrie
B. *Erythrohepatische Protoporphyrie*
C. *Hepatische Porphyrien:*
  1. Hepatische autosomal-dominant vererbte Porphyrien:
     a) Akute intermittierende Porphyrie
     b) Porphyria variegata
     c) Hereditäre Coproporphyrie
  2. Symptomatische cutane hepatische Porphyrien:
     a) Ohne familiäres Auftreten, in Zusammenhang mit Alkoholabusus, Lebererkrankungen, Eisenüberangebot und Oestrogentherapie sowie infolge einer Hexachlorobenzol-Vergiftung
     b) Mit familiärem Auftreten der Störungen
  3. Cutane Porphyrie infolge Lebertumoren

Die autosomal-dominant vererbte *akute intermittierende Porphyrie* tritt vorwiegend bei Frauen im Alter von 20–40 Jahren auf. Im Vordergrund stehen *abdominale Symptome* mit kolikartigen Schmerzen und hartnäckiger Obstipation. Dazu kommen Erbrechen, Tachykardie und Hypertonie sowie psychische Veränderungen und neurologische Symptome. Die Patienten können infolge einer Atemlähmung sterben. Die *Haut* kann vermehrt pigmentiert sein, andere Veränderungen fehlen. *Biochemisch* findet man eine primäre generalisierte Verminderung der Uroporphyrinogen-I-Synthetase und eine sekundäre Vermehrung der hepatischen δ-Aminolävulinsäuresynthetase (MEYER, 1974). Die verminderte Aktivität der Uroporphyrinogen-I-Synthetase scheint der ursprüngliche genetische Defekt zu sein und erlaubt die Ermittlung von Genträgern. Damit können Anfälle auslösende Faktoren, z.B. bestimmte Medikamente und Steroide, ausgeschaltet werden (MEYER u. SCHMID, 1973).

I. Symptomatische cutane hepatische Porphyrie

Zu dieser Gruppe gehört vor allem das von WALDENSTRÖM 1937 als Porphyria cutanea tarda bezeichnete Krankheitsbild. Dabei scheinen genetische Faktoren nur in einem kleinen Teil der Fälle eine Rolle zu spielen. Nach PERROT und THIVOLET (1970) darf dabei ein autosomal-dominanter Vererbungsgang mit schwacher Penetranz als wahrscheinlich angenommen werden. Häufiger ist das isolierte Auftreten derartiger Stoffwechselstörungen im Zusammenhang mit Leberschäden und Lebertoxinen, vor allem Alkohol. Von Interesse sind sodann Beobachtungen einer symptomatischen cutanen Porphyrie bei Patienten mit Leberzellcarcinomen (RIMBAUD et al., 1973). Biochemisch beobachtet man eine vermehrte Ausscheidung von Uroporphyrin und Coproporphyrin im Urin. Männer sind häufiger betroffen als Frauen. Die Patienten sind im allgemeinen zwischen 40 und 60 Jahre alt. Akute abdominale Störungen und neurologische Symptome fehlen. An den lichtexponierten Hautstellen kann es in seltenen Fällen nach Sonnenbestrahlung akut zu einem Erythem kommen. Häufiger sind nach geringer Traumatisierung auftretende Hautblasen, die platzen können, wobei die Erosionen mit hypopigmentierten Narben abheilen. Typisch ist auch eine Hypertrichose, die in der Periorbitalregion deutlich in Erscheinung tritt.

Histologie: Bei der lichtmikroskopischen Untersuchung sind frisch aufgetretene Blasen subepidermal gelegen, wobei die PAS-positive Basalmembran im allgemeinen mitabgelöst wird (Abb. 28). Diese Hautblasen enthalten nur wenig Fibrin und kaum Zellen. Der Blasenboden kann gewellt sein, da die Papillen erhalten bleiben. Entzündliche Infiltrate fehlen im allgemeinen. Später wird der Blasenboden reepithelialisiert. Bei der Abheilung kann es zur Bildung von Milien und sklerodermieartigen Hautveränderungen kommen. Dabei ist die Epidermis atrophisch und das Corium sklerosiert. Die Rarefikation des elastischen Fasernetzes und die degenerativen Veränderungen an den kollagenen Fasern sind für die Porphyrie nicht spezifisch. Pericapillär finden sich PAS-positive homogene Ablagerungen, die in gleicher Weise wie bei der erythropoetischen Porphyrie auch mit den Nachweisreaktionen für Lipide in Gefrierschnitten zur Darstellung kommen. Was die bei Patienten mit einer symptomatischen cutanen

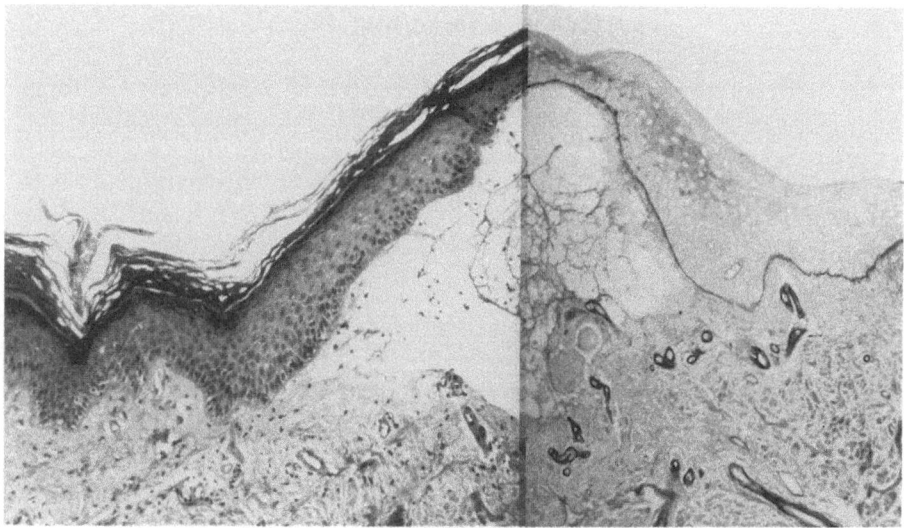

Abb. 28. Porphyria cutanea tarda, frische subepidermal gelegene Hautblase. *Links:* Aufnahme eines HE-gefärbten Schnittes und *rechts:* PAS-Färbung, wobei die zusammen mit der Epidermis abgelöste Basalmembran als dunkel gefärbtes Band zur Darstellung kommt (Paraffin, HE- bzw. PAS-Färbung, 70 ×)

Porphyrie an der *Leber* erhobenen Befunde betrifft, so sei auf die Arbeit von BIEMPICA et al. (1974) verwiesen. Von Interesse sind dabei die in der Leber recht ausgeprägten Hämosiderinablagerungen.

Immunfluorescenzmikroskopische Untersuchungen: CORMANE et al. (1971) haben gezeigt, daß bei Patienten mit einer symptomatischen cutanen Porphyrie im dermo-epidermalen Grenzgebiet und auch pericapillär Serumeiweiße nachgewiesen werden können. Da nur lichtexponierte Hautabschnitte betroffen sind, darf man eine phototoxische Schädigung der Gefäßwandung als primäre Ursache dieses Befundes annehmen. Nach den Untersuchungen von MISGELD et al. (1973) spielen möglicherweise IgG-Ablagerungen bei der Blasenbildung eine Rolle.

Elektronenmikroskopische Untersuchungen: Nach PERROT et al. (1972) und KINT und GEERTS (1973) können drei verschiedene Blasentypen unterschieden werden. Außer den lichtmikroskopisch im Vordergrund stehenden, subepidermalen Blasen (Abb. 28) kommt es auch infolge einer Schädigung der basalen Zellschicht einerseits und einer Ablösung der Basalmembran von der Zellmembran der Basalzellen der Epidermis andererseits zur Blasenbildung. Als Ursache sollen nicht zuletzt die Anwesenheit von Porphyrinen in der Epidermis und eine gestörte Umwandlung von Präkollagen in Kollagen eine Rolle spielen.

Differentialdiagnose: Vom histologischen Befund aus sind subepidermale Blasen bei der Dermatitis herpetiformis Duhring, den bullösen Pemphigoiden, beim Erythema exudativum multiforme und der Epidermolysis bullosa in Betracht zu ziehen. Zu subepidermalen Hautblasen kommt es auch bei der Porphyria congenita Günther. Eine Porphyria cutanea tarda-artige bullöse Dermatose ist in den letzten Jahren wiederholt bei Patienten mit einer chronischen Niereninsuffizienz und Hämodialyse beschrieben worden (RUFLI u. BRUNNER, 1977).

II. Porphyria variegata

Bei dieser autosomal-dominant vererbten Form der hepatischen Porphyrie treten gleichzeitig oder abwechselnd Symptome der akuten intermittierenden Porphyrie, d.h. Abdominalalkoliken, Erbrechen, Obstipation sowie schlaffe, teils aufsteigende Paresen und Areflexien, und der symptomatischen cutanen Porphyrie auf. *Biochemisch* beobachtet man eine Überproduktion und eine Ausscheidung von Uro- und Coproporphyrin sowie von Porphobilinogen im Urin.

III. Porphyria congenita Günther

Klinik: Diese sehr seltene, autosomal-recessiv vererbte Form der erythropoetischen Porphyrie ist bereits vor der klassischen Arbeit von GÜNTHER aus dem Jahre 1911 beschrieben worden. Im allgemeinen kommt es bereits bei oder kurz nach der Geburt infolge einer Sonnenlichtexposition zu einem Hauterythem und zur Bildung von Hautblasen. Infektionen und Exulcerationen dieser Blasen führen mit der Zeit zu schweren Verstümmelungen im Gesicht und an den Händen. Häufig findet sich eine Hypertrichose. Die Zähne sind rötlich verfärbt. Im ebenfalls rötlich bis burgunderrot erscheinenden Urin kann in gleicher Weise wie im Stuhl vor allem Uro-, aber auch Coproporphyrin I nachgewiesen werden. Ursache dieser mit einer verkürzten Lebenserwartung einhergehenden Stoffwechselkrankheit ist ein Mangel an Uroporphyrinogen-III-Cosynthetase. Dabei entsteht aus Porphobilinogen in vermehrtem Maße Uroporphyrinogen I. Diese enzymatische Störung scheint auf die Erythrocyten beschränkt zu sein. Diese enthalten in vermehrtem Maße vor allem Uroporphyrin, was möglicherweise für die verkürzte Lebensdauer der roten Blutzellen und die dabei beobachtete Hämolyse eine Rolle spielt (MARVER u. SCHMID, 1972). Im Zusammenhang damit steht auch die bei der Porphyria congenita Günther beobachtete Splenomegalie.

Histologie: Die subepidermalen Hautblasen sehen mikroskopisch gleich aus wie die Blasen bei der symptomatischen cutanen Porphyrie (Abb. 28). Außer in der Haut können fluorescierende Porphyrinablagerungen vor allem auch im Skelet nachgewiesen werden.

IV. Erythrohepatische Protoporphyrie

Diese nach ELDER et al. (1972) als erythrohepatische Protoporphyrie bezeichnete Stoffwechselstörung ist 1961 von MAGNUS et al. als *erythropoetische Protoporphyrie* erstmals beschrieben worden. Einen Überblick über die derzeitigen Kenntnisse dieser ebenfalls seltenen, weniger schwer als die Porphyria congenita Günther verlaufenden Prophyrinstoffwechselstörungen vermittelt die dreiteilige Arbeit von HÖNIGSMANN (1977a, b, c). Die Vererbung erfolgt offenbar autosomal-dominant (ERIKSEN u. SEIP, 1973). Der Enzymdefekt, der sowohl im Knochenmark als auch in der Leber zu einer vermehrten Bildung von 5-Aminolävulinsäure führt, ist nicht bekannt. Von der Leber aus gelangt das in vermehrtem Maße anfallende Protoporphyrin nicht nur in die Galle und die Faeces, sondern auch in das Blutplasma. Hier können die bereits in frühen Stadien mit Protoporphyrin beladenen und daher fluorescierenden Erythrocyten, als Fluorocyten bezeichnet, passiv noch weiteres Protoporphyrin aufnehmen. Die Protoporphyrin-

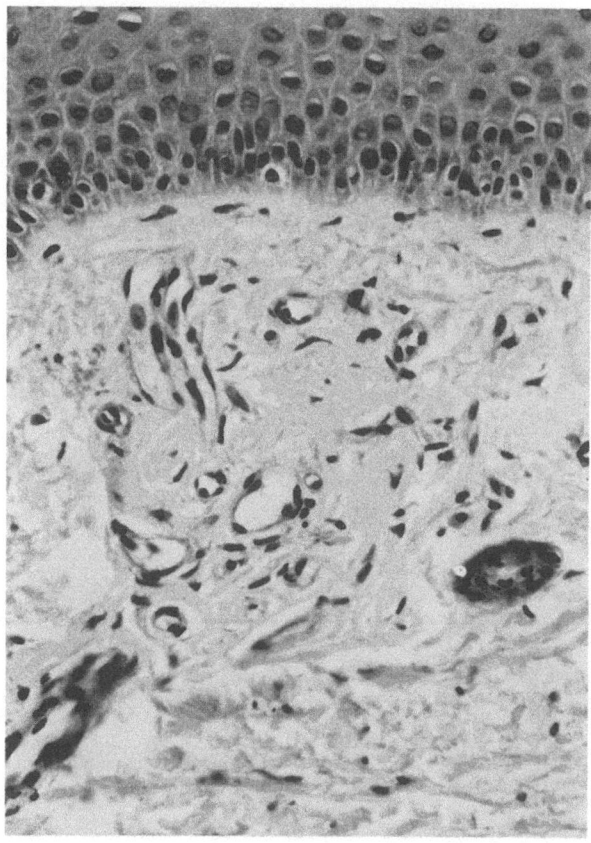

Abb. 29. Erythropoetische oder erythrohepatische Protoporphyrie, homogene, mantelförmige Ablagerungen im Bereich der subepidermalen Blutgefäße (Paraffin, HE-Färbung, 250 ×)

ämie ist für die Photosensibilität verantwortlich. Das Leiden manifestiert sich schon in der Kindheit. Vor allem im Frühjahr kommt es bei Sonnenlichtexposition zu einem juckenden und brennenden *Hauterythem*, wobei in erster Linie Gesicht und Hände betroffen sind. Eine Blasenbildung ist dabei selten. Im Verlauf der Zeit kann es zu einer braun-roten Verfärbung und Verdickung der Haut, aber auch zu Rhagaden und atrophischen Narben kommen. Erythrodontie und Anämie fehlen ebenso wie eine Porphyrinurie. In der *Leber* können doppelbrechende und fluorescierende Pigmentablagerungen in den Hepatocyten, den Kupfferschen Zellen und den Gallengangsepithelien beobachtet werden. Es sind Fälle mit Leberversagen und Lebercirrhose beschrieben worden (MACDONALD u. NICHOLSON, 1976; BRUGUERA et al., 1976).

Histologie: Die Epidermis ist infolge einer Orthokeratose verbreitert. In den oberen Anteilen des Coriums finden sich homogene, eosinophile, PAS-positive und diastaseresistente Einlagerungen, die die Gefäße mantelartig umgeben und die Papillen kolbig auftreiben (Abb. 29 und 30). Die Kongorot-Färbung ergibt

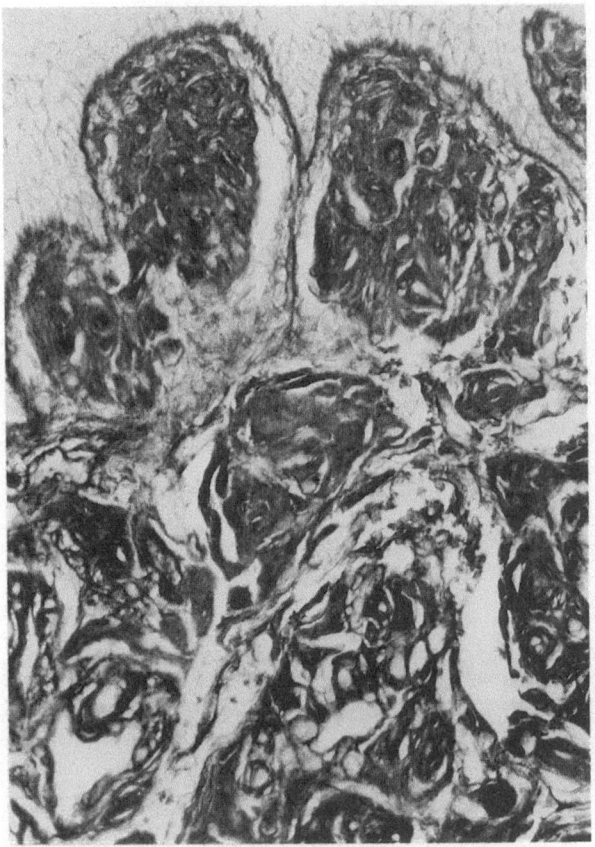

Abb. 30. Erythropoetische oder erythrohepatische Protoporphyrie, kuppelartig ausgeweiteter Papillarkörper mit PAS-positiven Ablagerungen (Paraffin, Hale-PAS-Färbung, 250×)

ein negatives Resultat. Zahlreiche größere und kleinere Spalten unterteilen die hyalinen Ablagerungen in breitere und dünnere, netzartig miteinander verflochtene Bündel. In diesen Spalten, aber auch subepidermal, kann mit der Haleschen Reaktion eine schlierenartige Substanz nachgewiesen werden. Nach RYAN (1966) handelt es sich bei diesen lipidfreien Ablagerungen um neutrale und saure Mucopolysaccharide. Diese Annahme ist von SASAI (1973) aufgrund umfangreicher histochemischer Untersuchungen bestätigt worden. Die Bindegewebsfasern des Coriums werden durch die erwähnten Ablagerungen nach der Tiefe zu verdrängt (ANTON-LAMPRECHT u. BERSCH, 1971).

Elektronenmikroskopische Untersuchungen: Die bereits lichtmikroskopisch gut faßbaren hyalinen Ablagerungen bei der erythrohepatischen Protoporphyrie bestehen einerseits aus den vervielfachten Basalmembranen der Blutgefäße und andererseits aus ungeschichtetem feinfibrillärem Material, in das auch einzelne Kollagenfibrillen eingelagert sind (ANTON-LAMPRECHT u. BERSCH, 1971). Nach SCHNAIT et al. (1975) werden primär die Gefäßendothelien geschädigt, wobei es zur Zerstörung der Endothelzellen kommen kann. Dadurch können Blutplasma und Erythrocyten, aber auch Zelldetritus in den perivasculären Raum gelangen. Dieses Material bildet das Substrat für die hyalinen Ablagerungen. Bei deren Entstehung sollen nach CHARLES et al. (1974) abnorme Fibroblasten eine bedeutende Rolle spielen.

Differentialdiagnose: Die hyalinen Ablagerungen bei der erythrohepatischen Protoporphyrie müssen histologisch vom Amyloid, dem hyalinen Material bei der Hyalinosis cutis et mucosae und auch von Kolloidmilien abgegrenzt werden (RYAN, 1966). Im Gegensatz zum Amyloid ist die Kongorot-Reaktion negativ. Schwieriger kann die Unterscheidung der hyalinen Ablagerungen bei der erythrohepatischen Protoporphyrie von der Hyalinosis cutis et mucosae sein, da in histochemischer Hinsicht weitgehende Übereinstimmung beobachtet wird. Bei der Lipoidproteinose sind die Ablagerungen viel ausgedehnter und werden auch in den tieferen Anteilen des Coriums und im Bereich der Hautanhangsgebilde gefunden. Bei der erythrohepatischen Protoporphyrie sind die hyalinen Ablagerungen umschrieben, wobei das perivasculäre Gewebe bevorzugt betroffen ist (VAN DER WALT u. HEYL, 1971).

F. Calciumstoffwechsel

Man unterscheidet zwischen *dystrophischen* und *metastatischen Verkalkungen.* Kalkherde können lokalisiert und generalisiert auftreten. Bei der metastatischen Form ist eine Stoffwechselstörung Ursache der Verkalkungen, wobei außer der Hypercalciämie auch eine Hyperphosphatämie und wahrscheinlich auch lokale Faktoren von Bedeutung sind. Für multiple Kalkherde im Zusammenhang mit einer Systemerkrankung, vor allem einer Sklerodermie oder Dermatomyositis wird gelegentlich die Bezeichnung ‚metabolische Verkalkungen' verwendet, obschon hier keine allgemeine Stoffwechselstörung bekannt ist. Das Ausmaß von Gewebeverkalkungen kann am besten radiologisch erfaßt werden. Für die Untersuchung von Biopsien ist bei ausgeprägten Verkalkungen oder sogar metaplastischen Verknöcherungen eine Entkalkung des Gewebes notwendig, um in der gewohnten Weise Paraffinschnitte anfertigen zu können. Beim Einbetten des Gewebes in Kunststoff, z.B. Metakrylat, und Verwendung speziell ausgerüsteter Mikrotome können aber auch von unentkalktem Material Gewebeschnitte für die mikroskopische Untersuchung angefertigt werden. In unentkalkten oder nur teilweise entkalkten Paraffinschnitten erscheinen die verkalkten Gewebeanteile als basophile, körnige bis schollige Strukturen. Calcium kommt im Organismus in *löslicher Form* als Chlorid, Sulfat oder Lactat und in *unlöslicher Form* als Phosphat oder Carbonat vor. Beim Nachweis dieser letzteren Verbindungen unterscheidet man nach PEARSE (1972) *spezifische und unspezifische Methoden.* Mit den spezifischen Methoden wird Calcium direkt nachgewiesen, während mit den unspezifischen Methoden der Nachweis indirekt über die Verbindung mit Phosphat oder Carbonat geführt wird. Für die konventionelle histopathologische Untersuchung kommen in erster Linie einmal diese unspezifischen Methoden in Betracht, von denen die aus dem Jahre 1901 stammende Silberreaktion nach VON KOSSA erwähnt werden muß. Falsch-positive Resultate werden durch

Harnsäure und Urate, aber auch Metalle verursacht. Entsprechende Ablagerungen kommen schwarz angefärbt zur Darstellung. Einen hochspezifischen *Calciumnachweis* hat VON JUERGENSONN (1971) mit der Anwendung des Metallindikators Calcein und dem in der Histologie bereits bekannten Murexid entwickelt. Allerdings sind dabei die cellulären Strukturen wegen der alkalischen pH-Werte der zur Anwendung kommenden Lösungen nur noch schwer erkennbar.

I. Dystrophische Verkalkungen der Haut

Klinik: Ursache der lokalen, mit einer Verkalkung einhergehenden *Gewebeschädigung* können Verletzungen, Nekrosen, Entzündungen verschiedener Art und ebenso auch Tumoren sein. Verkalkungen und darüber hinaus auch metaplastische Verknöcherungen können in Hautnarben, vor allem in der Linea alba der Bauchdecke, auftreten. Zu erwähnen sind sodann gleichartige Hautläsionen im Rahmen eines *varicösen Symptomenkomplexes.* MIURA et al. (1973) haben herdförmige Hautveränderungen beschrieben, die im Anschluß an Infusionen im Zusammenhang mit einer Phlebitis aufgetreten sind. Bei den *Tumoren* wird in erster Linie das verkalkende Epitheliom von MALHERBE erwähnt, aber auch Epithelcysten, Basalzellcarcinome und Hautmetastasen können Verkalkungen aufweisen. Auch die Fälle mit sog. idiopathischen, subepidermalen, teils knotigen Kalkablagerungen dürften in diese Gruppe gehören, wobei die Scrotalhaut eine Prädilektionsstelle zu sein scheint (SHAPIRO et al. (1970). Verkalkungen werden auch beim *Pseudoxanthoma elasticum* (Abb. 31) beobachtet, wobei die elastischen Fasern betroffen sind (HENTZER et al., 1977). Bei den sog.

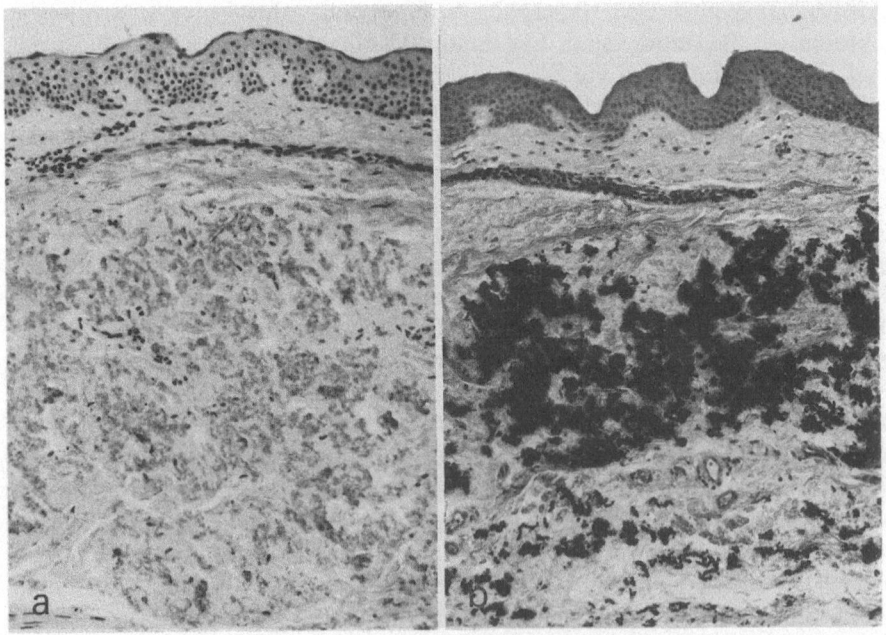

Abb. 31 a u. b. Dystrophische Calciumablagerungen der Haut beim Pseudoxanthoma elasticum. (a) Bei der HE-Färbung nur schwach basophile Strukturen, (b) positives Ergebnis der Silberreaktion nach VON KOSSA (Paraffin, HE- bzw. Von Kossa-Färbung, 100×)

metabolisch, d.h. im Rahmen einer *Systemerkrankung* auftretenden Verkalkungen sind die Kalkherde tiefer und teils auch in der Subcutis gelegen. In besonderem Maße sind die Streckseiten der Extremitäten betroffen. Als Grundkrankheit sind hier die Sklerodermie, die Dermatomysitis und das Ehlers-Danlos-Syndrom sowie selten das Werner-Syndrom, der Lupus erythematodes und die Akrodermatitis chronica atrophicans zu erwähnen. Beim Befall der Finger und Zehen spricht man von einer Akrocalcinose. Die im Rahmen der Sklerodermie auftretenden Verkalkungen sind unter der Bezeichnung Thibierge-Weissenbach-Syndrom bekannt. Eine besondere Form schließlich ist die im allgemeinen nach TEUTSCHLAENDER benannte *Lipocalcinogranulomatose,* für die auch die Bezeichnung tumorale Calcinose von INCLAN verwendet wird (BARRIÈRE et al., 1977).

Histologie: Im oberen Corium sind die Kalkablagerungen mehr granulär, in den tieferen Abschnitten und in der Subcutis häufig grobknotig. Im Bereich der Verkalkungen kommt es zu reaktiven Veränderungen mit Fremdkörpergranulationsgewebe und in späteren Stadien zu einer fibrösen Abkapselung. Verkalkungen infolge von Gewebenekrosen, Parasiten und Tumoren stellen diagnostisch im allgemeinen kein Problem dar. Bei den idiopathischen und den sog. metabolischen Verkalkungen muß nach dem Vorliegen einer Systemerkrankung, vor allem einer Dermatomyositis, gesucht werden. In fortgeschrittenen Stadien kann die Diagnose schwierig sein. Bei der Lipocalcinogranulomatose kommt es zu Cysten und Fistelbildungen, die von Granulationsgewebe eingefaßt werden. Darin können auch metaplastische Verknöcherungen beobachtet werden.

II. Metastatische Verkalkungen der Haut

Klinik: Diese Form ist seltener als die dystrophischen Verkalkungen der Haut. Die diagnostische Bedeutung des Hautbefundes ist dabei gering. Es handelt sich um Läsionen, die im allgemeinen erst in der Spätphase der mit einer *Hypercalciämie* einhergehenden Leiden auftreten. Als Ursache der Hypercalciämie kommt in erster Linie der primäre und sekundäre Hyperparathyreoidismus, sodann eine Vitamin-D-Intoxikation, ausgedehnte Knochendestruktionen bei einer Osteomyelitis, beim Morbus Paget und bei Malignomen, seltener das Milchalkali-Syndrom von BURNETT und Hypercalciämien im Rahmen einer Boeckschen Sarkoidose in Betracht. Metastatische Verkalkungen sind auch bei Patienten unter Dauerhämodialyse beobachtet worden. Dabei können bereits bestehende Kalkmetastasen zurückgehen und kleine periarticuläre und vasculäre Verkalkungen neu auftreten. Neben der Hypercalciämie spielt auch die in den Spätphasen der erwähnten Erkrankungen zu beobachtende Hyperphosphatämie infolge Phosphatretention eine wichtige Rolle. Es kommt dabei an Stellen mit saurer Gewebereaktion, vor allem in den Lungen, Nieren, der Magenwandung und den Gefäßen, zu Calciumphosphatpräcipitaten. Das Auftreten von Verkalkungen der Weichteile, besonders der Haut, scheint dabei nicht so selten zu sein, wie früher angenommen wurde. So haben IRNELL et al. (1970) bei 71 Patienten mit einem primären Hyperparathyreoidismus in 21 Fällen Kalkablagerungen gefunden, wobei die Nieren und die peri- und intraarticulären Weichteile einschließlich der Haut vier- bzw. fünfmal betroffen sind. Bei 14 Patienten mit einem sekundären Hyperparathyreoidismus fanden diese Autoren vergleichsweise Verkalkungen der Nieren in 7 und solche der Weichteile einschließlich der Haut in 4 Fällen. Am häufigsten sind bei beiden Patientengruppen die Arterien betroffen. IRNELL et al. (1970) haben ihre Resultate mit den in der Literatur mitgeteilten Ergebnissen verglichen. Beim primären Hyperparathyreoidismus sind Verkalkungen der Weichteile nur in 5–10% der Fälle, beim sekundären Hyperparathyreoidismus aber in rund der Hälfte der Fälle zu erwarten. Qualitative Unterschiede konnten nicht festgestellt werden.

Histologie: Die Gewebeverkalkungen bei der metastatischen Form der cutanen Verkalkungen unterscheiden sich im Prinzip nicht von den dystrophischen

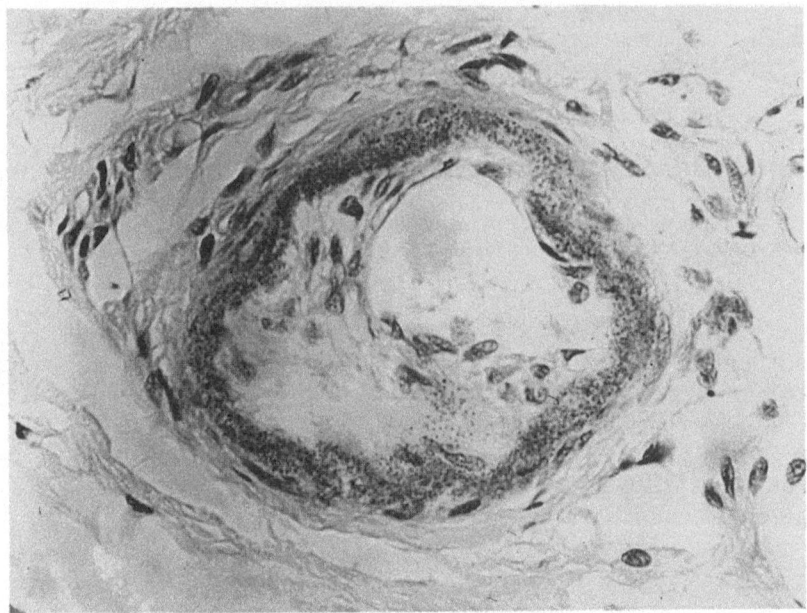

Abb. 32. Metastatische feingranuläre Calciumablagerungen in der Wandung einer kleinen, zwischen Corium und subcutanem Fettgewebe gelegenen Arterie (Paraffin, Silberreaktion nach VON KOSSA, 400 ×)

Verkalkungen. Im allgemeinen sind die Kalkherde größer und liegen in den tieferen Anteilen des Coriums und im subcutanen Fettgewebe. Für die Diagnose sind zusätzlich klinische Angaben notwendig. Die Abgrenzung von Gichttophi, die ja auch verkalken können, dürfte bei korrekter Fixation des Gewebes wegen der kristallinen Struktur der Harnsäureablagerungen keine Schwierigkeiten verursachen. Bei einer starken Beteiligung der Gefäße kann es in der Haut zu Nekrosen kommen. Nach WINKELMANN und KEATING (1970) sind die bei der metastatischen Form gefundenen Gefäßverkalkungen (Abb. 32) recht spezifisch und können diagnostisch verwertet werden. Die tiefen corialen und die subcutanen Gefäße zeigen dabei eine Verkalkung der Media bei erhaltener Elastica. Entzündliche Infiltrate fehlen. Das Gefäßlumen kann obliteriert sein.

G. Pigmentstoffwechsel (exkl. Melanin)

Die Erkrankungen des *Melaninpigmentsystems* sind von FRENK im Band 7/1 dieses Lehrbuches behandelt worden. Einen guten Überblick über die Bedeutung der Pigmente in der Pathologie vermittelt das von WOLMAN 1969 herausgegebene entsprechende Lehrbuch. Bei der Einteilung der Pigmente können nach DOERR und QUADBECK (1970) *endogene* und *exogene* Pigmente unterschieden werden. Bei den ersteren ist außer dem Melanin das *Hämosiderin* für die Haut von größtem Interesse. Von den exogenen Pigmenten werden sodann die als *Argyrose* bezeichneten Silbersalzablagerungen besprochen, während auf ähnliche Veränderungen im Zusammenhang mit Gold (Chrysiasis), Blei, Wismut und Arsen, aber auch auf die Befunde bei Tätowierungen der Haut nicht eingegangen wird. Der Hautbiopsie kommt für die Diagnose derartiger Befunde nur sehr selten einmal Bedeutung zu. Zu erwähnen ist schließlich noch die Tatsache, daß der Melaninpigmentstoffwechsel bei verschiedenen Erkrankungen und ebenso auch infolge von medikamentösen Behandlungen beeinflußt wird, wobei vor allem Hyperpigmentierungen beobachtet werden können.

I. Argyrose der Haut

Klinik: Bei der Argyrose sind die betroffenen Hautabschnitte schiefergrau verfärbt, wobei lichtexponierte Stellen bevorzugt betroffen sind. Als Ursache der Argyrose kommen eine berufliche Exposition und eine Behandlung mit Silber und silberhaltigen Medikamenten in Betracht. Als kritische Dosis für eine *generalisierte Argyrose* werden ca. 2–5 g Silber angegeben. Zu einer *lokalisierten Argyrose* kann es in der Umgebung von Silberamalgamplomben kommen (HOENIGSMANN et al., 1973). Eine kausale Therapie der Argyrose ist nicht bekannt, der Prophylaxe kommt daher besondere Bedeutung zu.

Histologie: In den üblichen Paraffinschnitten sind die zum größten Teil in Sulfidform vorliegenden Silberablagerungen im Gewebe als bräunlichschwarze Granula zu sehen, die im Dunkelfeld hell aufleuchten (Abb. 34). Da nach SCHELL und HORNSTEIN (1974) auch verschiedene andere Schwermetalle als Sulfide im Gewebe abgelagert sein können und im Dunkelfeld ebenfalls

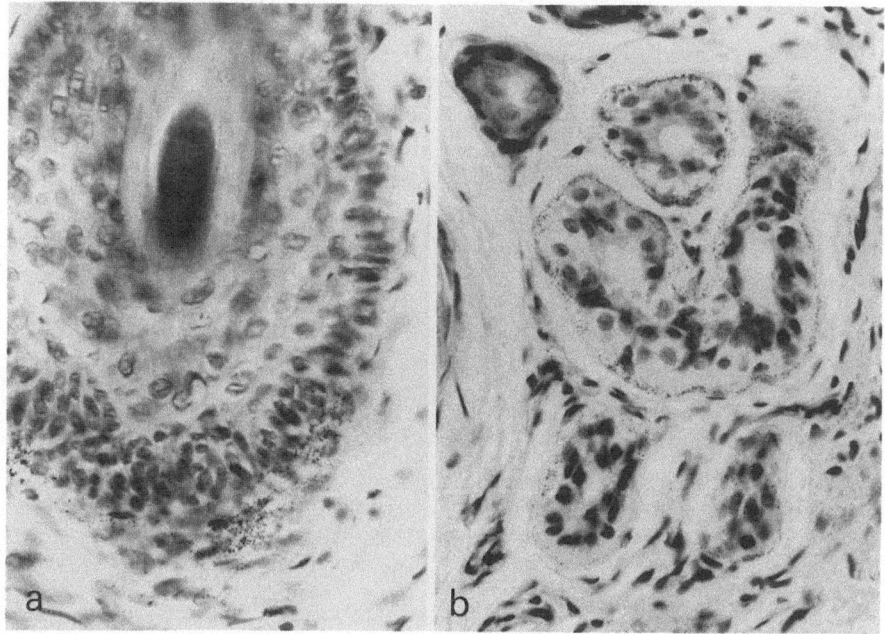

Abb. 33a u. b. Argyrose der Haut. (a) Silbergranula im Bereich eines Haarfollikels, (b) Silbergranula im Bereich einer ekkrinen Schweißdrüse (Paraffin, HE-Färbung, 400×)

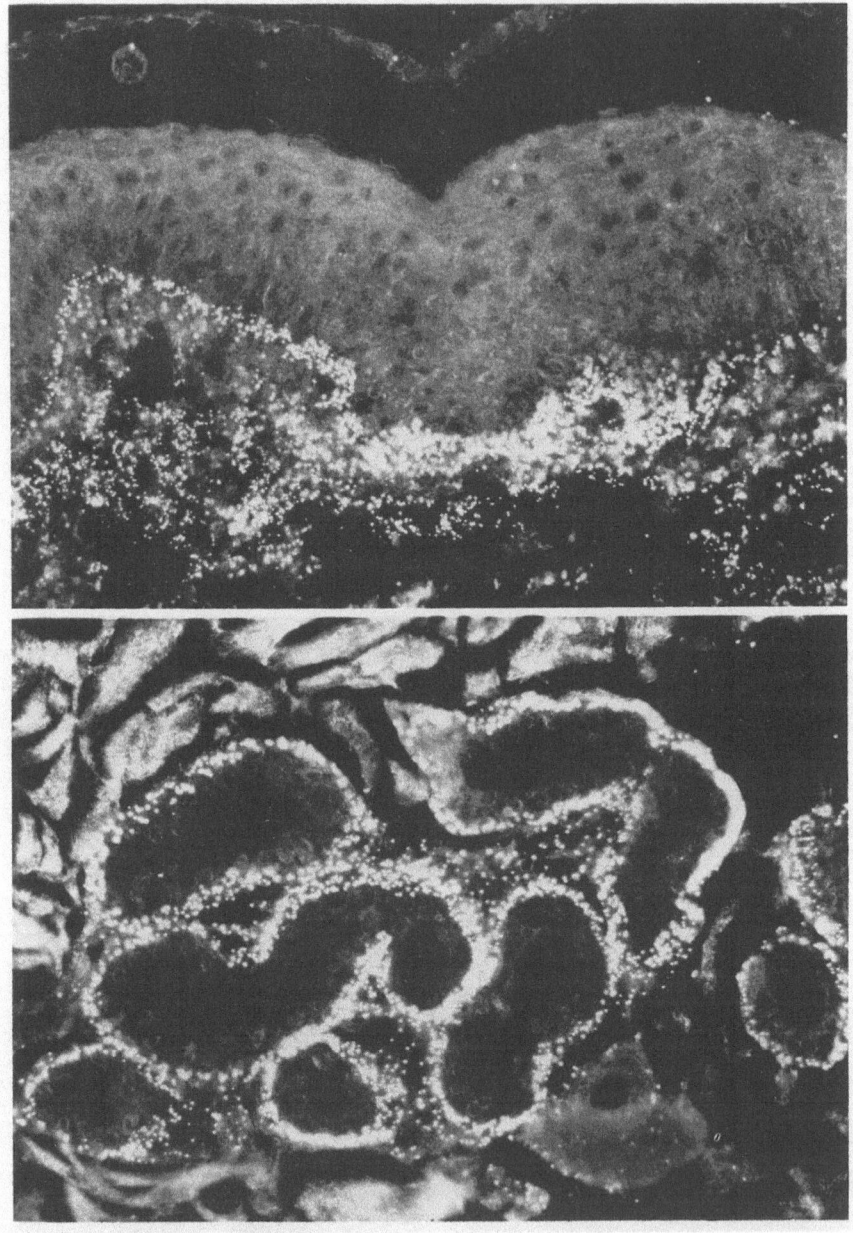

Abb. 34. Argyrose der Haut. Im Dunkelfeld hell aufleuchtende Silberpartikel. *Oben:* Im Stratum papillare des Coriums, *unten:* im Bereich einer ekkrinen Schweißdrüse (Aus HÖNIGSMANN et al., 1973)

hell aufleuchten, ist zur weiteren Differenzierung das Sulfid-Silber-Verfahren nach TIMM (1958) notwendig. Diese Methode beruht auf der Argyrophilie von Schwermetallsulfiden und erlaubt die Unterscheidung der verschiedenen Schwermetalle. Die entsprechend modifizierten Reaktionen erfolgen an Kryostatschnitten von unfixiertem Gewebe (s. bei SCHELL u. HORNSTEIN, 1974). Im Bereich der schiefergrau verfärbten Abschnitte ist der Melaningehalt der Epidermis im allgemeinen vermehrt. Die Silbergranula finden sich einerseits im Bereich von Basalmembranen und andererseits in Verbindung mit elastischen Fasern. Betroffen sind daher das dermo-epidermale Grenzgebiet, Gefäße, Nerven, die Musculi arrectores pilorum und die Haarfollikel selbst sowie die Schweißdrüsen (Abb. 33 und 34).

Elektronenmikroskopisch beobachtet man nach HOENIGSMANN et al. (1973) bei der generalisierten Argyrose haufenartige extracelluläre Aggregate stark elektronendichter Körner mit einem mittleren Durchmesser von 400 Å und ovaler bis rundlicher Form. Die Affinität der Silberablagerungen zu den Basallaminae und den elastischen Fasern, wo sie ausschließlich zwischen den Mikrofibrillen zu finden sind, kann elektronenoptisch bestätigt werden. Bei der lokalisierten Argyrose findet sich im Gegensatz zur generalisierten Argyrose in vermehrtem Maße auch intracelluläres Silber. In den Makrophagen sind die dicht beieinander liegenden Silbergranula in großen, membranbegrenzten Vacuolen enthalten (HOENIGSMANN et al., 1973).

Differentialdiagnostisch von Interesse sind die nach lokaler Applikation von quecksilberhaltigen Salben oder bei einer entsprechenden beruflichen Exposition auftretende Ablagerungen bei der *Hydrargyrose*, worauf NASEMANN et al. 1974 hingewiesen haben. Bei der Untersuchung von HE-Schnitten sind die Quecksilberablagerungen in der Epidermis und im Corium in Form zahlreicher kleiner Partikel zu sehen, die bei der Betrachtung im Dunkelfeld ebenfalls hell aufleuchten. Elektronenmikroskopisch weisen die rundlichen bis ovalen, elektronendichten Granula einen Durchmesser von 170–240 Å auf. Sie sind sowohl intraals auch extracellulär gelegen. In der Epidermis liegen die Quecksilberteilchen vor allem in den Intercellularspalten der basalen Zellreihen.

II. Hämosiderinablagerungen in der Haut

Etwa 20% des Körpereisens ist normalerweise in Speicherform vorhanden. *Ferritin,* die eine Speicherform, ist gut definiert, kann jedoch wegen seiner Wasserlöslichkeit mit konventionellen Methoden nicht dargestellt werden; dies im Gegensatz zum *Hämosiderin,* der zweiten Speicherform des Eisens, das chemisch heterogen ist und sich lichtmikroskopisch relativ leicht nachweisen läßt. Aufgrund der Untersuchungen von SOLTERMANN (1956) ergibt die Turnbull-Blau-Methode bessere Resultate als die Berliner-Blau-Reaktion von PERLS. Von besonderem Interesse ist die Frage nach der Ursache von Hämosiderinablagerungen und deren Bedeutung für die Diagnose von Eisenstoffwechselstörungen, insbesondere der *Hämochromatose.* FISHBACK (1939) hielt Hämosiderinablagerungen in der Haut für Hämochromatose-spezifisch. HEDINGER (1953) fand bei 13 von 20 obduzierten Patienten mit einer Hämochromatose Hämosiderinablagerungen in

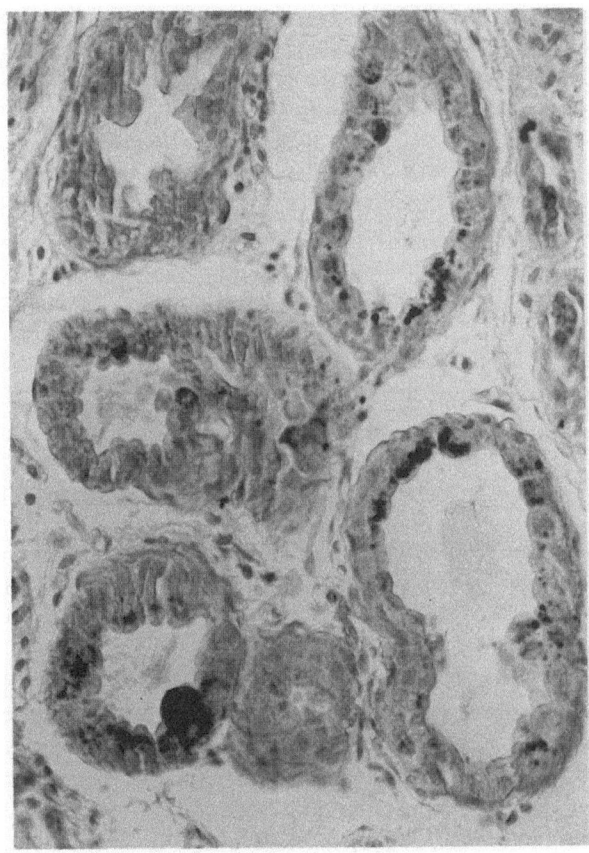

Abb. 35. Hämosiderineinlagerungen in den apokrinen Schweißdrüsen der Axillarhaut (Paraffin, Berliner-Blau-Reaktion, 250 ×)

den ekkrinen Schweißdrüsen und in 5 von 6 entsprechend untersuchten Fällen in den apokrinen Schweißdrüsen der Haut. 1956 konnte dann SOLTERMANN zeigen, daß Hämosiderineinlagerungen in den apokrinen Schweißdrüsen (Abb. 35) auch in der Axillarhaut von lebergesunden Kontrollpersonen aufgefunden werden können. Dieses Resultat ist in der umfangreichen Studie von CHEVRANT-BRETON et al. (1977) bestätigt worden. Bei 23 von insgesamt 50 Patienten mit einer idiopathischen Hämochromatose fanden sich in 18 Fällen Hämosiderinablagerungen in dem die ekkrinen Schweißdrüsen umgebenden Bindegewebe (Abb. 36). Die Hautbiopsien wurden dafür von der Außenseite des Oberarmes entnommen und in der üblichen Weise aufgearbeitet. Bei 27 bereits unter einer Aderlaß-Therapie stehenden Patienten fanden sich derartige Hämosiderinablagerungen nur noch in 9 Fällen. Das vollständige Fehlen von Hämosiderinablagerungen konnte bei den 23 unbehandelten Patienten mit einer Hämochromatose nur in 3, bei den 27 behandelten Patienten jedoch in 17 Fällen beobachtet werden. Da Hämosiderinablagerungen im Rahmen einer Purpura, eines varicösen Symptomenkomplexes oder infolge von Verletzungen in unregelmäßig im

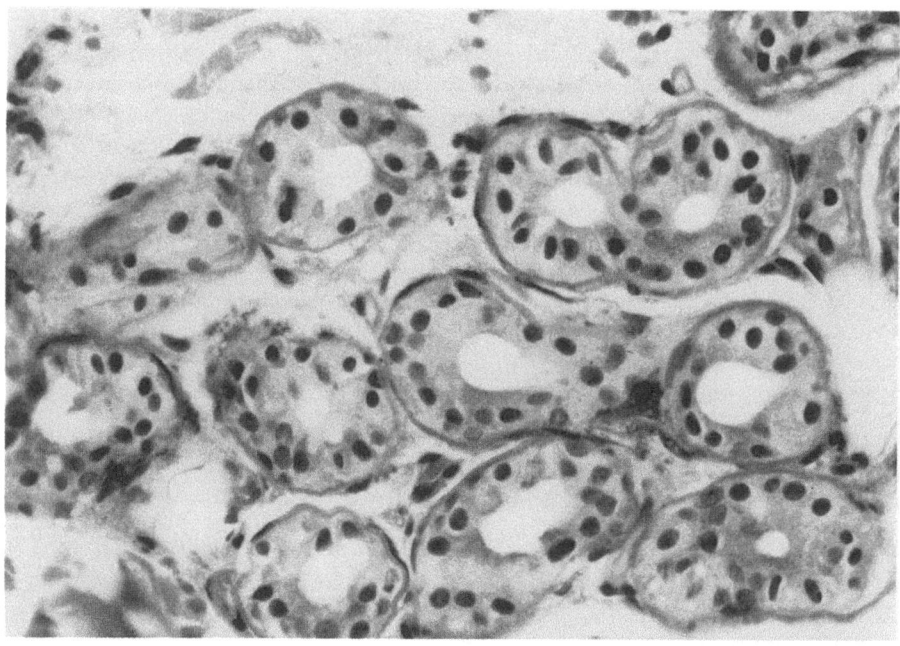

Abb. 36. Hämosiderinablagerungen im Bereich der ekkrinen Schweißdrüsen der Haut an der Außenseite des Oberarmes bei einem Patienten mit einer Hämochromatose (Paraffin, Turnbull-Blau-Reaktion, 125 ×). Das Schnittpräparat ist uns in dankenswerter Weise von Prof. Dr. M. BOUREL, Rennes/F, aufgrund seiner Publikation: Cutaneous manifestations of idiopathic hemochromatosis. Study of 100 cases. Arch. Derm. Syph. (Chicago) **113**, 161–164 (1977) überlassen worden

Corium verteilten Makrophagen auftreten, kommt den Befunden an den ekkrinen Schweißdrüsen sicher eine diagnostische Bedeutung zu. Damit muß meine in der 1. Auflage dieses Lehrbuches vertretene Ansicht revidiert werden. Das bei der Hämochromatose teils als bräunlich, teils als gräulich beschriebene, dunkle, bronzefarbene Hautkolorit ist vor allem auf eine vermehrte Melaninpigmentierung zurückzuführen, wobei der Befund an einen Morbus Addison erinnern kann (FITZPATRICK u. MIHM, 1971).

H. Cutane Mucinosen

Bei den cutanen Mucinosen beobachtet man eine Vermehrung der an sauren Mucopolysacchariden reichen Grundsubstanz des Hautbindegewebes. Dazu kommt eine celluläre Proliferation, wobei plumpe spindelförmige oder sternförmige Zellen und in unterschiedlicher Zahl auch Mastzellen typisch sind. Vor allem die kollagenen Bindegewebsfasern werden verdrängt, oder sie verschwinden überhaupt. Bei den cutanen Mucinosen kann man zwischen lokalisierten und diffusen Formen unterscheiden (REED et al., 1973). Bei den ersteren kann es zur Ausbildung eigentlicher *Schleimcysten* kommen, die vor allem an der Dorsalseite der Finger auftreten und klinisch als Tumoren imponieren. Bei den diffusen oder disseminierten Mucinosen muß die Möglichkeit einer primären *Stoffwechselstörung* in Betracht gezogen werden, wobei die Schilddrüsenfunktion im Vordergrund des Interesses steht. Bei der Hypothyreose kann es zu einem generalisierten Myxödem kommen, während das umschriebene, prätibiale Myxödem bei einem Teil der Patienten mit einer Hyperthyreose auftritt. Beim *Skleromyxödem Arndt-Gottron* (= Lichen myxoedematosus) können häufig Immunglobulinstörungen beobachtet werden. Das *Scleroedema Buschke* tritt in Zusammenhang mit Infekten auf. Ein Teil dieser Patienten leidet an einem Diabetes mellitus. Ein weiterer Abschnitt ist der *Mucinosis follicularis* (= Alopecia mucinosa) gewidmet. Die *Mucopolysaccharidosen* werden im nachfolgenden Abschnitt I behandelt. Symptomatische Mucinosen können im Rahmen der sog. Kollagenosen, vor allem beim Lupus erythematodes und der Dermatomyositis, beobachtet werden (REED et al., 1973). Diese Krankheitsbilder sind bereits im Band 7/1 dieses Handbuches (S. 279 und 283) besprochen worden.

I. Hautveränderungen bei Funktionsstörungen der Schilddrüse

Sowohl eine Über- als auch eine Unterfunktion der Schilddrüse kann mit einer cutanen Mucinose, einem Myxödem, einhergehen; während bei der Hypothyreose das generalisierte Myxödem eines der Hauptsymptome ist, kommt es bei den Hyperthyreosen nach LABHART (1978) nur in 3–4% der Fälle zu den hier umschriebenen prätibialen Hautschwellungen. Diese können gelegentlich auch nach erfolgter Behandlung zusammen mit einem Exophthalmus auftreten. In neuerer Zeit sind diese Befunde auch bei Patienten mit eu- oder sogar hypothyreoter Stoffwechsellage beschrieben worden.

1. Hypothyreose

Klinik: Das Erscheinungsbild der Hypothyreose ist unterschiedlich, je nachdem ob es sich um eine angeborene Hypothyreose mit Kretinismus oder aber eine erworbene Hypothyreose in der frühen Kindheit, bei Jugendlichen oder im Erwachsenenalter handelt. Ursache der Hypothyreose können nach LABHART (1971) Mißbildungen, eine primäre Atrophie und Entzündungen der Schilddrüse sein. Sodann besteht die Möglichkeit einer angeborenen Synthesestörung oder einer Transportstörung der Schilddrüsenhormone. Hypothyreosen können im weiteren auch therapiebedingt sein. Frauen erkranken häufiger als Männer. Wegen der kompensatorischen Hyperplasie des verbleibenden Schilddrüsengewebes entwickelt sich eine Hypothyreose nur langsam. Ein Frühsymptom ist die Kälteempfindlichkeit der Patienten. Es kommt zu einer Verlangsamung der psychischen und physischen Funktionen. Die *Haut* ist blaß, trocken und schuppig, sie fühlt sich rauh an. Die Blässe der Haut kann nur z.T. durch eine Anämie erklärt werden, da ein derartiger Befund nur bei einem Drittel der Patienten festgestellt werden kann. Eine zusätzliche gelbliche Verfärbung kann mit einem nur ungenügenden Umbau des Carotins in Vitamin A erklärt werden. Charakteristisch ist das **generalisierte Myxödem,** in das sich keine Dellen eindrücken lassen. Vor allem an den unteren Extremitäten können allerdings eindrückbare Oedeme dazu treten. *Die Haare* sind glanzlos und brüchig. Die Augenbrauen können fehlen. Die Genitalbehaarung ist vermindert. Die *Nägel* sind dünn und brechen leicht ab. Im *Myokard* kann es als Folge der Coronarsklerose zu einer Fibrosierung kommen. Daneben können basophil-

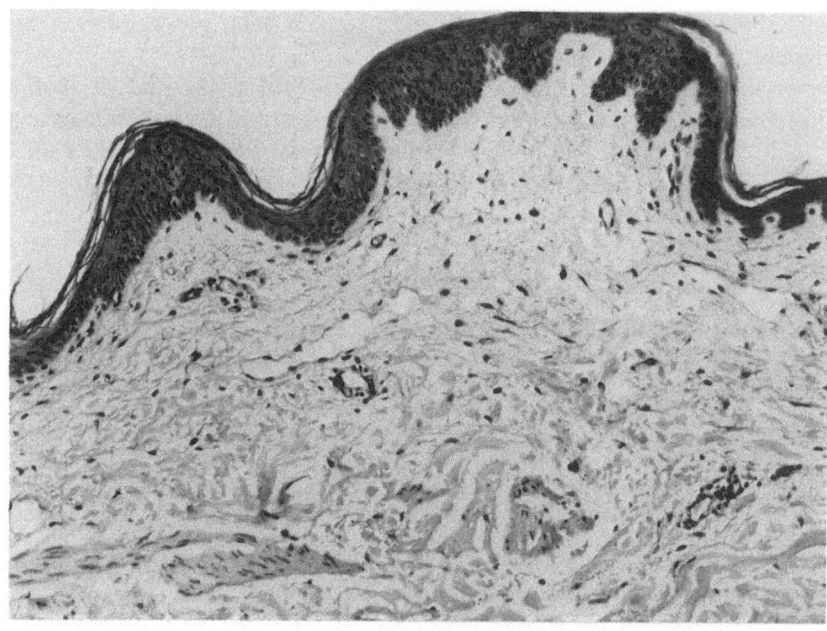

Abb. 37. Generalisiertes Myxödem bei Hypothyreose, vermehrte Grundsubstanz im Corium (Paraffin, HE-Färbung, 100×)

mucoid umgewandelte Muskelzellen sowie eine Verquellung des interstitiellen Bindegewebes und der Wandungen der kleinen Gefäße infolge einer Einlagerung von Mucoproteinen beobachtet werden (MEESSEN u. POCHE, 1963). Ähnliche Veränderungen finden sich auch in der *Skeletmuskulatur*, wobei es zu einer Pseudohypertrophie und zu myotonieartigen Krankheitsbildern kommen kann. Entsprechende Veränderungen sind auch an der glatten Muskulatur zu beobachten.

Histologie: Im Vergleich zu den klinisch überaus eindrücklichen Veränderungen sind die mikroskopischen Befunde eher diskret. Die *Epidermis* kann vor allem an den Ellbogen und den Knien eine Hyperkeratose aufweisen. Charakteristische epidermale Läsionen gibt es im übrigen nicht. Im *Corium* sind die kollagenen Faserbündel gequollen und können sich in ihre Einzelfasern aufsplittern. Die Grundsubstanz ist diffus vermehrt, was besonders deutlich im Bereich der Gefäße und der Haarfollikel zu sehen ist (Abb. 37). Die Vermehrung der an sauren Mucopolysacchariden reichen Grundsubstanz kann mit der positiven Metachromasie bei der Toluidinblau-Färbung, sowie der Haleschen Reaktion und der Alzianblau-Färbung demonstriert werden. SISSON (1968) hat biochemisch nachgewiesen, daß es sich bei diesem positiv reagierenden Material fast ausschließlich um Hyaluronsäure handelt, deren Gehalt beim generalisierten Myxödem auf das 6- bis 16-fache der Norm erhöht ist.

Elektronenmikroskopische Untersuchungen: Eigene Untersuchungen bei einem Autopsiefall (HARDMEIER u. VOGEL, 1971) ergaben außer der Vermehrung der Grundsubstanz Zellveränderungen mit „Einschlüssen" von Kollagenfibrillen im Cytoplasma von Bindegewebszellen. Ähnliche Befunde fanden sich beim Skleromyxödem Arndt-Gottron (s. S. 68). Die für das Myxoedema circumscriptum praetibiale typischen sog. Mucoblasten können beim generalisierten Myxödem nicht gefunden werden.

Differentialdiagnose: Bei den übrigen cutanen Mucinosen sind die Befunde im allgemeinen stärker ausgeprägt. Infolge der massiven Schleimeinlagerungen kann es zu Spaltbildungen kommen, die beim generalisierten Myxödem infolge einer Hypothyreose fehlen. Bei der Hyperthyreose und beim Skleromyxödem Arndt-Gottron handelt es sich sodann um herdförmige Veränderungen.

2. Hyperthyreose

Klinik: Bei der Hyperthyreose oder Thyreotoxikose besteht ein Überangebot an Schilddrüsenhormonen. Die klassische Merseburger-Trias mit Struma, Tachykardie und Exophthalmus wird nicht in jedem Fall gefunden. Auch die Hyperthyreose beginnt im allgemeinen schleichend. Im Gegensatz zu den Patienten mit einer Hypothyreose sind diese Kranken unruhig, konzentrationsunfähig und reizbar. Der Blutkreislauf ist beschleunigt, was sich am auffälligsten in der Tachykardie mit einer Pulsfrequenz von 100–120 äußert. Der ein- oder doppelseitige Exophthalmus kommt durch eine ödematöse Durchtränkung des retrobulbären Gewebes mit Zunahme des Fettgewebes und lymphocytärer Infiltration der äußeren Augenmuskeln zustande. Die Schwächung der Skeletmuskulatur führt zu myasthenieähnlichen Bildern. An der Peripherie der atrophischen Skeletmuskelfasern können im Querschnitt halbmondförmige Einschlüsse saurer Mucopolysaccharide gefunden werden. In seltenen Fällen kommt es zu einer sog. *Akropachie* infolge einer Osteoarthropathia hypertrophicans mit mantelförmiger, subperiostaler, ossifizierender Periostitis der Phalangen und der distalen Ende der Unterarme und Unterschenkel mit Trommelschlegelfingern. Die *Haut* ist übererwärmt, da sie für die Abgabe der infolge des gesteigerten Stoffwechsels übermäßig produzierten Wärme sorgt. Besonders die Hände sind heiß und feucht. Im Gesicht und Stamm können Eryteme auftreten. Es besteht ein ausgeprägter Dermographismus, wobei es zur Bildung urticarieller Quaddeln kommen kann. Die *Haut* ist durchscheinend und zart. Der beschleunigte Cortisonabbau führt zu einer vermehrten ACTH-Produktion, weshalb es wie beim Morbus Addison zu einer vermehrten Pigmentierung der Brustwarzen, der Genital- und Analregion kommt.

Das typische **Myxoedema circumscriptum praetibiale** (auch als Myxoedema circumscriptum tuberosum bezeichnet) wird nur in 3–4% der Fälle gefunden. Es kann auch nach der Thyreoidektomie zusammen mit einem Exophthalmus auftreten. Andererseits sind diese Befunde auch bei Patienten mit eu- oder hypothyreoter Stoffwechsellage gefunden worden, wobei LATS (=long acting thyroid stimulator) eine Rolle zu spielen scheint (LYNCH et al., 1973). Als Myxoedema circumscriptum praetibiale bezeichnet man unregelmäßig begrenzte, wächserne, plattenförmige Infiltrate an der Vorderseite der Unterschenkel und über den Fußrücken. Diese Herde können bis handtellergroß sein und eine überdeutliche Follikelzeichnung aufweisen.

Histologie: Die *Epidermis* zeigt eine mäßige, teils folliculäre Hyperkeratose. Die oberen und mittleren Anteile des *Coriums* sind aufgelockert (Abb. 38 links). Ähnlich wie beim Skleromyxödem Arndt-Gottron finden sich erhebliche Ablagerungen saurer Mucopolysaccharide, die mit der Haleschen Reaktion und der Alzianblau-Färbung besonders gut zur Darstellung kommen (Abb. 38 rechts). Mit Toluidinblau färbt sich die abnorm vermehrte Zwischensubstanz metachromatisch an. Nach Vorbehandlung der Schnitte mit Hyaluronidase fallen die erwähnten Reaktionen negativ aus. Die kollagenen Fasern werden auseinandergedrängt. Es kommt zur Bildung von Gewebespalten, die beim Paraffin-eingebetteten Material noch akzentuiert sind. Die Bindegewebszellen sind abschnittsweise vermehrt, wobei man sternförmige Elemente mit zahlreichen langen Zellfortsätzen findet. KORTING et al. (1967) haben diese Zellen als „Mucoblasten" bezeichnet. Von Interesse sind im weiteren auch noch die Mastzellen, die in unterschied-

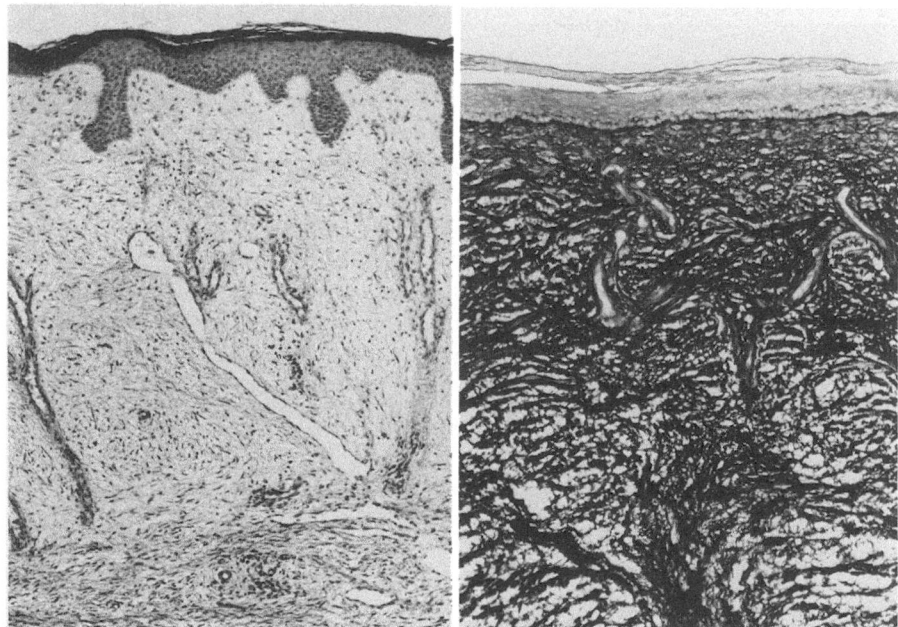

Abb. 38. Myxoedema circumscriptum praetibiale bei Hyperthyreose, vermehrte Grundsubstanz, Zellproliferation und ektatische Blutgefäße im Corium. *Links:* Bei HE-Färbung aufgelockertes Bindegewebe. *Rechts:* Mit der Haleschen Reaktion kommt die an sauren Mucopolysacchariden reiche Grundsubstanz gut zur Darstellung (Paraffin, HE- bzw. Halesche Färbung, 65 bzw. 100 ×)

licher Zahl auftreten. Die Capillaren sind erweitert. Stellenweise sind diskrete Rundzellinfiltrate zu sehen. Nach den Untersuchungen von GOTTRON und KORTING (1953) weisen rund ein Drittel der an der unteren Cutisgrenze gelegenen Arterien verdickte Wandungen und eingeengte Lumina auf. Derartige Gefäße werden von diesen Autoren als *Sperrarterien* bezeichnet. Zwischen dem Endothel und der Lamina elastica interna finden sich in der Längsrichtung der Gefäße steilspiralig angeordnete Muskelfasern. KOBAYASI et al. (1976) haben diese Befunde jedoch nicht bestätigen können.

Elektronenmikroskopische Untersuchungen: KORTING et al. (1967) haben auf die zahlreichen, an Organellen reichen, stark verzweigten Zellen beim Myxoedema circumscriptum praetibiale hingewiesen, die von den Fibroblasten abgegrenzt und als Mucoblasten bezeichnet werden. KOBAYASI et al. (1976) haben vor allem auf die bei ihren Fällen recht zahlreichen Mastzellen geachtet, die sich durch unterschiedliche Granula auszeichnen.

II. Cutane Mucinosen bei normaler Schilddrüsenfunktion

Außer dem Skleromyxödem Arndt-Gottron und dem Lichen myxoedematosus werden in diesem Abschnitt auch noch das Scleroédema Buschke und die Mucinosis follicularis (=Alopecia mucinosa) besprochen.

1. Skleromyxödem Arndt-Gottron und Lichen myxoedematosus

In klinischer Hinsicht können bei diesem Formenkreis der cutanen Mucinosen, MONTGOMERY und UNDERWOOD (1953) folgend, vier Typen unterschieden werden:

1. Fälle mit generalisierten lichenoiden Hautveränderungen,
2. Fälle mit diskreten Hautpapeln,
3. Fälle mit lokalisierten oder generalisierten lichenoiden Plaques,
4. Fälle mit urticariellen oder nodulären Hautveränderungen.

Im deutschen Sprachbereich werden die Formen 1 und 2 im allgemeinen als Lichen myxoedematosus zusammengefaßt. Hier finden sich am Stamm und den Extremitäten in unterschiedlichem Maße mehr oder weniger symmetrisch angeordnete, teils gelbliche und teils hautfarbene Knötchen. Nach METZ und SCHUBERT (1971) darf auch das sog. *eruptive Kollagenom* dem Lichen myxoedematosus zugeordnet werden. Die 3. Form mit lokalisierten und generalisierten lichenoiden Plaques ist bei uns unter der Bezeichnung Skleromyxödem Arndt-Gottron bekannt, die in Anbetracht des eindrücklichen Erscheinungsbildes nicht fallengelassen werden sollte. Zur 4. urticariellen oder nodulären Form gehört möglicherweise auch das erstmals 1972 von LISCHKA und ORTHENBERGER vorgestellte Krankheitsbild der *sog. Rundzellerythematosis*. Diese Befunde sind von STEIGLEDER et al. (1974 a/b) bestätigt und als „*reticuläre erythematöse Mucinose = REM-Syndrom*" bezeichnet worden. Von STEIGLEDER ist dann 1975 eine ungewöhnliche Beobachtung mit einem Übergang zwischen der reticulären erythematösen Mucinosis (REM-Syndrom) zu der von PERRY et al., 1960 beschriebenen „Plaque-artigen Form der cutanen Mucinose (PCM-Syndrom)" bei einer 38jährigen Frau beschrieben worden. Ob es sich dabei wirklich um ein einheitliches Krankheitsbild handelt, wird von KECZKES und JADHAV (1977) zur Diskussion gestellt.

Für die Beziehungen zwischen diesen verschiedenen Krankheitsbildern sind die Beobachtungen von GAHLEN (1960) und PAMBOR und HÖFS (1968) mit einem Übergang eines Lichen myxoedematosus in ein Skleromyxödem im Verlauf von drei bzw. zwei Jahren von Bedeutung. Weiter von Interesse ist die vielfach bestätigte Beobachtung einer *Paraproteinämie*, weshalb PIPER et al. das Skleromyxödem Arndt-Gottron bereits 1967 dem Formenkreis der *paraproteinämischen Reticulosen* zugeordnet haben. Die in den letzten Jahren mitgeteilten guten Erfolge mit einer Chemotherapie dürfen als Bestätigung dieser Annahme interpretiert werden (FELDMAN et al., 1969; HILL et al., 1976; HOWSDEN et al., 1975). Da es sich auch beim LATS (= long acting thyroid stimulator) um ein IgG-Immunglobulin handelt, wäre sogar ein gemeinsamer ursächlicher Faktor für die in der Folge auftretenden cutanen Mucinosen gefunden. Die Anwesenheit von Paraproteinen in den myxödematösen Hautabschnitten wird durch entsprechende immunfluorescenzmikroskopische Untersuchungen bestätigt. LAI A FAT et al. (1973) konnten sodann zeigen, daß Gewebekulturen von Knochenmarks- und Hautzellen die im Blutserum des Skleromyxödems-Patienten vorhandenen Paraproteine bilden können. Schließlich entsprechen auch die von METZ und SCHUBERT (1971) bei einem Fall von Lichen myxoedematosus elektronenmikroskopisch erhobenen Befunde den beim Skleromyxödem bekannten Veränderungen.

Klinik: Beim Skleromyxödem, einer seltenen, 1954 von GOTTRON eingehend bearbeiteten „eigenartigen Erscheinungsform von Myxothesaurodermie" findet man einerseits eine „Dickhäutigkeit" mit diffuser Verdickung und Verhärtung großer Hautflächen und andererseits lichenoide, nicht folliculäre, teils linear angeordnete, blasse Knötchen. Diese können auch in nicht verdickten Hautabschnitten auftreten. Im Bereich der großen Gelenke geht die Dickhäutigkeit mit Bildung plumper Hautfalten einher, die bei Hyperlordosierung der Wirbelsäule auch am Rücken sehr eindrücklich in Erscheinung treten (SCHNYDER u. HARDMEIER, 1969). Bei längerer Dauer des Leidens kommt es infolge der Sklerosierung der Haut zu einer Beeinträchtigung der Mimik und zu einer erschwerten Beweglichkeit der Hände. Die verdickte Haut bleibt dabei stets gut verschiebbar. Das Leiden zeichnet sich im allgemeinen durch einen chronischen Verlauf aus, wobei die Patienten je nach dem Ausmaß der Veränderungen und ihrer beruflichen Tätigkeit invalid werden können.

Auffallend ist die Häufigkeit *cardio- oder cerebrovasculärer Komplikationen*, wie sie bei fünf von neun verstorbenen Patienten gefunden wurden. Bemerkenswert ist die Beobachtung von BRAUN-FALCO und WEIDNER (1970), die bei einer 64jährigen Patientin einerseits eine persistierende Virushepatitis und andererseits eine Hypertrophie und ein interstitielles sklerosierendes Ödem des Myokards bei einer Coronarsklerose fanden. Das gleichzeitige Vorkommen eines voll ausgebildeten Plasmocytoms, wie es von PROPPE et al. (1969) bei einem 52jährigen Patienten mit einem Skleromyxödem Arndt-Gottron beschrieben wurde, stellt wohl eher die Ausnahme dar. Ein familiäres Auftreten des Skleromyxödems ist bisher nicht beobachtet worden.

Histologie: In flächenhaft verdickten Hautabschnitten findet man eine bandförmige Ablagerungszone im oberen und mittleren Corium. Bei den lichenoiden Herden sind es mehr umschriebene Bezirke, in denen das Bindegewebe infolge einer Vermehrung der Grundsubstanz aufgelockert ist (Abb. 39). Bereits in HE-gefärbten Schnitten sieht man teils amorphes, teils feingranuläres basophiles Material, das mit den üblichen Schleimfärbungen (Alzianblau- und Luxol-fast-blue-Färbung, Halesche Reaktion, positive Metachromasie) noch besser zur Darstellung kommt. Nach Vorbehandlung der Schnitte mit *Hyaluronidase* fallen diese Reaktionen negativ aus. Das kollagene Fasergerüst ist aufgelockert. Lichtmikroskopisch erscheinen die elastischen Fasern eher vermindert, die reticulären dagegen vermehrt zu sein. In großer Zahl finden sich Fibroblasten und Mastzellen. Perivasculär sind lockere Rundzellinfiltrate zu sehen. Die Gefäße weisen keine von der Norm abweichenden Befunde auf. Die Epidermis, die Hautanhangsgebilde und die tieferen Anteile des Coriums und das subcutane Fettgewebe sind intakt.

BRAUN-FALCO und WEIDNER (1970) haben in ihrem bereits oben erwähnten Fall zusätzlich noch eine ausgeprägte *Myositis* mit Plasmazellwucherung im Musculus iliopsoas beschrieben. Von VERITY et al. (1978) ist bei einer 58j. Frau mit einem Skleromyxoedem und einer Paraproteinaemie eine schwere Myopathie beobachtet worden. Über je eine Beobachtung eines Skleromyxödems mit einer Dermatomyositis haben NAGY et al. (1962) und JOHNSON et al. (1973) berichtet. Ob es sich bei diesen Fällen und ebenso bei der Mitteilung von SALAMON et al. (1977) über zwei Fälle von Lichen myxoedematosus und Lupus erythematodes um eine zufällige Kombination oder eine symptomatische Mucinose infolge der Kollagenose handelt, steht derzeit noch nicht fest. Das *Knochenmark* zeigt im allgemeinen eine mehr oder weniger stark ausgeprägte Plasmocytose.

Für die Diagnosestellung sind außer dem histologischen Befund auch noch klinische Angaben notwendig. Der immunelektrophoretische Nachweis der rudimentären, keineswegs einheitlichen Paraproteine kann schwierig sein (PIPER et al., 1967).

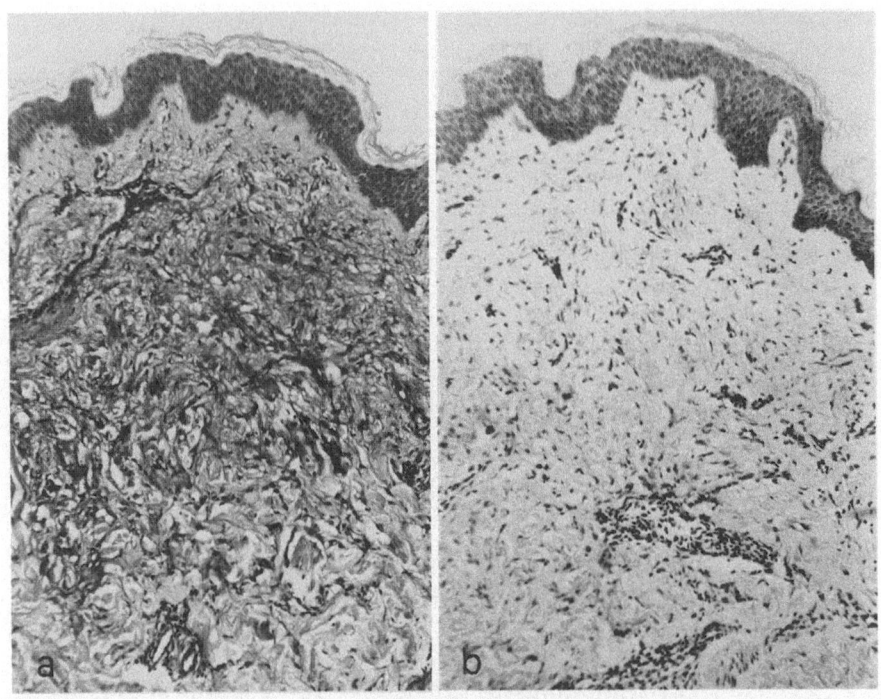

Abb. 39a u. b. Skleromyxödem Arndt-Gottron, lichenoider Herd mit der subepidermalen Ablagerungszone. (a) Mit der Alzianblau-Färbung kommt die vermehrte Grundsubstanz gut zur Darstellung. (b) Nach Vorbehandlung des Gewebeschnittes mit Hyaluronidase ergibt die gleiche Färbung ein negatives Ergebnis. Es treten jetzt diskrete perivasculäre Zellinfiltrate hervor (Paraffin, Alzianblau-Färbung mit und ohne Vorbehandlung der Schnitte mit Hyaluronidase, 100 ×)

Elektronenmikroskopisch fällt die Vermehrung der Bindegewebs- und Mastzellen auf, wie das von HARDMEIER und VOGEL (1970a) bei drei entsprechend untersuchten Fällen gezeigt werden konnte. Auffallend sind dabei Verdickungen des äußeren Blattes der sog. „unit membrane" und die enge Kontaktnahme der zahlreichen Zellausläufer mit kollagenen Fibrillen, die stellenweise vom Zellleib umfaßt werden. Die Kaliberschwankungen und eine Unordnung im Verlauf der kollagenen Fibrillen waren besonders bei dem einen langen klinischen Verlauf aufweisenden Fall von DELACRETAZ et al. (1970) stark ausgeprägt (HARDMEIER u. VOGEL, 1970b). Die vermehrte, an sauren Mucopolysacchariden reiche Grundsubstanz konnte einerseits mit einer für die Elektronenmikroskopie modifizierten Haleschen Reaktion und andererseits mit konventionellen Fixations- und Färbemethoden zu Darstellung gebracht werden (VOGEL u. HARDMEIER, 1971). Neben Hinweisen für einen vermehrten Umbau der kollagenen Fibrillen liegen Anzeichen für eine vermehrte Bildung reticulärer und elastischer Fasern vor, Befunde, die von METZ und SCHUBERT (1971) bestätigt worden sind. PILGRIM (1972) hat die erwähnten eigenen Fälle in quantitativer Hinsicht nachuntersucht. Er fand dabei eine Korrelation zwischen den elektronenmikroskopischen Befunden einerseits und der Dauer und dem klinischen Verlauf des Skleromyxödems

Arndt-Gottron andererseits. Zur Annahme eines dynamischen Geschehens kommen auch JOHNSON et al. (1973), wobei sie besonderen Wert auf die Differenzierung der Fibrocyten legen. Die eine Form mit spindelförmigen Zellen ist für die Synthese der sauren Mucopolysaccharide und die andere Form mit sternförmigen Zellen für die Produktion von kollagenen Fasern verantwortlich. HOLLMANN et al. (1970) fanden bei einem Skleromyxödem und bei der Mucinosis follicularis zusätzlich noch eine Vacuolisierung der Zellen des Stratum Malpighi sowie der Haarfollikel und der Talgdrüsen. Kristalloide Einlagerungen, wie sie in Zusammenhang mit einer Paraproteinämie z.B. in der Niere beobachtet werden können, sind beim Skleromyxödem Arndt-Gottron nie beschrieben worden.

2. Scleroedema (adultorum) Buschke

Klinik: Diese seltene, von BUSCHKE im Jahre 1900 an einem 44jährigen Mann demonstrierte und 1902 eingehend beschriebene Hautaffektion wird nicht, wie früher angenommen, nur bei Erwachsenen beobachtet, sondern tritt auch bei Kindern und Jugendlichen auf. Die Ursache dieser im allgemeinen nach fieberhaften Infekten akut mit einem diffusen Ödem und Induration der geröteten Haut beginnenden Affektion ist bis heute unbekannt geblieben. Die Hautveränderungen treten im allgemeinen zuerst im Gesicht auf, um sich dann rasch auf den Hals und den oberen Teil des Brustkorbes auszubreiten. In der Mehrzahl der Fälle kommt es innerhalb von Wochen bis Monaten zu einer spontanen Abheilung. In etwa einem Viertel der Fälle muß allerdings mit einem jahre-, evtl. sogar jahrzehntelangen Verlauf gerechnet werden. Über einen derart protrahierten Verlauf der sonst durchaus gutartigen Hautaffektion ist bei *Diabetikern* berichtet worden (COHN et al., 1970; MARGOLIS u. BROADRICK, 1974). Außer der Haut können auch die Zunge und die Skeletmuskulatur befallen sein, die infolge des Ödems angeschwollen sind. KORTING et al. haben 1974 über einen 37jährigen Patienten mit einem IgG-Plasmocytom und einem Scleroedema Buschke berichtet.

Klinische Differentialdiagnose: Im Anfangsstadium kann das Scleroedema Buschke mit einem Erysipel oder einer Dermatomyositis, in späteren Stadien vor allem mit einer Sklerodermie verwechselt werden.

Histologie: Die histologischen Befunde sind wenig charakteristisch. Die *Epidermis* kann verschmälert und z.T. vermehrt pigmentiert sein. Das *Corium* ist gelegentlich bis auf das Dreifache der Norm verbreitet. Das Hautbindegewebe ist infolge einer diffusen Vermehrung der Grundsubstanz aufgelockert (Abb. 40). Im Bereich der Gefäße finden sich gelegentlich lockere Rundzellfiltrate. Die vermehrte Grundsubstanz kann mit der Alzianblau-Färbung, der Haleschen Reaktion und der Toluidinblau-Färbung zur Darstellung gebracht werden. Nach Vorbehandlung der Schnitte mit Hyaluronidase fallen diese Färbereaktionen negativ aus. Die vermehrte Grundsubstanz enthält vor allem Hyaluronsäure (HOLUBAR u. MACH, 1967). Die Bindegewebszellen sind vermehrt, gelegentlich können auch recht zahlreiche Mastzellen gefunden werden.

Elektronenmikroskopische Untersuchungen: Eigene Untersuchungen (HARDMEIER u. VOGEL, 1971) ergaben eine reichliche Ausstattung der vermehrten Bindegewebszellen mit Zellorganellen. Die vermehrte Grundsubstanz kommt besonders im Bereich der elastischen Fasern gut zu Darstellung. Die kollagenen Fibrillen sind teils dicht gepackt, teils aufgelockert.

Differentialdiagnose: In Frühstadien können bei der Sklerodermie ähnliche morphologische Befunde erhoben werden. Die Diagnose Scleroedema (adultorum) Buschke ist nur unter Mitberücksichtigung der klinischen Befunde möglich.

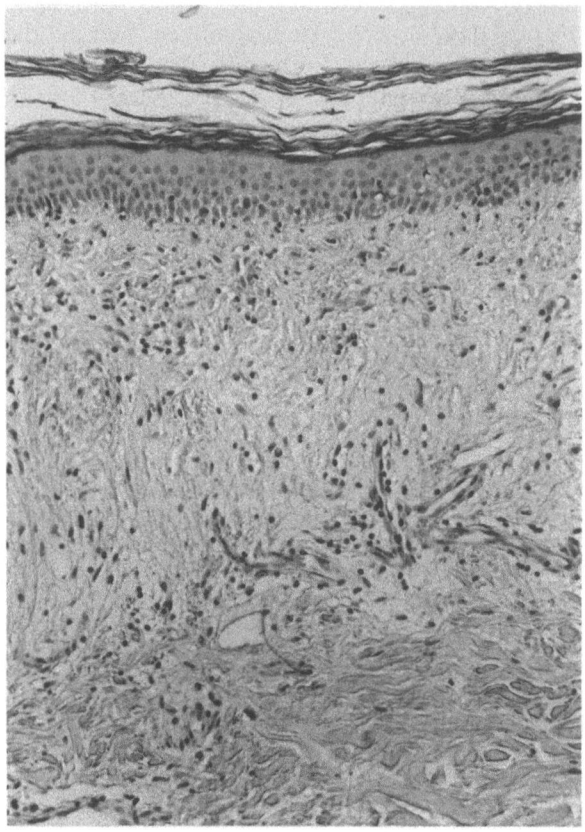

Abb. 40. Scleroedema (adultorum) Buschke, vermehrte Grundsubstanz in der oberen Hälfte des verdickten Coriums (Paraffin, HE-Färbung, 110×)

3. Mucinosis follicularis (= Alopecia mucinosa)[1]

Klinik: Die Mucinosis follicularis führt zu einer Alopecie, weshalb man mit PINKUS (1957) auch von einer Alopecia mucinosa spricht. Es muß zwischen einer primären oder idiopathischen und einer sekundären oder symptomatischen Form unterschieden werden. Die letztere kann bei Ekzemen und bei Reticulosen, insbesondere der Mycosis fungoides, auftreten. Diese Form ist von TAPPEINER et al. (1967) eingehend bearbeitet worden. EMMERSON (1969) fand bei 8 von 47 Patienten, d.h. in 17% der Fälle mit einer Mucinosis follicularis, Reticulosen als Grundkrankheit. Bei über 40 Jahre alten Patienten kommt PINKUS (1964) sogar auf einen Anteil der sekundären Form der Mucinosis follicularis von 26% der Fälle. Als Ursache der Mucinosis follicularis wird sowohl bei der primären als auch bei der sekundären Form eine lokale Kreislaufstörung angenommen, die bei der sekundären Form durch die hier teils sehr dichten „spezifischen" Infiltrate erklärbar ist. Die Veränderungen an den Haarfollikeln führen zur Mucinose. Aus diesem Grunde sollte die Mucinosis follicularis nicht zu den cutanen Mucinosen gerechnet werden. Die Patienten, es handelt sich sowohl um Kinder als auch um Erwachsene, weisen einzelne oder multiple, mehr oder weniger stark indurierte, folliculäre Papeln und Plaques auf. Prädilektionsstellen sind das Gesicht, der Nacken und der behaarte Kopf. Die primäre Form der Mucinosis follicularis kann mit einer Restitutio ad integrum abheilen. Bei der sekundären Form hängt die Prognose vom Grundleiden ab.

---

[1] Vergleiche hierzu auch den Abschnitt 2b) Alopecia mucinosa im Band 7/1, S. 491–493

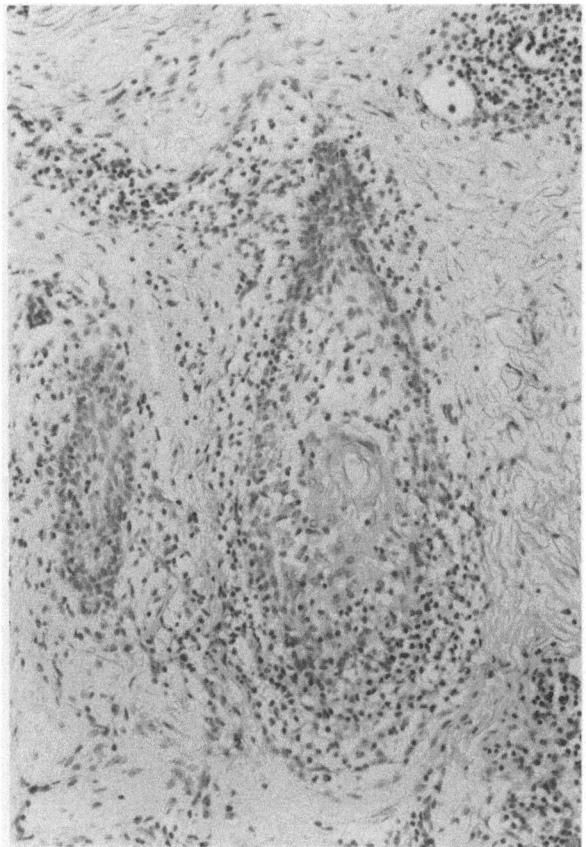

Abb. 41. Sekundäre Form der Mucinosis follicularis bei Mycosis fungoides. Auflockerung der Struktur des Haarfollikels und des angrenzenden Bindegewebes infolge von „spezifischen" Infiltraten und einer Vermehrung der an sauren Mucopolysacchariden reichen Grundsubstanz (Paraffin, HE-Färbung, 120 ×)

Klinische Differentialdiagnose: Das eosinophile Granulom der Gesichtshaut, die Sarkoidose, die Parapsoriasis und die Mycosis fungoides können ähnliche Läsionen wie die Mucinosis follicularis verursachen. Die folliculo-papilläre Form der Mucinosis follicularis kann mit einem Lichen nitidus und einer Keratosis pilaris verwechselt werden.

Histologie: Die Haarfollikel sind infolge einer Einlagerung schleimhaltiger Massen, die wiederum mit der Alzianblau-Färbung, der Haleschen Reaktion und der Toluidinblau-Färbung zur Darstellung gebracht werden können, aufgelockert. Bei der Grundsubstanz handelt es sich vorwiegend um Hyaluronsäure. Bei der primären Form sind vor allem die oberen und mittleren Anteile der Haarfollikel betroffen. Bei der sekundären Form finden sich Tumorzellinfiltrate um die Haarfollikel herum (Abb. 41). Diese können gelegentlich nur schwer von den lymphohistiocytären Infiltraten bei der primären Form abzugrenzen sein. Geringe Infiltrationen imponieren klinisch als folliculäre Papeln, größere Infiltrate als Plaques. Die Auflockerung des Haarfollikels kann zu einer Destruktion und Cystenbildung führen. In der Grundsubstanz können zusätzlich noch

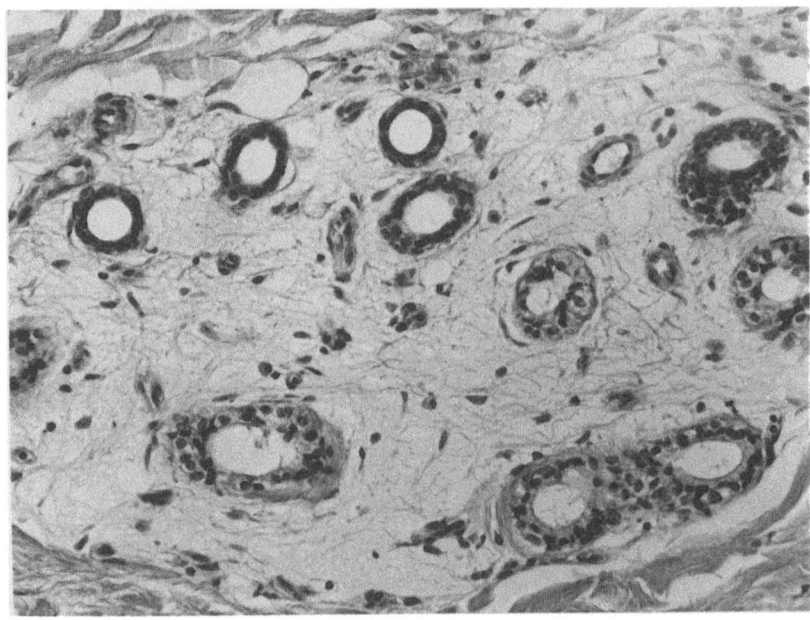

Abb. 42. Sog. saure Phanerose der ekkrinen Schweißdrüsen in der Nähe einer auf der Abbildung nicht sichtbaren Hautmetastase eines Tumors, zwischen den Drüsenschläuchen vermehrte, an sauren Mucopolysacchariden reiche Grundsubstanz (Paraffin, HE-Färbung, 160×)

den äußeren Anteilen des Haarschaftes angehörende, neutrale, mit der PAS-Reaktion darstellbare Mucopolysaccharide nachgewiesen werden. Neben den Haarfollikeln können auch die Talgdrüsen betroffen sein, was BRAUN-FALCO bereits 1957 als *Mucophanerosis intrafollicularis et seboglandularis* beschrieben hat. Ähnliche Läsionen wie bei der Mucinosis follicularis können auch im Bereich der Knäuelteile der ekkrinen Schweißdrüsen gefunden werden (Abb. 42). Derartige reaktive Veränderungen können in der Umgebung von Hauttumoren beobachtet werden. RANDERATH hat 1947 dieses Phänomen als *saure Phanerose der ekkrinen Schweißdrüsen* bezeichnet. Bei der vermehrten Grundsubstanz handelt es sich hier in erster Linie um saure Mucopolysaccharide.

Histologische Differentialdiagnose: Die Auflockerung der Haarfollikel darf nicht mit der Spongiosierung beim Ekzem verwechselt werden, wo Einlagerungen saurer Mucopolysaccharide fehlen.

Elektronenmikroskopische Untersuchungen: HOLLMANN et al. (1970) haben die bereits lichtmikroskopisch beobachtete Störung der Talgsekretion elektronenoptisch bestätigen können. Der Glykogengehalt der Talgdrüsenzellen ist erhöht. Die Sekretvacuolen sind unterschiedlich groß und enthalten abnormes Material, das teils elektronendicht, teils aufgelockert zu einem fleckigen Aspekt dieser Vacuolen führt. Ähnliche Veränderungen weisen die Haarfollikel im Bereich der Einmündung der Talgdrüsen auf. Die von ORFANOS und GAHLEN bereits 1964 beschriebene Auflockerung des Cytoplasmas der oberen Zellreihen des Stratum Malpighi und die Einlagerungen von sog. Cytosomen konnten

HOLLMANN et al. (1970) im Gegensatz zu ISHIBASHI und CHUJO (1974) nicht bestätigen. Bei den Cytosomen handelt es sich um kleine, rundliche, von einer Doppelmembran umgebene, im Innern teils lamellär gebaute Körper, deren Bedeutung unklar ist. Cytosomen sind außer bei der Mucinosis follicularis auch bei anderen Hautläsionen beobachtet worden. In den erwähnten Untersuchungen wird auf epitheliale Veränderungen hingewiesen, die bei der Talgdrüse zu einer abnormen Sekretion und bei der Epidermis zu einer Störung der Keratinisierung führen. Dies kommt am besten in der von BRAUN-FALCO bereits 1957 eingeführten Bezeichnung als „Mucophanerosis intrafollicularis et seboglandularis" zum Ausdruck.

J. Mucopolysaccharidosen

Klinik: Bei den Mucopolysaccharidosen führt die fehlerhafte genetische Information zur Produktion inaktiver lysosomaler Enzyme. Dies führt zur Speicherung saurer Mucopolysaccharide in Zellen mesenchymaler Gewebe, des Nervensystems und der inneren Organe (SPRANGER, 1974). Es werden sechs verschiedene Formen unterschieden, die einerseits mit den Zahlen I–VI, andererseits mit Eigennamen bezeichnet werden (DORFMAN u. MATALON, 1972). Mit Ausnahme der MPS-II, dem Hunter-Syndrom, erfolgt die Vererbung autosomal-recessiv. *Hautveränderungen* sind vor allem bei der MPS-I und -II beschrieben worden. Es handelt sich dabei um das Hurler-Syndrom und seine X-chromosomal-recessiv vererbte Form, das bereits erwähnte Hunter-Syndrom. Bei beiden Formen wird die Diagnose aufgrund des typischen klinischen Bildes mit gargoylartigen Gesichtszügen, Kleinwuchs, Kyphose, Gelenkkontrakturen, Trübung der Hornhaut, Schwerhörigkeit, Hepatosplenomegalie und Herzinsuffizienz gestellt (MCKUSICK, 1966). Die Herzinsuffizienz führt meistens bereits vor der Pubertät zum Tode. Beim Hunter-Syndrom fehlt die Trübung der Cornea, der Gibbus und die Oligophrenie sind weniger stark ausgeprägt. Die Lebenserwartung ist höher. Häufiger als beim Hurler-Syndrom, wo es zu charakteristischen *Verdickungen der Fingerhaut* kommt, werden hier *streifen- bis knotenförmige Verdickungen der Haut*, vor allem am Brustkorb und an den Oberarmen, beobachtet. Gelegentlich hat die Haut einen chagrinartigen Aspekt. Bei den erwähnten beiden Mucopolysaccharidosen, aber auch bei der MPS-III, dem Sanfilippo-Syndrom, und der MPS-V, dem Scheie-Syndrom, kann vor allem an Armen und Händen infolge einer Vermehrung der Lanugo-Behaarung eine Hypertrichose gefunden werden. Insgesamt kann gesagt werden, daß die Hautveränderungen bei den Mucopolysaccharidosen gering sind und diagnostisch kaum eine Rolle spielen.

Histologie: Einer der konstantesten Befunde bei allen Mucopolysaccharidosen sind mesenchymale Zellen, deren Cytoplasma mit hellem Speichermaterial gefüllt ist (SPRANGER, 1974). In der *Epidermis* werden die Kerne der betroffenen Zellen nach der Seite zu verdrängt (Abb. 43). Die sauren Mucopolysaccharide können jedoch nur nach spezieller Fixation des Gewebes in absolutem Alkohol, Carnoyscher Lösung, Bleiacetat oder Dioxanodinitrophenol, mit der Alzianblau-Färbung, der Haleschen Reaktion oder der Toluidinblau-Färbung nachgewiesen werden. Daneben finden sich in unterschiedlichem Maße auch größere Mengen von Glykogen und seltener auch Lipide. Besonders deutlich können diese Cytoplasmaeinschlüsse bzw. -vacuolen in den *ekkrinen Schweißdrüsen* gefunden werden. Bei der Verwendung wäßriger Fixationsmittel, wie dem allgemein üblichen Formalin, werden die Mucopolysaccharide aus den Zellen herausgelöst und lassen die erwähnten Vacuolen zurück. Im *Corium* weisen die Fibroblasten und als Makrophagen zu interpretierende Zellen, die wahrscheinlich den im Blut

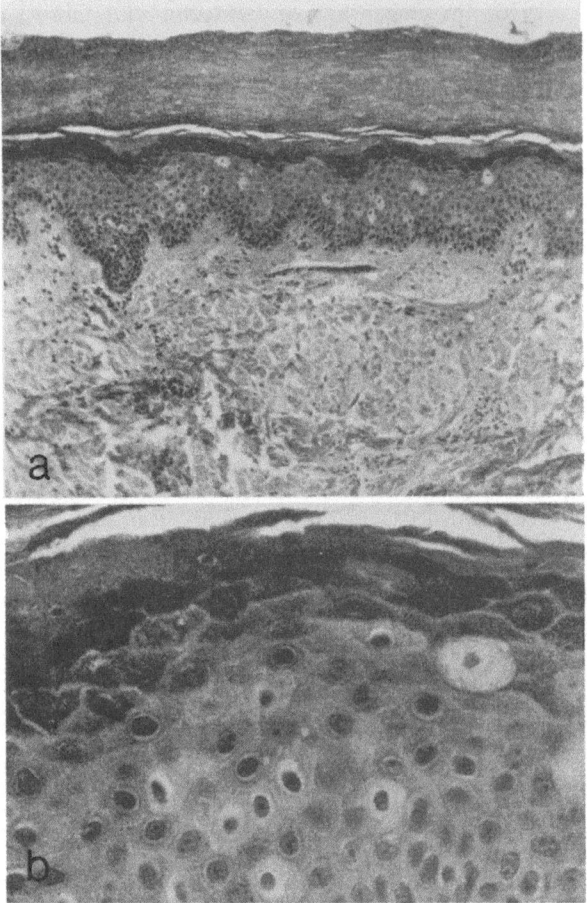

Abb. 43a u. b. Mucopolysaccharidose (Hurler-Syndrom), vacuolisierte Mucopolysaccharide enthaltende Epidermiszellen. (a) Übersicht, (b) Detail (Aus HAMBRICK u. SCHEIE, 1962)

zirkulierenden, mit Mucopolysacchariden beladenen Lymphozyten entsprechen, die typischen Granula bzw. Vacuolen auf. Diese Zellen müssen von den Mastzellen abgegrenzt werden, die auch metachromatische Granula aufweisen. Die Mastzellgranula werden jedoch durch wäßrige Fixationsmittel nicht herausgelöst. Das kollagene Bindegewebe ist bei den Mucopolysaccharidosen im allgemeinen vermehrt. Die Hautveränderungen beim Hurler-Syndrom sind von HAMBRICK und SCHEIE bereits 1962 eingehend beschrieben worden.

Elektronenmikroskopische Untersuchungen: Nach der Arbeit von DE CLOUX und FRIEDERICI (1969) weisen beim Hurler-Syndrom rund 20% der *Epidermiszellen* typische Veränderungen auf. Die von einer Membran umgebenen Vacuolen finden sich erwartungsgemäß auch in den Fibroblasten und den erwähnten Makrophagen sowie in den Schwannschen Zellen. Diese Befunde sind von BELCHER (1972) bei Patienten mit Hurler-, Hunter- und Sanfilippo-Syndrom bestätigt worden. Die Speicherung der sauren Mucopolysaccharide erfolgt in den *Lysoso-*

men. Man kann dabei drei Arten von Einschlüssen unterscheiden, nämlich schwach osmiophiles, reticulogranuläres Material, das wahrscheinlich den Mucopolysacchariden entspricht, sodann runde, homogene, opake, relativ dichte Formationen, bei denen es sich wahrscheinlich um Lipide handelt, und schließlich lamellär geschichtete Strukturen, die Gangliosiden entsprechen dürften (SPRANGER, 1974). SPICER et al. (1974) untersuchten Hautbiopsien bei je 3 Patienten mit Hurler- und Hunter-Syndrom. Auch hier fanden sich Veränderungen vor allem in den *ekkrinen Schweißdrüsen*, wobei die sog. hellen und dunklen Zellen sowie auch die Myoepithelien betroffen sind. Die typischen Befunde nehmen mit dem Alter der Patienten zu. Betroffen sind weiter auch die Gefäßpericyten und die Schwannschen Zellen, nicht aber die Endothelzellen der Capillaren, die glatte Muskulatur und die Mastzellen. Bei den heterozygoten Eltern der Patienten konnten auch elektronenmikroskopisch keine Vacuolen gefunden werden. LASSER et al. (1975) haben Hautbiopsien bei je 2 Geschwistern mit Hunter- und Sanfilippo-Syndrom vor und nach einer *Plasmainfusionstherapie* untersucht. In Übereinstimmung mit den Resultaten von SPICER et al. (1974) ergaben sich unveränderte Befunde mit typischen Vacuolen in Fibroblasten, Schwannschen Zellen und Monocyten der Haut. BIOULAC et al. (1975) konnten in Hautbiopsien von 4 Kindern mit einem Hurler-Syndrom und 2 Brüdern mit einem Hunter-Syndrom auch in den glatten Muskelzellen die typischen elektronenmikroskopischen Befunde erheben. In den Mastzellen beobachteten diese Autoren neben den normalen Granula eigenartige wurmartige Einschlüsse. Obschon für die verschiedenen Formen der Mucopolysaccharidosen ultrastrukturell keine spezifischen Befunde vorliegen, kommt der elektronenmikroskopischen Untersuchung von Hautbiopsien im Gegensatz zu den klinischen Befunden an der Haut und den lichtmikroskopisch zu erhebenden Befunden diagnostische Bedeutung zu.

Literatur

Braun-Falco, O.: Pathologische Veränderungen an Grundsubstanz, Kollagen und Elastica. In: Handbuch der Haut- und Geschlechtskrankheiten, Ergänzungswerk, Bd. I/2: Normale und pathologische Anatomie der Haut II. Gans, O., Steigleder, G.K. (Hrsg.), S. 519–651. Berlin, Heidelberg, New York: Springer 1964

Eberhartinger, Chr., Ebner, H., Niebauer, G.: Ablagerungen und Speicherung in der Cutis. In: Handbuch der Haut- und Geschlechtskrankheiten, Ergänzungswerk, Bd. I/1: Normale und pathologische Anatomie der Haut I. Gans, O., Steigleder, G.K. (Hrsg.), S. 862–919. Berlin, Heidelberg, New York: Springer 1968

Handbuch der inneren Medizin, 5., völlig neubearb. u. erweit. Aufl. Bd. VII/1: Erbliche Defekte des Kohlenhydrat-, Aminosäuren- und Proteinstoffwechsels. Linneweh, F. (Hrsg.). Berlin, Heidelberg, New York: Springer 1974

Handbuch der inneren Medizin, 5., völlig neubearb. u. erweit. Aufl. Bd. VII/2A: Diabetes mellitus. Oberdisse, K. (Hrsg.). Berlin, Heidelberg, New York: Springer 1975

Handbuch der inneren Medizin, 5., völlig neubearb. u. erweit. Aufl. Bd. VII/2B: Diabetes mellitus. Oberdisse, K. (Hrsg.). Berlin, Heidelberg, New York: Springer 1976

Handbuch der inneren Medizin, 5., völlig neubearb. u. erweit. Aufl. Bd. VII/3: Gicht. Zöllner, N. (Hrsg.). Berlin, Heidelberg, New York: Springer 1976

Handbuch der inneren Medizin, 5., völlig neubearb. u. erweit. Aufl. Bd. VII/4: Fettstoffwechsel. Schettler, G., Greten, H., Schlierf, G., Seidel, D. (Hrsg.). Berlin, Heidelberg, New York: Springer 1976

Lever, W.: Ablagerungskrankheiten körpereigener Stoffwechselprodukte. In: Handbuch der Haut- und Geschlechtskrankheiten, Ergänzungswerk, Bd. III/1: Nicht entzündliche Dermatosen I. Gottron, H.A. (Hrsg.) S. 43–265. Berlin, Heidelberg, New York: Springer 1963
Stanbury, J.B., Wyngaarden, J.B., Fredrickson, D.S. (eds.): The metabolic basis of inherited disease, 4th ed. New York, Toronto, Sidney, London: McGraw-Hill 1978

A. Kohlenhydratstoffwechsel

Auböck, L.: Elektronenmikroskopische Untersuchungen der prätibialen Pigmentflecke. Z. Haut- u. Geschl-Kr. **46**, 624–634 (1971)
Binkley, G.W.: Dermopathy in the diabetic syndrome. Arch. Derm. Syph. (Chicago) **92**, 625–634 (1965)
Bouissou, H., Pieraggi, M.Th., Julian, M., Buscail, I., Denard, Y., Darnaud, J.: Le fibroblaste dans le diabète et l'état de risque diabétique. Essai d'interprétation pathogénique. Ann. anat. path. **19**, 51–70 (1974)
Brehm, G.: Haut und Diabetes. In: Handbuch der inneren Medizin, 5. Aufl. Bd. VII/2B: Diabetes mellitus. Oberdisse, K. (Hrsg.), S. 569–604. Berlin, Heidelberg, New York: Springer 1976
Durand, M., Durand, A.: Les altérations vasculaires dermohypodermiques des diabétiques. Etude au microscope optique et électronique. Path. et Biol. (Paris) **14**, 1005–1019 (1966)
Fisher, E.R., Danowski, T.S.: Histologic, histochemical, and electron microscopic features of the shin spots of diabetes mellitus. Amer. J. clin. Path. **50**, 547–554 (1968)
Funk, H.U.: Veränderungen an kleinen Extremitätengefäßen von Diabetikern. Schweiz. med. Wschr. **95**, 487–492 (1965)
Goldenberg, S., Alex, M., Joshi, R.A., Blumenthal, H.T.: Nonatheromatous peripheral vascular disease of the lower extremity in diabetes mellitus. Diabetes **8**, 261–272 (1959)
Hild, R., Nobbe, F.: Die diabetische Makroangiopathie. In: Handbuch der inneren Medizin, 5. Aufl. Bd. VII/2B: Diabetes mellitus. Oberdisse, K. (Hrsg.), S. 189–244. Berlin, Heidelberg, New York: Springer 1976
Jordan, S.W., Perley, M.J.: Microangiopathy in diabetes mellitus and aging. Arch. Path. (Chicago) **93**, 261–265 (1972)
Kerl, H.: Zur Frage der prätibialen Pigmentflecke bei Diabetes mellitus (Diabetische Dermopathie). Z. Haut- u. Geschl.-Kr. **46**, 619–624 (1971)
Kerl, H., Kresbach, H.: Prätibiale atrophische Pigmentflecke. Ein mikrovasculär bedingtes Hautsymptom des Diabetes mellitus. Hautarzt **23**, 59–66 (1972)
Kerl, H., Kresbach, H.: Zu einigen Aspekten der „Bullosis diabeticorum". Hautarzt **25**, 60–65 (1974)
Klose, L.: Eruptive Xanthome bei Glykogenspeicherkrankheit (Glykogenose Typ I). Z. Haut- u. Geschl.-Kr. **49**, 587–588 (1974)
Klotz, H.P., Romani, J.-D.: L'intérêt de la biopsie cutanée chez les „prédiabétiques". Ann. méd. int. (Paris) **123**, 79–83 (1972)
Larsson, O.: Studies of small vessels in patients with diabetes. Acta med. scand. (Suppl.) **480** (1967)
Lindner, J.: Pathomorphologie der diabetischen Makroangiopathie. In: Diabetische Angiopathien. Alexander, K., Cachovan, M. (Hrsg.), S. 91–127. Baden-Baden, Brüssel, Köln, New York: Witzstrock 1977
Linneweh, F.: Glykogenosen. In: Handbuch der inneren Medizin, 5. Aufl. Bd. VII/1: Erbliche Defekte des Kohlenhydrat-, Aminosäuren- und Proteinstoffwechsels. Linneweh, F. (Hrsg.), S. 159–183. Berlin, Heidelberg, New York: Springer 1974
McAdams, A.J., Hug, G., Bove, K.E.: Glycogen storage disease, types I to X. Criteria for morphologic diagnosis. Hum. Pathol. **5**, 463–487 (1974)
Melin, H.: An atrophic circumscribed skin lesion in the lower extremities of diabetics. Acta med. scand. (Suppl.) **423** (1964)
Randerath, E., Diezel, P.B.: Vergleichende histochemische Untersuchungen der Arteriosklerose bei Diabetes mellitus und ohne Diabetes mellitus. Dtsch. Arch. klin. Med. **205**, 523–542 (1959)

Raskin, Ph., Marks, J.F., Burns, H., Plumer, M.E., Siperstein, M.D.: Capillary basement membrane width in diabetic children. Amer. J. Med. **58**, 365–372 (1975)

Ravid, M., Silman-Socher, R., Ben Shaul, Y., Sohar, E.: Quantitative electron microscopic study of capillaries in diabetes mellitus. Beitr. path. Anat. **159**, 280–291 (1976)

Schirren, C.: Die Beteiligung der Haut beim Diabetes mellitus. In: Handbuch des Diabetes mellitus: Pathophysiologie und Klinik. Pfeiffer, F.F. (Hrsg.), Bd. 2, S. 727–748. München: Lehmanns 1971

Siperstein, M.D., Unger, R.H., Madison, L.L.: Studies of muscle capillary basement membranes in normal subjects, diabetic, and prediabetic patients. J. clin. Invest. **47**, 1973–1998 (1968)

Willms, B.: Einfluß der Stoffwechselkontrolle auf die Entwicklung von Spätkomplikationen des Diabetes. Münch. med. Wschr. **119**, 482–488 (1977)

B. Fettstoffwechsel

Anton-Lamprecht, I. und Kahlke, W.: Zur Ultrastruktur hereditärer Verhornungsstörungen. V. Ichthyosis beim Refsum-Syndrom (Heredopathia Atactica Polyneuritiformis). Arch. Derm. Forsch. **250**, 185–206 (1974)

Pilz, H.: Metachromatische Leukodystrophie (Sulfatid-Lipidose). In: Handbuch der inneren Medizin, 5. Aufl. Bd. VII/4: Fettstoffwechsel. Schettler, G., Greten, H., Schlierf, G., Seidel, D. (Hrsg.), S. 565–595. Berlin, Heidelberg, New York: Springer 1976

Slavin, G., Willes, E.J., Richmond, J.E., Chanarin, I., Andrews, T., Stewart, G.: Morphological features in a neutral lipid storage disease. J. clin. Path. **28**, 701–710 (1975)

Steinberg, D.: Refsum's disease (phytanics acid). In: Handbuch der inneren Medizin, 5. Aufl. Bd. VII/4: Fettstoffwechsel. Schettler, G., Greten, H., Schlierf, G., Seidel, D. (Hrsg.), S. 645–656. Berlin, Heidelberg, New York: Springer 1976

Morphologische Befunde bei den Xanthomen

Braun-Falco, O.: Zur Morphogenese des Xanthelasma palpebrarum. Eine zyto-chemische Untersuchung. Arch. klin. exp. Derm. **238**, 292–307 (1970)

Braun-Falco, O.: Origin, structure, and function of the xanthoma cell. Nutr. Metab. **15**, 68–88 (1973)

Fletcher, R.F.: Lipid composition of xanthomas of different types. Nutr. Metab. **15**, 97–106 (1973)

Polano, M.K.: Xanthoma types in relation to the type of hyperlipoproteinemia. Nutr. Metab. **15**, 107–118 (1973)

Shulman, R.S., Bhattacharyya, A.K., Connor, W.E., Fredrickson, D.S.: β-Sitosterolemia and xanthomatosis. New Engl. J. Med. **294**, 482–483 (1976)

Walton, K.W., Thomas, C., Dunkerley, D.J.: The pathogenesis of xanthomata. J. Path. Bact. **109**, 271–289 (1973)

Wolff, H.H., Braun-Falco, O.: Die Ultrastruktur des Xanthelasma palpebrarum. Eine morphologische und elektronenmikroskopisch-zytochemische Untersuchung. Arch. klin. exp. Derm. **238**, 308–322 (1970)

I. Familiäre Lipoproteinmangelzustände

Assmann, G.: Tangier-Krankheit. In: Handbuch der inneren Medizin, 5. Aufl. Bd. VII/4: Fettstoffwechsel. Schettler, G., Greten, H., Schlierf, G., Seidel, D. (Hrsg.), S. 461–483. Berlin, Heidelberg, New York: Springer 1976

Kummer, H., Laissue, J., Spiess, H., Pflugshaupt, R., Bucher, U.: Familiäre Analphalipoproteinämie (Tangier-Krankheit). Schweiz. med. Wschr. **98**, 406–412 (1968)

Laissue, J., Kummer, H., Hodler, J.: Speicherzellen bei An-Alpha$_1$-Lipoproteinemie. Virchows Arch. **344**, 119–124 (1968)

Schaefer, H.E., Assmann, G., Gheorghiu, Th.: Licht- und elektronenmikroskopische Untersuchungen zur Tangier-Krankheit (sog. Analpha-Lipoproteinämie). Verh. dtsch. Ges. Path. **60**, 473 (1976)

II. Primäre Hyperlipoproteinämien

Braun-Falco, O.: Struktur und Morphogenese von Xanthomen bei Hyperlipoproteinämie vom Typ III. Eine morphologische, histochemische und elektronenmikroskopische Untersuchung. Hautarzt **27**, 122–132 (1976)

Bulkley, B.H., Buja, L.M., Ferrans, V.J., Bulkley, G.B., Roberts, W.C.: Tuberous xanthoma in homozygous type II hyperlipoproteinemia. Arch. Path. (Chicago) **99**, 293–300 (1975)

Farmer, R.G., Winkelman, E.I., Brown, H.B., Lewis, L.A.: Hyperlipoproteinemia and pancreatitis. Amer. J. Med. **54**, 161–165 (1973)

Fredrickson, D.S., Levy, R.I.: Familial hyperlipoproteinemia. In: The metabolic basis of inherited disease, 3rd ed Stanbury, J.B., Wyngaarden, J.B., Fredrickson, D.S. (eds.), pp. 545–614. New York, Toronto, Sidney, London: McGraw-Hill 1972

Patsch, J.R., Patsch, W., Sailer, S., Braunsteiner, H.: Familiäre Hyperlipoproteinämie Typ III. Dtsch. med. Wschr. **101**, 1612–1619 (1976)

Weber, K., Braun-Falco, O., Wolfram, G.: Die Hyperlipoproteinämie vom Typ III. Ein Bericht anhand von 5 Fällen. Hautarzt **24**, 179–185 (1973)

III. Sekundäre Hyperlipoproteinämien

Farmer, R.G., Winkelman, E.I., Brown, H.B., Lewis, L.A.: Hyperlipoproteinemia and pancreatitis. Amer. J. Med. **54**, 161–165 (1973)

Baumgartner, H.P., Filippini, L.: Alkoholinduzierte Hyperlipoproteinämien. Schweiz. med. Wschr. **107**, 1406–1411 (1977)

Seidel, D.: Hyperlipoproteinämie bei Erkrankungen der Leber. Schweiz. med. Wschr. **105**, 857–862 (1975)

IV. Lipidosen

Anderson, W.: A case of „Angeio-keratoma". Brit. J. Derm. **10**, 113–117 (1898)

Beaudet, A.L., Caskey, C.T.: Detection of Fabry's disease heterozygotes by hair root analysis. Clin. Genetics **13**, 251–258 (1978)

Brady, R.O., Gal, A.E., Bradley, R.M., Martenson, E., Warshaw, A.L., Laster, L.: Enzymatic defect in Fabry's disease: Ceramidetrihexosidose deficiency. New Engl. J. Med. **276**, 1163–1167 (1967)

Brady, R.O., Tallman, J.F., Johnson, W.G., Gal, A.E., Leahy, W.R., Quirk, J.M., Dekaban, A.S.: Replacement therapy for inherited enzyme deficiency. Use of purified ceramidetrihexosidase in Fabry's disease. New Engl. J. Med. **289**, 9–14 (1973)

Clarke, J.T.R., Knaack, J., Crawhall, J.C., Wolfe, L.S.: Ceramide trihexosidosis (Fabry's disease without skin lesions). New Engl. J. Med. **284**, 233–234 (1971)

Dubach, U.C., Gloor, F.: Fabry-Krankheit (Angiokeratoma corporis diffusum universale). Phosphatidspeicherkrankheit bei zwei Familien. Dtsch. med. Wschr. **91**, 241–245 (1966)

Fabry, J.: Ein Beitrag zur Kenntnis der Purpura haemorrhagica nodularis (Purpura papulosa haemorrhagica Hebrae). Arch. Derm. Syph. (Berl.) **43**, 187–200 (1898)

Goerz, G., Vogelberg, K.H., Haensch, R.: Angiokeratoma corporis diffusum (Fabry) – Lipoid-Thesaurismose. Arch. Derm. Forsch. **240**, 394–403 (1971)

Gebhart, W., Lassmann, H. und Niebauer, G.: Demonstration of specific storage material within cutaneous nerves in metachromatic leukodystrophy. J. cutan. Pathol. **5**, 5–14 (1978)

Joris, F.: Morbus Fabry – clinical and histopathological study. VASA **7**, 37–42 (1978)

Kint, J.A.: Fabry's disease α-Galactosidase deficiency. Science **167**, 1268–1269 (1970)

Martin, J.J., Ceuterick, Ch., Leroy, J.G.: Contribution de la biopsie cutanée au diagnostic des encéphalopathies métaboliques. Rev. neurol. **132**, 639–651 (1976)

Philippart, M., Franklin, St. S., Gordon, A.: Reversal of an inborn sphingolipidosis (Fabry's disease) by kidney transplantation. Ann. intern. Med. **77**, 195–200 (1972)

Pompen, A.W.M., Ruiter, M., Wyers, H.J.G.: Angiokeratoma diffusum corporis (universale) Fabry, a sign of unknown internal disease. Two autopsy reports. Acta med. scand. **128**, 234–255 (1947)

Ruiter, M.: Das Angiokeratoma corporis diffusum-Syndrom und seine Hauterscheinungen. Übersicht und eigene Erfahrungen der letzten 10 Jahre. Hautarzt **9**, 15–19 (1958)

Ruiter, M., Pompen, A.W.M.: Angiokeratoma corporis diffusum (universale) mit kardiovasorenalem Symptomenkomplex bei drei Brüdern. Arch. Derm. Syph. (Berl.) **179**, 165–173 (1939)

Savi, M., Olivetti, G., Neri, T.M., Curtoni, C.: Clinical, histopathological, and biochemical findings in Fabry's disease. A case report and family study. Arch. Path. Lab. Med. **101**, 536–539 (1977)

Schettler, G.: Morbus Gaucher. In: Handbuch der inneren Medizin, 5. Aufl. Bd. VII/4: Fettstoffwechsel. Schettler, G., Greten, H., Schlierf, G., Seidel, D. (Hrsg.), S. 547–564. Berlin, Heidelberg, New York: Springer 1976

Scriba, K.: Zur Pathogenese des Angiokeratoma corporis diffusum Fabry mit cardiovasorenalem Symptomenkomplex. Verh. dtsch. Ges. Path. **34**, 221–226 (1950)

Sweeley, C.C., Klionsky, B.: Fabry's disease: Classification as a sphingolipidosis and partial characterization of a novel glycolipid. J. biol. Chem. **238**, 3148–3150 (1963)

Tarnowski, W.M., Hashimoto, K.: Lysosomes in Fabry's disease. Acta derm.-venereol. (Stockh.) **48**, 143–152 (1968)

Urbain, G., Philippart, M., Peremans, J.: Fabry's disease with hypogammaglobulinemia and without angiokeratomas. Arch. intern. Med. **124**, 72–76 (1969)

Van Mullem, P.J., Ruiter, M.: Elektronenmikroskopische Untersuchung der Haut bei Angiokeratoma corporis diffusum (Thesaurismosis lipoidica Ruiter-Pompen-Wyers; Sphingolipidosis Sweeley-Klionsky usw.). Arch. klin. exp. Derm. **226**, 453–463 (1966)

Van Mullem, P.J., Ruiter, M.: Fine structure of the skin in angiokeratoma corporis diffusum (Fabry's disease). J. Path. Bact. **101**, 221–226 (1970)

Anhang: Hyalinosis cutis et mucosae

Hofer, P.Å., Larsson, P.-Å., Göller, H., Ek, B., Laurell, H., Lorentzon, R.: A clinical and histopathological study of twentyseven cases of Urbach-Wiethe disease. Dermatologic, gastroenterologic, neurophysiologic, ophthalmologic and roentgendiagnostic aspects, as well as the results of some clinicochemical and histochemical examination. Acta path. microbiol. scand. (Suppl.) **A 245** (1974)

Hofer, P.Å., Öhman, J.: Laryngeal lesions in Urbach-Wiethe disease (Lipoglycoproteinosis, Lipoid proteinosis, Hyalinosis cutis et mucosae). A histopathological and clinical study, including direct laryngoscopical examinations. Acta path. microbiol. scand. **A 82**, 547–558 (1974)

Kint, A.: A comparative electron microscopic study of the perivascular hyaline from porphyria cutanea tarda and from lipoidproteinosis. Arch. klin. exp. Derm. **239**, 203–212 (1970)

Lundt, V.: Beitrag zur Kenntnis der Hyalinosis cutis et mucosae. Arch. Derm. Syph. (Berl.) **188**, 128–145 (1949)

Rodermund, O.-E., Klingmüller, G.: Elektronenmikroskopische Befunde des Hyalins bei Hyalinosis cutis et mucosae. Gleichzeitig ein Beitrag zur Entstehung des Hyalins. Arch. klin. exp. Derm. **236**, 238–249 (1970)

Shore, R.N., Howard, B.V., Howard, W.J., Shelley, W.B.: Lipoid proteinosis: Demonstration of normal lipid metabolism in cultured cells. Arch. Derm. Syph. (Chicago) **110**, 591–594 (1974)

Urbach, E., Wiethe, C.: Lipoidosis cutis et mucosae. Virchows Arch. **273**, 285–319 (1929)

Van der Walt, J., Heyl, T.: Lipoid proteinosis and erythropoietic protoporphyria. A histological and histochemical study. Arch. Derm. Syph. (Chicago) **104**, 501–507 (1971)

C. Eiweißstoffwechsel

I. Antikörpermangelsyndrom

Heymer, B., Niethammer, D., Spanel, R., Galle, J., Kleihauer, E., Haferkamp, O.: Pathomorphology of humoral, cellular and combined primary immunodeficiencies. Virchows Arch. A **274**, 87–103 (1977)

Hitzig, W.H.: Immunmangel-Krankheiten. Pathophysiologie und Klinik. In: Handbuch der inneren Medizin, 5. Aufl. Bd. VII/1: Erbliche Defekte des Kohlenhydrat-, Aminosäuren- und Proteinstoffwechsels. Linneweh, F. (Hrsg.), S. 681–760. Berlin, Heidelberg, New York: Springer 1974

Hitzig, W.H.: Das Antikörpermangel-Syndrom. Schweiz. med. Wschr. **107**, 1729–1736 (1977)

Orfanos, C., Meiers, H.G.: Ulzerierende epitheloidzellige Granulomatose der Haut bei Antikörpermangelsyndrom. Dermatologica (Basel) **136**, 65–84 (1968)

Rister, M., Fröhlich, G., Seiferth, J.: Chronische septische Granulomatose bei zwei Brüdern. Dtsch. med. Wschr. **99**, 2172–2175 (1974)

II. Paraproteinämien

Barandun, S.: Paraproteine. Schweiz. med. Wschr. **103**, 1321–1324 (1973)

Hardmeier, Th.: Hautkrankheiten mit Paraproteinämie. Schweiz. med. Wschr. **97**, 1595–1597 (1967)

Hitzig, W.H.: Immunmangel-Krankheiten. Pathophysiologie und Klinik. In: Handbuch der inneren Medizin, 5. Aufl. Bd. VII/1: Erbliche Defekte des Kohlenhydrat-, Aminosäuren- und Proteinstoffwechsels. Linneweh, F. (Hrsg.), S. 681–760. Berlin, Heidelberg, New York: Springer 1974

Lai a Fat, R.F.M.: In vitro synthesis of paraproteins in pathological skin. J. Cutan. Path. **1**, 95–102 (1974)

Meiers, H.G.: Morbus Waldenström der Haut. Immunchemische Untersuchung der Paraproteinbildung im Hauttumor. Dtsch. med. Wschr. **83**, 1795–1800 (1968)

Meiers, H.G., Orfanos, C., Schilling, W.H.: Paraproteinämien bei Hautkranken. Hautarzt **18**, 307–316 (1967)

Orfanos, C.: Cytomorphologische Grundlagen der Immunglobulinproduktion in der Haut. Arch. klin. exp. Derm. **237**, 40–46 (1970)

1. Plasmocytom

Bloch, B.: Über eine bisher nicht beschriebene, mit eigentümlichen Elastinveränderungen einhergehende Dermatose bei Bence-Jones'scher Albuminurie. Ein Beitrag zur Lehre von den Stoffwechseldermatosen. Arch. Derm. Syph. (Berl). **99**, 9–22 (1910)

Bluefarb, S.M.: Cutaneous manifestations of multiple myeloma. Arch. Derm. Syph. (Chicago) **72**, 506–522 (1955)

Fateh-Moghadam, A., Beil, E., Lamerz, R.: Paramyloidose, Makroglossie und Raynaud-Syndrom bei Bence-Jones-Plasmozytom. Dtsch. med. Wschr. **96**, 539–544 (1971)

Jablonska, S., Stachow, A., Dabrowska, H.: Rapports entre la pyodermite gangreneuse et le myélome. Ann. Derm. Syph. (Paris) **94**, 121–132 (1967)

Kim, H., Heller, P., Rappaport, H.: Monoclonal gammopathies associated with lymphoproliferative disorders: a morphologic study. Amer. J. clin. Path. **59**, 282–294 (1973)

Leinbrock, A.: Das Plasmocytom und seine pathologischen Hautveränderungen. Hautarzt **9**, 249–259 (1958)

Meiers, H.G., Gehrmann, G.: Maligner Zoster bei normproteinämischem Plasmozytom (Bence-Jones-Plasmozytom). Dtsch. med. Wschr. **93**, 435–438 (1968)

Rappaport, H.: Tumors of the hematopoietic system. Atlas of tumor pathology. Sect.

III, Fasc. 8. Washington: 1966. For sale by the American Registry of Pathology, Armed Forces Institute of Pathology, Washington

Thiers, H., Colomb, D., Fayolle, J., Moulin, G., Chassard, A.: Purpura nécrotique avec cryoglobuline et myélome multiple. Bull. Soc. franç. Derm. Syph. **65**, 187–189 (1958)

Wilson, D.E., Flowers, C.M., Hershgold, E.J., Eaton, R.Ph.: Multiple myeloma, cryoglobulinemia and xanthomatosis. Distinct clinical and biochemical syndromes in two patients. Amer. J. Med. **59**, 721–729 (1975)

Wysocki, R.: Paramyelomatöse Dermatosen. In: Tagung der Nordwestdeutschen Dermatologischen Gesellschaft und der Hamburger Dermatologischen Gesellschaft in Bremen vom 31.5.–1.6.1969. Herzberg, J.J. (Hrsg.), S. 66–71. Stuttgart: Fischer 1971

2. Makroglobulinämie Waldenström

Altmeyer, P., Welke, S.: Makroglobulinämie Waldenström, assoziiert mit einem chronisch rezidivierenden urtikariellen Exanthem. Aktuelle Dermatologie **3**, 71–76 (1977)

Gottron, H.A., Korting, G.W., Nikolowski, W.: Die makroglobulinämische retikuläre Hyperplasie der Haut. Arch. klin. exp. Derm. **210**, 176–201 (1960)

Moore, D.F., Migliore, P.J., Shullenberger, C.C., Alexanian, R.: Monoclonal macroglobulinemia in malignant lymphoma. Ann. int. Med. **72**, 43–47 (1970)

Orfanos, C., Steigleder, G.K.: Die tumorbildende kutane Form des Morbus Waldenström. Dtsch. med. Wschr. **92**, 1449–1454 (1967a)

Orfanos, C., Steigleder, G.K.: Tumorbildende kutane Form des Morbus Waldenström. Klinik und Differentialdiagnose. Dtsch. med. Wschr. **92**, 1475–1477 (1967b)

Rappaport, H.: Tumors of the hematopoietic system. Atlas of tumor pathology. Sect. III, Fasc. 8. Washington: 1966. For sale by the American Registry of Pathology, Armed Forces Institute of Pathology, Washington

Röckl, H., Borchers, H., Schröpl, F.: Lymphoretikulose der Haut mit Makroglobulinämie als Sonderform der Makroglobulinämie Waldenström? Hautarzt **13**, 491–499 (1962)

3. „Heavy Chain Disease"

Franklin, E.C., Meltzer, M., Guggenheim, F., Loewenstein, J.: An unusual micro-gamma-globulin in the serum and urine of a patient. Fed. Proc. **22**, 264 (1963)

Franklin, E.C., Loewenstein, J., Bigelow, B., Meltzer, M.: Heavy chain disease: a new disorder of serum gamma-globulins. Report of the first case. Amer. J. Med. **37**, 332–350 (1964)

Mathe, G., Rappaport, H.: Histological and cytological typing of neoplastic diseases of haematopoietic and lymphoid tissues. In: International histological classification of tumors, No. 14. Geneva: World Health Organization 1976

Orfanos, C., Meiers, H.G.: Ulzerierende epitheloidzellige Granulomatose der Haut bei Antikörpermangelsyndrom. Dermatologica (Basel) **136**, 65–84 (1968)

Osserman, E.F., Takatsuki, K.: Plasma cell myeloma: gamma globulin synthesis and structure. A review of biochemical and clinical data, with the description of a newly-recognized and related syndrome, „Hγ-2-chain (Franklin's) disease". Medicine (Baltimore) **41**, 357–384 (1963)

Osserman, E.F., Takatsuki, K.: Clinical and immunochemical studies of four cases of heavy (Hγ-2)chain disease. Amer. J. Med. **37**, 351–373 (1964)

4. Kryoglobulinämien

Ellis, F.A.: The cutaneous manifestation of cryoglobulinemia. Arch. Derm. Syph. (Chicago) **89**, 690–697 (1964)

Meiers, H.G.: Kryomakroglobulinämische Purpura. Z. Haut- u. Geschl.-Kr. **41**, 445–452 (1966)

Müller, P.H., Gmür, J.: Metastasierendes Pankreaskarzinom mit Kryoproteinämie, Thrombophlebitis saltans, Lungenembolien und Phlegmasia coerulea dolens. Schweiz. med. Wschr. **99**, 682–684 (1969)

Quattrin, N., Dini, E., Di Girolamo, R., Ventruto, V.: Atypical chronic lymphoproliferative disease with cold agglutininemia, cryoglobulinemia and γG, γA, γM, γD hyperglobulinemia. Schweiz. med. Wschr. **100**, 306–308 (1970)
Schuez, I.: Purpura necroticans bei Kryoglobulinämie. Z. Haut- u. Geschl.-Kr. **42**, 777–787 (1967)
Smith, St. B., Arkin, Ch.: Cryofibrinogenemia: Incidence, clinical correlations, and a review of the literature. Amer. J. clin. Path. **58**, 524–530 (1972)

III. Amyloidosen

Andrade, C.: A peculiar form of peripheral neuropathy: Familiar typical generalized amyloidosis with special involvement of the peripheral nerves. Brain **75**, 408–427 (1952)
Black, M., Heather, Ch.J.: The ultrastructure of Lichen amyloidosus with special reference to the epidermal changes. Brit. J. Derm. **87**, 117–122 (1972)
Black, M., Jones, E.W.: Macular amyloidosis. Brit. J. Derm. **84**, 199–209 (1971)
Brownstein, M.H., Helwig, E.B.: The cutaneous amyloidoses. I. Localized forms. Arch. Derm. Syph. (Chicago) **102**, 8–19 (1970a)
Brownstein, M.H., Helwig, E.B.: The cutaneous amyloidoses. II. Systemic forms. Arch. Derm. Syph. (Chicago) **102**, 20–28 (1970b)
Brownstein, M.H., Helwig, E.B.: Systemic amyloidosis complicating dermatoses. Arch. Derm. Syph. (Chicago) **102**, 1–7 (1970c)
Cathcart, E.S., Ritchie, R.F., Cohen, A.S., Brandt, K.: Immunoglobulins and amyloidosis. An immunologic study of sixty-two patients with biopsy-proved disease. Amer. J. Med. **52**, 93–101 (1972)
Cohen, A.S.: Amyloidosis. New Engl. J. Med. **277**, 522–530, 574–583, 628–638 (1967)
Cooper, J.H.: Selective amyloid staining as a function of amyloid composition and structure. Histochemical analysis of the alkaline congo red, standardized toluidine blue, and iodine methods. Lab. Invest. **31**, 232–238 (1974)
Danielsen, L., Kobayasi, T.: An ultrastructural study of cutaneous amyloidosis. Acta derm.-venereol. (Stockh.) **53**, 13–21 (1973)
Ebner, H.: Licht- und elektronenmikroskopische Untersuchungen über das Amyloid der Haut. Z. Haut- u. Geschl.-Kr. **43**, 833–852 (1968)
Eng, A.M., Cogan, L., Gunnar, R.M. und Blekys, I.: Familial generalized dyschromic amyloidosis cutis. J. cutan. Pathol. **3**, 102–108 (1976)
Garcia, R.L., Backe, J.T.: IgM in skin lesions of systemic amyloidosis. JAMA **237**, 1598–1599 (1977)
Glenner, G.G., Ein, D., Terry, W.D.: The immunoglobulin origin of amyloid. Amer. J. Med. **52**, 141–147 (1972)
Goerttler, E., Anton-Lamprecht, I., Kotzur, B.: Amyloidosis cutis nodularis. Klinische, histopathologische und ultrastrukturelle Befunde. Hautarzt **27**, 16–25 (1976)
Gordon, D.A., Pruzanzski, W., Ogrylzo, M.A., Little, H.A.: Amyloid arthritis simulating rheumatoid disease in five patients with multiple myeloma. Amer. J. Med. **55**, 142–154 (1973)
Gottron, H.: Systematisierte Haut-Muskel-Amyloidose unter dem Bilde eines Skleroderma amyloidosum. Arch. Derm. Syph. (Berl.) **166**, 584–615 (1932)
Gottron, H.A.: Amyloidosis cutis nodularis atrophicans diabetica. Dtsch. med. Wschr. **75**, 19–24 (1950)
Gutmann, C.: Weiteres über Amyloid der Haut. Derm. Z. **53**, 235–246 (1928)
Harada, M., Isersky, C., Cuatrecasas, P., Page, D., Bladen, H.A., Eanes, E.D., Keister, H.R., Glenner, G.G.: Human amyloid protein: chemical variability and homogeneity. J. Histochem. Cytochem. **19**, 1–15 (1971)
Hashimoto, K., Brownstein, M.H.: Amyloidogenesis in healing wound. Electronmicroscopic studies of biopsied wounds in macular amyloidosis. Amer. J. Path. **68**, 371–380 (1972)
Hashimoto, K., Brownstein, M.H.: Localized amyloidosis in basal cell epitheliomas. Acta derm.-venereol. (Stockh.) **53**, 331–339 (1973)
Hashimoto, K., Onn, L.L.Y.: Lichen amyloidosus. Electron microscopic study of a typical case and a review. Arch. Derm. Syph. (Chicago) **104**, 648–667 (1971)

Hashimoto, K., Gross, B.G., Lever, W.F.: Lichen amyloidosus. Histochemical and electron microscopic studies. J. invest. Derm. **45**, 204–219 (1965)

Herrmann, W.P.: Paramyloidosen der Haut mit Paraproteinämie. Arch. klin. exp. Derm. **237**, 100–104 (1970)

Hofer, P.-Å., Andersson, R.: Postmortem findings in primary familial amyloidosis with polyneuropathy. A study based on six cases from northern sweden. Acta path. microbiol. scand. **A 83**, 309–322 (1975)

Holzmann, H., Korting, G.W., Missmahl, H.P.: Perikollagene Amyloidablagerungen in Haut und inneren Organen bei Sklerodermie. Klin. Wschr. **47**, 390–391 (1969)

Klatskin, G.: Nonspecific green birefringence in congored stained tissues. Amer. J. Path. **56**, 1–13 (1969)

Kurban, A.K., Malak, J.A., Afifi, A.K., Mire, J.: Primary localized macular cutaneous amyloidosis: histochemistry and electron microscopy. Brit. J. Derm. **85**, 52–60 (1971)

Lendrum, A.C., Slidders, W., Fraser, D.S.: Renal hyalin. A study of amyloidosis and diabetic fibrinous vasculosis with new staining methods. J. clin. Path. **25**, 373–396 (1972)

Licht, W., Zaun, H.: Paraproteinämie bei systematisierter Haut-Muskel-Paramyloidose. Dtsch. med. Wschr. **90**, 1516–1520 (1965)

Malak, J.A., Smith, E.W.: Secondary localized cutaneous amyloidosis. Arch. Derm. Syph. (Chicago) **86**, 465–477 (1962)

Missmahl, H.P.: Ablagerungsdermatosen, Amyloidablagerungen in der Haut. Arch. klin. exp. Derm. **237**, 90–99 (1970)

Noedl, F.: Systematisierte Haut-Muskel-Amyloidose. Arch. Derm. Syph. (Berl.) **198**, 319–332 (1954)

Noedl, F., Zaun, H.: Zur Klinik und Histologie der systematisierten Haut-Muskel-Paramyloidose. Arch. klin. exp. Derm. **220**, 393–416 (1964)

Rodermund, O.E.: Zur Amyloidosis cutis nodularis atrophicans (Gottron 1950). Gleichzeitig ein Beitrag zur Einteilung der Amyloidosen. Arch. klin. exp. Derm. **230**, 153–171 (1967)

Rodermund, O.-E., Klingmueller, G.: Zur submikroskopischen Struktur des Amyloids. Arch. klin. exp. Derm. **236**, 147–160 (1970)

Romhányi, G.: Differences in ultrastructural organization of amyloid as revealed by sensitivity or resistance to induced proteolysis. Virchows Arch. **A 357**, 29–52 (1972)

Scheinberg, M.A., Bennett, M., Cathcart, E.S.: Casein-induced experimental amyloidosis. V. The response of lymphoid organs to T and B mitogens. Lab. Invest. **33**, 96–101 (1975)

Schilder, P.: Über die amyloide Entartung der Haut. Frankfurt. Z. Path. **3**, 782–794 (1909)

Schneider, W., Missmahl, H.P.: Lichen amyloidosus als Beispiel der perikollagenen, primären, hautbeschränkten und vorwiegend umschriebenen Amyloidose. Arch. klin. exp. Derm. **224**, 235–347 (1966)

Shanon, J.: Cutaneous amyloidosis associated with atopic disorders. Dermatologica (Basel) **141**, 297–302 (1970)

Shirahama, T., Cohen, A.S.: Intralysosomal formation of amyloid fibrils. Amer. J. Path. **81**, 101–116 (1975)

Smetana, H.: The relation of the reticuloendothelial system to the formation of amyloid. J. exp. Med. **45**, 619–632 (1927)

Virchow, R.: Über eine in Gehirn und Rückenmark des Menschen aufgefundenen Substanz mit der chemischen Reaktion der Cellulose. Virchows Arch. path. Anat. **6**, 135–138 (1854)

Westermark, P.: Skin involvement in secondary amyloidosis (Brief report). Acta path. microbiol. scand. **A 79**, 79–80 (1971)

Westermark, P.: Occurrence of amyloid deposits in the skin in secondary systemic amyloidosis. Acta path. microbiol. scand. **A 80**, 718–720 (1972)

Westermark, P., Stenkvist, B.: A new method for the diagnosis of systemic amyloidosis. Arch. intern. Med. **132**, 522–523 (1973)

Wolman, M.: Amyloid, its nature and molecular structure: comparison of a new toluidin blue polarized light method with traditional procedure. Lab. Invest. **25**, 104–110 (1971)

Anhang: Ochronose (Alkaptonurie)

Friderich, H., Nikolowski, W.: Endogene Ochronose, Arch. Derm. Syph. (Berl.) **192**, 273–289 (1951)

Grüttner, R.: Anomalien des Phenylalanin-Stoffwechsels. In: Handbuch der inneren Medizin, 5. Aufl. Bd. VII/1: Erbliche Defekte des Kohlenhydrat-, Aminosäuren- und Proteinstoffwechsels. Linneweh, F. (Hrsg.), S. 303–307. Berlin, Heidelberg, New York: Springer 1974

Jaffe, H-L.: Metabolic, degenerative and inflammatory diseases of bones and joints, S. 552–560. München, Berlin, Wien: Urban & Schwarzenberg 1972

La Du, B.N.: Alcaptonuria. In: The metabolic basis of inherited disease, 4th ed. Stanbury, J.B., Wyngaarden, J.B., Fredrickson, D.S. (eds.), pp. 268–282. New York, Toronto, Sidney, London: McGraw-Hill 1978

Lagier, R., Bousina, I., Taillard, W., Sasfavian, A., Chafizadeh, M., Fallet, G.H.: Etude anatomo-radiologique d'une arthropathie ochronotique du genou. Schweiz. med. Wschr. **101**, 1585–1590 (1971)

Mc Kusick, V.A.: Heritable disorders of connective tissue, 3rd ed. S. 271–285. St. Louis: Mosby 1966

Pages, A., Baldet, P.: Ochronose: aspects anatomo-cliniques et ultrastructuraux. Ann. anat. path. **16**, 27–46 (1971)

Siegenthaler, D.: Ochronose (Beobachtungen in einer Familie). Z. klin. Med. **158**, 582–600 (1965)

Teller, H., Winkler, K.: Zur Klinik und Histopathologie der endogenen Ochronose. Hautarzt **24**, 537–543 (1973)

Virchow, R.: Ein Fall von allgemeiner Ochronose der Knorpel und knorpelähnlicher Theile. Virchows Arch. **A 37**, 212–219 (1866)

D. Purin- und Pyrimidinstoffwechsel

Lenz, W., Klein, W., Huth, F.: Punktatdiagnostik von Gicht und Pseudogicht. Beitr. path. Anat. **157**, 161–182 (1976)

Schilling, F.: Die Differentialdiagnose der Gicht. In: Handbuch der inneren Medizin, 5. Aufl. Bd. VII/3: Gicht. Zöllner, N. (Hrsg.), S. 276–322. Berlin, Heidelberg, New York: Springer 1976

Siegenthaler-Zuber, G.: Welcher Harnsäurewert bedarf der Behandlung? Schweiz. med. Wschr. **106**, 487–491 (1976)

Uehlinger, E.: Die pathologische Anatomie der Gicht. In: Handbuch der inneren Medizin, 5. Aufl. Bd. VII/3: Gicht. Zöllner, N. (Hrsg.), S. 213–234. Berlin, Heidelberg, New York: Springer 1976

E. Porphyrinstoffwechsel

Anton-Lamprecht, I., Bersch, A.: Histopathologie und Ultrastruktur der Haut bei Protoporphyrinämie. Virchows Arch. A **352**, 75–89 (1971)

Biempica, L., Kosower, N., Ma, M.H., Goldfischer, S.: Hepatic porphyrias. Cytochemical and ultrastructural studies of liver in acute intermittent porphyria cutanea tarda. Arch. Path. (Chicago) **98**, 336–343 (1974)

Bruguera, M., Esquerda, J.E., Mascaró, J.M., Piñol, J.: Erytropoietic protoporphyria. A light, electron, and polarization microscopical study of the liver in three patients. Arch. Path. (Chicago) **100**, 587–589 (1976)

Charles, R.C., Beidler, J.G., Johnson, B.L.: Erythropoietic Protoporphyria. A new role for the fibroblast? Arch. Path. (Chicago) **97**, 79–83 (1974)

Cormane, R.H., Szabò, E., Hoo, T.T.: Histopathology of the skin in acquired and hereditary porphyria cutanea tarda. Brit. J. Derm. **85**, 531–539 (1971)

Elder, G.H., Gray, C.H., Nicholson, D.C.: The porphyrias: a review. J. clin. Path. **25**, 1013–1033 (1972)

Eriksen, L., Seip, M.: Congenital erythropoietic porphyria: a family study. Clin. Genet. **4**, 166–172 (1973)

Günther, H.: Die Hämatoporphyrie. Dtsch. Arch. klin. Med. **105**, 89–146 (1911)

Hönigsmann, H.: Die erythropoetische Protoporphyrie. I. Klinik und Problematik der Pathogenese. Z. Haut- u. Geschl.-Kr. **52**, 495–509 (1977a)

Hönigsmann, H.: Die erythropoetische Protoporphyrie. II. Experimentelle Untersuchungen an Modellsystemen: Photosensibilität und Hautveränderungen. Z. Haut- u. Geschl.-Kr. **52**, 541–564 (1977b)

Hönigsmann, H.: Die erythropoetische Protoporphyrie. III. Experimentelle Untersuchungen an Modellsystemen: Pathogenese der Leberschädigung. Z. Haut- u. Geschl.-Kr. **52**, 599–621 (1977c)

Kint, A., Geerts, M.L.: Histochemical and electron microscopical study of the bulla from porphyria cutanea tarda. Arch. Derm. Forsch. **246**, 355–364 (1973)

Mac Donald, D.M., Nicholson, D.C.: Erythropoietic protoporphyria. Hepatic implications. Brit. J. Derm. 95, 157–162 (1976)

Magnus, I.A., Jarrett, A., Prankerd, T.A.V., Rimington, C.: Erythropoietic protoporphyria: a new porphyria syndrome with solar urticaria due to protoporphyrinaemia. Lancet **1961 II**, 448–451

Marver, H.S., Schmid, R.: The porphyrias. In: The metabolic basis of inherited disease, 3rd ed. Stanbury, J.B., Wyngaarden, J.B., Fredrickson, D.S. (eds.), pp. 1087–1140. New York, Toronto, Sidney, London: McGraw-Hill 1972

Meyer, U.A.: Intermittierend akute Porphyrie. Klinische Bedeutung der verminderten Aktivität der Uroporphyrinogen-I-Synthetase. Schweiz. med. Wschr. **104**, 1874–1877 (1974)

Meyer, U.A., Schmid, R.: Hereditary hepatic porphyrias. Fed. Proc. **32**, 1649–1655 (1973)

Misgeld, V., Schmidt, H., Wogenstein, M.: Hepatische Porphyrien. Immunofluoreszenzhistologische Hautuntersuchungen. Z. Haut- u. Geschl.-Kr. **48**, 585–591 (1973)

Perrot, H., Thivolet, J.: Le rôle de l'hérédité dans la porphyrie cutanée tardive dite acquise; à propos d'une forme familiale. Ann. Derm. Syph. (Paris) **97**, 5–14 (1970)

Perrot, H., Schmitt, D., Thivolet, J., Leung, J., German, D.: Étude ultrastructurale de la bulle dans les porphyries cutanées hépatiques. Bull. Soc. franç. Derm. Syph. **79**, 12–18 (1972)

Rimbaud, P., Meynadier, J., Guilhou, J.-J.: La porphyrie cutanée tardive. A propos de deux observations associées à un cancer hépatique. Sem. Hôp. Paris **49**, 719–725 (1973)

Rufli, T., Brunner, F.P.: Porphyria-cutanea-tarda-artige bullöse Dermatose bei chronischer Niereninsuffizienz und Hämodialyse. Schweiz. med. Wschr. **107**, 1093–1096 (1977)

Ryan, E.A.: Histochemistry of the skin in erythropoietic protoporphyria. Brit. J. Derm. **78**, 501–518 (1966)

Sasai, Y.: Erythropoietic protoporphyria. Histochemical study of hyaline material. Acta derm.-venereol. (Stockh.) **53**, 179–184 (1973)

Schnait, F.G., Wolff, K., Konrad, K.: Erythropoietic protoporphyria – submicroscopic events during the acute photosensitivity flare. Brit. J. Derm. **92**, 545–557 (1975)

Van der Walt, J.J., Heyl, T.: Lipoid proteinosis and erythropoietic protoporphyria. A histological and histochemical study. Arch. Derm. Syph. (Chigago) **104**, 501–507 (1971)

Waldenström, J.: Studien über Porphyrie. Acta med. scand. (Suppl.) **82** (1937)

F. Calciumstoffwechsel

Barrière, H., Welin, J., Lenne, Y., Visset, J., Vigier, P.: Lipo-Calcino-Granulomatose de Teutschlaender ou Calcinose tumorale de Inclan. Ann. Derm. Vénéréol. (Paris) **104**, 136–140 (1977)

Hentzer, B., Nielsen, A.O., Johnsen, F., Kobayasi, T., Danielsen, L.: In vitro calcification of connective tissue from uninvolved skin of patients with pseudoxanthoma elasticum. Arch. Derm. Forsch. **258**, 219–222 (1977)

Irnell, L., Werner, I., Grimelius, L.: Soft tissue calcification in hyperparathyroidism. Acta med. scand. **187**, 145–151 (1970)

Juergensonn, H.B. von: Histologischer Calciumnachweis mit den Metallindikatoren Murexid, Calcon und Calcein. Histochemie **28**, 23–32 (1971)

Miura, T., Akiba, H., Saito, N., Seiji, M., Tanaka, S., Okada, Y.: Calcinosis cutis developing after phlebitis. Dermatologica (Basel) **146**, 292–296 (1973)
Pearse, A.G.E.: Histochemistry, theoretical and applied, 3rd ed. pp. 1133–1140, 1404–1406. Edinburgh, London: Churchill-Livingstone 1972
Shapiro, L., Platt, H., Torres-Rodriguez, V.M.: Idiopathic calcinosis of the scrotum. Arch. Derm. Syph. (Chicago) **102**, 199–204 (1970)
Winkelmann, R.K., Keating, F.R.: Cutaneous vascular calcification, gangrene and hyperparathyroidism. Brit. J. Derm. **83**, 263–268 (1970)

G. Pigmentstoffwechsel (exkl. Melanin)

Chevrant-Breton, J., Simon, M., Bourel, M., Ferrand, B.: Cutaneous manifestations of idiopathic hemochromatosis. Arch. Derm. Syph. (Chicago) **113**, 161–164 (1977)
Doerr, W., Quadbeck, G.: Einteilung der Pigmente. In: Heidelberger Taschenbücher, Bd. 163: Allgemeine Pathologie, S. 83. Berlin, Heidelberg, New York: Springer 1970
Fishback, H.R.: Clinical demonstration of iron in the skin in hemochromatosis. J. Lab. Clin. Med. **25**, 98–99 1939
Fitzpatrick, Th.B., Mihm, M.C.: Abnormalities of the melanin pigmentary system. In: Dermatology in general medicine. Fitzpatrick, Th.B., Arndt, K.A., Clark, W.H. jr., Eisen, A.Z., Van Scott, E.J., Vaughan, J.H. (eds), pp. 1591–1637. New York, Toronto, Sydney, London: McGraw-Hill 1971
Frenk, E.: Erkrankungen des Melanin Pigment Systems. In: Spezielle pathologische Anatomie, 2., neubearb. u. erweit. Aufl. Doerr, W., Seifert, G., Uehlinger, E. (Hrsg.), Bd. VII/1, S. 449–477. Berlin, Heidelberg, New York: Springer 1978
Hedinger, Chr.: Zur Pathologie der Hämochromatose. Hämochromatose als Syndrom. Helv. Med. Acta (Suppl.) **32** (1953)
Hoenigsmann, H., Konrad, K., Wolff, K.: Argyrose (Histologie und Ultrastruktur). Hautarzt **24**, 24–30 (1973)
Nasemann, Th., Rogge, Th., Schaeg, G.: Licht- und elektronenmikroskopische Untersuchungen bei der Hydrargyrose und der Argyrose der Haut. Hautarzt **25**, 534–540 (1974)
Schell, H., Hornstein, O.P.: Über den histochemischen Silber-Nachweis bei Argyrose. Z. Haut- u. Geschl.-Kr. **49**, 1023–1030 (1974)
Soltermann, W.: Die Bedeutung des Eisennachweises in der Haut für die Diagnose einer Hämochromatose unter besonderer Berücksichtigung der Axillargegend und der apokrinen Schweißdrüsen. Dermatologica (Basel) **112**, 335–355 (1956)
Timm, F.: Zur Histochemie der Schwermetalle. Das Sulfid-Silberverfahren. Dtsch. Z. ges. gerichtl. Med. **46**, 706–711 (1958)
Wolman, M.: Pigments in Pathology. New York, London: Academic Press 1969

H. Cutane Mucinosen

I. Hautveränderungen bei Funktionsstörungen der Schilddrüse

Gottron, H.A., Korting, G.W.: Zur Pathogenese des Myxoedema circumscriptum tuberosum. Arch. Derm. Syph. (Berl.) **195**, 625–649 (1953)
Hardmeier, Th., Vogel, A.: Elektronenmikroskopische Untersuchungen bei kutanen Muzinosen. B. Spezieller Teil. Acta facultatis medicae universitatis Brunensis **41**, 189–191 (1971)
Kobayasi, T., Danielsen, L., Asboe-Hansen, G.: Ultrastructure of localized myxedema. Acta derm.-venereol. (Stockh.) **56**, 173–185 (1976)
Korting, G.W., Nürnberger, F., Mueller, G.: Zur Ultrastruktur der Bindegewebszellen beim Myxoedema circumscriptum praetibiale. Arch. klin. exp. Derm. **229**, 381–389 (1967)
Labhart, A.: Klinik der inneren Sekretion, 3. Aufl. Berlin, Heidelberg, New York: Springer 1978
Lynch, P.J., Maize, J.C., Sisson, J.C.: Pretibial myxedema and nonthyreotoxic thyroid disease. Arch. Derm. Syph. (Chicago) **107**, 107–111 (1973)

Meessen, H., Poche, R.: Pathomorphologie des Myokard. In: Das Herz des Menschen. Bargmann, W., Doerr, W. (Hrsg.), Bd. II, S. 681. Stuttgart: Thieme 1963
Reed, R.J., Clark, W.H., Mihm, M.C.: The cutaneous mucinoses. Hum. Pathol. **4**, 201–205 (1973)
Sisson, J.C.: Hyaluronic acid in localized myxedema. J. clin. Endocr. **28**, 433–436 (1968)

II. Cutane Mucinosen bei normaler Schilddrüsenfunktion

1. Skleromyxödem Arndt-Gottron und Lichen myxoedematosus

Braun-Falco, O., Weidner, F.: Skleromyxödem Arndt-Gottron mit Knochenmarksplasmozytose und Myositis. Arch. belges. Derm. **26**, 193–217 (1970)
Delacrétaz, J., Maillard, G., Emch, M., Glauser, P.: Paraprotéinémie familiale et lichen myxoedémateux. Ière partie: Etude clinique. Schweiz. med. Wschr. **100**, 626–630 (1970)
Feldman, P., Shapiro, L., Pick, A.I., Slatkin, M.H.: Scleromyxedema. A dramatic response to Melphalan. Arch. Derm. Syph. (Chicago) **99**, 51–56 (1969)
Gahlen, W.: Lichen myxoedematosus sive mucinosis papulosa. Ann. ital. Derm. Sif. **15**, 3–12 (1960)
Gottron, H.A.: Skleromyxödem (Eine eigenartige Erscheinungsform von Myxothesaurodermie). Arch. Derm. Syph. (Berl.) **199**, 17–91 (1954)
Hardmeier, Th., Vogel, A.: Elektronenmikroskopische Befunde beim Skleromyxödem Arndt-Gottron. Arch. klin. exp. Derm. **237**, 722–736 (1970a)
Hardmeier, Th., Vogel, A.: Scléromyxoedème avec paraprotéinémie familiale de type gamma-G, Diskussion zu Fall Nr. 1., Herr S.R., 40-jährig. Dermatologica (Basel) **141**, 183–186 (1970b)
Hill, Th.G., Crawford, J.N., Rogers, Ch.C.: Successful management of Lichen myxedematosus. Report of a case. Arch. Derm. Syph. (Chicago), **112**, 67–69 (1976)
Hollmann, K.H., Verley, J.-M., Civatte, J.: La mucinose papulotubéreuse (Scléromyxoedème). Etude de deux cas au microscope électronique. Ann. Derm. Syph. (Paris) **97**, 381–390 (1970)
Howsden, S.M., Herndorn, J.H., Freeman, R.G.: Lichen myxedematosus a dermal infiltrative disorder responsive to Cyclophosphamide therapy. Arch. Derm. Syph. (Chicago), **111**, 1325–1330 (1975)
Johnson, L., Horowitz, I.R., Charles, C.R., Cooper, D.L.: Dermatomyositis and Lichen myxedematosus. A clinical, histopathological and electron microscopic study. Dermatologica (Basel) **147**, 109–122 (1973)
Keczkes, K., Jadhav, P.: Rem Syndrome (Reticular erythematous mucinosis). Arch. Derm. Syph. (Chicago) **113**, 335–338 (1977)
Lai a Fat, R.F., Suurmond, D., Radl, J., Furth, R., van: Scleromyxoedema (lichen myxoedematosus) associated with a paraprotein, IgG$_1$ of type kappa. Brit. J. Derm. **88**, 107–116 (1973)
Lischka, G., Orthenberger, D.: „Rundzellerythematosis" ein neues Krankheitsbild? Z. Haut- u. Geschl.-Kr. **47**, 995–999 (1972)
Metz, J., Schubert, E.: Das sog. „eruptive Kollagenom" – ein Lichen myxoedematosus? Arch. Derm. Forsch. **240**, 148–159 (1971)
Montgomery, H., Underwood, L.J.: Lichen myxedematosus (differentiation from cutaneous myxedemas or mucoid states). J. invest. Derm. **20**, 213–236 (1953)
Nagy, E., Szodoray, L., Pongracz, E.: Gleichzeitiges Vorkommen von Hashimoto'scher Struma. Dermatomyositis und Skleromyxödem. Z. Haut- u. Geschl.-Kr. **33**, 26–29 (1962)
Pambor, M., Höfs, W.: Lichen myxoedematosus mit konsekutivem Skleromyxödem Arndt-Gottron bei Paraproteinämie, seroaktiver Toxoplasmose und Myokardhypoxie. Arch. klin. exp. Derm. **232**, 127–137 (1968)
Perry, H.O., Kierland, R.R., Montgomery, H.: Plaque-like form of cutaneous mucinosis. Arch. Derm. Syph. (Chicago) **82**, 980–985 (1960)
Pilgrim, U.: Beitrag zur quantitativen Erfassung kutaner Strukturen beim Skleromyxoedem Arndt-Gottron und beim Skleroedema adultorum Buschke. Inauguraldissertation, Med. Fakultät der Universität Zürich 1972

Piper, W., Hardmeier, Th., Schäfer, E.: Das Skleromyxödem Arndt-Gottron: eine paraproteinämische Erkrankung. Schweiz. med. Wschr. **97**, 829–838 (1967)
Proppe, A., Becker, V., Hardmeier, Th.: Skleromyxoedem Arndt-Gottron und Plasmocytom. Hautarzt **20**, 53–59 (1969)
Salamon, T., Radavanovic, V., Lazovic, O.: Lichen myxoedematosus und Lupus erythematodes. Hautarzt **28**, 148–151 (1977)
Schnyder, U.W., Hardmeier, Th.: Skleromyxödem Arndt-Gottron. In: XIII. Congressus Internationalis Dermatologiae, München 31.7.–5.8.67, Kranken-Demonstrationen, S. 136–141. 1969 herausgegeben in der CIBA-AG, Basel, aufgrund der Farbfernsehdemonstration am München-Kongreß 1967
Steigleder, G.K.: Plaque-artige Form der cutanen Muzinose (PCM) und retikuläre erythematöse Mucinosis (REM-Syndrom). Z. Haut- u. Geschl.-Kr. **50**, 25–32 (1975)
Steigleder, G.K., Gartmann, H., Linker, U.: REM-Syndrom: retikuläre erythematöse Mucinosis (Rundzellerythematosis). Z. Haut- u. Geschl.-Kr. **49**, 235–38 (1974a)
Steigleder, G.K., Gartmann, H., Linker, U.: REM-Syndrome: reticular erythematous mucinosis (round-cell erythematosis), a new entity? Brit. J. Derm. **91**, 191–199 (1974b)
Verity, M.A., Toop, J., McAdam, L.P. and Pearson, C.M.: Scleromyxedema myopathy. Histochemical and electron microscopic observations. Amer. J. Clin. Path. **69**, 446–451 (1978)
Vogel, A., Hardmeier, Th.: Elektronenmikroskopische Untersuchungen bei kutanen Muzinosen. A. Allgemein-technischer Teil: Die Darstellung der Grundsubstanz durch Kontrastierungen. Microscopia Cutis Electronica **41**, 183–188 (1971)

2. Skleroedema (adultorum) Buschke

Buschke, A.: Falldemonstration anläßlich der Verhandlungen der Berliner Dermatologischen Gesellschaft. Arch. Derm. Syph. (Berl.) **53**, 383–386 (1900)
Buschke, A.: Über Scleroedem. Berl. klin. Wschr. **39**, 955–957 (1902)
Cohn, B.A., Wheeler, C.E., Briggaman, R.A.: Scleredema adultorum of Buschke and diabetes mellitus. Arch. Derm. Syph. (Chicago) **101**, 27–35 (1970)
Hardmeier, Th., Vogel, A.: Elektronenmikroskopische Untersuchungen bei kutanen Muzinosen. B. Spezieller Teil. Acta facultatis medicae universitatis brunensis **41**, 189–191 (1971)
Holubar, K., Mach, K.W.: Scleredema (Buschke). Histological and histochemical investigations. Acta derm.-venereol. (Stockh.) **47**, 102–110 (1967)
Korting, G.W., Gilfrich, H.J., Meyer zum Bueschenfelde, K.H.: Scleroedema adultorum und Plasmocytom. Arch. Derm. Forsch. **248**, 379–385 (1974)
Margolis, J., Broadrick, B.: Scleredema and diabetes mellitus. J. Amer. Geriat. Soc. **22**, 544–546 (1974)

3. Mucinosis follicularis (= Alopecia mucinosa)

Braun-Falco, O.: Mucophanerosis intrafollicularis et seboglandularis. Derm. Wschr. **136**, 1289–1303 (1957)
Emmerson, R.W.: Follicular mucinosis. A study of 47 patients. Brit. J. Derm. **81**, 395–413 (1969)
Hollmann, K.H., Verley, J.M., Touraine, R.: La mucinose folliculaire. Etude d'un cas au microscope électronique. Ann. Derm. Syph. (Paris) **97**, 161–170 (1970)
Ishibashi, A., Chujo, T.: Ultrastructure of follicular mucinosis. J. Cutan. Path. **1**, 126–131 (1974)
Orfanos, C., Gahlen, W.: Elektronenmikroskopische Befunde bei der Mucinosis follicularis. Arch. klin. exp. Derm. **218**, 435–445 (1964)
Pinkus, H.: Alopecia mucinosa. Inflammatory plaques with alopecia characterized by root-sheath mucinosis. Arch. Derm. Syph. (Chicago) **76**, 419–426 (1957)
Pinkus, H.: The relationship of Alopecia mucinosa to malignant lymphoma. Dermatologica (Basel) **129**, 266–270 (1964)

Randerath, E.: Über Veränderungen der Schweißdrüsen in der Umgebung von Hauttumoren. Frankfurt. Z. Path. **59**, 30–41 (1947)

Tappeiner, J., Holubar, K., Pfleger, L., Wolff, K.: Zum Problem der symptomatischen Mucinosis follicularis. I. Klinik; histologische und histochemische Untersuchungen. II. Enzymhistochemische Untersuchungen und Schluß. Arch. klin. exp. Derm. **227**, 937–961 (1967)

J. Mucopolysaccharidosen

Belcher, R.W.: Ultrastructure of the skin in the genetic mucopolysaccharidoses. Arch. Path. (Chicago) **94**, 511–518 (1972)

Bioulac, P., Mercier, M., Beylot, C., Fontan, D.: The diagnosis of mucopolysaccharidoses by electron microscopy of skin biopsies. J. Cutan. Path. **2**, 179–190 (1975)

De Cloux, R.J., Friederici, H.R.: Ultrastructural studies of the skin in Hurler's syndrome. Arch. Path. (Chicago) **88**, 350–358 (1969)

Dorfman, A., Matalon, R.: The mucopolysaccharidoses. In: The metabolic basis of inherited disease 3rd ed. Stanbury, J.B., Wyngaarden, J.B., Fredrickson, D.S., pp. 218–272. New York, Toronto, Sydney, London: McGraw-Hill 1972

Hambrick, G.W., Scheie, H.G.: Studies of the skin in Hurler's syndrome. Mucopolysaccharidosis. Arch. Derm. Syph. (Chicago) **85**, 455–471 (1962)

Lasser, A., Carter, D.M., Mahoney, M.J.: Ultrastructure of the skin in mucopolysaccharidoses. Arch. Path. (Chicago) **99**, 173–176 (1975)

Mc Kusick, V.A.: Heritable disorders of connective tissue, 3rd ed. pp. 325–376. Saint Louis: Mosby 1966

Spicer S.S., Garvin, A.J., Wohltmann, H.J., Simson, J.A.V.: The ultrastructure of the skin in patients with mucopolysaccharidoses. Lab. Invest. **31**, 488–502 (1974)

Spranger, J.: Mucopolysaccharidosen. In: Handbuch der inneren Medizin, 5. Aufl. Bd. VII/1: Erbliche Defekte des Kohlenhydrat-, Aminosäuren- und Proteinstoffwechsels. Linneweh, F. (Hrsg.), S. 209–270. Berlin, Heidelberg, New York: Springer 1974

Tumoren der Haut

Von O.P. Hornstein und F. Weidner, Erlangen

Das „integumentale Flächenorgan" Haut ist wegen seines teils ektodermalen, teils mesodermalen Ursprungs der Sitz einer Fülle von epithelialen und mesenchymalen Tumoren sehr unterschiedlicher Dignität. Da die Epidermis und ihre verschiedenen Adnexe mit dem Bindegewebe der gefäß- und nervenführenden Dermis (Corium, Cutis) und in geringerem Maße auch mit der Hypodermis (Subcutis) strukturell und funktionell eng verbunden sind, prägen sich die geweblichen Korrelationen auch in der histomorphologischen Vielfalt der Hauttumoren aus. Die normale funktionstragende „Interaktion" von Epithel und Mesenchym ist auch für viele Hauttumoren ein wesentliches formgebendes Prinzip.

Obgleich sich der Histopathologe bei der Diagnostik von Hauttumoren auf relativ sicherem Boden weiß, stößt eine umfassende und sowohl klinische als auch histologische Belange befriedigende Klassifikation auf große Schwierigkeiten. Die Fülle der bis Ende des vorigen Jahrhunderts zurückreichenden Einteilungsversuche der Pathologie und Dermatologie spricht – auch wörtlich – Bände. Die Darstellung dieser historischen Leistungen und ihrer verschlungenen Irr- und Umwege gehört nicht zu unserer Aufgabe, wenngleich sie dem breiteren Verständnis für die Komplexität der dermatohistologischen Terminologie förderlich wäre. Es genügt aber sich klarzumachen, daß für den Dermatologen die Histopathologie einen ähnlichen Stellenwert wie der Röntgenbefund für den Internisten hat, wobei beide diagnostische Verfahren etwa gleichzeitig Eingang in die Klinik gefunden haben. Mit Recht weist Lund (1957) darauf hin, daß die traditionelle dermatologische Terminologie nicht auf einem einheitlichen histopathologischen System aufgebaut ist, sondern in sich auch Elemente des makroskopischen Befundes, der prognostischen Beobachtung und der Ursachenforschung enthält. Daraus eine brauchbare Synthese mit dem histologischen Befund zu machen, ist die Problematik und Chance jeder klinischen Pathologie.

Unter den zahlreichen Beiträgen zur Tumor-Nomenklatur sind die vom Armed Forces Institute of Pathology in den 50er Jahren publizierten Tumor-Atlanten (darunter ein Faszikel über Hauttumoren, Lund, 1957) besonders bekannt geworden. Es folgten Veröffentlichungen internationaler Organisationen, so 1958 die 1. Auflage, 1969 die von Hamperl und Ackerman herausgegebene 2. Auflage der *UICC Tumor Nomenclature*. Eine typische Mikrophotographie und die vorgeschlagene Bezeichnung (Englisch, Deutsch, Französisch, Spanisch, Russisch und Lateinisch) sollen die Geschwulst einheitlich kennzeichnen. Für die Haut beschränkt sich die Auswahl auf epitheliale Tumoren.

Seit 1958 gibt die WHO eine *International Histological Classification of Tumors* heraus, darunter 1974 den von TEN SELDAM und HELWIG redigierten Band *Histological Typing of Skin Tumors*. An dieser Ausgabe waren vorwiegend Pathologen beteiligt. Derzeit wird vom Council of International Organization for Medical Sciences (CIOMS) eine internationale Klassifikation und Standardbeschreibung aller Krankheiten erarbeitet (deutschsprachige Ausgabe redigiert von G. WAGNER, Heidelberg), wobei auch eine einheitliche numerische Codierung aller Hauttumoren erfolgen soll.

Der in der 1. Auflage dieses Werkes (1973) von PINKUS und MEHREGAN geschriebene Tumorbeitrag legte den Schwerpunkt der histopathologischen Klassifikation gemäß modernen Einteilungsprinzipien der allgemeinen Tumorpathologie auf eine Ordnung nach morphologischer Ähnlichkeit und Reifegrad der Tumoren. Beide Kriterien stützen sich mehr auf den Grad der histologischen und histochemischen Differenzierung eines Tumors als auf den Versuch einer histogenetischen Ableitung von normalem Ursprungsgewebe, „da sowohl Epithelien wie mesodermale Zellen der Haut während des ganzen Lebens einen gewissen Grad von Pluripotentialität bewahren". Diese aus morphologischer Ähnlichkeit (*Homologie*) und unterschiedlichem Differenzierungsgrad (*Maturation*) der Tumoren resultierende Ordnung bestimmt auch unsere Klassifikation, die weitgehend das von PINKUS und anderen Autoren (LUND, 1957, LEVER, 1967) konstituierte Einteilungsprinzip beibehält. Bei der speziellen Klassifikation der epithelialen und neuroektodermalen (melanocytären) Tumoren ergeben sich im Vergleich zur 1. Auflage verschiedene Änderungen, da neue histochemische und/oder elektronenmikroskopische Befunde bei bestimmten Tumoren berücksichtigt wurden.

Ungeachtet der alten Streitfrage, ob gutartige Tumoren nun als echte Tumoren (V. ALBERTINI, 1951; V. ALBERTINI U. ROULET, 1974) oder als Hyperplasie im Sinne einer „regulierten abhängigen Wachstumsstörung" (BÜNGELER, 1951) einzustufen sind, ist aus Gründen der nosologischen Klarheit eine möglichst präzise Festlegung auf „Tumor" oder „Nicht-Tumor" dringend angebracht. Ein Ausweichen auf „tumorlike lesions" bei kontrovers diskutierten Tumoren ist zwar verführerisch, unterläuft aber jede Bemühung um klassifizierende Präzision und sollte daher soweit wie möglich vermieden werden. So erscheint es uns widersprüchlich, wenn z.B. in der WHO-Klassifikation (TEN SELDAM u. HELWIG, 1974) die „inverted follicular keratosis" bei den Tumoren, die „seborrheic keratosis" aber bei den tumorartigen Veränderungen aufgeführt wird (wo unverständlicherweise auch die Acanthosis nigricans erscheint). Zwar kann keine Klassifikation allen Ansprüchen gerecht werden, doch sollten Klinik und Histologie möglichst logisch zur Deckung gebracht werden.

Mit dem auch für die Pathologie der Hauttumoren wichtigen Begriff der *Differenzierung* ist nicht nur die gewebliche Reife des Tumors gemeint, sondern vor allem die dem Tumor eigene Entwicklungstendenz im Sinne einer mehr oder minder organähnlichen Strukturentfaltung. Es ist nicht ganz korrekt, den Begriff für beide Inhalte (Reifung und Entwicklungspotenz) synonym zu gebrauchen, weshalb wir bei der Einteilung der Hauttumoren möglichst zwischen *Maturation* und *Determination* zu unterscheiden suchen. Im praktischen Sprachgebrauch läßt sich aber die Anwendung des Terminus „Differenzierung" auf beide Begriffsinhalte kaum vermeiden, jedoch soll er in erster Linie zur Kennzeichnung der dem Tumorgewebe immanenten strukturellen Entwicklungspotenz verwendet werden. Nach V. ALBERTINI u. ROULET (1974) ist „Differenzierung nicht ein auf die Erfüllung einer Funktion zielgerichteter Vorgang, sondern nur die Auswirkung einer bestimmten, der Geschwulstmatrixzelle innewohnenden histogenetischen Bedeutung".

A. Epidermoide Tumoren

Die epithelialen Hautgeschwülste wurden früher im weitesten Sinn als „Epitheliome" bezeichnet, während heute dieser Begriff nur noch bestimmten unreif-organoiden Tumoren des Epithelgewebes vorbehalten ist. Schon vor der Jahrhundertwende unterschieden T. Fox sowie DUBREUILH sog. „nicht-malpighische" (einförmig basaloidzellige, nicht vom Stratum Malpighii abstammende) von sog. „malpighischen" (stachelzelligen) Epitheliomen. In dieser Zweiteilung fand bereits das Vorkommen von Adnex- und Epidermis-ähnlichen Hauttumoren einen Ausdruck. Am nachhaltigsten ist zu Beginn dieses Jahrhunderts die Klassifikation der epithelialen Tumoren aber von KROMPECHER (1900) beeinflußt worden, nach dessen Vorstellung alle epithelialen Neoplasien von der Basalzellschicht ausgehen, die „basocellulären" Epitheliome jedoch einer „regressiven Metaplasie" mit Verlust der Keratinisierungspotenz unterliegen. Es dauerte lange bis zu der unumstrittenen Erkenntnis, daß ein rückdifferenzierender Weg von der stachelzelligen („malpighischen") zur basaloiden („nicht-malpighischen") Zelle in der postulierten Weise grundsätzlich nicht möglich ist (ESTÈVES, 1954). Für Übergangsformen zwischen basaloidzelligen und stachelzelligen Hauttumoren prägte KROMPECHER den heute verlassenen Begriff des „Epithelioma baso-spinocellulare".

Lange wirkte auch die von DARIER und FERRAND (1922) vorgeschlagene Einteilung des „cancer malpighien" in „typische" (verhornende), „atypische" (nicht verhornende) und „metatypische" Epitheliome nach. Besonderen Anklang fand die letztere Untergruppe (mit „intermediären" und „gemischten" Sonderformen), da sie die Einordnung einiger schwer klassifizierbarer Epitheliome zwischen Basaliomen und Spinaliomen zu ermöglichen schien. Man begegnet dem Begriff des „metatypischen Epithelioms" noch in der neuesten WHO-Klassifikation (TEN SELDAM u. HELWIG, 1974), obwohl sich die gesamte Dariersche Einteilung nicht bewährt hat, da sie keine umfassende Klassifikation der epithelialen Neoplasien einschließlich der adnexoiden Formen gestattet.

An den mannigfaltigen formalgenetischen Beziehungen der basaloidzelligen Epitheliome bzw. Basaliome zu den epithelialen Adnexen besteht heute kein Zweifel (v. ALBERTINI u. ROULET, 1974; GANS u. STEIGLEDER, 1957; GOTTRON u. NIKOLOWSKI, 1960; LEVER, 1967; PINKUS u. MEHREGAN, 1973; TEN SELDAM u. HELWIG, 1974). Während aber LEVER (1948; LEVER u. SCHAUMBURG-LEVER, 1975) die organoide Wachstumspotenz dieser Tumoren auf embryonal verbliebene „primäre Epithelkeimzellen" zurückführt, die einen hohen Grad von geweblicher Unreife beibehalten, scheint sich jetzt mehr die besonders von PINKUS (1965a, 1966; PINKUS u. MEHREGAN, 1973) vertretene Auffassung von neoplastisch entarteten „pluripotenten Basalzellen" durchzusetzen. Diese These wird einer Neubildung der Basaliome aus inapparenten (bzw. rudimentären) wie aus voll entwickelten Adnexen gerecht, sie macht cancerisierende Einflüsse exogener Faktoren verständlich, und sie ist zur Erklärung der Vorzugslokalisation bestimmter organoider Hauttumoren nicht minder geeignet.

Der nachfolgend besprochene Begriff des *Naevus* (Gewebsnaevus) bedarf einer präzisen Definition, da er in der Dermatologie offenbar anders als im pathologisch-anatomischen Schrifttum gebraucht wird. Wir verstehen darunter mit PINKUS (1965b, PINKUS u. MEHREGAN, 1973) und älteren Autoren eine umschriebene Mißbildung der Haut, die durch Überschuß – gelegentlich auch durch Unterentwicklung – eines oder mehrerer normaler, *völlig ausgereifter* Hautbestandteile gekennzeichnet ist. Naevi können bereits bei Geburt manifest sein oder sich aus angeborener Anlage postnatal, unter zeitlicher Wachstumsbegrenzung, entwickeln (Tabelle 1). Demgegenüber sind gutartige Tumoren (Adenome) nicht völlig ausgereift und neigen in unterschiedlichem Maße zu weiterem

Tabelle 1. Nomenklatur entsprechend Reifegrad und Wachstumsart am Beispiel der epidermalen Fehl- und Neubildungen der Haut (Nach PINKUS u. MEHREGAN, 1973)

Gewebsnaevus	völlig ausgereift, stabil
Acanthom, Adenom	mäßig ausgereift, gutartig
Epitheliom, Fibroepitheliom	wenig ausgereift, verdrängend oder zerstörend
Carcinom	mehr oder weniger ausgereift, bösartig

Wachstum. Mit PINKUS u. MEHREGAN (1973) vermeiden wir für echte Naevi den Begriff Hamartom, da die Endung -om die Vorstellung echten Geschwulstwachstums suggeriert. Als „organoide Naevi" (MEHREGAN u. PINKUS, 1965) lassen sich aus mehreren strukturellen und funktionellen Bestandteilen zusammengesetzte Überschußmißbildungen bezeichnen.

VON ALBERTINI und ROULET (1974) reservieren den Naevus-Begriff ausschließlich für die Pigmentzellnaevi, die sie jedoch als echte Melanocytengeschwülste ansehen. Auch wir behalten, dem allgemeinen Sprachgebrauch folgend, den Oberbegriff Naevus für die Pigmentzellwucherungen bei, weisen aber ausdrücklich auf ihre eigentümliche Sonderstellung zwischen Naevi im strengen Sinn und gutartigen Tumoren hin. *Der Kliniker kann keinesfalls auf einen umfassenderen Naevus-Begriff verzichten,* der übrigens auch bei Gefäßanomalien vorkommt (vgl. Beitrag HUNDEIKER in diesem Band).

Für viele epitheliale Naevi, Adenome und Epitheliome ist das formgebende *Zusammenwirken von Epithel und umgebendem Bindegewebe* charakteristisch, so daß sie durch das Präfix „Fibro-" noch genauer definiert wären. Diese histomorphologische Präzisierung, deren Berechtigung für viele adnexoide Tumoren einschließlich des Basalioms nicht zu bestreiten ist, wird allerdings nur auf epitheliale Hautgeschwülste mit stärker ausgeprägter mesenchymaler Komponente angewandt. Das bindegewebige Stroma formt nicht nur das „Parenchym" der epithelialen oder neuroektodermalen Tumoren, sondern beeinflußt auch den Reifegrad der Geschwulst. Erst auf der Stufe der Carcinome oder malignen Melanome kommt infolge des schrankenlosen autonomen Tumorwachstums jede differenzierende „Kooperation" mit dem Mesenchym zum Erliegen.

Dieses fibroepitheliale Zusammenspiel ist durch die fetale Genese der epidermalen Adnexe gleichsam vorgezeichnet. Jeder Schweißdrüsen- und Haar-Talgdrüsenkomplex ist ein winziges eigenes Hautorgan, das unter dem organisierenden Einfluß des Bindegewebes gebildet wird.

Im übrigen bewahrt das erwachsene Ektoderm einen gewissen Grad von *Pluripotentialität,* so daß alle Anteile der Adnexe im Notfall (z.B. bei der Wundheilung) zur Regeneration von Epidermis imstande sind. Da im Haarbalg, im Ausführungsgang der Talgdrüsen und im Porus der ekkrinen Schweißdrüsen verhornende Epithelzellen (Keratinocyten) vorkommen, handelt es sich bei Keratinisationsvorgängen in verschiedenen epithelialen Hauttumoren nicht um eine Tendenz zur Metaplasie, sondern um die Verwirklichung einer dem Epithel innewohnenden Determination. Wir sprechen daher mit PINKUS und MEHREGAN (1973) lieber von „epidermoiden" statt von „epidermalen" Tumoren, auch wenn diese in der Mehrzahl aus der oberflächlichen Epidermis entspringen.

I. Epidermale Naevi

Definitionsgemäß handelt es sich um umschriebene, sich con- oder postnatal manifestierende, ohne äußere Einflüsse entstehende stabile Epidermishyperplasien. Sie neigen zur streifigen Ausbreitung und kommen in lokalisierter, (sekundär) entzündlicher oder systematisierter Form vor. Je nach dem Grad der Verhornung werden sie auch als *Naevi verrucosi* bezeichnet.

Der lokalisierte Naevustyp besteht aus dicht aggregierten, bräunlichen oder hautfarbenen, hyperkeratotischen Papeln. Der systematisierte Naevustyp zieht in zahlreichen schmalen oder herdförmig verbreiterten Linien über den Körper („Marmorkuchenhaut"). Bei unilateraler Ausbreitung reichen die Streifen bis zur Medianlinie. Beim entzündlichen Naevustyp besteht, im Gegensatz zu den anderen striären epidermalen Naevi, örtlicher Juckreiz.

Systematisierte epidermale Naevi können, mit Augenmißbildungen, Skeletanomalien (besonders im Schädel- und Kieferbereich) und Defektencephalopathien assoziiert, der Ausdruck einer *Phakomatose* vom Typ des Schimmelpenning-Mims-Feuerstein-Syndroms sein (HORNSTEIN u. KNICKENBERG, 1974). Bei diesem in seiner Expressivität sehr variablen Syndrom ist bereits im Kindesalter die Entwicklung echter, auch maligner Tumoren (Osteoclastome der Kiefer, Adenocarcinome der Parotis) möglich.

Histologie: Epidermalen Naevi sind papilläre Acanthose, korrespondierende Elongation der Bindegewebspapillen („Papillose") und verrucöse Hyperorthokeratose gemeinsam (Abb. 1). Beim entzündlichen Naevustyp finden sich unspezifische Rundzelleninfiltrate im Papillarkörper, parakeratotische Streifen in der Hyperkeratose, mitunter eine leichte Spongiose des Epithels. Beim lokalisierten und systematisierten Naevustyp kommen häufig auch seboglanduläre und pilofolliculäre Formationen vor, wobei sich die Talgdrüsen in der Pubertät vergrößern und ausreifen. Auch können, besonders bei cranialer Lokalisation, apokrine Drüsenstrukturen oder Tumoren vom Typ des Syringocystadenoma papilliferum entstehen.

Wegen der unberechenbaren Tendenz zur neoplastischen Transformation sollten lokalisierte und systematisierte Naevi, soweit möglich, prophylaktisch und vollständig excidiert werden. Unvollständige Abtragung kann zu überschießenden Rezidiven oder hypertrophischen Narben führen, weshalb Excision und Naht der Dermabrasion vorzuziehen ist.

Manche Fälle von ein- oder beiderseitig systematisiertem Naevus zeigen *„acantholytische Hyperkeratose"*, wie sie auch beim bullösen Typ der congenitalen ichthyosiformen Erythrodermie (BROCQ), einer autosomal-dominanten Genodermatose, vorkommt. Dabei besteht besonders im oberen Stratum spinosum eine „granulöse Degeneration" der Keratinocyten, die unter Schrumpfung den Zellkontakt verlieren, perinucleär vacuolisieren sowie vermehrte und unreife, unregelmäßig geformte Keratohyalin-Granula bilden.

Differentialdiagnose: Für den Histopathologen ist die Erkennung von Viruswarzen (Verruca vulgaris), actinischen bzw. präcancerösen Keratosen, Acanthosis nigricans und seborrhoischen Keratosen wichtig. Ohne Kenntnis des klinischen Bildes und ohne Vorhandensein einer „acantholytischen Hyperkeratose" kann die Abgrenzung gegen bestimmte Formen der seborrhoischen Keratosen schwierig sein.

Actinische Keratosen können mit suprabasaler Acantholyse einhergehen, sind aber durch präcanceröse Zellatypien und die fast stets vorhandene Entzündung leichter zu erkennen. Die *Acanthosis nigricans,* die in prognostisch grundverschiedenen Bedeutungen vorkommt,

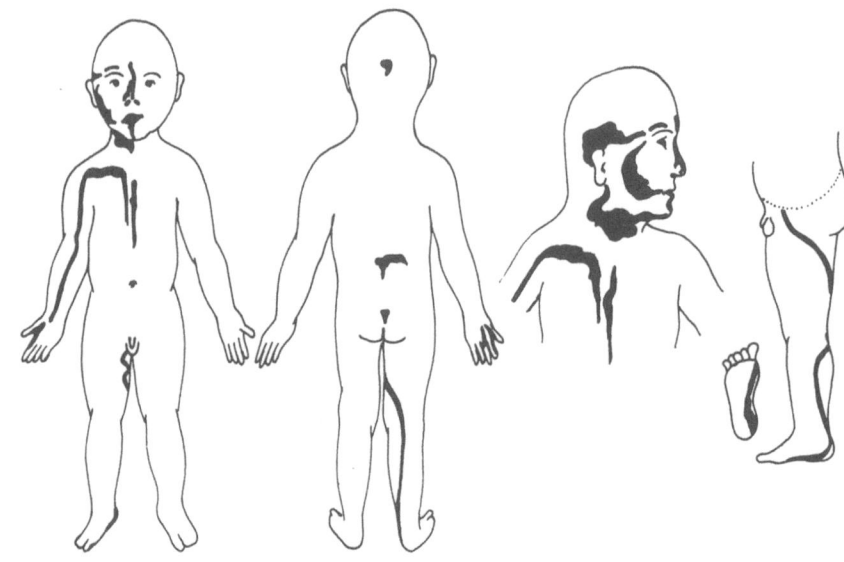

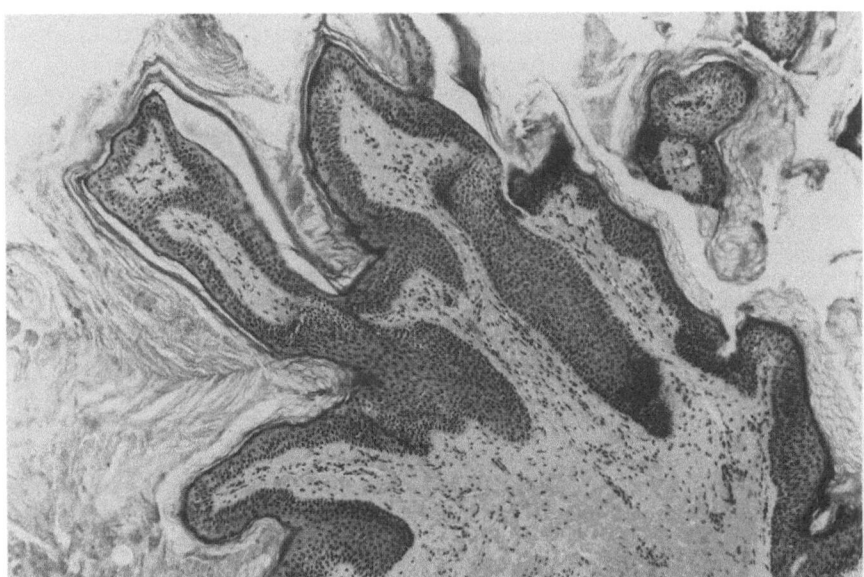

Abb. 1. Systematisierter Naevus verrucosus der rechten Körperhälfte bei 7jährigem Jungen (HORNSTEIN u. KNICKENBERG, 1974); Acantho-Papillose mit Hyperorthokeratose (HE; Obj. 10)

zeigt meist eine geringere Acanthose, aber stärkere basale Pigmentierung als der Naevus verrucosus und ist typischerweise in intertriginösen Hautregionen (Hals, Axilla, Inguinalregion) symmetrisch lokalisiert. Bei *Viruswarzen* finden sich Gruppen von großen vacuolisierten Zellen am Übergang von Stratum spinosum und Stratum granulosum, intra- und extranucleäre Einschlußkörperchen sowie säulenförmig geschichtete Parakeratose mit ungleichmäßig pyknotischen Bröckelkernen in der verrucös aufgetürmten Hornschicht.

Zu erwähnen ist auch das in einer solitären und disseminierten Spielart vorkommende sog. *epidermolytische Acanthom* (GEBHART u. KIDD, 1972; HIRONE u. KUBUSHIRO, 1973), das klinisch und histologisch von der Verruca vulgaris nur schwer zu unterscheiden ist. Außer papillomatöser Hyperkeratose besteht eine bis suprabasal reichende epidermolytische Degeneration mit groben Keratohyalin-Granula und erheblichem intra- und intercellulären Ödem.

Das Phänomen der „acantholytischen Hyperkeratose" ist offenbar nicht streng spezifisch. Es kommt gelegentlich auch bei der autosomal-dominanten Keratosis palmoplantaris Unna-Thost vor und ist für die bereits erwähnte bullöse ichthyosiforme Erythrodermie charakteristisch. Wahrscheinlich ist die epidermolytische Komponente dieser Genodermatose und des systematisierten epidermalen Naevus der morphologische Ausdruck eines gemeinsamen pleiotropen dominanten Gens (WEIBEL u. SCHNYDER, 1966).

1. Epithelialer Schleimhautnaevus

Synonyma: White spongy nevus of the oral mucosa (CANNON, 1935); white folded gingivostomatosis (EVERETT u. NOYES, 1953).

Diese seltene, in einem Teil der Fälle dominant vererbte Anomalie betrifft fast die ganze Mundschleimhaut, manchmal auch Anus, Vagina, Oesophagus sowie die Nasenschleimhaut. Maligne Entartung ist unbekannt.

Histologie: Die epitheliale Mucosa ist hyperplastisch und zeigt eine verstärkte hydropische Schwellung der meisten Zellen des Stratum spinosum bis zur suprabasalen Zellschicht. Die hellen Epithelzellen sind sehr glykogenreich. Dieses „holundermarkartige" Zellödem ist die abnorme Ausprägung einer sonst physiologischen Beschaffenheit des nicht-keratinisierten Epithels der Mundschleimhaut. An der Oberfläche besteht vermehrte Tendenz zur Parakeratose und eine focale Anhäufung von Zellen mit Keratohyalin-Granula.

Differentialdiagnose: Das bei negroiden Amerikanern sehr häufige, bei Angehörigen der weißen Rasse meist tabakinduzierte „*Leuködem*" (SANDSTEAD u. LOWE, 1953) ist histologisch nicht immer auszuschließen, jedoch mehr auf die oberen und mittleren Epithellagen beschränkt. Dagegen zeigen andere exogen-irritativ verursachte *Leukoplakien* in den normalerweise nicht-keratinisierten Schleimhautarealen eine Orthokeratose („Epidermisation") und meist eine stärkere Acanthose. Die oralen Läsionen der erblichen *Pachyonychia congenita* (Jadassohn-Lewandowsky-Syndrom) können dem histologischen Befund benigner Leukoplakien oder epithelialer Schleimhautnaevi gleichen. Bei *präcancerösen Leukoplakien* bestehen zusätzliche Atypien der Zell- und Kernstrukturen mit unregelmäßiger Hyperplasie des Epithels und begleitender Entzündung (vgl. A.II.5).

2. Epidermoidcysten

Rundliche, leicht erhabene, kugelig-feste, intradermale oder bis in die Subcutis reichende Gebilde mit Vorzugslokalisation in der oberen Körperhälfte. Beim Gardner-Syndrom (erbliche Kombination von Epidermoid- und Talgcysten, craniofacialen Osteomen und zur malignen Entartung neigender Polyposis coli) kommen stets multiple Cysten vor (vgl. auch B.I.6).

Sogenannte *Milien* sind winzige, besonders im Gesicht spontan auftretende Epidermoidcysten. Sie können retentionsbedingt auch bei der epidermalen Regeneration von Erosionen (z.B. bei Porphyria cutanea tarda an den Händen) entstehen.

Histologie: Die epitheliale Auskleidung der Cysten gleicht der Epidermis bzw. dem oberen (infundibulären) Anteil des Haarfollikels. Der Inhalt besteht aus dicht lamellär gepackten Hornmassen mit reichlich Cholesterin. Die Wandung älterer Cysten wird unter dem zunehmenden Binnendruck atrophisch und besteht nur noch aus wenigen Lagen abgeflachter Keratinocyten. Durch Rupturen der Cystenwandung entstehen granulomatöse riesenzellige Fremdkörperreaktionen um Hornmaterial und Cholesterinkristalle. Schließlich kann die ganze Cyste zerstört und mehr oder minder resorbiert werden, während Epithelreste unter dem kontinuierlichen Entzündungsreiz pseudoepitheliomatös proliferieren können. Eine echte maligne Entartung kommt nur sehr selten vor. Bei den wenigen bisher beschriebenen Fällen handelte es sich meist um eine neuerdings als „pilar tumor of the scalp" bezeichnete Sonderform (WILSON JONES, 1966; KORTING u. HOEDE, 1969).

Hinsichtlich der *Differentialdiagnose* verweisen wir auf den Abschnitt B. III (Cysten und cystische Tumoren) bei den adnexoiden Hauttumoren.

Histogenese: Am häufigsten gehen Epidermoidcysten wahrscheinlich vom epidermalen bzw. infundibulären Anteil des Haar-Talgdrüsenkomplexes aus, wenngleich sie auch aus verlegten ekkrinen Schweißdrüsengängen (als Pseudomilien), traumatisch oder bei der Regeneration epidermaler Blasen entstehen können. Elektronenmikroskopisch enthalten die Epithelzellen der Wandung aggregierte Tonofilamente und Keratohyalin-Granula als interfilamentöse Matrix, wie es für epidermale und infundibuläre Keratinocyten charakteristisch ist. Die nach innen rückenden Keratinocyten verhornen vollständig unter Verlust der Desmosomen (McGAVRAN u. BINNINGTON, 1966).

3. Seborrhoische Keratose

Synonyma: Verruca seborrhoica; Verruca senilis; Basalzellpapillom.

Die im deutschsprachigen, britischen und französischen Schrifttum geläufige Bezeichnung „Verruca seborrhoica" ist seit etwa 20 Jahren zunehmend in den internationalen Tumor-Klassifikationen, so auch in der jüngsten WHO-Einteilung der Hauttumoren, durch den Terminus „seborrhoische Keratose" ersetzt worden. Wir sind im Interesse einer möglichst einheitlichen Nomenklatur bereit, diesem Trend zu folgen, zumal der mehr klinische als histologische Verruca-Begriff einige Mißverständnisse verursachen kann und mehr zur morphologischen Beschreibung („verrucös") als zur nosologischen Definition einer Neubildung verwendet werden sollte. Unbestritten ist die Berechtigung, den Terminus Warze auf infektiöse Virus-Epitheliosen anzuwenden, also in erster Linie auf die sog. Verruca vulgaris. Allerdings kann auch der Begriff der „seborrhoischen Keratose" nicht völlig befriedigen, da nicht die Keratinisation, sondern die basaloidzellige Epithelproliferation das führende histologische Element darstellt.

Seborrhoische Keratosen gehören zu den häufigsten Hauttumoren. Sie treten meist in der zweiten Lebenshälfte, seltener bereits bei jungen Menschen auf und kommen bei Männern und Frauen gleich häufig vor. Vorzugsweise sind sie an den „seborrhoischen" Regionen des Stammes, aber auch an lichtexponierten Stellen (Gesicht) zu finden. Es handelt sich um flache oder kalottenförmig vorgewölbte breite Papeln von graugelblicher bis brauner oder selbst schwarzer Farbe. Sie sind von einer stumpf glänzenden, an eingetrockneten Talg erinnernden Hyperkeratose mit feinen stippchenförmigen Einziehungen bedeckt und können papillomatös, gestielt oder wie ein Hauthorn auswachsen. Maligne Entartung ist extrem selten (BARON u. KRESBACH, 1968).

Eine bei Negern vorwiegend im Gesicht vorkommende Sonderform – kleine, stark pigmentierte seborrhoische Keratosen – wird im amerikanischen Schrifttum auch als *Dermatosis papulosa nigra* bezeichnet (HAIRSTON et al., 1964).

Histologie: Seborrhoische Keratosen sind vorwiegend exophytisch wachsende Papillome bzw. Acantho-Papillome, die nur selten tiefer als die Reteleisten der umgebenden Epidermis reichen. Es läßt sich ein hyperkeratotisch-verrucöser, ein solid-acanthotischer und ein seltener adenoider Typ unterscheiden (NÖDL, 1960; BRAUN-FALCO u. KINT, 1963). Der letztere wird auch als reticuläre bzw. netzförmige seborrhoische Keratose bezeichnet.

Eine weitere, differentialdiagnostisch zu beachtende Form ist die „aktivierte" seborrhoische Keratose („irritated seborrheic keratosis"), die von LUND (1957) als baso-squamöses Acanthom bezeichnet wurde. OKUN und EDELSTEIN (1976) weisen noch auf einen fünften, als klonale seborrhoische Keratose deklarierten Sondertyp mit nesterförmig intraepidermal eingeschlossenen basaloiden Zellwucherungen hin. Schließlich rechnen manche Autoren auch die *sog. Stuccokeratose*, einen die Knöchelgegend bevorzugenden, sehr oberflächlichen Typ von multiplen papillomatösen Keratosen zum Formenkreis der seborrhoischen Keratosen (LEVER u. SCHAUMBURG-LEVER, 1975).

Das Tumorgewebe ist in der Hauptsache aus dicht gedrängten *kleinen „basaloiden" Zellen* aufgebaut, die je nach dem vorherrschenden Typ acanthotisch plumpe Zapfen, breit zusammenhängende solide Verbände oder schmale, untereinander vielfach verzweigte Stränge bilden. Als charakteristischer Bestandteil liegen inmitten der basaloidzelligen Wucherungen mehr oder minder große und zahlreiche „Horncysten", die von konzentrisch geschichteten, meist kernlosen Keratinlamellen erfüllt sind. Sie sind von einer schmalen, oft nur einreihigen Granularzellschicht umgeben und entstehen aus kleinen Stachelzellinseln, die hie und da als lockere squamöse Zellsäume erkennbar sind. Die orthokeratotischen Hornzwiebeln werden langsam nach oben abgeschoben und stehen oft mit tiefen Ausbuchtungen der oberflächlichen Hornmassen in Verbindung. Sie entstehen aber nicht durch Einstülpung, sondern in erster Linie durch *Endokeratinisation* bei verlangsamter Differenzierungsfähigkeit der basaloiden Zellen (PINKUS u. MEHREGAN, 1969). Die basaloiden und squamösen Zellen können reichlich Melanin enthalten, das von den im Tumorgewebe verstreuten, meist spärlichen Melanocyten an die Keratinocyten des langsam wachsenden Tumors abgegeben wird.

Beim *hyperkeratotisch-verrucösen Typ* der seborrhoischen Keratose tritt die Acanthose zugunsten einer papillomatösen Hyperkeratose etwas zurück (Abb. 2a). „Pseudo-Horncysten" stehen mit der Oberfläche in Verbindung und gehen in breite, nach oben klaffende, von Keratinmassen erfüllte Einbuchtungen über. Der untere Rand des etwas kalottenförmig gewölbten Tumors liegt meist in Höhe der benachbarten Epidermis. Tangentiale Anschnitte gewundener Horntrichter können „Horncysten" vortäuschen. Bei abgeflachten Formen dominiert ein breites, lamellär gelockertes Zackenmuster der Hyperkeratose, die ein relativ schmales, mehr aus squamösen als basaloiden Zellen bestehendes Epithel sägeblattförmig bedeckt.

Beim *acanthotisch-soliden Typ* beherrscht die plumpzapfige basaloide Zellwucherung das Bild, während Hyperorthokeratose und Papillose nur gering ausgeprägt sind (Abb. 2b). Auch hier finden sich falsche und echte „Horncysten" im Epithel. Die kleinen basaloiden Zellen umschließen oft kleine Nester aus squamösen Keratinocyten. In Mischformen können die Basaloidzellen vermindert und von gewucherten Stachelzellen umgeben sein. Solche Formen mit vertauschten Zellrelationen leiten zum klonalen Typ der seborrhoischen Keratose über.

Beim *adenoiden* (bzw. reticulären) *Typ* erstrecken sich zahlreiche schmale, engmaschig verzweigte Züge von basaloiden Zellen in die obere Dermis (Abb. 3). Manche Stränge sind nur 2–3 Zellen breit, fließen zu größeren Nestern zusammen und sind dort, wo sich scharf begrenzte Hornperlen befinden, kugelig aufgetrieben. Bei rein „adenoiden" Formationen kann diese Keratinisation völlig fehlen. Die Basaloidzellen enthalten oft deutlich vermehrtes Melanin, obwohl die Melanocyten nur einen geringfügigen Anteil am Tumor ausmachen. Das umgebende Bindegewebe ist bei diesem Typ der seborrhoischen Keratose deutlicher als sonst vermehrt, manchmal leicht sklerosiert. Flache, oberflächliche Formen mit kurzen, nur bis in den Papillarkörper reichenden basaloiden Epithelsträngen sind aufgrund

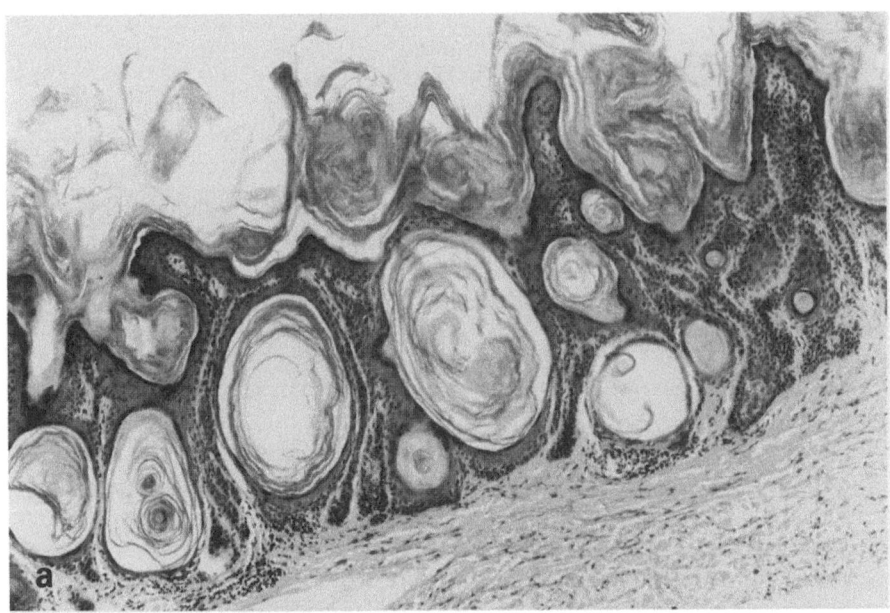
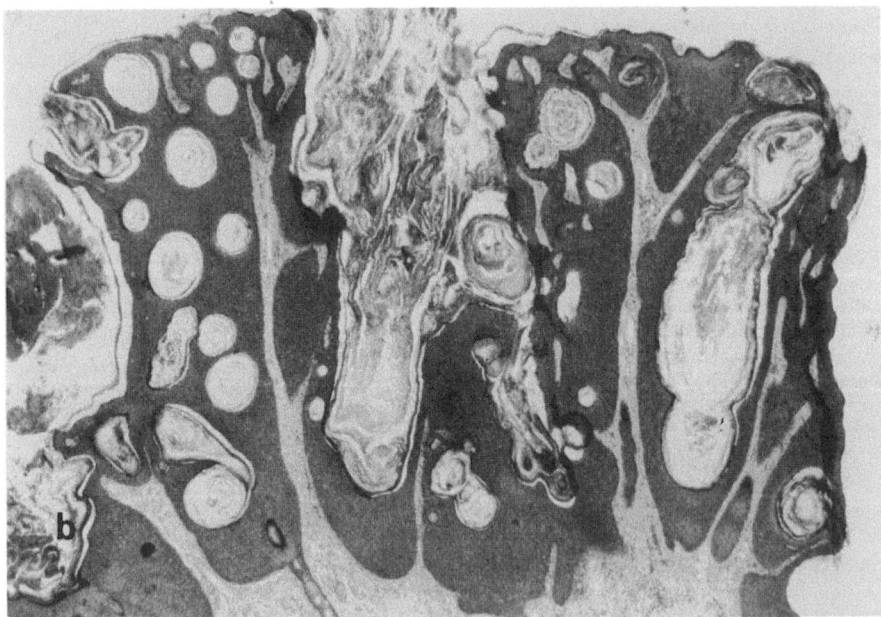

Abb. 2. (a) Seborrhoische Keratose vom hyperkeratotisch-verrucösen Typ (HE; Obj. 10);
(b) seborrhoische Keratose vom acanthotisch-soliden Typ (HE; Obj. 2,5)

dieser bindegewebigen Begleitreaktion von der sog. Lentigo senilis zu unterscheiden (vgl. Beitrag FRENK, Teilband 1).

Der „*irritierte*" bzw. „*aktivierte*" *Typ* der seborrhoischen Keratose kann durch verschiedenartige exogene Alterationen entstehen, z.B. durch Incisionsbiopsie oder durch chemische Reizung mit Croton-Öl (MEVORAH u. MISHIMA, 1965). Es kommt zu einer vermehrten

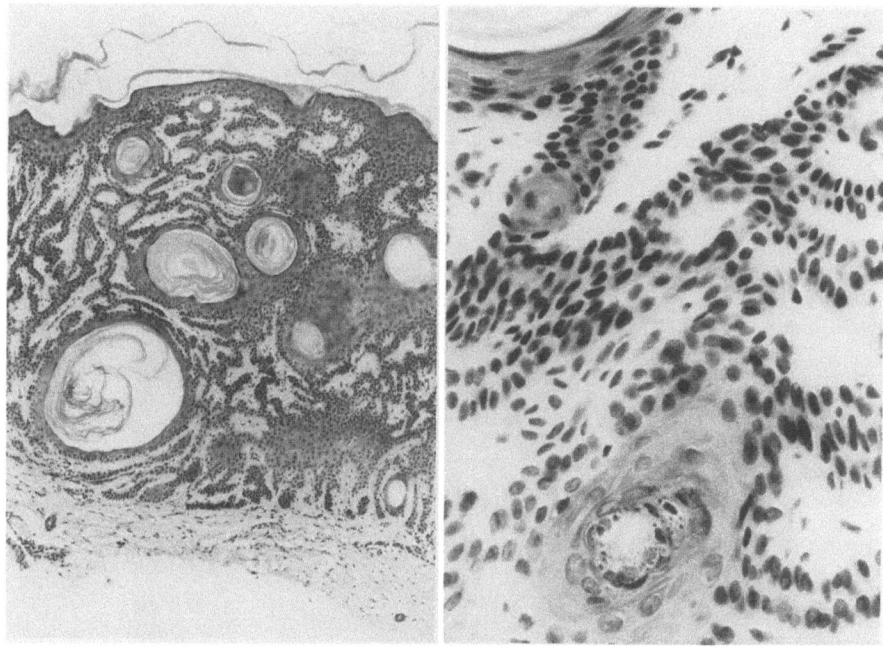

Abb. 3. Seborrhoische Keratose vom adenoiden Typ (HE; Obj. 10 bzw. 25)

und beschleunigten Umwandlung basaloider Zellen in Stachelzellen, die sich zu zahlreichen kleinen Zellquirlen gruppieren (Abb. 4). Es handelt sich gewissermaßen um die überstürzte Einleitung der Bildung von Hornperlen. Von Stachelzellwirbeln weitgehend durchsetzte Epithelwucherungen, bei denen die basaloidzellige Komponente zurücktritt, können ein Plattenepithelcarcinom vortäuschen. Auch gaben die variablen Ausprägungen dieses benignen Tumors Anlaß zur Abgrenzung spezieller Epitheliome, deren onkologische Eigenständigkeit jedoch umstritten ist.

Als *klonale seborrhoische Keratose* haben OKUN und EDELSTEIN (1976) einen solchen, früher im sog. „intraepidermalen Epitheliom BORST-JADASSOHN" subsumierten Sondertyp beschrieben. Dabei finden sich mäßig scharf begrenzte basaloide Zellnester *inmitten einer regulären*, acanthotisch verbreiterten Epidermis, deren Follikel- und Schweißdrüsenmündungen intakt sind (Abb. 5). Die basaloiden Proliferate kommen hauptsächlich in der unteren Epidermishälfte vor und erreichen meist die Basalzellschicht, werden manchmal aber von einer noch typisch erscheinenden Stachelzellschicht umschlossen. Für die Zugehörigkeit zum Formenkreis der seborrhoischen Keratose spricht das Fehlen von Glykogen in den basaloiden Zellnestern, während die Zellen des histologisch ähnlichen Hidroacanthoma simplex (SMITH-COBURN) es reichlich enthalten.

Ein weiterer, 1927 von BLOCH als „benignes, nicht naevoides Melanoepitheliom der Haut" beschriebener Tumor entspricht klinisch und histologisch einer stark pigmentierten seborrhoischen Keratose, deren Pigmentgehalt entweder auf Vermehrung und dendritischer Verästelung von Melanocyten (*Typ I*) oder auf reichlicher Melaninbeladung der Keratinocyten bei nur spärlicher Melanocytenzahl (*Typ II*) beruht. Selten findet man bei beiden Formen das histologische Bild einer „irritierten" seborrhoischen Keratose mit Stachelzellinseln und Hornquirlen inmitten der basaloidzelligen Tumormasse.

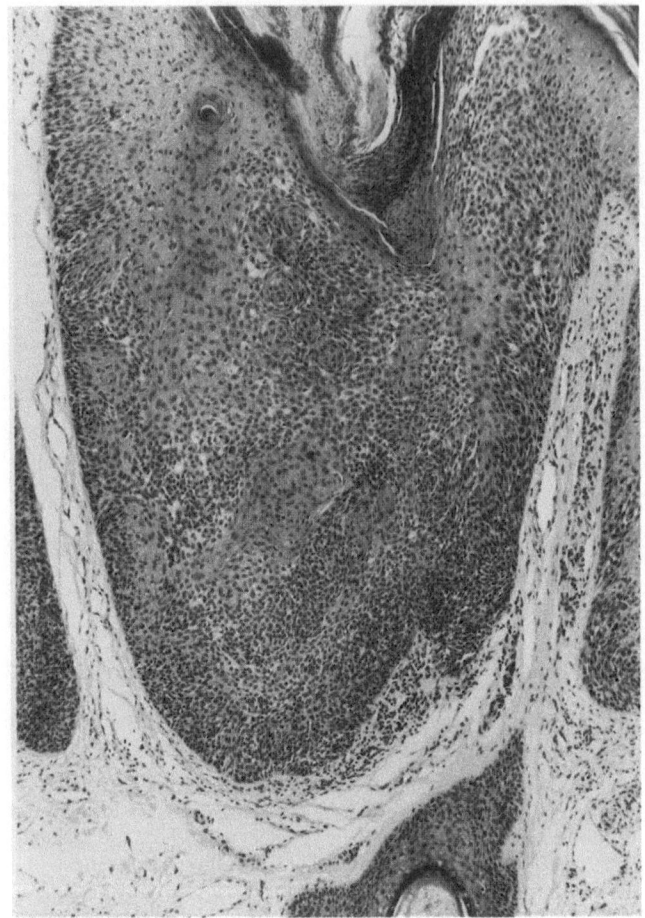

Abb. 4. „Irritierte" Form einer seborrhoischen Keratose (HE; Obj. 2,5)

Während Typ II heute nur als eine besonders stark pigmentierte seborrhoische Keratose angesehen wird, gilt Typ I manchen Autoren als eine eigene Tumorentität unter der Bezeichnung „*Melano-Acanthom*" (MISHIMA u. PINKUS, 1960; PINKUS u. MEHREGAN, 1969; DELACRÉTAZ, 1975). Wir neigen aber mehr der Ansicht von LEVER und SCHAUMBURG-LEVER (1975) zu, daß sich die Vermehrung der Melanocyten auch im Rahmen der baso-squamösen Proliferations- und Transformationssteigerung einer „irritierten" seborrhoischen Keratose erklären läßt. Auch bilden die Melanocyten keine Nester, sondern breiten sich dendritisch zwischen den basaloiden und squamösen Keratinocyten aus. Möglicherweise ist die Umkehr des sonst in seborrhoischen Keratosen gewohnten Mengenverhältnisses von Melanocyten und pigmenttragenden Keratinocyten durch eine Blockade des Melanin-Transfers bedingt (LEVER u. SCHAUMBURG-LEVER, 1975).

Eine maligne Entartung von seborrhoischen Keratosen kommt praktisch nicht vor. Bei den vereinzelt beschriebenen Ausnahmen handelte es sich entweder um die Verwechslung mit dem fibroepithelialen Basaliomtyp von PINKUS (1953) oder um einen Kollisionstumor aus Basaliom und seborrhoischer Keratose (BA-

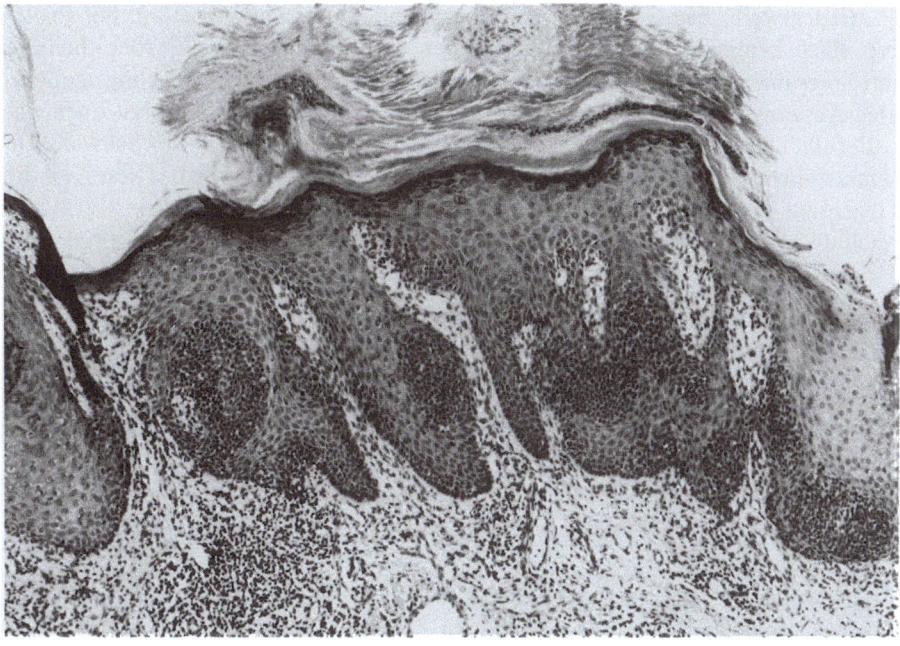

Abb. 5. „Klonaler Typ" einer seborrhoischen Keratose („intraepidermales Epitheliom")
(HE; Obj. 10)

LABANOW u. ANGELOWA, 1964). Über die Umwandlung in ein bowenoides Spinaliom berichteten BARON und KRESBACH (1968).

Differentialdiagnose: Gewisse Schwierigkeiten kann die Unterscheidung einer irritierten seborrhoischen Keratose von *beginnenden Stachelzellkrebsen* oder vom acanthotischen Typ einer präcancerösen actinischen Keratose bereiten. Ein wichtiger Fingerzeig auf seborrhoische Keratose ist der Nachweis von Horncysten oder Pseudo-Horncysten sowie die annähernd plane untere Begrenzung der Wucherung. Auch beschränkt sich die celluläre Unruhe fast nur auf den Bereich der zentralen Hornquirle, während das periphere Tumorparenchym einheitlich basaloidzellig aufgebaut ist. Entzündliche Infiltrate im benachbarten Bindegewebe sind kein brauchbares Unterscheidungsmerkmal, da sie auch bei irritierten seborrhoischen Keratosen, gelegentlich auch bei den anderen Typen vorkommen. Leichter sind *aktinische Keratosen* durch die cellulären Atypien abzugrenzen.

Vulgäre Viruswarzen bestehen aus Stachelzellen und zeigen intra- und extranucleäre Einschlußkörperchen in der ausgeprägten Granularzellschicht. Die angrenzenden Stachelzellen sind ödematös, die aufliegenden Hornmassen of spitz-papillär aufgetürmt und von parakeratotischen Kernsäulen durchsetzt. Flache seborrhoische Keratosen können mit einem epidermalen *Naevus verrucosus* (s. A.I.1) verwechselt werden, dem jedoch die basaloidzellige Komponente fehlt.

Die Abgrenzung vom *ekkrinen Porom* (s. B.IV.3.a) ist nicht einfach, da dieses ebenfalls aus kleinen basaloiden Zellen mit deutlich erkennbaren Intercellularbrücken aufgebaut ist. Jedoch fehlen diesem Tumor die Horncysten und die meist in Höhe der seitlichen Epidermis verlaufende untere Begrenzung der seborrhoischen Keratose. Dafür kommen im ekkrinen Porom charakteristische porale Spalträume und intracelluläres Glykogen vor. Eine weitere differentialdiagnostische Handhabe bietet die gänzlich verschiedene Vorzugslokalisation der beiden Tumoren.

Histogenese: Seborrhoische Keratosen sind, wie eingangs betont, der Prototyp eines benignen und zugleich unreifen Epithelioms bzw. Fibroepithelioms mit langsamer Wachstums- und stark eingeschränkter Differenzierungstendenz. Der Ausgangsort ist die Epidermis, nach Ansicht mancher Autoren auch das ostiofolliculäre Epithel (vgl. A.I.4), während der analoge Tumor der Schweißdrüsenausführungsgänge vom ekkrinen Porom repräsentiert wird. Dieses ist im Gegensatz zum histochemischen Enzymmuster der seborrhoischen Keratosen reich an „respiratorischen" Enzymen (Succinyl-Dehydrogenase, Phosphorylase; HOLUBAR, 1969).

Elektronenoptische Befunde sprechen dafür, daß sich die kleinen basaloiden Zellen der seborrhoischen Keratose eher von Zellen der epidermalen Basalzellschicht als von basaliomatösen Zellen ableiten. Sie besitzen mäßig reichliche Desmosomen und Tonofilamente, die aber unregelmäßiger als in normalen Basalzellen orientiert sind (BRAUN-FALCO et al., 1963). Auch vermehren sich die basaloiden Zellen sehr langsam bei nur geringfügiger Tendenz zur stachelzelligen Transformation und Keratinisation (PINKUS u. MEHREGAN, 1969).

4. Akrotrichom (Inverted Follicular Keratosis)

In der jüngsten WHO-Klassifikation (TEN SELDAM u. HELWIG, 1974) werden als „*invertierte folliculäre Keratosen*" (I.F.K.) gutartige, von den Follikelostien fingerförmig in die Dermis eingestülpte Tumoren mit basaloiden Zellen, Stachelzellen und typischen Hornquirlen beschrieben. Auch PINKUS und MEHREGAN (1973) halten an der Sonderstellung des nach ihrer Ansicht von den Keratinocyten des folliculären Infundibulums ausgehenden Tumors fest. MEHREGAN (1964) fand unter 25000 Hautbiopsien 40 mit I.F.K. (0,16%), davon $^2/_3$ bei Männern. Nach HELWIG (1955) sprechen ausgeprägte Epitheldifferenzierungen nach Art einer Hypergranulose ähnlich einer Viruswarze für I.F.K. und gegen

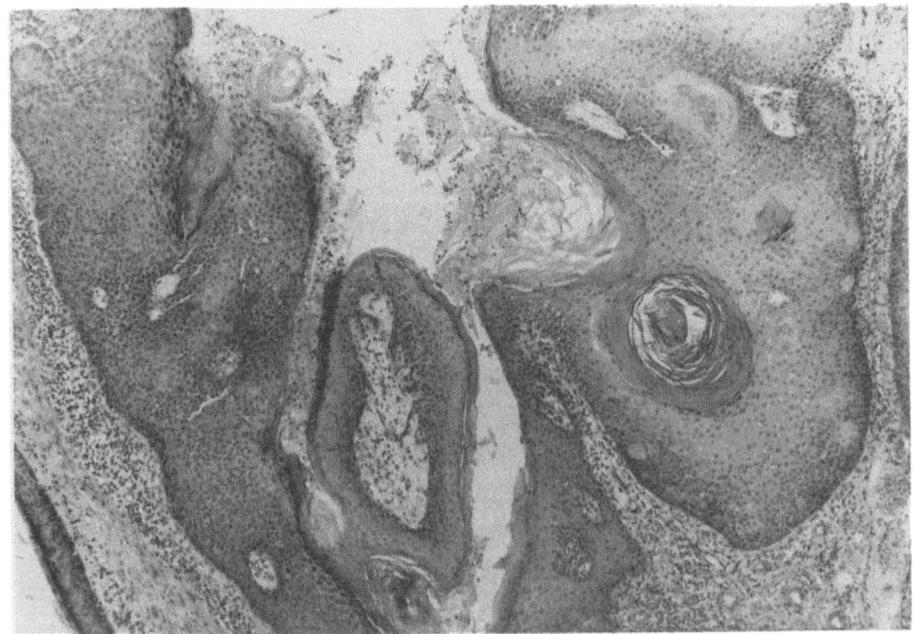

Abb. 6. Sog. inverted follicular keratosis (HELWIG), Ausschnitt (HE; Obj. 10)

seborrhoische Keratose. Dagegen sehen LEVER und LEVER-SCHAUMBURG (1975) den Tumor als identisch mit einer irritierten seborrhoischen Keratose an.

Histologisch handelt es sich um einen scharf begrenzten basaloidzelligen Tumor mit ziemlich charakteristischen Hornquirlen („squamous eddies"). Diese entstehen im Zentrum schneckenförmig gewundener Convolute von langgestreckten Stachelzellen und hängen mit der trichterförmigen folliculären Hyperkeratose zusammen (Abb. 6). Die Basaloidzellzapfen dringen fingerförmig bis in das obere Stratum reticulare der Dermis vor und heben die bedeckende Epidermis an. Sie reichen tiefer als seborrhoische Keratosen (HELWIG, 1955; MÖHLENBECK, 1975).

Sieht man mit DUPERRAT und MASCARO (1963), mit PINKUS und MEHREGAN (1969) den infundibularen, d.h. oberhalb der Talgdrüsenmündung gelegenen Abschnitt des Haarfollikels als eine intraepidermale biologische Sonderstruktur (Akrotrichium) an, so ist mit der Möglichkeit eines von dort ausgehenden bzw. akrotrichial determinierten Tumors im Sinne eines „Akrotrichoms" bzw. einer „invertierten folliculären Keratose" zu rechnen. Das normale infundibulare Follikelepithel unterscheidet sich allerdings weder histologisch noch elektronenmikroskopisch noch proliferationskinetisch von der interfolliculären Epidermis (PLEWIG u. KLIGMAN, 1978).

5. Formenkreis des sog. intraepidermalen Epithelioms (BORST-JADASSOHN)

Obwohl es sich um eine histogenetisch uneinheitliche Gruppe handelt, möchten wir das Problem der sog. intraepithelialen Epitheliome hier erörtern, da sie definitionsgemäß intraepidermal lokalisiert sind.

Die Historie dieses vermeintlich einheitlichen Tumors zeigt, daß sowohl histologisch als auch biologisch verschiedene, ja teilweise incompatible Neubildungen mit der gleichen Bezeichnung belegt wurden. 1904 fand BORST eine intraepitheliale carcinomatöse Ausbreitung in der Umgebung eines Unterlippencarcinoms und argumentierte damit gegen die multifocale Neubildung von Krebszellen. 22 Jahre später beschrieb J. JADASSOHN multizentrische basaloidzellige Tumornester innerhalb der Epidermis als intraepidermales Basalzellen-Epitheliom und interpretierte diesen Befund im Sinne der multizentrischen Entstehung von Basaliomen. 1929 prägte dann MONTGOMERY anhand eines eigenen Falles den Begriff des „intraepidermalen Epithelioms Borst-Jadassohn". Dabei blieb es bis in die letzten Jahre (ANDRADE, 1964; ESTÈVES, 1954; GOTTRON u. NIKOLOWSKI, 1960; MONTGOMERY, 1967; SANDERSON, 1968; WORINGER, 1961). Auch GRAHAM und HELWIG (1966) behielten die Bezeichnung im herkömmlichen Sinn bei. Die in der WHO-Klassifikation vorgenommene Einordnung bei den Präcancerosen muß allerdings Widerspruch herausfordern.

Es läßt sich retrospektiv kaum entscheiden, ob JADASSOHNs Fall den clonalen Typ einer seborrhoischen Keratose oder ein sog. ekkrines intraepidermales Porom (bzw. Hidroacanthoma simplex Smith-Coburn) repräsentierte. Solche intraepidermalen Mikrotumoren kommen im histologischen Einsendematerial nicht ganz selten vor: bei MEHREGAN und PINKUS (1964) 85 unter 25000 Hautbiopsien, bei HOLUBAR (1969) 30 Fälle im Schnittarchiv einer großen Hautklinik.

In den letzten Jahren hat sich immer mehr die Ansicht durchgesetzt, daß der herkömmliche Begriff des intraepidermalen Epithelioms Borst-Jadassohn als onkologische Entität nicht aufrecht zu halten ist (MEHREGAN u. PINKUS, 1964; HOLUBAR, 1969; MEHREGAN, 1976).

Tabelle 2. Hauttumoren mit intraepidermalen Nestern (Nach MEHREGAN, 1976)

benigne primär	maligne primär	maligne sekundär
seborrhoische Keratose	Morbus Bowen	Morbus Paget der Mamille
Naevus verrucosus	Stachelzellkrebs	extramammärer Morbus Paget
Hidroacanthoma simplex	malignes Melanom (bes. vom pagetoiden Typ)	epidermotrope Carcinome
junktionaler Naevuszell-Naevus		

Grundsätzlich können sich intraepidermale Tumornester von drei Quellen herleiten (vgl. Tabelle 2): 1. von Keratinocyten der Epidermis oder ihrer symbiontischen Gewebseinheiten (Akrosyringium, Akrotrichium), 2. von Melanocyten, 3. durch primäre Entstehung oder sekundäre Invasion von malignen Tumorzellen (z.B. Morbus Bowen, sog. pagetoides malignes Melanom, mammärer oder extramammärer Morbus Paget, epidermotrope Carcinommetastasen).

Weitaus am häufigsten entpuppen sich „intraepidermale Epitheliome" als *seborrhoische Keratosen* vom *klonalen*, gelegentlich auch vom *irritativen Typ*. Im ersteren Fall restieren basaloide Zellen, die auf den Reifungsimpuls nicht (mit Ausbildung von squamösen Hornquirlen) ansprechen. Meist bestehen jedoch graduelle Übergänge zwischen den kleinen basaloiden Zellen am Rande der Nester und den umgebenden, sich stachelzellig differenzierenden Zellen. Gewöhnlich sind in der benachbarten Dermis entzündliche Zellinfiltrate vorhanden. Beim klonalen Typ sind die basaloiden Zellnester meist scharf begrenzt, sie bewirken Auftreibungen und Vertiefungen der Reteleisten, neigen aber nicht zur Konfluenz, sondern sind durch intakte akrosyringiale und ostiofolliculäre Epidermisabschnitte voneinander getrennt (MEHREGAN, 1976). Bei stärkerer Irritation und entzündlicher Infiltration kann es zu ausgeprägtem intratumoralen Ödem mit acantholytischer Desintegration der baso-squamösen und keratoiden Zellwirbel kommen, so daß unregelmäßige Spaltbildungen entstehen, die jedoch keine tumoreigenen Porusstrukturen darstellen.

Ähnliche intraepidermale Formationen werden vom *Hidroacanthoma simplex* (SMITH u. COBURN, 1956) gebildet, bei dem es sich um multizentrische Wucherungen von mehr oder minder unreifen Zellen des Akrosyringium („intraepidermal sweat duct unit", PINKUS u. MEHREGAN, 1969) handelt. Die scharf gegen die umgebende Epidermis abgesetzten Tumornester bestehen aus dicht gedrängten basaloiden Zellen mit kleinen dunklen Kernen und hellem Cytoplasma, das große Mengen von Glykogen enthält. Aufgrund des histochemischen Enzymmusters (reichliches Vorkommen von Succinodehydrogenase, Phosphorylase) sehen HOLUBAR und WOLFF (1969) das Hidroacanthoma simplex als eine intraepidermale Form des ekkrinen Poroms an.

Während sich unreife basaloide Zellnester nur selten zu epidermalen Naevi verrucosi entwickeln, gehören Nester von Naevuszellen an der dermo-epidermalen Junktionszone, gelegentlich auch intraepidermal verlagert, zum typischen Befund des *Junktionsnaevus*. Differentialdiagnostisch ist ein beginnendes malignes Melanom vom pagetoiden Typ im histopathologischen Mikrostadium 1 auszuschließen. Besonders müssen auch mammäre und extramammäre Formen des *Morbus Paget* erwähnt werden, wobei helle, an Glykogen und Glykoproteiden reiche Zellen einzeln oder in kleinsten Nestern die Epidermis durchsetzen (vgl. B.VI.2).

Vom Standpunkt der *Histogenese* handelt es sich bei primär intraepidermalen Zellnestern entweder um herdförmige Reifungshemmungen (MEHREGAN u. PINKUS, 1964) oder um die onkogene Nachahmung der normalen „Histosymbiose" aus dem gestörten Zusammenspiel der Zellen des Akrosyringium oder des Akrotrichium mit der interfolliculären Epidermis (HOLUBAR, 1969). Immer noch ungeklärt ist die Epidermotropie und der genaue Weg der Paget-Zellen, die meist aus Milchgangscarcinomen oder – bei extramammärem Sitz – aus apokrinen oder rectalen Adenocarcinomen herrühren.

Während also der Begriff des „intraepidermalen Epithelioms Borst-Jadassohn" als onkologische Entität irrig ist, kann man bei kontinuierlicher intraepidermaler Ausbreitung maligner Tumorzellen von einem *Borst-Phänomen*, bei multizentrischer Entwicklung benigner Tumorzellen von einem *Jadassohn-Phänomen* sprechen (PINKUS u. MEHREGAN, 1969, 1973; HOLUBAR, 1969). Ebenso läßt sich als *Paget-Phänomen* die eigentümliche diskontinuierliche Immigration oder primäre Kolonienbildung von glandogenen bzw. melanocytären malignen Tumorzellen in die Epidermis bezeichnen. Das Borst-Phänomen trifft insbesondere auf den Morbus Bowen sowie auf andere Formen des Carcinoma in situ zu. Für das Jadassohn-Phänomen ist die Einfassung intraepidermaler Zellnester durch epidermale Reteleisten charakteristisch. Ein typisches Beispiel ist das oben erwähnte Hidroacanthoma simplex.

Oberflächliche, nach dem klinischen Bild oft „pagetoid" genannte Basaliome erfüllen weder die Bedingung des Paget- noch des Borst- oder Jadassohn-Phänomens, da die der Epidermis *angelagerten* Basaliomnester diese zwar infiltrieren können, an der Basis aber von tumoreigenem Stroma umgeben sind. Diese für Basaliome charakteristische Tumor-Stroma-Beziehung schließt, entgegen früheren Ansichten, eine primär *intra*epidermale Basaliomentstehung aus.

6. Klarzellenacanthom
(Acanthome à cellules claires, DEGOS, 1962)

Die Läsion ist klinisch und histologisch gut definiert, so daß ihre späte Erstbeschreibung überraschen muß. Bis 1970 waren bereits rund 120 Fälle bekannt (DEGOS u. CIVATTE, 1970).

Klinik: Der meist solitär an einem Bein lokalisierte Tumor stellt eine langsam wachsende, kalottenförmig erhabene, scharf begrenzte, rötliche Wucherung von 1–2 cm Durchmesser dar. Die Oberfläche ist etwas feucht, die Ränder können von einer Schuppenkrause eingefaßt sein. Der Befund erinnert meist an ein sog. Granuloma teleangiectaticum, ein entzündetes Histiocytom oder eine irritierte seborrhoische Keratose.

Histologie: Ein scharf begrenzter Abschnitt der Epidermis ist acanthotisch gewuchert und durch helle, ödematöse Stachelzellen ersetzt, die große Mengen von Glykogen enthalten (Abb. 7). Zwischen den etwas vergrößerten Zellen besteht eine leichte Spongiose. Von der Glykogenspeicherung ist nur die Basalzellschicht ausgenommen. Die Zellkerne sind unauffällig. An der Oberfläche besteht parakeratotische Exfoliation mit spärlicher oder fehlender Granularzellschicht

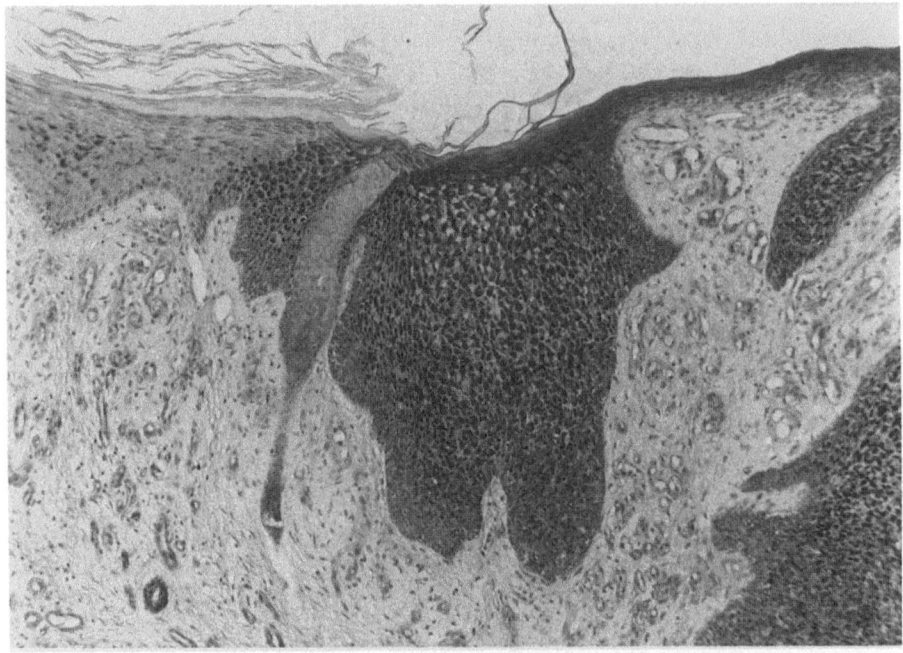

Abb. 7. Klarzellenacanthom, Randbereich (PAS; Obj. 2,5)

(Abb. 8). Die intraepidermalen Anteile des Akrosyringium und Akrotrichium bleiben mehr oder minder ausgespart (ZAK u. GIRERD, 1968). Die Melanogenese der auffällig spärlichen Melanocyten ist verringert, doch kann mittels Fontana-Masson-Färbung Promelanin in dendritischen Melanocyten nachgewiesen werden. Die Wucherung geht mit Gefäßerweiterung und geringer cellulärer Entzündung in den elongierten Bindegewebspapillen einher, wobei lockere Leukocyteninfiltrate das Acanthom durchsetzen. Eine sichere maligne Entartung ist noch nicht bekannt geworden. In einem Fall wurden zusätzliche Syringom- und Naevus sebaceus-artige Proliferate beschrieben (CRAMER, 1971).

Der Gesamtbefund ist also der eines auffällig hellzelligen, parakeratotisch exfoliierenden Acanthoms (Papilloms) mit komprimierten, entzündlich infiltrierten Papillen, wobei die Tumorzellen scharf von der umgebenden, oft verbreiterten Epidermis getrennt sind. Bei zusätzlicher Glykogenfärbung ist der Befund so charakteristisch, daß sich keine wesentliche histologische Differentialdiagnose ergibt.

Histogenese: Das Klarzellenacanthom läßt sich histoenzymatisch durch den verringerten Nachweis von Cytochromoxydase, Succinodehydrogenase und Amylophosphorylase (HU u. SISSON, 1969; DEGOS u. CIVATTE, 1970) klar von intraepidermalen Schweißdrüsentumoren abgrenzen. Es wird aber auch eine Entstehung aus den epidermalen Übergangszellen des Akrosyringium diskutiert (LINDGREN u. NEUMANN, 1973). Elektronenmikroskopisch bestätigt sich die überschießende Speicherung von Glykogen (Abb. 9) bei auffälliger Reduzierung der meisten Zellorganellen, so daß eine Störung des cellulären Metabolismus und der Zellreifung (mit parakeratotischer Exfoliation) anzunehmen ist. HU und SISSON (1969) vermuten dabei eine Blockade des Melanosomen-Transfers von den Melanocyten zu den

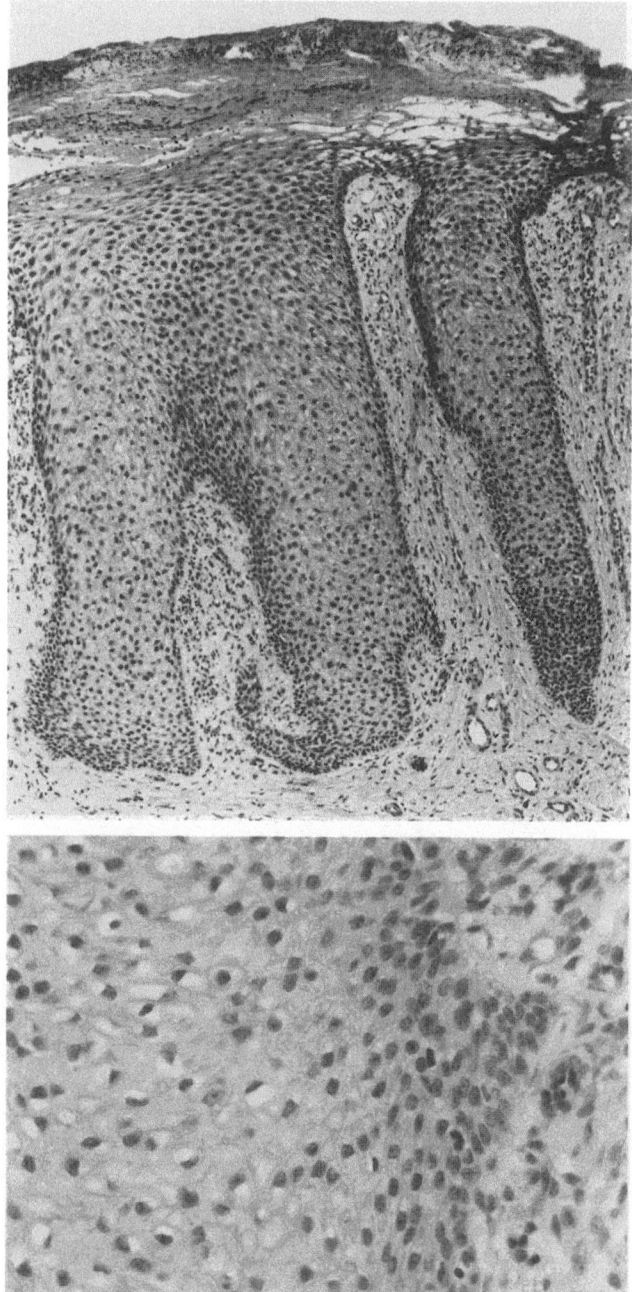

Abb. 8. Klarzellenacanthom, Teilansicht (HE; Obj. 10) mit Ausschnitt (HE; Obj. 25)

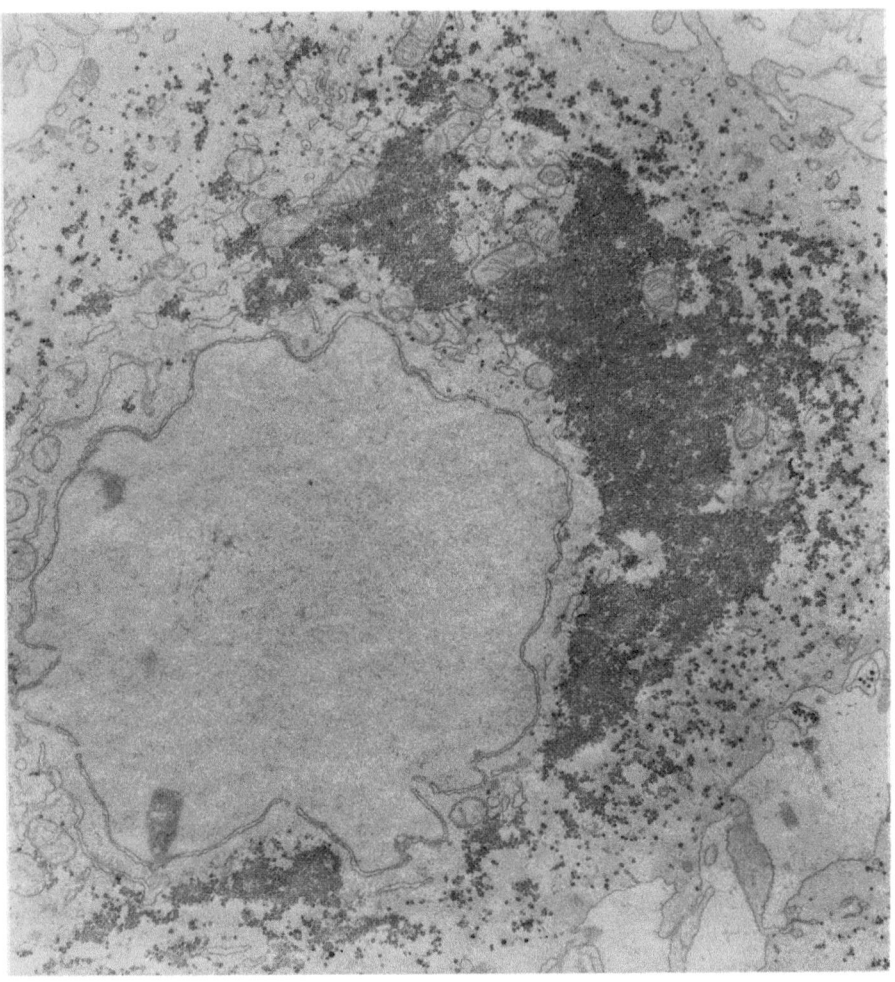

Abb. 9. Klarzellenacanthom, EM-Darstellung einer Tumorzelle: perinucleär aggregierte Glykogenpartikel, nach Zugabe von Kaliumferrozyanid zum Osmiumfixativ elektronendicht (12150×). (Nach Dr. K. KONRAD, I. Univ.-Hautklinik, Wien)

Glykogen-speichernden Keratinocyten. Die Mehrzahl der Autoren spricht, auch aus klinischen Gründen, dem Acanthom zwar Tumoreigenschaften zu, doch wird auch eine reaktiv-hyperplastische Genese (Insektenstich?) vermutet. Versuche, ein infektiöses oder anderes Antigen nachzuweisen, blieben bisher erfolglos.

7. Keratoacanthom

Synonyma: Molluscum pseudocarcinomatosum; Molluscum sebaceum (MACCORMAC u. SCARFF, 1936); tumorlike keratosis (POTH, 1939).

Keratoacanthome sind pseudocanceröse Epitheliome, die solitär oder in geringer Zahl, gelegentlich aber auch multipel (REID u. CHEESBROUGH, 1978) auftreten. Der letztere Typ ist wahrscheinlich mit dem „*self healing squamous cell carcinoma*" von FERGUSON SMITH (1934) identisch, während der solitäre Typ erst durch die Arbeiten von ROOK und WHIMSTER (1950) sowie MUSSO und GORDON (1950) bekannt wurde (zur Historie s. KOPF, 1976). Da Keratoacanthome keineswegs selten vorkommen und stark verhornende Stachelzellkrebse täuschend nachahmen können, sind alle vor 1950 datierenden Statistiken über Hautkrebse kaum verwertbar.

Klinik: Auf unveränderter Haut entwickelt sich in wenigen Wochen ein 1–2 cm großer halbkugeliger, harter Knoten mit einem zentralen großen Hornpfropf und glänzend gespannten Hauträndern. Er bildet sich spontan, unter Hinterlassung einer leicht eingesunkenen Narbe, binnen weniger Monate zurück. Lichtexponierte Hautregionen sind bevorzugt. Multiple Keratoacanthome bleiben länger bestehen und können in Schüben auftreten.

Histologie. Die charakteristische kraterförmige Architektur des Keratoacanthoms ist am besten in Vertikalschnitten durch die Tumormitte erkennbar. Epidermis und Papillarkörper erheben sich über die Seiten der Geschwulst zu einer scharfen Kante, von der sich das Epithel als unregelmäßig plumpzapfig proliferierende Wand einer mächtigen, von Hornmassen ausgefüllten Höhle einsenkt (Abb. 10a). Die seitlichen und basalen Anteile des Tumors reichen bis in die mittlere und untere Dermis, ausnahmsweise bis zum Fettgewebe. So entsteht eine nach oben und unten annähernd konvexe Querschnittsfläche des Tumors. Die plumpen, unregelmäßig geformten und dicht gedrängten Tumorzapfen bestehen aus relativ großen, unregelmäßig cuboiden Stachelzellen mit hellem oder vermehrt eosinophilem Cytoplasma, vielfach mit Zeichen der vorzeitigen Keratinisation. Die Kerne sind nicht hyperchromatisch, die Kern-Cytoplasma-Relation ist gering und nimmt gegen das Innere der untereinander zusammenhängenden Epithelnester weiter ab. Die zentralen Anteile der Epithelzapfen enthalten markante, mehr oder minder vollständig keratinisierte Hornperlen, die mit den zentralen ausgereiften Hornmassen meist zusammenhängen. Die basalen Zellagen zeigen nur wenig Atypien und spärliche Mitosen. Als ein Zeichen des rapiden Anfangswachstums kann auch der Einschluß elastischer Faserreste in einzelne Epithelzapfen bewertet werden.

Das zwischen den plumpen, dicht gedrängten Epithelwucherungen eingezwängte Stroma ist anfänglich gering, später deutlich entzündlich infiltriert. Mit zunehmendem Alter des Keratoacanthoms steigert sich die gemischtzellige Entzündung (Abb. 10b), bis schließlich immer mehr Granulocyten das Epithel infiltrieren und die Rückbildung des Tumors einleiten. In dieser Phase nehmen die regressiven Epithelveränderungen überhand (Abb. 11), der Tumor flacht sich ab, die zentralen Hornmassen beginnen zu sequestrieren. Schließlich bleibt ein narbiger Bindegewebsbezirk mit Bruchstücken von elastischen Fasern zurück.

Differentialdiganose: Auch erfahrenen Histopathologen bereitet die Unterscheidung beginnender Stachelzellcarcinome von der Früh- und Höhepunktsphase des Keratoacanthoms oft größte Schwierigkeiten. Wichtige Hinweise sind die kraterförmige („molluscoide") Architektur des Tumors und das Fehlen schwerer Kernatypien. Jedoch besteht in der Initialphase des Keratoacanthoms eine ausgesprochen krebsverdächtige Zellpolymorphie, so daß eine sichere Unterscheidung zwischen Pseudo- und echtem Carcinom fast unmöglich werden kann. Von großem Wert ist die Kenntnis der klinischen Daten: Rapides Anfangswachs-

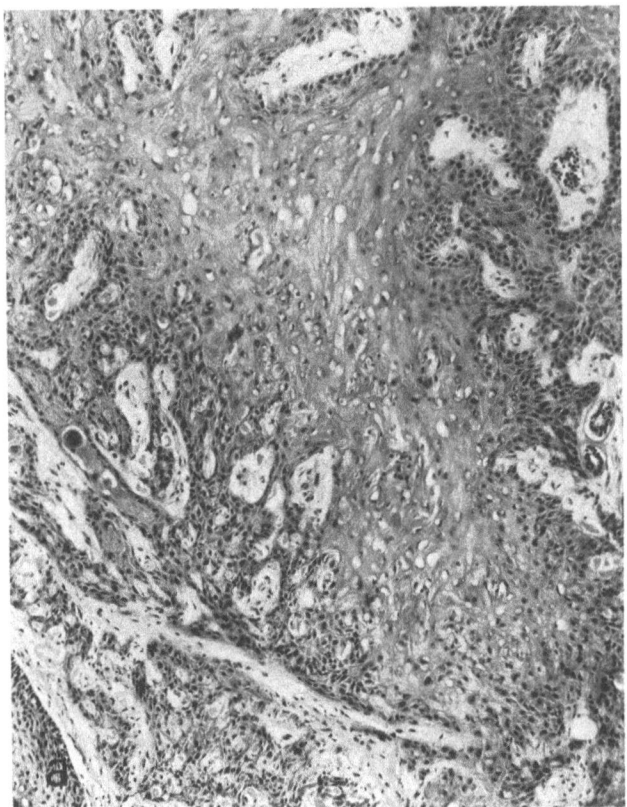

Abb. 10a. Keratoacanthom. Randpartie, Carcinom-ähnliches Wachstum (HE; Obj. 10)

tum und Ausbildung eines zentralen Hornkraters sprechen mehr für Keratoacanthom als für Stachelzellcarcinom. Da es aber auch echte „molluscoide" Stachelzellkrebse unter der Maske eines Keratoacanthoms gibt, ist im Zweifelsfall ein Irrtum zugunsten der gefährlichen Seite einem Keratoacanthom vorzuziehen. Wesentlich größer ist die diagnostische Sicherheit während der Involutionsphase, die nur mit einer entzündlich veränderten „invertierten folliculären Keratose" (bzw. Akrotrichom) verwechselt werden kann.

Histogenese: Keratoacanthome entstehen nach heutiger Ansicht aus dem infundibulären Anteil des Follikelepithels unter squamöser Metaplasie der angrenzenden Talgdrüsen. Im Tierexperiment lassen sich unter der externen Anwendung von Carcinogenen ganz ähnliche, vom infundibulären Haarfollikel ausgehende Tumoren erzeugen (GHADIALLY, 1961). Die Vermutung einer Virusgenese hat sich bislang nicht bestätigen lassen. Das seltene Vorkommen multipler eruptiver Keratoacanthome läßt jedoch nach wie vor, besonders beim gleichzeitigen Nachweis eines Immundefektes, an diese Möglichkeit denken. Einzelne Autoren fassen Keratoacanthome auch als „low-grade malignancy carcinomas" auf, die sich unter einer tumorspezifischen Immunreaktion wieder zurückbilden (KWITTKEN, 1974; OKUN u. EDELSTEIN, 1976). Der elektronenmikroskopische Nachweis von intracytoplasmatischen Desmosomen in einzelnen Keratinocyten (v. BÜLOW u. KLINGMÜLLER, 1971), der auf regressiven Einstülpungen der Zellmembran mit den dazugehörigen Halb-Desmosomen beruht, hat keine tumorspezifische Bedeutung.

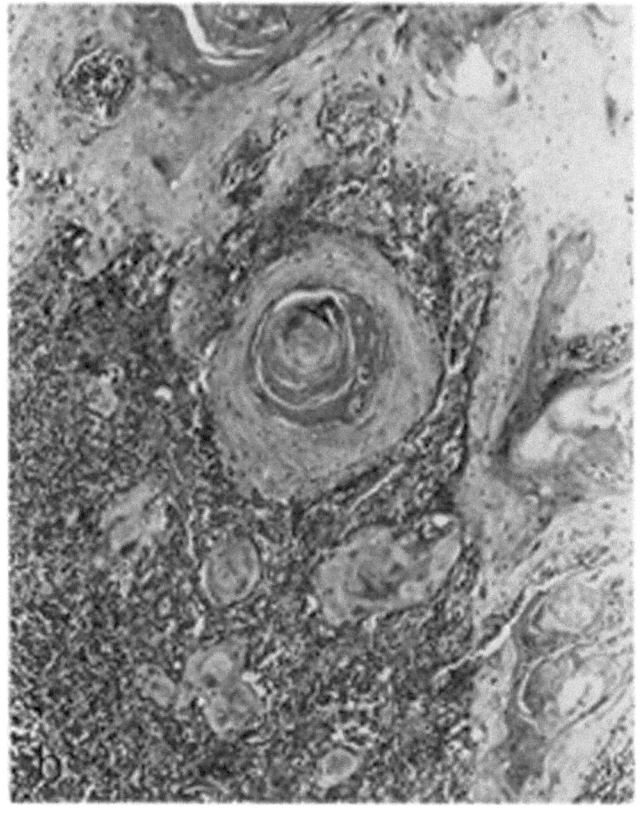

Abb. 10b. Keratoacanthom; beginnende Involution mit starker Entzündungsreaktion (HE; Obj. 10)

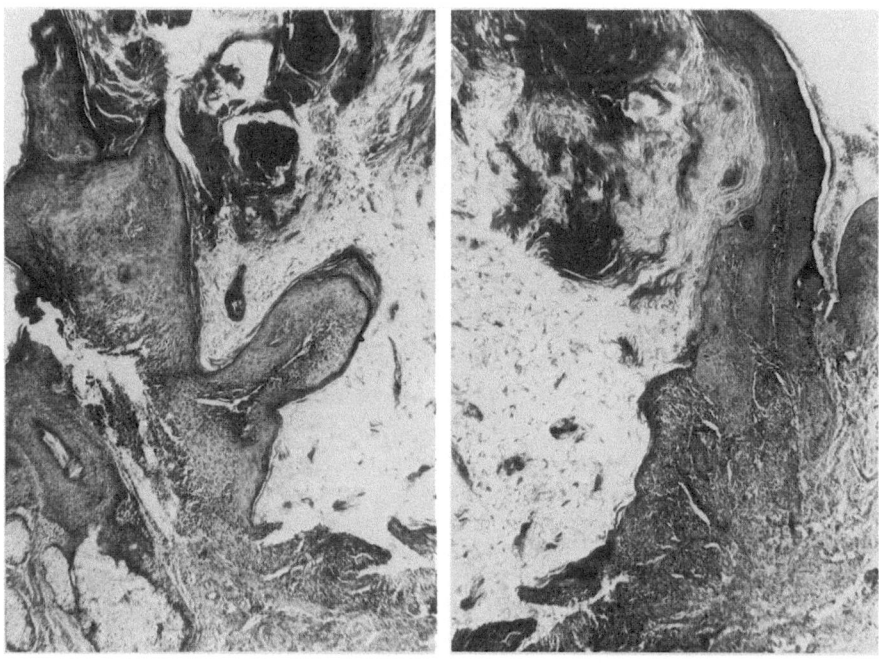

Abb. 11. Keratoacanthom. Beginnende Rückbildungsphase (Photomontage der beiden Tu-

8. Warziges Dyskeratom

Synonym: Isolated dyskeratosis follicularis (HELWIG, 1955).

Die 1957 von SZYMANSKI in der obigen Weise bezeichnete Neubildung ist sicher benigne und wird von der Mehrzahl der Dermatohistologen heute als onkologische Entität mit charakteristischem Gewebsbefund angesehen (VAN-DAELE u. DE WAEL, 1976). In der WHO-Klassifikation wird sie unter den „tumor-like lesions" aufgeführt.

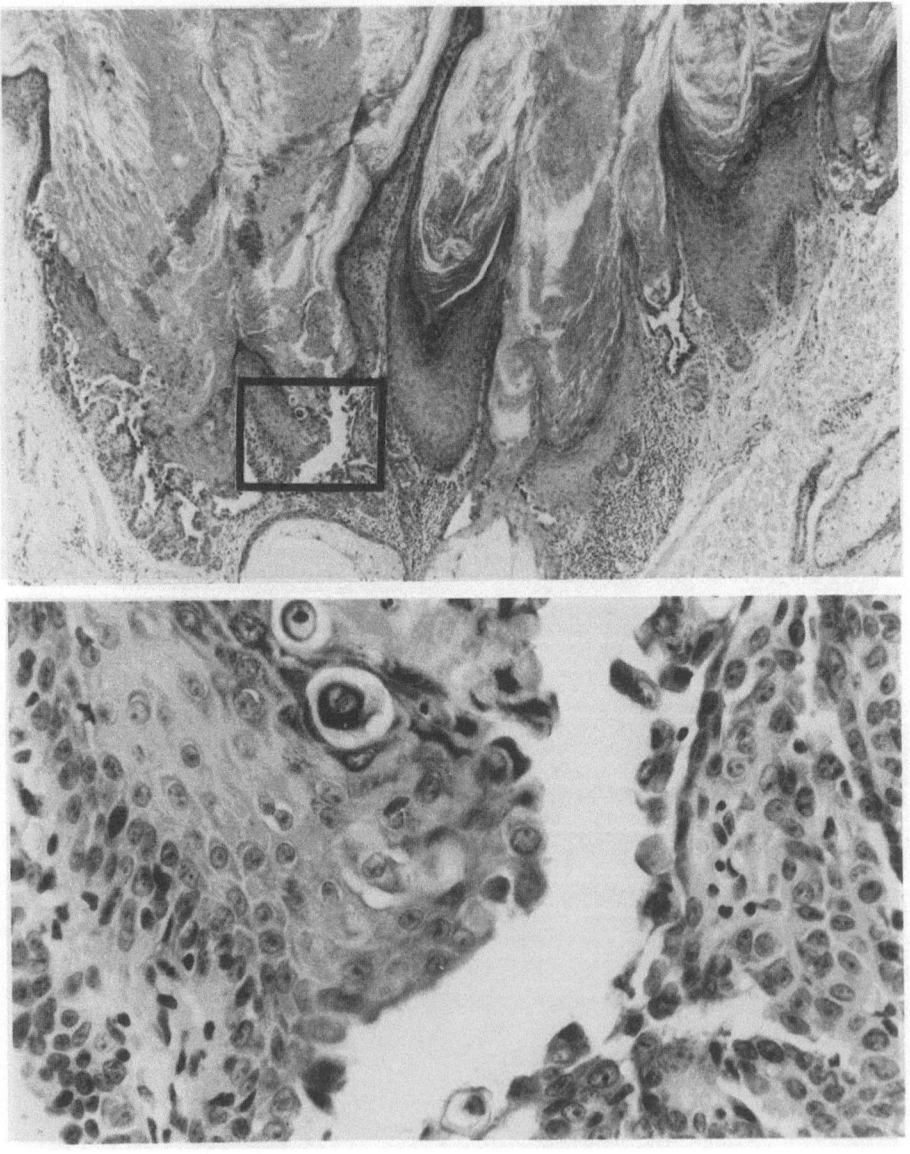

Abb. 12. Warziges Dyskeratom (Dyskeratoma segregans) (HE; Obj. 4 bzw. 25: Ausschnitt)

Klinik: Der meist solitäre, vorzugsweise im Kopfbereich lokalisierte Tumor wächst langsam zu einem flachen, im Zentrum keratotisch genabelten Knötchen heran, ohne Beschwerden zu verursachen. Maligne Entartung ist unbekannt, spontane Rückbildung fehlt im Gegensatz zum Keratoacanthom.

Histologie: Das Zentrum des kleinen, nur einige Millimeter breiten Tumors zeigt eine tiefe, verzweigte Epitheleinbuchtung, die von vermischten keratotischen Massen und dyskeratotischen Einzelzellen erfüllt ist. Von diesem Zentrum streben schmalzapfige, meist nur wenige Zellagen breite Epithelausläufer radiär in die Umgebung. Dabei besteht suprabasale Acantholyse mit Ausbildung von spaltförmigen Lacunen und eine deutliche celluläre Dyskeratose. Die fast papillomatöse Verzahnung des zottenförmigen Bindegewebes mit den schmalen, acantholytisch gespaltenen Epithelsträngen ergibt zusammen mit der Ablösung zahlreicher dyskeratotischer Einzelzellen („corps ronds") ein der Dyskeratosis follicularis Darier ähnliches, von degenerativen Zellveränderungen beherrschtes Bild (Abb. 12). Oft sind im Bereich der Neubildung auch Reste eines Haar-Talgdrüsenfollikels nachweisbar. Der Tumor endet meist im mittleren Corium und ist von einer lockeren entzündlichen Zellinfiltration umgeben.

Differentialdiagnose: Acantholytische actinische Keratosen zeigen stärkere Zell- und Kernatypien und lassen die zentrale Höhlung vermissen. Ebenso spricht die Konfiguration des Tumors („auf dem Rücken liegender Igel") und das Vorherrschen dyskeratotischer statt kernatypischer Zellveränderungen gegen einen beginnenden acantholytischen (pseudoglandulären) Stachelzellkrebs. Da corps ronds nur noch bei der Dyskeratosis follicularis Darier in ähnlichem Ausmaß vorkommen, muß diese Differentialdiagnose klinisch entschieden werden: Den Ausschlag gibt das solitäre Auftreten des warzigen Dyskeratoms, während auch abortive Formen des Morbus Darier stets disseminiert sind.

Histogenese: Die Konfiguration des Tumors und seine engen Beziehungen zum Haar-Talgdrüsenapparat sprechen für die *Sonderform eines dyskeratotischen Folliculoms* und gegen eine actinische Keratose vom acantholytischen Typ. Diese Auffassung wird auch durch das gelegentliche Vorkommen des warzigen Dyskeratoms an lichtgeschützten Hautpartien (einschließlich Mundschleimhaut), durch die fehlende Tendenz zur malignen Entartung und durch das – im Gegensatz zu actinischen Keratosen – häufige Vorkommen auch bei Negern bekräftigt. Demgegenüber entstehen actinische Keratosen meist aus den interfollikulären Anteilen der Epidermis.

9. Benigne Stachelzellkeratose

In der WHO-Klassifikation von 1974 (TEN SELDAM u. HELWIG) sind gutartige keratotische Papillome, die keiner bestimmten Gruppe zugeordnet werden können, als „benign squamous keratosis" zusammengefaßt. Wir müssen betonen, daß nach den heutigen Erkenntnissen Naevi verrucosi, seborrhoische Keratosen, eindeutig virusbedingte Epitheliosen (Verruca vulgaris, Condyloma acuminatum) sowie Klarzellenacanthome *nicht* in diese Gruppe gehören. Es bleiben nur *gestielte fibroepitheliale Hautpapillome* und *filiform-hyperkeratotische Fibroepitheliome* (ggf. als inveterierte Viruswarzen?) übrig. Die ersteren können je nach dem überwiegenden Gewebsanteil als polypöses Fibroepitheliom oder als Fibroma pendulans („skin tag") bezeichnet werden. Es handelt sich um kleine gestielte, meist in der Hals- und Achselregion vorkommende Hautanhänge.

Histologie: Es ist diagnostisch bedeutsam, daß diese Fibroepitheliome nicht unter das Niveau der benachbarten Epidermis reichen, wie sich anhand von

Elastica-Färbungen nachweisen läßt (PINKUS u. MEHREGAN, 1969). Sie sind durch Papillomatose, Acanthose, Orthohyperkeratose und einen wechselnd breiten bindegewebigen Grundstock charakterisiert. Entzündliche Infiltration und Gefäßerweiterungen sind eine Folge äußerer Irritation (Quetschung, Stieldrehung).

Differentialdiagnose: Da es sich stets um eine Ausschlußdiagnose handelt, sollte in jedem Fall geprüft werden, ob das Gebilde nicht zu den seborrhoischen Keratosen, zu einem Fibroma pendulans (F.1.2.a), zu einer Viruswarze oder zu einem Naevus verrucosus gehört. Bei größeren fibroepithelialen Polypen im Gesäßbereich, deren Bindegewebe von auffällig hochgerückten Fettgewebsinseln durchsetzt ist, muß an einen sog. *Naevus lipomatodes superficialis* (Hoffmann-Zurhelle) gedacht werden.

II. Prämaligne epidermoide Läsionen

Der 1896 von dem französischen Dermatologen DUBREUILH klinisch geprägte Begriff der Präcancerose basiert auf der Erfahrung, daß bestimmte chronische Hautläsionen mit einer gewissen Regelmäßigkeit maligne entarten. Seit MIESCHER (1943) ist es üblich geworden, zwischen Präcancerosen im engeren und im weiteren Sinn zu unterscheiden, wobei mit den letzteren die zur Präcancerose prädestinierenden Vorschäden (z.B. „Teerhaut", Arsenkeratosen, Xeroderma pigmentosum, Kraurosis vulvae, chronische Radiodermitis, entzündlichatrophische Lichtschäden) gemeint sind, während die ersteren die auch histologisch als präcancerös erkennbaren, umschriebenen Gewebsläsionen umfassen. Auch aus therapeutischen und prognostischen Gründen ist zwischen *fakultativen und obligaten Präcancerosen*, d.h. zwischen präcancerösen *Konditionen* und *Läsionen* zu unterscheiden. Die letzteren entwickeln sich häufig, aber nicht immer auf dem Boden der ersteren, während jene keineswegs regelmäßig zur Entstehung einer histologisch eindeutigen Präcancerose führen. Fakultative Präcancerosen als krebsdisponierende Hautveränderungen sind also ein mehr klinischer Begriff, während obligate Präcancerosen klinisch *und* histologisch zu definieren sind. Wir gehen hier nur auf die letztere Gruppe ein.

1. Actinische Keratosen

Synonyma: Solare Keratosen; senile Keratosen.

Diese prämalignen Läsionen rühren von dem kumulativen Langzeiteffekt ultravioletter Strahlen her und finden sich praktisch nur in lichtexponierten Hautarealen. Es handelt sich meist um kleinfleckige, trockene, festhaftende Rauhigkeiten auf leicht gerötetem Grund. Die übrige chronisch lichtgeschädigte Haut ist oft atrophisch, sie zeigt Teleangiektasien und ist etwas scheckig dyspigmentiert („Landmanns- und Seemannshaut" nach UNNA, 1894). Hellhäutige und dem Sonnenlicht besonders exponierte Personen sind vorzugsweise vom mittleren Lebensalter an betroffen.

Actinische Keratosen können in Stachelzellkrebse übergehen, die aber nur sehr selten metastasieren (LUND, 1965). Beim autosomal-recessiven Xeroderma pigmentosum entstehen bereits im Kindesalter Präcancerosen, Carcinome und maligne Melanome, da die lichtexponierten Zellen infolge eines Enzymdefektes zur physiologischen Reparatur der lichtgeschädigten DNS unfähig sind.

Histologie: Die führenden Veränderungen sind multifocale oder konfluierende Bezirke von ungeordneten Keratinocyten mit verschieden ausgeprägten

Kernatypien im Rete Malpighii. Sie sind von einer verbreiterten parakeratotischen Hornschicht bedeckt und meist von einer entzündlichen Infiltration des Papillarkörpers begleitet. Im Epidermisband wechseln heller gefärbte, dysplastisch-parakeratotische Abschnitte mit dunkleren, orthokeratotisch verhornenden Partien – meist um die Follikelostien und Schweißdrüsenporen – ab. Der Übergang in breite, geschichtete Parakeratose erfolgt oft bereits im suprabasalen Epithel, während von der Basis schmale oder blockförmige Epithelsprossen in den Papillarkörper eindringen. Hier und in der angrenzenden Dermis besteht meist, neben lympho-plasmocytären Infiltraten, eine ausgeprägte actinische Elastose.

Histologisch lassen sich ein hypertrophischer, ein atrophischer und ein bowenoider Typ der actinischen Keratose unterscheiden (PINKUS, 1958; WORINGER, 1961). Ein weiterer, lichenoider Typ wurde von LUMPKIN und HELWIG (1966) beschrieben. Eine Steigerung des hypertrophischen Typs kann zum Bild des Cornu cutaneum führen.

Beim *hypertrophischen Typ* ist die aus aneinandergereihten ortho- und parakeratotischen Abschnitten gemischte Hyperkeratose im Vergleich zu den basalen irregulären Zellknospen besonders ausgeprägt (Abb. 13). Hier und im restlichen Stratum Malpighii liegen die Zellen unter Verlust der basalen Polarität ungeordnet, ihre Kerne sind pleomorph, hyperchromatisch und oft eng zusammengedrängt. Mitunter findet sich eine *spaltförmige Acantholyse* in den subcornealen oder suprabasalen Epidermislagen (ACKERMAN u. REED, 1973; Abb. 14). Auch die acantholytische Variante des Stachelzellcarcinoms entwickelt sich in der Regel aus acantholytischen actinischen Keratosen.

Die gelegentlich noch in histopathologischen Lehrbüchern anzutreffende Gleichsetzung von „Verruca senilis" und „Keratosis senilis" sollte aus begrifflichen und differentialdiagnostischen Gründen strikt unterbleiben. Begriffe wie „präanceröses Keratoacanthoma papilliferum" oder „Acanthopapilloma spinocellulare seborrhoicum hyperkeratoticum" (mit endophytischer Variante), wie sie v. ALBERTINI und ROULET (1974) noch gebrauchen, stiften nomenklatorische Verwirrung, da sie die klare Unterscheidung von seborrhoischer Keratose (Verruca seborrhoica), actinischer Keratose (Keratosis senilis) und Keratoacanthom (pseudocanceröses Epitheliom) terminologisch verwischen. Auch der Begriff der „benignen stachelzelligen Keratosen" (vgl. A.I.9) ist nur ein Notbehelf, der jedoch wegen seiner prognostischen Eindeutigkeit annehmbar ist.

Beim *atrophischen Typ* besteht nur eine geringe Hyperkeratose über insgesamt verschmälerter Epidermis. Die atypischen, hyperchromatischen Kerne sind meist auf die Basalzellage beschränkt, wo sie dicht nebeneinander liegen und mit schmalen Sprossen in den Papillarkörper vordringen oder mantelförmig die intakt bleibenden Follikelostien und Schweißdrüsenausführungsgänge umscheiden (HALTER, 1952; PINKUS, 1958). Auch hier sind suprabasale acantholytische Spaltbildungen möglich, die sich durch seitliches Überwachsen intakter Keratinocyten aus den Follikelostien erklären lassen (PINKUS, 1958, 1970).

Der *bowenoide Typ* ist histologisch vom klassischen Morbus Bowen nicht zu unterscheiden, da dysplastische, oft kernverklumpte Zellen die ganze Epidermisbreite einnehmen und auch die Follikelostien infiltrieren (Abb. 15). Der Papillarkörper ist meist stark entzündlich infiltriert.

Der *lichenoide Typ* (LUMPKIN u. HELWIG, 1966; SHAPIRO u. ACKERMAN, 1966) ist leichter klinisch (solitäres Auftreten) als histologisch von einem Lichen ruber planus zu unterscheiden, da nur wenig Zellatypien vorkommen. Ebenso ist die Diagnose einer *disseminierten superfiziellen actinischen Porokeratose* (CHERNOSKY u. FREEMAN, 1967) fast nur klinisch möglich. Sie gilt jedoch nicht als Präcancerose.

Wahrscheinlich ist auch das von PINKUS (1967, 1976; RAHBARI u. PINKUS, 1978) beschriebene *„large cell acanthoma"* die Sonderform einer präcancerösen Keratose. Man findet in orthokeratotischer, normal breiter oder papillomatös verdickter Epidermis vergrößerte Keratinocyten mit ungewöhnlich großen und hyperchromatischen Kernen (mit spek-

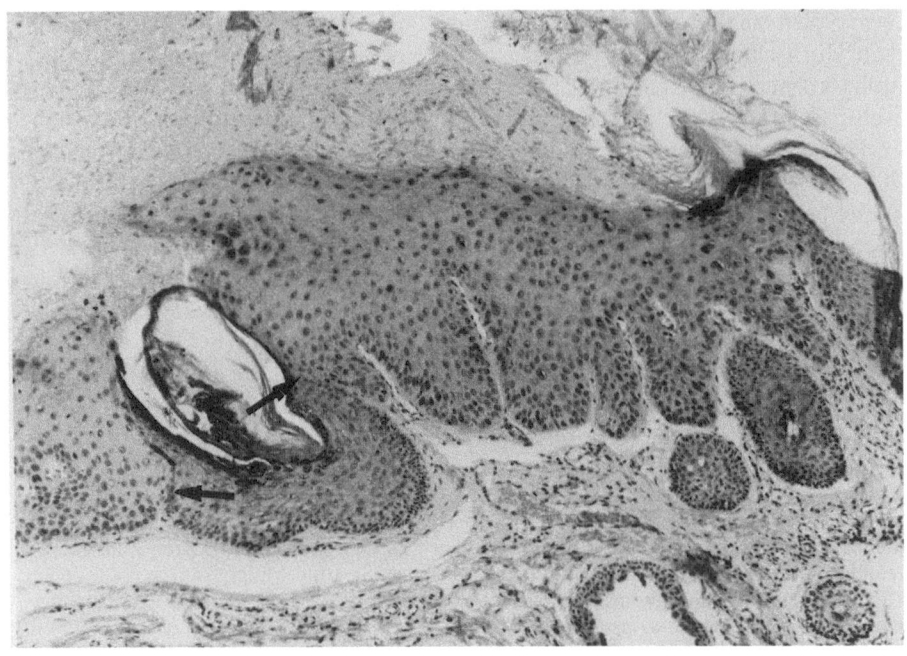

Abb. 13. Actinische Keratose vom acanthotischen Typ. ↘ Haarfollikel teilweise ausgespart (HE; Obj. 10)

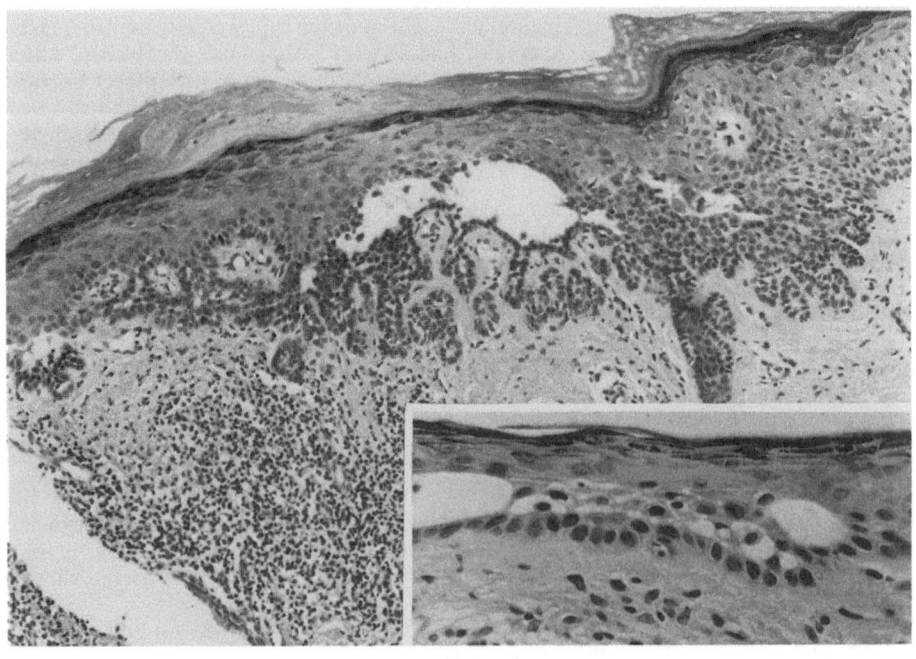

Abb. 14. Actinische Keratose vom acantholytischen Typ (HE; Obj. 10 bzw. 25: Randbereich)

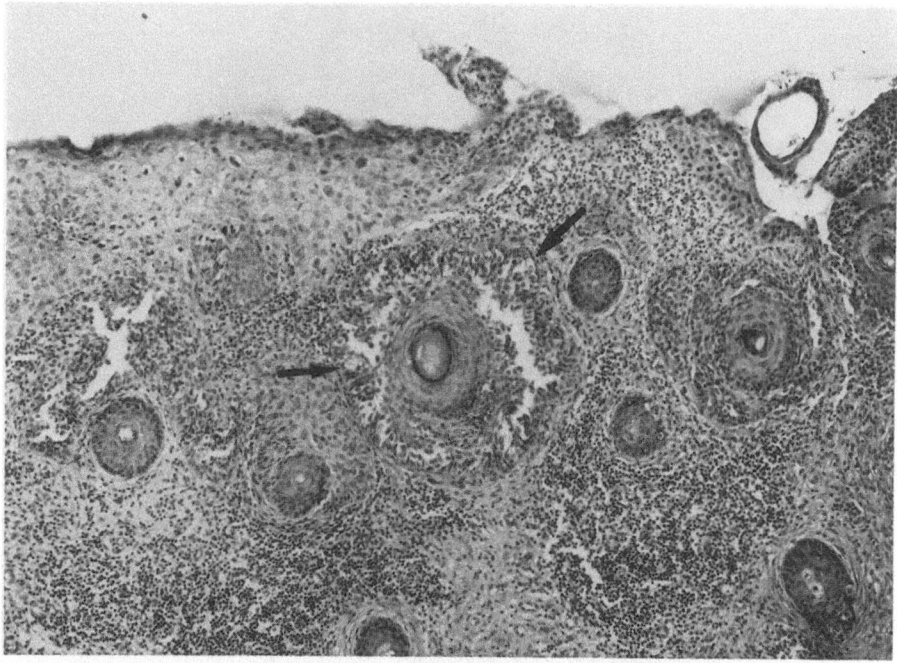

Abb. 15. Actinische Keratose vom bowenoiden Typ. ↘ Übergreifen auf Follikelepithel (HE; Obj. 4)

trophotometrisch vermehrter DNS) ohne sonstige auffällige Atypien (FAND u. PINKUS, 1970). Entzündliche Infiltrate fehlen. Vielleicht handelt es sich um ein klinisches Äquivalent zu tierexperimentellen, Methylcholanthren-induzierten Kernhyperploidien an Mäuse-Epidermis (BÜCHNER et al., 1961).

Cornu cutaneum („Hauthorn"): Unter einem solchen breitbasig aufsitzenden, konisch zugespitzten oder gekrümmten Gebilde können sich histologisch verschiedene Ursachen verbergen, am häufigsten eine actinische Keratose (Abb. 16), aber auch filiforme Ausprägungen von Viruswarzen, seborrhoischen Keratosen oder sogar beginnende Plattenepithelcarcinome. Bei Teilabtragung ist daher in jedem Fall eine vollständige Nachexcision anzuraten.

Differentialdiagnose: Die Initialphase actinischer Keratosen ist von der Lentigo senilis (= benigne Pigmentflecken) nicht leicht zu unterscheiden, zumal beide oft nebeneinander auf altersatrophischer „Landmanns- und Seemannshaut" vorkommen. Bei der Lentigo senilis bestehen schmalzapfige papilläre Aussprossungen an der Epidermisbasis mit vermehrten und stark pigmentierten Melanocyten, während die Oberfläche normal orthokeratotisch ist. Wesentlich ist das Fehlen von Zell- und Kernatypien, da auch atrophische actinische Keratosen gelegentlich hyperpigmentiert sein können.

Eine atrophische, mit stärkerer subepidermaler Entzündung einhergehende actinische Keratose kann einem Lupus erythematodes (L.e.) ähneln, läßt sich aber durch den Kontrast zwischen interfolliculärer Para- und folliculärer Orthokeratose unterscheiden. Auch kommt es nicht zu der besonders ausgeprägten,

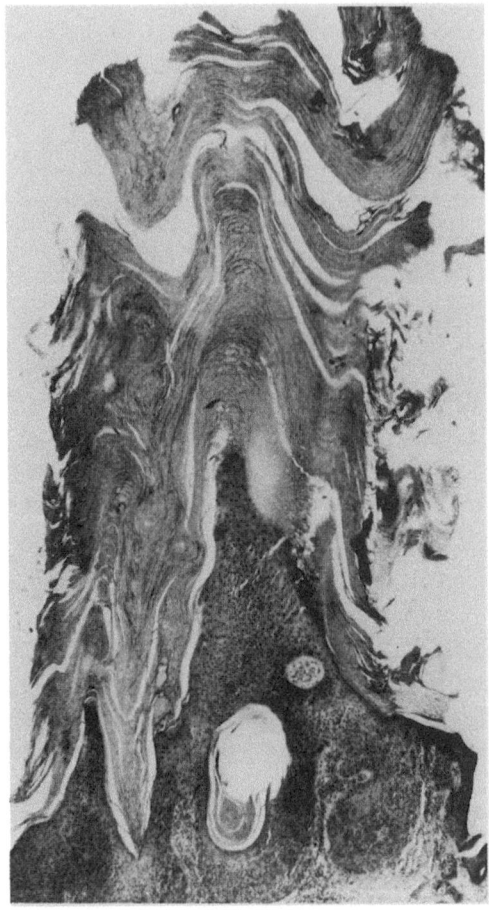

Abb. 16. Cornu cutaneum mit basaler Präcancerose (HE; Obj. 2,5)

für L.e. so charakteristischen Verquellung und Verbreiterung der PAS-positiven Basalmembran.

Histogenese: Die eigentümlich intermittierende, die Umgebung der Follikel- und Schweißdrüsenmündungen aussparende Anordnung der actinischen Keratosen läßt sich damit erklären, daß die Keratinocyten des Akrotrichium und Akrosyringium trotz enger Verbindung mit der Epidermis ihren Nachschub durch Vermehrung tiefer liegender Zellen der Adnexe erhalten (PINKUS, 1958). Die dem Licht am stärksten ausgesetzten interfolliculären Epidermisabschnitte werden am frühesten präcancerös und geraten in einen „prekär balancierten Wettstreit" (PINKUS u. MEHREGAN, 1973) mit den adnexalen Histosymbionten der Epidermis, deren intakte Keratinocyten sich an der Oberfläche schirmartig ausbreiten und die dysplastische Epidermis überwachsen können (Abb. 17). So erklären sich histologische Überschichtungen von dysplastischen basalen und normalen suprabasalen Keratinocyten, ferner acantholytische Spaltbildungen zwischen beiden Epithelschichten. Jedoch kann auch das dysplastische Epithel dominieren und entlang der Basalmembran in adnexales Gebiet vordringen, wie es bei bowenoiden Keratosen unter dem Bild eines „Carcinoma in situ", bei intakt bleibender Basalmembran, der Fall ist.

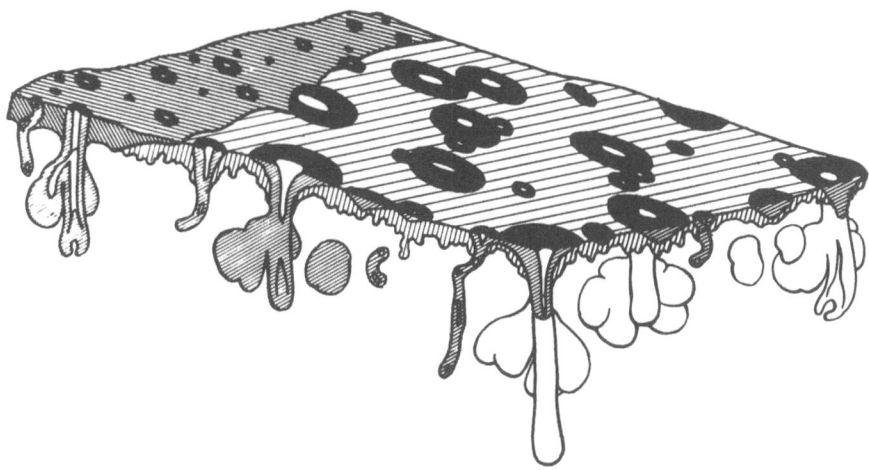

Abb. 17. Schematische Darstellung schirmartiger Aussparungen des intraepidermalen Follikel- und Schweißdrüsengangepithels bei actinischer Keratose (vordere $2/3$) gegenüber dem normalen Hautzustand (hinteres $1/3$). (Nach PINKUS u. MEHREGAN, 1973)

2. Sonstige epidermale Präcancerosen

Die in diesem Abschnitt behandelten Präcancerosen unterscheiden sich histologisch kaum von den actinischen Keratosen, sind aber klar ätiologisch definiert und meist auch klinisch-morphologisch in ihrer Sonderstellung erkennbar.

a) Keratosen durch ionisierende Strahlen

Das Bild einer chronischen Strahlennarbe ist je nach Art und Intensität der vorangegangenen Röntgen- und Radiumbestrahlung unterschiedlich. Man sieht epidermale Atrophie, fest haftende Hyperkeratosen, Teleangiektasien, scheckige De- und Hyperpigmentierung und gelegentlich eine elfenbeinartige Verfärbung und Sklerosierung des Bestrahlungsfeldes.

Histologie: In einer unkomplizierten Bestrahlungsnarbe („chronisches Radioderma") finden sich keine obligat präcancerösen Veränderungen, sondern nur bandförmige epidermale Atrophie und deutliche Sklerose der Dermis mit wandverdickten, kleinen Arterien und eigentümlich hyalin sklerosierten, klaffenden Teleangiektasien. Die elastischen Fasern sind vermindert, das kollagene Bindegewebe erscheint hyalinisiert und arm an Fibroblasten. Perivasale entzündliche Zellinfiltrate sind spärlich. Oft fehlen die Adnexe oder sind nur noch rudimentär nachweisbar. Am ehesten bleiben atrophische Reste ekkriner Schweißdrüsen erhalten.

Auf dem Boden dieser rein fakultativen Präcancerose können sich nach Jahren bis Jahrzehnten obligate Präcancerosen entwickeln, die sich histologisch nicht wesentlich von actinischen Keratosen unterscheiden, prognostisch aber ernster zu bewerten sind (häufigere carcinomatöse Entartung). Bei einer solchen malignen Entwicklung bestimmt nicht die Einzeldosis, sondern die kumulative Gesamtdosis und die Dauer der Latenzzeit das Risiko der Cancerisierung. Grundsätzlich können alle ionisierenden Strahlen, in seltenen Fällen sogar Grenzstrahlen Präcancerosen und Carcinome verursachen (GETZROW, 1976).

b) Sog. Teerkeratosen

Synonyma: Teer-, Pech-, Ruß-Warzen (Verruca picea).

In den erwähnten klinischen Sonderbezeichnungen kommt die ätiologische Vielfalt der Teerwarzen nur annähernd zum Ausdruck. Es handelt sich um eine besonders bei Arbeitern der kohle- und mineralölverarbeitenden Industrie, aber auch bei Asphalt-Arbeitern, Kohlebergleuten und verwandten Sparten nicht ganz seltene Berufsdermatose (Götz, 1976), die aber heute dank besserer Schutzmaßnahmen in den modernen Industriestaaten rückläufig ist.

Klinisch ist zwischen „*Teerhaut*" als präanceröser Kondition und „*Teerwarze*" als manifester präanceröser Läsion zu unterscheiden. Zur Teerhaut gehören fleckige Pigmentierungen, Comedonen, chronisch entzündliche, juckende Hautrötungen, vermehrte Schuppung, ferner Neigung zu Conjunctivitis. Auf diesem Terrain entwickeln sich später multiple Teerwarzen, besonders an Knöcheln, Fuß- und Handrücken sowie im Gesicht, seltener am Scrotum. Daraus können mitunter auch Stachelzellkrebse entstehen.

Histologie: Nach Götz und Zambal (1965) lassen sich drei Typen von Teerwarzen unterscheiden, die ineinander übergehen können: ausgeprägte (Ortho-) Hyperkeratose mit Atrophie und schmalzapfigen Ausläufern der unterliegenden Epidermis (Typ I), plumpzapfige Acanthose mit relativ schmaler Orthohyperkeratose (Typ II) und die mehr oder minder exzessive Ausprägung beider Merkmale (Typ III). Auch das Corium ist oft verschmälert, der Papillarkörper gering entzündlich infiltriert.

Die präanceröse Umwandlung äußert sich in atypischen, basaloidzelligen Epithelausläufern, zunehmender Polymorphie und *spongiöser Auflockerung* der Zellen des Stratum spinosum, Unordnung der basalen Zellpolarität und ausgeprägter lympho-plasmocytärer Entzündung im Papillarkörper. Die Epithelauflockerung erinnert an das Phänomen der epidermalen „Reticulierung", das v. Albertini (1958 b) bei der experimentellen Erzeugung präanceröser Epidermisläsionen durch Methylcholanthren-Pinselung von Mäusen beschrieb. Auch findet man in fortgeschrittenen präanzerösen Teerkeratosen einzelne und konfluierende vacuolisierte Epidermiszellen ähnlich den Veränderungen in Arsenkeratosen.

Differentialdiagnose: Teer- und arsenbedingte Keratosen gleichen sich histologisch weitgehend, so daß das klinische Bild und die berufliche Exposition den Ausschlag geben. Bei Lokalisation an den Knöcheln und Fußrücken kommt auch eine sog. *Stuccokeratose* (s. A.I.3) in Betracht. Dagegen lassen sich virusbedingte *Verrucae planae juveniles* durch das gleichmäßige, reticulär gelockerte Muster der orthokeratotischen Hornschicht und durch den Nachweis einzelner subcornealer Einschlußkörperchen leicht von Teerwarzen unterscheiden.

c) Arsenkeratosen

Anorganische Arsenverbindungen, als Stärkungsmittel und Schädlingsbekämpfungsmittel bis vor wenigen Jahrzehnten, als Arzneimittel (gegen Psoriasis, Anämie usw.) gelegentlich noch heute in Gebrauch, sind ein eindeutiges Carcinogen, das infolge subklinischer Intoxikation nach jahrelanger Latenzzeit zu multiplen Präcancerosen der Haut sowie zu dermalen und visceralen Carcinomen führen kann (Sommer u. McManus, 1953; Graham u. Helwig, 1959; Fierz, 1965). Endemisches Auftreten polytoper Organ-Carcinome ist noch lange nach dem Verbot der arsenhaltigen Fungicide bei Moselwinzern (Roth, 1956) und in anderen deutschen Weinbaugebieten (Hundeiker u. Petres, 1968), aber auch bei Winzern in Burgund (Thièrs et al., 1967) beobachtet worden. Typische Zeichen der chronischen Arsenintoxikation sind scheckige Hyperpigmentierung apokriner Hautregionen (Genitalgegend, Ma-

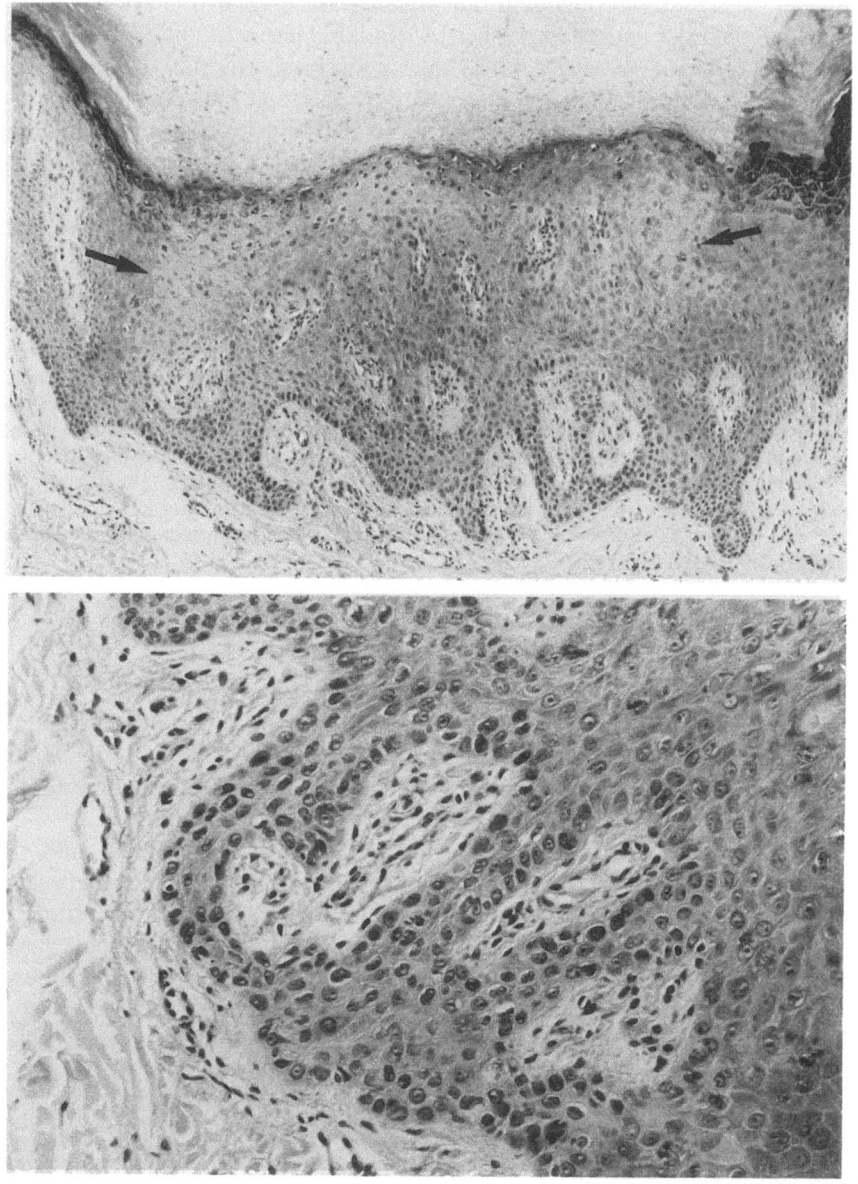

Abb. 18. Arsenkeratose der Palmarregion (HE; Obj. 10 bzw. 25). ↘ Grenze zur intakten Epidermis

millen und Achselregion) und multiple, meist nur stecknadelkopfgroße Keratosen an Handtellern und Fußsohlen.

Histologie: Abortive Arsenkeratosen lassen nur uncharakteristische Acanthose und Hyperkeratose erkennen, während ausgeprägte Fälle deutliche, an ein Carcinoma in situ oder einen Morbus Bowen erinnernde Zell- und Kernatypien in der ganzen Epidermisbreite aufweisen (HUNDEIKER u. PETRES, 1968). Die früher als charakteristisch angesehene vacuoläre Degeneration der Keratinocyten (MONTGOMERY u. WAISMAN, 1941) kommt nur fakultativ vor. Im Gegensatz zu actinischen Keratosen fehlen epidermale Atrophie und basophile Degeneration der Dermis, was mit der anatomischen Beschaffenheit der palmoplantaren Region zusammenhängt (Abb. 18). Bei manchen Fällen entstehen nach langer Latenzzeit Hautkrebse, mehr am Stamm als an den Extremitäten lokalisiert und histologisch oft vom bowenoiden Typ. An den inneren Organen entstehen die Carcinome im Durchschnitt einige Jahre später (FIERZ, 1965).

Differentialdiagnose: Beim Morbus Darier, bei bestimmten erblichen Palmoplantar-Keratosen und beim sog. Basalzellnaevus-Syndrom (Gorlin-Goltz) kommen klinisch ähnliche Grübchenkeratosen der Handteller und Fußsohlen vor, die sich histologisch aber klar unterscheiden lassen: „corps ronds" und spaltförmige Acantholyse in den Darier-Läsionen, Fehlen von cellulären Atypien bei den erblichen Keratosen, mikrofocale basaloidzellige Wucherungen am Grund der epidermalen Grübchen beim Gorlin-Goltz-Syndrom.

Histogenese: Anorganisches Arsen hemmt, wie aus Inkubationsversuchen bekannt ist, die DNS-Synthese der epidermalen Germinalzellen. JUNG und TRACHSEL (1970) konnten nachweisen, daß Arsen auch den enzymatischen Repair von UV-geschädigter DNS blockiert, indem es sich an eine DNS-Polymerase bindet. Dies erklärt die bevorzugt cancerisierende Wirkung des Arsens an der Haut.

3. Morbus Bowen

Diese klassische „präanceröse Dermatose" (BOWEN, 1912) ist der *Prototyp eines Carcinoma in situ* mit charakteristischen Zellatypien. Die Diagnose kann histologisch *und* klinisch gestellt werden. Bowen-Herde an lichtexponierter Haut oder am Stamm können klinisch an Psoriasis oder an ein Oberflächenbasaliom erinnern, zeigen aber weder Randknötchen noch zentrale Abheilung.

Histologie: Die Epidermis ist unregelmäßig acanthotisch verdickt und in ganzer Breite von ungeordnet liegenden, hochgradig dysplastischen Epithelzellen eingenommen (Abb. 19). Dazwischen finden sich monströse Zellen mit bizarren und hyperchromatischen, durch Kernverklumpung entstandenen Riesenkernen („Monster-Zellen", „clumping cells"; Abb. 20a, b, d). Viele Einzelzellen unterliegen einer abnormen Keratinisation und werden kernpyknotisch. Die Anisonucleose setzt sich auch in der parakeratotischen Exfoliation der Oberfläche fort. Es sind nur geringe Ansätze zur Hornperlenbildung vorhanden. Die am Stamm lokalisierten Bowen-Herde zeigen manchmal eine verstärkte Zellvacuolisierung in den mittleren Epithellagen, was als ein Hinweis auf Arsen-Ätiologie gedeutet wurde (MONTGOMERY u. WAISMAN, 1941; GRAHAM u. HELWIG, 1959), aber offenbar nicht signifikant ist. Die Basalmembran bleibt lichtmikroskopisch intakt, kann aber elektronenmikroskopisch eine Fenestrierung zeigen. Das im Papillarkörper stets vorhandene entzündliche Infiltrat enthält häufig auch Plasmazellen.

In einem Teil der Fälle (11% bei GRAHAM u. HELWIG, 1959) entstehen nach vieljähriger Latenz invasive Stachelzellcarcinome, welche die cytologischen Charakteristika des präinvasiven Stadiums beibehalten. Mit Beginn des Tiefenwachstums verschlechtert sich die Prognose durch die Gefahr der lympho- und hämatogenen Metastasierung. Es können aber auch primär multiple, besonders in Leber, Urogenitaltrakt und Bronchialbaum lokalisierte Bowen-Carcinome entstehen, so als Spätwirkung einer chronischen Arsenintoxikation

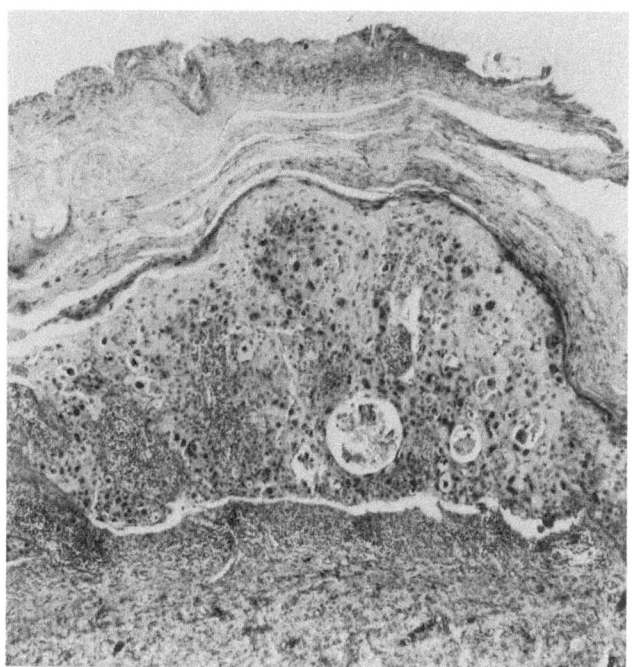

Abb. 19. Morbus Bowen, einem polymorphzelligen und hyperparakeratotischen „Carcinoma in situ" entsprechend (HE; Obj. 2,5)

(ROTH, 1956). Wahrscheinlich sind an der Ätiologie des Morbus Bowen außer Arsen noch andere, unbekannte Faktoren beteiligt.

Histogenese: In den letzten Jahren ist durch elektronenoptische Untersuchungen die formale Genese der eigentümlichen Dyskeratose und der Dyskaryose der monströsen Bowen-Zellen weitgehend aufgeklärt worden (OLSON et al., 1968, 1969a; SATO u. SEIJI, 1973). Dyskeratotisches Material aus degenerierenden Zellen wird von anderen Keratinocyten *phagocytiert*, wobei zusammen mit verklumpten Tonofibrillen auch Desmosomen aufgenommen werden. Diese können jedoch auch durch Invagination und Degeneration von Zellmembranen in das Cytoplasma geraten, wie es außer beim Morbus Bowen (Abb. 27) auch bei Keratoacanthomen und Stachelzellcarcinomen (KLINGMÜLLER et al., 1970; FISHER et al., 1972) gefunden wurde. Wahrscheinlich handelt es sich um ein unspezifisches, bei dysplastischen Keratinocyten häufigeres *Phänomen der cellulären Desintegration,* das sich beim Morbus Bowen bis zum „Kannibalismus" (Abb. 20c) vitalerer Tumorzellen gegen dyskeratotische Nachbarzellen steigern kann (OLSON et al., 1968).

Die verklumpten Riesenkerne (Abb. 21) entstehen wahrscheinlich dadurch, daß sich dyskeratotische Tonofilamente an die Mitosespindeln anheften und so die normale Zellteilung verhindern (SEIJI u. MIZUNO, 1969; OLSON et al., 1969b).

Auf derartige *„letale Mitosen"* mit Chromatinverklumpung und Bildung keratohyaliner Cytoplasmaschalen hat bereits v. ALBERTINI (1958a) hingewiesen.

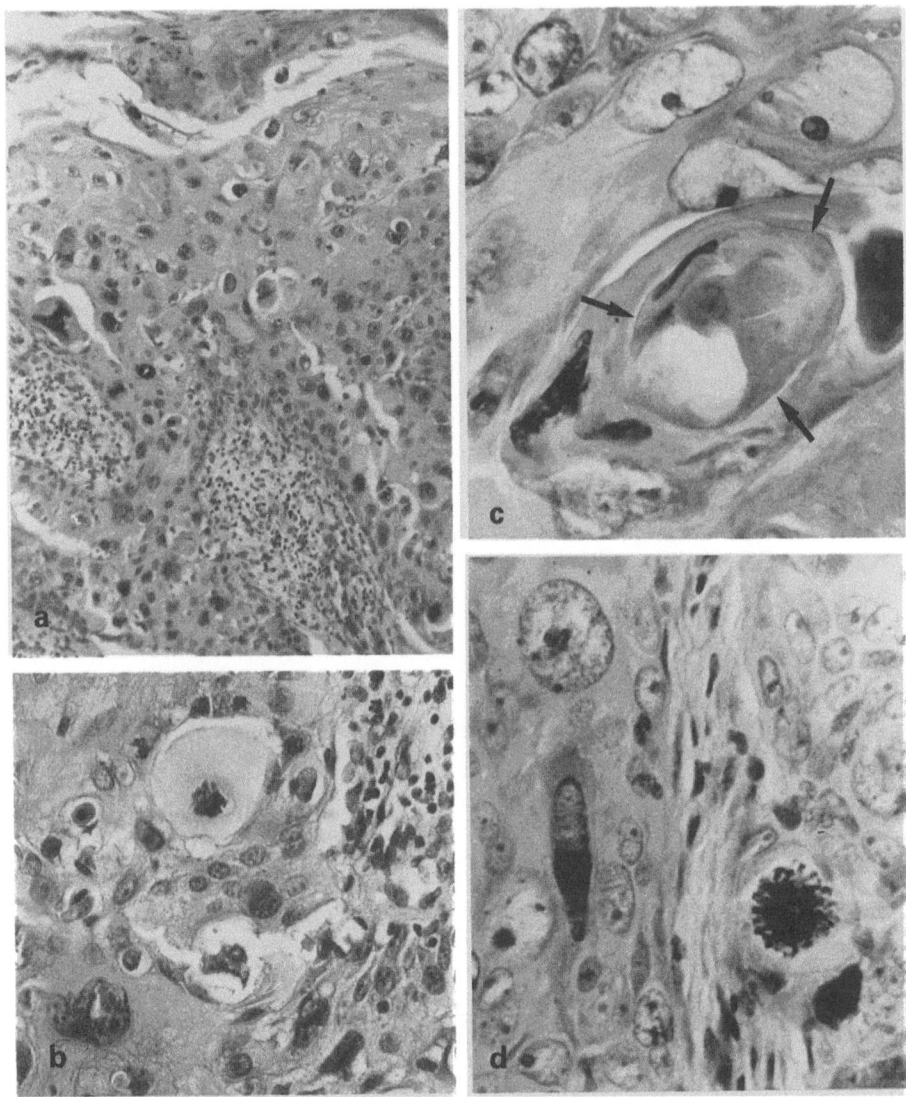

Abb. 20a–d. Morbus Bowen. (a) und (b) Bizarre Epithelpolymorphie mit „Klumpkernen"; (c) Epitheliale Zellphagocytose („Zellkannibalismus") (HE; Obj. 100). ↘ Phagocytierte Zelle; (d) Zell- und Kerngigantismus, „star burst mitosis" (HE; Obj. 40)

Abb. 21. Morbus Bowen. Elektronenmikroskopie einer Tumorzelle mit hellem Cytoplasma und aggregierten Organellen. CH = versprengtes Chromatinmaterial einer atypischen „Brökkelmitose"; T = ringartig angeordnete Tonofilamente bei beginnender Dyskeratose; D = Desmosom; MI = Mitochondrium; ER = Ergastoplasma (4400 ×). Darunter Darstellung einer mehrkernigen Riesenzelle mit zentral zusammengelagerten Kernen und prominenten Nucleolen (N) sowie Keratinosomen (KS) (5000 ×). (Nach Dr. W. TILGEN, Univ.-Hautklinik, Heidelberg)

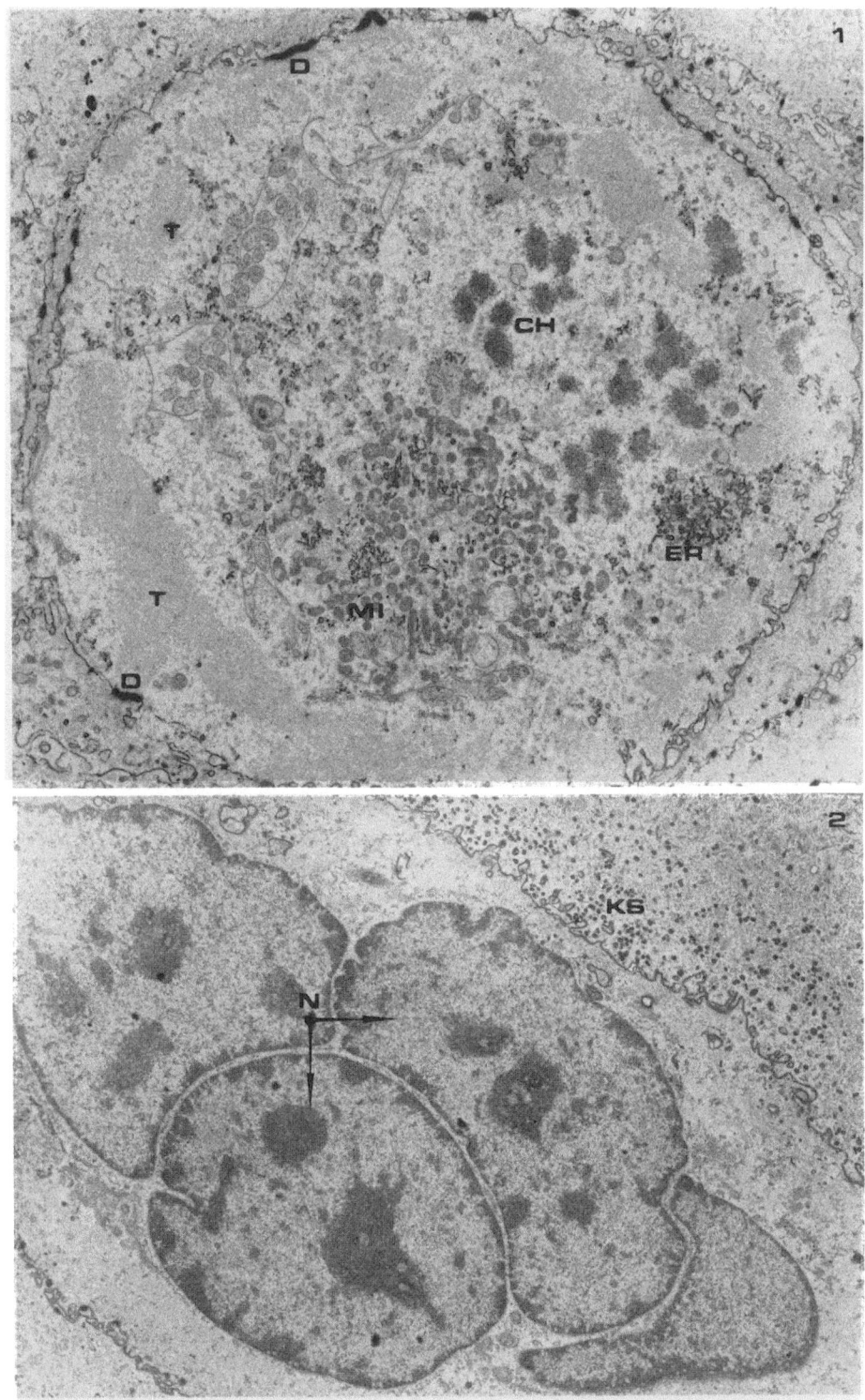

Abb. 21

Nach seiner Hypothese beruht das präinvasive Stadium des intraepidermalen Morbus Bowen als „Carcinoma in situ" auf einer cellulären Balance zwischen aggressiv-proliferativen und regressiv-letalen Eigenschaften der verkrebsten Zellen, bis die ersteren schließlich die Oberhand gewinnen und die Basalmembran auf breiter Front durchbrechen. Nach modernen immunologischen Vorstellungen sind am Umschlag vom präinvasiven zum invasiven Tumorstadium in der Regel auch Störungen des cellulären, gegen Geschwulstzellen gerichteten Immunsystems beteiligt (WARNATZ, 1975).

Differentialdiagnose: Bowenoide *actinische Keratosen* sind von lichtexponierten Bowen-Herden kaum zu unterscheiden. Beim mammären und extramammären *Morbus Paget* dominieren große, vacuoläre „Paget-Zellen" in der sonst wenig veränderten Epidermis, während dyskeratotische Zellen meist fehlen. Schwierig ist die Unterscheidung des hyperplastischen („basaloiden") Morbus Bowen von der *Erythroplasie Queyrat,* die fast nur klinisch möglich ist. Leicht zu unterscheiden ist das *oberflächliche Basaliom* durch die subepidermale „schwalbennestartige" Anheftung und die Palisadenstellung der marginalen Tumorzellen und durch die Einbettung in ein charakteristisches Umgebungsstroma.

4. Erythroplasie Queyrat

Seit der Erstbeschreibung durch QUEYRAT (1911) geht die Diskussion hin und her, ob die meist an der Glans penis, selten auch an Vulva, Anus oder Mundschleimhaut lokalisierte Läsion eine onkologische Entität oder nur eine ortstypische Variante des Morbus Bowen ist (KNOX u. JOSEPH, 1976). Aus klinischen und prognostischen Gründen sollte aber an der Unterscheidung festgehalten werden, da die Erythroplasie Queyrat früher und häufiger carcinomatös entartet und metastasiert als der dermale Morbus Bowen (GRAHAM u. HELWIG, 1963; KNOX u. JOSEPH, 1976). An der Mundschleimhaut ist die Erythroplasie eine besonders gefährliche Form des Carcinoma in situ (SHKLAR, 1965; HORNSTEIN, 1977).

Klinik: An der Glans penis bestehen eine oder mehrere scharf begrenzte, tief rote, kaum infiltrierte Plaques mit feuchter oder leicht nässender, samtartig aufgerauhter Oberfläche. Ulceration oder verrucöse Umwandlung kennzeichnen den Umschlag in invasives Wachstum, das aber schon aus ganz oberflächlichen Läsionen erfolgen kann.

Histologie: Die ganze Epithelbreite ist von kleinen, ungeordnet zusammengedrängten, die Reteleisten block- und fingerförmig auftreibenden Zellen mit hyperchromatischen, atypischen Kernen erfüllt. In den unteren und mittleren Lagen finden sich vermehrte Mitosen. Die Oberfläche ist feinpapillär oder glatt und fast frei von parakeratotischen Auflagerungen. Ein weiteres Unterscheidungsmerkmal zur klassischen Bowen-Dermatose ist das Zurücktreten oder Fehlen exzessiver cellulärer Dysplasien. Ansonsten entspricht das Bild dem sog. basaloiden Bowen-Typ mit gesteigerter Proliferation der sich im epidermoiden Verband zusammendrängenden Tumorzellen. Dieser Proliferationsdruck bei verminderter Zelldysplasie dürfte ein Grund für die im Vergleich zum Morbus Bowen ungünstigere Prognose sein.

Differentialdiagnose: Abgesehen vom *Morbus Bowen,* der mitunter auch in klassischer polymorph-dysplastischer Ausprägung an Glans penis oder Vulva auftreten kann, kommt auch der *extramammäre Morbus Paget* in Betracht (s. B.VI.2). Zu erwähnen ist auch die klinisch Erythroplasie-ähnliche *„Balanoposthitis plasmacellularis"* (ZOON, 1952), die mit benigner Epithelatrophie und dichter lympho-plasmocytärer Entzündung des angrenzenden Bindegewebes einhergeht. Sie ist als „Plasmocytosis orificialis" (SCHUERMANN et al., 1966) ein auch an anderen Übergangsschleimhäuten zu beobachtender besonderer Entzündungstyp und wahrscheinlich der Ausdruck einer polyätiologischen immunologischen Reaktion des örtlichen B-Zellen-Systems.

5. Präcanceröse orale Leukoplakien

Leider wird in der klinischen und pathologisch-anatomischen Literatur der Leukoplakie-Begriff immer noch zu einseitig auf präcanceröse Läsionen angewandt, während nach der WHO-Definition (PINDBORG et al., 1968; BÁNÓCZY u. SUGAR, 1972) unter Leukoplakie nur ein „weißer, nicht wegwischbarer, keiner definierten Krankheit zuzuordnender Schleimhautbezirk" verstanden wird. Zur Beseitigung der in der Vergangenheit entstandenen nomenklatorischen Verwirrung ist eine präzise Klassifikation erforderlich, die zwischen *Leukoplakien im weiteren und im engeren Sinn* unterscheidet (HORNSTEIN, 1977). Zu den ersteren gehören alle nosologisch definierbaren, also symptomatischen Leukoplakien, zu den letzteren die durch exogene Irritationen (statt definierter Krankheiten) hervorgerufenen benignen Leukoplakien und – als weitere Gruppe – die präcancerösen Läsionen. Auch BURKHARDT und SEIFERT (1977) unterscheiden histopathologisch zwischen benignen, präcancerösen und frühcancerösen Leukoplakien.

Klinik: Präcanceröse Leukoplakien der Mundschleimhaut lassen sich definitionsgemäß keiner bekannten Schleimhautkrankheit zuordnen, sind jedoch von exogen-irritativen, die Kriterien der Leukoplakie-Definition ebenfalls erfüllenden Leukoplakien nicht immer abzugrenzen (HORNSTEIN, 1977). Rein klinisch sind plane, verrucöse und erosive bzw. ulceröse Formen zu unterscheiden (BÁNÓCZY u. SUGAR, 1972), wobei die letzteren auch als „gesprenkelte Leukoplakie" bezeichnet werden (PINDBORG et al., 1968). Der erosive bzw. gesprenkelte Leukoplakietyp ist klinisch hochgradig suspekt auf Präcancerose oder Frühcarcinom.

Histologie: Unter den Leukoplakien im engeren Sinne ist die Gruppe der exogen-irritativen Leukoplakien durch unregelmäßige Acanthose, Hyperorthokeratose der Oberfläche, Fehlen wesentlicher Zell- und Kernatypien und scharfe basale Begrenzung als benigne charakterisiert. Meist besteht nur eine geringe entzündliche Infiltration der angrenzenden Tunica propria. Da die Mundschleimhaut – mit Ausnahme des harten Gaumens, der filiformen Zungenpapillen und der Gingiva – normalerweise nicht orthokeratinisiert ist, spricht man bei solchen Leukoplakien auch von einer „Epidermisation" der Mucosa.

Die präcanceröse Umwandlung des Schleimhautepithels erfolgt meist in drei Mikrostadien (HORNSTEIN, 1976, 1977):

1. Focale basal-suprabasale Unruhe des Epithelaufbaus mit diskreten Zell- und Kernatypien.
2. Bandförmige Ausbreitung der atypischen Epithelbezirke mit zunehmender cellulärer Dysplasie und verstärkter parakeratotischer Exfoliation (Abb. 22).
3. Ersatz der gesamten Epithelbreite durch polymorphe und dysplastische Epithelzellen unter plumper Acanthose, abnormer Parakeratose und focaler Erosionsneigung.

Entsprechend nimmt die entzündliche Infiltration des angrenzenden Bindegewebes zu, wobei das Auftreten von Plasmazellen mit reichlichen Russell-Körperchen ein besonders suspektes Begleitsymptom bei präcancerösen Leukoplakien ist (BURKHARDT u. SEIFERT, 1977). Bowenoide Zelldysplasie wird eher selten, basaloide Anaplasie mit dichtgepackten Haufen von Zellen mit hyperchromatischen Kernen und verringerter Kern-Plasma-Relation häufig beobachtet.

Differentialdiagnose: Eindeutige Aussagen über die Dignität einer leukoplakischen Läsion werden dadurch erschwert, daß histologisch benigne und präcanceröse Abschnitte dicht und fast übergangslos nebeneinander liegen können

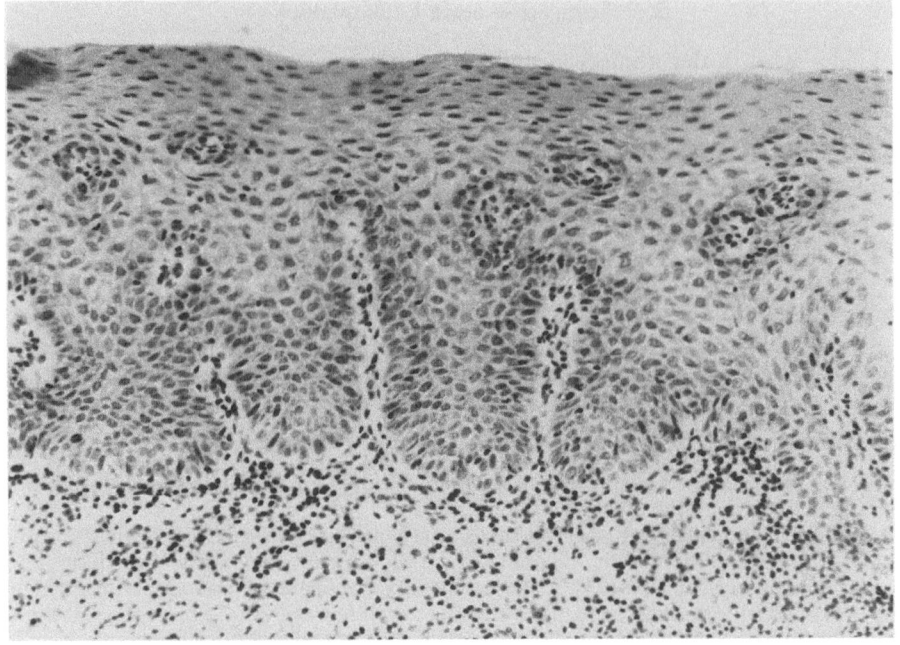

Abb. 22. Präceanceröse Leukoplakie, Mikrostadium 2 (HE; Obj. 25)

(HORNSTEIN, 1976, 1977). Daher sollte jedes Excisat vollständig in Stufenschnitten untersucht werden. Beginnende Präcancerosen (Mikrostadium 1) lassen sich von reaktiven Epithelhyperplasien nur schwer unterscheiden. Focale oder bandförmige Dysplasien in atrophischem Epithel erwecken, besonders bei älteren Patienten, stärkeren Präcancerose-Verdacht. Auch läßt sich aus der Häufung und Kombination definierter, per se noch nicht krebsverdächtiger, cytohistologischer Einzelparameter ein prognostisches „grading" aufstellen (KRAMER 1969, 1973; BURKHARDT u. SEIFERT, 1977). Hierbei wird auch der Candida-Besiedelung der oberen Epithelschichten eine Zusatzbedeutung für orale Präcancerosen beigemessen (RENSTRUP, 1970; ROED-PETERSEN, 1971; BURKHARDT u. SEIFERT, 1977). Jedoch können chronische Candida-Infektionen der Mundschleimhaut auch benigne entzündlich-hyperplastische Leukoplakien hervorrufen, so daß dem Pilzbefund allein noch keine präceanceröse Signifikanz zukommt. Eine weitere, ziemlich häufige Schleimhautaffektion unter den Leukoplakien im weiteren Sinn ist der Lichen planus, der durch eine das basale Epithel infiltrierende lympho-monocytäre Entzündung mit „Liquefaktion" der basalen Epithelzellen gekennzeichnet ist.

Ätio-Pathogenese: Leukoplakien sind zunächst nur der Ausdruck einer gewebsspezifischen, aber reizunspezifischen Verdickung und abnormen Verhornung des weichen Epithels der plattenepithelialen Schleimhäute. Die weiße Verfärbung der Läsion beruht mehr auf der Keratinisation der Oberfläche als auf der Verbreiterung des gesamten Epithels. Versuche, zwischen benigner „Leukokeratose" und präceanceröser „Leukoplakie" zu unterscheiden, sind vom klinischen Standpunkt obsolet. Die Gleichsetzung von Leukoplakie mit Präcancerose muß unbedingt vermieden werden, da die meisten klinisch leukoplakischen Läsionen benigne sind. Andererseits gibt es plattenepitheliale Präcancerosen auch ohne leukoplakische Oberfläche (HORNSTEIN, 1977).

Während sich benigne Leukoplakien nach Entzug der auslösenden Reize (nosogene Entzündungen, exogene Irritationen durch Prothesendruck, Tabakkonsum usw.) zurückbilden, bleiben präcanceröse Leukoplakien bestehen und neigen zu weiterer Ausbreitung. Auch nach histologisch kontrollierter Totalexcision präcanceröser Leukoplakien können neue Herde auftreten, wenn die ätiologischen Faktoren syncarcinogenetisch weiterwirken. Zu diesen zählen chronischer und intensiver Tabakkonsum, Alkoholismus mit Leberschäden, chronischer Eisenmangel, Protein- und Vitaminmangel infolge Malnutrition oder Malabsorption, Spätstadien der Lues, schlechte orale Hygiene (HORNSTEIN, 1977). Neuerdings werden auch chronische orale Candida-Infektionen als carcinogener Faktor angeschuldigt (RENSTRUP, 1970; ROED-PETERSEN, 1971; BURKHARDT u. SEIFERT, 1977). Wir halten es jedoch für wahrscheinlicher, daß die auf präcancerösen Leukoplakien – und anderen „loci minoris resistentiae" – sehr häufige Candida-Besiedelung in erster Linie der *Indikator* einer nachlassenden Abwehrkraft des cellulären Immunsystems und keine unmittelbare Ursache der Leukoplakie ist.

6. Präcanceröse Cheilopathie

Als „Saumgebiet" zwischen äußerer Haut und Mundschleimhaut besitzt das Lippenrot eine besondere anatomische Struktur mit langen gefäßreichen Papillen, einem relativ dünnen, gering verhornten Epithelüberzug und einer umschriebenen Aussparung der kleinen Schleimdrüsen und Hautanhangsgebilde, die sich dagegen auf der mucösen bzw. cutanen Lippenseite reichlich finden. Klimatische Faktoren (chronische intensive Lichteinwirkung), berufliche Exposition („Freilandberufe") und genetische Konstitution (sog. helle Komplexion der Haut) fördern die Entstehung zunächst degenerativ-atrophischer, später präcanceröser Cheilopathien, die sich fast ausschließlich im Saumgebiet der *Unterlippe* finden. Dementsprechend ist auch an den Lippen zwischen Präcancerosen im weiteren und im engeren Sinn – also zwischen präcancerösen *Konditionen* und *Läsionen* – zu unterscheiden (GRINSPAN et al., 1961; ANDRADE, 1964; KATZENELLENBOGEN u. SANDBANK, 1976). Zu den ersteren zählt die chronische „Cheilitis actinica", zu den letzteren die meist die ganze Breite der Unterlippe einnehmende „Cheilitis abrasiva präcancerosa" (MANGANOTTI, 1934).

Histologie: Die konditionierte Grundlage der präcancerösen Cheilopathie ist eine zunehmende Atrophie und unregelmäßige Hyperkeratose des Epithels, eine begleitende, zunehmend plasmocytär infiltrierte Entzündung der angrenzenden Dermis und eine auf chronische Lichtschädigung hinweisende sog. actinische Elastose des oberflächlichen Bindegewebes. Die schmalen Reteleisten werden dann zunehmend acanthotisch, die basalen Keratinocyten wirken unruhig und verlieren die polare Anordnung, die Zellen bieten vermehrte Atypien mit irregulärer Kernhyperchromasie, machmal mit Lockerung des Zellzusammenhangs. Im Stadium der obligaten Präcancerose erfaßt die celluläre Dysplasie ganze Epithelzapfen, die sich plump oder fingerförmig gegen das entzündlich infiltrierte Bindegewebe richten und an der Oberfläche von dicken, unregelmäßig parakeratotischen, seitlich ausgefransten und zackig abbrechenden Hornmassen bedeckt sind. Schließlich wird unter zunehmend atypischer Acanthose die ganze Epithelbreite von dysplastischen Zellen mit dichtgedrängten, hyperchromatischen oder polymorphen Kernen ersetzt. Breitet sich dieses fortgeschrittene Stadium einer Präcancerose über größere Lippenflächen im Sinne eines sog. Borst-Phänomens aus (s. A.I.5), und entstehen kleine suprapapilläre Erosionen, so ist der histologische Befund einer Präcancerose vom Typ Manganotti erreicht. Sie entspricht bereits einem labialen „Carcinoma in situ".

Lange Zeit wurde als Ausgangspunkt präceneröser Cheilopathien auch eine chronische Entzündung der kleinen labialen Speicheldrüsen und insbesondere ihrer oberflächlichen Ausführungsgänge angenommen, doch dürfte es sich weit eher um chronisch-entzündliche Begleitveränderungen im Rahmen der oberflächlichen Präcancerose handeln (GRINSPAN et al., 1961; MICHALOWSKI, 1962; BALUS 1965).

III. Maligne epidermoide Tumoren

Die in diesem Unterkapitel zusammengefaßten Tumoren (Plattenepithel- bzw. Stachelzellcarcinome) bilden zusammen mit den Basaliomen und den malignen Melanomen über 90% der bösartigen Hautgeschwülste. Die Begriffe Plattenepithelkrebs (bzw. „Pflasterepithelkrebs") und Stachelzellkrebs (bzw. „Spinaliom") lassen sich etwa gleichrangig verwenden, während die alte Bezeichnung „Cancroid" obsolet ist.

Plattenepithelkrebse entstehen praktisch nie auf unveränderter Haut, sondern auf vorgeschädigtem Terrain (=Präcancerosen im weiteren Sinn) über ein obligat präceneröses Vorstadium (=Präcancerosen im engeren Sinn). Sie finden sich am häufigsten in unbedeckten, lichtexponierten Hautregionen (Gesicht, Unterlippe, Glatze, Handrücken, Unterarme), weit seltener am Stamm und an den proximalen Gliedmaßen. Als Hauptursachen gelten – zumindest bei der weißen Rasse – sich auf der alternden Haut summierende chronische Lichtschäden, eine durch epidemiologische Vergleichsstudien aus fünf Erdteilen vertiefte Erkenntnis (DOLL et al., 1970). Zugleich spielt die rassische bzw. genetische Disposition eine wesentliche Rolle, wie umfangreiche Studien aus Australien (OETTLÉ, 1963), Hawaii (QUISENBERRY, 1963), Großbritannien (SWEET, 1964), Australien (TEN SELDAM, 1963), den USA (URBACH, 1963, 1966) und zahlreichen anderen Ländern mit unterschiedlichen klimatischen Zonen und ethnischen Populationen gezeigt haben (URBACH, 1963; GORDON u. SILVERSTONE, 1976). Der Einfluß des Alters, der geographischen Breite (Lichtexposition) und der rassischen Disposition (große angelsächsisch-keltische Bevölkerungsgruppe in Südwest-Australien) geht aus den Diagrammen 1 und 2 hervor (GORDON u. SILVERSTONE, 1976).

Auch im Bereich chronisch-ulceröser Entzündungen, Fisteln oder chronisch irritierter Narben (z.B. nach Osteomyelitis), oder auf chronischen Bestrahlungsnarben (Radioderma) können Hautcarcinome entstehen, deren Prognose wegen früherer Metastasierung insgesamt ungünstiger ist als die der actinisch bedingten Carcinome (LUND 1965; EPSTEIN et al., 1968). Daneben haben chemische, z.T. beruflich bedingte Carcinogene mit chronischer interner (Arsen) und externer Intoxikation (Teer- und Erdölprodukte) noch eine unterschiedlich große geo- und soziomedizinische Bedeutung (GORDON u. SILVERSTONE, 1976).

Auch die für die Übergangsschleimhäute der großen Körperöffnungen charakteristischen Modifikationen der Epidermis beeinflußen das patho-biologische Verhalten der in diesen Regionen vorkommenden Carcinome. Die fast ausschließliche Beschränkung der Lippencarcinome auf die Unterlippe verdeutlicht die kausale Bedeutung des Lichtes, während im Genitalbereich andere chronisch-entzündliche und atrophierende Zustände (Phimose, Kraurosis vulvae, Lichen sclerosus et atrophicus) zum Krebs disponieren. Die im Vergleich zu den sonstigen Hautcarcinomen wesentlich schlechtere Prognose der Genital-, Anal- und Lippencarcinome hängt ferner mit der in diesen Regionen leichter möglichen Invasion des reichlich ausgebildeten Lymphgefäßsystems, also mit einer erhöhten Metastasierungstendenz zusammen.

Bei den Lippencarcinomen wurde mit am frühesten (BRODERS, 1920) der Versuch einer Bestimmung des Malignitätsgrades („*grading*") durch quantitative Festlegung bestimmter histologischer Kriterien der Unreife des Tumors unter-

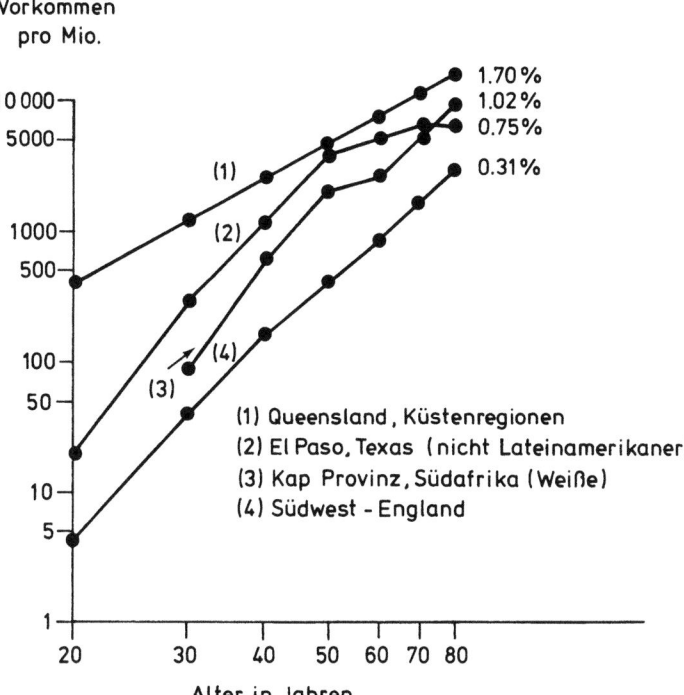

Diagramm 1. Altersabhängigkeit von Haut-Carcinomen bei Männern (Nach GORDON und SILVERSTONE, 1976)

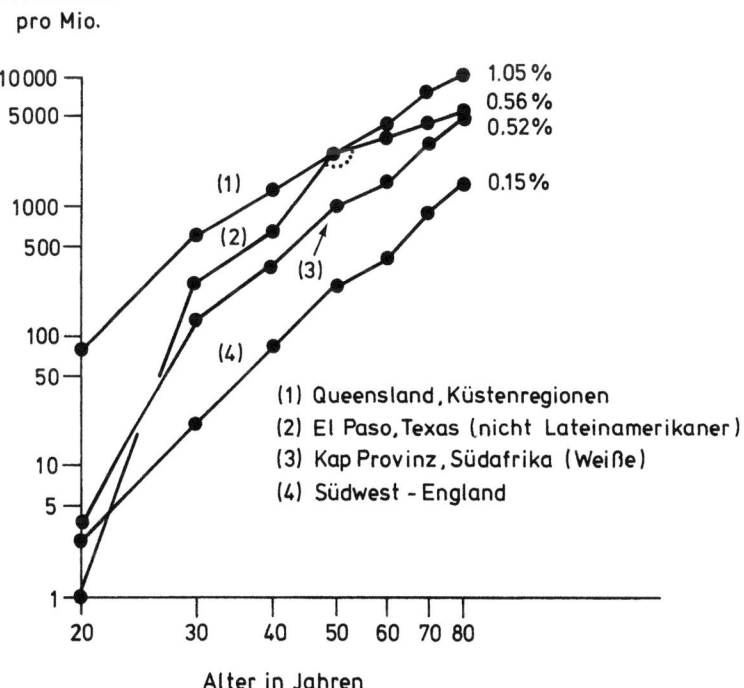

Diagramm 2. Altersabhängigkeit von Haut-Carcinomen bei Frauen (Nach GORDON und SILVERSTONE, 1976)

nommen. Die Broderssche Einteilung in vier vom Ausmaß der Entdifferenzierung des Tumors abhängige Malignitätsgrade gibt aber nur unsichere prognostische Anhaltspunkte, die durch die Bestimmung der Invasionstiefe der Geschwulst und weitere histologische Kriterien ergänzt werden müssen. Da innerhalb des gleichen Tumors verschiedene Grade der Anaplasie vorkommen können, sollten möglichst mehrere Abschnitte untersucht und die Prognose des Gesamttumors von der unreifsten Stelle abhängig gemacht werden (EDMUNDSON, 1948). Auch die Größe bzw. das Volumen des Primärtumors und sein jeweiliges Ausbreitungsstadium („*staging*", vgl. TNM-System der UICC) haben für die prospektive Einschätzung eine für Kliniker wie Histologen gleichermaßen große Bedeutung. Zwar erscheint es grundsätzlich möglich, durch einheitliche und systematische (ggf. Computer-unterstützte) Erfassung wichtiger histologischer Parameter ein „Malignogramm" bzw. einen Malignitätsindex aufzustellen, doch bedarf es darüber hinaus einer mehrdimensionalen Betrachtung unter Einbeziehung relevanter klinischer Daten (Risikofaktoren, genetische Einflüsse usw.), also einer engen klinisch-histologischen Kooperation, um Fehlprognosen möglichst gering zu halten.

1. Plattenepithelcarcinom

Synonyma: Pflasterepithelcarcinom; Stachelzellcarcinom; Spinaliom.

Klinisch imponieren Hautcarcinome häufig als grobhöckerig aufgeworfene Tumoren, die einen derben Randwall um ein von zerfallenden Hornmassen erfülltes Ulcus bilden. Die Verwachsung mit der Unterlage ist ein sicheres, die begleitende Entzündung ein unsicheres Krebszeichen. Auch pilzförmige, verrucöse oder Granulationsgewebe-ähnliche Tumorformen kommen vor.

Histologie: Von der Oberfläche dringen unregelmäßige, vielgestaltige, oft plumpe Epithelstränge auf breiter Front in die Dermis, oft miteinander zusammenhängend und von einer dichten entzündlichen Zellinfiltration umgeben (Abb. 23). Die in der Peripherie der carcinomatösen Stränge und Nester liegenden Zellen zeigen ungeordnete Lage, Hyperchromasie und Polymorphie der Kerne, dichte Zusammendrängung und Verringerung der Kern-Plasma-Relation. Auch die im Inneren der Krebsnester befindlichen Zellen sind anaplastisch und uneinheitlich keratinisiert, tendieren aber zur Bildung konzentrischer Hornperlen. Diese können relativ „differenziert" anmuten, sie bestehen aber meist aus mehr oder minder verzerrten Wirbeln von dyskeratotischen Zellen mit pyknotisch zusammengesinterten, lytischen oder zerfallenden Kernresten (Abb. 24). Somit bleiben oft trotz ausgeprägter cellulärer Atypie und Desorganisation in den carcinomatösen „Matrixzellen" gewisse, mehr oder minder deutliche Differenzierungszeichen erhalten, die sich auch in der partiellen Persistenz cellulärer Kontaktstrukturen (Intercellularbrücken bzw. Desmosomen) äußern können. Typische oder pathologische Mitosen finden sich mit Ausnahme der Hornperlen in allen Epithelschichten. Die Verhornung kann überwiegend ortho- oder parakeratotisch erfolgen, auch Einzelzell-Dyskeratosen kommen vor. Das entzündliche Begleitinfiltrat enthält neben Lympho- und Monocyten auch Plasmazellen und Granulocyten, darunter oft reichliche Eosinophile.

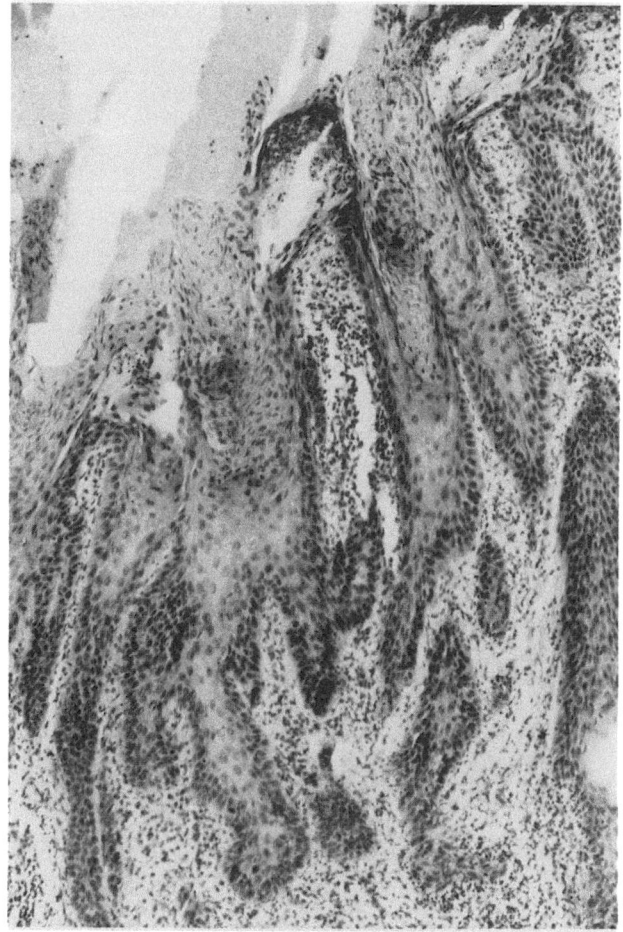

Abb. 23. Beginnendes Plattenepithelcarcinom, Ausgangsstelle (HE; Obj. 10)

Das von BRODERS (1920) vorgeschlagene *histologische "grading"* der Malignität entspricht weitgehend dem klassischen Grundsatz, daß die Bösartigkeit eines Tumors seinem geweblichen Reifegrad umgekehrt proportional ist. Gleichwohl ist die schematische Zuordnung von >75% ausreifender Zellen zu Grad 1, von >50% zu Grad 2, von >25% zu Grad 3 und von <25% zu Grad 4 eine kaum brauchbare Vereinfachung. Nach LEVER und SCHAUMBURG-LEVER (1975) soll ein Grad 1-Carcinom noch nicht bis zur Ebene der Schweißdrüsen penetriert sein, ziemlich reichliche Hornperlen enthalten und eine im Vergleich zu höheren Malignitätsgraden eher stärkere entzündliche Stromareaktion aufweisen. Für Grad 2 wird eine zusätzliche Verwischung der Demarkation von Geschwulst und Stroma, für Grad 3 eine nur noch minimale Keratinisation ohne typische Hornperlen (jedoch mit Einzelzelldyskeratosen) und für Grad 4 eine hochgradige Anaplasie mit Verlust fast jeglicher Differenzierungstendenz (einschließlich Intercellularbrücken) postuliert. Zu Grad 4 gehören auch die besonders unreifen, an Spindelzellsarkome erinnernden *desmoplastischen "Spindelzellcarcinome"* (UNDERWOOD et al., 1951), die sich auf dem Boden einer chronischen Radiodermitis entwickeln können, aber an der Haut insgesamt selten vorkommen (SIMS u. KIRSCH, 1948; LICHTIGER et al., 1970).

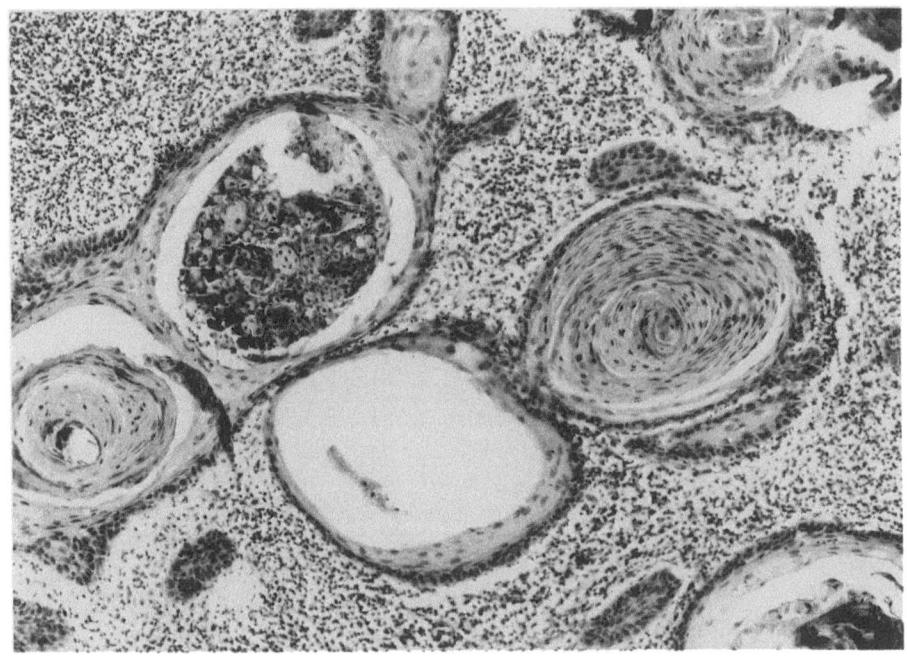

Abb. 24. Stark verhornendes Plattenepithelcarzinom (HE; Obj. 10)

a) Acantholytisches Plattenepithelcarcinom (PINKUS u. MEHREGAN, 1969)

Synonyma: Carcinoma spinocellulare segregans; pseudoglanduläres Spinaliom.

Die bereits in actinischen Keratosen mögliche acantholytische Variante kommt auch in Carcinomen auf lichtexponierter, ausnahmsweise auch auf bedeckter Haut alter Patienten vor (MULLER et al., 1964; JOHNSON u. HELWIG, 1966). Die frühere Bezeichnung „Adenoacanthom" ist irreführend.

Histologie: Die Nester und Stränge dieses Carcinomtyps zerfallen in tubuläre und pseudoalveoläre Hohlräume, die von ein- oder mehrreihigen Lagen atypischer Zellen ausgekleidet sind (Abb. 25). Der Zusammenhang der Zellen ist locker, Einzelzelldyskeratosen sind relativ reichlich, eine globoide Keratinisationstendenz ist nicht überall erkennbar. Hier und da sind „adenoide" Formationen angedeutet. Manche Lumina sind von abgestoßenen acantholytischen und wechselnd dyskeratotischen Zellen angefüllt.

Histogenese: Entgegen früheren Annahmen handelt es sich nicht um apokrine Adenocarcinome, sondern um eine acantholytische und durch Einzelzelldyskeratosen gekennzeichnete Sonderform eines lobulär infiltrierenden Plattenepithelcarcinoms (LEVER u. SCHAUMBURG-LEVER, 1975). Celluläre Atypien in benachbarten ekkrinen und apokrinen Drüsengängen sind wahrscheinlich nur reaktiver Natur und kein Beweis für eine glanduläre bzw. ductale Genese dieser Carcinome. Ihr histologischer Malignitätsgrad ist eher mäßig, die Prognose quoad sanationem wegen hohen Alters und partieller Immundefizienz der Patienten aber meist ungünstig.

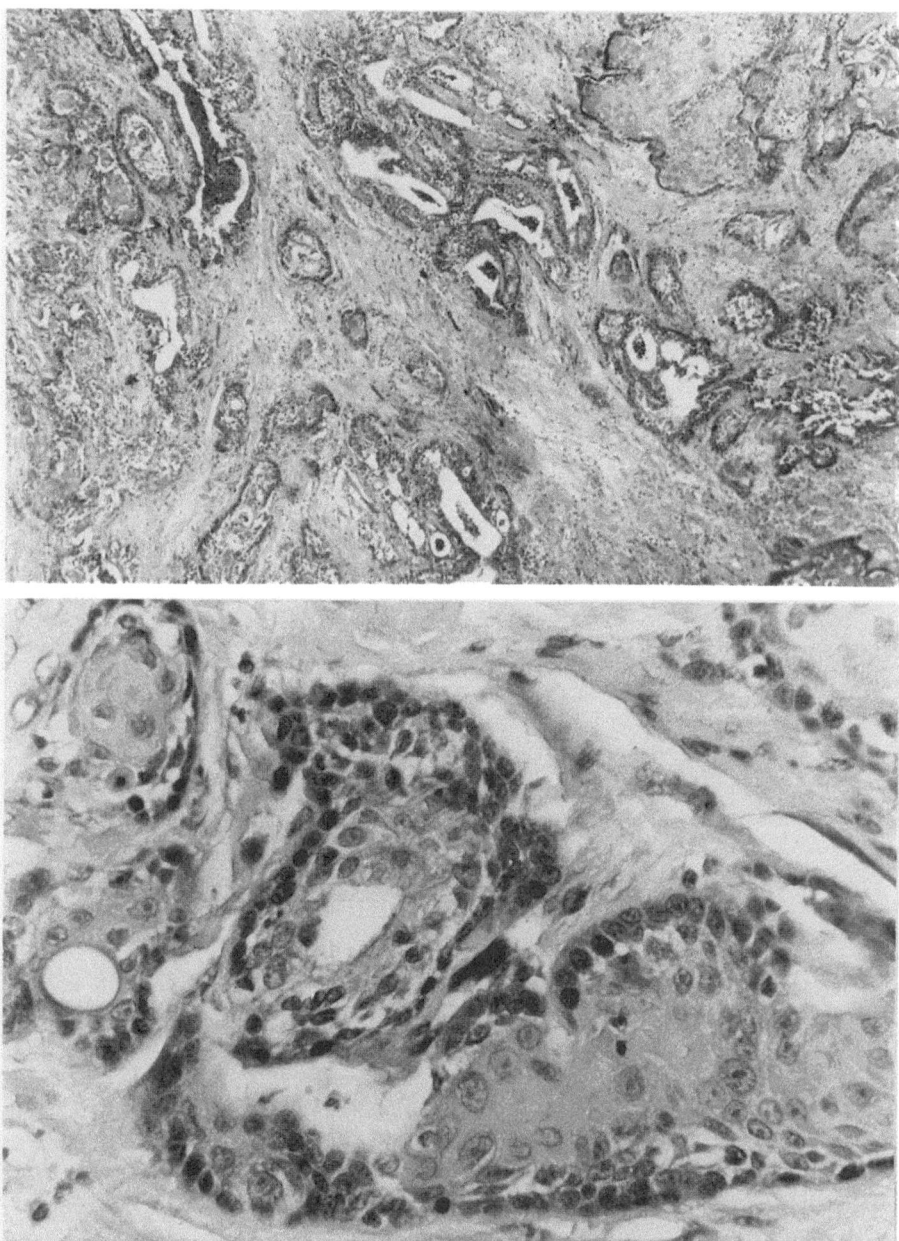

Abb. 25. Acantholytisches (bzw. pseudoglanduläres) Plattenepithelcarcinom mit Ausschnitt (HE; Obj. 2,5 bzw. 25)

b) Bowen-Carcinom

Bei dieser Krebsvariante bleibt auch nach dem Umschlag des präinvasiven Morbus Bowen in das dermal infiltrierende Carcinom die exzessive Zell- und Kernpolymorphie (mit bizarren Klumpkernen, Riesenkernen usw.) erhalten. Hornperlen fehlen meist, celluläre Dysplasie und Poikilokaryose beherrschen das Bild der plumpen Tumorzapfen. Die Prognose der *Haut*tumoren ist meist günstiger als die Brodersschen Kriterien erwarten lassen. Gleichwohl ist die Gesamtprognose insofern sehr dubiös, als sich neben oder Jahre nach den cutanen Tumoren nicht selten auch polytope *viscerale* Präcancerosen und Carcinome entwickeln (vgl. A. II. 3).

Differentialdiagnose der Plattenepithelcarcinome: Sie sind, abgesehen von den Basaliomen (vgl. C), von hyperkeratotischen Präcancerosen (actinische Keratosen, Cornu cutaneum), vom sog. *warzigen Dyskeratom* (A. I. 7), von pseudocancerösen Epithelhyperplasien und besonders vom *Keratoacanthom* (bzw. Molluscum pseudocarcinomatosum; A. I. 6) abzugrenzen. Die von GOTTRON 1932 beschriebene „Papillomatosis cutis carcinoides" stellt den Sonderfall einer chronisch vegetierenden Epithelhyperplasie im distalen Unterschenkel- bzw. Fersenbereich dar (ADAM et al., 1956).

Pseudocanceröse Epithelhyperplasien können auch im Gefolge chronisch wuchernder Entzündungen entstehen, so an den Rändern von torpiden Unterschenkelgeschwüren, an den Öffnungen chronisch-entzündlicher Fisteln, über „spezifischen" Entzündungen (Tuberculosis cutis luposa, Tuberculosis cutis verrucosa, Nordamerikanische Blastomykose, anogenitale Spätformen des Lymphogranuloma inguinale u.a.), aber auch als Ausdruck chronischer toxischer Arzneiexantheme vom Typ des vegetierenden Bromo- oder Jododerms oder über granulären Zungenneuromen (vgl. E.V). Manche Eigenarten und „spezifische" Granulomstrukturen des entzündlichen Infiltrates, ggf. der histologische Erregernachweis erleichtern zwar die Diagnose und die Abgrenzung vom malignen Wachstum, doch können Carcinome auch und gerade auf dem Boden chronischer Entzündungsreize und ständiger, übersteigerter Epithelregeneration entstehen. Krebs*ähnliche* Epithelwucherungen zeigen meist tiefere, ggf. auch die Ebene der Schweißdrüsen überschreitende Ausläufer, die aber trotz ihrer Vielgestaltigkeit weitgehend cellulär differenziert bleiben (Abb. 26). Dementsprechend finden sich zwar ausgereifte Hornperlen und ziemlich reichliche Mitosen, doch fehlen sichere Atypien. Auch infiltrieren die Entzündungszellen häufig in die Epithelzapfen, deren Zellverband sich lockert. Um jedoch ein beginnendes und hochdifferenziertes Carcinom (Grad 1 oder 2) nicht zu übersehen, sind ggf. mehrere und in kurzen Zeitabständen wiederholte Biopsien aus klinisch suspekten Bezirken erforderlich.

Während *Keratoacanthome* früher nicht selten als hochdifferenzierte Carcinome fehlinterpretiert wurden, besteht heute eher die Gefahr, die seltenen „molluscoid" konfigurierten, hochdifferenzierten Plattenepithelcarcinome zu verkennen. Für Keratoacanthome ziemlich charakteristisch ist das rapide Anfangswachstum, die an der unteren Dermisgrenze haltmachende Invasion der plumplobulären, zu einem keratotischen Zentrum konvergierenden Epithelzapfen und vor allem die Größenzunahme der Zellen und das Fehlen von Mitosen in den zentraleren Epithelabschnitten (vgl. auch A. I. 6).

Histogenese: Die Verkrebsung einer Zelle bzw. eines Gewebes führt zu irreversibler Proliferation und Entdifferenzierung, somit zum Verlust der geweblichen Regulation und zur malignen Autonomie der ihrer Funktion verlustig gegangenen Zellen. Im Gegensatz zur fetalen Proliferation ist das carcinomatöse Wachstum unkontrolliert und keiner übergeordneten homöostatischen Steuerung unterworfen. Jedoch bleiben die anatomische Struk-

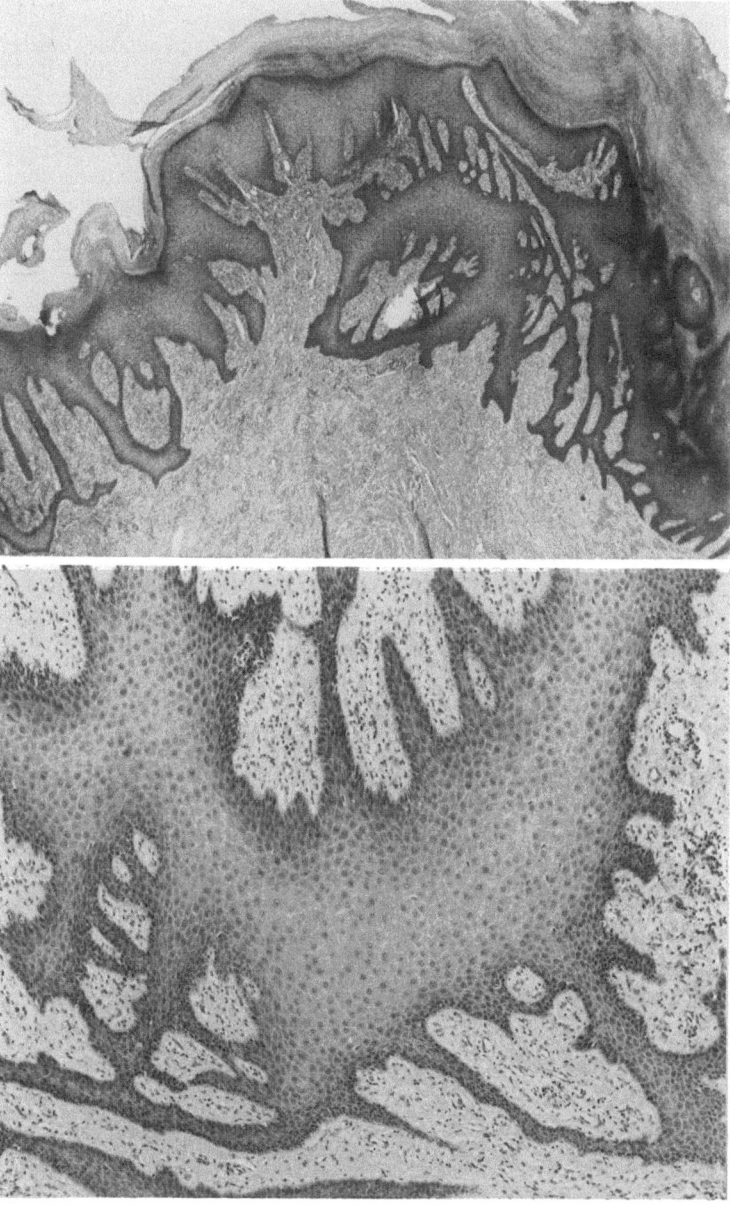

Abb. 26. Pseudocanceröse Epidermishyperplasie (mit Ausschnitt) (HE; Obj. 2,5 bzw. 10)

tur des umgebenden Gewebes, insbesondere die regionale Versorgung mit Lymph- und Blutgefäßen, sowie der durch die entzündliche „Stromareaktion" repräsentierte Defensivzustand des cellulären Immunsystems nicht ohne Einfluß auf die Entwicklung und den weiteren Verlauf der Carcinose.

Proliferationskinetische Studien bei experimenteller Carcinogenese (Methylcholanthren-Pinselungen der Mäusehaut etc.) haben in den anaplasierenden Keratinocyten eine abnorme

Steigerung der DNS-Synthese, zunehmende Aneuploidie der nucleären DNS, Verlust bzw. Entsteuerung gewebsspezifischer Mitosehemmstoffe (Chalone) und Unabhängigkeit der wuchernden Krebszellen vom regulierenden Einfluß des Mesenchymkontaktes ergeben (OEHLERT et al., 1961; EVENSEN, 1962). Neuere cytophotometrische und biochemische DNS-Bestimmungen haben eine initiale Inaktivierung des proliferationsinhibierenden Steuerungsmechanismus durch Applikation des Carcinogens auf die Mäusehaut aufgedeckt (ROHRBACH, 1975). Dagegen haben elektronenmikroskopische Untersuchungen ursprüngliche Erwartungen insofern nicht erfüllt, als bis heute keine einzige, carcinomspezifische ultrastrukturelle Zellveränderung gefunden werden konnte (OBERLING u. BERNHARD, 1961; BERNHARD, 1961). Die nachweisbaren nucleären und cytoplasmatischen Veränderungen sind vorwiegend quantitativer Art, wobei mit zunehmender Anaplasie die Organellen verschwinden und die Feinstruktur der Tumorzellen immer undifferenzierter wird.

Die gestörte Interaktion der Krebszellen untereinander und mit dem Stroma äußert sich auch in einer Abnahme der Desmosomen, die sich manchmal auch intracytoplasmatisch (Abb. 27) mit oder ohne Kontakt zu Tonofilamenten finden (KLINGMÜLLER et al., 1970). Andererseits sind analoge cytoplasmatische und desmosomale Invaginationen auch beim Morbus Bowen und bei Keratoacanthomen beobachtet worden, also ebenfalls kein krebsspezifisches Unreifezeichen (FISHER et al., 1972). Der elektronenoptisch oft nachweisbare Verlust der Basalmembran bzw. Basal-Lamina demonstriert nur die gestörte Zellreife und die aufgehobene Interaktion zum Mesenchym, erklärt aber nicht die Invasionsneigung der Carcinomzellen. Auch im Carcinoma in situ finden sich nämlich bereits Defekte der laminaren Grenzstrukturen (OLSON et al., 1968).

2. Low-grade Malignancy Carcinoma

Die durch klinisch-prognostische Gesichtspunkte induzierte Begriffspolarität „benigne – maligne" bedarf, gemeinsamer Erfahrung von Pathologen und histologisch versierten Dermatologen entsprechend, nicht selten einer wesentlichen Modifizierung. Auch bei Plattenepithelcarcinomen, besonders an den Übergangsschleimhäuten, können klinische Aggressivität und histologische Gewebsreife erstaunlich voneinander abweichen. Das wohl älteste Beispiel solcher Divergenz ist das zuerst 1896 von BUSCHKE beschriebene „*Riesencondylom*" des Penis, das trotz exzessiver Hyperplasie und Destruktionsneigung nicht oder erst sehr spät metastasiert. Ein weiteres Beispiel ist der vorwiegend intraoral lokalisierte, 1948 von L.V. ACKERMAN als „*Verrucous Carcinoma*" bezeichnete Tumor, der sich ähnlich widersprüchlich verhält und noch unter anderen Bezeichnungen („hyperplasie pure" des Morbus Bowen, „oral florid papillomatosis") in die Literatur eingegangen ist. Auch das sog. „Epithelioma cuniculatum" (AIRD et al., 1954), eine vorwiegend plantar lokalisierte, blumenkohlartig konfigurierte Tumorbildung, dürfte nichts anderes als eine Standortvariante des „Verrucous

---

Abb. 27. Morbus Bowen. Elektronenmikroskopie einer Tumorzelle mit intracytoplasmatischen Desmosomen-Fragmenten und reticulär strukturiertem Riesen-Nucleolus (7000×). Ausschnitt: Desmosomen-Bruchstücke in filamentöses Material eingebettet. Links unten Desmosomen der Zellmembran (43200×). (Nach Prof. Dr. G. KLINGMÜLLER, Univ.-Hautklinik, Bonn)

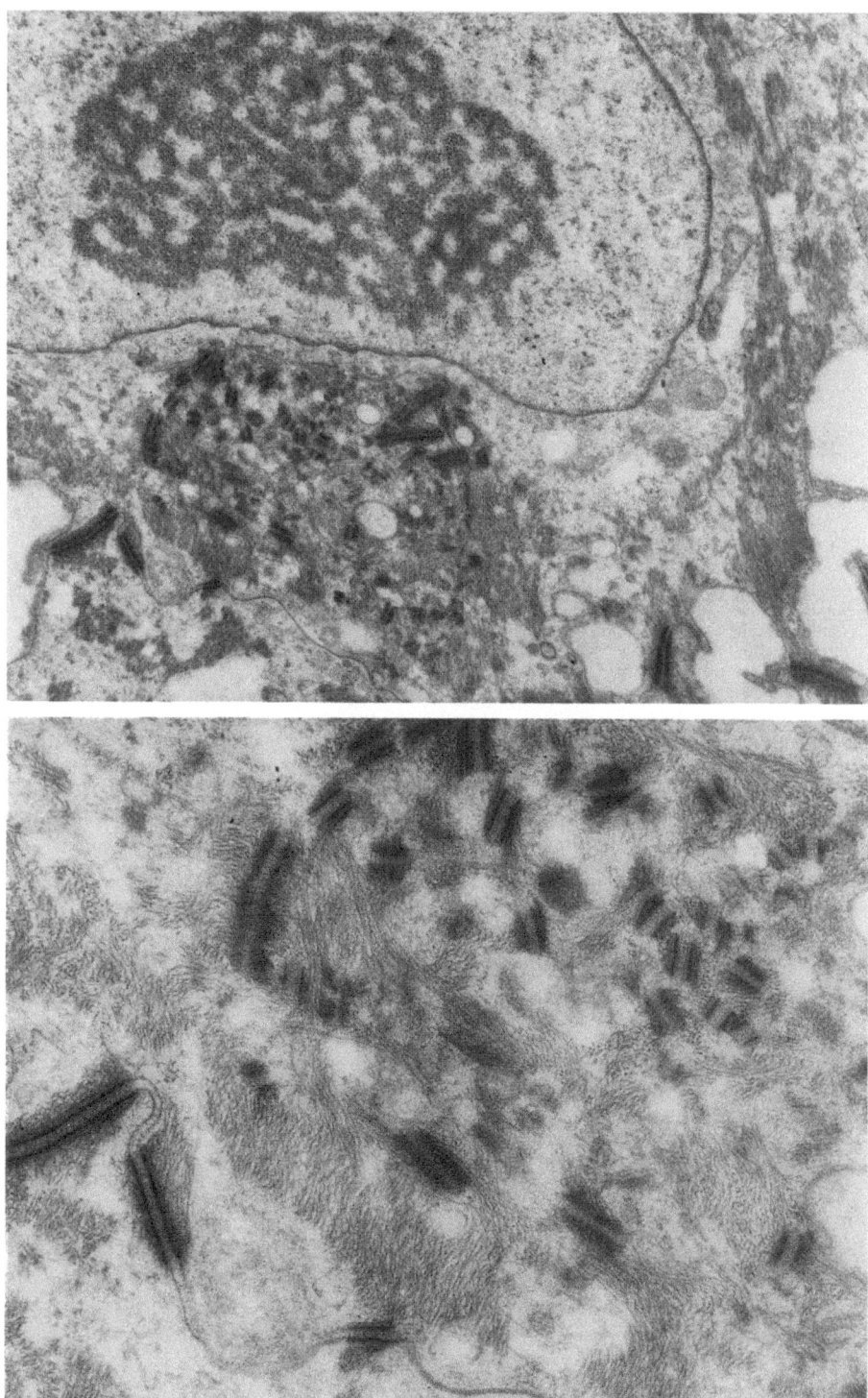

Abb. 27

Carcinoma" sein. Die Kenntnis dieser pseudobenignen Carcinome ist für den Pathologen wichtig, da der hochdifferenzierte Gewebsaufbau der Tumoren sehr häufig zur Verkennung oder Verharmlosung ihrer Krebsnatur führt.

a) Verrucous Carcinoma

Synonym: Ackerman-Carcinom.

Die meisten dieser klinisch papillomatös-exophytisch wachsenden Tumoren kommen in der Mundschleimhaut vor, selten auch im Larynx, im Oesophagus, selbst in den Bronchien oder Nasennebenhöhlen (KRAUS u. PEREZ-MESA, 1966; FONTS et al., 1969; GOETHALS et al., 1963). Als „snuff dipper's cancer" ist der Tumor auch in einigen Südwest-Staaten der USA bekannt (ROSENFELD u. CALLAWAY, 1963). Die 1960 von ROCK und FISHER als vermeintliche Tumor-Entität herausgestellte „Oral florid papillomatosis" ist ebenso wie die bereits in den 30er Jahren von französischen Autoren beschriebene „hyperplasie pure" des Morbus Bowen höchstwahrscheinlich mit dem verrucösen Carcinomtyp der plattenepithelialen Übergangsschleimhäute identisch (HORNSTEIN, 1976).

Histologie: Das Epithel wuchert in papillomatös gefalteten und aufgeworfenen Epithelzapfen, die nach der Tiefe zu plump und unförmig aufgetrieben und dicht zusammengedrängt sind, das unterliegende Gewebe tief infiltrieren und teilweise destruieren, jedoch nicht metastasieren. Dabei kann die ganze Wange oder der Kieferknochen von den fungoiden Tumormassen breitflächig durchbrochen und zerstört werden. Eigenartigerweise bleibt der Aufbau des Epithels in allen Schichten hochdifferenziert und fast frei von cellulären Atypien (Abb. 28). Auch Mitosen sind selten. Vielfach sind die tief invaginierten Epithelzapfen von einer deutlichen Basalmembran umgeben, die möglicherweise vom Tumor selbst gebildet wird (KRAUS u. PEREZ-MESA, 1966; ELLIOTT et al., 1972/73). Die entzündliche Stromareaktion ist meist nur mäßig ausgeprägt. Die Lymphgefäße werden von den vordringenden Epithelmassen komprimiert, was die fehlende Metastasierung bzw. die fast nie nachweisbaren Gefäßeinbrüche erklärt.

Der exophytische Tumoranteil bildet plumpe, von tiefen Krypten getrennte Epithelzotten. Die oberflächlichen Zellen zeigen mäßige Parakeratose und sind häufig wasserhell ballonniert. Da Hornperlen und meist auch Einzelzelldyskeratosen fehlen oder nur angedeutet sind, kann der Histologe ohne Kenntnis des klinischen Bildes leicht irregeführt werden. Erst nach jahrelanger Dauer oder unter dem eher negativ-provokativen Einfluß einer Röntgenbestrahlung, ggf. auch nach cytostatischer Chemotherapie kann es zu klinischer und histologischer Malignitätssteigerung mit Umschlag in metastasierendes Wachstum kommen (REICH u. BONSE, 1955; FONTS et al., 1969; PÉREZ et al., 1966; PROFITT et al., 1970).

Differentialdiagnostisch sind orale und laryngeale *Virus-Papillome* (schmalbasiger Sitz, gleichmäßig feinpapilläre Oberfläche, spärlicher Nachweis von nucleären und cytoplasmatischen Einschlußkörperchen in den oberen Epithelschichten, stärkere Ausprägung einer Parakeratose, jedoch auch Tendenz zu Granulose und Orthokeratose im oberen Epithel) auszuschließen. Sehr leicht läuft der Histologe aufgrund von Teilbiopsien und ohne genaue klinische Information Gefahr, die maskierte Malignität des Tumors zu unterschätzen.

Histogenese: Ob und inwieweit Bestandteile onkogener Virus-Genome an der Entstehung des Tumors beteiligt sind, bedarf trotz bisher negativer Direktnachweise von Virus-

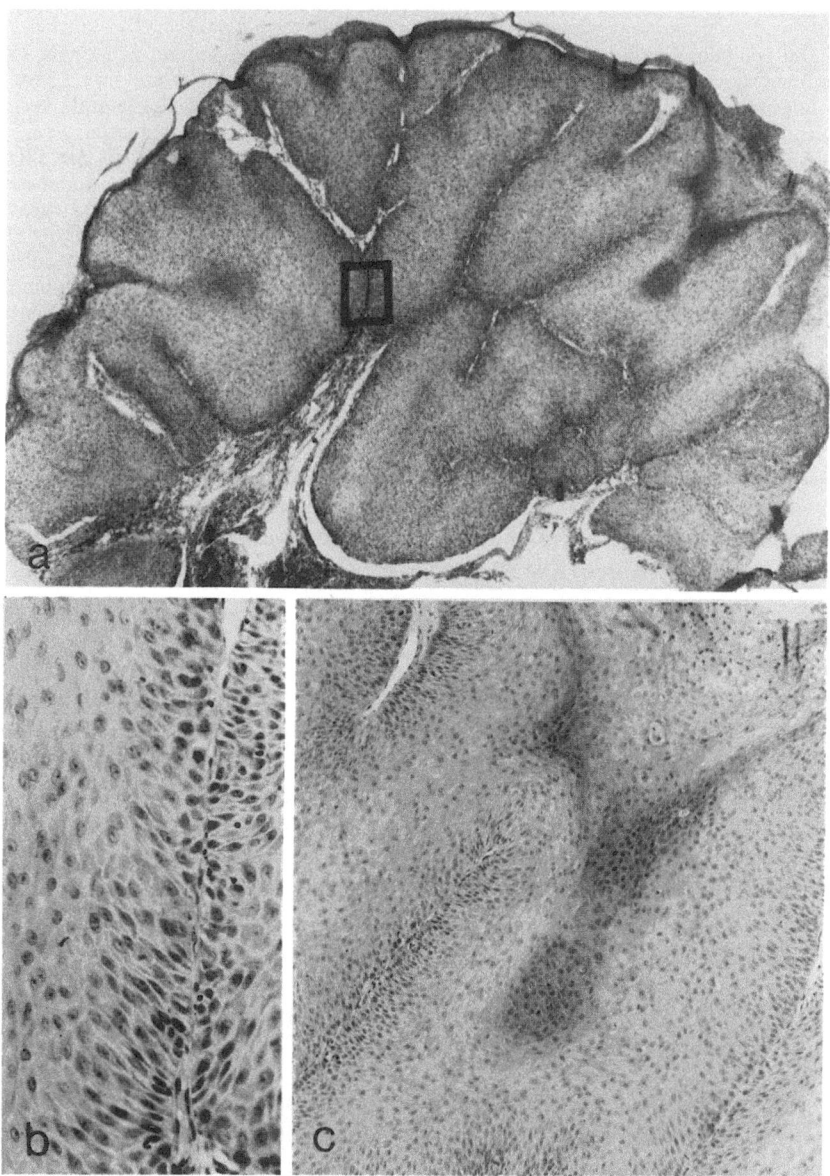

Abb. 28a–c. Ackerman-Carcinom der Mundschleimhaut. (a) Cerebriforme Architektur des exophytischen Tumors (HE; Obj. 2,5). (b) Ungeordnetes, mäßig atypisches Basalzelllager. Kompression des Stromas [HE; Obj. 25: Ausschnitt von (a)]. (c) In höheren Epithellagen ruhige Zellmorphologie (HE; Obj. 10)

partikeln weiterer Untersuchungen. Da verrucöse Schleimhautcarcinome zwar oft unter der chronisch-habituellen Applikation bestimmter Carcinogene (durch oralen Kontakt mit Schnupf- und Kautabak oder Betelnuß-Kautabak) entstehen, aber meist erst im höheren Lebensalter auftreten, ist auch an eine ursächliche Minderung der immunologischen „Tumor-Überwachung", also an eine endogene Disposition zur Carcinogenese zu denken.

b) Genitales Riesencondylom (Buschke-Löwenstein-Tumoren)

Die genitale Vorzugslokalisation dieser an exzessive Condylomata acuminata (Virus-Papillome der feuchten Übergangsschleimhäute) erinnernden Tumoren, ihre Entstehung im jüngeren und mittleren Alter und das Fehlen bekannter, für oro-pharyngeale verrucöse Schleimhautcarcinome angeschuldigter Carcinogene rechtfertigen die klinische, weniger die nosologische Sonderstellung dieser Tumoren, von denen über 100 Fälle in der Literatur mitgeteilt sind. Männer sind weit häufiger als Frauen betroffen. Auch hier dominiert das örtlich destruierende Wachstum, während Metastasierungsneigung nur spät und ausnahmsweise beobachtet wird (FRIEDMAN-KIEN, 1976; v. MAYENBURG et al., 1977). Trotz relativ selten beschriebener Übergänge typischer Virus-Papillome in maligne Riesencondylome muß mit einer solchen Möglichkeit gerechnet werden. Durch histocytophotometrische Untersuchungen der nucleären DNS verschiedener Anteile eines Riesencondyloms ließen sich eindeutige Übergänge von vorwiegend diploiden zu tetraploiden Meßwertgipfeln analog zu einer auch histologisch erkennbaren carcinomatösen Umwandlung nachweisen (v. MAYENBURG et al., 1977).

Histologisch gleichen die Tumoren so weitgehend dem Ackermanschen Typ des „Verrucous carcinoma", daß darauf verwiesen werden kann. Die Hauptschwierigkeit besteht darin, die Tumoren von den durch Papova-Viren bedingten, aber meist nur spärliche Einschlußkörperchen aufweisenden Condylomata acuminata zu unterscheiden. Die klinischen Zeichen der lokalen Aggressivität, die zur Kompression und Destruktion der Schwellkörper, bei rectalem Sitz auch zur paraproktalen Infiltration führen kann (FRIEDBERG u. SERLIN, 1963; DAWSON et al., 1965; KNOBLICH u. FAILING, 1967; GRUSSENDORF u. GAHLEN, 1974), sind aber mit venerischen Viruswarzen nicht mehr vereinbar. Auch inadäquate Behandlungsmethoden (Podophyllin-Ätzungen, Röntgenbestrahlungen) können den Umschlag in lymphogene Metastasierung und celluläre Anaplasie provozieren. Der früher vereinzelt, besonders von französischen Autoren gebrauchte Terminus „condylomatoide Präcancerose" (Unna-Delbanco) hat sich gegen die obige Bezeichnung nicht durchsetzen können, obwohl er die der Geschwulst innewohnende Malignitätstendenz besser charakterisiert.

B. Adnexoide Hauttumoren

Durch die Bezeichnung „adnexoid" soll zum Ausdruck gebracht werden (PINKUS u. MEHREGAN, 1969), daß die den Hautanhangsgebilden mehr oder minder ähnlichen Tumorformationen bestimmte Differenzierungstendenzen (Determinationen) neoplastisch proliferierter, pluripotenter Epithelzellen widerspiegeln. Dabei werden verschiedene Grade der Ausreifung (Maturation) erreicht, die zu unterschiedlicher Ähnlichkeit (organoide Homologie) mit den regulären epithelialen Anhangsgebilden der Haut führen.

Die frühere Annahme, daß adnexoide Tumoren als metaplastische Abkömmlinge reifer Hautanhangsgebilde (Haarfollikel-Talgdrüsen, apokrine Drüsen, ekkrine Drüsen) entstehen, ist weitgehend widerlegt (PINKUS u. MEHREGAN, 1969; LEVER u. SCHAUMBURG-LEVER, 1975). Auch das zunächst von LEVER (1948a) postulierte histogenetische Konzept einer Entstehung aus dysembryonal verstreuten „primordialen Epithelkeimen" ist zugunsten der obigen, besonders von PINKUS inaugurierten Auffassung überholt. Für das Verständnis adnexoider

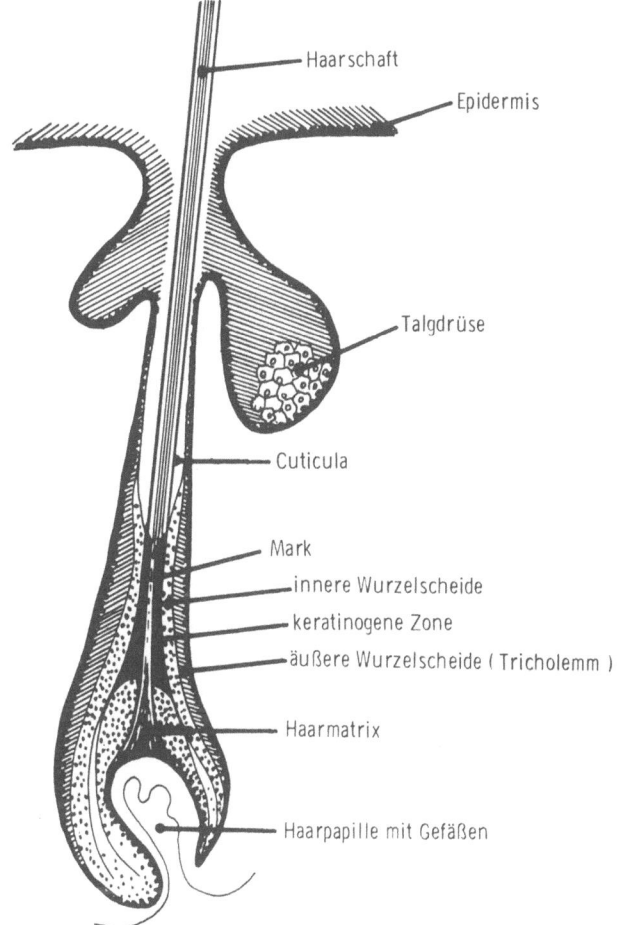

Schema 1. Schematischer Aufbau des Haarfollikels

Hauttumoren muß man sich also klarmachen, daß weniger der Entstehungsort der pluripotenten Epithelzellen als die Richtung und der erreichbare Reifegrad ihrer neoplastischen Proliferation wesentlich sind. Im Vergleich zu den möglichen Formvarianten des auf unreifer Stufe bleibenden Basalioms sind die Strukturen der adnexoiden Epitheliome a priori zu höherer Reife determiniert (ESTÈVES, 1954). Dennoch werden auch bei diesen „organoiden" Tumoren keine funktionell kompletten Adnexe gebildet.

Erschwerend für die histopathologische Zuordnung adnexoider Hauttumoren können die innerhalb desselben Tumors manifesten Unterschiede im Reifegrad oder das kombinierte Vorkommen strukturell unterschiedlicher adnexoider Formationen sein (LEVER u. SCHAUMBURG-LEVER, 1975). Vielleicht ist dies zu einem gewissen Grad auch durch den Standort der pluripotenten basaloiden Zellen bedingt, die sowohl im reifen Oberflächenepithel als auch im reifen Adnexepithel lokalisiert sein können. Gleichwohl hat es sich bewährt, die adnexoiden Hauttumoren grundsätzlich nach ihrer onkologischen Homologie zu orthologen Adnexstrukturen einzustufen (CIVATTE u. TSOITIS, 1976).

Tabelle 3. Einteilung benigner adnexoider Hauttumoren und Naevi

Adnexoide Differenzierung:

Haarfollikel	Talgdrüsen	apokrine Schweißdrüsen	ekkrine Schweißdrüsen
Naevus pilo-follicularis	Naevus sebaceus	apokriner Naevus	ekkriner Naevus
Naevus comedonicus	Talgdrüsen-Hyperplasie	Naevus sudoriparus	
Trichofolliculom		apokrines Hidrocystom	ekkrines Hidrocystom
Tricholemmom			Syringom
Tricho-Adenom	Talgdrüsen-Adenom		Syringocystadenoma papilliferum
Steatocystoma multiplex			ekkrines Porom
Pilomatrixom		Hidradenoma papilliferum	Klarzellen-Hidradenom
Tricho-Epitheliom	Talgdrüsen-Epitheliom		chondroides Hidradenom (mucinöses Hidradenom)
			ekkrines Spiradenom
		Dermales „Cylindrom"	

Grundsätzlich kommen vier Möglichkeiten der organoiden Differenzierung in Betracht: die Entwicklung in Analogie zum Haarfollikel (Schema 1), zur Talgdrüse, zur apokrinen und zur ekkrinen Schweißdrüse. Die drei ersteren bilden eine histogenetische Einheit („*pilo-sebaceous unit*"). Die Determination zum ekkrinen System ist primär davon unabhängig.

Das Übersichtsschema (Tabelle 3), das sich etwas an die Einteilungen von PINKUS und MEHREGAN (1969) sowie von LEVER und SCHAUMBURG-LEVER (1975) anlehnt, veranschaulicht die histomorphologische Einteilung der adnexoiden Hauttumoren nach ihrer Differenzierung und ihrem Reifegrad. Dabei orientieren wir uns weniger horizontal (nach dem Reifungsniveau der verschiedenen Tumoren) als vertikal (nach dem abnehmenden Reifungsgrad). Dies erleichtert den differentialdiagnostischen Überblick und hat den weiteren Vorteil, daß Übergänge oder Zwischenstufen der Ausreifung nicht in die starren Grenzen von „Hyperplasie", „Adenom", „Epitheliom" und „primordiales Epitheliom" (LEVER u. SCHAUMBURG-LEVER, 1975) gezwängt werden müssen.

Entsprechend dem Einteilungsprinzip des Gesamtkapitels gehen wir auch auf die adnexalen Naevi ein, da ihre Kenntnis aus differentialdiagnostischen Gründen gegenüber hochdifferenzierten adnexoiden Tumoren wichtig ist. Andererseits ordnen wir aus histogenetischen Gründen auch den mammären und extramammären Morbus Paget in dieses Teilkapitel ein, da die topographische, histochemische und ultramikroskopische Beziehung zu apokrinen Drüsenstrukturen evident ist.

Hinsichtlich der prognostischen Dignität gibt es bei einigen adnexoiden Hauttumoren benigne und maligne Formen. Insgesamt sind aber adnexoide Carcinome sehr viel seltener als ihre benignen Gegenpole. Wir besprechen daher schwerpunktmäßig die benignen Tumoren und erwähnen teils im direkten Zusammenhang, teils zusammengefaßt die Besonderheiten bei maligner Entartung.

I. Naevi und Tumoren des Haarfollikels

In diesem Abschnitt sollen die ausschließlich oder vorwiegend pilofolliculäre Strukturen nachahmenden Neubildungen dargestellt werden, im folgenden Abschnitt (B.II) die vorwiegend seboglandulären, dann die vorwiegend apokrinen glandulären Neubildungen (B.III). Diese Dreiteilung erfolgt aus praktisch-diagnostischen Gründen, auch wenn zuzugeben ist, daß die komplexe organoide Potenz mancher adnexoider Tumoren im histologischen Strukturbild durchschlägt, so daß ein vorwiegend trichofolliculärer Tumor mitunter auch seboglanduläre Anteile enthalten kann.

1. Naevus pilo-follicularis (N.p.-f.)

Synonym: Haarfollikel-Naevus.

Der N.p.-f. ist durch einen umschriebenen, nicht pigmentierten, verstärkt behaarten Hautbezirk gekennzeichnet. Vielfach wird der Begriff „Haarfollikel-Naevus" fälschlich für das Trichofolliculom verwendet (KLIGMAN U. PINKUS, 1960; SANDERSON, 1968).

Histologie: In einem dermalen Areal finden sich zahlreiche, normal ausgereifte Haarfollikel, die sich nicht verzweigen und reife, winzige Härchen bilden. Die Epidermis ist etwas vorgewölbt und mäßig verschmälert. Zeichen einer Entzündung oder einer Fibrose des Bindegewebes fehlen.

2. Trichofolliculom

Der auch als Folliculom bezeichnete, solitär meist im Gesicht lokalisierte, klinisch an ein Milium erinnernde kleine Tumor wurde von seinem Erstbeschreiber (PRINZ, 1951) und auch in späteren Publikationen fälschlich als Haarfollikel-Naevus angesehen (KLIGMAN U. PINKUS, 1960).

Histologie: Von einem größeren, meist Comedo-artig erweiterten Haarfollikel strahlen zahlreiche, exzentrisch angeordnete, z.T. cystisch keratinisierte, inkomplette Follikelzapfen mit abortiven Haarwurzeln radiär in die Dermis. Sie sind gewöhnlich verzweigt und enthalten rudimentäre, marklose Haarfilamente (Trichoide) oder nur eine innere Haarwurzelscheide oder eine abortive Haarmatrix (Abb. 29). Viele Zellen sind trotz fehlender Vacuolisierung reich an Glykogen. Das perifolliculäre Stroma enthält zahlreiche Fibroblasten, ist stark vascularisiert und markant abgegrenzt (GRAY U. HELWIG, 1962). Auch können kleine Talgdrüsenläppchen enthalten sein.

Differentialdiagnose: Die wechselnde Unreife der folliculären Strukturen und ihre Verzweigungen unterscheiden das Trichofolliculom vom Haarfollikel-Naevus, während beim Tricho-Epitheliom die organoide Nachbildung der Haarmatrix stärker imponiert.

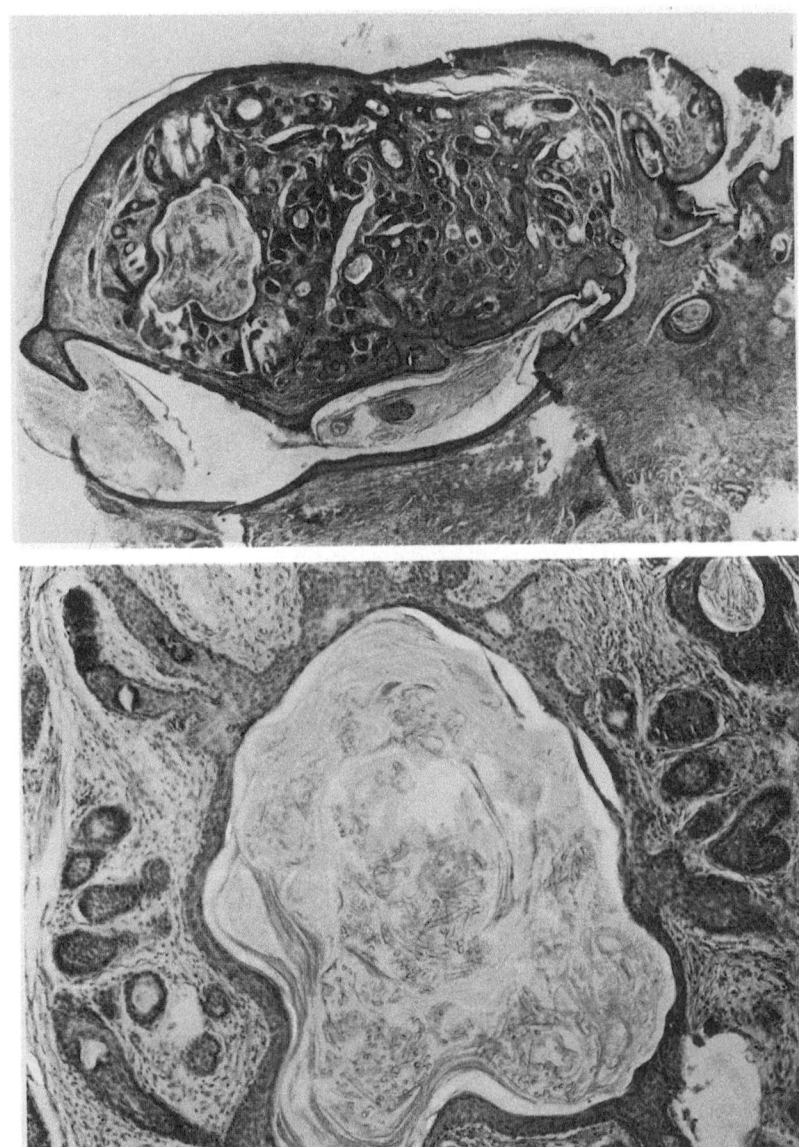

Abb. 29. Trichofolliculom (mit Ausschnitt) (HE; Obj. 2,5 bzw. 10)

3. Tricholemmom

Das auch als Trichilemmom (HEADINGTON u. FRENCH, 1962) bezeichnete, bei Erwachsenen meist solitär im Gesicht auftretende Knötchen kann klinisch einem Basaliom oder einer seborrhoischen Keratose ähneln.

Histologie: Der gewöhnlich lobulär proliferierte, die Dermis einnehmende Tumorkomplex wird von auffallend hohen, ausgesprochen palisadenförmig aus-

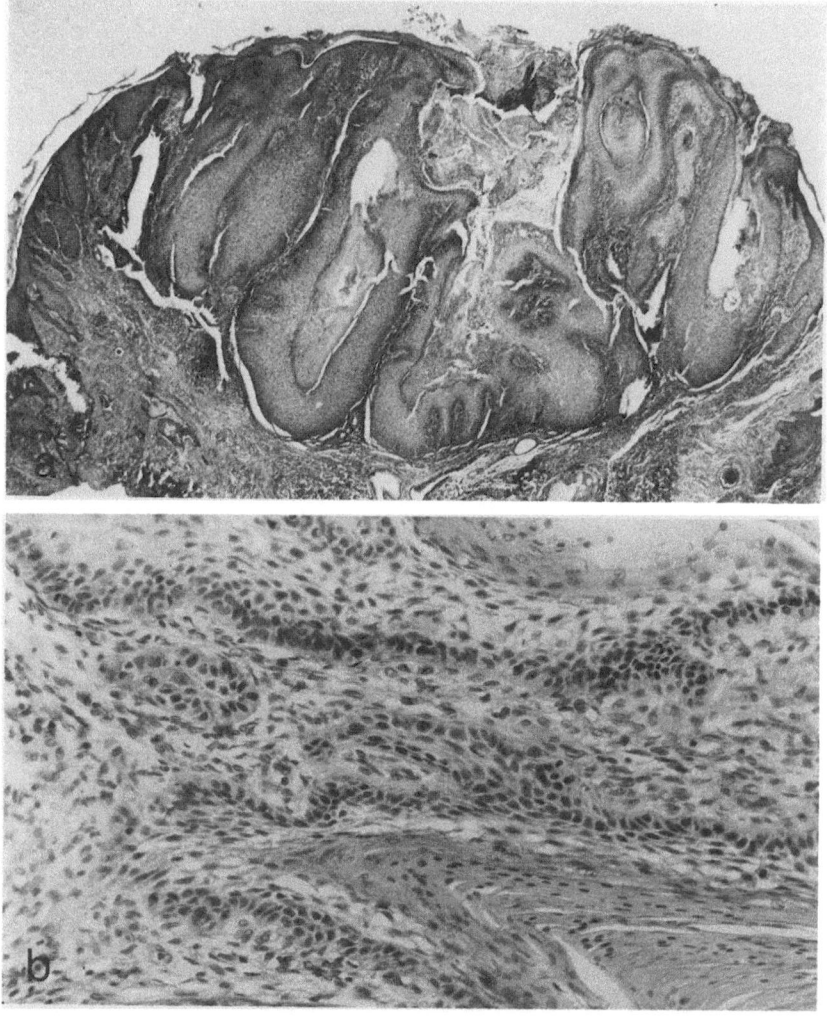

Abb. 30a u. b. Tricholemmom. (a) Übersichtsaufnahme; (b) Ausschnitt mit hellen, an das Epithel der äußeren Haarwurzelscheide erinnernden Zellen und Übergang in tricholemmoide Keratinisation (HE; Obj. 2,5 bzw. 10)

gerichteten Basalzellen eingefaßt (Abb. 30a, b). Die inneren Zellen sind Klarzellen-ähnlich aufgetrieben und Glykogen-reich, wie dies von den normalen Zellen der äußeren Haarwurzelscheide bekannt ist (BROWNSTEIN u. SHAPIRO, 1973). Auch besteht eine Neigung zur Keratinisation ohne granuläre Zwischenstufe. Die Tumorläppchen sind meist um einen Haarfollikel angeordnet und wachsen in naher Nachbarschaft oder Verbindung zur Epidermis. Als typisches Erkennungszeichen dient eine dicke, der Membrana vitrea analoge eosinophile Basalmembran im Anschluß an die Palisadenzellen (MOEHLENBECK, 1974).

Eine mehr plattenartig, parallel zur Epidermis angeordnete und weniger lobuläre Variante des Tricholemmoms wurde als *folliculärer Infundibulartumor* beschrieben (MEHREGAN

u. BUTLER, 1961; MEHREGAN, 1977). Dieser in enger Verbindung mit dem Oberflächenepithel stehende Tumor zeigt einen entsprechenden Aufbau aus basaloiden Palisadenzellen und mehr zentral gelegenen tricholemmoiden hellen Zellen. Von der Tumorplatte gehen nach unten gerichtete folliculäre Exkrescenzen mit angedeuteter Haar- oder Papillenbildung aus.

Differentialdiagnose: Während die Unterscheidung des lobulären Tricholemmoms und des Infundibulartumors mehr als eine histotope Schichtvariante anzusehen ist, sollte die einem hochorganoiden Tricho-Epitheliom entsprechende „erweiterte Pore" („dilated pore" nach WINER, 1954) strikt davon getrennt werden. Dieses Gebilde ist durch eine wulstig gefaltete Verdickung der Follikelwand um einen zentralen und tiefen, nach oben breiter werdenden Hornpfropf gekennzeichnet. Die wichtigste Unterscheidung betrifft aber das sog. *Klarzellen-Hidradenom*, das im Gegensatz zum Tricholemmom auch kleine cystische oder tubuläre Hohlräume enthält (B. IV. 3.c). Auch sitzt das Klarzellen-Hidradenom meist tiefer. Eine entfernte Verwechslungsmöglichkeit besteht mit dem Klarzellenakanthom (A.I.6), das aber epidermal lokalisiert ist und weder einen lobulärmolluscoiden Bau noch eine „Membrana vitrea" aufweist.

Metastasierende, maligne Tricholemmome mit anaplastischem Polymorphismus der „Klarzellen" wurden bisher nur von MEHREGAN (1968) und von HOLMES (1968; „Trichochlamydocarcinom") beobachtet. Auch die drei Fälle von „malignem Klarzellen-Hidradenom" von HEADINGTON und FRENCH (1962) dürften eher malignen Tricholemmomen entsprechen (CIVATTE u. TSOITIS, 1976).

Histogenese: Die geweblichen Besonderheiten des Tricholemmoms weisen auf seine Beziehung zu Zellelementen mit den Differenzierungsmerkmalen des Tricholemms, also der unter der Talgdrüsenmündung gebildeten äußeren Haarwurzelscheide hin (HEADINGTON, 1976). Dort wird eine spezifische Art kernlosen Keratins ohne granuläre Zwischenstufe gebildet (PINKUS, 1969), während das den oberen, sebo-pilären Teil des Haarfollikels umgebende Epithel in epidermoider Weise, d.h. unter Bildung von Keratohyalin verhornt.

4. Tricho-Adenom (NIKOLOWSKI)

Der seltene, vorwiegend im Gesicht auftretende, sehr langsam wachsende Tumor ähnelt klinisch einem Basaliom und bleibt stets gutartig (NIKOLOWSKI, 1958, 1978).

Histologie: In der Dermis liegen zahlreiche, unterschiedlich große und von geschichtetem Keratin erfüllte Cysten mit einer wechselnd breiten epidermoidalen Wandung. Auch die Verhornung erfolgt epidermoidal, d.h. die innere Zellage weist Keratohyalin-Granula auf. Intercellularbrücken sind spärlich nachweisbar. Zwischen den Cysten verlaufen schmale, da und dort mit ihnen zusammenhängende, folliculäre Epithelsprossen. Basaloide Wucherungen sind nicht vorhanden. Das umgebende Bindegewebe zeigt eine verstärkte zellig-fibröse Proliferation, der Tumor selbst ist aber nicht umkapselt. Manchmal findet sich in der Umgebung lädierter Cystenwandungen eine entzündliche Reaktion vom Fremdkörpertyp.

Differentialdiagnose: Das Tricho-Epitheliom hebt sich durch basaloide Zellverbände mit kleineren und spärlicheren Horncysten vom Tricho-Adenom ab. Einfache Epidermoidcysten (Follikelretentionscysten) bilden meist einen einzigen Hohlraum, auch fehlt ihnen eine korrelative Entfaltung des pericystischen Stromas (RAHBARI et al., 1977). Beim Naevus pilo-follicularis finden sich zahlreiche, ausgereifte Haarfollikel mit Talgdrüsen-Anteilen.

Histogenese: Das Tricho-Adenom stellt einen gutartigen organoiden Tumor des Follikelepithels dar, dessen epidermoider Keratinisationstyp mehr auf den oberen (infundibulären)

Follikelanteil als auf die tiefer gelegene äußere Haarwurzelscheide hinweist. Nach NIKOLOWSKI (1958, 1978) läßt sich der Tumor zwar zwischen dem Naevus pilo-follicularis und dem Tricho-Epitheliom einordnen, wegen der fibrösen Stromareaktion aber näher dem Epitheliom.

5. Pilomatrixom

Synonym: Epithelioma calcificans (MALHERBE u. CHÉNANTAIS, 1880).

Dieser bei Kindern und Jugendlichen nicht ganz seltene, meist im Gesicht oder im Bereich des Schultergürtels lokalisierte solitäre Tumor kann bis zu Kirschgröße erreichen und durch sein Erscheinungsbild (rötlich-gelber Schimmer, glatte, leicht gehöckerte Oberfläche) auch klinisch diagnostiziert werden (MOEHLENBECK, 1973).

Histologie: Der deutlich abgegrenzte Tumor liegt in der unteren Dermis bis Hypodermis und ist aus unregelmäßigen lobulären Komplexen von basophilen basaloiden Zellen aufgebaut, die sich girlandenförmig um sog. „Schattenzellen" gruppieren (Abb. 31). Deren Aussehen beruht auf einem degenerativen Färbbarkeitsverlust der Kerne von leicht eosinophilen, keratinisierten Zellen mit relativ deutlichen Zellgrenzen. Mit fortschreitendem Alter des Tumors nimmt der Anteil der „Schattenzellen" auf Kosten der basaloiden Zellelemente zu, die schließlich fast völlig fehlen können. Mitunter finden sich in den noch vitalen oder bereits untergegangenen Zellinseln spärliche Ansammlungen von

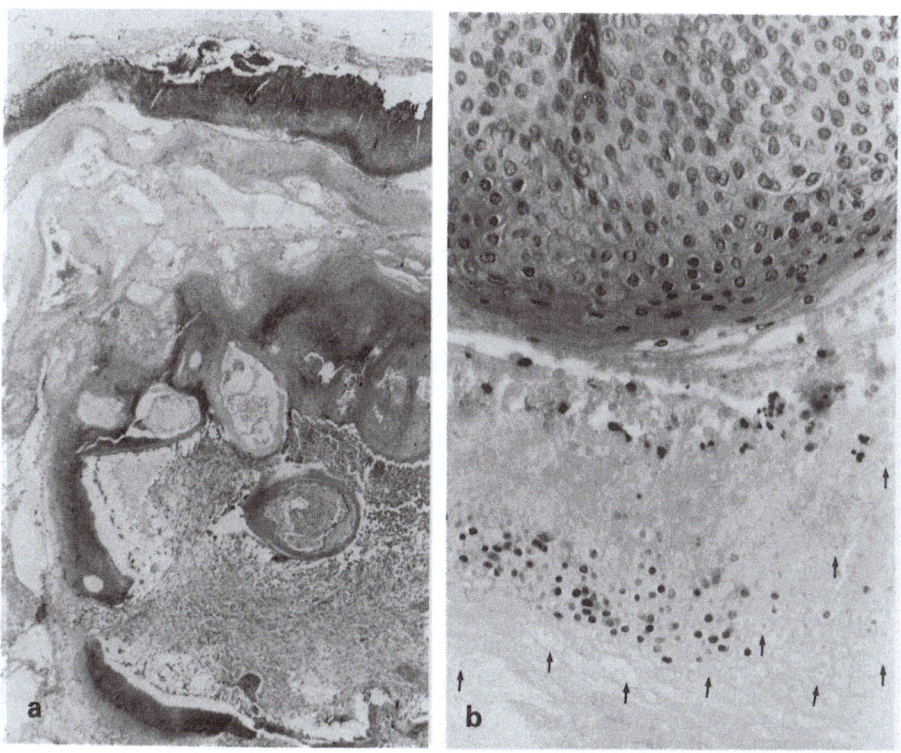

Abb. 31 a u. b. Pilomatrixom (verkalkendes Epithelioma Malherbe). (a) Teilansicht; (b) Ausschnitt mit ↘ kernlos verdämmernden „Schattenzellen" (HE; Obj. 4 bzw. 10 × Opt. 1,6)

unreifem eosinophilen Keratin. Auch können pigmentierte Haarbulbus-Zellen vorkommen (CAZERS et al., 1974). In der Mehrzahl der Tumoren läßt sich eine Kalkinkrustation nachweisen, mit HE-Färbung entweder als feine basophile Granula innerhalb der „Schattenzellen" oder als amorphe basophile Schollen, mit der Färbung nach v. KOSSA auch schon in jüngeren Tumoren. Umschriebene Ossifikationszonen werden in 15–20% der Fälle, besonders im fortgeschrittenen Stadium gefunden (FORBIS u. HELWIG, 1961). Die begleitende Entzündung nimmt häufig die Eigenschaften eines Fremdkörpergranuloms an, wobei sich auch lacunäre Osteoclasten (neben Osteoblasten) um die metaplastischen Ossifikationen bilden.

Eine maligne Entartung des Pilomatrixoms ist bisher nicht bekannt. Der Tumor scheint gewissermaßen auf nekrotische Selbstzerstörung mit sekundärer Verkalkung programmiert. Dies liegt aber an der besonderen *Determination* der neoplastischen Zellen, die in der von FORBIS und HELWIG (1961) gewählten Bezeichnung Pilomatrixom treffend zum Ausdruck kommt.

Differentialdiagnose: Das Erscheinungsbild des Tumors mit dem oft abrupten Übergang von basaloiden Zellen in „verdämmernde" kernlose Keratinocyten ist fast unverwechselbar typisch. Gleichwohl bedarf es bei focaler Verkalkung in degenerierten Epithelzellkomplexen mit basaloider Zellumrandung der Abgrenzung vom *Basaliom*. Ausschließliches Vorkommen von teilweise calcifizierten Keratinocyten bei fehlenden basaloiden Zellen läßt ferner an die Möglichkeit einer *verkalkenden Epidermiscyste* denken (LEVER u. GRIESEMER, 1949).

Histogenese: Durch histochemische und elektronenmikroskopische Untersuchungen wurde deutlich, daß die basaloiden Zellelemente Haarmatrix-Zellen und die keratinisierten Zellen mit den verdämmernden Kernen unreife Haarcortex-Zellen repräsentieren (LEVER u. GRIESEMER, 1949; HASHIMOTO et al., 1966e). Stark positive Reaktionen auf Sulfhydryl- und Disulfid-Gruppen in den meisten Tumorzellen, regelmäßiger Citrullin-Nachweis (HOLMES, 1968) sowie polarisationsoptische Doppelbrechung der „Schattenzellen" deuten auf die piläre Keratinisationstendenz des Tumors hin. Die Übergangselemente zwischen basaloiden und „Schattenzellen" besitzen – analog zu den Keratinocyten des normalen Haares – ultramikroskopisch zahlreiche keratinisierte Tonofibrillen, während Keratohyalin-Granula vom Typ der epidermoiden Verhornung fehlen (LEVER u. HASHIMOTO, 1966). Auch histologische Differenzierungsmerkmale der Haarmatrix (TURHAN u. KRAINER, 1942; FORBIS u. HELWIG, 1961; CAZERS et al., 1974), vor allem aber die histochemischen und elektronenoptischen Befunde sprechen eindeutig für die auf Nachahmung von Haarmatrix-Epithel determinierte Anlage des Tumors. Da es sich auch bei der normalen Haarmatrix um eine temporäre, einem cyclischen Auf- und Abbau unterworfene Epithelstruktur handelt, wird die auffällige biologische Hinfälligkeit des Tumors verständlicher.

6. Tricho-Epitheliom

Synonym: Epithelioma adenoides cysticum (BROOKE)

Diese meist multipel im Adolescenzalter auftretenden, besonders im Gesicht und am übrigen Kopf lokalisierten, hautfarbenen Knötchen sind in vielen Fällen der Ausdruck einer dominant vererbten craniofacialen „Epitheliomatose". Die wiederholt beobachtete Kombination mit sog. „Spiegler-Tumoren" (vgl. B. IV. 2) spricht für nahe histogenetische Beziehungen (KNOTH u. EHLERS, 1960; RASMUSSEN, 1975; ROGGE et al., 1975). Solitäre Tricho-Epitheliome sind nicht erblich.

Histologie: In einem gewöhnlich gut umschriebenen Areal unterhalb der intakten Epidermis liegen verzweigte strangförmige und rudimentäre folliculäre

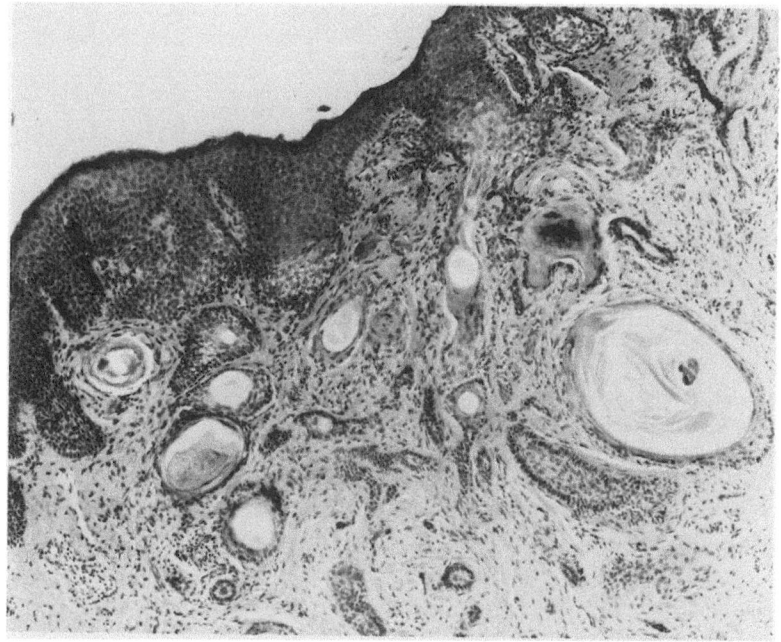

Abb. 32. Tricho-Epitheliom („Epithelioma adenoides cysticum" Brooke) (HE; Obj. 10)

Proliferate von basaloiden, am Rand palisadenartig ausgerichteten Zellen, die multiple, scharf begrenzte Hornperlen und manchmal abortives Haarmaterial einschließen (Abb. 32). Diese Gruppierung von Basaliom-ähnlichen Zellsprossen um vollständig keratinisierte Hornperlen ist das eigentliche Charakteristikum. Jedoch demonstrieren Tumoren mit weniger differenzierten Zellformationen – bevorzugt der solitäre Typ des Tricho-Epithelioms – fließende Übergänge zum Basaliom. Daher gilt das Überwiegen der Hornperlen und/oder eine abortive Ausprägung von Haarpapillen als diagnostisches Kriterium gegenüber keratotischen Basaliomen (NIKOLOWSKI, 1958, 1978). Häufig findet man Melaningranula in den Verhornungszonen. Auch ist den Tricho-Epitheliomen eine tubuläre („adenoide") Strukturkomponente eigen, wie die synonyme Bezeichnung „Epithelioma adenoides cysticum" ausdrückt. Das fibroblastenreiche Umgebungsstroma (mesenchymale Haarscheide) ist vom dermalen Bindegewebe markant abgegrenzt. Manchmal unterliegt das Wandepithel der Horncysten degenerativen Veränderungen und flacht sich hochgradig ab, während der Cysteninhalt verkalkt (GANS u. STEIGLEDER, 1957).

Differentialdiagnose: Insbesondere bei solitären Tricho-Epitheliomen kann die Abgrenzung von einem *folliculär keratotischen Basaliom* schwierig sein. Der histochemische Nachweis der alkalischen Phosphatase in den rudimentären Haarpapillen soll eher gegen ein Basaliom und für ein Tricho-Epitheliom sprechen (KOPF, 1957). Zeichen eines invasiven Wachstums fehlen im allgemeinen den Tricho-Epitheliomen. *Verhornende Plattenepithelkrebse* zeigen keine abrupte Keratinisation und meist deutliche Zellpolymorphie, die dem Tricho-Epitheliom fehlt. Auch weisen dessen Hornperlen stets eine komplette, nie parakeratotische Verhornung auf.

Histogenese: Das solitäre Tricho-Epitheliom erweist sich meist als relativ unreifer, dem Basaliom nahestehender Tumor, jedoch mit stärkerer organoider Haarbildungstendenz. Die basaloiden Zellen entsprechen cellulären Elementen der Haarmatrix, die Horncysten repräsentieren Ansätze zur Bildung von Haarschäften. Einzelne eosinophile Zellen am Rand der Hornperlen lassen sich mit der keratinogenen Zone der Haarmatrix vergleichen (LEVER u. SCHAUMBURG-LEVER, 1975).

Multiple Tricho-Epitheliome gelten als prognostisch harmlose Tumoren und werden manchmal auch, wegen ihrer häufigen Kombination mit „cutanen Cylindromen" bzw. „apokrinen Adenomen" (B. IV. 2), als Tricho-Adenome aufgefaßt.

7. Maligne Tumoren des Haarfollikels

Würde man Metastasensetzung als das obligate Kriterium der Malignität ansehen, so wären bisher außer wenigen malignen Tricholemmomen (vgl. B.I.2) keine weiteren, folliculär differenzierten Carcinome beschrieben worden (CIVATTE u. TSOITIS, 1976). Jedoch ist auf die carcinomatös wuchernden Tricholemmcysten (B.III.5) und vor allem auf den unter verschiedenen Namen beschriebenen „pilar tumor of the scalp" hinzuweisen, der nach HOLMES (1968) zu den Low-grade Malignancy-Carcinomen mit örtlicher Aggressivität, aber nur seltener Metastasierungsneigung gehört.

Pilar Tumor of the Scalp (LEVER, 1967)

Dieser unreife Haarmatrix-Tumor tritt fast ausschließlich bei älteren Frauen am behaarten Kopf auf. Der von DABSKA (1971) beschriebene „giant hair matrix tumor" ist wohl nur eine histomorphologische Variante.

Histologie: In einem meist gut abgegrenzten Areal finden sich infiltrierende Inseln von teilweise atypisch imponierenden, mehr oder minder anaplastischen Stachelzellen, die vielfach abrupt keratinisieren und auch Einzelzelldyskeratose zeigen. Diese Zellen weisen ein vergrößertes, helles Cytoplasma auf und enthalten massenhaft gespeichertes Glykogen (REED u. LAMAR, 1966; HOLMES, 1968). Typisch ist außerdem ein hyaliner Kollagenstreifen um die Tumornester. Zonen mit amorpher Keratinisation können verkalken (WILSON JONES, 1966; KORTING u. HOEDE, 1969).

Differentialdiagnose: Die Abgrenzung von einem verhornenden Plattenepithelkrebs (Grad 1) ist nicht immer einfach, da das Fehlen von schweren Zellatypien nicht grundsätzlich gegen Carcinom spricht. Die Lokalisation und das Auftreten bei älteren Frauen läßt, in Verbindung mit dem Glykogenreichtum der Zellen, meist eine definitive Diagnose zu.

Histogenese: Enge Beziehungen des pilar tumor zu proliferierenden Tricholemmcysten (B. III. 5) sind naheliegend. Elektronenmikroskopisch fanden sich Anzeichen einer primitiven apokrinen und seboglandulären Differenzierung (ROBERTS u. JEROME, 1973). Der Tumor kann von präexistenten Haarfollikeln ausgehen, ohne primär die reifen Haarmatrix-Zellen einzubeziehen (REED u. LAMAR, 1966). Der Keratinisationstyp entspricht dem der äußeren Haarwurzelscheide, wie er sich in der Umgebung des Follikelisthmus (vgl. Abb. 30b) und speziell in dem das Telogenhaar am basalen Ende umgebenden Epithelsäckchen darstellt (PINKUS, 1969).

II. Naevi und Tumoren der Talgdrüsen

Die Form und Größe der Talgdrüsen paßt sich örtlichen Gegebenheiten an und wird auch durch genetische sowie hormonale Faktoren beeinflußt. Daher sind Veränderungen der Talgdrüsenkonfiguration kein ausreichendes Kriterium der Adenombildung. Viele als „Adenoma sebaceum" bezeichnete Wucherungen sind entweder naevoide Überschußbildungen oder Hyperplasien der Talgdrüsen, die in alternden seborrhoischen Hautregionen (besonders im Gesicht) auftreten können. Unglücklicherweise ist der Begriff „Adenoma sebaceum" bereits für die symmetrisch centrofacial lokalisierten Fibrohyperplasien („Angiofibrome") des Morbus Bourneville-Pringle usurpiert, obwohl dabei nicht Wucherungen der Talgdrüsen, sondern des Bindegewebes dominieren. In den letzten Jahren hat die Assoziation multipler Talgdrüsen-Adenome und polytoper visceraler Carcinome als Torre-Syndrom onkologische Bedeutung erlangt (RULON u. HELWIG, 1974; LEONARD u. DEATON, 1974; SCIALLIS u. WINKELMANN, 1974; BITRAN u. PELLETTIER, 1974).

Wir besprechen die Differentialdiagnose und Histogenese der talgzelligen Naevi und Tumoren gemeinsam, da die seboglanduläre Determination meist eindeutig und die Grenzen der adenomatösen und epitheliomatösen Formen unscharf sind.

1. Naevus sebaceus (N.s.)

Diese organoide Mißbildung besteht meist seit Geburt als flach-papillomatöser, gelblicher Tumor am behaarten Kopf, kann aber multipel und in streifiger Anordnung am übrigen Körper, mitunter auch an den Augenbindehäuten lokalisiert sein. Als „organoide Naevus-Phakomatose" kommen N.s. auch gemeinsam mit epidermalen Naevi (vgl. A. I.) im Rahmen des Schimmelpenning-Mims-Feuerstein-Syndroms vor (HORNSTEIN u. KNICKENBERG, 1974). Die Entwicklung von Sekundärtumoren, insbesondere von Basaliomen und Syringocystadenomen auf N.s., wird gehäuft beobachtet (WILSON JONES u. HEYL, 1970).

Histologie: Die dem N.s. zugrundeliegende Talgdrüsen-Hyperplasie wird gewöhnlich erst im Pubertätsalter manifest. Wenn sie auch später fehlt oder gegenüber der regelmäßig anzutreffenden acanthotisch-papillären Epidermishyperplasie zurücktritt, spricht man besser von einem (organoiden) epidermalen Naevus (*N. hyperkeratoticus, sive verrucosus*).

Die histologischen Merkmale des N.s. sind: unregelmäßig aufgeworfene Acantho-Papillose und verrucöse Hyperorthokeratose der Epidermis (=Zeichen der epidermalen Komponente), Verplumpung und Verkürzung der Haarfollikel mit Comedo-artiger Dilatation sowie Talgdrüsen-Hyperplasie (=Zeichen der Talgdrüsendifferenzierung beim adulten Typ), häufig auch eine Hyperplasie apokriner Drüsen (=Zeichen der follikelorientierten apokrinen Mitentfaltung des komplexen Naevus).

2. Talgdrüsen-Hyperplasie

Die bei älteren Leuten vereinzelt im Gesicht auftretenden, bis reiskorngroßen, flachen, gelblichen Knötchen können klinisch mit einem beginnenden Basaliom oder einem depigmentierten Naevuszell-Naevus verwechselt werden, zeigen aber bei genauer Betrachtung eine rosettenförmige Läppchenstruktur um einen zentralen Porus.

Histologisch findet man eine umschriebene Vermehrung und Vergrößerung weitgehend ausgereifter Talgdrüsenläppchen, die um einen, selten um mehrere dilatierte Ausführungsgänge gruppiert sind. Autoradiographische Untersuchungen zur Proliferationskinetik haben ergeben, daß in den peripheren Zellagen ein im Vergleich zur normal ausgereiften Talgdrüse verringerter ^{3}H-Index der DNS-Synthese besteht (PLEWIG et al., 1975).

3. Talgdrüsen-Adenom

Synonyma: Adenoma sebaceum; Adenoma seboparum (PINKUS u. MEHREGAN, 1973).

Echte Talgdrüsen-Adenome sind selten. Gleichsetzungen mit naevoiden oder senilen Talgdrüsen-Hyperplasien unterlaufen häufig. In der Regel handelt es sich um solitäre, am Kopf oder im Gesicht lokalisierte, weiche, nur einige Millimeter groß werdende Tumoren. Da der Begriff „Adenoma sebaceum" für die im Gesicht lokalisierten fibrös-nodulären Manifestationen des Morbus Bourneville-Pringle in beharrlich-fälschlicher Gewohnheit präokkupiert ist, schlagen PINKUS und MEHREGAN vor, echte Talgdrüsen-Adenome als „Adenoma seboparum" zu bezeichnen.

Histologie: Entsprechend der adenomatösen Natur des Tumors sind die Talgdrüsenläppchen weniger ausgereift als bei der reinen Hyperplasie. Man erkennt dies an dem überwiegend mehrschichtigen Gefüge der peripher und trabeculär angeordneten basaloiden Zellen, während die zentraler gelegenen Zellen eher klein sind und relativ wenig Lipidmaterial enthalten. Innerhalb der Tumorläppchen variiert der Anteil beider Zellarten, die sich auch mit intermediären Zellformen vermischen (Abb. 33). Da normale Talgdrüsenläppchen über kurze, von verhornendem Plattenepithel ausgekleidete Ausführungsgänge in den Follikel münden, ist auch in Adenomen eine focale epidermoide Keratinisation zu erkennen (ESSENHIGH et al., 1964). Meist ist das Adenom von der Umgebung durch perifolliculäres Bindegewebe deutlich abgegrenzt. Bei ausgeprägter Keratinisation der zentralen Anteile wird auch vom Gangtyp, bei stärkerer perilobulärer Fibrosierung vom Fibroadenomtyp des Tumors gesprochen (PINKUS u. MEHREGAN, 1973).

4. Talgdrüsen-Epitheliom

Der Tumor entwickelt sich relativ oft auf dem Boden eines Naevus sebaceus des behaarten Kopfes und erinnert klinisch an ein Basaliom (MEHREGAN u. PINKUS, 1965; WILSON JONES u. HEYL, 1970).

Histologie: Es imponiert eine deutliche Unreife der unregelmäßig proliferierten, aber noch Talgdrüsen-ähnlich angeordneten Zellkomplexe mit einem hohen Anteil basaloider generativer Zellelemente. Mehr oder minder unreife sebocytäre Transformation besteht nur noch herdförmig, zentrale Cysten oder Gangstrukturen fehlen weitgehend. Auch die für das Adenom noch typische lobuläre Architektur ist undeutlicher. Bei weiterem Zurücktreten der talgzelligen Differenzierung und bei zunehmender Palisadenstellung der basaloiden Zellen ergeben sich – zusammen mit deutlicher Stromafibrose – fließende Übergänge zum organoiden Basaliom mit nesterförmigen Ansätzen zur seboglandulären Differenzierung (vgl. C).

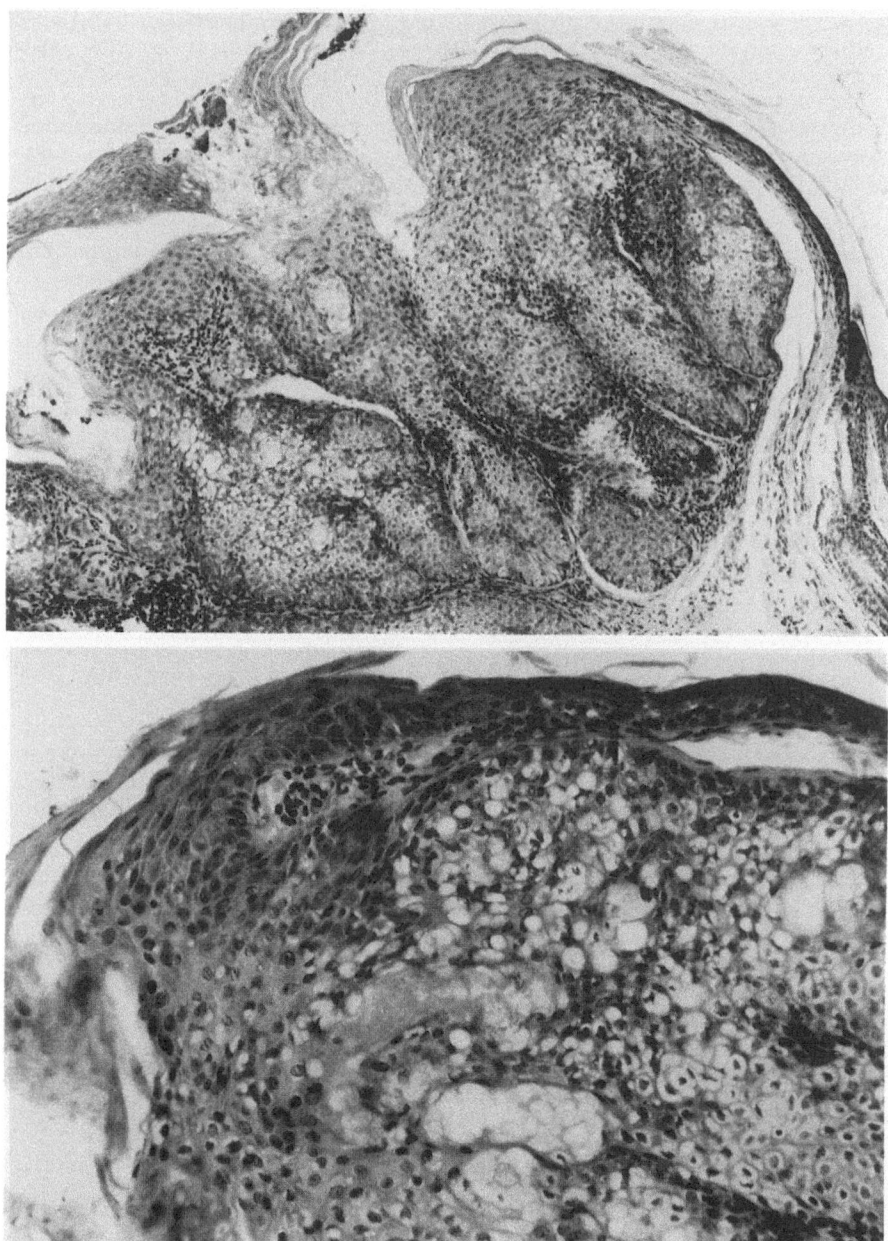

Abb. 33. Talgdrüsen-Adenom (Adenoma seboparum). Ausschnitt vom Übergang Epidermis-Adenom (HE; Obj. 10 bzw. 25)

5. Talgdrüsen-Carcinom

Die insgesamt seltenen Adenocarcinome der Talgdrüsen finden sich am ehesten am behaarten Kopf oder im Gesicht als relativ kleine, ulcerierende, örtlich destruierende, aber nur selten metastasierende Tumoren. Mitunter entwickeln sie sich auf dem Boden eines angeborenen Naevus sebaceus, relativ häufig aus den Meibomschen Drüsen der Augenlider. Die örtliche Aggressivität und Metastasierungsneigung ist bei den letzteren wesentlich höher als sonst. In der umfangreichen Serie von RULON und HELWIG (1974) betrug bei Carcinomen der Meibomschen Drüsen die Rate der Metastasierung 28%, die der tödlichen Ausgänge 30%. Auch unter den multiplen Talgdrüsen-Adenomen des Torre-Syndroms wurden carcinomatöse, jedoch nicht metastasierende Talgdrüsentumoren beobachtet (LEONARD u. DEATON, 1974).

Histologie: Der Tumor besteht aus tief in die Dermis und Hypodermis hineinreichenden, mit der Epidermis nicht in Verbindung stehenden, unregelmäßig geformten Tumorläppchen aus peripheren kleineren und zentralen mehr vacuolären Zellelementen. Die Tumorzellen sind anaplastisch und meist polymorph, das Cytoplasma eher eosinophil als basophil. Lipidmaterial läßt sich zwar spärlich, aber auch in undifferenzierten Zellen, mitunter auch in pseudocystischen Degenerationsbezirken nachweisen (CIVATTE u. TSOITIS, 1976). Ähnlich wie beim verhornenden Plattenepithelcarcinom können teilweise zusammenhängende Zonen inkompletter Keratinisation auftreten (URBAN u. WINKELMANN, 1961). Lobulär geordnete Strukturen fehlen fast gänzlich.

Manche Versuche, zwischen mehr baso- und mehr spinocellulär imponierenden Talgdrüsen-Carcinomen zu klassifizieren, sind wahrscheinlich übertrieben oder gehen im Hinblick auf Basaliome mit sebocytoider Differenzierungstendenz sogar fehl.

Differentialdiagnose: Der organoide Aufbau der *Talgdrüsen-Naevi* kommt erst nach der Pubertät zur vollen Entfaltung, vorher überwiegt meist die epidermoide acantho-papilläre Komponente. Die Diagnose einer *Talgdrüsen-Hyperplasie* hängt auch von der Begrenzung des Gebildes und von der Entnahmestelle ab: Zum Beispiel erscheinen die Talgdrüsen im Bereich eines Rhinophyms meist hyperplastisch oder so ausgeprägt keratinisiert, daß ohne Kenntnis des klinischen Bildes auch die Fehldiagnose „Gangtyp eines Talgdrüsen-Adenoms" möglich wäre. Echte *Adenome* sind zwar noch lobulär konfiguriert, doch nimmt der Anteil der basaloiden Zellen im „progenitor compartment" gegenüber den seboglandulären Zellen stark zu. Verschiebt sich dieses Verhältnis noch mehr und wird die lobuläre Formation undeutlich, so handelt es sich um ein *Talgdrüsen-Epitheliom.* Dessen ductale Form kann einem Tricho-Epitheliom histologisch erheblich ähnlich sein.

Adenocarcinome der Talgdrüsen (einschließlich der Meibomschen Drüsen) zeigen im Vergleich zu den Epitheliomen eine erhebliche Zellverwilderung mit Kernpolymorphie, Zunahme der Mitosen, entzündliche Stromareaktion und Destruktion des umgebenden Gewebes. Herdförmig läßt sich auch noch in Talgdrüsen-Carcinomen feintropfiges Lipid nachweisen. Nicht leicht von echten Carcinomen zu unterscheiden sind *Basaliome* mit Talgdrüsen-ähnlicher Differenzierung, vor allem wenn basaloide Zellformen überwiegen und eine stärkere fibröse Stromareaktion besteht. Carcinome der Meibomschen Drüsen lassen sich histologisch nicht von anderen Talgdrüsen-Carcinomen unterscheiden.

Tricho-Epitheliome unterscheiden sich durch ihre trichoiden Horncysten und durch ihre vorwiegend basaloiden Zellelemente, die meist basophil (nur herdförmig auch squamöseosinophil) sind. Bei unreifen, cystisch zerfallenden Talgdrüsen-Carcinomen müssen *akantholytische („pseudoglanduläre") Spinaliome* oder echte Schweißdrüsen-Carcinome, bei stärkerer Vacuolisierung der anaplastischen Tumorzellen ggf. auch Hypernephrom-Metastasen ausgeschlossen werden (RULON u. HELWIG, 1974). Zweifel sind daher gegenüber „Plattenepithelcarcinomen mit seboglandulärer Differenzierungstendenz" angebracht.

Histogenese: Für Tumoren mit Talgdrüsen-Differenzierung gilt ebenso wie für andere adnexoide Tumoren, daß das Vorkommen von Zellen mit seboglandulärer Differenzierung weniger auf eine Entstehung aus reifen Talgdrüsen, als auf eine bestimmte Differenzierungstendenz der pluripotenten Geschwulstzellmatrix hinweist. Daher ist es unnötig, zur Erklärung von scheinbar ektopischen Talgdrüsentumoren die Existenz „aberrierter primitiver Epithelkeime" anzunehmen (SALM u. WRIGHT, 1975). Talgzellige Differenzierung ist auch kein ausschließliches Attribut von primär ekto-epidermalen Zellen, sondern kann selbst im entodermalen Plattenepithel des Oesophagus vorkommen (DE LA PAVA u. PICKREN, 1962). Jedoch sind Talgdrüsentumoren erwartungsgemäß dort am häufigsten, wo reife Talgdrüsen vorherrschen (Gesicht und behaarter Kopf). Auch entwickeln sich maligne Entartungen, abgesehen von den Meibomschen Drüsen, am ehesten auf dem Boden von komplexen adnexoiden Naevi.

III. Cysten und cystische Tumoren des Haar-Talgdrüsenkomplexes

Es gibt sowohl Hauttumoren mit sekundären Cysten als auch einkammerige Cysten, die nicht einfach durch den Binnendruck von erweiterten Drüsen oder Haarfollikeln entstehen, sondern die Dignität von Neubildungen haben (PINKUS u. MEHREGAN, 1973). Für die Einteilung der Cysten und cystischen Tumoren sind die Struktur der Wandung und des Inhaltes maßgebend. Dabei muß je

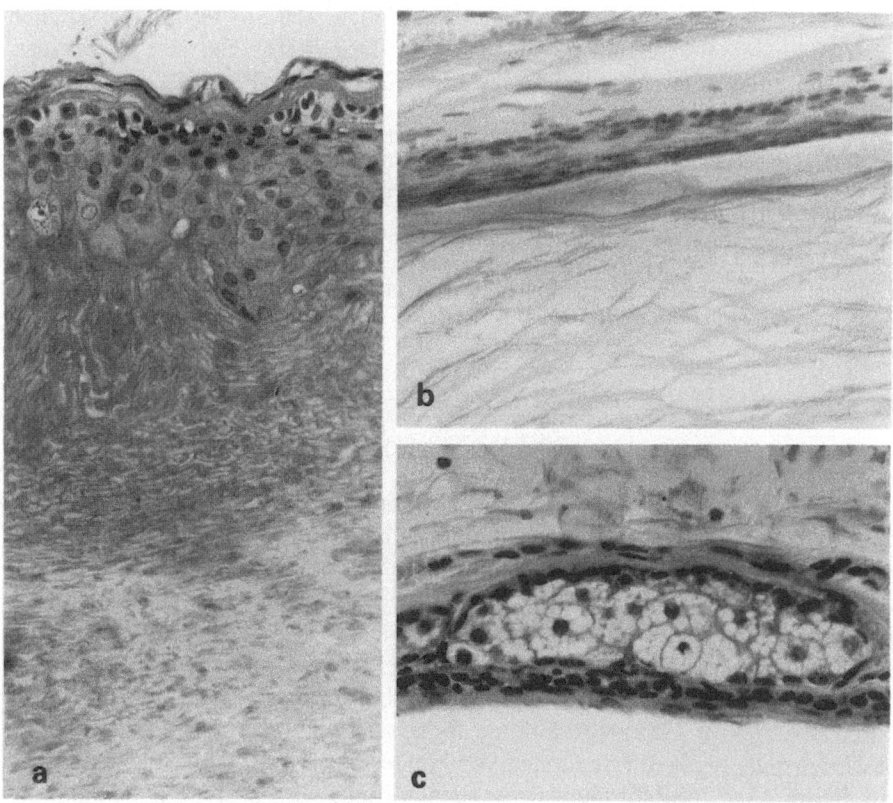

Abb. 34a–c. Cysten des Haar-Talgdrüsenkomplexes. (a) Tricholemmcyste. Allmählicher Übergang in aufgelockertes Hornmaterial. Kein Stratum granulosum bzw. keine Keratohyalin-Granula (HE; Obj. 10). (b) Folliculäre Retentionscyste (epidermoider Keratinisationstyp). Druckatrophie des Epithels, deutliches Stratum granulosum, lamellär geschichtetes Hornmaterial (HE; Obj. 10). (c) Steatocystoma multiplex. Rest eines Talgdrüsenläppchens in der epithelialen Wandung (HE; Obj. 10)

nach dem infundibulären oder infra-infundibulären Abschnitt des Haarfollikels zwischen Cysten mit *epidermoider* (Abb. 34b) *und tricholemmoider* (Abb. 34a) *Keratinisation der Wandung* unterschieden werden. Die dem ersteren Typus entsprechenden Epidermoidcysten wurden ebenso wie die sog. Milien bereits unter A. I. 2 abgehandelt. Allerdings entstehen Milien nicht immer als kleine Retentionscysten im proximalen Follikellumen, sondern können sich auch im Zentrum rudimentärer Talgdrüsen oder in Aussprossungen des infra-infundibulären Haarfollikelwulstes bilden (EPSTEIN u. KLIGMAN, 1956).

1. Naevus comedonicus

Diese in solitärer oder systematisierter, gesichtsferner Gruppierung auftretenden Knötchen entsprechen typischen Comedonen mit zentralen, schwärzlichen Hornpfröpfen.

Histologie: Jeder „Comedo" ist durch eine tiefe, von Keratin ausgefüllte Einstülpung von ostiofolliculärem Epithel bzw. von in die Epidermis einmündenden Haarfollikeln repräsentiert. Manchmal finden sich am Grund der kleinen Cyste rudimentäre Follikelreste oder einzelne Haarschäfte (FRITSCH u. WITTELS, 1971), mitunter auch Anteile von Talgdrüsenläppchen (PAIGE u. MENDELSON, 1967).

Differentialdiagnose: Zu unterscheiden sind die meist von deutlicher Entzündung begleiteten Comedonen der Acne vulgaris oder Acne halogenica, ferner kleine Epidermoidcysten bzw. Milien (A. I. 2). Zu erwähnen sind auch die von THIES und SCHWARZ (1961) beschriebenen „multiplen eruptiven Milien" als seltene organoide Follikelhamartome. Sie sind im Unterschied zu herkömmlichen Milien von einer deutlichen Stromafibrose begleitet, während folliculäre Epithelsprossen fehlen. Diese sind dagegen für die tricho-epitheliale Sonderform des „dilated pore" (WINER, 1954) typisch.

2. Retentionscyste

Synonym: Follikelretentionscyste.
Diese besonders in seborrhoischen Körperregionen vorkommenden Cysten zeigen als Abkömmlinge des (akro-)infundibulären Follikelepithels einen epidermoiden Keratinisationstyp, d. h. das Vorhandensein eines 1–3 Zellagen einnehmenden Stratum granulosum am Übergang des Follikelepithels zu den lamellär geschichteten, kernlosen Hornmassen des Zentrums. Mit zunehmendem Binnendruck und Ausdehnung wird das Wandepithel stark abgeflacht und druckatrophisch (Abb. 34b). Bei Ruptur tritt Cysteninhalt in das Stroma über und wird durch riesenzellige Abräumgranulome abgeriegelt und resorbiert. PLEWIG (1976) beschrieb auch pigmentierte Cysten vom epidermalen Typ, deren Pigmentgehalt auf die im Akro-Infundibulum vorhandenen Melanocyten und ihre Melaninabgabe zu beziehen ist.

Histogenese: Im Unterschied zu proliferierenden Cysten erklärt sich die Entstehung der Retentionscysten durch partielle oder komplette Verlegung der Follikelöffnung bzw. des akro-infundibulären Follikelkanals. Veränderungen der Keratinisation dieses Follikelsegments oder des gestauten Talges, aber auch chemische und bakterielle Irritationen werden als Ursachen vermutet.

3. Steatocystoma multiplex (PRINGLE, 1899; S.m.)

Synonym: Sebocystomatosis (GÜNTHER, 1917).

Diese den Talgdrüsenbereich einbeziehenden Cysten sind sehr selten (KLIGMAN, 1964). Sie treten am ehesten in autosomal-dominanter Vererbung ab dem Pubertätsalter (oder bereits in der Kindheit) als multiple cystische Knötchen und Knoten im Brust- und Axillarbereich auf. Eine Assoziation mit dem Gardner-Syndrom ist beschrieben worden.

Histologie: Die intradermal lokalisierte Cyste besitzt eine stark gefaltete Epithelwand, die an verschiedenen Stellen abgeflachte Talgdrüsenläppchen bzw. einzelne Talgzellen einbezieht (Abb. 34c) und über einen dünnen Epithelschlauch mit dem folliculären Akro-Infundibulum in Verbindung steht. Serienschnitte ergeben, daß jeder Cyste nur jeweils ein einzelner rudimentärer Vellushaar-Follikel zugeordnet ist, der entweder von unten in die Cystenwand reicht oder unter Umgehung der Cyste direkt in den infundibulären Follikeltrichter einmündet. Mehrere abortive Haare können dabei – wie bei einer sog. Trichostasis spinulosa – in einem einzigen Follikel zusammengepreßt sein (PLEWIG et al., 1975). Anatomische Verbindungen zu apo- oder ekkrinen Drüsen fehlen.

Die Keratinocyten der Wandung entsprechen teils dem epidermoiden, teils dem mehr tricholemmoiden (Keratohyalin-freien) Typ. Dementsprechend ist die Cystenwandung aus mehreren Zellschichten aufgebaut, nämlich aus einem Stratum basale und aus lumenwärts zunehmend verquollenen Zellelementen, die in homogenes eosinophiles Hornmaterial übergehen. Histochemisch lassen sich in ihnen reichlich Glykogen und Amylophosphorylase nachweisen (HASHIMOTO et al., 1964).

Histogenese: Das S.m. wird heute als eine hamartomatöse Cyste des Haar-Talgdrüsenapparats aufgefaßt, die über einen infra-infundibulären Epithelstrang mit je einer Follikeleinheit in Verbindung steht (CONTRERAS u. COSTELLO, 1957; OYAL u. NIKOLOWSKI, 1957; KLIGMAN u. KIRSCHBAUM, 1964). Umfassende stereohistologische, autoradiographische und elektronenoptische Untersuchungen von PLEWIG et al. (1975) sprechen für einen kombinierten Tumor von Talgdrüse und Talgdrüsengang. Der Cysteninhalt besteht aus einem Gemisch von zerfallenden Corneocyten, Lipidtropfen, membranösen Lipidausfällungen und Haaren. Da über den soliden, mäanderartigen Epithelstrang keine freie Öffnung zur Epidermis besteht, unterbleibt eine exogene bakterielle Besiedelung. Auch sekundäre Entzündungen sind eher selten.

Differentialdiagnostisch kommen die sekundären Cysten und sebo-pilären Epithelwucherungen der Acne conglobata in Betracht, die aber mit der Oberfläche in Verbindung stehen und eine ausgeprägte, teils abscedierende, teils granulomatöse und vernarbende entzündliche Reaktion aufweisen. Auch die meist nur solitär vorkommenden Dermoidcysten sind zu erwähnen (B. III. 4).

4. Dermoidcyste

Die meist bereits bei Geburt vorhandenen, im Gesicht lokalisierten Cysten werden bis walnußgroß und lassen sich oft nicht auf der knöchernen Unterlage verschieben.

Histologie: Die in der unteren Dermis oder Hypodermis gelegene Cyste zeigt eine qualitativ unterschiedlich ausdifferenzierte epitheliale Wandung. Diese beherbergt ausgereifte Haarfollikel, Talgdrüsen und nicht selten auch ekkrine oder apokrine Schweißdrüsen (BROWNSTEIN u. HELWIG, 1973). Die fertig ausgebildeten Haare ragen gewöhnlich in das Lumen und können dort umschriebene

Knäuel bilden. Eine histotopische Beziehung der Cystenwand zur epidermalen Oberfläche fehlt.

Histogenese: Dermoidcysten werden als das Resultat dysrhaphischer, an embryonale Spaltbildungen gebundener Einbuchtungen und Einschlüsse der Haut aufgefaßt (LEVER u. SCHAUMBURG-LEVER, 1975).

5. Tricholemmcyste (PINKUS, 1969)

Synonym: Atherom („Grützbeutel").

Dieser Cystentyp ist wesentlich seltener als die klinisch gleichartig imponierenden Epidermoidcysten. Sie werden hauptsächlich am behaarten Kopf angetroffen (McGAVRAN u. BINNINGTON, 1966) und treten solitär oder in wenigen Exemplaren auf. Auch Pigmentierung wurde beobachtet (PLEWIG, 1976).

Histologie: Die in der Dermis gelegene Cyste besitzt eine mehrreihige, unterschiedlich breite, nach innen etwas aufgequollene Epitheleinfassung aus relativ hellen Zellen ohne deutliche Intercellularbrücken und ohne Keratohyalin-Granula (Abb. 34a). Der Übergang zum amorphen, nicht lamellär geschichteten Hornmaterial erfolgt abrupt, wie es dem tricholemmoiden Keratinisationstyp entspricht (KIMURA, 1978). Bei Ruptur der Cystenwandung entstehen riesenzellig-granulomatöse Abräumreaktionen vom Fremdkörpertyp. Eine sekundäre Verkalkung wird relativ häufig (in etwa einem Viertel der Fälle) beobachtet, selbst Ossifikation ist möglich (CIVATTE et al., 1974).

Der Entzündungsreiz kann auch zur pseudocarcinomatösen Proliferation der Cystenwand und damit zum Zustandsbild der *„proliferierenden Tricholemmcyste"* (WILSON JONES, 1966; CHRISTOPHERS u. SPELBERG, 1973) führen. Diese steht histologisch und in ihrer onkologischen Dignität dem „pilar tumor of the scalp" (B. I. 7) nahe und neigt ebenfalls zur Verkalkung und Ossifikation der amorphen Keratinisationszonen.

IV. Naevi und Tumoren der Schweißdrüsen (Formenkreis der Hidradenome)

Am Beispiel der hidradenoiden Tumoren und ihres Formenreichtums erweist sich besonders deutlich, daß bei den adnexoiden Hauttumoren kein strenges „Periodisches System" der Onkogenese möglich ist. Zwar bilden die apokrinen Drüsen eine histogenetische Einheit mit den sebo-pilären Adnexen, während die ekkrinen Drüsen eigenständige Hautanhangsgebilde sind, doch ist eine Gliederung der Naevi und Tumoren der Schweißdrüsen in apokrine oder ekkrine Formen nur sehr bedingt möglich. Neuere histochemische und ultramikroskopische Befunde haben bei manchen Tumoren zur histogenetischen Klärung beigetragen (LEVER u. HASHIMOTO, 1966), aber auch viele Fragen offengelassen.

Grundsätzlich kann zwischen *Drüsentumoren der Ausführungsgänge und des sekretorischen Epithels* unterschieden werden. Am deutlichsten läßt sich eine solche Gliederung bei den von der ekkrinen (syringialen) Schweißdrüseneinheit abgeleiteten Tumoren treffen. In Schema 2 demonstrieren wir die etagenmäßige Einteilung in einen intraepidermal-acralen,

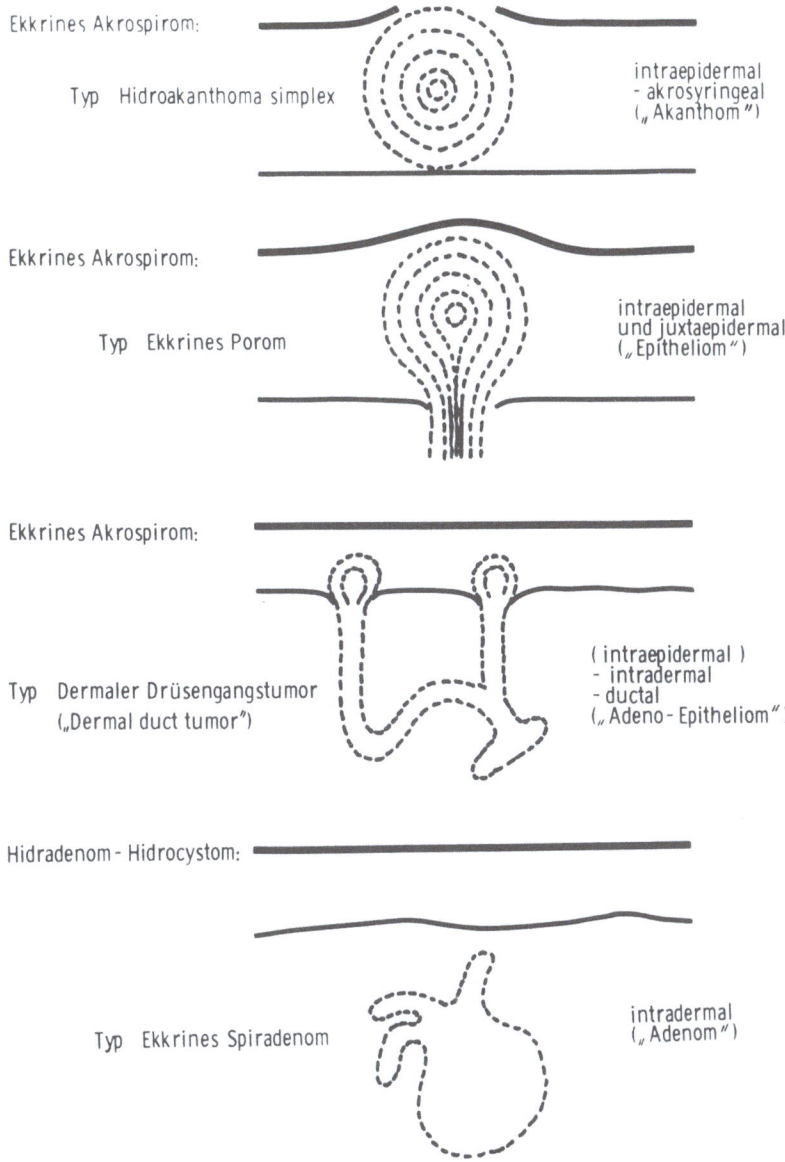

Schema 2. Schematische Zuordnung ekkriner Hauttumoren

einen intra- und juxtaepidermalen, einen vorwiegend ductalen und einen rein adenomatösen dermalen Typ, wobei aber auch die terminologische Schwierigkeit jeder Klassifikation ersichtlich wird. Da die Ausführungsgänge der apokrinen Drüsen in den infundibulären Trichter des Haar-Talgdrüsenkomplexes münden, also kein eigenes intraepidermales „Akrosyringium" (PINKUS, 1964) besitzen, läßt sich eine entsprechende segmentale Gliederung dieser Tumoren nicht durchführen. Auch sind die eindeutig apokrin differenzierten Adenome häufig mit seboglandulär-folliculären Tumorkomponenten assoziiert oder selbst nur eine Komponente von komplexen organoiden Tumoren des Haar-Talgdrüsenapparats.

1. Naevus sudoriparus

Drüsennaevi mit apokriner Differenzierung sind selten, mit ekkriner Differenzierung noch seltener (HERZBERG, 1962; GOLDSTEIN, 1967; PIPPIONE et al., 1976; FISHER-RABENS et al., 1976). Ekkrine Naevi führen zu umschriebener Hyperhidrose und können klinisch einem kleinen Angiom ähneln. Anteile eines apokrinen Naevus kommen verhältnismäßig häufig beim Naevus sebaceus (B. II. 1) und beim Syringocystadenoma papilliferum (B. IV. 5. b) vor.

Histologie: Ekkrine Naevi zeigen eine umschriebene Vermehrung und kleincystische Erweiterung ekkriner Tubulusknäuel mit hellen ein- bis zweireihigen cuboiden Zellen, wobei auch ductale Verbindungen zur Epidermis mit pseudobasaliomatöser, adenoider Acanthose der Reteleisten bestehen können (PIPPIONE et al., 1976). Das die tubulären Drüsen umgebende Stroma enthält zahlreiche Capillarräume als Ausdruck der engen vasomotorisch-sudoriparen Funktionseinheit, was zur Bezeichnung „ekkrines angiomatöses Hamartom" geführt hat (HYMAN et al., 1968; ZELLER u. GOLDMAN, 1971).

Apokrine Naevi liegen meist noch tiefer (hypodermal) und setzen sich aus zahlreichen Drüsenlumina mit typischer apicaler Sekretion der Drüsenzellen (apokrine „Decapitations-Sekretion") zusammen. Die Epidermis kann ein verruciformes Oberflächenprofil und eine pseudobasaliomatöse Acanthose an der Basis zeigen (CIVATTE et al., 1974). Haar-Talgdrüsenkomplexe treten nur bei einseitig apokrinen Naevi etwas zurück.

2. Sog. dermales Cylindrom

Synonyma: „Apokrines Adenom", cylindromatöser Typ; Spiegler-Tumoren; Turban-Tumoren.

Wegen der schwankenden Ansichten über die mehr apokrine oder mehr ekkrine Natur dieser eigentümlichen Tumoren behalten wir die obige Bezeichnung noch bei, zumal die dermalen Verhältnisse mit denen der Speicheldrüsen – wo der Begriff inzwischen weitgehend verlassen ist – nicht hinreichend vergleichbar sind.

Die in einer solitären (nicht-erblichen) und einer multiplen (dominant erblichen) Ausprägung vorkommenden knolligen Tumoren finden sich besonders am behaarten Kopf und im Gesicht. Ein möglicher klinisch-histogenetischer Hinweis auf apokrine Determination ist die bei den multiplen Cylindromen häufige Kombination mit Tricho-Epitheliomen (vgl. B. I. 6).

Histologie: Der gut umschriebene, dermal gelegene Tumor ist aus eigentümlichen, Puzzle-ähnlich gestückelten Zellinseln von verschiedener Größe und Form aufgebaut. Diese Zellinseln sind von wechselnd breiten Bändern eines „hyalinen" PAS-positiven Materials „zylinderförmig" umgeben und durch schmale fibröse Stromazüge voneinander getrennt (Abb. 35). Das „Hyalin" verhält sich färberisch wie neutrale Mucopolysaccharide. Die einzelnen Tumoraggregate setzen sich aus mehr peripheren basaloiden Zellen mit kleinen, dunklen und palisadenartig angeordneten Kernen sowie aus mehr zentralen Zellen mit etwas größeren und helleren Kernen zusammen. Dazwischen liegt hyalines kleintropfiges Material, das untereinander und mit den äußeren Ringen oft konfluiert. Auch kommen tubuläre Strukturen mit zentralen Lumina vor, deren amorphes Sekret aus neutralen und sauren Mucopolysacchariden besteht (FUSARO u.

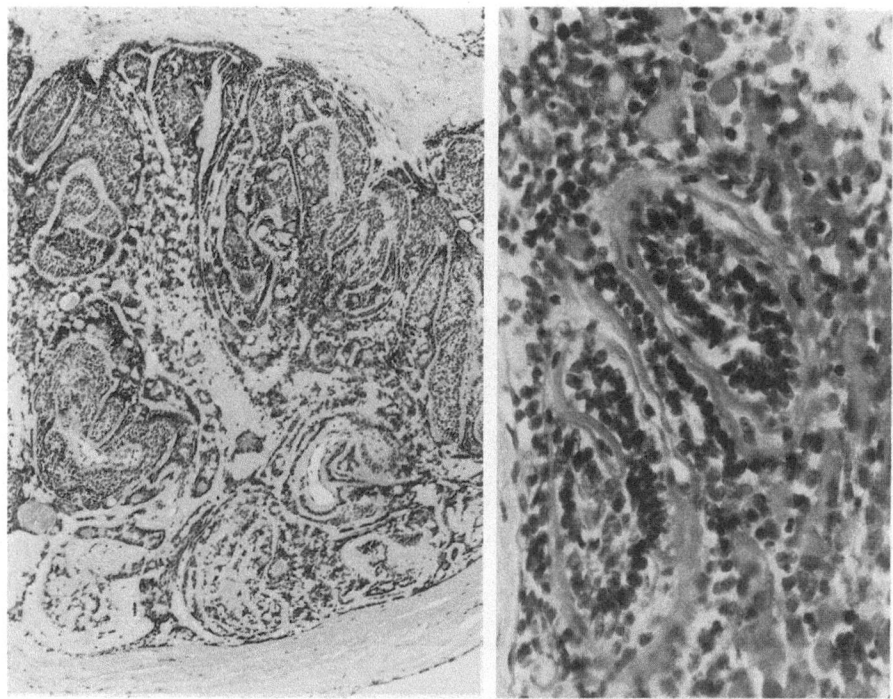

Abb. 35. Sog. dermales Cylindrom. Hyaline Bänder um basaloide Zellnester und dazwischen (HE; Obj. 4 bzw. 10 × Opt. 2)

GOLTZ, 1962). Mitunter lassen sich auch celluläre Phänomene einer apokrinen Sekretion in der Wandung der Drüsenlumina nachweisen.

Bei den vereinzelt bisher beschriebenen *malignen Cylindromen* fand sich ausgesprochen anaplastischer Zellpolymorphismus mit Verlust der hyalinen Membranen, mit Desorientierung der Palisadenstellung der peripheren Zellen sowie mit invasivem Wachstum und auch Metastasierung (KORTING et al., 1970) oder Einbruch in die Schädelkapsel (ZONTSCHEW, 1961; LYON u. ROUILLARD, 1961).

Differentialdiagnose: Im Unterschied zum ekkrinen Spiradenom (B. IV. 3. e) sind die einzelnen Tumorläppchen meist kleiner, die tubulären Strukturen deutlicher und die hyaline Umscheidung und Durchtränkung der Tumorzellkomplexe viel ausgeprägter. Ganze Cylindrom-Läppchen können im hyalinen Material mehr oder minder „ertrinken". Demgegenüber haben ekkrine Spiradenome meist eine deutliche Bindegewebskapsel um den gesamten Tumor.

Histogenese: Die Widersprüchlichkeit der histoenzymatischen Befunde läßt den Tumor weder dem apokrinen noch dem ekkrinen Sekretionstyp eindeutig zuordnen, auch wenn etwas mehr Argumente für eine apokrine Tendenz sprechen (HASHIMOTO u. LEVER, 1969). Gerade die Mischung von ekkrinen und apokrinen Zügen ist aber als ein Zeichen der geschwulstigen Unreife zu bewerten, so daß HOLUBAR und WOLFF (1967) zu der Ansicht gelangen, daß das dermale Cylindrom am ehesten zu der Gruppe der „basaloiden", nicht eindeutig drüsig differenzierten Tumoren der Hautanhangsgebilde zu rechnen sei.

Ultramikroskopische Untersuchungen von HASHIMOTO und LEVER (1969) bestätigten die strukturelle Unreife der meisten, auch der zentraler gelegenen Tumorzellen, wobei

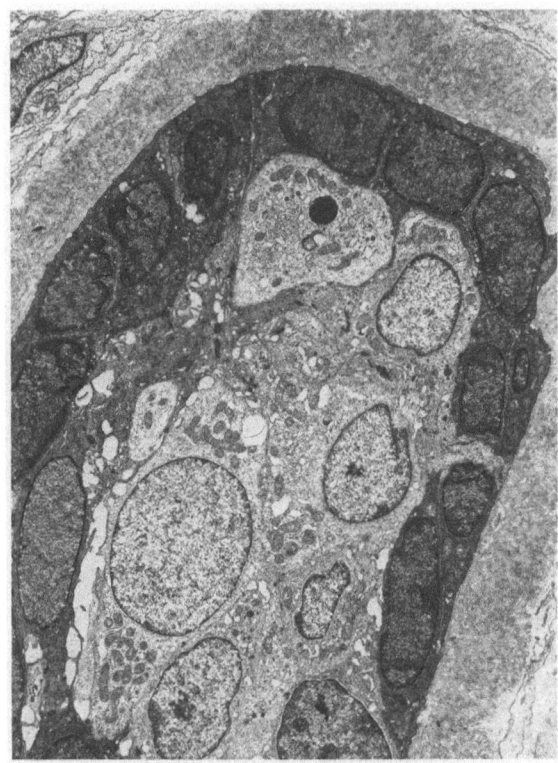

Abb. 36. Dermales Cylindrom. EM-Abbildung eines kleinen Tumorzellnests mit dunklen Basalzellen und zentral helleren Zelltypen. Peritumoral ein breites „hyalines" Basalmembran-Band (Glutaraldehyd-Osmium-Fixierung, Blei-Uranyl-Kontrastierung; 6000 ×). (Nach Doz. Dr. W. GEBHART, II. Univ.-Hautklinik, Wien)

nur die Lumina-bildenden Zellen eine gewisse Differenzierung zu sekretorischen oder ductalen Zellelementen erkennen ließen. Die dabei gefundenen Sekretgranula erinnerten mehr an apokrine Sekretion. Das peri- und intralobuläre hyaline Material wies typische, aber exzessiv vermehrte Komponenten einer epidermo-dermalen Basalmembranzone auf, wobei sich einerseits stark verdickte Basal-Laminae in Kontakt mit Halb-Desmosomen der Tumorzellen, andererseits Ankerfibrillen und unterschiedlich ausgereifte Kollagenfasern darstellen ließen. Das intercelluläre Hyalin gelangt nicht durch Sekretion, sondern durch Einschluß zwischen die wachsenden Tumorzellen (Abb. 36). Jedoch ist die amorphe Komponente des Hyalin als Produkt der Tumorzellen, die faserige Komponente als Produkt der umgebenden Fibroblasten anzusehen.

3. Hidradenome mit vorwiegend ekkrinen Merkmalen

Entsprechend Schema 2 ist am zweckmäßigsten zwischen Tumoren des intraepidermalen Akrosyringium (Typ des Hidroacanthoma simplex und des ekkrinen Poroms) und den (fast) ausschließlich intradermal gelegenen Tumoren des ductalen oder sekretorischen Anteils (Typ des chondroiden und des klarzelligen Hidradenoms sowie des ekkrinen Spiradenoms) zu unterscheiden. In diesem Bereich dürfte auch der „dermal duct tumor" (WINKELMANN u. MCLEOD, 1966) einzustufen sein. Besonders schwierig ist die Zuordnung der multipel auftretenden Syringadenome (Syringome, syringeale Hidradenome), die heute von den meisten Autoren aufgrund histoenzymatischer und ultramikroskopischer Befunde mehr zum ekkrinen Adenomtyp gerechnet werden, während die klinische Verteilung mehr auf apokrine Herkunft bzw. Differenzierung hinzuweisen scheint.

Das Hidroacanthoma simplex (Smith-Coburn) wurde bereits unter A.I.4 besprochen, da sich enge Beziehungen zur „inverted follicular keratosis" (HELWIG u. GRAHAM, 1963) ergeben.

a) Ekkrines Porom (PINKUS, 1956)

Der nicht sehr seltene, gewöhnlich solitär, mitunter auch multipel vorkommende Tumor (GOLDNER, 1970) ist hauptsächlich an der Planta pedis, seltener auch an den Handinnenflächen und an anderen Körperstellen als derber, elevierter, rötlicher Tumor lokalisiert.

Histologie: Der Tumor wird aus scharf gegen die angrenzende Epidermis abgesetzten Massen von ziemlich gleichförmigen, kleinen spinaloiden Zellen gebildet, die Interzellularbrücken und ein helles, meist Glykogen-reiches Cytoplasma besitzen und im weiteren Gegensatz zu Basaliomzellen keine periphere Palisadenschicht bilden. Die Zellkerne sind ziemlich dunkel, rundlich oder oval. Hie und da erkennt man gangähnliche Lumina oder kleine, nicht verhornende Cysten, häufig auch erweiterte oder verdickte ekkrine Gänge, die von unten in das Tumorparenchym einmünden. Wo das Porom die epidermale Oberfläche erreicht, wird auch Keratohyalin und Keratin (wie im normalen Akrosyringium) gebildet (PINKUS et al., 1956; FREEMAN et al., 1961; KRINITZ, 1967; PENNEYS et al., 1970). Nur selten sind Melanocyten mitvorhanden. Als Hinweis auf die ductale (akrosyringiale) Differenzierung finden sich auch einige tubuläre Strukturen im Tumorparenchym, eingefaßt von einem einschichtigen cuboiden Epithel und einer Diastase-resistenten PAS-positiven Membran. Auch können sich kleine degenerative Pseudocysten ausbilden, denen die modifizierte Zelleinfassung fehlt. Das benachbarte Bindegewebe ist meist etwas ödematös und deutlich vascularisiert.

Histochemisch überwiegen die für ekkrine Differenzierung typischen Enzyme, insbesondere Phosphorylase und Succinodehydrogenase (SANDERSON u. RYAN, 1963; HASHIMOTO u. LEVER, 1964). Auch Glykogen ist analog zu den Zellen des embryonalen ekkrinen Ductusepithels (SERRI et al., 1962) oft reichlich, wenn auch ungleichmäßig verteilt, intracellulär nachweisbar.

Ultramikroskopisch zeigen die Zellen des ekkrinen Poroms – mit Ausnahme der cuboiden Lumenzellen – typische Desmosomen sowie mäßig viele Tonofilamente und sind somit identisch mit der äußeren Zellschicht des intraepidermalen Akrosyringium (HASHIMOTO u. LEVER, 1964). Auch wird von den cuboiden Wandzellen eine apicale Cuticula gebildet. Ferner lassen sich winzige intracytoplasmatische Lumina in manchen Tumorzellen nachweisen, wie sie auch im embryonalen oder regenerierenden Akrosyringium vorkommen (HASHIMOTO et al., 1965).

Differentialdiagnose: Keine Schwierigkeit bereitet die Unterscheidung von Basaliomen, während die Abgrenzung des ekkrinen Poroms von *seborrhoischen Keratosen*, insbesondere vom soliden oder adenoiden Typ dann nicht einfach ist, wenn „Pseudo-Horncysten" fehlen und keine deutlich lineare Abgrenzung nach unten erkennbar ist. Histochemisch fehlen allerdings die für ekkrine Porome typischen Enzyme (HOLUBAR u. WOLFF, 1969).

Problematisch ist die Unterscheidung des von WINKELMANN und MCLEOD (1966) als onkologische Entität dargestellten „*dermal duct tumor*", der aus soliden und cystischen Massen von basaloiden Zellen in der mittleren und unteren Dermis besteht. Die histologischen und histoenzymatischen Befunde stehen mit der ekkrin-ductalen Genese bzw. Differenzierung des Tumors in Einklang, nur die im Vergleich zum typischen ekkrinen Porom tiefere Lokalisation und das in manchen Cysten enthaltene, sauren Mucopolysacchariden entsprechende Sekretmaterial bedingen eine gewisse histomorphologische Abweichung. Mehrere Autoren haben inzwischen die Eigenständigkeit dieses Tumors anerkannt (DEGOS et al., 1969; CRAMER, 1972; APISARNTHANARAX u. MULLINS, 1975). Die Schwierigkeit wird durch die Verwendung verschiedener Bezeichnungen, so „ekkrines Ductom" (CRAMER, 1972) oder „ekkrines Poroepithelioma" (MISHIMA, 1969) nicht geringer. Es fragt sich, ob angesichts der variablen Pluripotenz der sowohl zur akrosyringialen als auch ductalen Differenzierung drängenden Tumorzellen nicht die Abgrenzung zum klassischen ekkrinen Porom zu weit getrieben wird. Selbst zum ekkrinen Spiradenom können gewisse Übergänge bestehen (OKUN u. EDELSTEIN, 1976). Übrigens können ekkrine Porome auch multipel in linearer Anordnung auftreten (OGINO, 1976).

Histogenese: Die akrosyringiale bzw. ductale Determination des Tumors ist durch eine Vielzahl von histologischen, histochemischen und ultramikroskopischen Befunden zweifelsfrei erwiesen. Die Entwicklungsrichtung tendiert eindeutig zur Nachahmung intra- oder subepidermaler Gangstrukturen des ekkrinen Systems. Klinische und histologische Varianten sind möglich, spielen aber nur bei den malignen Poromen (Porocarcinomen) eine wesentliche Rolle.

b) *Ekkrines Spiradenom* (KERSTING u. HELWIG, 1956)

Der meist im frühen Erwachsenenalter manifest werdende, meist solitäre Tumor ist charakteristischerweise häufig druckempfindlich, manchmal ausgesprochen schmerzhaft. Der Tumor kann exophytisch wachsen und bis zu Fingergliedgröße erreichen (LAURET et al., 1977). Multiple, unilateral und zosteroid lokalisierte Spiradenome sind eine weitere seltene Variante (NÖDL, 1965).

Histologie: Der dermal gelegene Tumor besteht aus einem oder mehreren scharf abgegrenzten lobulären Zellkomplexen ohne direkte Verbindung zur Epidermis. In Serienschnitten lassen sich mitunter histologische Verbindungen zu ekkrinen Schweißdrüsen feststellen (KERSTING u. HELWIG, 1956). Die Tumorläppchen setzen sich überwiegend aus dicht aggregierten, kleinen basaloiden Zellen mit spärlichem Cytoplasma sowie aus eher zentral lokalisierten Zellen mit größeren und helleren Kernen, aber ebenfalls wenig Cytoplasma zusammen. Die Zellen des letzteren Typs können um kleine Lumina adenoid angeordnet sein oder kleine solide Zellrosetten bilden (Abb. 37). In den Lumina läßt sich häufig ein Diastase-resistentes, PAS-positives Material nachweisen. Dieses findet sich ähnlich, aber meist wesentlich geringer als beim dermalen Cylindrom auch zwischen den Tumorzellen und manchmal im umgebenden Bindegewebe (MUNGER et al., 1962). Glykogen ist in nur unerheblichen Mengen in den Tumorzellen nachweisbar. Innerhalb des Tumors finden sich feine bindegewebige Septen, außerhalb besteht eine deutliche Umrandung durch eine Stromakapsel. Diese ist oft etwas ödematös und von erweiterten Blut- und Lymphcapillaren durchsetzt.

Histochemisch ist der „ekkrine" Charakter des Tumors nur gering ausgeprägt. Insbesondere läßt sich Phosphorylase, ein ekkrines Schlüsselenzym, nicht (CASTRO u. WINKELMANN, 1974) oder nur spärlich (HASHIMOTO et al., 1966d) nachweisen. Dagegen kommen respiratori-

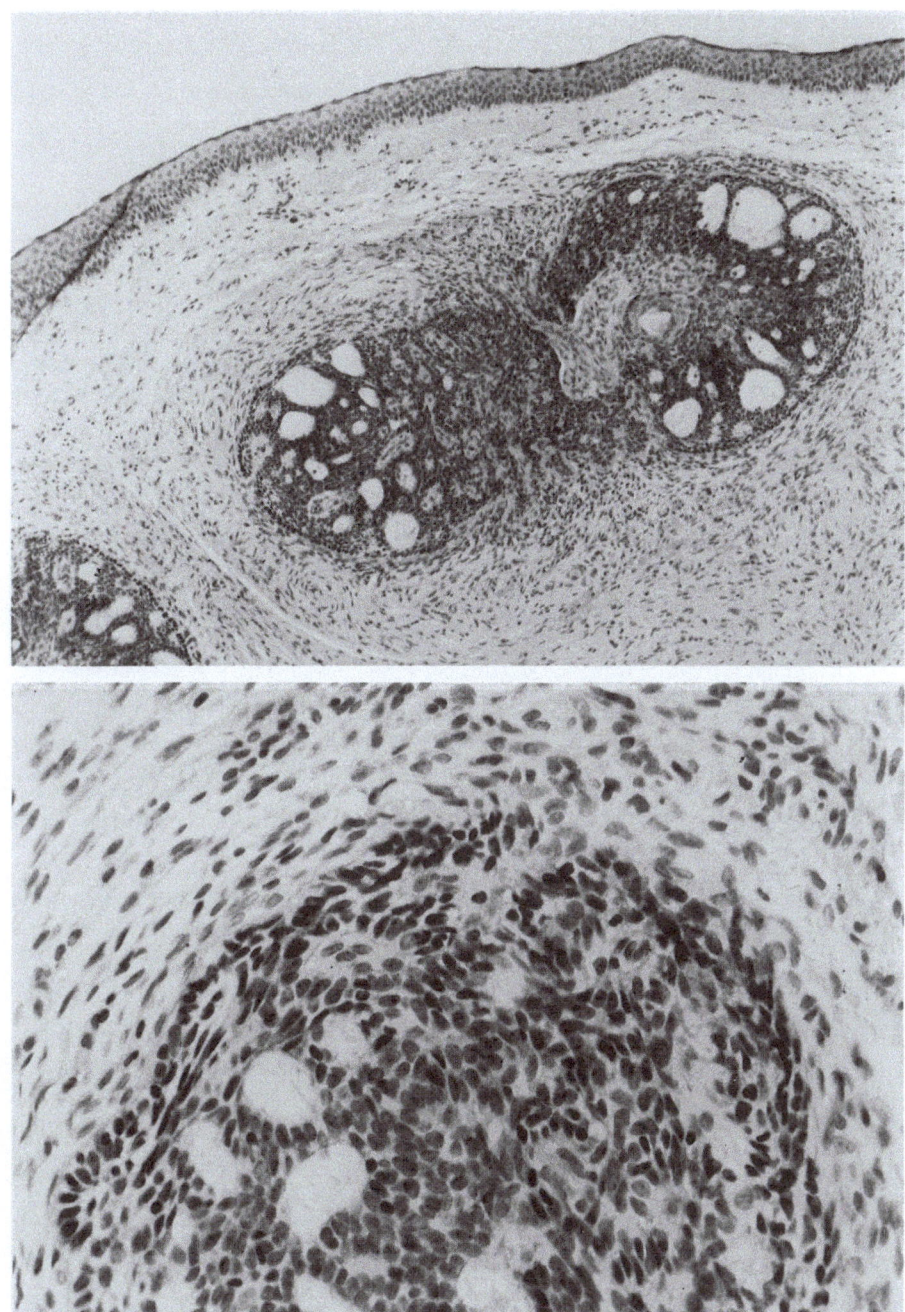

Abb. 37. Ekkrines Spiradenom (HE; Obj. 4 bzw. 10 × Opt. 2)

sche Enzyme (z.B. Succinodehydrogenase und DPNH-Diaphorase) etwas reichlicher vor. CASTRO und WINKELMANN (1974) sehen das eher schwache, teilweise auch fehlende histochemische Reaktionsmuster respiratorischer Enzyme in Parallele zum Basaliom. Auch ultramikroskopisch zeigen nur die helleren, adenoide Strukturen bildenden Zellen gewisse Zeichen einer sekretorischen, aber uneinheitlichen Differenzierung (HASHIMOTO et al., 1966d; CASTRO u. WINKELMANN, 1974). Die dunkelkernigen Zellen erscheinen unreif bzw. degenerativ verändert (CASTRO u. WINKELMANN, 1974; LAURET et al., 1977). Myoepithelzellen sind nur vereinzelt an der Peripherie der Tumorläppchen auffindbar (HASHIMOTO et al., 1966d).

Differentialdiagnose: Im Unterschied zum *dermalen Cylindrom* fehlt dem ekkrinen Spiradenom die ausgeprägte hyaline Umscheidung der Tumorzelläppchen und ein regelmäßiges Arrangement von basaloiden und helleren sekretorischen Zellelementen. Jedoch gibt es auch histologische Übergänge zwischen beiden Tumorformen, desgleichen einzelne Spiradenome mit trichofolliculoiden und selbst seboglandulär differenzierten Anteilen, so daß es sich dann gewissermaßen um ein komplexes Hamartom mit spiradenomatöser und sebo-pilärer Differenzierungstendenz handelt (UNDEUTSCH, 1964). Ferner ist das *noduläre Hidradenom* in Betracht zu ziehen, bei dem adenomatöse Strukturen stärker als beim ekkrinen Spiradenom ausgebildet sind.

Histogenese: Dem Tumor ist wohl eine ekkrine Entfaltungstendenz eigen, jedoch auf einem niedrigeren Reifungsniveau als beim ekkrinen Porom. Der histogenetische Differenzierungsgrad entspricht mehr einem unreif-basaloiden adnexoiden Tumor und nähert sich damit der Ebene des dermalen Cylindroms (CASTRO u. WINKELMANN, 1974). Die ursprünglich von LEVER (1948a) vertretene Deutung als Myoepitheliom ist sowohl histochemisch als auch ultramikroskopisch widerlegt (HASHIMOTO et al., 1966d; LEVER u. SCHAUMBURG-LEVER, 1975).

c) Klarzellen-Hidradenom

Synonyma: Ekkrines Akrospirom (JOHNSON u. HELWIG, 1969); solid-cystisches Hidradenom (WINKELMANN u. WOLFF, 1967); ekkrines Schweißdrüsenadenom vom Klarzellentyp (O'HARA et al., 1966).

Der meist solitäre, Erbsen- bis über Haselnußgröße erreichende Tumor kann sowohl tiefcutan vorkommen als auch breitbasig die Hautoberfläche kalottenförmig überragen und ggf. ulcerieren. Die ursprüngliche Bezeichnung als Klarzellen-Myoepitheliom (LEVER u. CASTLEMAN, 1952) ist überholt.

Histologie: Man findet einen intra- bis hypodermal lokalisierten Tumor aus bindegewebig umkapselten lobulären Zellhaufen, die von engen bis kleincystisch erweiterten, oft verzweigten tubulären Hohlräumen durchsetzt sind. In den soliden Anteilen besitzen die meisten Zellen kompakte rundliche Kerne und ein üppiges, klares, Glykogen-reiches Cytoplasma („*Klarzellen*"; Abb. 38). Daneben finden sich epidermoide Zellen mit bläschenförmigen Kernen und mehr eosinophilem Cytoplasma, außerdem Züge und angedeutete Wirbel von dunkleren, basaloiden Zellen mit länglichen Kernen. Diese wurden früher als „Myoepithelzellen" interpretiert, was sich jedoch ultramikroskopisch nicht bestätigt hat (HASHIMOTO et al., 1967). In Einzelfällen zeigen manche Tumorzellen auch eine gewisse Keratinisation mit Hornperlenbildung (O'HARA u. BENSCH, 1967). Auch können solche epidermoiden Zellen um kleine Spalträume angeordnet und von einer das Lumen umgebenden eosinophilen „Cuticula" bedeckt sein (JOHNSON u. HELWIG, 1969). Sonst sind die Spalträume meist von einem einreihigen cuboi-

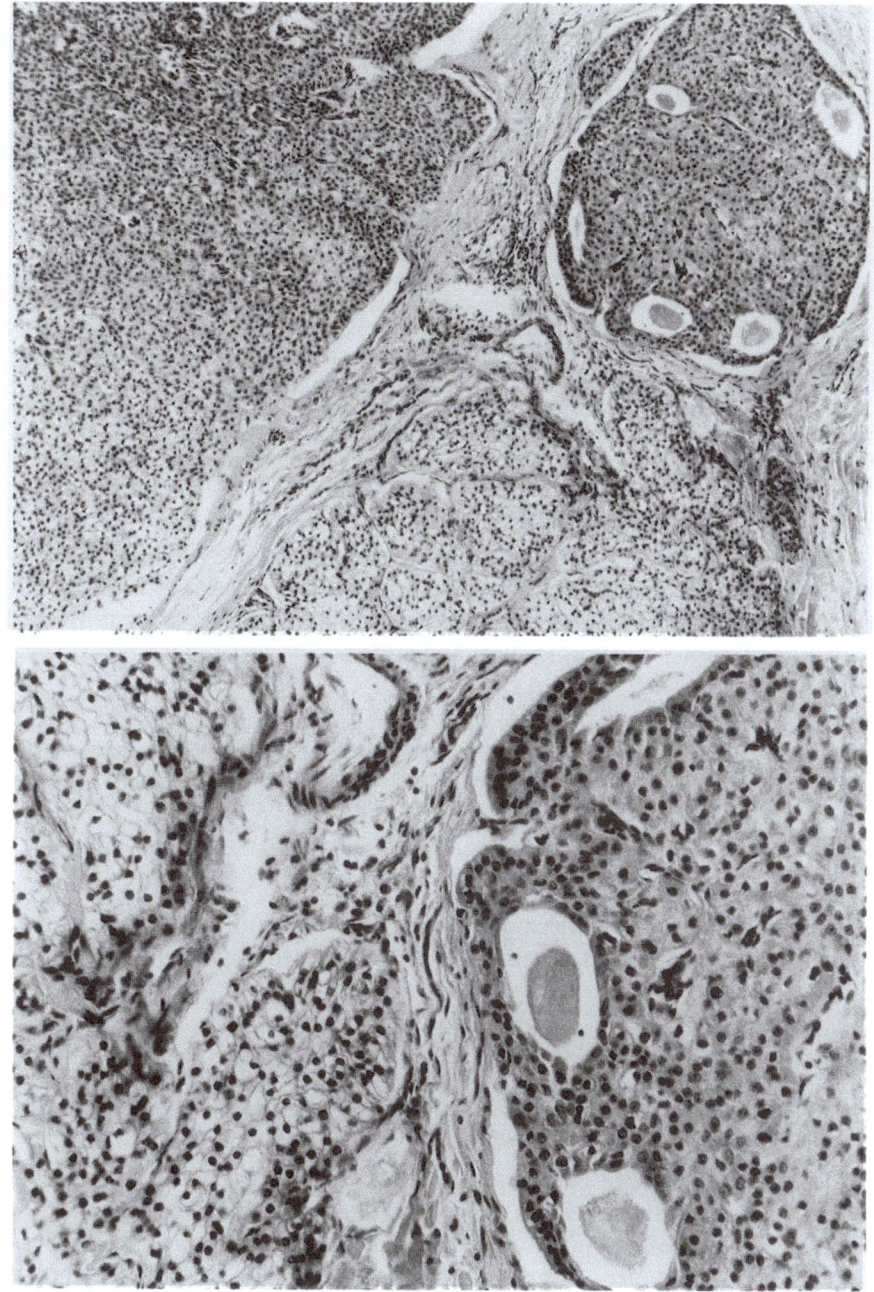

Abb. 38. Klarzellen-Hidradenom (HE; Obj. 4 × Opt. 2 bzw. 10 × Opt. 1,6)

den, im Vergleich zu den umgebenden „Klarzellen" dunkleren Epithel ausgekleidet. OKUN und EDELSTEIN (1976) fanden darin lichtmikroskopisch, im Gegensatz zu anderen Autoren, auch apokrine Sekretionszeichen. Manche Hohlräume sind auch nur von degenerierten Tumorzellen umgeben und enthalten homogeneosinophiles Abbaumaterial.

Histochemisch besitzen die „Klarzellen" außer reichlichem Glykogen in der Zellperipherie auch neutrale Glykoproteide, ferner eine hohe Konzentration von „ekkrinen" Enzymen, insbesondere von Phosphorylase und respiratorischen Enzymen (WINKELMANN u. WOLFF, 1967). Die fusiformen basaloiden Zellen zeigen histochemisch keine alkalische Phosphatase-Reaktivität und elektronenoptisch keine Myofibrillen, was ihre myoepitheliale Natur ausschließt. Stattdessen enthalten sie Tonofilamente, so daß HASHIMOTO et al. (1967) diesen Zelltyp mit der äußeren Zellschicht des Akrosyringium vergleichen. Auch konnten die gleichen Autoren vier ultramikroskopisch zu unterscheidende Typen von Drüsengangszellen nachweisen: Zellen mit aktiven Sekretionszeichen (analog sekretorischen Schweißdrüsenzellen), Zellen mit ductaler Differenzierung, Zellen mit Keratohyalin-Granula und Lysosomen (dem akrosyringialen Segment entsprechend) und unreife, zwischen ductaler und sekretorischer Differenzierung befindliche Zellelemente. O'HARA und BENSCH (1967) fanden in den „Klarzellen" ein den sekretorischen Schweißdrüsenzellen ähnliches System von Organellen und mikrocaniculären intercellulären Strukturen.

Maligne, örtlich invasiv wachsende und metastasierende *Klarzelladenome* sind mehrfach beschrieben worden (KEASBEY u. HADLEY, 1954; KERSTING, 1963; SANTLER u. EBERHARTINGER, 1965; HERNÁNDEZ-PÉREZ u. CRUZ, 1976; LOUP u. BOUISSOU, 1978); sie werden unter B.IV.3.f γ aufgeführt.

Histogenese: Die Zuordnung des Tumors zu den ekkrinen Schweißdrüsenadenomen gilt als sicher (HASHIMOTO et al., 1967; WINKELMANN u. WOLFF, 1967; LEVER u. SCHAUMBURG-LEVER, 1975). Die histoenzymatischen und ultramikroskopischen Befunde sprechen für eine gewissermaßen bipolare Differenzierungstendenz, die sich einerseits dem poralen, andererseits dem ductalen und auch sekretorischen Typ des Schweißdrüsenepithels nähert (HASHIMOTO et al., 1967).

d) Chondroides Hidradenom

Synonyma: Chondroides Syringom (HIRSCH u. HELWIG, 1961); mucinöses Hidradenom (LEVER u. SCHAUMBURG-LEVER, 1975); sog. „Mischtumor" der Haut (NIKOLOWSKI, 1959).

Bei diesem seltenen Tumor lassen sich zwei histologische Typen unterscheiden, ein *„tubuläres Syringadenom"* und ein als *„Mischtumor"* der Haut bezeichneter Typ, beide klinisch nicht voneinander unterscheidbar. Es handelt sich um seltene, langsam wachsende, Haselnußgröße meist nicht überschreitende Tumoren, die klinisch einem cystischen Basaliom oder einem Atherom ähneln können (KRESBACH 1964).

Histologie: Der tubuläre Tumortyp besteht aus mehr oder minder zahlreichen schmalen Strängen und verzweigten, manchmal kleincystisch erweiterten Zellformationen, die in ein ausgedehntes hyalin-mucoides Bindegewebsstroma eingebettet sind (Abb. 39). In den cystischen Erweiterungen fällt Zweireihigkeit des Epithels mit einer inneren cuboiden und einer äußeren abgeflachten Zellschicht auf (KRESBACH, 1964). Die Zellen der äußeren Epithellage proliferieren in lockeren Schwärmen in das mucoide Stroma und nehmen das Aussehen von Chondrocyten an. Das chondroid anmutende Stroma enthält reichliche saure Mucopolysaccharide, die sich histochemisch teils wie Hyaluronsäure (KRESBACH, 1964), teils wie Chondroitinsulfat B (HIRSCH u. HELWIG, 1961) verhalten.

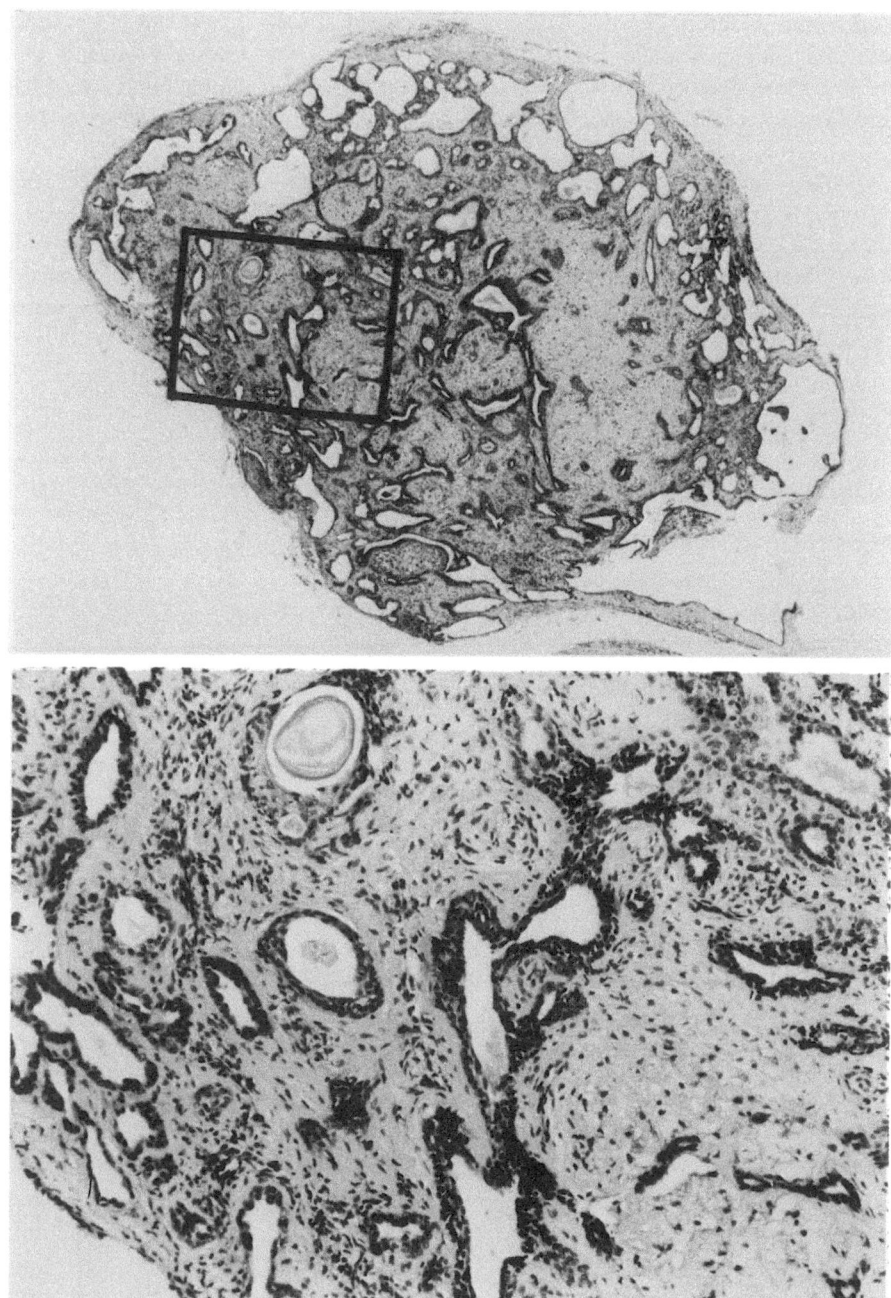

Abb. 39. Chondroides Hidradenom (HE; Obj. 2,5 bzw. 10×Opt. 1,6: Ausschnitt)

Bei dem anderen Typ des Tumors überwiegen tubulär erweiterte, von einer meist einreihigen flachen Epithellage ausgekleidete Hohlräume, während der übrige Befund dem erstbeschriebenen Typ gleicht. Die zu beobachtenden Übergangsformen erwecken jedoch Zweifel, ob die ursprüngliche Zweiteilung (HEADINGTON, 1961) berechtigt ist.

Differentialdiagnose: Die Einbettung der adenoiden Epithelstränge und die chondroide Zellausstreuung in das verfestigte mucinöse Stroma ist so charakteristisch, daß Verwechslungen mit dermalen Cylindromen oder Spiradenomen kaum in Betracht kommen. Mit dem früher ebenfalls als „Mischtumor" bezeichneten adenoid-cystischen Carcinom der Parotis bestehen nur morphologische Analogien, aber keine onkologische Identität.

Histogenese: Der Tumor wird heute meist als die Sonderform eines ekkrinen Adenoms mit epithelialer Induktion einer ausgeprägten Mucinose des bindegewebigen Stromas aufgefaßt (KRESBACH, 1964). Die „chondroide" Note kommt durch die Verfestigung des mucinösen Stromas zustande, doch halten OKUN und EDELSTEIN (1976) die Entwicklung echten Knorpelgewebes nicht für ausgeschlossen. Gleichwohl sollte der präjudizierende Begriff des „Mischtumors" zugunsten des Terminus „chondroides Syringom" (TEN SELDAM u. HELWIG, WHO-Klassifikation, 1974) vermieden werden.

e) Syringom

Synonyma: Syringadenoma multiplex (UNNA, 1894); hidradénome éruptif (JACQUET u. DARIER, 1887).

Die Ansichten über die Histogenese des Syringoms haben sich bis in die letzte Zeit wiederholt gewandelt und kommen in einer Vielzahl von Bezeichnungen zum Ausdruck. Derzeit hat sich die Waagschale aufgrund histoenzymatischer und ultramikroskopischer Befunde mehr zugunsten einer ekkrinen Differenzierung dieser Tumoren geneigt, während die Lokalisation (Auftreten in und um apokrine Regionen vorwiegend der oberen Körperhälfte), die „eruptive" Entstehung vorwiegend in der Pubertätszeit und histotopische Beziehungen zu unreifen Haarfollikeln und Talgdrüsen (HAENSCH et al., 1971) auch zugunsten einer apokrinen Entwicklungstendenz sprechen.

Prädilektionsstellen der multipel-symmetrisch auftretenden Tumoren sind die Augenlider, die Axillen, die Brustregion, insgesamt mehr die obere Körperhälfte. Frauen sind häufiger als Männer betroffen, mit Ausnahme der erst im späteren Erwachsenenalter auftretenden solitären, als kleine Cysten imponierenden Lidtumoren.

Histologie: In der Dermis finden sich, in abnehmender Dichte von oben nach unten, schmale solide und tubulär-kleincystische, aus 1–2 Lagen von Epithelzellen aufgebaute Gänge, die sekretartig eingedicktes, leicht eosinophiles Material enthalten (Abb. 40). Die Epithelzellen sind meist abgeflacht, die innere Lage aber auch vacuolisiert. Manchmal erkennt man in soliden Zellsträngen eine tubuläre Umwandlung durch zentrale Zellvacuolisierung. Von den tubulären Gängen gehen oft schmale, kommaförmig gebogene und etwas verzweigte Epithelstränge ab, die im faserreichen und meist zellarmen Bindegewebe gleichsam ausschwärmen („Kaulquappen-Figuren"). Mitunter lassen sich solche Absprossungen auch im Bereich unreifer infundibulärer Haarfollikel nachweisen (HAENSCH et al., 1971). Subepidermal erweitern sich oft die Gänge unter stärkerer Abflachung des (auch Keratohyalin-Granula enthaltenden) Epithels. Solche kleinen „Keratincysten" können rupturieren und eine entzündliche Fremdkörperreaktion auslösen, gelegentlich verkalken (HASHIMOTO et al., 1967).

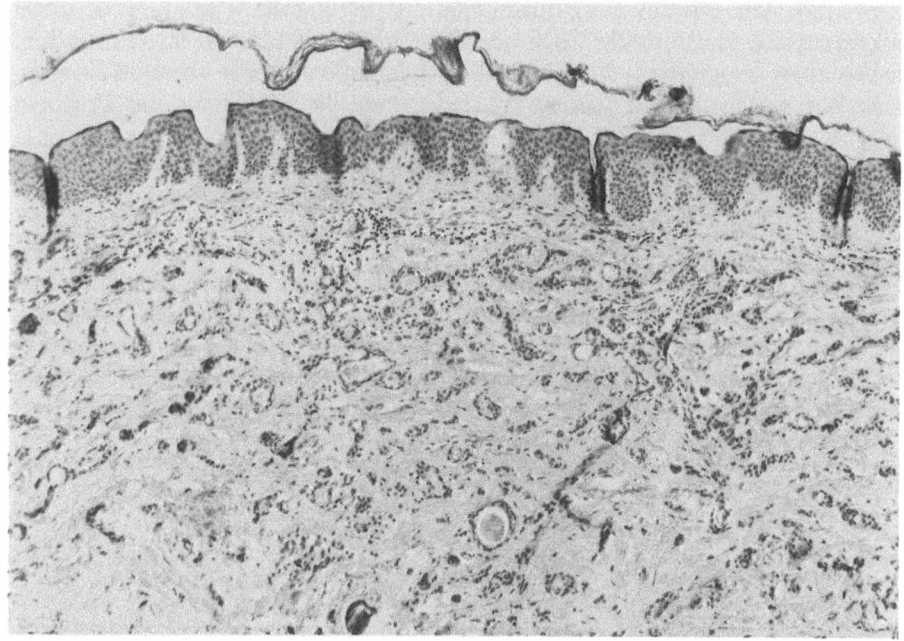

Abb. 40. Syringom (Syringadenom) (HE; Obj. 4 × Opt. 2)

Histochemisch läßt sich in manchen Epithelzellen Glykogen nachweisen. Auch „ekkrine Enzyme" vom Typ der Bernsteinsäure-Dehydrogenase, der Phosphorylase und der Leucin-Aminopeptidase sind ziemlich reichlich, während lysosomale „apokrine Enzyme" (z.B. saure Phosphatase und β-Glucuronidase) nur spärlich vertreten sind (WINKELMANN u. MULLER, 1964; HASHIMOTO et al., 1966b). Allerdings findet man elektronenmikroskopisch in den tubulusauskleidenden Zellen ziemlich reichliche Lysosomen, auch Mikrovilli und Tonofilamente.

Differentialdiagnose: In Betracht kommen „chondroide" Hidradenome, Hidrocystadenome, evtl. Tricho-Epitheliome und das sog. sklerodermiforme Basaliom. Alle diese Tumoren sind ziemlich leicht zu unterscheiden, die Hidrocystadenome vor allem durch die großcystische Ausprägung. Sklerodermiforme Basaliome wuchern ähnlich „scirrhös", zeigen aber keine ductalen Strukturen und sind von einer typischen, besonders ausgeprägten Fibroblastenreaktion begleitet.

SHMUNES et al. (1971) beschrieben als *„syringeal hidradenoma"* einen solitären, am behaarten Kopf lokalisierten, klinisch malignitätsverdächtigen Tumor, der verschiedene histologische, histochemische und ultramikroskopische Parallelen zum Syringom aufwies, sich aber in den subcutanen Anteilen deutlich unreifer und insgesamt auch mit wesentlich dichterer Epithelproliferation und geringerer Stromakomponente als in typischen Syringomen darstellte. Möglicherweise handelt es sich hier um die Entwicklung zu einem „low-grade malignancy" Syringom, das von einem ekkrin differenzierten Basaliom (FREEMAN u. WINKELMANN, 1969) nach Ansicht der Autoren abzugrenzen ist.

Histogenese: Die Zuordnung zu den mehr ekkrinen oder mehr apokrinen Drüsentumoren stößt, je nach dem Gewicht der Argumente, immer noch auf

Schwierigkeiten. Die eindeutig ductale Differenzierung des Tumors weist ultramikroskopisch und histochemisch allerdings mehr auf ekkrine Strukturen hin, insbesondere wegen der „akrosyringialen" Beschaffenheit der oberen Tumoranteile. Wir neigen der Auffassung zu, daß gerade die Syringome der Prototyp eines zwar ductalen, aber sowohl zur ekkrinen als auch zur apokrinen Entwicklung determinierten adnexoiden Hauttumors sind.

f) Maligne ekkrine Hidradenome

In dieser Gruppe sollen einerseits das „klassische" ekkrine Schweißdrüsencarcinom, andererseits die malignen ekkrinen Porome (Porocarcinome) sowie das maligne Klarzellen-Hidradenom zusammengefaßt werden. Ferner haben MENDOZA und HELWIG (1971) einen adenocystischen bzw. mucinösen Typ von Adenocarcinomen der Haut beschrieben, der auch in die WHO-Klassifikation von 1974 (TEN SELDAM u. HELWIG) Eingang gefunden hat.

α) Schweißdrüsencarcinom (im engeren Sinn)

Das von KAY und HALL (1954), dann auch von anderen Autoren (FRESEN, 1960; DAVE, 1972; ORBANEJA et al., 1973 u.a.) beschriebene, gewissermaßen klassische Schweißdrüsencarcinom hat durch seine hohe Metastasierungsneigung eine meist ungünstige Prognose. Auch ist es von Hautmetastasen anderer Adenocarcinome nicht leicht zu unterscheiden.

Histologie: Der Tumor wächst in unreifen, noch angedeutet tubulären Strukturen, die histologisch und histochemisch (Vorkommen von Glykogen, in mäßigem Umfang auch von „ekkrinen" Schlüsselenzymen) ihre sudoglanduläre Herkunft verraten. Meist werden nur kleine Drüsenlumina gebildet und es finden sich hie und da auch Ansätze zu plattenepithelialer Metaplasie. Außer Glykogen können die Tumorzellen auch Granula von neutralen Mucopolysacchariden enthalten (MILLER, 1967) oder andeutungsweise eine periluminäre „Cuticula" entwickeln (ORBANEJA et al., 1973).

Eine besonders unreife Variante des Schweißdrüsencarcinoms wurde als „*trabecular carcinoma*" beschrieben (TOKER, 1972), eine benignere Variante als „*mucinous (adenocystic) carcinoma*" mit ausgeprägter Mucinose im Interstitium (MENDOZA u. HELWIG, 1971; GROSSMANN u. IZUNO, 1974; SANTA-CRUZ et al., 1978). Es handelt sich dabei um hauptsächlich von den Carcinomzellen gebildetes Sialomucin.

β) Malignes ekkrines Porom

Synonyma: Epidermotropes ekkrines Carcinom (PINKUS u. MEHREGAN, 1963); ekkrines Porocarcinom (MISHIMA u. MORIOKA, 1969).

Dieser sehr seltene, bei einer eigenen Patientin am Rücken lokalisierte, im Initialstadium klinisch an ein oberflächliches Basaliom erinnernde Tumor (Abb. 41a) breitet sich durch zentrifugale epidermotrope Hautmetastasen (Abb. 41b) und über die Lymphbahnen (Abb. 41c) kontinuierlich aus und metastasiert schließlich auch in innere Organe.

Histologie: Es besteht ein „acanthotischer" Hauttumor mit ziemlich scharf intraepidermal abgegrenzten Nestern von atypischen, hellen Zellen mit großen, chromatinlockeren Kernen. Die in die Dermis vordringenden Tumorzapfen bilden verzweigte oder abgerundete Stränge mit spaltförmigen oder auch kleincystischen Hohlräumen. Innerhalb der atypischen Zellwucherungen entwickeln sich

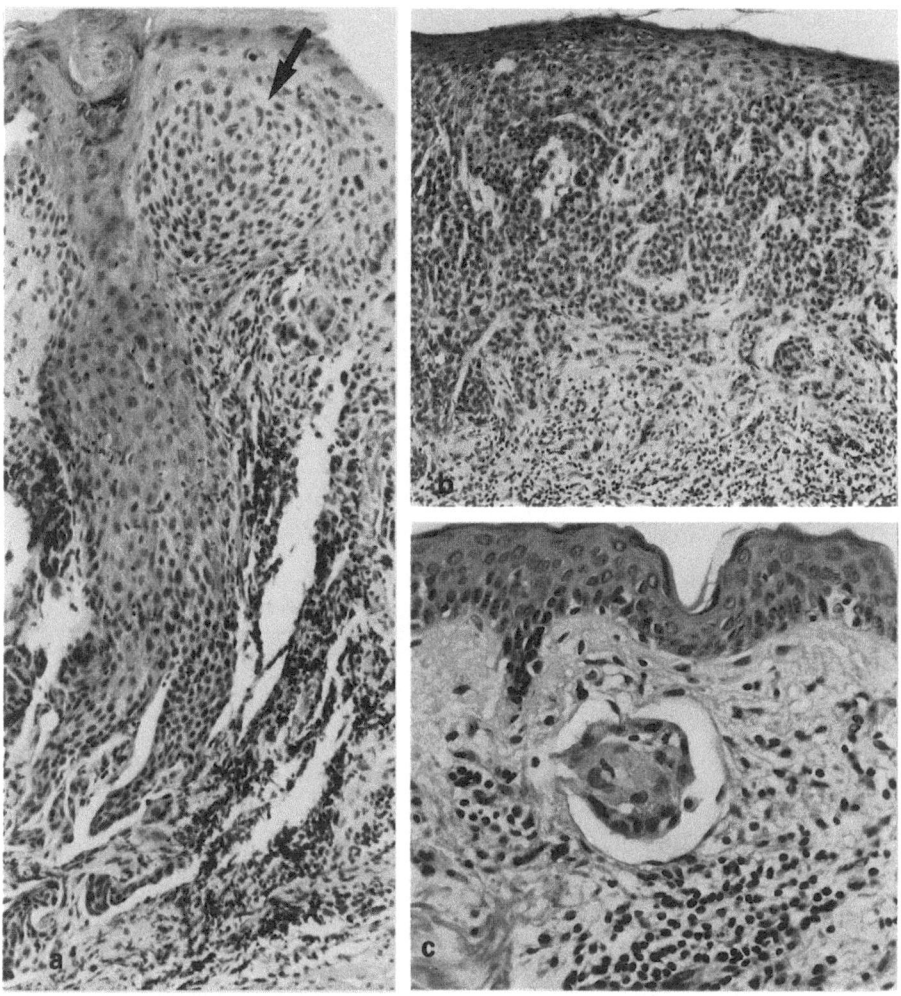

Abb. 41 a–c. Malignes ekkrines Porom. (a) Ausgang von der Epidermis. ↘ Globoides intraepidermales Tumornest (HE; Obj. 10). (b) Ausschnitt einer epidermotropen Satellitenmetastase (HE; Obj. 10). (c) Lymphangiosis carcinomatosa des gleichen Tumors, Ausgangspunkt für epidermotrope Satellitenmetastasen (HE; Obj. 20)

mitunter auch orthokeratotische Hornperlen (KRINITZ, 1972). Die Talgdrüsenebene wird zunächst nicht unterschritten, doch breitet sich der Tumor später im Sinne einer Lymphangiosis carcinomatosa weit über die makroskopische Tumorgrenze hinaus in der Dermis aus, von einem entzündlichen Zellinfiltrat begleitet. Vielfach verhalten sich die in den Lymphgefäßen wuchernden Tumorkomplexe ausgesprochen epidermotrop, d.h. sie finden Anschluß an die Epidermis und breiten sich dort mitunter „pagetoid" aus (PINKUS u. MEHREGAN, 1963; MISHIMA u. MORIOKA, 1969; ISHIKAWA, 1971). Porocarcinome entstehen entweder primär auf unveränderter Haut oder sekundär aus einem primär benignen ekkrinen Porom (KRINITZ, 1972).

γ) Malignes Klarzellen-Hidradenom

Die seltene maligne Entartung von Klarzellen-Hidradenomen wurde bereits erwähnt (B.IV.3.c). Die Ähnlichkeit mit „Klarzellen" und die Tendenz zur Bildung adenoider Hohlräume ist auch in den anaplastisch entdifferenzierten Wucherungen des Primärtumors und seiner Metastasen noch mehr oder minder deutlich vorhanden (KEASBEY u. HADLEY, 1954; KERSTING, 1963; SANTLER u. EBERHARTINGER, 1965). Diese Tumoren können bereits bei Kleinkindern entstehen und sind offenbar von Anfang an maligne (HERNÁNDEZ-PÉREZ u. CRUZ, 1976).

Die Besprechung der *Differentialdiagnose* erstreckt sich auf alle unter B.IV.3.f zusammengefaßten Tumoren. Zu achten ist insbesondere auf die Erkennung von Hautmetastasen visceraler Adenocarcinome, was besonders beim reinen Schweißdrüsencarcinom schwierig ist. Acantholytische (pseudoglanduläre) Plattenepithelcarcinome (A.III.1.a) lassen sich wesentlich leichter abgrenzen. Beim mucinösen (adenocystischen) Carcinomtyp ist auch ein „chondroides" Hidradenom („Mischtumor") in Erwägung zu ziehen (B.IV.3.d). Beim malignen ekkrinen Porom sind differentialdiagnostisch u.a. hypernephroide Carcinom-Metastasen, amelanotische Melanome (besonders vom pagetoiden Typ), vor allem ein Morbus Paget (bei Lokalisation in der Mamillenregion oder in anderen apokrinen Regionen) auszuschließen (B.VI.). Beginnende Porocarcinome können entfernt auch einem Klarzellenacanthom (A.I.6) ähneln.

Gegenüber einem malignen Klarzellen-Hidradenom ergeben sich ähnliche Differentialdiagnosen; hier sollte außerdem die seltene Möglichkeit eines aus Schleimbeuteln oder Sehnenscheiden hervorgehenden malignen Synovioms erwogen werden (F.V). Der sog. Muco-Epidermoidtumor, die Sonderform eines Carcinoms der Speicheldrüsen, kommt wegen der oro-pharyngealen Lokalisation kaum in Betracht.

4. Hidrocystome

Wir werden in diesem Abschnitt ekkrine und apokrine Hidrocystome gemeinsam besprechen, da die histologische Unterscheidung – bei ähnlichem klinischen Bild – nicht wesentlich ist. Hidrocystome finden sich als kleine, bläulich-transparent schimmernde Cysten meist im Gesicht. Der apokrine Typ tritt meist solitär, der ekkrine Typ solitär oder (selten) multipel auf (KERL, 1971; EBNER u. ERLACH, 1975). Apokrine Hidrocystome können auch am Genitale (Präputium) vorkommen.

Histologie: Das *ekkrine* Hidrocystom entspricht einer intradermalen, von ein- bis zweireihigem cuboidem bis abgeplattetem Epithel eingefaßten Cyste. Durch Serienschnitte sind Zusammenhänge mit siphonartig gewundenen und dilatierten ekkrinen Schweißdrüsengängen nachgewiesen worden (HERZBERG, 1962; EBNER u. ERLACH, 1975). Im Unterschied zum apokrinen Hidrocystom fehlen fein-papilläre Einstülpungen des Cystenepithels in das Lumen. Auch enthält die Basis der Cystenwand keine Myoepithelzellen (SMITH u. CHERNOSKY, 1973).

Die Cysten des *apokrinen* Typs sind von einem cuboiden bis zylindrischen Epithel mit mehr oder minder deutlicher apicaler „Sekretabschnürung" und von einer basalen Lage kleiner dunkelkerniger Myoepithelzellen ausgekleidet. Durch kleine, in das Lumen gerichtete Epithelfalten erscheinen die Cysten eingebuchtet oder etwas gekammert (Abb. 42). Die sekretorischen Zellen enthalten zahlreiche große, Diastase-resistente, PAS-positive Granula (MEHREGAN, 1964). Das Umgebungsstroma ist aufgelockert und mitunter von kleinen Punktblutungen durchsetzt, was den makroskopisch bläulichen Farbton der Cysten erklärt.

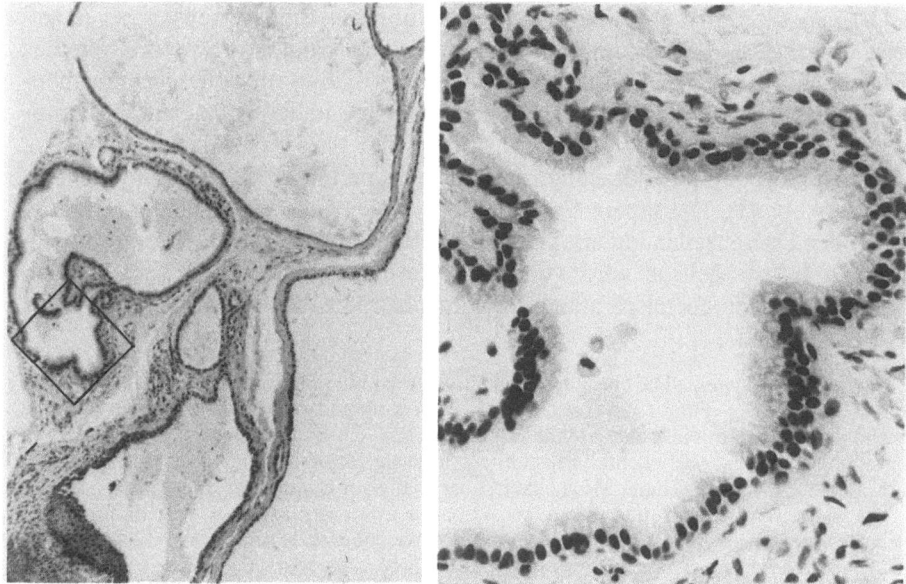

Abb. 42. Hidrocystom mit apokriner Wandauskleidung (HE; Obj. 4 bzw. 10 × Opt. 2: Ausschnitt)

Differentialdiagnose: Der apokrine Typ des Hidrocystoms läßt sich durch den Nachweis apokriner cellulärer Sekretionszeichen mit PAS-positiven intracytoplasmatischen Granula, durch papilläre Epithelfalten und (meist) durch das Vorhandensein von Myoepithelzellen in der Cystenwandung vom ekkrinen Typ klar unterscheiden. Allerdings fehlen Myoepithelzellen, wenn die Cystenwandung aus ductalem Epithel besteht. Dann sind ekkrine und apokrine Hidrocystome kaum auseinanderzuhalten.

Histogenese: Auch elektronenmikroskopisch lassen sich apokrine Hidrocystome durch den Reichtum an lysosomalen Sekretgranula, an großen unregelmäßig geformten Mitochondrien und durch die Anhäufung von Lamellenkörperchen im sekretorischen Epithel klar differenzieren (GROSS, 1965). Die Bezeichnung „Hidrocystom" bringt – besonders für den apokrinen Typ – zum Ausdruck, daß es sich um keine einfache Retentionscyste, sondern eher um eine cystische Neubildung mit begrenzter Wachstumstendenz handelt. Eine reine Retentionscyste besäße stark abgeflachtes Epithel ohne papilläre Excrescenzen.

5. Hidradenome mit vorwiegend apokrinen Merkmalen

Auch apokrine Schweißdrüsenadenome neigen zu cystischen Formationen, doch ist die Tendenz zur papillomatösen Einfaltung des Cystenepithels das eigentliche Charakteristikum dieser Tumoren, die darin und durch die ausgeprägte „Interaktion" zwischen Epithel und Stroma einige Parallelen zu cystischpapillären Fibroadenomen der Mamma aufweisen.

a) Hidradenoma papilliferum

Der seltene, nur wenige Millimeter große, anscheinend nur bei Frauen vorkommende Tumor ist perianal, an den großen Labien, ausnahmsweise auch an den Mamillen lokalisiert (MEEKER et al., 1962; TAPPEINER u. WOLFF, 1968).

Histologie: Der intradermale, von einer fibrösen Bindegewebskapsel umgebene cystische Tumor bildet durch schmale und langgestreckte, weit in das Cystenlumen reichende Epithelfalten ein wahres Labyrinth von zusammenhängenden Lacunen. Die girlandenförmig gewundenen und verzweigten Septierungen bestehen aus einem oft etwas hyalinisierten bindegewebigen Grundstock mit zweireihigem Epithelüberzug, der auch die periphere Cystenwandung auskleidet (Abb. 43). Die innere Epithelzellage besteht aus einer dichten Palisade von hohen Drüsenzellen mit apokrinen Sekretionszeichen. Die flache und unvollständige äußere Zellage wird von dunkelkernigen Myoepithelzellen gebildet, in denen sich histochemisch alkalische Phosphatase nachweisen läßt (TAPPEINER u. WOLFF, 1968).

Differentialdiagnose: Die besondere Lokalisation und der charakteristische histologische Befund machen den Tumor unverwechselbar. Dem Tumorstroma fehlt, im Gegensatz zum cystischen Adenolymphom der Submandibulardrüsen, die lymphatische Komponente. In Erwägung zu ziehen, aber ebenfalls ausschließbar ist nur das Syringocystadenoma papilliferum, ferner die extrem seltene Möglichkeit einer malignen Entartung (B.IV.5.c).

Histogenese: Die licht- und ultramikroskopische Epithelstruktur, der Reichtum an apokrinen „Schlüsselenzymen" in den Drüsenzellen sowie die elektronenoptische Identifikation der Myoepithelzellen stempeln den cystischen Tumor zum eindeutig apokrinen Adenom. Dabei ist die Arborisation der den Hohlraum erfüllenden Wucherungen der Ausdruck einer besonderen Interaktion von Epithelgewebe und Stroma.

b) *Syringocystadenoma papilliferum*
(WERTHER, 1913; ARZT u. KUMER, 1925)

Der meist am behaarten Kopf vorkommende, dort seit Geburt bestehende Tumor entspricht einer scharf umschriebenen, unbehaarten und kalottenförmig gewölbten Wucherung mit papillär-keratotischer Oberfläche. Extracraniale Lokalisation (Axilla, Stamm, Genitale) ist selten (ARMIJO et al., 1978).

Histologie: Der ausgesprochen cystisch-villös gebaute Tumor reicht mit Fjord-artigen Buchten bis in die Hypodermis und steht mit der papillomatös-acanthotisch gewucherten Epidermis über eine oder mehrere, trichterartig erweiterte Öffnungen in Verbindung. In diesen Mündungen ist das Epithel meist keratinisiert, während die tieferen, papillär und plumpzottig geformten Tumoranteile von einem zweireihigen Drüsenepithel überzogen sind, das die zahlreichen Spalten des lacunär verzweigten Tumors auskleidet (Abb. 44). Die innere Epithellage besteht aus 1–2 Reihen von prismatischen Drüsenzellen mit dicht gedrängten, radiär stehenden Kernen. Die äußere Lage besitzt flach-cuboide, mehr rundkernige Zellen. Manche innere Zellen zeigen ein dunkles Cytoplasma mit apicaler Sekretabschnürung, während die äußeren Zellen sehr hell sind. Gelegentlich überwiegt bei der Auskleidung der cystisch-papillären Hohlräume ein ductaler Epitheltyp (NIIZUMA, 1976). Ein auffälliges Attribut des Cystadenoms ist die dichte, plasmazellreiche Stromainfiltration, die sich besonders in den zottigen Invaginationen findet. Hie und da sind auch kleine Talgdrüsen und pilofolliculäre Epithelstrukturen in den komplexen Bau des Tumors einbezogen. In den epidermisnahen Anteilen können auch Formationen eines Naevus sebaceus et acanthoticus bestehen. Bei erwachsenen Patienten finden sich mitunter herdförmig umschriebene basaliomatöse Wucherungen.

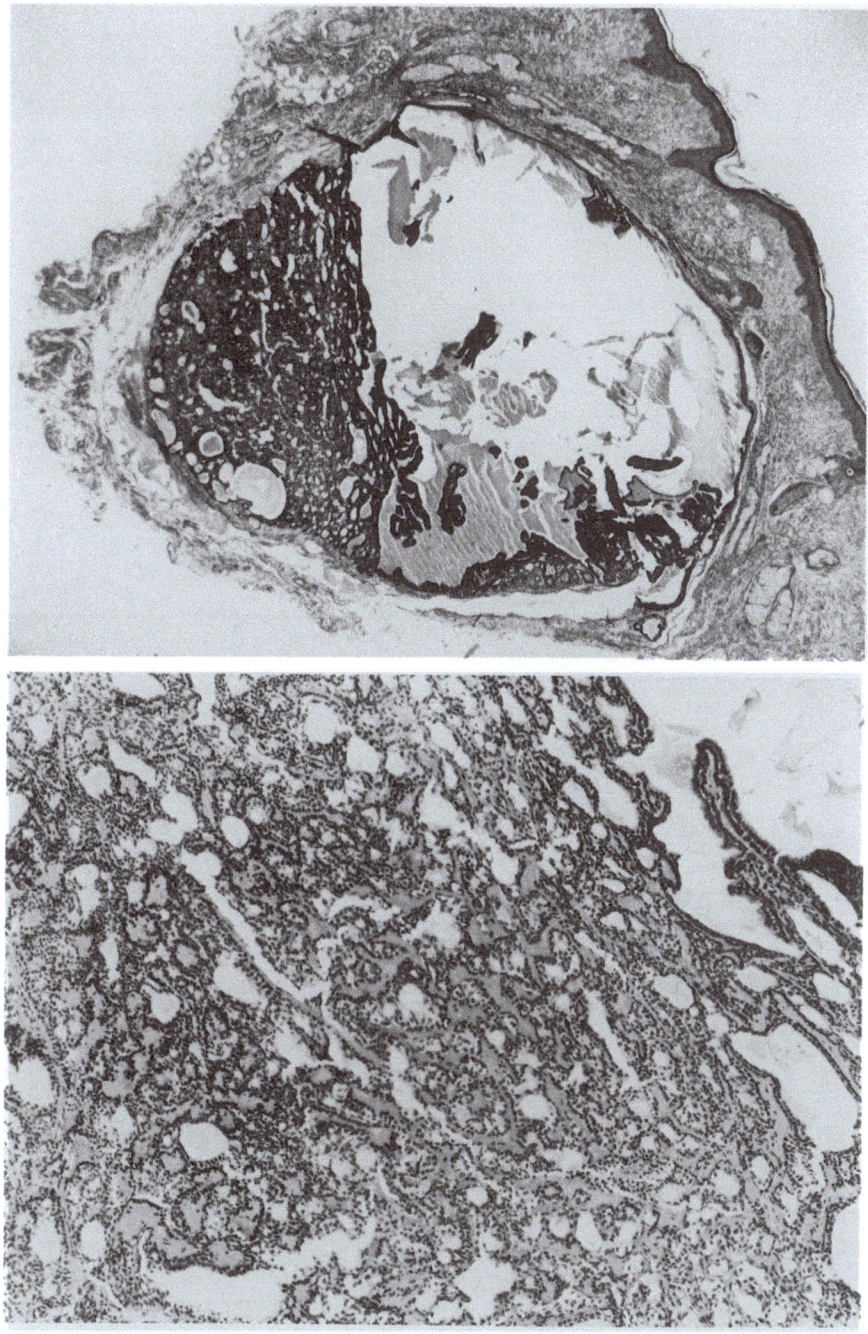

Abb. 43. Hidradenoma papilliferum (HE; Obj. 4 bzw. 10: Ausschnitt)

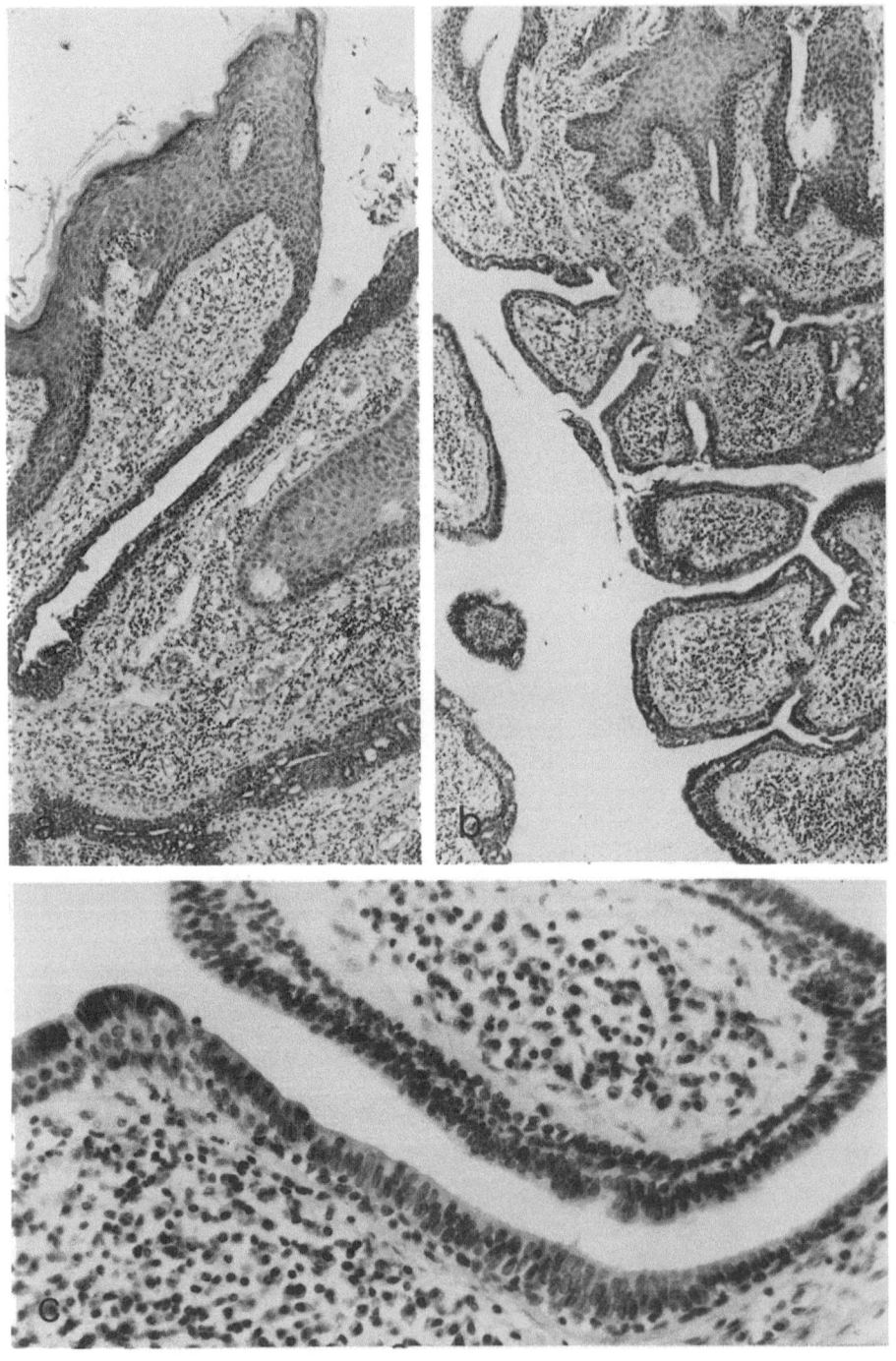

Abb. 44a–c. Syringocystadenoma papilliferum. [HE; (a) und (b) Obj. 4×Opt. 2, (c) Obj. 10×Opt. 2: verschiedene Ausschnitte]

Hinsichtlich der *Differentialdiagnose* sei auf den vorigen Abschnitt (B.IV.5.a) verwiesen. Durch unvollständige Excision können Fehldiagnosen (Naevus sebaceus, entzündliches Papillom, Hidrocystom) provoziert werden.

Histogenese: Nicht alle Tumoren weisen die klassischen Sekretionsmerkmale apokrinen Drüsenepithels auf. Überraschenderweise zeigten elektronenoptische Untersuchungen von HASHIMOTO (1972) teils ductale, teils mehr ekkrine als apokrine Zellmerkmale. Dagegen fanden LANDRY und WINKELMANN (1972) histoenzymatische Kriterien der apokrinen Sekretion, nämlich deutliche Aktivität von Indoxylesterase und saurer Phosphatase, während Phosphorylase als ekkrines „Schlüsselenzym" nicht nachzuweisen war. Der Tumor läßt sich also keinem rein apo- oder rein ekkrinen Sekretionstyp zuordnen, sondern zeigt entsprechend seiner organoiden Komplexität Differenzierungstendenzen in verschiedener adnexoider Richtung. Die im Laufe des Erwachsenenalters gar nicht seltene herdförmige basaliomatöse Entartung (WILSON JONES u. HEYL, 1970) spricht ebenfalls für die Pluripotenz, aber auch für die fakultative Unreife des Tumors. Die Ursache der auch in sicher benignen Tumoren praktisch immer vorhandenen plasmazellreichen Stromainfiltration ist unklar.

c) Maligne apokrine Hidradenome

Abgesehen von den Carcinomen der Ceruminaldrüsen (vgl. B.V) ist maligne Entartung eines apokrinen Adenoms sehr selten. Kürzlich haben WARKEL und HELWIG (1978) verschiedene histologische Differenzierungsstadien apokriner Adenocarcinome der Axilla bei 10 Patienten beschrieben. Kennzeichnend sind glanduläre Strukturen mit intraluminären, papillären Projektionen anaplastischer Zellen, die je nach Differenzierungsgrad Diastase-resistente, PAS-positive intracytoplasmatische Granula enthalten. In einem anderen Fall (SHENOY, 1961) entwickelte sich in einem perianalen Hidradenoma papilliferum ein metastasierendes Plattenepithelcarcinom. Es ist auch denkbar, daß sich wegen der geweblichen Unreife mancher Schweißdrüsencarcinome eine apokrine Genese nicht mehr nachweisen läßt. Beim Syringocystadenoma papilliferum sollte der besonders im Erwachsenenalter vorkommenden basaliomatösen Entartung durch rechtzeitige und vollständige Excision des meist seit Geburt bestehenden Ausgangstumors vorgebeugt werden.

V. Tumoren der Ceruminaldrüsen

Der äußere Gehörgang ist anstelle ekkriner Schweißdrüsen (PINKUS u. MEHREGAN, 1969) mit einem besonderen Typ von apokrinen, ein pigmentiertes wachsartiges Sekret abgebenden Drüsen ausgestattet. Tumoren dieser Drüsen sind selten: Bis 1971 waren im angelsächsischen Schrifttum nur etwa 45 Fälle bekannt (WETLI et al., 1972), einige deutschsprachige Mitteilungen (LOEBEL, 1963; KNOLLE u. SKURCZYNSKI, 1967) nicht eingeschlossen. Die Tumoren verursachen oft jahrelange, zunächst ungeklärte Beschwerden (Otalgie, Otorrhoe, Hörminderung). In sehr seltenen Fällen finden sie sich auch im Mittelohr (LINDQVIST u. BERGSTEDT, 1970). Als Rarität sei die Entstehung eines örtlichen (extramammären) Morbus Paget über einem solchen Carcinom bei einem 63jährigen Mann erwähnt (FLIGIEL u. KANEKO, 1975).

Im Gegensatz zu anderen apokrinen Adenomen scheinen benigne Formen seltener als maligne vorzukommen. Von den vier bisher beschriebenen Typen von „Ceruminomen" verhalten sich die Adenome und die sog. „Mischtumoren" gutartig, während die Adenocarcinome durch lokale Destruktionsneigung und die adenoid-cystischen Carcinome durch zusätzliche Metastasierungsneigung maligne Eigenschaften besitzen. Wir besprechen im folgenden die verschiedenen Tumoren gemeinsam.

Histologie: Das *Adenoma ceruminosum* stellt nur eine tumorförmige Wucherung normal ausgereifter Gehörgangsdrüsen dar, deren Lumina von einem meist zweireihigen, typisch apokrinen Epithel ausgekleidet sind (NELDNER, 1968). Die innere Lage besteht aus cuboiden bis prismatischen Zellen mit eosinophilem Cytoplasma und kleinen dunklen, basal gelegenen Kernen, die äußere Lage aus flachen, langgestreckten Myoepithelzellen. Die meisten sekretorischen Zellen zeigen apicale goldbraune Pigmentgranula, ferner PAS-positives Diastase-resistentes Material, vereinzelt auch siderophile Granula. Die Drüsenlumina drängen sich eng zusammen, manche sind cystisch erweitert oder von papillären Epithelfalten eingebuchtet. Diese histologisch und histochemisch ausgereiften Tumoren kommen vorwiegend im höheren Lebensalter vor (WETLI et al., 1972).

Beim *pleomorphen Adenoma ceruminosum („Mischtumor")* sind die apokrinen Stränge und Zellnester in ein myxoides, knorpelähnlich verdichtetes oder hyalines Stroma eingebettet, das sich histologisch und histochemisch ähnlich wie beim pleomorphen Speicheldrüsenadenom verhält (SMITH u. DUARTE, 1962).

Das *Adenocarcinoma ceruminosum* kann histologisch relativ hochdifferenziert erscheinen, verhält sich klinisch aber invasiv-destruktiv und kann in das Antrum und in die Schädelkapsel einbrechen. Die carcinomatösen Stränge ahmen teils reifere, teils unreifere adenoid-tubuläre Strukturen nach und bilden auch cystische Auftreibungen. Manche Zellinseln erinnern entfernt an dermale Cylindrome, jedoch fehlen deutliche hyaline oder myxoide Ablagerungen. Viele Zellen zeigen helle Kerne und ein eigentümlich basophil reticuliertes Cytoplasma. Pigmentgranula fehlen meist, PAS-positives Zellmaterial ist nur spärlich vorhanden. Ultramikroskopisch lassen sich jedoch unterschiedlich dichte Sekretgranula in wechselnder Zahl in den adenoiden Zellen nachweisen (WETLI et al., 1972). Auch zeigen diese Zellen zahlreiche apicale Mikrovilli und feine intercelluläre Sekretkanälchen.

Bei den durch perineurale Invasionsneigung und Metastasierung zusätzlich gefürchteten *adenoid-cystischen Carcinomen* ist die histologische Ähnlichkeit mit dem gleichnamigen Speicheldrüsencarcinom frappant. Es finden sich Klumpen von dunkelkernigen Tumorzellen mit cystischen Hohlräumen oder hyalinem Material im Zentrum der Zellwucherungen. Dieser Tumortyp ist der häufigste und gefährlichste unter allen Ceruminomen (PULEC et al., 1963), und er tritt durchschnittlich früher als die benignen Formen auf (WETLI et al., 1972).

Differentialdiagnose: Für den Pathologen sind zur Erkennung und Differenzierung der verschiedenen Ceruminomtypen Informationen über die Lokalisation und den otopathischen Symptomenkomplex wichtig. Histologisch kann die Unterscheidung eines adenoid-cystischen Carcinoms der Ceruminaldrüsen vom gleichnamigen Tumor der benachbarten Parotis ohne Kenntnis des klinischen Bildes schwierig sein. Beide Tumoren sind aber distinkte onkologische Entitäten (PULEC et al., 1963; CANKAR u. CROWLEY, 1964; TURNER et al., 1971; WETLI et al., 1972).

VI. Morbus Paget

Synonym: Adenocarcinoma apocrinocellulare epidermotropicum (LÜDERS, 1968).

Die in mammärer (bzw. mamillärer) und extramammärer Lokalisation auftretende Tumorkrankheit ist histologisch sehr charakteristisch, histogenetisch aber nach wie vor umstritten. Die häufigere mammäre Form betrifft eine, manchmal beide Mamillen und wird hauptsächlich bei Frauen, selten auch bei Männern, unter dem trügerischen Bild eines scheinbaren „Mamillenekzems" beobachtet. Der Zusammenhang mit einem Milchgangscarcinom ist hoch signifikant, auch wenn dieses manchmal erst nach Monaten oder Jahren klinisch manifest wird. Der seltene extramammäre, Männer und Frauen gleichermaßen betreffende Morbus Paget befällt nur Hautregionen mit apokrinen Drüsen (perianal-genitale Region, Axillen). Das Vorkommen über einem malignen Ceruminom des äußeren Gehörgangs (FLIGIEL u. KANEKO, 1975) entspricht durchaus der apokrinen Lokalisationsregel. Das klinische Bild des extramammären Morbus Paget kann einer Psoriasis oder einem Morbus Bowen, manchmal auch einem Ekzem oder einer Mykose ähneln.

1. Mammärer Morbus Paget

Die Chronizität der „ekzematoiden", aber scharfbogig begrenzten Dermatose und der zunächst meist fehlende klinische Nachweis eines minimalen Milchgangscarcinoms dürfen nicht über die praktisch obligate Syntropie mit einem beginnenden Drüsencarcinom hinwegtäuschen. Die früher daraus abgeleitete Forderung nach radikaler Ablatio mammae kann heute bei frühzeitiger Diagnose und galaktographischer Ortung des Primärtumors ggf. im Sinne einer brusterhaltenden Operation abgemildert werden.

Histologie: Das pathognomonische Bild des Morbus Paget besteht in einer Dissemination auffällig großer und heller Epithelzellen in den unteren und mittleren Lagen der mamillären Epidermis, wobei diese Zellen zunächst nur einzeln verstreut, später aber in dichten Haufen auftreten und die umgebenden Keratinocyten verdrängen. In der Mitte oder auch am Rand des Cytoplasmas liegt ein großer und chromatinlockerer, manchmal auch pyknotisch-bizarrer Kern (Abb. 45). Das Cytoplasma enthält sowohl Glykogen als auch neutrale Mucopolysaccharide, mitunter auch saure Mucopolysaccharide des Hyaluronidase-resistenten Sialomucintyps (FISHER u. BEYER, 1959). Manche Zellen können auch etwas Melanin enthalten, das jedoch aus benachbarten Melanocyten stammen dürfte, da die Paget-Zellen selbst Dopa-negativ sind (HELWIG u. GRAHAM, 1963). Das von Paget-Zellen durchsetzte Epithel reagiert teils acanthotisch, teils verschmälert es sich unter Atrophie bzw. Abstoßung oberer Epithellagen. Im Papillarkörper besteht eine wechselnd ausgeprägte entzündliche Zellinfiltration. In den epidermisnahen Milchgängen lassen sich nur in wenigen Fällen carcinomatöse Zellausgüsse oder suspekte anaplastische Zellen der Ductuswandungen nachweisen. Oft gelingt erst in engen Stufenschnitten der resezierten Mamma der Nachweis eines oder mehrerer umschriebener ductaler Mikrocarcinome. Diese neigen zur intracanaliculären Ausbreitung und setzen Lymphknotenmetastasen erst dann, wenn Einbrüche in das umgebende Stroma erfolgt sind.

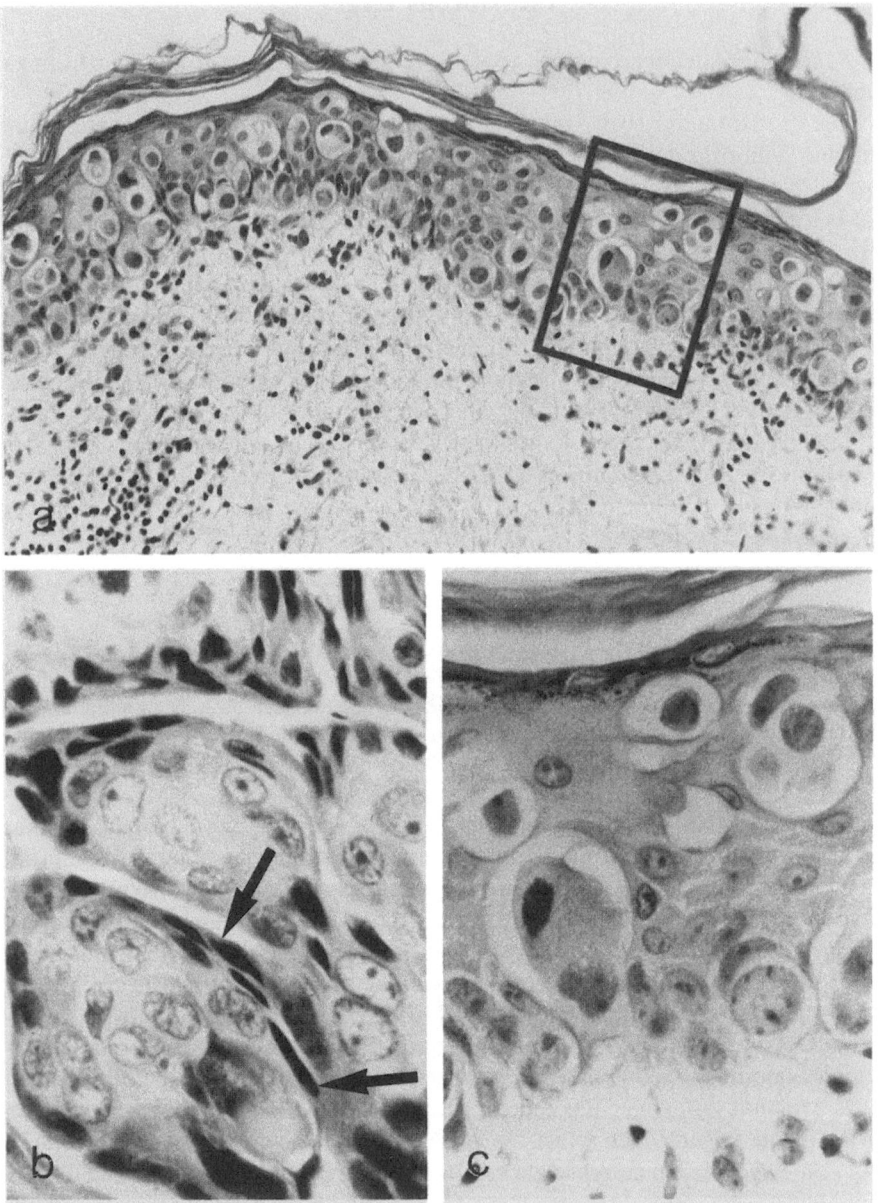

Abb. 45a–c. Mammärer Morbus Paget. (b) ↘Durch Paget-Zellen an den Rand gedrückte, kernpyknotische Keratinocyten [HE; Obj. 10×Opt. 1,6 bzw. 40: (c) Ausschnitt von (a)]

Ultramikroskopisch erscheinen die Paget-Zellen auffallend gering differenziert, sie zeigen jedoch Desmosomen, mitunter auch Mikrovilli der Plasmamembran (EBNER, 1969). Diese Befunde sind mit der Struktur apo- oder ekkriner Gangepithelien gut vereinbar (HASHIMOTO et al., 1966a, c) und werden durch das ausgesprochen lysosomale histochemische Reaktionsmuster der Paget-Zellen im Sinne einer apokrinen bzw. von den ductalen Epithelien abgeleiteten Genese weitgehend bestätigt (BELCHER, 1972).

Differentialdiagnose: Einerseits ist der Morbus Bowen (A.I.3), andererseits der „pagetoide" Typ eines Melanoma in situ (D.II) abzugrenzen. Wichtige Kriterien gegenüber dem *Morbus Bowen* sind der Glykogengehalt und das Fehlen von Einzelzelldyskeratosen in den Paget-Zellen. Pleomorphe Kernpyknosen können besonders in den oberen Epithellagen vorkommen, sie rühren jedoch meist von degenerierten Keratinocyten her. Schwieriger ist die Unterscheidung des *„pagetoiden" Melanoms* im präinvasiven Mikrostadium 1, da die Melanomzellen pigmentfrei sein können, manche Paget-Zellen aber etwas Melanin speichern. Wichtig sind daher die Lagebeziehungen zur Epidermis und Dermis: Paget-Zellen verhalten sich nur epidermotrop, während Melanomzellen zur dermotropen nesterförmigen Invasion des Papillarkörpers tendieren. Auch reichen die Paget-Zellen in der Epidermis meist höher als die vorwiegend in den basalen Epithellagen lokalisierten Melanomzellen. Schließlich unterscheiden sich beide Zellarten auch histochemisch, da Paget-Zellen Dopa-negativ sind und meist eine deutliche Färbereaktion auf neutrale und saure Mucopolysaccharide zeigen, während dies bei den Melanomzellen eher umgekehrt ist.

Histogenese: Fast allgemein hat sich die Ansicht durchgesetzt, daß der Erkrankung eine epidermotrope Invasion von Zellen eines Milchgangscarcinoms, also des ductalen Carcinoms einer modifizierten apokrinen Drüse, zugrundeliegt. Dieser Epidermotropismus hat fast symbiontische Züge, da die eingewanderten Carcinomzellen in der Epidermis verbleiben und keine Tendenz zur dermalen Invasion zeigen. Das ductale Epithel dient den Carcinomzellen als Leitschiene, für jeden anderen Ausbreitungsweg fehlen histologische Hinweise. Jedoch bleibt die Ursache des Paget-Phänomens, d.h. des epidermalen „Anziehungsvermögens" für apokrin determinierte Tumorzellen, ein histologisches Mysterium.

2. Extramammärer Morbus Paget

Im Gegensatz zur mammär lokalisierten Dermatose läßt sich bei den extramammären Formen in etwa der Hälfte der Fälle kein angrenzendes (Drüsengangs-) Carcinom nachweisen (KAWAMATSU u. MIKI, 1971). PINKUS und MEHREGAN (1969) vermuten, daß in solchen Fällen der Primärtumor im intraepidermalen Gangporus lokalisiert ist. Mit dem Nachweis eines apokrinen Carcinoms, besonders aber eines Rectumcarcinoms, wird die Prognose durch lymphonodale und generalisierte Metastasierung ungünstig (GRAHAM u. HELWIG, 1972).

Die *histologischen Befunde* gleichen denen des mammären Morbus Paget völlig, und auch histochemisch besteht weitgehende Übereinstimmung. Jedoch wurden ultramikroskopisch teils apokrine (CAPUTO u. CALIFANO, 1970; DEMOPOULOS, 1971), teils mehr ekkrine Differenzierungsmerkmale gefunden (KOSS u. BROCKUNIER, 1969; BELCHER, 1972).

Hinsichtlich der *Histogenese* vertreten die meisten Autoren heute die gleiche Auffassung wie beim mammären Morbus Paget, wobei die malignen Paget-Zellen zentrifugal von den Ausführungsgängen der in die distalen Haarfollikel einmündenden apokrinen Drüsen in die Epidermis eindringen und deren autochthone Zellen verdrängen (LÜDERS, 1968). Für eine Herkunft aus abartigen Keratinocyten gibt es keine überzeugenden Hinweise. Der häufig mißlingende histologische Nachweis eines benachbarten Ductuscarcinoms läßt sich nach PINKUS u. MEHREGAN (1969) 1. durch die Winzigkeit des Primärtumors, 2. durch die Möglichkeit der intraepidermalen Entstehung des Tumors im gemeinsamen infundibulären Mündungsgebiet von Haarfollikel und apokriner Drüse, 3. durch das mögliche Vorkommen von potentiell adnexbildenden Zellen in der Epidermis erklären. PINKUS spricht daher auch nicht von intraepidermaler Metastasierung, sondern von der Kolonisation eines fremden, neoplastischen Zellstamms in der Epidermis.

C. Basaliome

Die als Basaliome bezeichneten Tumoren repräsentieren eine onkologische Entität mit pathobiologischen Merkmalen, die ihnen eine eigentümliche Mittelstellung zwischen benignen und malignen epithelialen Hauttumoren zuweisen. Mit den letzteren teilen viele Basaliome die örtliche Infiltrations- und Destruktionsneigung, mit den ersteren das Ausbleiben von Metastasierung und tumorbedingter Kachexie. Man kann Basaliome daher als „semimaligne" Epitheliome bezeichnen, auch wenn dieses onkologische Prädikat – vielleicht wegen der Verwechslungsgefahr der Präfixe „semi-" und „pseudo-" – allgemein wenig üblich ist. Kaum überzeugend ist die in der WHO-Klassifikation (TEN SELDAM u. HELWIG, 1974) aus dem angloamerikanischen Schrifttum adoptierte, letztlich auf KROMPECHER (1903) zurückgehende Bezeichnung „basal cell carcinoma", da Fälle mit erwiesener Metastasierung extrem seltene, jeweils publikationswürdige Ausnahmen darstellen. Unter den Pathologen hat sich besonders v. ALBERTINI (1955; v. ALBERTINI u. ROULET, 1974), ebenso wie MIESCHER, GOTTRON, PINKUS und andere namhafte Dermatohistologen, gegen die Verwendung des Carcinom-Begriffs bei den Basaliomen gewandt.

Der im deutschsprachigen Schrifttum seit langem eingebürgerte neutrale Begriff „*Basaliom*" (NÉKAM, 1901, zit. nach HOLUBAR, 1975b) trägt der onkologischen Sonderstellung Rechnung und wird neuerdings auch im englischsprachigen Schrifttum propagiert (PINKUS, 1966, 1969). Vielfach gebräuchlich ist auch der Terminus „Basalzell*epitheliom*", der immerhin den Vorteil einer klaren Abgrenzung vom „Stachelzell*carcinom*" hat. Da jedoch in den romanischen Ländern die Begriffe Epitheliom und Carcinom häufig gleichgesetzt werden, ist eine terminologische Zweideutigkeit schwer zu vermeiden.

Nach PINKUS und MEHREGAN (1973) sind Basaliome (B.) ein „völlig unreifes, aber immer noch organoides" Glied in der Reihe der adnexoiden Tumoren. In einer Skala zunehmender geweblicher Unreife der adnexoiden Hauttumoren nehmen sie als „primordiale Epitheliome" (LEVER u. SCHAUMBURG-LEVER, 1975) den letzten Rang ein. Wenn wir sie gleichwohl nicht bei den adnexoiden Hauttumoren abhandeln, so geschieht es hauptsächlich wegen der genuinen biologischen Sonderstellung, die sich im klinisch „semimalignen" Verhalten ausdrückt.

Klinisch lassen sich mindestens *sechs verschiedene Basaliomtypen* unterscheiden: das häufigste noduläre bzw. nodulo-ulceröse B. (Typ „Ulcus rodens"), das pigmentierte B., das oberflächliche, teilweise auch cicatrisierende B., das destruierende B. (Typ „Ulcus terebrans"), das sklerodermiforme (bzw. morpheiforme) B., der Fibroepitheliomtyp des B. Weitere, seltene Sonderformen sind das naevoide Basaliom-Syndrom (GORLIN u. GOLTZ, 1960) sowie multiple Basalzell-Naevi vom linearen (CARNEY, 1952; ANDERSON u. BEST, 1962) und vom generalisierten follikulären Typ (BROWN et al., 1969).

Basaliome können in allen behaarten bzw. follikeltragenden Körperregionen auftreten, am häufigsten im Kopfbereich. Sehr selten sind auch Handteller oder Fußsohlen betroffen (HYMAN u. MICHAELIDES, 1963; HYMAN u. BARSKY, 1965; LEWIS et al., 1965). Im Bereich der Mundschleimhaut kommen wahrscheinlich keine Basaliome, sondern Ameloblastome („Adamantinome") vor. Lichtexponierte Gesichtsregionen werden nicht so eindeutig wie von Präcancerosen und Stachelzellkrebsen bevorzugt, zumal die Sonderformen des superfiziellen und des fibroepithelialen Basalioms meist am Stamm bzw. in der Lumbalregion lokalisiert sind. Gleichwohl entwickeln sich Basaliome nicht selten auf chronisch lichtgeschädigter oder auf röntgenbelasteter Haut, in alten Narben, ferner nach langdauernder Arseneinnahme (HUNDEIKER u. PETRES, 1968), und neuerdings auch – jeweils mit Latenzzeit – nach cytostatischer Immunsuppression (TRITSCH, 1974).

Die meisten Basaliome treten erst nach dem 40. Lebensjahr auf, wobei Menschen der weißen Rasse am häufigsten, der gelben Rasse seltener und der schwarzen Rasse am seltensten betroffen sind (POPKIN u. DE FEO, 1976). Menschen mit heller Hautfarbe sind häufiger als dunkle Konstitutionstypen betroffen (LANE-BROWN u. MELIA, 1973). Wesentliche Geschlechtsunterschiede bestehen nicht oder scheinen von den auslösenden Bedingungen in den untersuchten Populationen abzuhängen (HOLUBAR, 1975b).

Unter *histologischen* Gesichtspunkten lassen sich die Basaliome in solche *mit* und *ohne* Tendenz zur *geweblichen Differenzierung* aufteilen. Jedoch sind die Grenzen beider Gruppen fließend, da einerseits in überwiegend unreifen Basaliomen umschriebene organoide Differenzierungen vorkommen können, andererseits auch in organoid-differenzierten Basaliomen herdförmig eine völlige gewebliche Unreife bestehen kann. Undifferenzierte (nicht-organoide) Basaliome bilden meist solide Epithelnester, differenzierte (organoide) Basaliome können keratotische (trichoide), cystische oder adenoide Strukturen entfalten. Eine gegenseitige Zuordnung bestimmter histologischer und klinischer Basaliomtypen ist nur selten möglich, doch läßt sich als Faustregel feststellen, daß keine oder nur geringe Differenzierung bei folgenden Typen besteht: superfizielles B., Fibroepitheliomtyp, sklerodermiformes B., pigmentiertes B. Demgegenüber kommen beim nodulo-ulcerösen wie beim destruierenden Basaliomtyp undifferenzierte und differenzierte Formen vor, letztere beim destruierenden B. allerdings seltener. Relativ häufig finden sich organoide Reifungsstrukturen ferner beim naevoiden Basaliom-Syndrom sowie bei den linearen und generalisierten Typen der sog. Basalzell-Naevi.

Histologische Hauptkriterien: Basaliome bestehen aus epithelialen dunkelkernigen Zellhaufen, deren außen liegende Zellen palisadenförmig gegen ein ausgeprägtes bindegewebiges Stroma gerichtet sind. Die Zellen im Inneren liegen dagegen ungeordnet und erscheinen mehr oder minder spindelig bis rundlich (Abb. 46). Eine ziemlich oberflächliche Ähnlichkeit mit epidermalen Basalzellen besteht nur insofern, als die „*Basaliomzelle*" einen im Vergleich zum spärlichen Cytoplasma relativ großen, meist etwas ovoiden und ziemlich dichten Kern hat. Die Kerne erscheinen mehr unreif-monomorph als anaplastisch. Lichtmikroskopisch sind die Zellgrenzen undeutlich und keine sicheren Intercellularbrücken nachweisbar. Mitosen sind in der Mehrzahl der Fälle selten; ihr gehäuftes Vorkommen allein läßt noch nicht auf verstärkte Aggressivität des Tumors schließen. Auch vermehrte Kernpyknosen, höhere Grade von Anisonucleose oder Mehrkernigkeit sind Zeichen eines sowohl gesteigerten als auch degenerativ alterierten Wachstums und kein verläßlicher Gradmesser der Verlaufsprognose (OKUN u. BLUMENTAL, 1964; RUPEC et al., 1969).

Die einzelnen Basaliomstränge sind durch eine deutliche Basalmembran begrenzt und von einer mehr oder minder markanten, aus Fibroblasten und unausgereiften Kollagenfasern bestehenden *Stromahülle* umgeben. Die Längsrichtung der Fibroblasten und Fasern schmiegt sich der Form der Basaliomzapfen mehr oder minder deutlich an und gestaltet als ein geradezu *konstitutives Begleitele-*

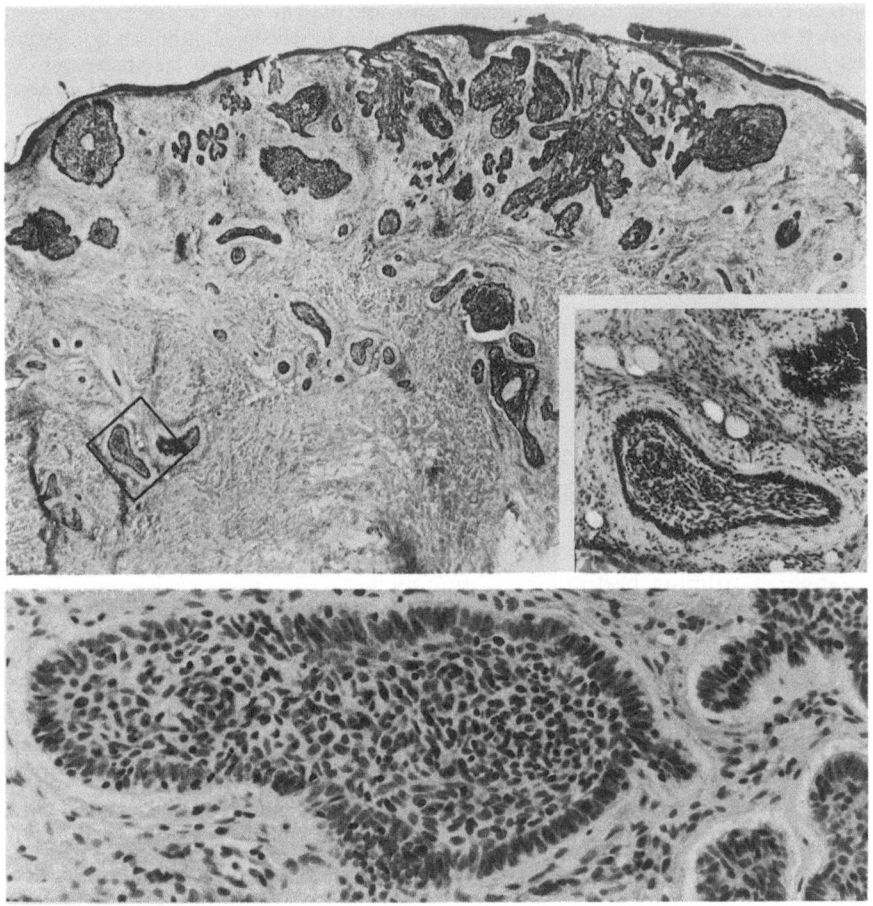

Abb. 46. Solides Basaliom (nodulärer Typ) (HE; Obj. 2,5 bzw. 10: Ausschnitt, bzw. 25)

ment des Tumorparenchyms seine läppchenförmige Gliederung mit. Das präexistente Bindegewebe geht zugrunde und wird auch nicht zu einer Pseudokapsel zusammengeschoben. Die Grundsubstanz des tumoreigenen Stromas erscheint oft etwas mucoid und färbt sich metachromatisch. Auch finden sich meist auffällig reichliche Mastzellen. Lacunäre Spalten zwischen Stroma und Basaliomstrang sind wahrscheinlich keine reinen Fixationsartefakte, sondern werden neuerdings auf erhebliche regressive Veränderungen der Palisadenzellen zurückgeführt (PIÉRARD u. KINT, 1966; KINT, 1970). Jedenfalls sind Gewebsspalten zwischen Tumorparenchym und Hüllmesenchym, im Gegensatz zu Plattenepithelcarcinomen, für Basaliome recht typisch. Entzündliche lympho-monocytäre Infiltrate finden sich zunächst nur spärlich, sie nehmen auf zusätzliche Reize (Ulceration usw.) zu und werden dann auch durch Plasmazellen angereichert.

Die Grundform des Basalioms ist der solide, in seiner Konfiguration variable und durch die begleitende Stromaproliferation organoid organisierte Basaliomstrang. Diese charakteristische „*organized interdependency*" (PINKUS, 1966) von Parenchym und Mesenchym erinnert an das Wachstum embryonaler bzw. anagener Haarkeime (LEVER u. SCHAUMBURG-LEVER, 1975; KINT, 1976; STEIGLEDER, 1978). Das durch alkalische Phosphatase-Reaktion darstellbare Capillarmuster des Stromas entspricht allerdings häufiger dem der Talgdrüsen als dem des tiefen Haarbalges (STEIGLEDER, 1978). Während die Palisadenstellung der peripheren Zellen durch den Kontakt zur Basalmembran „induziert" wird, liegen die inneren Zellen eher regellos und – wegen der undeutlichen Zellgrenzen – scheinbar syncytial. In unfixierten Kryostatschnitten läßt sich reichliches basophiles und metachromatisches Material in und zwischen den Basaliomzellen nachweisen, wobei es sich wahrscheinlich um neutrale und saure Mucopolysaccharide handelt. Größere intercelluläre Ablagerungen dieses mucinösen Materials drängen die Zellen sternförmig auseinander, so daß im Inneren der Basaliomzapfen eine adamantoide Zellkonfiguration (PINKUS u. MEHREGAN, 1969) bzw. eine auch elektronenmikroskopisch bestätigte „stelläre Atrophie" (KINT, 1970; REIDBORD et al., 1971) entsteht. Weitere Steigerung bis zu degenerativer Zellauflösung führt zu kleinen (cribriformen) oder größeren cystischen Hohlräumen in den Basaliomnestern.

Der dem Basaliom eigene „monstrous attempt at adnexogenesis" (PINKUS, 1966) kann auch zu *variablen, wenngleich unreif bleibenden Gewebsdifferenzierungen* in keratotischer (trichoider), sebocytoider oder adenoider (ductaler) Richtung führen (Abb. 47). Diese organoide Pluripotenz kann sich auch im gleichen Tumor manifestieren, so daß manche Basaliomstränge tubuläre, andere keratotische oder cystische Strukturen zeigen. Gleichwohl bleiben diese Spielarten der basaliomatösen Grundform auf einem niedrigen Reifungsniveau. Auch können als Ausdruck der degenerativen Verfallstendenz des Tumorparenchyms intracystische Ansammlungen von Zelldetritus und umschriebene Verkalkung entstehen. Kalkinkrustationen finden sich manchmal auch in keratotischen Basaliomen oder im Stroma.

Bei *adenoiden* Basaliomen bildet das Parenchym schmale, oft nur wenige Zellagen breite Stränge, die sich zu tubulären, alveolären oder spitzentuchartigen Gewebsmustern vernetzen. Die peripheren Zellen sind dabei mehr kubisch als langgestreckt, die Palisadenstellung fehlt oder ist nur angedeutet, die Kerne sind rundlich. Es finden sich aber auch typisch basaloide Epithelknospen, manchmal mit vermehrten Mitosen. Die adenoide Basaliomstruktur ist nur scheinbar: Die die Lumina auskleidenden Zellen zeigen weder histologisch noch histoenzymatisch die für apo- oder ekkrine Drüsen charakteristischen Merkmale bzw. Enzymmuster (BRAUN-FALCO, 1957; WOOD et al., 1958; WOLFF u. HOLUBAR, 1965). Eine Ausnahme sind ekkrin differenzierte Basaliome, die histochemische und elektronenmikroskopische Attribute einer ekkrinen Differenzierung aufweisen und an Syringome erinnern, aber eine wesentlich größere Ausdehnung erreichen (FREEMAN u. WINKELMANN, 1969).

Beim *keratotischen* Basaliomtyp finden sich neben undifferenzierten Tumornestern auch solche mit Horncysten, die von parakeratotischen, leicht eosinophilen Zellen mit elongierten Kernen umgeben sind. Der ohne Keratohyalin-Granula erfolgende Verhornungstyp erinnert an die keratogene Zone des normalen Haarschafts und kann als ein Versuch zur trichoiden Differenzierung angesehen werden (FOOT, 1947).

Auch die *Stromakomponente* des Basalioms besitzt eine dem Parenchym kaum nachstehende Variabilität. Basaliomatöse Sonderformen mit gesteigerter mesenchymaler Proliferation sind das „prämaligne Fibroepitheliom" (PINKUS, 1953) und der sklerodermiforme Basaliomtyp, wobei das Wachstum des ersteren

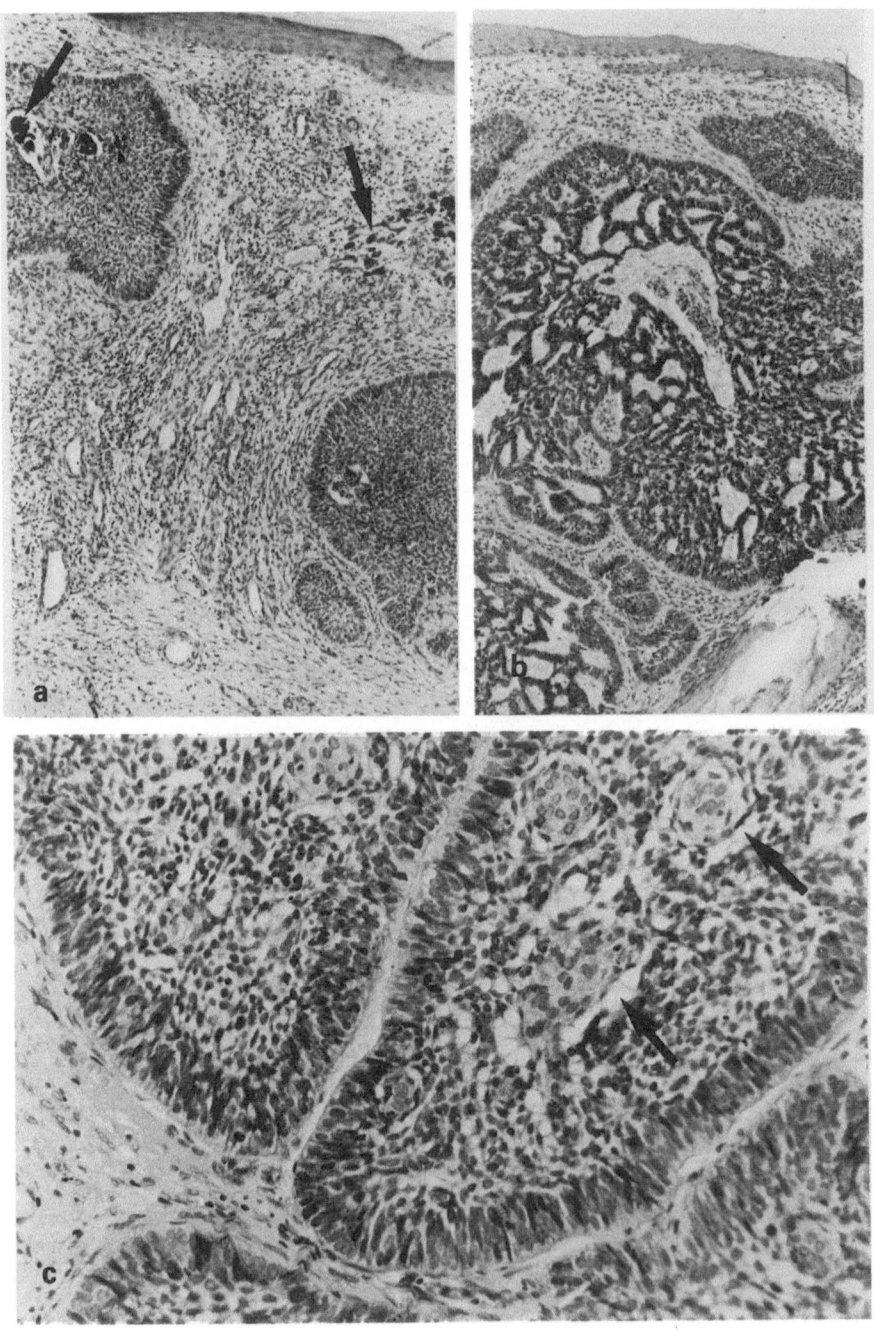

Abb. 47a–c. Basaliom. (a) Kleincystischer, pigmentreicher Typ. ↘ Melanin teils intracystisch, teils in Makrophagen des entzündlich infiltrierten Bindegewebes (HE; Obj. 10). (b) Adenoide (cribriforme) Differenzierung mit zentraler Cystenbildung (HE; Obj. 10). (c) Basaliom mit keratotischer Differenzierungstendenz. ↘ Sog. stelläre Atrophie (HE; Obj. 25)

mehr umschrieben, das des letzteren mehr infiltrierend erfolgt. Zwar bildet das Mesenchym mit dem Tumorparenchym eine gewebliche Einheit, doch können ihm keine sicher neoplastischen Eigenschaften zugeschrieben werden. Es wirkt durch seine histolytische Aktivität als Wegbereiter des Basaliomstrangs, zugleich aber auch als retardierendes und die Metastasierung hinderndes Element (SAMS et al., 1963). Während das Basaliomstroma ein eigenes, für das Tumorparenchym unentbehrliches Capillarnetz besitzt, werden die präexistenten kleinen Blutgefäße und Lymphbahnen der Dermis komprimiert, obliteriert und destruiert. So ermöglichen die Eigenschaften des Stromas einerseits die örtliche Aggressivität des Basalioms, andererseits vereiteln sie seine Metastasierung. Experimentell hat sich eindrucksvoll gezeigt, daß rein epitheliale Basaliomverbände ohne umhüllendes Stroma nicht proliferationsfähig sind (VAN SCOTT u. REINERTSON, 1961; VAN SCOTT, 1964). Hier liegt der *histobiologische Kardinalunterschied zum echten Carcinom*, dessen Zellabsiedelungen sich autonom verhalten und praktisch jedes gefäßführende Gewebe als Matrix ausnutzen können.

Basaliome können sowohl aus der Epidermis als auch aus (meist pilofollikulären) Hautanhangsgebilden entstehen oder damit verwachsen. In Serienschnitten lassen sich in über 90% der Tumoren Verbindungen mit der Epidermis nachweisen (HUNDEIKER u. BERGER, 1968). Zur Ulceration kommt es, wenn der Tumor die Epidermis arrodiert oder deren versorgende Gefäße zerstört. Dann ergibt sich auch die Möglichkeit der orientierenden Cytodiagnostik anhand von Abklatschpräparaten oder smears (GRAHAM u. URBACH, 1972).

Histochemie: In der Mehrzahl der Basaliome läßt sich Glykogen in wechselnder Menge und Lokalisation nachweisen (KINT, 1970, 1976). Neutrale Polysaccharide finden sich am deutlichsten in den Basalmembranen. Bei Lacunenbildung bleibt die Basalmembran am retrahierten Stroma hängen (KINT, 1970). In stärker infiltrierenden Basaliomen erscheint sie diskontinuierlich (BRETT u. BRAUN-FALCO, 1955). Saure Mucopolysaccharide kommen regelmäßig im Tumorstroma vor und finden sich besonders bei adamantoiden und cylindromatösen Wuchsformen auch im Basaliomstrang. Während die Anhäufung saurer Mucopolysaccharide im Tumorparenchym meist als Ausdruck degenerativer Vorgänge interpretiert wird, wird die Anreicherung im Stroma teils als reaktiv-regressives Gewebsphänomen (BRAUN-FALCO, 1964), teils als Zeichen der aktiven Proliferation des neugebildeten Bindegewebes betrachtet (SAMS et al., 1963). Eine Beziehung zwischen dem Ausmaß der peritumoralen Entmischungsvorgänge der Grundsubstanz und der biologischen Dignität des Tumors wird verneint (BRAUN-FALCO, 1964). Für die unterschiedliche Herkunft der epithelialen und mesenchymalen Metachromasie spricht auch das Fehlen von Hyaluronsäure im Stroma, die im Epithel häufig nachweisbar ist (KINT, 1976).

Basaliomzellen enthalten weniger RNS als die Basalzellen der normalen Epidermis, während der cytophotometrisch bestimmte DNS-Gehalt der Kerne bei den soliden Basaliomen ein ausgeprägtes Maximum im diploiden Bereich aufweist (EHLERS, 1966a). Bei adenoiden und scirrhösen Basaliomtypen fanden sich schwächere und stärker streuende Gipfel in der diploiden Zone, während in sog. intermediären metatypischen Epitheliomen hohe Maxima in der tetra- und hypo- bis hyperoctoploiden DNS-Zone vorkamen. Auch in ungenügend vorbestrahlten, oder nach Arsenintoxikationen entstehenden Basaliomen fand EHLERS (1966a) eine den metatypischen Epitheliomen ähnliche DNS-Verteilung.

Umfangreiche histoenzymatische Studien (WOLFF u. HOLUBAR, 1965; HOLUBAR u. WOLFF, 1966; WINKELMANN et al., 1967; PETZOLDT u. BRAUN-FALCO, 1968; KINT, 1970) haben ziemlich übereinstimmend ergeben, daß auf dieser Basis zwischen verschieden differenzierten Basaliomen nicht unterschieden werden kann, da das Enzymmuster im Tumorparenchym nur wenig ausgeprägt ist und meist auch die für apo- oder ekkrine Sekretion charakteristischen Schlüsselenzyme vermissen läßt. Dagegen läßt sich im Tumorstroma Aminopeptidase und 5-Nucleotidase deutlich nachweisen, wobei die vom Grad der Entzündung unabhängige *Reaktionskonstanz* dieser sog. „Stroma-Enzyme" die *Sonderstellung des peritumoralen Mesenchyms* als eines aktiv proliferierenden integralen Geschwulstanteils betont (HOLUBAR, 1975b).

Ultramikroskopie: Mit Hilfe des Elektronenmikroskops konnte geklärt werden, daß auch Basaliomzellen einige Desmosomen und in der Palisadenzone vereinzelte Halbdesmosomen besitzen (LEVER u. HASHIMOTO, 1967; KINT, 1970). Auch kommen Tonofilamente vor, deren Zahl in keratotisch differenzierenden Zellen ansteigt (KINT, 1970, 1976). Die Kerne der Palisadenzellen zeigen nur selten Nucleolen, auch finden sich intranucleäre Sphäridien seltener als in den Basalzellen der Epidermis (RUPEC et al., 1976). Diese und andere elektronenoptische Befunde sprechen für eine *reduzierte Proteinsynthese der Basaliomzellen*.

Auch die Genese der sog. stellären und pseudocystischen Atrophie der Basaliomzellen konnte elektronenoptisch als inter- und intracellulärer Degenerationsvorgang weitgehend aufgeklärt werden. Die charakteristische Lacunenbildung zwischen Tumorparenchym und Stroma kommt durch Konfluenz der intracytoplasmatischen Cysten und durch Auflösung der den Kontakt zur Basalmembran verlierenden Palisadenzellen zustande (KINT, 1970). Die für normal reifende Keratinocyten charakteristischen Zellorganellen fehlen der Basaliomzelle weitgehend, d.h. sie bleibt auch ultramikroskopisch auf einer unreifen Stufe (ZELICKSON, 1962). Vereinzelt wurden jedoch auch Basaliome mit ekkrinen Differenzierungsmerkmalen beschrieben (REIDBORD et al., 1971).

1. Noduläres bzw. nodulo-ulceröses Basaliom

Dieser häufigste Typ des Basalioms beginnt als perlgrau schimmerndes, von vereinzelten Teleangiektasien überzogenes, flach erhabenes Knötchen, das sich dann zu einem Agglomerat von Knötchen entwickelt, die sich oft angedeutet ringförmig um ein leicht eingesunkenes Zentrum gruppieren. Durch flache Ulceration entsteht das „Ulcus rodens", durch exophytisches Wachstum ein knospig-vegetierender Basaliomtyp. Für den Erfahrenen ist die klinische Diagnose möglich, sie sollte aber immer histologisch bestätigt werden.

Histologie: Die meist multipel in der Dermis gelegenen Basaliomnester kommen am häufigsten in solider oder teilweise cystischer Form, aber auch in kleincystisch-cribriformen, adenoiden, sebocytoiden oder keratotischen Varianten vor. Manche Basaliomstränge, besonders die höher gelegenen, enthalten auch Melanocyten, cystische Hohlräume mitunter auch Melanin (vgl. C.2). Zwischen den oberflächlichen Basaliomnestern und der bedeckenden, oft abgeflachten Epidermis finden sich die bereits klinisch als epinodulär „schwimmende" Teleangiektasien auffallenden Erweiterungen von Capillaren und Venolen, die offenbar durch Kompression der abführenden Gefäße zustandekommen. Selten wird bei diesem Basaliomtyp die Grenze zum subcutanen Fettgewebe überschritten. Dagegen finden sich oft kleine superfizielle Basaliomknötchen in der Umgebung, so daß bei der Excision (oder bei therapeutisch äquivalenter fraktionierter Röntgenbestrahlung) die Einhaltung eines gewissen „Sicherheitshofs" ratsam ist.

EHLERS (1966b) ermittelte unter 1785 Basaliomen rund 60% solide und über 16% stromareiche Formen, während differenzierte Basaliome den Rest bildeten. Auch fand er die Erfahrungen früherer Autoren bestätigt, daß Rezidivbasaliome (z.B. nach ungenügender Röntgenbestrahlung) nicht selten eine Tendenz zur geweblichen „Metatypie" mit Verwischung der „organoiden" Stroma-Parenchym-Beziehung und mit cellulärer „Verwilderung" der Basaliomstränge aufwiesen. Dabei zeigen die Basaliomstränge polymorphe und anaplastische Zellen ohne typische periphere Palisadenstellung, mäßige Kernpolymorphie, Verlust jeder organoiden Differenzierungstendenz, ferner vermehrte und manchmal atypische Mitosen. Diese mehr ent- als undifferenzierte Tumorstruktur wird als Übergang vom klassischen Basaliom in ein Basalzellcarcinom gedeutet (MIESCHER, 1949; NÖDL, 1954; GOTTRON u.

NIKOLOWSKI, 1960), während PINKUS (1966) vom Wandel der „organized interdependency" in „invader-host relationship" spricht. Wir werden dieses Problem unter C.8 näher erörtern.

2. Pigmentiertes Basaliom

Obwohl Melanocyten in etwa $^3/_4$ aller Basaliome (DEPPE et al., 1976) vorkommen und Basaliome sogar den größten Anteil aller pigmentierten Hauttumoren ausmachen, erscheint uns aus mehreren, insbesondere klinisch-differentialdiagnostischen Gründen eine gesonderte Erörterung des pigmentierten Basalioms angebracht.

Beim Pigment der Basaliome handelt es sich um *Melanin*, das sich besonders in cystischen Basaliomen, seltener auch intercellulär in soliden oder keratotisch differenzierten Basaliomsträngen findet. Häufiger als Melanin lassen sich *Dopa-positive Melanocyten* nachweisen, vor allem in den oberflächennahen Tumorabschnitten und in der Peripherie der Basaliomstränge. Im Gegensatz zu den Melanocyten häuft sich das Melanin besonders im Zentrum, vor allem in den Cysten der Basaliomstränge an, wo es sich hauptsächlich in desquamierten und untergehenden Melanocyten findet. Auch das Stroma kann wechselnd reichliche Melanophagen enthalten. Stark pigmentierte Basaliome vermögen Melanin auch an die bedeckende Epidermis abzugeben, wo es mit den Keratinocyten bis in die Hornschicht gelangt und klinisch den lackartig schwarzen Glanz eines Melanoms nachahmen kann.

Die bevorzugt in keratotischen und besonders in cystischen Basaliomen nachweisbare Häufung von Melanocyten und Melanin erinnert an die entsprechende celluläre Komponente der Haarmatrix. Auch größenmäßig gleichen die Melanocyten des Basalioms den Melanocyten des anagenen Haarfollikels, zeigen aber eine auffällige Häufung der Melaningranula in den dendritischen Fortsätzen, während die Basaliomzellen nur spärliche Melanosomen und Melaningranula enthalten (ZELICKSON, 1962, 1967). Dieses Mißverhältnis zwischen Melaninanreicherung in den Spenderzellen und Melaninarmut in den Basaliomzellen wird mit einer Blockierung der Pigmentabgabe oder mit einer Unfähigkeit der Basaliomzellen zur Pigmentaufnahme erklärt.

3. Oberflächliches Basaliom

Synonyma: Pagetoides, bowenoides, erythematoides, psoriasiformes oder ekzematoides Basaliom; „Rumpfhautepitheliom".

Die meist multipel am Rumpf auftretenden Einzelherde sind sehr flach, bei oberflächlicher Betrachtung psoriasiform oder ekzematoid und kaum ulcerierend. Die Synonyma reflektieren die wichtigsten klinischen Differentialdiagnosen.

Histologie: Bei diesem Basaliomtyp „hängen" an der Epidermis umschriebene, scheinbar multizentrische Basaliomnester, die meist nur bis zum Oberrand des Stratum reticulare reichen, aber von einer markanten, auch kleine Basaliomknospen akzentuierenden Stromareaktion begleitet sind (Abb. 48). Eine knötchenförmige lympho-monocytäre Entzündung ist häufig mitvorhanden. Die überziehende Epidermis ist nicht nur über den Basaliomnestern, sondern auch in den tumorfreien Zwischenstrecken meist atrophisch.

Die oberflächlich-disseminierte Verteilung und periphere Ausbreitungstendenz des Tumors hat die Annahme einer multizentrischen Genese begünstigt (GOTTRON u. NIKOLOWSKI, 1960; EHLERS, 1966). Jedoch konnte MADSEN (1955, 1965) anhand histographischer Rekonstruktionen von Serienschnitten eine unizentrische Entstehung mit sekundärer multipler Kontaktnahme mit der Oberflächenepidermis nachweisen. Von unten betrachtet erscheint das superfizielle Basaliom wie eine durchlöcherte Gewebsplatte, wobei die Verbindung

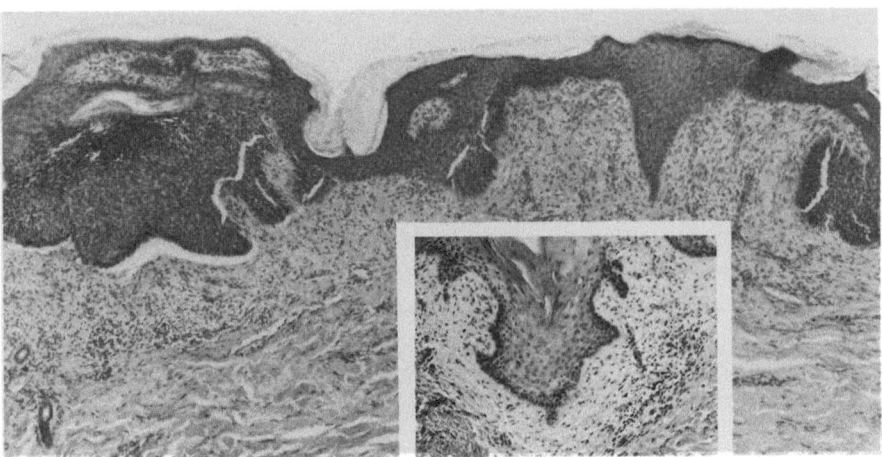

Abb. 48. Superfizielles Basaliom. Auch um beginnende Basaliomknospen ausgeprägte Stromakomponente (HE; Obj. 4 × Opt. 2 bzw. 10)

zwischen Peripherie und Zentrum des Proliferats durch Regressionsvorgänge verlorengeht. Daß OBERSTE-LEHN (1954) in Macerationspräparaten keine Verbindungen der „multizentrischen" Basaliomnester untereinander nachweisen konnte, beruht möglicherweise auf präparativen Artefakten mit Ruptur von Basaliomsträngen. ZACKHEIM (1962) nimmt einen vermittelnden Standpunkt ein, indem er eine primär multifocale, sekundär fusionierende Tumorentwicklung mit peripherem Weiterwachsen entsprechend der Ansicht von MADSEN für wahrscheinlich hält. Jedenfalls erklärt sich der benigne klinische Verlauf des oberflächlichen Basalioms durch die *eigentümliche, an die Pars papillaris der Dermis gebundene histogene Ausbreitungsform.*

4. Destruierendes Basaliom

Synonym: „Ulcus terebrans".

Abgesehen von den sehr seltenen echten Basalzellcarcinomen neigen nur destruierende Basaliome zum deletären Verlauf, indem sie mitunter jeglicher fachgerechter Therapie trotzen. Sie sind, im Gegensatz zu den meisten anderen Basaliomformen, *weitgehend strahlenresistent* und können nur durch radikale und frühzeitige Operation beseitigt werden (GORMLEY u. HIRSCH, 1978). Am häufigsten sind centrofaciale Areale (Nasenflügel, Nasenwurzel, Nasolabialfalte), die Schädelregion oder der Nacken betroffen. Dieser Basaliomtyp kann *primär* entstehen oder sich *sekundär*, ggf. nach wiederholten chirurgischen oder strahlentherapeutischen Vorbehandlungen, aus einem „Ulcus rodens" entwickeln. Tödliche Verläufe kommen durch Arrosionsblutungen großer Gefäße, durch ossäre Destruktion mit Einbruch in die Schädelhöhle (WEIDNER u. STOLTE, 1974), selten auch durch bronchogene Lungenmetastasierung infolge Aspiration von stromahaltigen Tumorpartikeln zustande. Allgemeine Kachexie und Immundefizienz können eine solche Entwicklung begünstigen.

Histologie: Obwohl das „Ulcus terebrans" durch schrankenloses Tiefenwachstum mit Zerstörung aller sich entgegenstellenden Gewebsstrukturen gekennzeichnet ist, läßt sich ihm kein spezielles histologisches Substrat zuordnen. Zwar findet sich meist eine deutliche metachromatische Entmischung der Grundsubstanz des Stromas und manchmal eine fast anaplastische „Verwilderung" der infiltrierenden Basaliomsträge, doch kommen sowohl unreife als auch mehr oder minder organoide Tumorformationen vor (HOLUBAR, 1975b).

5. Sklerodermiformes Basaliom

Synonyma: Morpheiformes Basaliom; keloidiformes Basaliom.

Klinisch handelt es sich um meist singuläre, bis fingernagelgroße, wachs- oder elfenbeinfarbene, flache Plaques mit eher tast- als sichtbarem Rand. Der Tumor ist derb und wie Wachs in die Haut eingelassen, bei Tiefeninfiltration schlecht verschiebbar. Die sonst so charakteristischen Perlknötchen und Teleangiektasien sind nicht oder nur spärlich nachweisbar. Das Wachstum erfolgt zwar langsam, doch sind Rezidive (nach unvollständiger Excision oder nach Röntgenbestrahlung) häufig.

Histologie: Das sklerodermiforme Basaliom ist durch eine im Vergleich zu den anderen Basaliomtypen besonders ausgeprägte Bindegewebswucherung gekennzeichnet. Es breitet sich mit schmalen, „scirrhösen", manchmal perlschnurartig dünnen Strängen und kleinen Nestern in einem sehr dichten fibrösen Stroma aus und kann die Subcutis infiltrieren (Abb. 49). Der basaliomatöse Strukturtyp mit peripheren Palisadenzellen tritt nur in den etwas größeren, oft Verzweigungsstellen der Epithelstränge bildenden Zellinseln deutlicher hervor. Meist fehlt eine entzündliche Reaktion. Syringoide Differenzierungen sind möglich (PINKUS u. MEHREGAN, 1969), doch überwiegen unreife Parenchymstrukturen.

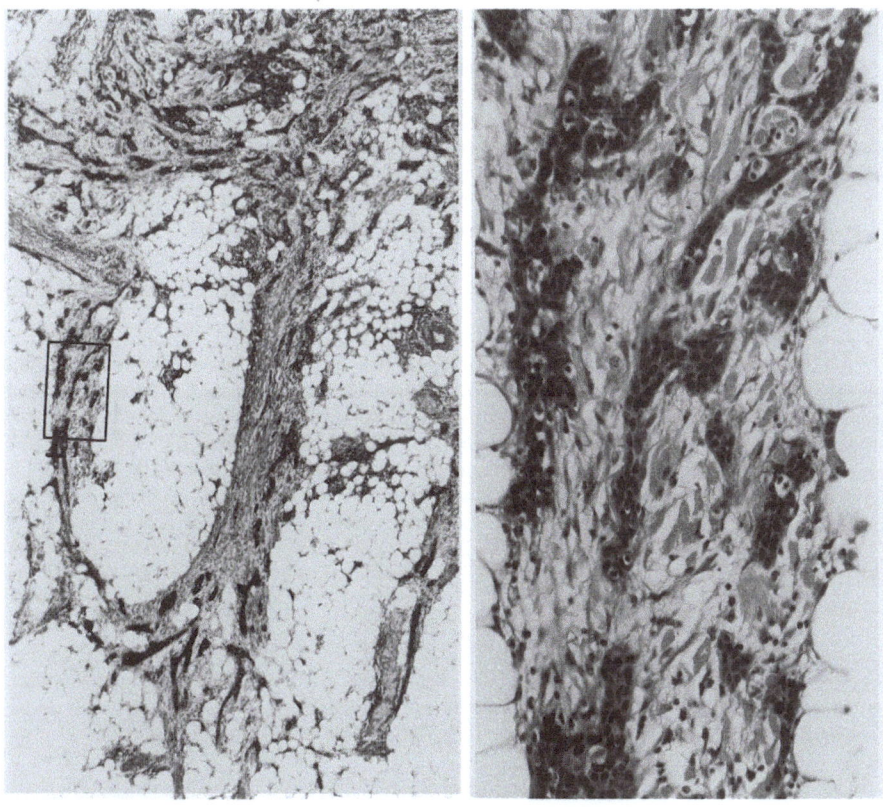

Abb. 49. Sklerodermiformes Basaliom. Vorwiegend intratrabeculäre Infiltration in die Hypodermis (HE; Obj. 2,5 bzw. 25: Ausschnitt)

6. Sog. prämalignes Fibroepitheliom (PINKUS, 1953)

Synonym: Pinkussches Fibroepitheliom.

Der ziemlich seltene, am ehesten in der Lumbosacralregion, aber auch anderweitig (POSTERNAK u. CIVATTE, 1976) lokalisierte Basaliomtyp kann mit seborrhoischen Keratosen und oberflächlichen Basaliomen sowohl assoziiert sein als auch klinisch verwechselt werden. Das von PINKUS gewählte Epitheton „prämaligne" soll das für lange Zeit gutartige Verhalten des Tumors ausdrücken; jedoch ist ein Umschlag in invasives Basaliomwachstum möglich.

Histologie: Aus der Epidermis sproßt ein ganzes Netzwerk von langen und schmalen, sich verzweigenden Basaliomsträngen, die in ein hyperplastisches, oft ödematös aufgelockertes oder mucoides Stroma eingebettet sind (PINKUS, 1953; HORNSTEIN, 1957; NÖDL, 1969). Das relativ gefäß- und zellreiche Stroma scheint gewissermaßen durch ein Gespinst von zarten, oft nur noch doppelreihigen Epithelsträngen, die sich zu kleinen Basaliomknospen verdicken, aufgeteilt (Abb. 50). Um kleine Basaliomzapfen ist das Stroma meist zellreich, sonst eher schwammig-myxoid und von Capillaren und reichlichen Mastzellen durchsetzt. Der histologische Eindruck, daß die großmaschig verzweigten Basaliomstränge durch den Wachstums- und Quellungsdruck des Stromas komprimiert werden und somit die fibröse Komponente der epithelialen gewissermaßen ebenbürtig wird, rückt diese Spielart des Basalioms in eine gewisse Analogie zum intracanaliculären Fibroadenom der Mamma (PINKUS u. MEHREGAN, 1969).

Differentialdiagnostisch ist die „organoide" Beziehung von Stroma und kleinen Basaliomzapfen ein wichtiger Unterschied zum reticulären Typ der seborrhoischen Keratose (A. I. 3). In der Regel fehlt eine adnexoide Differenzierung des Parenchyms, sie kann aber beim Umschlag in ein klassisches Basaliom nachgeholt werden (HOLUBAR, 1975b).

7. Naevoide Basaliome (bzw. Basaliomatosen)

Synonyma: Gorlin-Goltz-Syndrom; Naevo-Basaliomatose; Basalzellennaevus-Syndrom u. a.

Bei der besonders von GORLIN und GOLTZ als polyorganotropes, autosomal-dominant vererbtes Syndrom herausgestellten Naevo-Basaliomatose handelt es sich um eine *Phakomatose* im Sinne von MUSGER (1964), also um komplexe hyper- oder neoplastische Veränderungen auf dem Boden von frühembryonalen Entwicklungsstörungen, die auch nach Abschluß der Wachstums- bzw. Differenzierungsperiode prozeßhaft fortschreiten können. Die Kardinalsymptome des Krankheitsbildes sind *multiple, schon im frühen Lebensalter auftretende Basaliome, odontogene Kiefercysten* und *Rippenanomalien*, wozu noch oculäre, zentralnervöse und neuro-endokrine Fehlentwicklungen oder Tumoren treten können (HAPPLE, 1973; HOLUBAR, 1975a). Die Basaliome sind regellos, mitunter zu Hunderten, über das Integument verteilt, wobei sich häufig auch an den Handtellern und Fußsohlen charakteristische Grübchen („pits") mit histologisch basaloider Struktur finden. Auf die „*naevoide*" Basaliom-Phase kann nach Jahrzehnten eine ulceröse und lokal destruktive „*onkotische*" Phase folgen (BERENDES, 1971; HAPPLE, 1973; HOLUBAR, 1975a), doch bleiben viele Tumoren und die Mehrzahl der sonstigen Organveränderungen mehr oder minder stationär. Auch wurden nosologische Verbindungen zu einigen anderen hereditären Syndromen beobachtet, so zur Neurofibromatosis v. RECKLINGHAUSEN (E. IV. 2), zu multiplen Tricho-Epitheliomen (B. I. 6) und zu multiplen dermalen Cylindromen bzw. Turban-Tumoren (B. IV. 2).

Abzugrenzen ist der sehr seltene Formenkreis der *streifigen* (linearen) und der *generalisierten folliculären Basalzell-Naevi*. Sie sind gewissermaßen das primär basaliomatöse, aber gutartig bleibende Extrem der organoiden bzw. adnexoiden Naevi, während sonst Basaliome

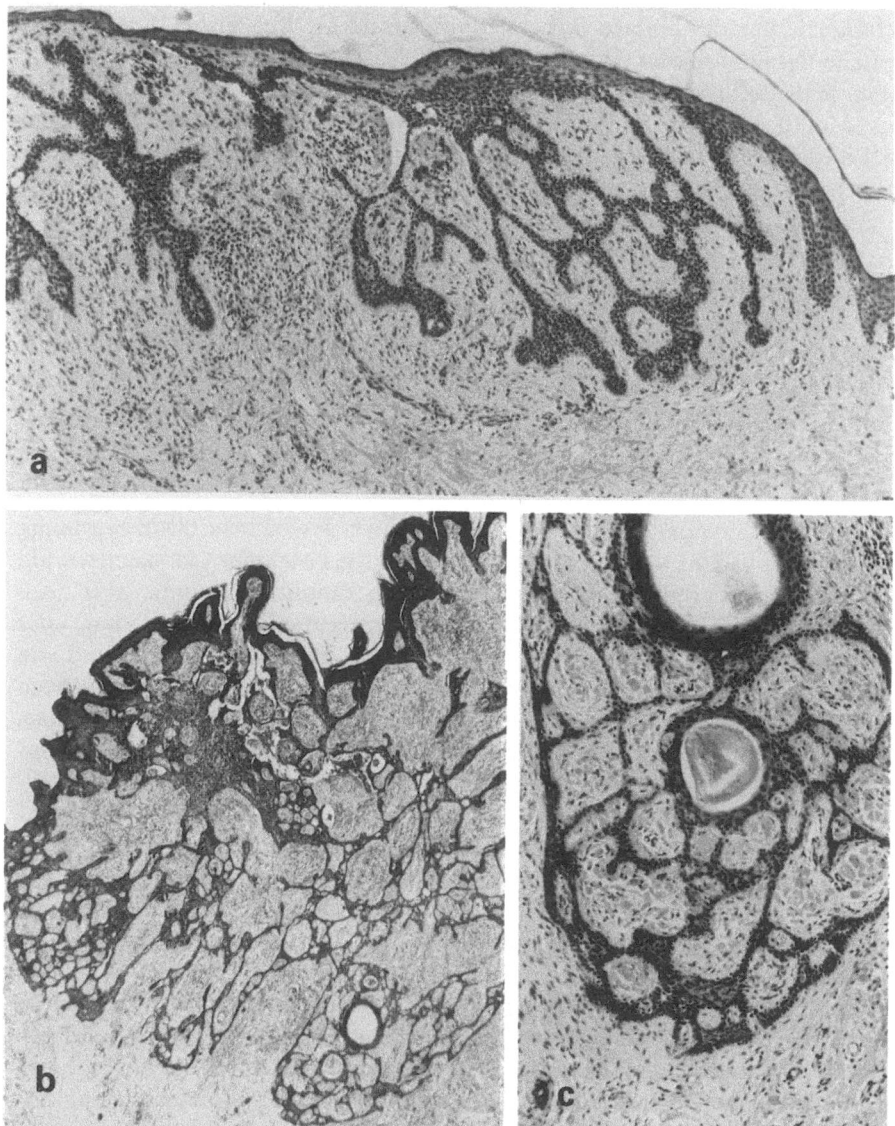

Abb. 50 a–c. Sog. prämalignes Fibroepitheliom (Pinkus) [HE; (a) Obj. 4 × Opt. 2, (b) Obj. 4, (c) Obj. 10]

auch sekundär, z.B. auf dem Boden eines Naevus sebaceus oder eines Naevus syringocystadenomatosus entstehen können.

Histologie: Die Naevo-Basaliome des Gorlin-Goltz-Syndroms unterscheiden sich nicht von den gewöhnlichen Basaliomen und können alle Spielarten der den Basaliomen möglichen adnexoiden Differenzierung entfalten. Bei bestimmten keratotischen Varianten kann die Abgrenzung von Tricho-Epitheliomen ohne Kenntnis der klinischen Daten unmöglich sein. Bei den palmoplantaren „pits" handelt es sich um grübchenförmige Defekte der epidermalen Hornschicht mit Verschmälerung der übrigen Schichten und Ersatz der Reteleisten durch kleine, typische Basaliomzapfen (HOLUBAR et al., 1970; HOWELL u. MEHREGAN, 1970). Selten entwickeln sich daraus größere Basaliome (TAYLOR u. WILKINS, 1970). Aus odontogenen Cysten kann ggf. ein Ameloblastom (HAPPLE, 1973) oder ein Fibrosarkom (HOWELL u. CARO, 1959) entstehen, letzteres möglicherweise durch vorangegangene Strahlenbelastung (GORLIN et al., 1965).

Auch die Einzelherde des linearen Basalzell-Naevus zeigen alle Varietäten der organoiden Basaliomentwicklung einschließlich fibroepithelialer Tumoren und Comedo-ähnlicher Cysten (CARNEY, 1952; ANDERSON u. BEST, 1962; BLEIBERG u. BRODKIN, 1969). Dagegen erinnern die generalisierten Basalzell-Naevi an unreife bzw. wachsende Haarfollikel, an kleine Basaliome mit keratotischer Differenzierung oder an Tricho-Epitheliome (BROWN et al., 1969).

8. Basalzellcarcinom und sog. metatypisches Epitheliom

Wie bereits erwähnt, kann sehr selten, in einer geschätzten Größenordnung zwischen 0,01 und 0,1% der histologisch gesicherten Basaliome (ALBRECHT et al., 1977), durch wiederholte und insuffiziente Vorbehandlung, mitunter aber auch ohne ersichtlichen Grund, eine celluläre und strukturelle „Verwilderung" der Basaliomstränge im Sinne einer anaplastischen Entdifferenzierung und ein Schwund ihrer organoid modulierten „Interaktion" mit dem Stroma eintreten (Abb. 51), so daß eine lympho- oder auch hämatogene Metastasierung möglich wird und damit alle Kriterien der Malignität erfüllt sind. Bis 1977 fanden MIKHAIL et al. nur 93 publizierte Fälle, die jedoch nicht alle als sichere Basalzellkrebse angesehen werden können (TILLMANN et al., 1971; GO et al., 1973; MIKHAIL et al., 1977). Die Absiedlung erfolgt in die regionalen Lymphknoten, seltener auch in Lunge, Skelet oder andere Organe.

Für den malignen Umschlag des Tumors dürften folgende Faktoren von Bedeutung sein: Größe, Typ, Sitz und lange Bestehensdauer des Primärtumors (häufig großes „Ulcus terebrans" im Kopfbereich), Resistenz gegen wiederholte Strahlentherapie (EHRING u. HONDA, 1967; COSTANZA et al., 1974), Insuffizienz operativer Behandlungsmaßnahmen (einschließlich Plastiken), Störungen der cellulären Immunabwehr (WERMUTH u. FAJARDO, 1970). Anscheinend geht mit der „Verwilderung" der Basaliomzellen eine tiefgreifende Stromaschädigung einher, so daß der Tumor zunehmend autonom-aggressiv wird. Die maligne Entartung ist nicht vorzugsweise an bestimmte histologische Strukturtypen gebunden (ASSOR, 1967; WERMUTH u. FAJARDO, 1970). Jedoch sollen sog. metatypische Epitheliome am ehesten zur Metastasierung imstande sein (MONTGOMERY, 1967).

Der Begriff des *metatypischen Epithelioms* geht auf DARIER und FERRAND (1922) zurück, die zwischen den „typischen" (stachelzelligen) und „atypischen" (basalzelligen) Epitheliomen eine eigene, etwa 15% ihrer Fälle umfassende „metatypische" Gruppe einfügten, bei der sie zwischen einem „type mixte" und einem „type intermédiaire" unterschieden. Diese onkologische Konzeption hat viel Verwirrung gestiftet, da in ihr offenbar Heterogenes zusammengefaßt ist. Es ist erstaunlich, daß die Bezeichnung „metatypical carcinoma" neuerdings in der histologischen WHO-Klassifikation der Hauttumoren (TEN SELDAM u. HELWIG, 1974) wieder auftaucht („Tumors in which either the cell type and/or the arrangement

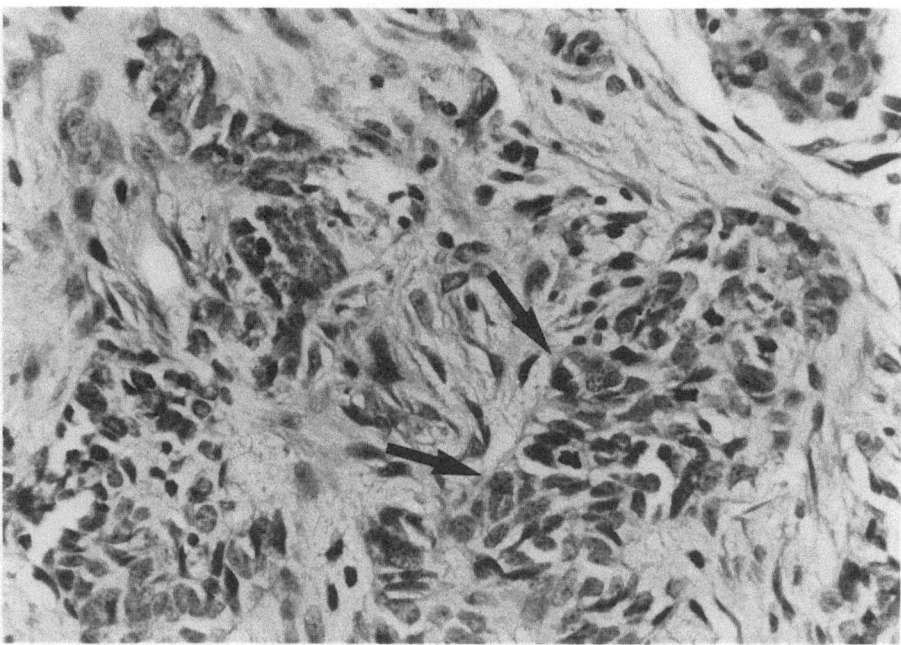

Abb. 51. Sog. verwildertes Basaliom. Rezidiv nach ungenügender Röntgenbestrahlung.
↘ Verlust der „organoiden Interaktion" von Parenchym und Mesenchym (HE; Obj. 25)

of the cells causes difficulty in deciding between basal cell carcinoma or squamous cell carcinoma; they have occasionally been classified as basosquamous cell carcinoma").

Der „type mixte" des metatypischen Epithelioms, von MONTGOMERY (1967) auch „basal squamous cell carcinoma" genannt, ist durch die Einschließung verhornender Zellinseln durch unreife Basaliomstränge charakterisiert und eher der Ausdruck einer abortiven pilären Differenzierung (GOTTRON, 1964; HOLMES et al., 1968; PINKUS u. MEHREGAN, 1969) als einer Anaplasie. Ähnlich zurückhaltend äußern sich MIESCHER (1949), GANS und STEIGLEDER (1957) und andere Autoren. Auch können Follikelanteile durch Basaliomnester umwachsen bzw. sekundär eingebaut werden (NÖDL, 1954; GOTTRON u. NIKOLOWSKI, 1960), oder es können nach Röntgenbestrahlung baso-squamöse „Pseudorezidive" im Randgebiet des Bestrahlungsfeldes auftreten (NÖDL, 1954; POYZER u. DELAUNEY, 1974). Mitunter entwickelt sich ein Plattenepithelcarcinom sekundär über oder neben einem Basaliom im Sinne eines Kollisionstumors (LEVER u. SCHAUMBURG-LEVER, 1975). Auch in solchen Fällen kann die Fehldiagnose eines „gemischten metatypischen Epithelioms" unterlaufen. Schließlich weist ZOLLINGER (1960) darauf hin, daß nach nicht-canericiden Röntgenbestrahlungen vermehrte Gewebsausreifung von Tumoren beobachtet werden kann, so daß es zumindest fraglich ist, ob Bestrahlungseffekte allein zur „Verwilderung" der Basaliome führen.

Noch problematischer ist die Existenzberechtigung eines „intermediären metatypischen Epithelioms", das dem sog. Carcinoma cubocellulare von KROMPECHER (1903) entspricht. Hierbei dürfte es sich im wesentlichen um kleinzellige bzw. unreif-anepidermoidale Plattenepithelcarcinome (MIESCHER, 1949; V. ALBERTINI, 1955; V. ALBERTINI u. ROULET, 1974; HOLUBAR, 1975b), in manchen Fällen auch um maligne Schweißdrüsen- oder Haarbalgtumoren handeln (PINKUS u. MEHREGAN, 1969, 1973). Einzelne Autoren rechnen sie zu den „verwilderten" Basaliomen (GOTTRON u. NIKOLOWSKI, 1960) oder zu den Basaliomen, die aus zwei Zelltypen mit dunkleren und helleren Kernen aufgebaut sind (LEVER u. SCHAUMBURG-LEVER, 1975).

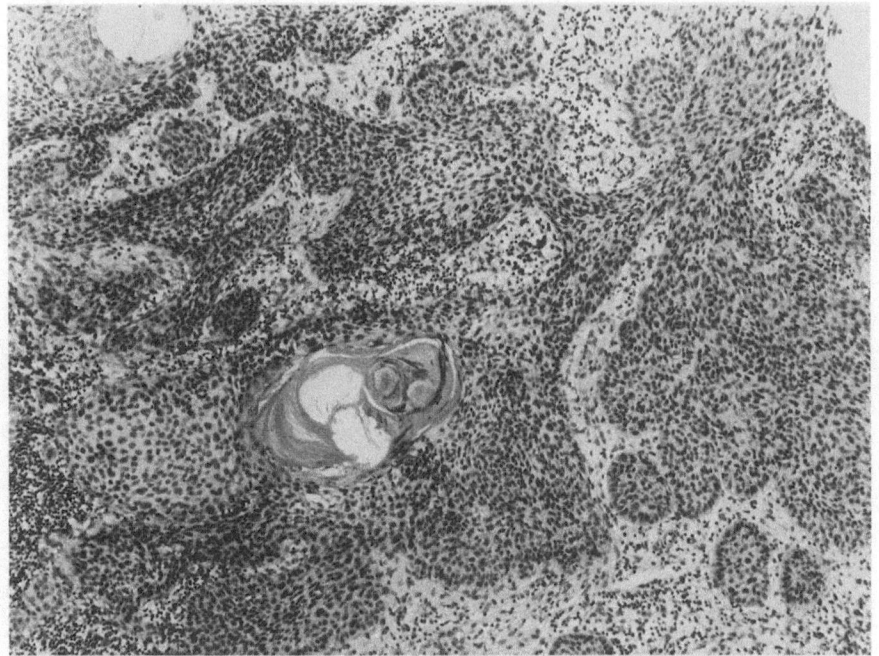

Abb. 52. Echtes Basalzellcarcinom (HE; Obj. 10)

Insgesamt erscheint die Abgrenzung einer eigenen „metatypischen" Carcinomgruppe nicht gerechtfertigt, da fast in allen Fällen eine Zuordnung entweder zu keratotischen Basaliomen oder zu unreifen Plattenepithelcarcinomen möglich ist. Die wenigen übrigbleibenden Fälle (Abb. 52) gehören am ehesten in den Rahmen der carcinomatös entarteten Basaliome.

Differentialdiagnose der Basaliome

Es mag genügen, schlagwortartig die in den vorhergehenden Abschnitten behandelten Tumoren aufzuzählen, gegenüber denen differentialdiagnostische Erwägungen nötig sein können: pseudobasaliomatöse Epidermishyperplasie nach Röntgenbestrahlung („Pseudorezidive"), seborrhoische Keratose vom soliden oder reticulären Typ (A. I. 3), Tricholemmom (B. I. 3), Tricho-Adenom (B. I. 4), solitäre oder multiple Tricho-Epitheliome (B. I. 6), ekkrines Porom (B. IV. 3. a), ekkrines Spiradenom (B. IV. 3. b), Syringom (B. IV. 3. e), pseudobasaliomatöse (selten echte basaliomatöse) Wucherung über Dermatofibromen (F. I. 4). Schwierig zu unterscheiden sind Talgdrüsen-Epitheliome (B. II. 4) und dermale Cylindrome (B. IV. 2), da ähnliche Gewebsdifferenzierungen auch in Basaliomen vorkommen. Am schwierigsten kann die Abgrenzung sog. „verwilderter" Basaliome von kleinzelligen und besonders anaplastischen („anepidermoidalen") Plattenepithelcarcinomen sein. Ein besonders strenger histologischer und klinischer Maßstab ist an die Diagnose „Basalzellencarcinom" oder „metatypisches Epitheliom" (C. 8) zu legen, zumal der letztere Begriff wahrscheinlich keine eigenständige onkologische Entität repräsentiert.

Histogenese der Basaliome

Bis in die Mitte dieses Jahrhunderts wirkte der Einfluß der Krompecherschen und Darierschen Konzeption so stark nach, daß Basaliome meist als Carcinome (bzw. „atypische Epitheliome") der zur Adnexbildung befähigten Basalzellen der Epidermis angesehen wurden. Diese Ansicht wird heute nur noch vereinzelt vertreten (MONTGOMERY, 1967). Eine grundsätzliche Wende zeichnete sich erst mit dem Aufkommen einer Abstammungstheorie der Basaliome aus unreifen „primären Epithelkeimen" ab, die unter dem Einfluß auslösender Faktoren aus ihrem Latenzzustand zu dysembryonal-neoplastischem Wachstum stimuliert würden (LEVER, 1948). Diese Theorie, die Vorläufer (ADAMSON, 1914) und Wegbereiter (GESCHICKTER u. KOEHLER, 1935; FOOT, 1947; WALLACE u. HALPERT, 1950) hatte, erscheint besonders mit den naevoiden Basaliomatosen (vgl. C. 7) gut vereinbar. Vor allem war und ist sie geeignet, die nosologische Dignität der auf primärer Unreife – und nicht auf sekundärem Reifungsverlust – beruhenden Basaliome als „primordiale Epitheliome" zu begründen und ihre Abgrenzung von den echten Carcinomen auch begrifflich zu erhärten.

In den 60er Jahren setzte sich zunehmend eine neue Auffassung durch, nach der die Basaliome nicht aus „schlummernden" dysembryonalen Epithelkeimen, sondern aus während des ganzen Lebens *neu entstehenden pluripotenten basaloiden Zellen* gebildet werden, die zu *adnexoider Differenzierungsrichtung* fähig sind (PINKUS, 1966; PINKUS u. MEHREGAN, 1969). Diese inzwischen auch von LEVER akzeptierte Theorie macht die Entstehung von Basaliomen auf vorgeschädigter Haut (Arsenintoxikationen, chronische Lichtschäden, Bestrahlungsnarben usw.) sehr plausibel. Auch ist es vorstellbar, daß die Wirkung proliferationsregulierender Faktoren im dermalen Bindegewebe durch eine Summierung von endo- und exogenen Noxen nachläßt und so eine Enthemmung epithelialer Proliferationsmechanismen möglich wird. Die Zunahme von Basaliomen im höheren Lebensalter läßt ferner an ein Nachlassen der cellulären „immunologischen Tumorüberwachung" des Organismus denken, wofür u. a. Fälle von Basaliomentstehung nach immunsuppressiver Therapie sprechen.

Die Pinkussche Theorie macht auch verständlich, daß Basaliome sowohl aus der Epidermis als auch aus epithelialen Adnexen entstehen, da diese winzigen Organe in besonderem Maße zur Regeneration und zur strukturell-metaplastischen Anpassung an funktionelle Anforderungen (z. B. Epithelisierung von Wundflächen aus Haarfollikeln und Schweißdrüsengängen) fähig sind. Im Rahmen des physiologischen Haarcyclus spielen sich lebenslang Proliferations- und Involutionsprozesse der eng koordinierten epithelialen und mesenchymalen Haarwurzelscheide ab, so daß die gewebliche Dynamik des Haar-Talgdrüsenapparates manchen onkogenen Noxen wahrscheinlich einen besonderen „Angriffspunkt" bietet.

Neuerdings wird daher wieder mehr auf histomorphologische und histochemische Parallelen der Basaliome zum anagenen Haarwachstum hingewiesen und die Ähnlichkeit mit dem proliferierenden Haarkeim betont (KINT, 1970, 1976; STEIGLEDER, 1978). Zweifellos lassen sich manche histologische Details (z. B. die Verteilung und Struktur der symbiontisch in Basaliomnestern vorhandenen Melanocyten) durch die Deutung der Basaliome als unreife Haarkeim-Tumoren gut erklären, doch wäre es ein Rückschritt, wenn *alle* Basaliome auf Tumoren des Haar-Talgdrüsenapparates reduziert würden. Vielmehr ist es als Summe der bisherigen histogenetischen Forschungen sehr plausibel, daß Basaliome sich prinzipiell überall dort im Stratum germinativum des Ektoderms entwickeln können, wo unreife Basalzellen mit adnexoider Pluripotenz liegen bzw. gebildet werden (HOLUBAR, 1975b; KUMAKIRI, 1978).

Die *fundamentale Bedeutung des Stromas für die Basaliomentwicklung* geht auch aus eindrucksvollen Auto- und Heterotransplantationsversuchen hervor: Basaliome lassen sich nur zusammen mit ihrem Stroma autotransplantieren (VAN SCOTT u. REINERTSON, 1961), und im Gegensatz zu Plattenepithelcarcinomen gelingt ihre erfolgreiche Verpflanzung in die vordere Augenkammer des Kaninchens nur zusammen mit Stroma (GERSTEIN, 1963). Dies erklärt auch die Unfähigkeit der Basaliome zur Metastasierung, solange eine organoide Stromakomponente vorhanden ist. Daher können Basaliome nicht mit Carcinomen gleichgesetzt werden.

D. Fehl- und Neubildungen des melanocytären Systems

Die Epidermis ist ein symbiontisches Zellsystem von Keratinocyten und Melanocyten, wobei die letzteren einzeln zwischen den dicht liegenden Basalzellen verstreut sind und diese sowie die differenzierenden Keratinocyten mit Pigmentgranula versorgen. Jeder Melanocyt hat einen bestimmten „Lebensraum", den er mit 9–10 Basalzellen im Sinne einer „epidermalen Melanin-Einheit" teilt (FITZPATRICK u. BREATHNACH, 1963). Störungen in der Funktion oder im Wachstum des melanocytären Systems führen zur Hyper- und Hypopigmentierung (vgl. Beitrag FRENK, Teilband 1) oder zu melanotischen Tumoren.

Der neuro-ektodermale Ursprung aller Melanin-synthetisierenden Pigmentzellen der Haut ist heute allgemein anerkannt. Ontogenetisch sind diese Zellen Abkömmlinge der frühembryonalen Neuralleiste und neuro-ektodermale Wanderzellen, die nach Erreichung ihrer terminalen Position (Haut, Uvea, Lepto- und Pachymeninx) keine festen Zellverbände bilden, da sie im Gegensatz zu den Keratinocyten keine Desmosomen besitzen. Durch ihre den epidermalen Zellverschiebungen angepaßte Verformbarkeit (mit dendritischen Ausläufern zum Melanosomen-Transfer an zugeordnete Keratinocyten) können die Melanocyten ihre biologische Lichtschutzfunktion optimal erfüllen. Lockerer Zusammenhalt und Anpassungsfähigkeit an vorgegebene Strukturen charakterisieren aber auch die malignen Melanocyten und erklären deren frühzeitige lymphogene Verschleppung.

Die histogenetische und funktionelle Eigengesetzlichkeit des melanocytären Systems macht es erforderlich, seine Neubildungen von epithelialen und mesenchymalen Tumoren strikt abzugrenzen. In der Dermatologie sind frühere Einteilungen in Melanocarcinom und Melanosarkom heute obsolet und weitgehend durch den Begriff „malignes Melanom" (oder „Melanomalignom") ersetzt worden. Es empfiehlt sich, nicht nur von „Melanom" zu sprechen, da es auch eine pseudomaligne Sonderform juveniler Naevuszell-Naevi gibt, die als „benignes juveniles Melanom" bezeichnet wird.

I. Formenkreis des Naevuszell-Naevus (NZN)

Der etwas pleonastisch klingende Begriff des Naevuszell-Naevus ist gewissermaßen das „Tertium comparationis" der jahrzehntelangen Diskussion über die epitheliale oder neurogene Abkunft der diese „Naevi" aufbauenden Pigmentzellen. Zwar ist ihre neuro-ektodermale Genese heute allgemein akzeptiert, doch bestehen noch kontroverse Ansichten über die „unitaristische" (rein melanocytäre) oder „dualistische" (melanocytäre und neurolemmale) Herkunft der Zellen (vgl. Histogenese). Solange hier keine Einigkeit besteht, ist es vernünftig, den terminologischen Kompromiß „Naevuszelle" beizubehalten.

NZN sind benigne, individuell unterschiedlich zahlreich vorkommende, anfänglich meist pigmentierte Neubildungen der Haut mit charakteristischer Entwicklung. Sie beginnen – am häufigsten im Pubertätsalter – als brauner Fleck (Lentigo simplex), der sich planonodulär bis kuppelförmig oder papillomatös erhebt und mitunter auch polypös wird. Die zunächst dunkelbraune bis schwärzliche Pigmentierung kann im Laufe des Lebens wieder verschwinden. Auch ist das Wachstum der Pigmentmäler zeitlich begrenzt und insofern echten Naevi vergleichbar. Andererseits bilden sie sich im Laufe des späteren Lebens häufig wieder zurück oder werden durch lockeres Bindegewebe ersetzt („fibrous nodules"; ALTMEYER, 1977). Nicht selten sind NZN behaart bzw. um sebofolliculäre und andere Hautadnexe gruppiert (Naevus pigmentosus et pilosus). Die enge Assoziation zu Hautanhangsgebilden bzw. adnexoiden Geweben kann auch zu punkt- oder fleckförmig gesprenkelten Pigmentmälern führen (MORISHIMA et al., 1976). Auch bei Individuen mit oculo-cutanem Albinismus können NZN entstehen, sind aber nur ausnahmsweise pigmentiert (HALL et al., 1976).

Paradoxerweise trifft die Definition des Gewebsnaevus als einer ausgereiften organoiden Überschußmißbildung auf NZN nicht völlig zu, da diese teils hyper-, teils neoplastische Eigenschaften aufweisen. Echte Naevi im Sinne der Definition wären persistierende fleckförmige Hyper- oder Hypopigmentierungen (z. B. Café-au-lait-Flecke bei Neurofibromatosis v. Recklinghausen). Aus Gründen der terminologischen Konvention empfiehlt es sich aber, den Naevus-Begriff beizubehalten, zumal sich NZN im Vergleich zu ihrer ungeheuren Zahl fast immer benigne verhalten.

Im folgenden besprechen wir die Histologie der verschiedenen Entwicklungsstadien des typischen NZN, der sich in dermaler Richtung entwickelt, wobei die von P.G. UNNA aufgestellte Theorie der dermotropen „Abtropfung" mehr bildlich zu verstehen ist. Im junktionalen (epidermalen) Anfangsstadium ist der NZN meist flach, im epidermo-dermalen Wachstumsstadium (Compound-Naevus) zunehmend erhaben, im dermalen Endstadium deutlich nodulär. Reste junktionaler Aktivität oder benigne „Reaktivierung" lassen sich auch über älteren dermalen NZN nicht selten nachweisen.

1. Junktionaler Naevuszell-Naevus

Definitionsgemäß ist der Junktionsnaevus durch Bildung von Naevuszellnestern an der Grenzfläche (Junktionszone) von Epidermis und Dermis gekennzeichnet. Diese umschriebenen Zellaggregate („thèques") sind infolge fixationsbedingter Schrumpfung meist gut von der Umgebung abgegrenzt. Die ovoiden Kerne der spindel- bis sternförmigen Zellen liegen meist mit der Längsseite zur Peripherie (Abb. 53). Die Kerne der Naevuszellen sind etwas kleiner als die der benachbarten basalen Keratinocyten, die Zellgrenzen erscheinen undeutlich. Das Cytoplasma ist hell, es enthält wechselnde Mengen von feingranulärem Melanin. Unter den sich „tropfenförmig" in das Stratum papillare vorwölbenden Zellnestern wird die Basalmembran undeutlich. Nicht selten ist in dieser Frühphase ein lockeres lympho-monocytäres Zellinfiltrat mit einigen Melanophagen (mit grobkörnigem Pigment) mitvorhanden. Es bestehen fließende Übergänge zum epidermo-dermalen NZN. Mitunter wird auch die Epidermis – unabhängig

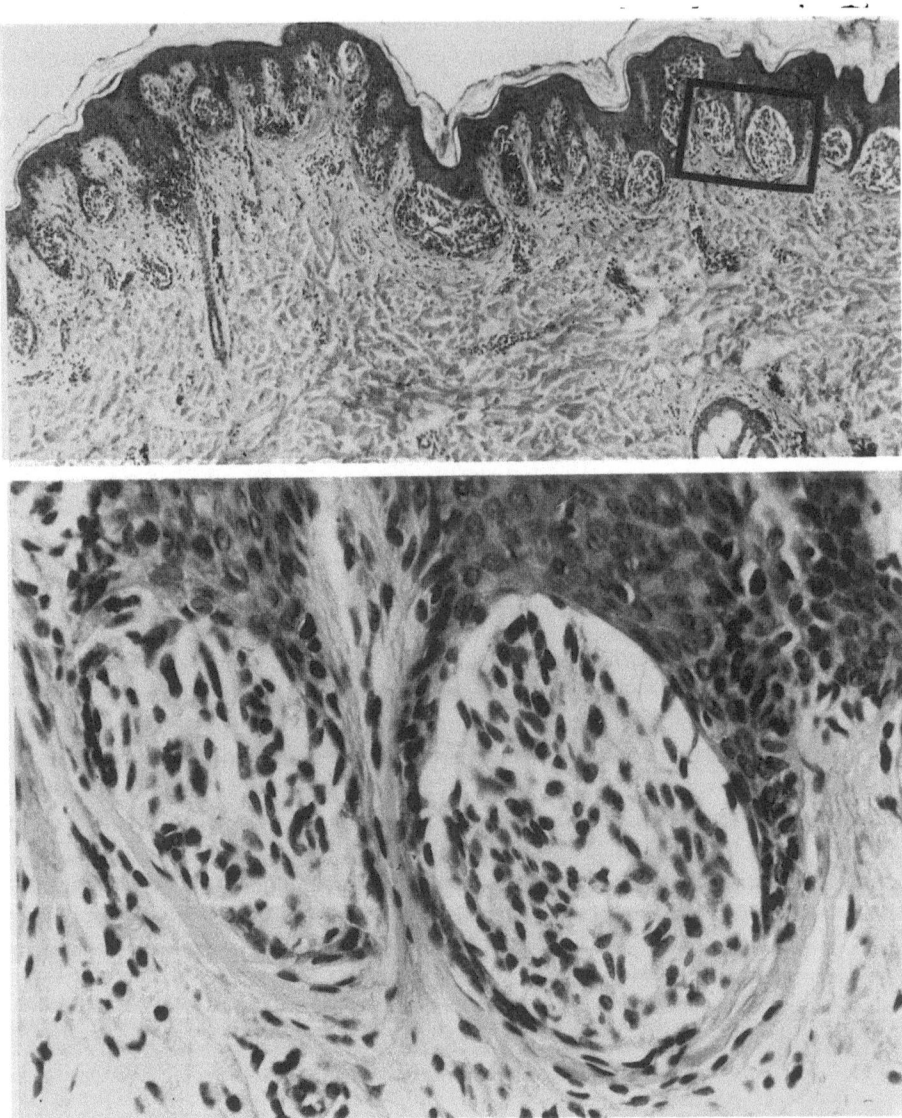

Abb. 53. Junktionaler Naevuszell-Naevus, typische „thèques" an der Spitze der Reteleisten (HE; Obj. 2,5 bzw. 25: Ausschnitt)

vom Grad der dermotropen „Abtropfungstendenz" – in Form eines „intraepidermalen Naevuszell-Naevus" (GARTMANN, 1961) durchsetzt. Auch zwischen den einzelnen Naevuszellnestern sind die Melanocyten („cellules claires") meist deutlich vermehrt, so daß der untere Rand der epidermalen Reteleisten wie durchlöchert aussieht. Diese intercalaren Melanocyten sind meist rundlich, selten dendritisch verästelt; ihre kleinen dunklen Kerne sind von einem hellen oder feingranulär pigmentierten Cytoplasma umgeben.

Differentialdiagnose: Beginnende Junktionsnaevi lassen sich nur durch das Vorhandensein epidermisständiger Naevocytennester von einer *Lentigo simplex* unterscheiden, bei der eine gleichmäßigere und girlandenförmige Vermehrung der Melanocyten in den basalen Anteilen der schmalen Reteleisten besteht. Beginnende *seborrhoische Keratosen* vom adenoiden (bzw. reticulären) Typ können in den basalen Zellagen ebenfalls reichliche Melanocyten enthalten, bilden aber stärker verzweigte Reteleisten. Die Neigung zur nesterförmigen Zellaggregation teilt der Junktionsnaevus nur mit der *Lentigo maligna,* welche die wichtigste und schwierigste Differentialdiagnose bedeutet (vgl. D. II. 1).

2. Epidermo-dermaler Naevuszell-Naevus („Compound-Naevus")

Neben den histologischen Merkmalen des Junktionsnaevus finden sich in der Dermis mehr oder weniger dicht gelagerte Nester von Naevuszellen, deren Größe und Melaningehalt nach unten zu abnimmt. Sie können so dichte Verbände bilden, daß kaum noch präexistentes Bindegewebe erkennbar ist, lassen aber die Hautanhangsgebilde intakt. Die in der oberen Dermis gelegenen, meist rundkernigen Naevocyten sind oft alveolär gruppiert, während die tieferen, mehr ovalärkernigen Zellen sich zunehmend in fasciculären Strängen nach unten ausrichten. Größenmäßig gleichen die Naevocyten teils lymphoiden Zellen, teils Neurilemmzellen oder adventitiellen Histiocyten.

Gewöhnlich lassen sich *drei histoarchitektonische Zonen* unterscheiden (MIESCHER u. v. ALBERTINI, 1935; SCHREUS, 1960; HERZBERG, 1963), die dem Aufbau der Nebennierenrinde formal ähneln: oben die Zone der „alveolären Zellhaufen" (Zellen vom *A-Typ*), dann die Zone des aufgelockerten „Zell-Regens" (Zellen vom *B-Typ*), in der mittleren bis unteren Dermis die Zone der neurilemmoiden Zellen (Zellen vom *C-Typ*).

Das so sinnfällig an „Abtropfung" erinnernde Wachstumsphänomen der Naevocyten entsteht wahrscheinlich durch eine Interaktion mit dem umgebenden Bindegewebe. Um die Naevuszellnester wachsen zunächst Reticulumfibrillen, die die Epidermis von ihnen abdrängen (PINKUS u. MEHREGAN, 1973). Je tiefer die Nester geraten, desto deutlicher werden sie von kollagenen und elastischen Fasern umsponnen und mehr oder minder deutlich voneinander getrennt. In diesem Stadium pflegen bei intakter Epidermis Entzündungszeichen zu fehlen. Häufig gerät die Epidermis in eine acanthotisch-papilläre Mitwucherung und bildet lang ausgezogene, von Naevuszellnestern umsäumte Reteleisten.

Papillomatöse oder polypös gestielte Compound-Naevi zeigen häufig eine ausgeprägte Vascularisation mit zahlreichen dilatierten Blut- und Lymphgefäßen. Von diesen zu unterscheiden sind artefiziell und durch ödematöse Auflockerung bedingte *pseudovasculäre Spaltbildungen* in den säulenförmigen Naevuszellsträngen. Der Zusammenhang der Naevocyten ist in diesen Verbänden so locker, daß sich ganze Abschnitte des NZN in angioide oder cavernöse Hohlräume umwandeln können, die von pseudoendothelialen Naevocyten ausgekleidet oder netzförmig durchzogen sind (Abb. 54).

Differentialdiagnose: Beim epidermo-dermalen, aber auch beim intradermalen NZN mit junktionaler Reaktivierung kann die Abgrenzung eines *beginnenden malignen Melanoms* schwierig sein. Tatsächlich gibt es maligne Melanome, die „auf dem Boden" bzw. über einem NZN entstehen und zunächst präinvasiv die Epidermis und den angrenzenden Papillarkörper junktional okkupieren, bevor der Tumor die in der tieferen Dermis lokalisierten benignen Naevuszellnester invadiert. Nicht immer ist die Grenze zwischen der malignen und der benignen Zellansammlung deutlich. Die direkte Umwandlung eines dermalen NZN in ein malignes Melanom wurde lange Zeit bestritten (GARTMANN, 1960), konnte aber

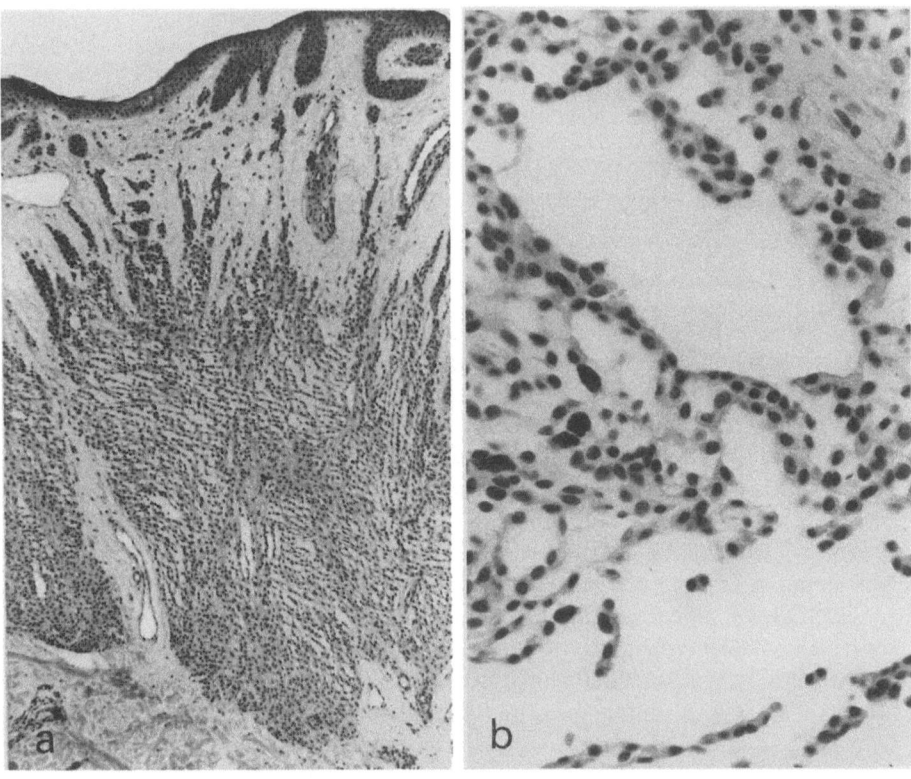

Abb. 54. Dermaler Naevuszell-Naevus mit Ödem und „pseudovasculärer" Degeneration (HE; Obj. 2,5 bzw. 25)

in Einzelfällen von OKUN und BAUMAN (1965) sowie von OKUN et al. (1974) belegt werden. Gleichwohl kommt eine benigne junktionale „Reaktivierung" über einem NZN ungleich häufiger vor als die „de novo"-Entstehung eines malignen Melanoms „im Bereich" eines NZN, während die maligne Entartung eines dermalen NZN die eindeutige Ausnahme darstellt.

3. Dermaler Naevuszell-Naevus

Der nach Jahren, jedenfalls im höheren Lebensalter, zur Ruhe kommende dermale NZN weist im Bereich der epidermo-dermalen Grenzfläche keine wesentliche Proliferationsaktivität mehr auf. Durch systematische Stufenschnitte können allerdings auch in scheinbar rein dermalen NZN oft noch Herde mit geringer junktionaler Restaktivität nachgewiesen werden (KOPF u. ANDRADE, 1963). Die intradermal liegenden Naevocyten enthalten nur noch spärliche oder keine Melaninpigmentierung. Deutlicher als beim Compound-Naevus treten in den höher gelegenen Naevuszellnestern degenerative Zellveränderungen auf, darunter Lochkerne bzw. große, manchmal pigmentierte Kernvacuolen (APITZ, 1937) und große mehrkernige Zellen mit rosettenförmig dichter Anhäufung der hyperchromatischen Kerne (CRAMER u. KLIMPEL, 1970). Es handelt sich dabei nicht um eine anaplastische Entartung, sondern um den Ausdruck einer degene-

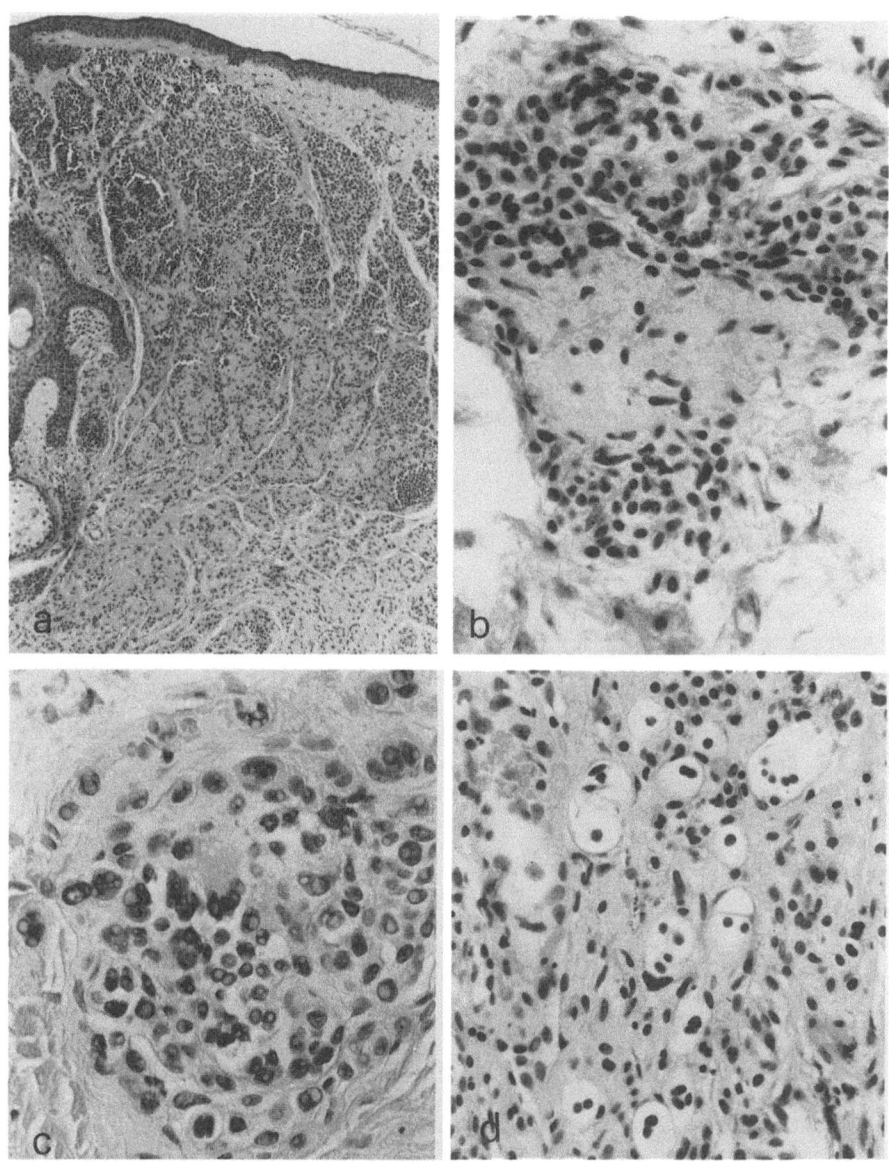

Abb. 55a–d. Degenerative Zellveränderungen in NZN. (a) „Neuroide" Transformation der C-Zellen (HE; Obj. 10); (b) Tastkörperchen-ähnliche Umwandlungsstruktur („lâme foliacée") im NZN (HE; Obj. 40); (c) Kernvacuolen in Naevuszellen (HE; Obj. 40 × Opt. 1,6); (d) „ballonierende" Naevuszelldegeneration (HE; Obj. 40)

rativen Zellpolymorphie (Abb. 55). In der mittleren und tieferen Dermis sind die Naevuszellen mehr in schmalen Bündeln arrangiert und dehnen sich entlang der Hautanhangsgebilde (besonders Haarfollikel) bis in die Hypodermis aus. Häufig wandeln sich die Zellstränge in eigentümlich hyalin verquollene, angedeutet feinfaserige Gebilde um, die als *„neuroid tubes"* bzw. *„lâmes foliacées"* (MAS-

SON, 1951) bezeichnet werden und entfernt an Meißnersche Tastkörperchen erinnern (vgl. D. I. 4). Das interstitielle Bindegewebe tritt wieder deutlicher hervor und septiert die fasciculären oder neuroiden Ausläufer des NZN.

Bei unvollständiger und offener Abtragung eines NZN kann es vorkommen, daß sich in der re-epidermisierten Narbe ein neuer Pigmentfleck bildet, der die Zeichen eines Junktionsnaevus über einer die tiefen Nester bedeckenden Fibrose aufweist (SCHOENFELD u. PINKUS, 1958; SCHREUS, 1960). Die neu aufscheinenden Naevuszellen dürften im Zuge der von der umgebenden Epidermis oder von Follikelstümpfen ausgehenden Regeneration in die Epidermis gelangt sein, wobei der Proliferationsreiz und die Vernarbung des Bindegewebes vielleicht als „Induktor" wirken. Der neu entstandene NZN kann die ursprünglichen Entwicklungsstadien wieder durchlaufen, ohne maligne zu entarten.

Seit vielen Jahren ruhende dermale NZN enthalten oft nur noch spärliche, pigmentfreie Naevuszellnester inmitten eines lockeren, von erweiterten Capillaren oder Venolen durchsetzten Bindegewebes. Die ursprünglichen Zellproliferate sind durch vikariierende Wucherung von Binde- oder auch Fettgewebe mehr oder minder vollständig ersetzt. Bleiben in der unteren Dermis in größerem Umfang neuroide Zellstränge erhalten, so kann ein solcher „Neuro-Naevus" (MASSON, 1951) an ein abortives Neurilemmom oder Neurofibrom (Typ Antoni B) erinnern. Auch läßt sich in solchen neuroiden Formationen unspezifische Cholinesterase nachweisen, die sich bekanntlich auch in Neurilemmomen findet („cholinesterase nevus", WINKELMANN, 1960).

Differentialdiagnose: Tumorförmige neuroide Strukturen im intradermalen NZN sind sowohl von pigmentfreien *Neurilemmomen* (Typ Antoni B) als auch vom sog. *pigmentierten Neurofibrom* (WILLIS, 1959; WILLIAMSON u. SUGGIT, 1977) nicht leicht abzugrenzen. Dabei können plexiforme Strukturen und Psammom-ähnliche Zellwirbel auftreten, die den neurinomatösen bzw. meningeomatösen Eindruck des „Neuro-Naevus" verstärken. In Wirklichkeit sind die Psammom-ähnlichen Strukturen kein histologisches Stigma echter Meningeome, sondern Degenerationsprodukte des NZN, die auch verkalken können (WEITZNER, 1968).

4. Blasenzell-Naevus

Synonym: „Ballooncell nevus".

Die morphologische Variabilität der Naevuszellen gipfelt mitunter in der Ausbildung einzelner „Blasenzellen", die in gewöhnlichen NZN – und auch in malignen Melanomen – nicht selten als ballonierende Auftreibung einzelner Zellen im Sinne einer pagetoiden Metamorphose vorkommen (GARTMANN, 1960). Solche Blasenzellen wurden ursprünglich als Umwandlung von Naevocyten zu Sebocyten fehlgedeutet, da sie einen zentralen, von grobvacuolärem Cytoplasma eingedellten pyknotischen Kern aufweisen (Abb. 56).

Im Vergleich zur häufigen ballonierenden Transformation einzelner Naevuszellen sind fast ausschließlich aus Blasenzellen aufgebaute NZN sehr selten (HORNSTEIN, 1966). Solche „Blasenzell-Naevi" (BRUNCK, 1957) sind bisher fast nur bei Kindern beobachtet worden, in BRUNCKs erstem Fall (1953) auch mit einer ungewöhnlichen, gleichwohl gutartig bleibenden Verschleppung („Transplantation") von Blasenzellen in einen regionalen Lymphknoten.

Die etagenmäßige Zellanordnung des Blasenzell-Naevus gleicht der des herkömmlichen NZN (Abb. 57). Das auffällig helle, blasig durchsichtige Cytoplasma färbt sich in der Feyrterschen Einschlußfärbung schwach rhodiochrom, enthält aber keine mit herkömmlicher Fettfärbung nachweisbaren Lipide. Auch polarisationsoptisch lassen sich keine Lipidsubstanzen nachweisen (BRUNCK, 1953). Die PAS-Färbung ist teils negativ (WILSON JONES u. SANDERSON, 1963;

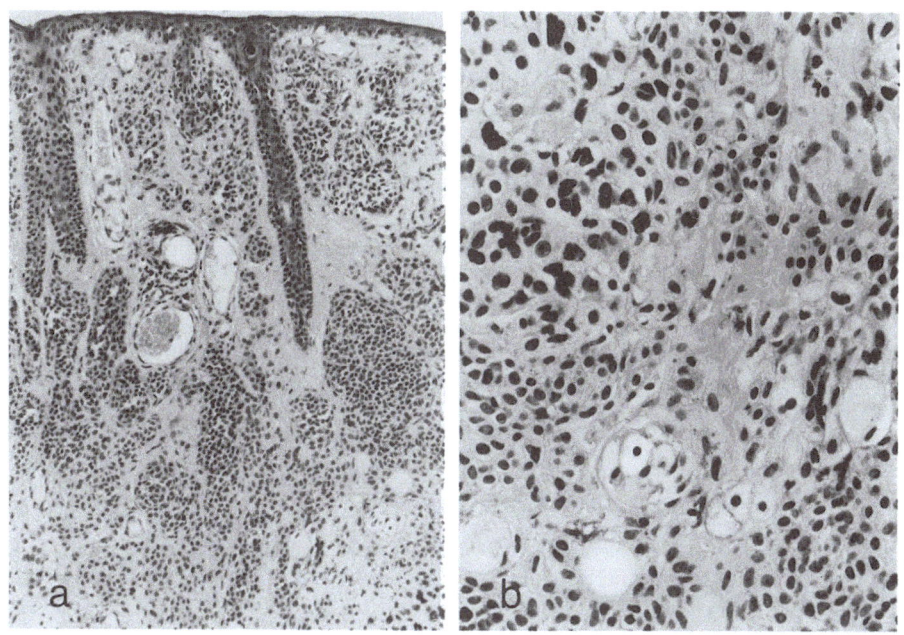

Abb. 56. (a) Compound-Naevus mit geringer junktionaler Aktivität; (b) Ausschnitt mit degenerativen Zell- und Kernveränderungen (HE; Obj. 25 bzw. 40)

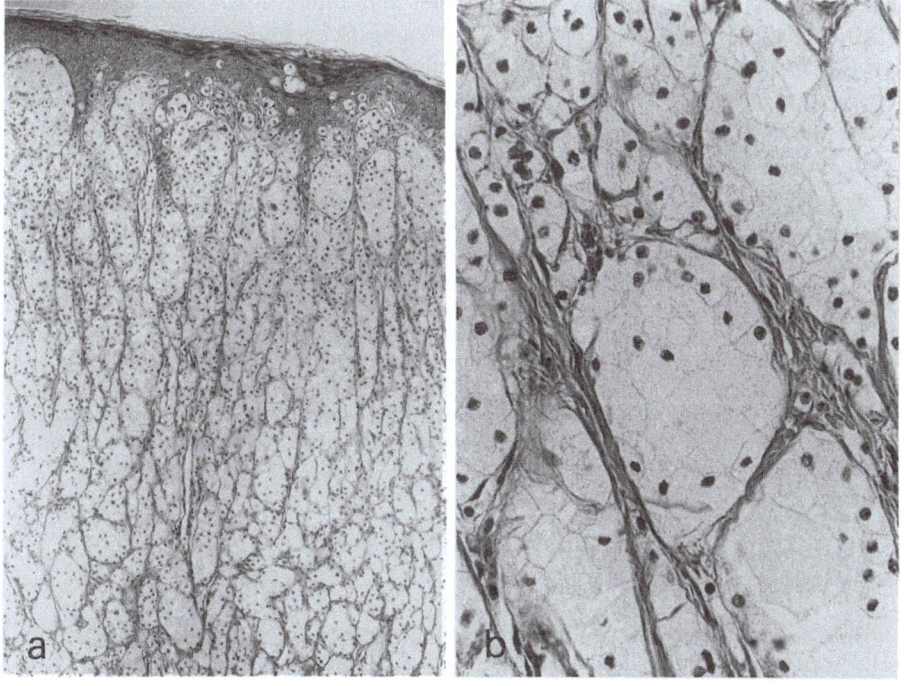

Abb. 57. Kompletter Blasenzell-Naevus (HE; Obj. 10 bzw. 40)

HORNSTEIN, 1966), teils schwach positiv (PINKUS u. MEHREGAN, 1973). Manche Zellen können Durchmesser von 30–40 μ erreichen, manche sind mehrkernig (SCHRADER u. HELWIG, 1967). Melanin bzw. Melaninvorstufen konnten wir nur in einzelnen subepidermalen Zellen mit der Versilberung nach MASSON-FONTANA nachweisen (HORNSTEIN, 1966). Auch kommen Übergangsformen zu normalen Naevuszellen vor, besonders an der epidermo-dermalen Junktionszone.

Differentialdiagnose: Komplette Blasenzell-Naevi lassen sich von *granulären Neuromen* (vgl. E. V.) durch die fast fehlende Granulierung und die gänzlich oder weitgehend negative PAS-Färbung der Tumorzellen unterscheiden. Auch fehlt dem Blasenzell-Naevus das ausgeprägte reticuläre Fasergespinst und die pseudoepitheliomatöse Hyperplasie der das granuläre Neurom überziehenden Epidermis bzw. Mucosa. Zu beachten sind die in involvierenden dermalen NZN häufig „vikariierend" auftretenden Fettzellen, die aber durch Fettfärbung leicht von Blasenzellen zu unterscheiden sind. Das gleiche gilt für den *Naevus lipomatosus superficialis* (vgl. F. II. 1).

5. Halo-Naevus

Synonyma: Perinaevische Vitiligo; Sutton-Naevus.

Um ein oder mehrere pigmentierte NZN entsteht ein zentrifugaler, linsen- bis münzgroßer, kreisförmiger, depigmentierter Hof. Später verliert auch der zentrale Naevus sein Pigment und bildet sich meist zurück.

Histologie: Unter dem zentralen NZN besteht eine ausgeprägte lymphomonocytäre Entzündung mit zahlreichen Melanophagen. Im fortgeschrittenen Stadium desintegrieren die von Entzündungszellen durchsetzten Naevuszellnester und lassen sich von lymphoiden Zellen und Makrophagen kaum noch unterscheiden. Schließlich schwinden die Naevuszellen und zuletzt auch das entzündliche Infiltrat (FRANK u. COHEN, 1964). Der perinaevische Pigmentschwund erklärt sich durch Melaninverlust und zunehmenden Schwund der Melanocyten unter dem Einfluß der Entzündung. Die Melanosomen werden jedoch von intraepidermalen Langerhans-Zellen aufgenommen und lysosomal abgebaut (SWANSON et al., 1968; EBNER u. NIEBAUER, 1968).

Da sich im Serum von Patienten mit florierenden Halo-Naevi nicht selten zirkulierende Antikörper gegen Melanomzellen nachweisen lassen, die nach vollständiger Auflösung des NZN wieder verschwinden (COPEMAN et al., 1973), ist eine autoimmunologische antimelanocytäre Genese der Entzündung anzunehmen. Auch zeigen die lymphocytären Infiltratzellen ultramikroskopische Zeichen einer Immunstimulation (SWANSON et al., 1968). Trotz Antigengemeinschaft mit malignen Melanomen sind Halo-Naevi gutartig, doch kommt mitunter auch eine Depigmentierung in und um maligne Melanome vor (HAPPLE et al., 1975).

Differentialdiagnostisch unterscheiden sich *Vitiligo*-Läsionen nur durch ein Fehlen des entzündlichen Infiltrates vom Hof dieses Naevustyps, gleichen ihm aber durch Schwund der Melanocyten. Auch bei Vitiligo gibt es autoimmunologische Phänomene gegen Melanocyten und einige andere Zellsysteme.

6. Congenitaler Tierfellnaevus

Synonym: „Giant pigmented nevus".

Diese angeborenen, nicht-erblichen Pigmentmäler imponieren als oft sehr ausgedehnte, große Areale der Hautoberfläche einnehmende, braunschwarze Pigmentierung mit vergrößertem Hautrelief und ausgeprägter Hypertrichose. Mitunter sind auch die Lepto-Meningen mitbetroffen („*neuro-cutane Melanose*", TOURAINE, 1949). Die schwerwiegende Bedeutung dieser „systematisierten Naevomatose" liegt nicht nur in der ästhetischen Entstellung, sondern auch in der – von sonstigen NZN stark abweichenden – Tendenz zur *malignen Entartung*, die 10–13% der Patienten betreffen soll (GREELEY et al., 1965; REED et al., 1965; GROSS u. CARTER, 1967; SLAUGHTER et al., 1969). Auch von den Meningen können maligne Melanome ausgehen (WILLIAMS, 1969; TOURAINE, 1949; SLAUGHTER et al., 1969).

Histologie: Bereits nach der Geburt findet sich eine dichte Wucherung von Naevuszellen, die die Dermis in Form eines Compound-Naevus durchsetzen. Die Haarfollikel stehen dichter und sind stärker entwickelt als es dem Alter entspricht. In den ersten Lebensmonaten nimmt das Tiefenwachstum fusiformer und strangförmig arrangierter Naevuszellen bis weit in die Hypodermis noch zu, so daß auch die Haarwurzeln von Naevuszellen umwuchert werden. Einzelne Partien können dem Bild eines Neuro-Naevus oder eines sog. Blauen Naevus (D. I. 8) entsprechen. Eine maligne Entartung beginnt meist an der epidermodermalen Junktionszone und nur ausnahmsweise in der Tiefe der Naevuszellnester (HERZBERG, 1963; REED et al., 1965). Wir beobachteten eine umschriebene maligne Entwicklung bereits bei einem 3 Monate alten Mädchen.

7. Benignes juveniles Melanom

Synonyma: Epitheloidzell-Naevus; Spindelzell-Naevus; Spitz-Tumor.

Der meist bei älteren Kindern, selten auch bei jungen Erwachsenen vorkommende Tumor wurde zuerst von SPITZ (1948) bei Nachuntersuchungen von vermeintlich malignen Melanomen des Kindesalters als pseudomaligne Sonderform eines Compound-Naevus erkannt. Klinisch erinnern die rötlich-hellbraunen Tumoren mehr an Fibrome als an NZN, geben aber kaum zur Verwechslung mit einem malignen Melanom Anlaß. Die Bezeichnung „juveniles Melanom" hat sich weltweit eingebürgert, sollte aber durch den Namen der Erstbeschreiberin oder durch den Zusatz „benigne" entschärft werden (ZABEL, 1978). Denn bereits im Kindesalter können, wenn auch äußerst selten, maligne Melanome vorkommen. Von DELACRÉTAZ (1969) wurde auch die maligne Entartung eines primär benignen juvenilen Melanoms beobachtet.

Histologie: Der schon in seiner Frühphase melaninarme, halbkugelig vorgewölbte Tumor unterscheidet sich von einem herkömmlichen Compound-Naevus mehr oder minder deutlich durch folgende Besonderheiten: 1. scharf begrenzte Nester aus epitheloiden oder spindeligen, wenig zusammenhängenden Naevuszellen, 2. mehrkernige große Naevuszellen (ähnlich Touton-Typ) in oder nahe der Junktionsgrenze, pseudosarkomatöse Stränge aus kleineren, rundlichen oder spindeligen Zellen in der Tiefe, 3. reichliche Gefäße und Teleangiektasien zwischen oder über den epitheloiden Naevuszellballen im Papillarkörper (Abb. 58), 4. eine manchmal ausgeprägte pseudocanceröse Hyperplasie der Epidermis, die allerdings auch atrophisch sein kann (FRENK et al., 1975), 5. eine fast immer, besonders in den seitlichen und unteren Abschnitten des Tumors vorhandene lympho-monocytäre Entzündung (ALLEN, 1960; JAKUBOWICZ, 1965; ECHEVARRIA u. ACKERMAN, 1967; COSKEY u. MEHREGAN, 1973).

Ultramikroskopisch fand NIIZUMA (1977) trotz negativer Dopa-Reaktion und fehlender argyrophiler Melaningranula eindeutige Melanosomen, wie sie auch in anderen melanogenen Naevuszellen, nicht aber in Neurilemmzellen vorkommen. Die oberflächlichen Melanocyten enthalten mehr Melanosomen als die tiefer gelegenen, doch besteht generell eine nur unvollständige Melaninsynthese und ein erhöhter lysosomaler Abbau von Melanosomen-Komple-

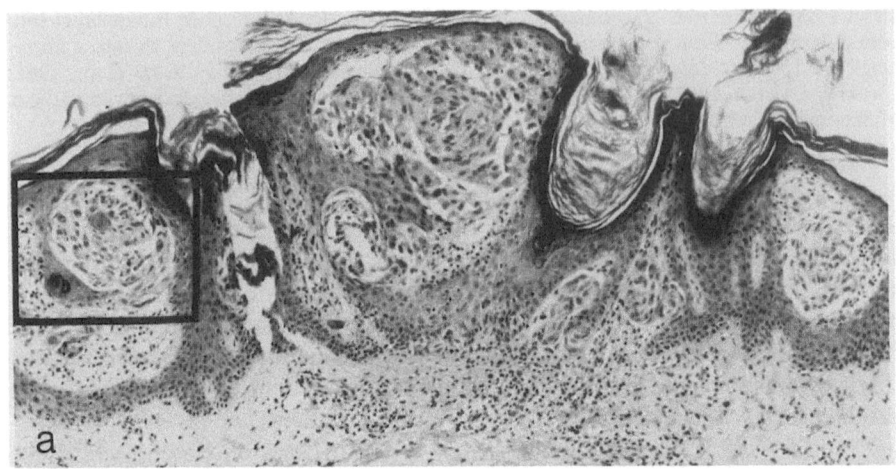

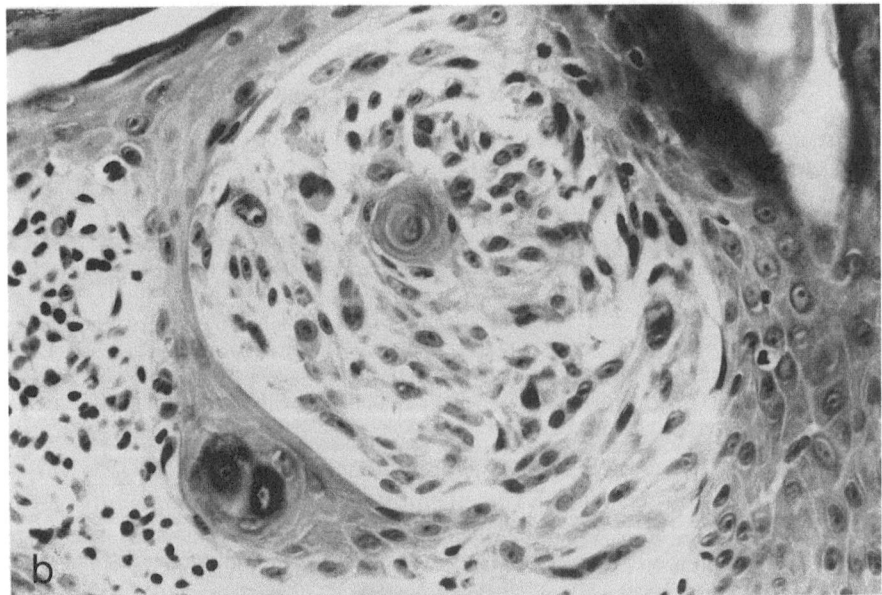

Abb. 58. Sog. juveniles benignes Melanom, junktionales Stadium. Entwicklung vorwiegend zwischen Reteleisten. Subepidermale Teleangiektasie (HE; Obj. 4 × Opt. 1,6 bzw. 25 × Opt. 2)

xen (SCHREINER u. WOLFF, 1970). Auch dies erklärt die Pigmentarmut dieses besonderen Naevustyps.

Differentialdiagnose: Die rasche Entstehung des Tumors und das auch histologisch gesteigerte Wachstum der pleomorphen, mitunter auch Mitosen aufweisenden Tumorzellen kann zusammen mit der begleitenden Entzündung den Eindruck eines malignen Melanoms erwecken. Gleichwohl ermöglicht der zonale histoarchitektonische Aufbau, das Fehlen schwerer Kernatypien, die ausbleibende melanocytäre Infiltration der Epidermis und die charakteristische „Einklemmung" von Teleangiektasien zwischen Epidermis und plumpen Zellnestern (Stauungsphänomen) in Verbindung mit den klinischen Daten meist eine sichere diagnostische und prognostische Entscheidung. Bei Kindern ist dieser Naevustyp in der subepidermalen Zone erfahrungsgemäß mehr epitheloidzellig, bei jungen Erwachsenen mehr spindelzellig (ECHEVARRIA u. ACKERMAN, 1967; COSKEY u. MEHREGAN, 1973).

8. Blauer Naevus

Synonyma: Naevus coeruleus; dermal melanocytoma (LUND u. KRAUS, 1962).

Varietäten: „Neuro-naevus bleu" (MASSON, 1951); „cellulärer blauer Naevus" (ALLEN, 1949).

Der ein flaches bis kuppelförmiges Knötchen bildende, selten Linsengröße überschreitende Tumor schimmert grau- bis dunkelblau unter der intakten Epidermis durch. Die Blaufärbung beruht auf der tiefen Lage der Melanin-pigmentierten Zellen bzw. auf einem optischen Brechungsphänomen durch das die Pigmentansammlung als „trübes Medium" bedeckende Gewebe. Blaue Naevi bleiben praktisch immer gutartig, nur beim seltenen „zelligen Typ" (ALLEN u. SPITZ, 1953) ist vereinzelt eine maligne Entartung beschrieben worden (KWITTKEN u. NEGRI, 1966; MERKOW et al., 1969; MISHIMA, 1970; GARTMANN u. LISCHKA, 1972).

Histologie: Der übliche Blaue Naevus ist relativ einheitlich aus langgestreckten oder dendritisch verzweigten Melanocyten aufgebaut, die in unregelmäßig verflochtenen Zügen und Bündeln – oft im Umfeld von Hautanhangsgebilden – bis in die untere Dermis und Hypodermis reichen (Abb. 59). Häufig sind die Zellkerne von der ausgeprägten, aber feinen Melaningranulierung verdeckt. Dazwischen finden sich Melanophagen, die im Unterschied zu den Melanin-produzierenden Melanocyten gröbere Pigmentgranula enthalten, plumper wirken und im Gefrierschnitt keine Dopa-Reaktion zeigen. Zwischen den Pigmentzellen finden sich unterschiedlich reichliche kollagene Faserbündel. Mitunter reichen die Melanocyten bis an die Epidermis heran (Abb. 60) oder gehen in einen epidermo-dermalen NZN über. Letzteres wird als *„combined nevus"* bezeichnet (LEOPOLD u. RICHARDS, 1968). Unter fast 8000 gut- und bösartigen Pigmentzellgeschwülsten fanden GARTMANN und MÜLLER (1977) in rund 1% eine solche Kombination.

Beim *„zelligen Blauen Naevus"* (ALLEN u. SPITZ, 1953) kommen neben pigmentreichen dendritischen Melanocyten auch mehr oder minder melaninfreie, spindelige und helle Zellen mit ovalären und mäßig chromatindichten Kernen vor. Diese besonders in der Sacralgegend oder an den Dorsalflächen der Hände und Füße vorkommenden Tumoren können ziemlich groß werden und tief ins Fettgewebe reichen. Ihre oft gebündelten Zellstrukturen erinnern an Neurofibrome, lassen aber keine histotopische Beziehung zu präexistenten Nervenfaserbündeln erkennen (CRAMER, 1966). Die Neurinom-ähnliche Variante des zelligen Blauen Naevus wird als *„neuro-naevus bleu"* (MASSON, 1950) bezeichnet.

Differentialdiagnostisch sind Blaue Naevi von Hämosiderin-speichernden *Histiocytomen* (F. I. 3) leicht abzugrenzen, ebenso durch ihre stärkere Zellvermehrung auch von persistierenden (besonders sacral lokalisierten) *Melanophoren-Naevi* („persistierende Mongolenflecke"). Sogenannte pigmentierte Neurofibrome (vgl. D. I. 3) sind meist mit zellreichen Blauen Naevi identisch.

Als benigne, aber sehr schwer von einem „malignen Blauen Naevus" abgrenzbare Variante des „zelligen" Blauen Naevus beschrieben AVIDOR u. KESSLER (1977) drei bis zu 19 Jahre nachbeobachtete Fälle von zellreichen, riesenzelligen und polymorph-spindel-

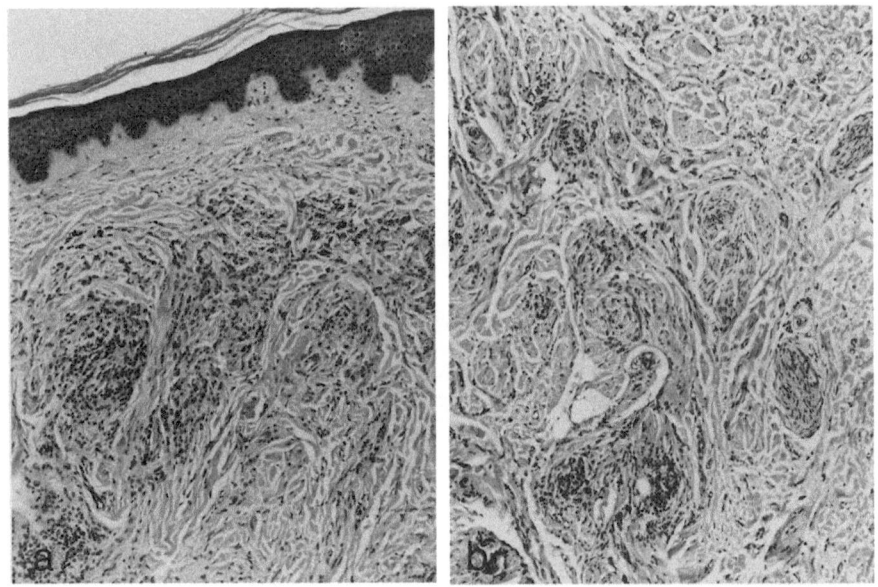

Abb. 59a u. b. Blauer Naevus mit Neurinom-ähnlicher Struktur. (a) oberer Abschnitt, (b) unterer Abschnitt (HE; Obj. 10)

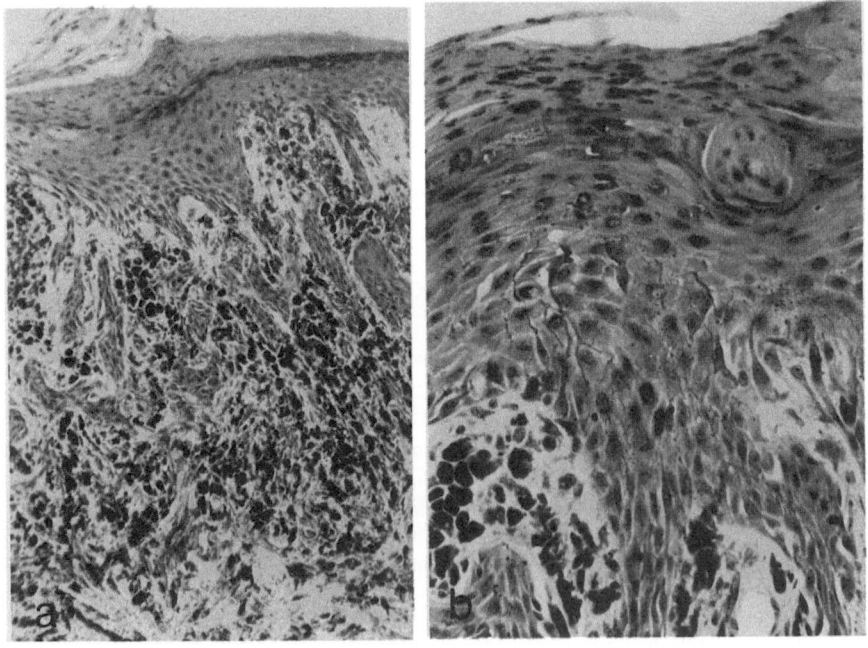

Abb. 60a u. b. Intraepidermale Melanocyten-Aktivierung über einem Blauen Naevus. (a) Pigmentreiche Naevocyten und Melanophagen im Papillarkörper; (b) ausgedehnte Verästelung der intraepidermalen Melanocyten, Abgabe von Melanin bis in die Hornschichten (HE; Obj. 10 bzw. 25)

zelligen cutan-subcutanen Melanocytentumoren, die auch von einem entzündlichen Infiltrat begleitet waren. Die Unterscheidung solcher Tumoren von einem malignen Melanom ist nur mit Vorbehalt möglich, da sie sich praktisch nur auf negative Kriterien (Fehlen stärkerer focaler Atypie, Mitosenarmut, fehlende Nekrosen) stützen kann (RODRIGUEZ u. ACKERMAN, 1968).

Histogenese: Bis weit in die 50er Jahre war das 1926 von MASSON begründete, von FEYRTER (1938) unterstützte dualistische Konzept der NZN-Genese aus oberflächlichen melanocytären und tieferen neurilemmalen (Schwannschen) Zellelementen fast unbestritten akzeptiert, zumal die gemeinsame neuro-ektodermale Herkunft beider Zellarten (ALLEN, 1949) diese Auffassung stützte und histochemische Befunde (positive Tyrosinase- bzw. Dopa-Reaktion in den melanocytären A-Zellen, unspezifische Cholinesterase in den neuroiden C-Zellen) sie zu bestätigen schienen (WINKELMANN, 1960). Die aus Beobachtungen an postoperativ regenerierenden Tierfellnaevi abgeleitete Ansicht, daß auch die in der epidermo-dermalen Junktionszone neu entstehenden Melanocyten umgewandelte Schwannsche Zellen seien (SCHREUS, 1960), fand dagegen kaum Zustimmung. Unter dem Einfluß der dermalen Umgebung kommt es zur Inaktivierung der Tyrosinase, doch können auch B-Zellen unter intensiver UV-Bestrahlung wieder Dopa-positiv werden (MISHIMA, 1965).

Nach wie vor umstritten ist die Herkunft der C-Zellen, die mit Schwannschen Zellen zwar die unspezifische Cholinesterase-Aktivität gemeinsam haben, nach neueren elektronenoptischen Untersuchungen (THORNE et al., 1971) aber auch Melanosomen mit aktiver Dopa-Oxydase enthalten. Auch in den Zellen des sog. Neuro-Naevus kann sowohl Dopa- als auch Cholinesterase-Aktivität nachgewiesen werden (MISHIMA, 1965). Neuerdings fanden JURECKA et al. (1978) in dermalen NZN ultramikroskopisch enge Lagebeziehungen von C- *und* B-Zellen zu neuronalen Axonen. Beide Zelltypen waren häufig im Endoneurium kleiner Nervenäste aufzufinden, andererseits war um gebündelte, axonfreie Naevuszellen ein regelrechtes „Perineurium" ausgebildet. Auch konnten die Autoren um myelinfreie Axone sowohl C-Zellen als auch morphologisch ähnliche Schwannsche Zellelemente nachweisen, so daß sie die Zellpopulation der dermalen NZN und der zugehörigen Nervenfasern als identisch ansehen und für eine neurale Histogenese der dermalen NZN plädieren.

Die histogenetische Diskussion flammte erneut auf, als japanische Autoren, insbesondere MISHIMA (1960, 1965) die Herkunft der NZN aus einem eigenen Zellstamm der Neuralleiste postulierten. Nach dieser auch mit ultrastrukturellen Unterschieden zwischen Melanocyten und „Naevocyten" begründeten Theorie existiert ein melanogenetischer und ein neurilemmaler Typ einer Vorläuferzelle („Naevoblast"). Die Proliferation des epidermisständigen melanogenetischen Naevocyten soll zum Junktionsnaevus, die Proliferation des neurilemmalen Naevocyten zur dermalen Komponente des Compound-Naevus führen, wobei aus dieser Zellmischung schließlich durch partielle oder vollständige Regression der melanogenetischen Zellkomponente der dermale NZN verbleibt.

Diese neue, wiederum „dualistische" Theorie der Naevogenese geht von der Annahme einer *eigenen,* abnormen Entwicklungslinie der Neuralleisten-Abkömmlinge aus und stellt sie als Naevoblasten neben die Vorläufer der Schwannschen Zellen und die eigentlichen Melanoblasten (Schema 3). Die davon abgeleiteten epidermalen Melanocyten werden als Ursprungszellen der benignen Lentigo simplex und Lentigo senilis, aber auch der Lentigo maligna (D. II. 1) angesehen (MISHIMA, 1965, 1970). Aus dermal gelegenen Melanocyten soll

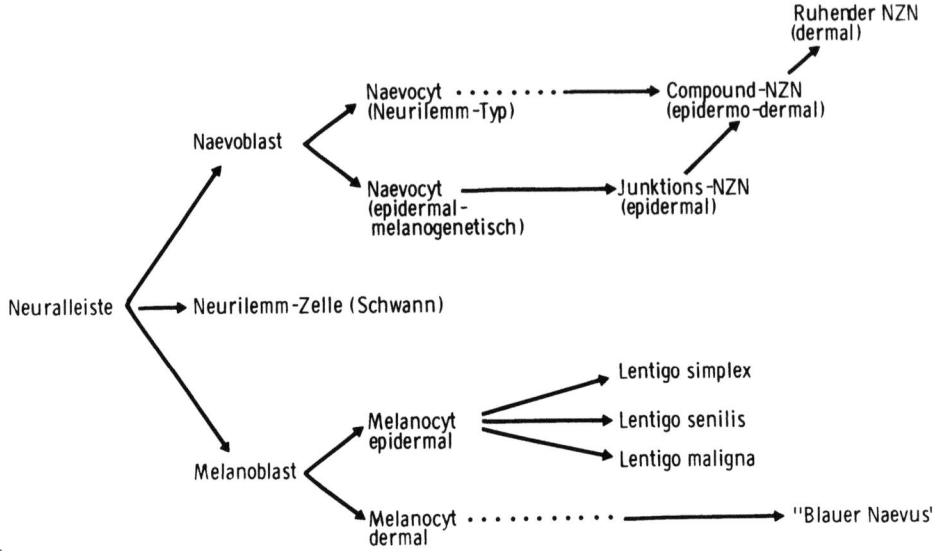

Schema 3. Histogenese der Pigmentzellnaevi (modifiziert nach MISHIMA)

sich der sog. Blaue Naevus entwickeln. Dementsprechend unterscheiden japanische Autoren zwischen *Naevocytomen* und *Melanocytomen* mit unterschiedlichen ultrastrukturellen Zellmerkmalen. So sollen sich Naevocyten von Melanocyten vor allem durch kleinere Melanosomen, ferner durch geringere Zellverästelung unterscheiden (MISHIMA, 1970). Für andere Autoren sind diese Kriterien kein ausreichendes Unterscheidungsmerkmal, sondern mehr Ausdruck der funktionellen und strukturellen Anpassungsfähigkeit aller Melanocyten (GOTTLIEB et al., 1965; CLARK u. MIHM, 1969; LEVER u. SCHAUMBURG-LEVER, 1975).

Unabhängig von der Frage der „dualistischen" oder „unitaristischen" Genese der Naevuszellen besteht weitgehende Übereinstimmung darin, daß *Blaue Naevi* aus primär dermisständigen, gewissermaßen auf ihrer ontogenetischen Wanderung „liegengebliebenen" neuroektodermalen Pigmentzellen entstehen (ALLEN, 1949; GARTMANN, 1961; MISHIMA, 1970). Im Hinblick auf die neurofibromatöse Zellstruktur mancher Blauer Naevi wird mitunter noch eine neurilemmale Herkunft angenommen (BIRD u. WILLIS, 1969).

Die für die meisten NZN charakteristische partielle Rückbildung kommt im *Sonderfall des Halo-Naevus* offenbar durch eine antimelanocytäre Entzündung, sonst aber eher durch intracelluläre Degenerationsvorgänge zustande. Eine besonders ausgeprägte vacuoläre Zelldegeneration weisen *Blasenzell-Naevi* auf, bei denen ein Mißverhältnis zwischen der Größe und der geringen Melanin-Synthese der Melanosomen besteht (HASHIMOTO u. BALE, 1972). Ähnlich alterierte Melanosomen lassen sich mitunter auch in unauffälligen Naevuszellen nachweisen oder können sich in Keratinocyten infolge Melanosomen-Transfer finden (OKUN et al., 1974).

II. Melanoma in situ

Synonyma: Prämaligne Melanose; Morbus Dubreuilh.

Lange Zeit wurde die von HUTCHINSON (1892) als „senile freckles", von DUBREUILH (1894, 1912) als „Lentigo malin" bzw. als „Melanosis circumscripta praeblastomatosa" beschriebene fleckige Pigmentzellwucherung als einziges Vorstadium eines malignen Melanoms angesehen. In den letzten Jahren ist als „pagetoides Melanoma in situ" eine weitere prämaligne Pigmentzellwucherung differenziert worden (MCGOVERN, 1970; MISHIMA u. MATSUNAKA, 1973, 1975).

1. Lentigo maligna (Hutchinson-Dubreuilh; L.m.)

Synonym: Melanosis circumscripta praeblastomatosa (Dubreuilh)

Klinisch handelt es sich um flache, scheckige, wenig scharf begrenzte Pigmentflecke, die sich besonders in lichtexponierten Hautregionen bei älteren Menschen entwickeln. Die unterschiedlichen und gesprenkelten Brauntöne unterscheiden die L.m. von der gleichmäßiger pigmentierten Lentigo senilis, von flachen NZN oder beginnenden seborrhoischen Keratosen. Die sich nur langsam vergrößernde Läsion kann Jahre, selbst Jahrzehnte bis zum Umschlag in malignes nodöses Wachstum bestehen. Die Frühdiagnose einer L.m. hat größte prognostische Bedeutung, da in diesem präinvasiven Stadium noch eine hundertprozentige Heilungschance durch einfache Excision (oder oberflächliche Röntgenweichbestrahlung) gegeben ist.

Histologie: Im initialen „stade éphélide" findet sich histologisch nur eine Hyperpigmentierung der basalen und suprabasalen Epidermisschichten, während ultrastrukturell auch eine basale Proliferation pathologischer Melanocyten nachzuweisen ist (ANTON-LAMPRECHT et al., 1971). Allmählich treten auch multizentrisch gehäuft hellere Melanocyten im Stratum basale auf, deren dendritische Ausläufer durch die Masson-Fontana-Versilberung der Promelaningranula, ferner durch Formalin-induzierte Fluorescenz (PAUL u. ILLIG, 1974; PAUL, 1975) darstellbar sind. Im weiteren Verlauf werden mit zunehmender Entzündung im Papillarkörper auch Nester von atypischen Melanocyten in den unteren Epidermislagen erkennbar (Abb. 61). Diese Melanocyten haben pleomorphe,

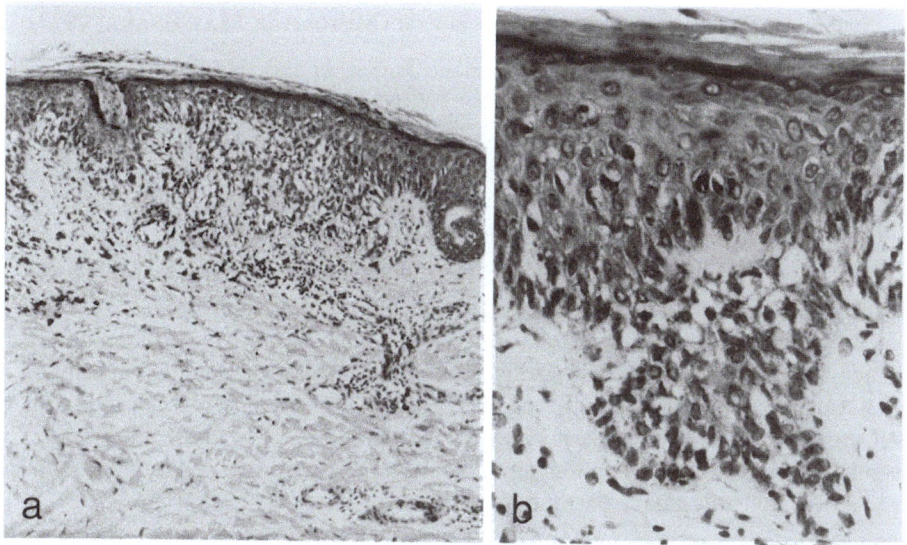

Abb. 61a u. b. Lentigo maligna, fortgeschrittenes präinvasives Stadium. (a) Randzone; (b) Bildung eines atypischen Melanocytennestes (HE; Obj. 10 × Opt. 2 bzw. 25 × Opt. 1,2)

oft spindelkernige Zellen mit wechselnd dichten, auch verklumpten Melaningranula, sie sind größer oder kleiner als die umgebenden Keratinocyten und verdrängen diese zunehmend. So entsteht eine atrophische, auch in den obersten Schichten noch Melanin speichernde Epidermis. Meist findet sich, der lichtexponierten Region entsprechend, auch eine actinische Elastose des Bindegewebes in der oberen Dermishälfte. Das entzündliche lympho-monocytäre Infiltrat enthält meist reichliche Melanophagen, aber kaum Plasmazellen. Größere, zum Papillarkörper strebende Melanocytennester sind oft nur in Stufenschnitten nachweisbar (McGovern, 1972). Zum Ausschluß eines beginnenden Lentigo maligna-Melanoms empfiehlt sich die routinemäßige Durchführung von Stufenschnitten aus klinisch suspekten (angedeutet infiltrierten) Bezirken.

Differentialdiagnose: Beim junktionalen NZN dominieren gut umschriebene Nester von Naevuszellen mit homogenem, scheinbar syncytialem Cytoplasma und regulärem, oft ovalem Kern mit deutlichem Nucleolus (Mishima, 1960). Diagnostische Schwierigkeiten können entstehen, wenn im aktiven Junktionsnaevus Melanocyten in die obere Epidermis geraten und entzündliche Infiltrate im Papillarkörper auftreten. Durch den Begriff „*aktivierter junktionaler Naevus*" (Allen, 1949) wurde dieser Befund zwar gut charakterisiert, zugleich aber diagnostische Verwirrung ausgelöst, weil „Aktivierung" mit prämaligner Umwandlung gleichgesetzt wurde. Der Begriff sollte entweder vermieden (Gartmann, 1962) oder nur dann verwendet werden, wenn er nicht als Chiffre für den Beginn eines malignen Melanoms im Bereich eines NZN genommen wird.

Hinsichtlich der schwierigen Abgrenzung einer Lentigo maligna vom *pagetoiden Melanoma in situ* (D. II. 2) sind die histologischen Kriterien nicht immer zuverlässig, doch sind Epidermisatrophie und actinische Elastose der Dermis als zusätzliche Hinweise auf L.m. zu werten. Problematisch kann auch die Unterscheidung einer atrophischen und pigmentierten *actinischen Keratose* von L.m. sein, da sich die Zell- und Kernatypien der Keratinocyten nicht immer deutlich von den atypischen Melanocyten unterscheiden lassen.

2. Pagetoides Melanoma in situ

Synonym: Pagetoide prämaligne Melanose (Mishima u. Matsunaka, 1973).

Dieses Vorstadium eines malignen Melanoms kommt in allen Hautregionen vor und entwickelt sich meist schneller als die Lentigo maligna. Nicht selten sind Erwachsene im jüngeren und mittleren Lebensalter betroffen. Die Läsion ist oft bogig begrenzt, die Oberfläche angedeutet eleviert, der einheitlichen Melaninpigmentierung sind blaugraue oder violette Farbtöne beigemischt (McGovern, 1970; Mishima u. Matsunaka, 1975). Eine pagetoide Melanose kann sich mitunter – häufiger als eine Lentigo maligna – über einem dermalen NZN entwickeln und dessen maligne Umwandlung vortäuschen.

Histologie: Ein wesentliches Kriterium, welches das pagetoide Melanoma in situ mit den Randanteilen des „superficial spreading melanoma" (D. III. 2) teilt, ist das intraepidermale Aufsteigen einzelner besonders großer oder in kleinen Gruppen arrangierter, perinuclear vacuolisierter („pagetoider") Melanocyten. Diese haben nur angedeutete Dendriten, ein helles und reichlich vesiculöses Cytoplasma und große, meist atypische Kerne (Abb. 62). Der „Epidermotropismus" der pagetoiden Melanocyten hat, abgesehen von den Zellatypien, manche Ähnlichkeit mit einem beginnenden Junktionsnaevus.

Histochemisch sind die atypischen Melanocyten meist stark Tyrosinase- und Dopapositiv, und auch die unspezifische Cholinesterase-Reaktion kann in den intraepidermalen Melanocyten positiv sein (Mishima u. Matsunaka, 1975). Ultramikroskopisch bestätigt

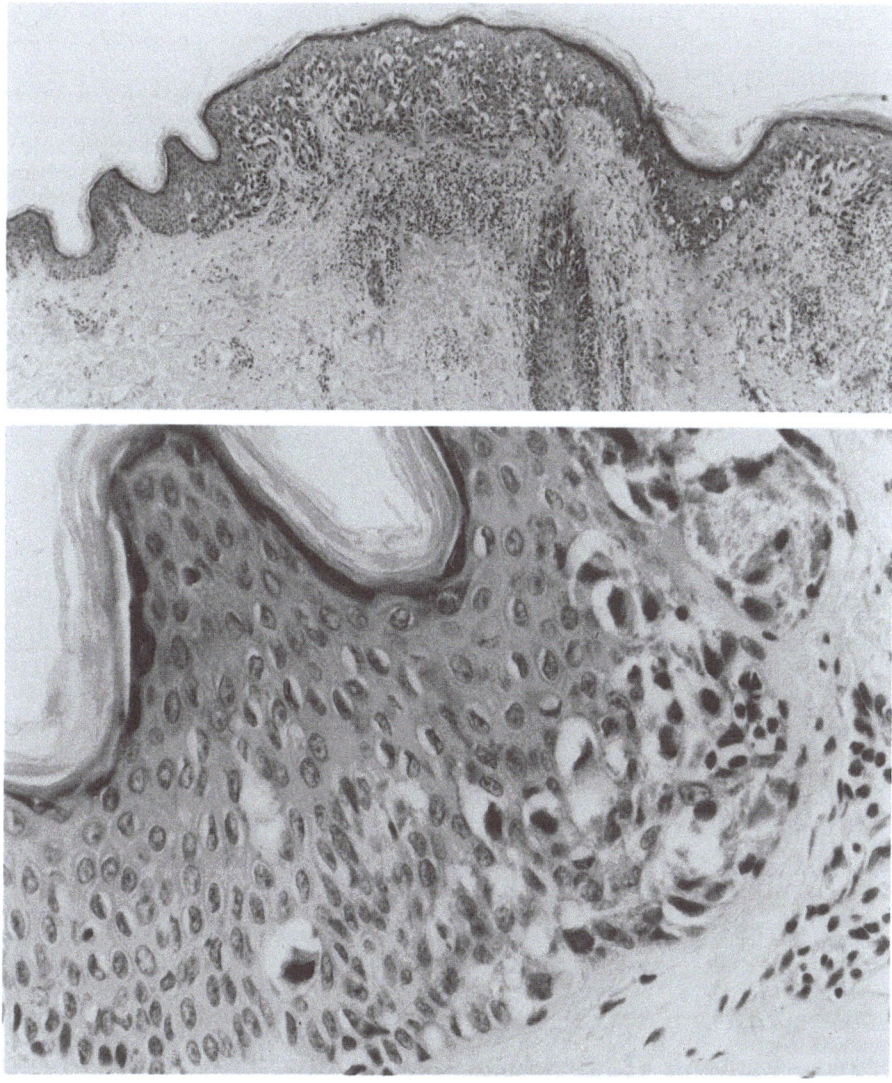

Abb. 62. Superficial spreading melanoma (SSM), pagetoide intraepidermale Melanocyten (HE; Obj. 4 bzw. 25 × Opt. 1,2)

sich das Fehlen deutlicher dendritischer Zellausläufer. Die Melanosomen sind rundlich bis ovoid und von feinen Pigmentgranula meist dicht erfüllt. Einzelne Riesenmelanosomen können 500–700 nm erreichen (MISHIMA u. MATSUNAKA, 1975).

Differentialdiagnose: Die cellulären und subcellulären Befunde sowie die Konfiguration und Gruppierung der „pagetoid" erscheinenden Melanocyten ermöglichen eine klare histologische Abgrenzung von der *Lentigo maligna,* die dendritisch verzweigte, mehr auf die basalen und suprabasalen Epithelschichten beschränkte Melanocyten mit langgestreckten Melanosomen aufweist (MISHIMA, 1964, 1970). Jedoch machen Übergangsformen zwischen pagetoiden und dendritischen Melanocyten eine definitive Entscheidung manchmal schwierig und erfordern eine präzise und kompetente Information über den klinischen Befund. Auch sollten bei jedem pagetoiden Melanoma in situ Stufenschnitte untersucht werden, da es sich ja um das Mikrostadium 1 eines Melanoms handelt, das hie und da schon in das Mikrostadium 2 (beginnende Infiltration des Papillarkörpers) übergehen kann.

Die zweite Differentialdiagnose betrifft den „*aktivierten*" *Junktionsnaevus*, bei dem sich aber deutlich abgegrenzte Naevuszellnester mit normal strukturierten, mehr oder minder alveolär angeordneten Naevuszellen nachweisen lassen. Bei der (klinisch vom beginnenden Junktionsnaevus nicht unterscheidbaren) *Lentigo simplex* sind die Reteleisten etwas verlängert und basal von vermehrten Melanocyten besetzt, die ihr reichliches Pigment auch in die Keratinocyten abgeben. Pagetoide Melanocyten fehlen in den höheren Epidermislagen. Die Entwicklung von „abtropfenden" Melanocytennestern zeigt den Übergang in einen Junktionsnaevus an. Bei der *Lentigo senilis* fehlt diese junktionale Aktivität, dagegen bilden die hyperpigmentierten Reteleisten manchmal kleine basaloide Zellzapfen. Lockere lymphomonocytäre Infiltrate des Papillarkörpers sind bei allen Formen möglich und kein differentialdiagnostisches Kriterium.

III. Melanoma malignum

Maligne Melanome werden wegen ihrer prognostischen Unberechenbarkeit und ihres Auftretens auch bei jüngeren Erwachsenen zu den bösartigsten Tumoren überhaupt gerechnet. Diese Meinung beruht allerdings mehr auf Einzelbeobachtungen und kleinen Fallzahlen als auf der langfristigen Nachbeobachtung großer, nach einheitlichen klinischen und histologischen Kriterien klassifizierter Kollektive. Zu der verbreiteten Unsicherheit trägt auch bei, daß maligne Melanome teils chirurgisch, teils radiologisch behandelt werden, wobei dem Pathologen oft nur noch die undankbare Aufgabe der postmortalen Vollstreckung oder Widerrufung vorangegangener klinischer Diagnosen bleibt. Diesen aber fehlt bei rein radiologisch behandelten Tumoren oft die histologische Sicherung, so daß schon aus diesem Grunde manche „Erfolgsstatistik" a priori fragwürdig ist (STORCK et al., 1972).

Für die klinische Differentialdiagnose der malignen Melanome kommen rund 70, meist pigmentierte, Hautveränderungen in Betracht. Reduziert sich auch der engere Kreis der möglichen Fehldiagnosen meist auf 7–8 pigmentierte oder unpigmentierte Hauttumoren (pigmentierte Basaliome, Naevuszell-Naevi einschließlich Blauer Naevus, seborrhoische Keratosen, pigmentierte actinische Keratosen, Histiocytome, sog. Granuloma teleangiectaticum, thrombosierte Angiektasien usw.), so gehört doch die zuverlässige Früherkennung maligner Melanome zu den schwierigsten klinisch-diagnostischen Aufgaben des Dermatologen.

Anders als bei vielen anderen malignen Tumoren können Patienten auch im metastasierenden Stadium eines malignen Melanoms oft noch über längere Zeit in einer Art pathobiologischen Gleichgewichtszustands mit dem Tumor leben. Die für metastasierende Carcinome typischen Symptome der Dysproteinämie und Kachexie treten oft erst spät, dann aber foudroyant ein. Auch weist die sog. Absterbekurve bei malignen Melanomen einen anderen Verlauf als bei den meisten Carcinomen auf (HEITE, 1972b) und erklärt, warum therapeutische Erfolgsstatistiken beim malignen Melanom einen Zeitraum von mindestens 8 Jahren benötigen. An dem schwer voraussehbaren Verhalten der malignen Melanome sind immunologische Faktoren offenbar wesentlich beteiligt: Blockierende Antikörper können die Oberfläche von Melanomzellen besetzen, so daß diese von immunkompetenten Lymphocyten nicht mehr als „fremd" erkannt werden (MACHER, 1972).

Klassifikation der malignen Melanome: Bis Ende der 60er Jahre wurden die malignen Melanome meist nach Kriterien eingeteilt, die entweder auf dem vorherrschenden Zelltyp (globoidzellig-spindelzellig) oder auf drei hauptsächlichen Entstehungsarten beruhten: 1. Melanome auf unveränderter Haut, 2. auf einem Naevuszell-Naevus, 3. auf einer umschriebenen prämalignen Melanose (ALLEN, 1949; ALLEN u. SPITZ, 1953, 1954; v. ALBERTINI, 1955; MIESCHER, 1960). Dazu kamen Sonderformen wie die Entstehung maligner Melanome auf flächenhaften Tierfell-Pigmentnaevi (D. I. 6) oder – sehr selten – aus einem Blauen Naevus (D. I. 8). Eine beträchtliche, außerhalb der Dermatologie noch heute nachwirkende Verwirrung hat die in den 50er Jahren besonders von ALLEN vertretene These der vorzugsweisen Melanom-Entstehung aus „aktivierten" junktionalen NZN hervorgerufen. Die praktischen Konsequenzen dieser in der Dermatologie seit 20 Jahren widerlegten (MISHIMA, 1960; GARTMANN, 1962; KALKOFF u. KÜHNL-PETZOLDT, 1973; WEIDNER et al., 1976), von vielen Onkologen aber noch hartnäckig geglaubten Hypothese führten einerseits zur „prophylaktischen" Excision möglichst vieler NZN, andererseits zur Devise „wait and see" bei beginnenden echten oder vermeintlichen Melanomalignomen. Letzteres wiederum verschlechterte die Prognose der echten Melanome und gab Anlaß zu ultraradikalen, gleichwohl oft zu späten Operationen oder zu maximaler „kaustischer" Strahlentherapie mit Inkaufnahme schwerer Strahlennekrosen (STORCK et al., 1972).

Die älteren Klassifikationsversuche blieben auch deshalb unbefriedigend, weil zwischen den beiden Extremen der auf Lentigo maligna entstehenden (prognostisch relativ günstigen) und der primär knotig wachsenden (prognostisch besonders ungünstigen) malignen Melanome eine große Gruppe mit intermediärem pathobiologischen Verhalten blieb. So bedurfte es einer umfassenderen Klassifikation, die von großen Melanomzentren in Boston (CLARK, 1966; CLARK et al., 1969) und in Sydney (MCGOVERN, 1970) ihren Ausgang nahm und heute, mit Modifikationen, von den meisten Melanomforschern akzeptiert wird. Ihr Kernstück ist die Unterteilung der malignen Melanome in drei klinisch, histologisch und prognostisch differente Typen:

1. *Lentigo maligna melanoma* (LMM = sekundär auf Lentigo maligna entstehend).

2. *Superficial spreading melanoma* (SSM = primär oberflächlich spreitend und horizontal wachsend).

3. *Primary nodular melanoma* (NM = primär knotig und vertikal wachsend).

Die Entwicklung dieser Neuklassifikation hat allerdings zu konkurrierenden Unterschieden der amerikanischen und australischen Melanom-Einteilung geführt, die auch heute noch nicht ganz bereinigt sind. Während die amerikanische Gruppe um CLARK sich ab 1969 mit drei histologischen Haupttypen begnügte und jeweils fünf histologische „levels of invasion" zur Bestimmung der prognostischen Dignität einführte, änderten die australischen Pathologen um MCGOVERN ihre ursprüngliche, zunächst stark an die Bostoner Klassifikation angelehnte Nomenklatur in eine „second recommended terminology" mit weitergehender, leider auch unübersichtlicherer Einteilung in fünf Melanomtypen ab (MCGOVERN et al., 1973). Die grundsätzliche Übereinstimmung mit der Bostoner Klassifikation blieb

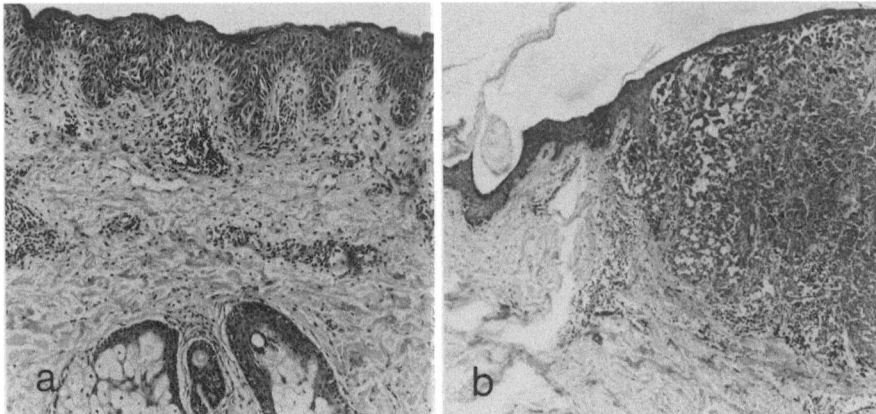

Abb. 63. (a) Radiale Randzone eines indeterminierten malignen Melanoms, Proliferationsverhalten teils LM-artig, teils SSM-artig. (b) Zum Vergleich Randzone eines primär nodulären Melanoms (HE; Obj. 10 × Opt. 1,6 bzw. 10)

allerdings erkennbar, und diese wird auch von den europäischen Pathologen favorisiert (ILLIG, 1976).

Etwa 10% aller malignen Melanome entziehen sich allerdings dieser histologischen Einteilung, besonders bei Sonderlokalisationen (subungual, plantar, anal) oder bei Überschneidung der Kriterien von zwei Melanomtypen (Abb. 63a). Auch läßt sich das Schema auf stark exophytische Tumoren mit schmaler Basis („Melanoma pedunculatum") nicht anwenden, wenn die angrenzende Epidermis unbeteiligt ist. Schließlich ist auch das „superficial spreading melanoma" histologisch uneinheitlich (KÜHNL-PETZOLDT, 1974), da eine verrucöse Variante vorkommt, welche die Arbeitsgruppe um CLARK ursprünglich (1966) als „verrucous malignant melanoma" gesondert aufgeführt hatte.

Nosologische Orientierungsdaten: Maligne Melanome der Haut gehören noch zu den seltenen Tumoren (1–2%), werden aber bei der weißen Rasse zunehmend häufiger beobachtet. Über eine besonders hohe Zunahme wird besonders aus Australien und aus dem Südwesten der USA berichtet (BEARDMORE, 1972; LEE, 1972). Auffällig hoch ist dabei der Anteil junger Erwachsener. Frauen sind etwa doppelt so häufig wie Männer betroffen und haben, global gesehen, eine etwas günstigere Überlebensprognose (HEITE, 1972a, 1976; STORCK, 1977).

Etwa jedes dritte Melanom ist an den Beinen lokalisiert, besonders häufig bei Frauen (PETERSEN et al., 1962; SANTLER, 1963; PAUL u. ILLIG, 1974). Tumorlokalisation am Rumpf betrifft dagegen überwiegend Männer und führt oft zur regionalen Lymphknotenabsiedelung, was einer der Gründe für die bei männlichen Melanom-Patienten ungünstigere Lebenserwartung ist. Unter 104 Melanom-Patienten mit prophylaktischer Lymphonodektomie fanden wir die Relation Männer:Frauen von 2:1 bei Lymphknotenmetastasierung nach 1:1 verschoben (WEIDNER et al., 1976).

Besonders ungünstig ist die Prognose der subungual lokalisierten Tumoren, die neuerdings als eigener Melanomtyp betrachtet werden (COCHRAN u. CLARK, 1976; CLARK et al., 1977). Demgegenüber sind die Überlebenschancen bei malignen Melanomen im Kopfbereich – vor allem wegen des hohen Anteils der protrahiert verlaufenden Lentigo maligna-Melanome – wesentlich günstiger. Dies gilt allerdings nur für Europäer, nicht für die weiße Bevölkerung Australiens (MILTON, 1977). Bei den auf congenitalen Tierfellnaevi entstehenden malignen Melanomen ist die Prognose individuell sehr variabel (REED et al., 1965; GREELEY et al., 1965).

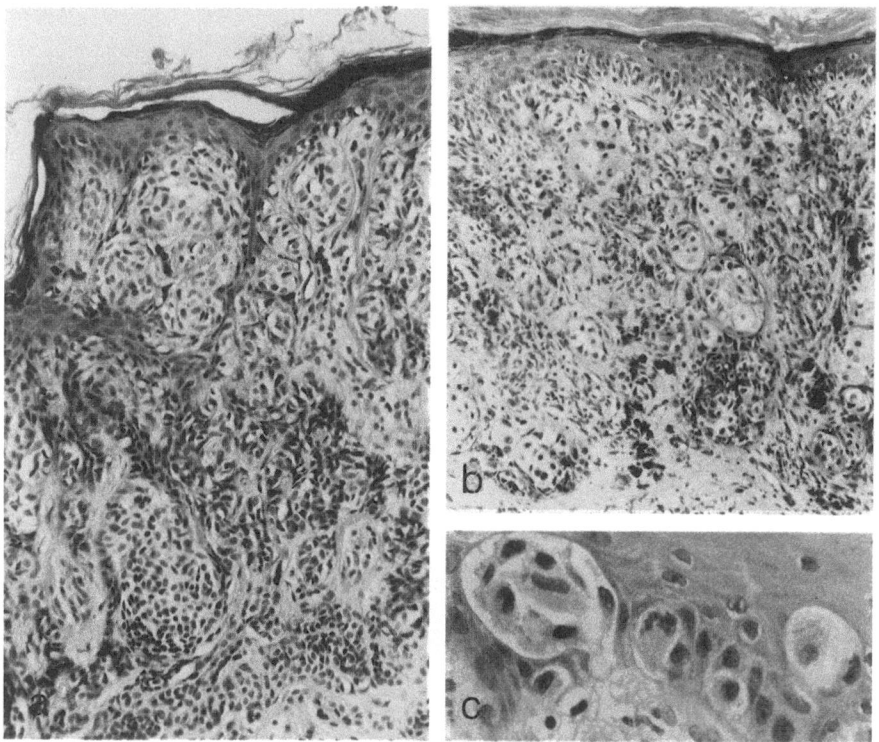

Abb. 64a–c. SSM, Abschnitte mit verschiedener Invasionstiefe. (a) Mikrostadium 2 mit reaktiver Acanthose; (b) Mikrostadium 3+ ; (c) Ausschnitt mit intraepidermalen pagetoiden Melanocyten (HE; Obj. 25 bzw.40)

Etwa 20–30% der drei hauptsächlichen Melanomtypen entstehen auf einem präexistenten gutartigen NZN (MIHM et al., 1972). Klinisch suspekt sind Größenwachstum, dunkler und unregelmäßig werdende Pigmentierung, Blutungsneigung, leichter Juckreiz, flache Ulceration. Gelegentlich vorkommende familiäre Häufung bzw. erbliche Disposition zum malignen Melanom betrifft vorwiegend jüngere Menschen (LYNCH, 1967).

Histologische Stadien der Invasionstiefe: Der Sprung vom lokal invasiven zum metastasierungsfähigen Tumor ist mit dem Durchbruch der Melanomzellen in das Stratum papillare und dem Anschluß an die dortigen Lymphgefäße erreicht. Daher sind die „*levels of invasion*" (CLARK et al., 1969; MIHM et al., 1972) bzw. die „*Mikrostadien*" (HERMANEK et al., 1976) der dermotropen Tumorinvasion für die histologische Beurteilung der Prognose von besonderer Relevanz (Abb. 64). Darüber hinaus hat sich neuerdings die zusätzliche mikroskopische Bestimmung der Mitosezahl/mm^2 als brauchbarer Ansatz für einen „prognostischen Index" (SCHMOECKEL u. BRAUN-FALCO, 1978; KOPF, 1978) erwiesen. Die Einteilung nach der histologischen Invasionstiefe ermöglicht zugleich eine genauere Differenzierung des Primärtumors, während sich die sonst geläufige TNM-Klassifikation (T_{0-3}) hierfür kaum eignet. Zwar gilt auch weiterhin das klassische klinische Stadienschema (I = Primärtumor, II = regionale bzw. lymphonodale Metastasierung, III = hämatogene bzw. generalisierte Metastasierung), doch werden beim Primärtumor je nach der histologischen Eindringtiefe fünf „levels" unterschieden (CLARK et al., 1969; MIHM et al., 1972; LITTLE, 1972; McGOVERN et al., 1973; KÜHNL-PETZOLDT, 1974; BRESLOW, 1975; HERMANEK et al., 1976). Dieses histo-stratigraphische „staging" gilt für alle drei Melanomtypen und räumt dem Histopathologen bei der Abschätzung der Prognose und der Festlegung der Therapie ein entscheidendes Wort ein.

Level 1: Ausschließlich intraepidermale, atypische Melanocyten im junktionalen Zusammenhang mit der Epidermis, die atrophisch oder acanthotisch sein kann. Diesem Mikrostadium entspricht sowohl die Frühphase des SSM („Melanoma in situ") als auch das Vorstadium des LMM („Lentigo maligna").

Level 2: Invasion einzelner Tumorzellnester in das Stratum papillare corii, ohne dieses aufzufüllen. Die Gefäße des subpapillaren Plexus liegen noch unterhalb. Einzelne Melanomzellen können entlang von Haarfollikeln und Schweißdrüsenausführungsgängen tiefer vordringen, gehören aber noch zu diesem Mikrostadium, solange sie mit dem Epithel eng verbunden bleiben.

Level 3: Breite Auffüllung des Stratum papillare corii durch Tumorzellen, Umringung der subpapillaren Gefäße, manchmal angedeutete Infiltration des oberen Stratum reticulare. Nicht selten ist die Invasionstiefe einzelner Tumornester wegen der begleitenden melanophagenreichen Entzündung nur schwer erkennbar, so daß die Abgrenzung zum Level 4 undeutlich wird.

Level 4: Eindeutige, breitbasige oder fingerförmige Invasion des Stratum reticulare durch Tumorzellnester.

Level 5: Durchbruch von Tumorzellnestern bis in das subcutane Fettgewebe.

Am schwierigsten ist die Unterscheidung der Level 3 und 4, da Entzündung, reaktive Acanthose der Epidermis und Ulceration die Grenzen verwischen können. Eine von australischen Pathologen (LITTLE, 1972; McLEOD, 1972) vorgeschlagene Einteilung der Mikrostadien (1 = intraepidermal, 2 = Stratum papillare, 3 = obere Hälfte Stratum reticulare, 3+ = untere Hälfte Stratum reticulare, 4 = Fettgewebe) hat sich nicht international durchsetzen können. Bei einem während des XI. Kongresses der Internationalen Akademie für Pathologie von COCHRAN und CLARK veranstalteten Kursus über melanocytäre Tumoren wurde als Level 4 nur die Infiltration des Stratum reticulare durch Einzelzellen, nicht durch Zellnester definiert. Wesentlich erscheint uns die *Lagebeziehung der Tumorzellen zu den subpapillaren Gefäßen,* da bei deren Zerstörung das Risiko der Metastasierung steil ansteigt.

Manche maligne Melanome wachsen vor – oder gleichzeitig mit – der endophytischen Invasion auch nach außen und ulcerieren. Diese exophytische Wachstumstendenz kann zu pilzförmigen, schmalbasig aufsitzenden Tumorknoten führen, die erst im fortgeschrittenen Stadium die Ebene der umgebenden Haut unterschreiten. Da sich auf diese gestielten Melanome die Einteilung in Mikrostadien nicht anwenden läßt, wird auch die mikroskopische *Messung der Tumordicke,* d.h. des Abstands von der Oberfläche senkrecht bis zur Basis des Melanoms, empfohlen (BRESLOW, 1970, 1975; HANSEN u. McCARTEN, 1974; HUVOS et al., 1974; WANEBO et al., 1975; HERMANEK et al., 1976; STEIGLEDER u. KLEINE, 1977). Auch bei er Indikation zur „prophylaktischen Lymphonodektomie" hat diese Methode Bedeutung, da Meßwerte von >1,5 mm für, von <0,76 mm gegen den Eingriff sprechen (BRESLOW, 1975; HUVOS et al., 1974; WANEBO et al., 1975).

Diese einfache histometrische Methode ist eine wichtige Ergänzung des „staging", da exophytische Tumoren bereits vor Erreichung des Mikrostadiums 4 metastasiert sein kön-

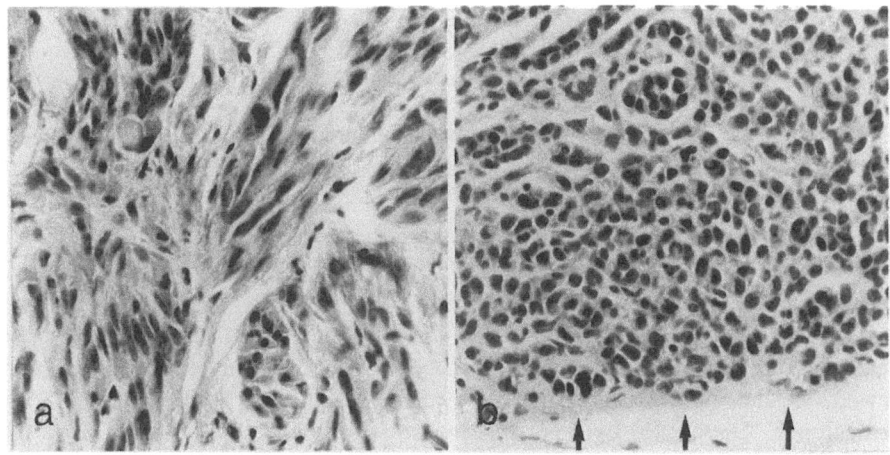

Abb. 65a u. b. Unterschiede im Zelltyp des malignen Melanoms. (a) Vorwiegend spindelzelliger Typ. (b) Vorwiegend globoidzelliger Typ. ↘ Völliges Fehlen einer begleitenden Entzündung (HE; Obj. 25 × Opt. 1, 2)

nen. Solche Tumoren sind Traumen besonders ausgesetzt und „ziehen ihr gefäßführendes Stroma mit nach oben, so daß Tumorzelleinbrüche in Lymphgefäße geradezu forciert werden" (HORNSTEIN u. WEIDNER, 1972).

Das Mikrostadium 3 bzw. 3+ (> 0,76 mm) gilt als die prognostische Grenze, nach deren Überschreitung das Metastasierungsrisiko steil zunimmt, während es zuvor minimal ist und im Mikrostadium 1 gänzlich entfällt (HERMANEK et al., 1976). Der lockere Zusammenhang der Melanomzellen, der Einfluß örtlicher (Mikro-)Traumen, regionale Unterschiede der Verteilung und der Kreislaufdynamik der Lymphgefäße sind weitere Faktoren, welche die Tendenz zur lymphogenen Metastasierung erklären (WEIDNER et al., 1976). Auch ist das Invasions*tempo* des jeweiligen Melanomtyps insofern von Bedeutung, als das primäre NM schneller als das erst sekundär invasive SSM das Mikrostadium 3 erreicht (KÜHNL-PETZOLDT u. KALKOFF, 1976; HERMANEK et al., 1976).

Weitere prognostische Kriterien des Primärtumors sind die Häufigkeit von intra- und peritumoralen Gefäßeinbrüchen (HORNSTEIN u. WEIDNER, 1972) sowie die Stärke und Zusammensetzung des entzündlichen Infiltrats (WEIDNER u. HORNSTEIN, 1972; BURG u. BRAUN-FALCO, 1972; PULLMANN u. STEIGLEDER, 1974). Retrospektive Vergleichsstudien von Melanomkollektiven mit ungünstigem und günstigem Verlauf sprechen – statistisch gesehen – für eine umgekehrte Proportion von Malignitätsgrad und Stärke der lympho-plasmocytären Entzündung (Abb. 65) und damit indirekt auch für den Einfluß immunologischer Faktoren (KOKOSCHKA u. NIEBAUER, 1976).

Zusätzliche, prognostisch mehr oder minder relevante Parameter betreffen das durch den Vergleich von klinischer Ausdehnung und histologischer Dicke annähernd abzuschätzende Volumen des Primärtumors (KLOSTERMANN u. HEITE, 1972). Auch gilt eine Tumorhöhe von > 3 mm und eine Fläche-Höhe-Relation von < 3 als prognostisch ungünstig (LITTLE, 1972). Weiter scheinen deutliche Ulceration, hohe Mitoserate (McGOVERN et al., 1973), Vorherrschen exzessiver Zellatypien (GARTMANN u. TRITSCH, 1972) auf ungünstigen Verlauf hinzuweisen. Die Korrelation von Pigmentarmut des Primärtumors und ungünstiger Prognose (HARDMEIER et al., 1968) läßt sich wahrscheinlich mit der späten Erkennung und Therapie solcher amelanotischer maligner Melanome erklären. Als wichtigster prognostischer Parameter ist nach den derzeitigen Kenntnissen das histologische Mikrostadium des Primärtumors anzusehen.

1. Lentigo Maligna Melanoma (LMM)

Synonym: Dubreuilh-Melanom.

Das LMM entwickelt sich immer sekundär auf einer meist lange vorbestehenden Lentigo maligna (L.m.), also vorzugsweise an lichtexponierten Hautregionen älterer Menschen (Gesicht, Halsregion, Unterarme).

Histologie: An den Rändern des Tumors findet sich eine Grenzflächen-betonte Vermehrung und Segregation atypischer dendritisch verzweigter Melanocyten, welche die unteren Lagen der meist deutlich atrophischen Epidermis einnehmen. Dieser der Lentigo maligna entsprechende Befund geht meist mit einer Melanophagen-reichen lympho-monocytären Entzündung einher, die hier oft ausgeprägter ist als in der unmittelbaren Umgebung des Melanomknotens. Die invasive Tumorentwicklung beginnt mit der Infiltration des Papillarkörpers und durchläuft nicht nur die gleichen Mikrostadien, sondern zeigt auch eine ebenso große Variabilität der Zellmorphologie wie bei den anderen Melanomtypen. Auch hat sich mittels Formalin-induzierter Melaninfluorescenz zeigen lassen (PAUL u. ILLIG, 1976a, b), daß die im prämalignen Stadium noch dendritischen Zellen mit zunehmendem Tiefenwachstum ihre Fortsätze verlieren und sich somit nicht mehr von den Zellen des SSM oder des primären NM unterscheiden. Die Differenzierung gelingt nur bei Beachtung der Randzone des Tumors bzw. durch den Nachweis der dort meist noch vorhandenen L.m. Daher sollten maligne Melanome grundsätzlich in mehreren, sich im Winkel überschneidenden Ebenen histologisch untersucht werden, um neben der Ausdehnung auch den prognostisch wichtigen Melanomtyp festlegen zu können.

Die verhältnismäßig günstige Prognose des LMM beruht wahrscheinlich auf seiner langsameren Entstehung, vielleicht auch auf besonderen Auslösefaktoren (chronische Lichteinflüsse) und biologischen Besonderheiten sowohl der alternden Tumorzellen als auch des reagierenden Immunsystems. Ist jedoch die Grenze des Mikrostadiums 3 erreicht, können wegen der Altersatrophie der Dermis die weiteren Mikrostadien ebenso schnell wie bei den anderen Melanomtypen erreicht werden.

2. Superficial Spreading Melanoma (SSM)

Synonym: Pagetoides Melanom.

Das oberflächlich spreitende Melanom beginnt als flache, zunächst eher homogen gefärbte Plaque, die vor Erreichen eines Durchmessers von etwa 5 mm klinisch nur schwer von einem junktionalen NZN zu unterscheiden ist (CLARK et al., 1969; MIHM et al., 1972; KALKOFF u. KÜHNL-PETZOLDT, 1973; SCHNYDER et al., 1973). Der zunächst intra- und subepidermal radial wachsende Tumor breitet sich schneller als die L.m. aus, ist kleinbogig oder zungenförmig begrenzt und besonders an den Rändern leicht erhaben. Charakteristisch für diese Phase sind umschriebene Aufhellungen und partielle Rückbildungen als Hinweis auf mögliche cytotoxische Immunreaktionen (HAPPLE et al., 1975). Der Umschlag in vertikales Tumorwachstum vollzieht sich schneller als beim LMM und verschlechtert die bis dahin noch relativ günstige Prognose.

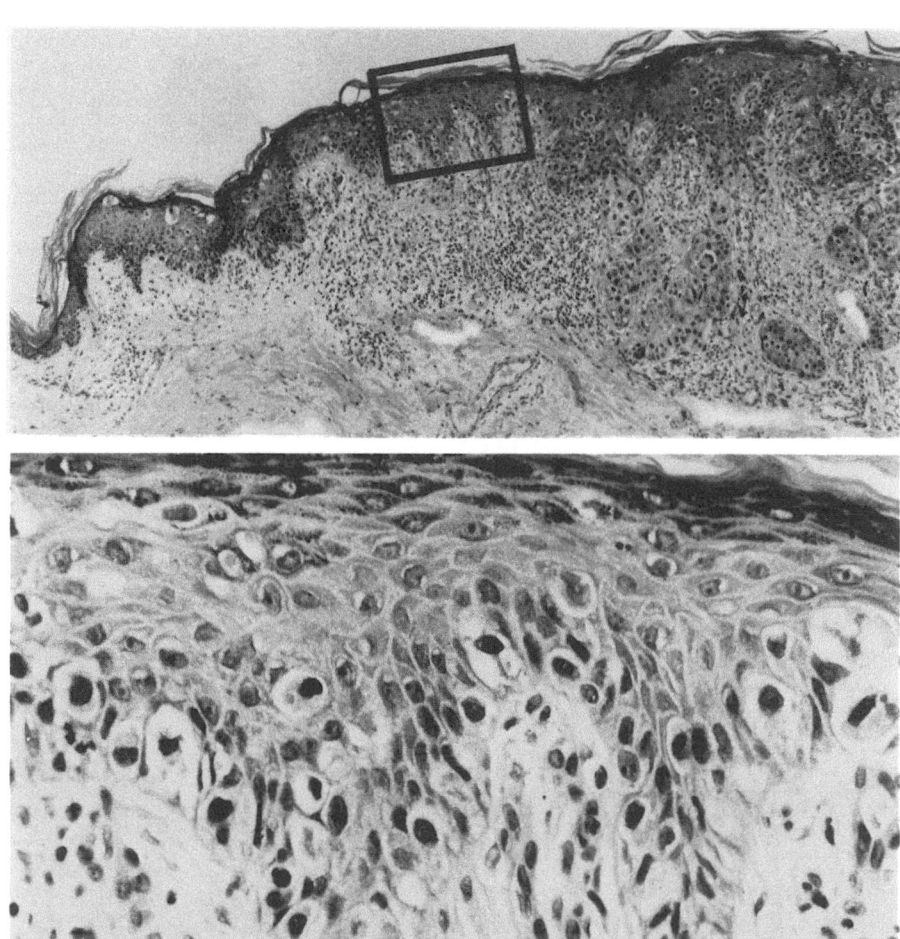

Abb. 66. SSM, pagetoide Randzone (mit Ausschnitt) (HE; Obj. 4 bzw. 25 × Opt. 1,2)

Histologie: Bei diesem Melanomtyp ist die Epidermis besonders in den Randpartien in ihrer ganzen Breite von atypischen „pagetoiden" Melanocyten durchsetzt (Abb. 66). Auch findet sich oft eine umschriebene Acanthose, wobei die gewucherten Reteleisten von dichten Trauben kleiner oder größerer, oft bläschenförmig aufgehellter Tumorzellen umringt und infiltriert sind. Die intraepidermale Lokalisation und das Aussehen der Melanocyten haben zur Bezeichnung „pagetoides Melanom" geführt (McGovern, 1970; Little, 1972; Schnyder et al., 1973; Mishima u. Matsunaka, 1975).

Die Zellen des SSM erscheinen gerade im präinvasiven Mikrostadium 1 und 2 meist abgerundet, mit großen, oft bläschenförmigen und von großen Chromatinbröckeln erfüllten

Kernen sowie einem hellen, manchmal feinvesiculösen Cytoplasma mit sehr unterschiedlichem Melaningehalt. Die Tyrosinase-Aktivität ist stärker als beim LMM (MISHIMA u. MATSUNAKA, 1973, 1975; HAENSCH, 1975). Die vertikal infiltrierenden Tumorzellen sehen oft anders aus als die radial wachsenden der Oberfläche. Sie erscheinen relativ häufig globoid oder „epitheloid", manchmal mehr spindel- oder auch kleinzellig (naevoid), wobei die differenten Zellkomponenten teils gemischt, teils im gleichen Tumor in verschiedenen Knoten vorkommen. Ultrastrukturell fehlt allen Tumorzellen – im Unterschied zu echten Paget-Zellen – die desmosomale Struktur der Cytoplasmamembran. Die vacuoläre Auflockerung der Tumorzellen kann in seltenen Fällen bis zu ausgeprägter Ballonierung gehen (HULA, 1973). Manchmal nimmt die nucleäre und cytoplasmatische Polymorphie der Tumorzellen bizarre Ausmaße an. Die Melanocyten gelangen mit dem acanthotischen Epithelstrom in die Hornschicht und/oder in die Follikelostien, können sich aber auch entlang des Follikelepithels und der Schweißdrüsenausführungsgänge in die Tiefe ausbreiten. Die Frage ist offen, ob diese Ausbreitung invasiv oder induktiv, d.h. durch maligne Transformation präexistenter Melanocyten, entsteht (HERZBERG, 1967). Eine als Induktionsphänomen deutbare Melanocytenvermehrung wird fast regelmäßig in der peritumoralen Epidermis angetroffen (WONG, 1970; PAUL u. GERNAND, 1975).

Der Einbruch in den Papillarkörper stellt neben papillärer Acanthose der Epidermis das histologische Korrelat der klinischen Tastbarkeit der flachen Tumoranteile dar. Auch neigt das SSM frühzeitig zur Ulceration. Die oft schwammig aufgelockerten, wenig kohärenten Zellverbände breiten sich im ödematösen Bindegewebe unter Zerstörung der präexistenten Gewebsstrukturen aus. Ödem, stark erweiterte Capillaren und Venolen, herdförmige Hämorrhagien finden sich besonders in den oberflächlichen Tumorbezirken, aber auch an der

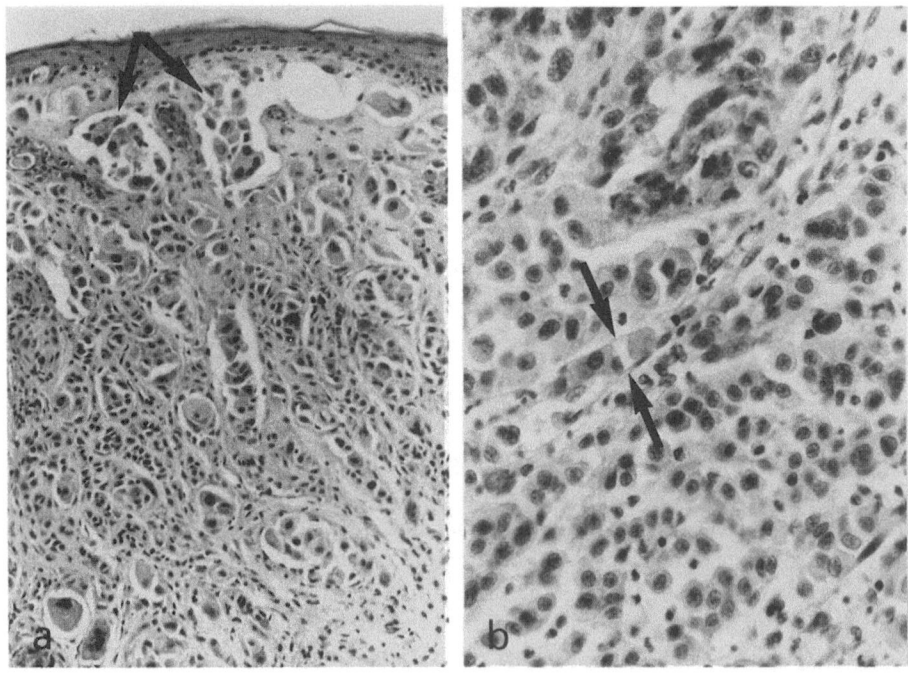

Abb. 67. (a) SSM bzw. „Pagetoides" Melanom, ↘ subepidermaler Lymphgefäßeinbruch; (b) Pagetoides, unreifes Melanom, ↘ intratumoraler Lymphgefäßeinbruch (HE; Obj. 25 bzw. 25 × Opt. 1,2)

Basis. Tumorzelleinbrüche in erweiterte und gestaute Lymphgefäße sind in den Randzonen des Tumors, aber auch subepidermal nicht selten nachweisbar (HORNSTEIN u. WEIDNER, 1972). In den zentralen Tumorpartien werden die Gefäße oft bis zur Unkenntlichkeit überwuchert und zerstört, so daß hier nur selten distinkte intravasale Geschwulstthromben zu sehen sind und meist nur hämorrhagische Tumornekrosen oder focale Blutungen auf die Destruktion kleiner Gefäße hinweisen. Diese werden durch den Wachstumsdruck der Tumorzellen gleichermaßen infiltriert wie komprimiert, so daß wahrscheinlich nur ein Teil der in die tumoreigenen Gefäße gelangten Melanomzellen Anschluß an die Lymphbahnen gewinnt (Abb. 67).

3. Primary Nodular Melanoma (NM)

Das primär knotig wachsende Melanom ist in seiner Frühphase von einem beginnenden NZN klinisch kaum zu unterscheiden und nur verdachtsweise zu diagnostizieren. Suspekt sind unterschiedliche Pigmentierung, fehlende (oder ausfallende) Haare im Tumor, Blutungs- und Ulcerationsneigung. Besonders schwierig ist die Erkennung amelanotischer, bei genauer Betrachtung aber meist diskret pigmentierter Melanome. Ein entzündlich geröteter Hof ist beim NM – ebenso wie bei den anderen Melanomtypen – selten oder erst im ulcerösen Zerfallsstadium zu sehen.

Histologie: Wesentlich ist die unmittelbare und scharfe Abgrenzung der Melanomknoten von der seitlichen Epidermis, die weitgehend frei von Tumorzellen bleibt (Abb. 65b). Für die histologische Unterscheidung eines primären NM von den beiden anderen Melanomtypen kommt es also auf die Untersuchung einer oder möglichst mehrerer Randzonen an.

Die besondere Gefährlichkeit des primären NM beruht auf seiner frühzeitigen dermotropen Invasionstendenz, durch die das Mikrostadium 4 schneller als bei den anderen Melanomen erreicht wird. Kompression und Verlegung tiefer Lymphbahnen können zur Erweiterung von oberflächlichen peritumoralen Lymphgefäßen führen. Das Spektrum der cellulären Polymorphie ist ebenso groß wie bei den anderen Melanomtypen. Auch Tumoren mit auffällig reichlichen, mehr oder minder atypischen „Ballonzellen" kommen vor (GARDNER u. VAZQUEZ, 1970). Eine deutliche Entzündung findet sich oft in der epidermalen „Kragenzone", meist weniger ausgeprägt am unteren Tumorpol.

4. Maligner Blauer Naevus (MBN)

Die maligne Entartung eines BN (KWITTKEN u. NEGRI, 1966; MERKOW et al., 1969) oder die Entstehung eines primär malignen BN (GARTMANN u. LISCHKA, 1972; HERNANDEZ, 1973) kommt selten vor. Der meist in der Tiefe beginnende Tumor neigt zur Metastasierung bevor er zur Oberfläche durchbricht, hat aber eine etwas bessere Prognose als andere Melanome (HERZBERG u. KLEIN, 1961; MISHIMA, 1970).

Histologie: Der in der unteren Dermis liegende und in die Subcutis reichende Tumor weist nicht immer die typischen Zeichen malignen Wachstums auf, sondern erinnert manchmal mehr an den „zelligen Typ" des BN (D.I.8). Die Tumorzellen sind oft sehr unterschiedlich stark pigmentiert, wechselnd groß, mehr fusiform als verzweigt und enthalten große, meist langgestreckte Kerne. Entzündliche Infiltrate mit massenhaft Pigment-speichernden Makrophagen umgeben und durchsetzen den Tumor, sind aber kein verläßliches Malignitätskriterium (AVIDOR u. KESSLER, 1977). Diagnostische Hinweise können pseudoalveoläre Nester sehr atypischer und polymorpher Melanocyten mit hyperchromatischen Kernen sein. Wesentliche Indizien für Malignität sind gehäufte Mitosen und umschriebene Tumornekrosen, die auch die Abgrenzung vom „atypischen Blauen Naevus" (AVIDOR u. KESSLER, 1977) ermöglichen. Andererseits beobachteten wir einen zellreichen, ziemlich differenzierten BN, dessen Malignität sich erst retrospektiv durch Lymphknotenmetastasen demaskierte. Der histologische Befund glich eher einem „pigmentierten Neurofibrom" als einem MBN. Anamnestisch war Wachstum eines zuvor ruhigen blauen Pigmentknötchens angegeben worden.

Differentialdiagnose der malignen Melanome

Nach klinischen Schätzungen kommt auf etwa 10^6 NZN – fast jeder Mensch hat Duzende von NZN – eine maligne Entartung, so daß schon deshalb ein NZN nicht als potentielles Prä-Melanom anzusehen ist. Eine Ausnahme bilden gesprenkelte familiäre NZN (sog. „B-K-mole syndrome" nach CLARK et al., 1978). Immerhin findet man bei etwa 20–25% aller malignen Melanome einen darunterliegenden dermalen NZN (MIHM et al., 1972; MCGOVERN et al., 1973).

Der *congenitale Tierfell-Naevus* (D. I. 6) zeigt in den ersten Lebensmonaten oft gesteigertes Wachstum, mitunter auch Mitosen und Zellen mit großen, hyperchromatischen Kernen. Die im Stratum reticulare proliferierenden Naevuszellen führen ein feinfaseriges Stroma vom Stratum papillare mit, lassen die Architektur der kollagenen Fasern aber intakt (COCHRAN u. CLARK, 1976).

Beim sog. *„juvenilen benignen Melanom"* (D. I. 7) sind die Tumorzellen meist kohärenter als beim malignen Melanom, relativ cytoplasmareich, pigmentarm und von großen, aber regulär strukturierten Kernen erfüllt. In den verschiedenen Tumorschichten besteht eine schicht-einheitliche Architektonik ohne unterschiedliche Naevuszell-Klone. Celluläre Differenzierung der unteren Melanocyten, weitgehend fehlende intraepidermale Aszendenz von Naevuszellen und Abwesenheit von atypischen Mitosen erleichtern die Abgrenzung atypischer Spitzscher Naevi von malignen Melanomen.

Die Differentialdiagnose von *LMM* und *SSM* ist nur in der Zone des radialen intraepidermalen Wachstums möglich. Beim *LMM* proliferieren atypische dendritische Melanocyten linear in der epidermo-dermalen Junktionszone und steigen nur vereinzelt in die atrophische Epidermis auf. In Regressionszonen zeigen die Melanocyten deutliche Degeneration; auch besteht eine leichte Fibrose der Dermis mit Lymphocyten und Melanophagen. Mehrreihigkeit und subepidermale Nestbildung der Melanocyten sind Ausdruck des „in situ-Stadiums" des LMM und Vorboten der drohenden Invasion. Die meist ovoiden Melanocytennester liegen mit der längeren Achse parallel zur Grenzfläche. Dagegen „hängen" die rundlichen Nester des *SSM* mehr „tropfenförmig" an der Epidermis (COCHRAN u. CLARK, 1976). Im Gegensatz zum *junktionalen NZN* sprossen die Melanocytennester des SSM nicht aus den Reteleisten hervor, sondern liegen auch über und zwischen ihnen. Ferner ist beim SSM der „pagetoide" Epidermotropismus und beim LMM eine Verästelung der intraepidermalen Melanocyten zu beachten.

Bei *primären NM* ist keine radial-epidermotrope Proliferation zu erkennen. Möglicherweise geht sie im wachsenden Tumor so früh und vollständig auf, daß nur ein primär vertikales Wachstum imponiert. Gerade beim frühen NM wird die klinische Diagnose häufig verfehlt.

Auch *palmoplantare maligne Melanome,* die besonders bei der (sonst eine niedrige Melanom-Incidenz aufweisenden) schwarzen Rasse vorkommen (OETTLÉ, 1966; PACK et al., 1963), neigen ebenso wie *subunguale* Melanome zum prolongierten peripheren Wachstum und erinnern zunächst an ein LMM. Oft sind Stufenschnitte zur Diagnose nötig, da man nur eine verstärkte Hyperkeratose und mäßig pleomorphe junktionale Melanocyten findet. An der Peripherie finden sich intraepidermale Zellen von kaum pagetoidem Aussehen (COCHRAN u. CLARK, 1976).

Beim *malignen Blauen Naevus* (MBN) ist die Abgrenzung vom „zelligen" Typ des BN (ALLEN, 1949; LUND u. KRAUS, 1962) im allgemeinen sehr schwierig. Manchmal läßt sich die Dignität des Tumors erst aus dem klinischen Verlauf ableiten, zumal es gutartige pleomorphzellige (AVIDOR u. KESSLER, 1977) und bösartige, relativ hochdifferenzierte Blaue Naevi gibt.

Generell wird dem MBN und überhaupt spindelzelligen malignen Melanomen eine etwas bessere Prognose als globoidzelligen Melanomen zugeschrieben (ALLEN, 1949; ALLEN u. SPITZ, 1953; MIESCHER, 1960; DELACRÉTAZ u. JAEGER, 1960), während bei den okulären Melanomen die Verhältnisse eher umgekehrt liegen. Eine Sonderform des spindelzelligen Hautmelanoms ist das sog. *desmoplastische maligne Melanom* (CONLEY et al., 1971; VALENSI, 1977), das wegen seiner Pigmentarmut, der spindelzellig-fasciculären Tumorstruktur und der dichten Stromakomponente etwas an ein unreifes Fibrosarkom erinnert (LABRECQUE et al., 1976). Ein wichtiger diagnostischer Hinweis kann jedoch die junktionale und intraepidermale Proliferation atypischer Melanocyten sein. In den Lymphknotenmetastasen können die „desmoplastischen" Eigenschaften des Tumors fehlen und charakteristische Melanomstrukturen hervortreten (FROLOW et al., 1975).

Lymphogene Metastasierung: Der Weg der primären Absiedelung ist gekennzeichnet durch kleine, nur histologisch nachweisbare *„in transit-Metastasen"* (Abb. 68) in den abführenden Lymphgefäßen (HERZBERG, 1964; NÖDL, 1970a;

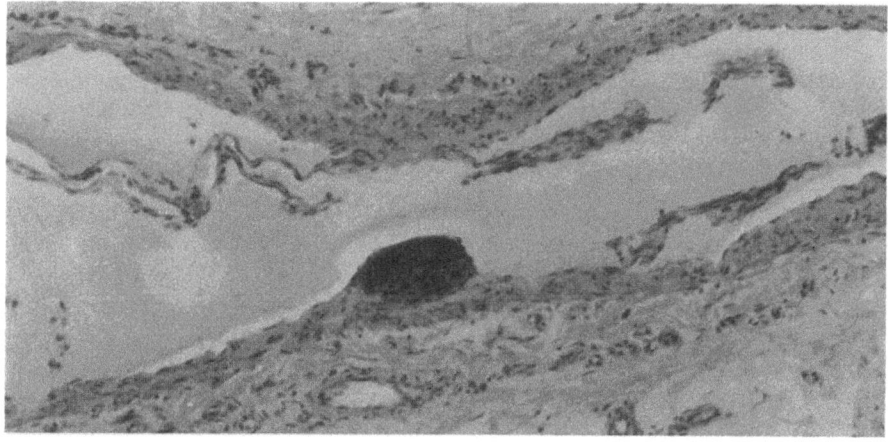

Abb. 68. „in transit-Metastase" in einem tumornahen subcutanen Lymphgefäß (HE; Obj. 3,2 × Opt. 1,6)

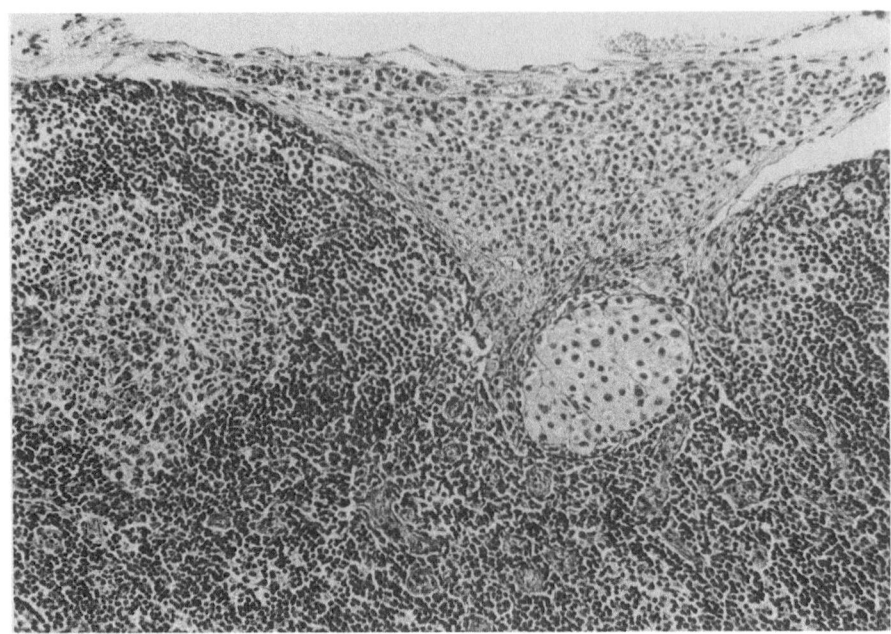

Abb. 69. Randsinus eines regionalen Lymphknotens mit Melanomabsiedlung (2 differente Tumorzell-Klone) (HE; Obj. 10 × Opt. 1,2)

WEIDNER u. HORNSTEIN, 1972), ferner durch oberflächliche, auch klinisch sicht- oder tastbare *„Satelliten-Metastasen"* in der Umgebung des Primärtumors (NÖDL, 1970b), schließlich oder sofort durch umschriebene Einschwemmung in einen oder mehrere regionale Lymphknoten (WEIDNER u. HORNSTEIN, 1972; WEIDNER et al., 1976). Kleine Melanomzellthromben können sich an Lymphklappen oder an die Wandung erweiterter Lymphgefäße anlagern, von dort proximalwärts verschleppt werden oder – besonders bei Lymphstauung – in afferente Lymphspalten geraten. So erklärt sich die Entstehung von peritumoralen Satelliten-Metastasen auch durch retrograde Umlenkung des Lymphstroms (NÖDL, 1970b; WEIDNER u. HORNSTEIN, 1972). Auch können epidermotrope Lymphmetastasen eine induktive „Kontaktmetamorphose" (KLOSTERMANN u. HEITE, 1972) der benachbarten epidermalen Melanocyten hervorrufen, die an das Mikrostadium 1 oder 2 eines neu entstehenden malignen Melanoms erinnert oder diesem entspricht (KORNBERG et al., 1978). In extremen Fällen kann es zur *„Lymphangiosis melanoblastomatosa"* mit massiver Aussaat von Hautmetastasen im Bereich einer ganzen Extremität kommen (PAUL, 1977).

In den regionalen Lymphknoten siedeln sich, vorwiegend in den Randsinus, zunächst meist nur *„Mikrometastasen"* an (Abb. 69), wobei es sich um kleine Tumorzellnester mit einem Durchmesser von etwa 200 μm handelt (WEIDNER u. HORNSTEIN, 1972). Durch Neubildung reticulärer Fasern um abgesiedelte Melanomzellen kann die mechanische Filterwirkung der Lymphknoten verstärkt werden, doch können Geschwulstzellen auch über den seitlichen Lymphstrom der Randsinus direkt in die Vasa efferentia gelangen (NÖDL, 1976). Daneben

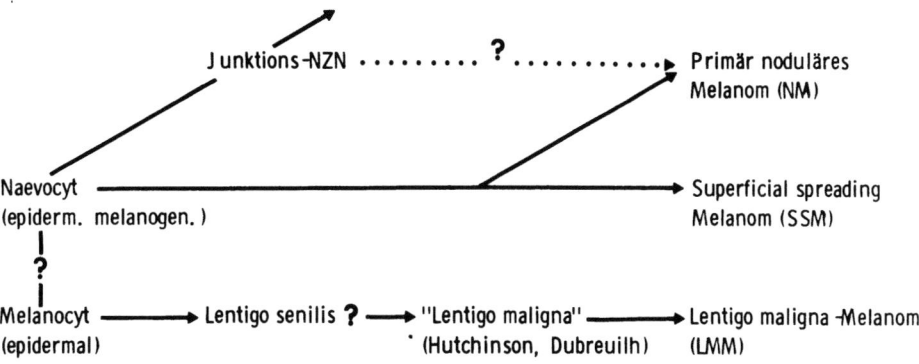

Schema 4. Histogenese des malignen Melanoms (modifiziert nach Mishima)

ist auch eine primär hämatogene Aussaat bereits über die Venolen des Primärtumors möglich.

Das Schicksal der lymphonodalen (Mikro-)Metastasen dürfte nicht zuletzt von der Immunkompetenz des örtlichen cellulären Immunsystems abhängen. Möglicherweise können Melanomzellen von spontan oder therapeutisch immunstimulierten T-Lymphocyten und Makrophagen zerstört werden (Mackie et al., 1972), während sie sich unter immunsuppressiven Bedingungen eruptiv ausbreiten können. Für die Abhängigkeit maligner Melanome von der cellulären und humoralen Immunreaktivität sprechen auch zahlreiche klinische und histologische Beobachtungen von partieller Tumorregression (besonders beim SSM, aber auch beim LMM) sowie von multipel-sukzessiver Entstehung neuer, nicht-metastatischer Melanome an anderen Körperstellen (Happle et al., 1975; Mahrle et al., 1977). Auch ändert sich die Prognose je nachdem, ob nur ein oder mehrere regionale Lymphknoten von Metastasen befallen sind (Cohen et al., 1977).

Histogenese: Die in den letzten 10 Jahren erfolgte Neuklassifikation der malignen Melanome hat der von manchen Autoren postulierten Unterscheidung in *maligne Melanocytome* (entsprechend LMM) und *maligne Naevocytome* (entsprechend *SMM* und *NM*) neuen Auftrieb gegeben (Mishima, 1967, 1970; Pinkus u. Mehregan, 1973). Nach dieser Deutung würden 70–90% aller malignen Melanome von malignen Naevocyten und nur 10–30% von malignen Melanocyten abstammen (Schema 4). Jedoch beinhaltet das dualistische Konzept der Histogenese der malignen Melanome mehrere umstrittene Hypothesen, deren Fraglichkeit wir im Diagramm hervorgehoben haben. Die Arbeitsgruppe um Clark tritt für eine „unitaristische" Histogenese der malignen Melanome ein und führt die bestehenden klinischen und histologischen Unterschiede mehr auf zellbiologische und immunologische Einflüsse zurück. Derzeit konzentriert sich das Interesse der klinischen Pathologie weit mehr auf die Erkennung der äußeren und inneren „Risikofaktoren" der Melanome, auf genetische, immunologische und umweltbedingte Einflüsse, auf prognostisch relevante Parameter des histologischen Befundes („staging" und „grading" der Invasionskapazität des Primärtumors etc.) und weit weniger auf die im wesentlichen mit ultrastrukturellen Argumenten (unterschiedliche Form und Größe der Melanosomen usw.) geführte histogenetische Diskussion (Hunter et al., 1978; Neumann u. Konrad, 1978). Wir verweisen auf die grundsätzlich ähnliche Problematik bei den Naevuszell-Naevi, wo wir auf die Histogenese bereits eingegangen sind.

E. Neurogene Hauttumoren

Vom Nervengewebe ausgehende Geschwülste sind, mit Ausnahme der Neurofibromatosis v. Recklinghausen, in der Haut eher selten. Wir gliedern sie hier in dysembryonale Gewebsversprengungen bzw. Gliome (E.I), in Tumoren mit Ganglienzellen oder unreifen gliösen Nervenzellen (E.II) und in Tumoren, die von den peripheren Nerven und ihrem Hüllgewebe herrühren (E.III–E.V; Schema 5). Auch den „malignen Granularzelltumor" haben wir trotz seiner umstrittenen neuroiden Herkunft hier einbezogen (E.VI). Dagegen haben wir verschiedene, ggf. periphere Tumoren des primitiven Neuro-Ektoderms (z.B. subcutan lokalisierte Ependymome) oder in die Cutis prolabierende Meningo-Encephalocelen mit oder ohne Ektopie sympathischer Grenzstrang-Ganglien (DESMONDS et al., 1972) nicht aufgeführt, da es sich um außerhalb der dermatologischen Zuständigkeit befindliche fissurale Mißbildungen des zentralen Nervensystems und seiner Hüllen handelt. Nur beim nasalen „Gliom" ist aus praktisch-diagnostischen Gründen eine Ausnahme berechtigt.

I. Nasales „Gliom"

Es handelt sich um para- oder intranasal versprengtes gliöses Gewebe im Sinne einer fissuralen Encephalocele, die sich bei Neugeborenen meist an der Nasenwurzel als halbkugelige und rötliche, manchmal ein Hämangiom vortäuschende Vorwölbung findet.

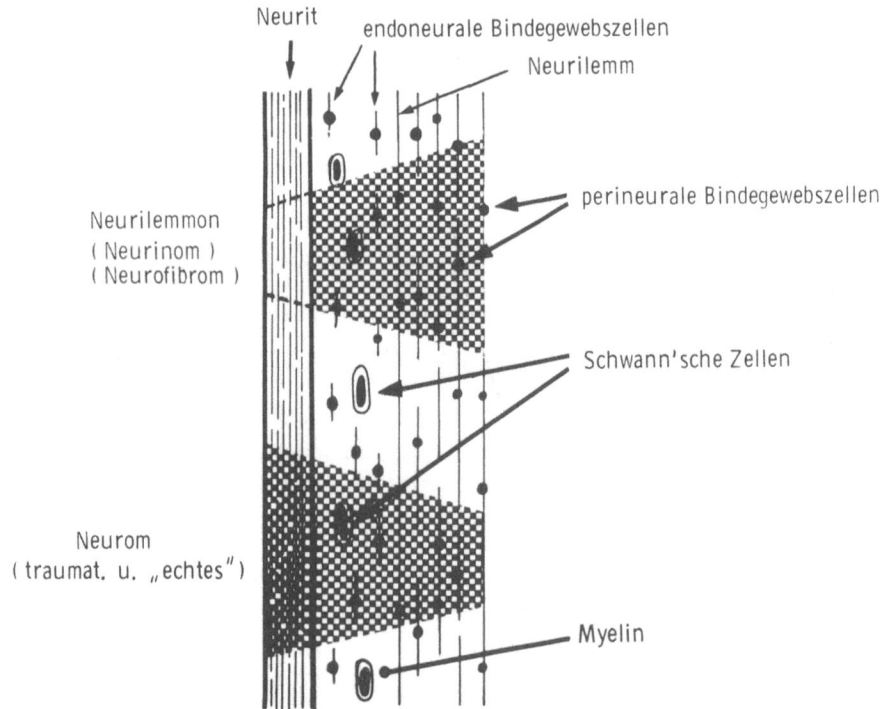

Schema 5. Schematischer Aufbau der Tumoren des peripheren Nervensystems

Histologie: Der „Tumor" besteht aus locker verwobenen Zellen mit sternförmigen Fortsätzen und mittelgroßen Zellen, die ein astrogliöses Netzwerk bilden. Außerdem finden sich Fibroblasten und meist reichliche Gefäße, mitunter auch kleine Verkalkungsherde. Gewöhnlich fehlen typische neuronale Fibrillenstrukturen. Je nach dem Grad der Ektopie kann die fibröse Gewebskomponente auch sehr ausgeprägt sein (CHRISTIANSON, 1966; ORKIN u. FISHER, 1966).

II. Ganglioneurom

Die wenigen dermatologischen Beobachtungen betrafen meist die orbitale oder cervicale bzw. paravertebrale Region und imponierten klinisch als Lipom-ähnliche subcutane Tumoren (NÖDL, 1960).

Histologie: Charakteristisch sind große reife Ganglienzellen (mit hellem blasigen Kern und dazu kontrastierendem Nucleolus) inmitten einer neurofibromatösen Zellwucherung. Das Cytoplasma der Ganglienzellen ist argyrophil und enthält meist typische Nissl-Schollen. Die oft reichlich mitvorhandenen fibro-histiocytoiden Elemente können ein Reticulo-Histiocytom nachahmen (MONTGOMERY, 1967), doch hat sich umgekehrt auch manches vermeintliche „Ganglioneurom" als rein mesenchymaler Tumor entpuppt. Auch beim echten Ganglioneurom sind neben neuronalen Strukturen zarte Reticulumfasern mitvorhanden.

Für die *Diagnose* ist der Nachweis eindeutiger Ganglienzellen in einer „neurofibromatös" strukturierten Zellwucherung typisch. Am ehesten kann der Tumor mit einem (multizentrischen) Reticulo-Histiocytom oder mit Neurofibromen verwechselt werden. Wahrscheinlich entwickeln sich cutane Ganglioneurome aus versprengtem chromaffinem Gewebe, sind also Abkömmlinge des sympathischen Nervensystems (GREENFIELD u. SHELLEY, 1965).

1. Ganglioneuroblastom

Dieser meist bei Kleinkindern vorkommende, unterschiedlich maligne Tumor besteht aus einer Mischung von unreifen Neuroblasten (Sympathicoblasten) und verschieden ausgereiften Ganglienzellen. Die Geschwulst lokalisiert sich meist in der Umgebung des Grenzstrangs des Sympathicus und der Nebennieren. Spontane Rückbildung oder Ausreifung zu Ganglioneuromen ist möglich.

2. Neuroblastoma sympathicum

Dieser auch als „Sympathicoblastom" oder „Sympathicogoniom" beschriebene, hauptsächlich während der ersten beiden Lebensjahre auftretende Tumor verhält sich grundsätzlich maligne, kann sich aber in seltenen Fällen spontan zurückbilden oder zu einem benignen Ganglioneurom nachreifen. Die Herkunft aus Abkömmlingen des sympathischen Nervensystems ist gesichert. Die Prognose ist um so ungünstiger, je später (d.h. nach dem 2. Lebensjahr) die Tumoren auftreten. Auch der Metastasierungstyp hat prognostische Bedeutung (cranio-ossäre Metastasen am ungünstigsten).

Beim seltenen sog. Smithschen Typ dominieren subcutane Metastasen. In einem von uns beobachteten Fall (MÜLKE u. HORNSTEIN, 1959, HORNSTEIN, 1960) bildeten sich die Hautmetastasen nach einem intercurrenten Varicelleninfekt spontan zurück und waren 4 Jahre später als einzelne ausgereifte Ganglioneurome nachweisbar (KLINGMÜLLER, 1964). Als Ursache dieser auch histologisch nachgewiesenen degenerativen Involution der Tumorzellen diskutierten wir einen virusbedingten, immunologisch-onkolytischen Effekt.

Histologie: Auch in den Hautmetastasen läßt sich die typische zellreiche Wucherung von unreifen, kleinen Neuroblasten mit dunklen Kernen und spärlichem Cytoplasma nachweisen, wobei eine Tendenz zur cellulären Rosettenbildung um feine „neurohyaline" Ablagerungen (Homer Wrightsche Rosetten) charakteristisch ist. Nekrosen und Blutungen können zu sekundären Verkalkungen führen, die nicht nur eine röntgenologische Diagnose des Primärtumors (in adrenaler Lokalisation) ermöglichen, sondern bei unserem Fall auch in den Hautmetastasen nachzuweisen waren.

Während der oben erwähnten Tumorregression entwickelte sich anstelle der kleinzelligen Tumorknoten eine mucoid-amorphe Degeneration, Aufblähung und Karyolyse der Tumorzellen, begleitet von einer resorptiven Entzündung mit Fremdkörper-Riesenzellen und einer diskreten Calcifikationstendenz (HORNSTEIN, 1960). Ein 4 Jahre später aus der linken großen Labie entnommener Restknoten erwies sich als typisches Ganglioneurom (KLINGMÜLLER, 1964).

Differentialdiagnostisch sind maligne Lymphome bzw. *akute Lymphoblastenleukosen* des Kindesalters sowie die bei Neugeborenen und Säuglingen vorkommenden, sich spontan innerhalb weniger Monate zurückbildenden *„Pseudo-Reticulosen"* abzugrenzen. Andererseits ist bei jedem Sympathicoblastom nach möglichen weiteren Manifestationen einer dysembryogenetischen System-Neoplasie des sympathischen Nervensystems und seiner organoiden Abkömmlinge zu fahnden. Bestimmte biochemische Parameter (z.B. erhöhte Urinausscheidung von Vanillinmandelsäure) sind in solchen Fällen pathognomonisch.

Histogenese: Es ist nicht sicher, ob die Hautherde eines Sympathicoblastoms durch reine Metastasierung oder durch primär dysembryonal-systemische Dystopie unreifer sympathischer Nervenelemente zustande kommen. Auch ein hereditärer onkogener „inborn error" des sympathischen Nervensystems ist zu diskutieren.

III. „Echtes Neurom"

Seit das Vorkommen tumorförmiger Wucherungen typischer myelinischer Nerven der Mundschleimhaut (und Gesichtshaut) als pathognomonische Komponente eines malignen neuro-polyendokrinen Tumorsyndroms (mit medullären Carcinomen der Schilddrüse und anderer Organe) entdeckt worden ist (SCHIMKE et al., 1968; BARTLETT et al., 1971; WALKER, 1973; HURWITZ, 1974), haben die bislang als Kuriosität aufgefaßten oder in ihrer onkologischen Eigenständigkeit bestrittenen „*echten fibrillären Rankenneurome*" eine erhebliche diagnostische und prognostische Bedeutung erlangt. Diese durch eine hochdifferenzierte organoide Hyperplasie von Haut- und Schleimhautnerven gekennzeichnete Fehlbildung manifestiert sich bereits in den ersten Lebensjahren und läßt sich histologisch von den Tumoren der Neurofibromatosis v. Recklinghausen eindeutig unterscheiden. Dagegen sind die bei Erwachsenen als schmerzhafte, derb-elastische Knoten an den Gliedmaßen vorkommenden „falschen Neurome" nach HAFERKAMP (1960) Wucherungen von Schwannschen Zellen und/ oder von endo-perineuralem Bindegewebe, also Varianten von Neurofibromen.

Histologisch erweisen sich die „echten Neurome" als knotige Convolute hyperplastischer Markscheiden-haltiger Nervenbündel, die von einer Bindegewebshülle umgeben sind und bis in die obere Mucosa bzw. Dermis ausstrahlen. Die Eigenständigkeit als echtes, von einem plexiformen Neurofibrom abzugrenzendes Neurom läßt sich auch durch selektive Nervendarstellung mittels Osmiumzink-Jodid oder Thionin-Weinsteinsäure-Einschlußfärbung (nach FEYR-

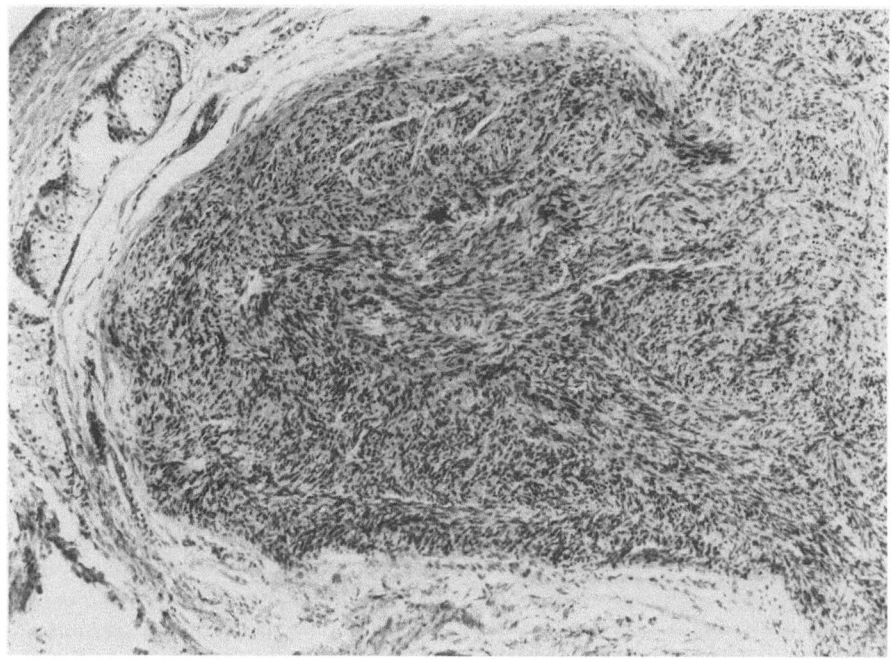

Abb. 70. Sog. traumatisches Neurom (HE; Obj. 4 × Opt. 2)

TER) verdeutlichen. Dabei stellen sich marklose und markhaltige Nervenbündel verschiedenen Kalibers deutlich dar, während wesentliche degenerative Veränderungen fehlen. Histogenetisch dürften die Wucherungen teils von sensomotorischen Nerven, teils auch von perivasalen sympathischen Nervengeflechten abzuleiten sein.

Neuere neurohistochemische Untersuchungen sprechen dafür, das ganze Tumor-Syndrom dem ursprünglich von FEYRTER beschriebenen, später von PEARSE biochemisch aufgeklärten neurokrinen bzw. APUD[1]-System zuzuordnen bzw. als „Apudome" zu klassifizieren (PEARSE, 1977).

1. Traumatisches „Neurom"

Diese auch als „Amputationsneurome" bekannten Wucherungen von durchtrennten Nervenstümpfen sind meist äußerst schmerzhaft und können ein morphologisches Pendant zum sog. „Phantomschmerz" sein. Man findet solche Amputationsneurome mitunter auch an der Abtragungsstelle rudimentärer überzähliger Finger, die mit Nervengewebe auffällig reichlich versorgt sind.

Histologisch imponiert ein von fibrösen Narbenzügen durchsetzter Pseudotumor aus parallel oder unregelmäßig verflochtenen, oft strahlig verzweigten Bündeln markhaltiger Nerven (Abb. 70), die auch Tastkörperchen-ähnliche Strukturen bilden können (NIKOLOWSKI, 1954). Der Reichtum an myelinischen und amyelinischen Nervenfasern, die fibröse Vernarbung und die Anamnese ermöglichen unschwer die Diagnose.

---
[1] *A*minoacid *P*recursor *U*ptake *D*ecarboxylase

IV. Tumoren der Nervenhüllzellen

Zu dieser Gruppe gehören Neurofibrome und sog. Neurinome (VEROCAY, 1910), letztere heute meist als Neurilemmom oder Schwannom bezeichnet. Während Neurilemmome meist solitär vorkommen, sind Neurofibrome häufig im Rahmen einer generalisierten Neurofibromatosis v. Recklinghausen zu beobachten. Die dabei fast nie fehlenden dermal-hypodermalen Neurofibrome (sowie die melanocytären Café-au-lait-Flecken) sind das diagnostische Leitsymptom für die übrigen visceralen, ossären und zentralnervösen Krankheitsmanifestationen.

1. Neurilemmom

Der meist entlang von cranialen oder spinalen Nerven entstehende, in der Unterhaut palpable Tumor verursacht mitunter ausstrahlende Schmerzen. Er wächst meist expansiv als kompaktes Gebilde und schiebt dadurch eine bindegewebige Pseudokapsel zusammen. Histologisch werden zwei Strukturtypen unterschieden (Antoni A, Antoni B).

Der *Typ Antoni A* zeigt das klassische Verocaysche Strukturmuster des Neurilemmoms mit dicht aneinandergereihten Kernpalisaden, die durch blaß-eosinophile Cytoplasmabänder (Verocay-Körperchen) voneinander getrennt sind (Abb. 71a). Die wechselnd breiten, oft etwas gewundenen oder tectonisch gebrochenen Kernbänder bestehen aus stäbchenförmigen, an den Enden abgerundeten Kernen und setzen sich in längsgerichtete, fast homogene Cytoplasmaausläufer fort. Neben diesen polaren Zellstrukturen kommen auch ungerichtete (apolare) Schwannsche Zellen, Fibroblasten und meist auch Mastzellen vor.

Beim *Typus Antoni B* überwiegt eine mehr apolare Anordnung der Schwannschen Zellen, die in parallel orientierten, feinwelligen Bündeln verlaufen und mäßige Größenunterschiede der stäbchenförmigen Kerne zeigen. Diese schmiegen sich oft kommaförmig dem feinwelligen Verlauf der Zellbündel an, die sich weniger als bei Dermatofibromen untereinander verflechten (Abb. 71b). Auch finden sich wechselnd reichliche Mastzellen, eine mäßige mucoide Degeneration des Stromas und mitunter kleine Pseudocysten. Fibroblasten und kollagene Fasern sind etwas häufiger als beim Typ Antoni A. Nervenfasern sind relativ spärlich, mitunter überhaupt nicht nachweisbar (REED et al., 1972).

Ultramikroskopisch besitzen die reihenförmigen Tumorzellen die typischen Attribute der Schwannschen Zellen, insbesondere eine außerhalb der Cytoplasmamembran gelegene Basal-Lamina. Kollagene Fasern und Fibroblasten sind spärlicher als in Neurofibromen (FISHER u. VUZEVSKI, 1968; WAGGENER, 1966). Beim Typus Antoni B zeigen sich Degenerationsveränderungen der Schwannschen Zellen mit reichlichen, elektronenoptisch „leeren" Vacuolen und amorphe Umwandlungen der intercellulären laminaren Strukturen (MATAKAS u. CERVOS-NAVARRO, 1969). Histochemisch läßt sich eine für Schwannsche Zellen charakteristische unspezifische Cholinesterase-Aktivität nachweisen (WINCKELMANN u. JOHNSON, 1962).

2. Neurofibrom (Neurofibromatosis v. Recklinghausen)

Die multiplen Tumoren der v. Recklinghausenschen Krankheit, einer klassischen Phakomatose, treten in der Regel bereits im späten Kindesalter oder in der Adoleszenz auf, während solitäre Neurofibrome meist später entstehen. Fast immer handelt es sich um weiche, manchmal polypoide Tumoren von hautfarbenem oder bräunlich-lividem Kolorit, welche die dermale Lederhaut ersetzen können und dadurch das palpatorisch charakteristi-

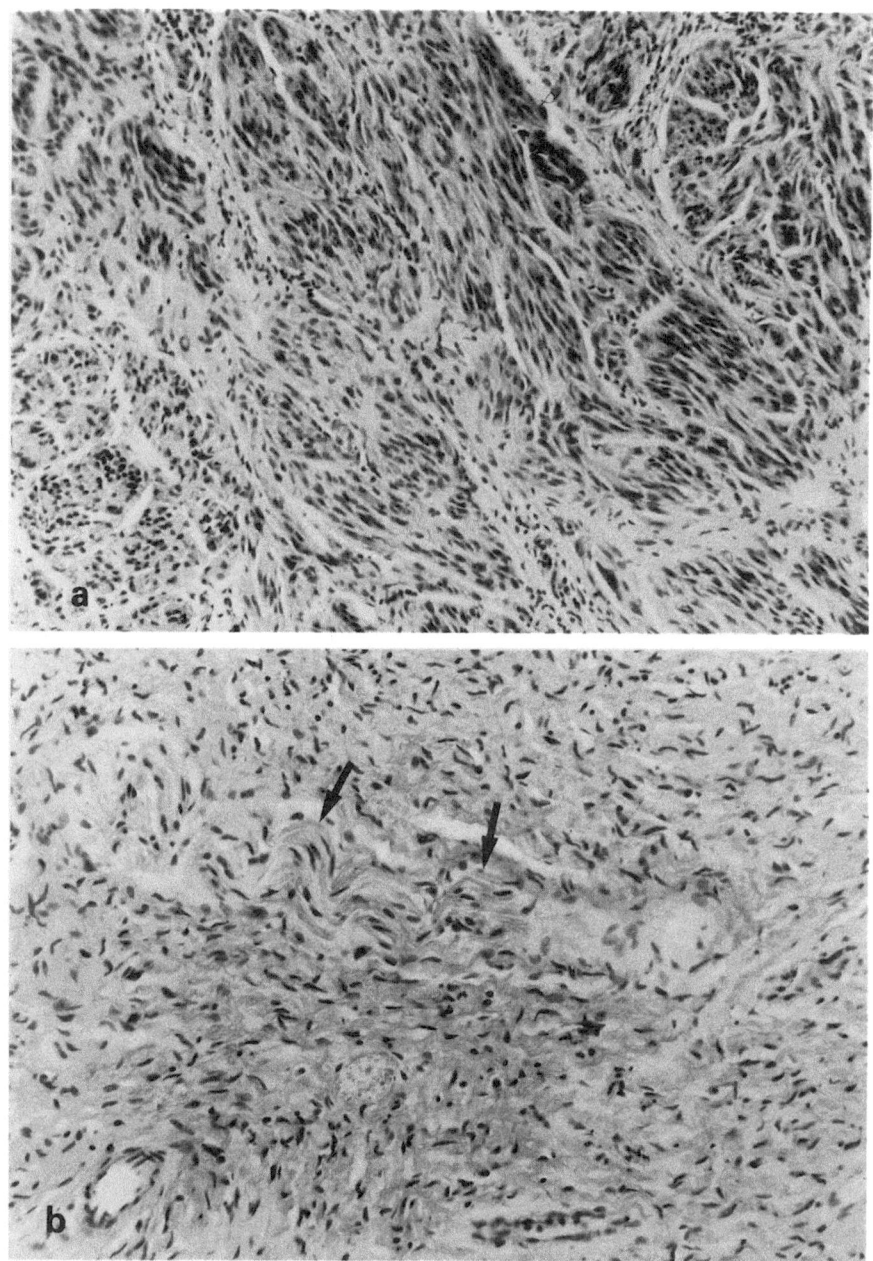

Abb. 71. (a) Neurofibrom vom Typ Antoni A (Neurilemmom) (HE; Obj. 10); (b) Neurofibromatosis Von Recklinghausen. Neurofibrom vom Typ Antoni B. ↘ Im Zentrum ein kleiner Nervenast (HE; Obj. 10)

sche „Klingelknopfzeichen" bieten. Große, plexiforme Neurofibrome können unter entsprechender „Dermatolysis" weiche großlappige Hautwammen bilden („Lappenelefantiasis").

Histologie: Der Befund ist für solitäre und multiple Neurofibrome ziemlich gleich. Die dermal und/oder hypodermal lokalisierten Tumoren sind relativ unscharf begrenzt und verlieren sich gleichsam im umgebenden Bindegewebe. Auch bei deutlicherer Begrenzung fehlt eine bindegewebige Kapsel. Typische Neurofibrome bestehen aus kurzen Spindel- oder Sternzellen mit ovalen Kernen von gering wechselnder Größe. Durch die Einbettung in ein fein-fibrilläres Stroma entsteht ein ziemlich lockeres, kaum gebündeltes Netzwerk von blaßeosinophilen, dünnen, feingewellten Fasern (Abb. 71b). Typische Verocaysche Körperchen sind ungewöhnlich. Mitosen sind fast nie aufzufinden. Große, meist abgerundete Mastzellen sind ziemlich reichlich vorhanden. Herdförmig kann eine metachromatisch anfärbbare mucoide Degeneration vorkommen (NÜRNBERGER u. KORTING, 1969), die sich von der für Neurofibrome charakteristischen blaß-bläulichen Färbung der Grundsubstanz abhebt. Feine Kollagenfasern und Reticulumfasern sind vorhanden, elastische Fasern fehlen. Mit Versilberungsmethoden lassen sich auch feine, in wechselnder Zahl den Tumor durchziehende Neurofibrillen nachweisen.

Die Proliferation betrifft primär die Schwannschen Zellen, während in den älteren Tumoren die Fibroblasten überhand nehmen und die neuralen Elemente weitgehend verschwinden. Rankenförmige Neurofibrome bilden sich, wenn die Tumorzellen in oder um größere Nervenäste wuchern. Auch können sich Lipome und Pseudo-Angiome im Bereich der gewucherten terminalen Nervenbegleitzellen entwickeln.

Histogenese: Neuere ultramikroskopische und histochemische Untersuchungen haben die alte Streitfrage „mesodermale" oder „neuro-ektodermale" Tumoren im Sinne eines Kompromisses entschieden: 1. Die Tumoren enthalten sowohl zur Kollagensynthese befähigte Fibroblasten als auch Schwannsche Zellen mit anliegender Basal-Lamina (WEBER u. BRAUN-FALCO, 1972); 2. die Neurilemmom-Zellen enthalten besonders im marginalen Cytoplasma typische, in eine Basal-Lamina „eingewickelte" Neuro-Axone (WEBER u. BRAUN-FALCO, 1972); 3. auch Reticulumfibrillen und feine Kollagenfasern werden reichlich gebildet (WAGGENER, 1966); 4. histochemisch läßt sich in Gewebsschnitten und in Zellkulturen eine für Schwannsche Zellen charakteristische Enzymaktivität von unspezifischer Cholinesterase nachweisen (KLAUS u. WINKELMANN, 1963).

3. Neurofibrosarkom

Die Entstehung maligner Tumoren bei Neurofibromatose wurde in etwa 3% der Fälle beobachtet (D'AGOSTINO et al., 1963). Dabei wird die Frage diskutiert, ob sich das sarkomatöse Wachstum de novo oder durch maligne Umwandlung ursprünglicher Neurofibrome vollzieht. Letzteres ist nach wiederholten Röntgenbestrahlungen oder Voroperationen mit unvollständiger Excision möglich (HORNSTEIN, 1961).

Histologisch bestehen noch Anklänge an das Bild eines Neurofibroms, doch finden sich ausgeprägte Zell- und Kernatypien und ein Überhandnehmen unreifer Fibroblasten. Dadurch kann das Bild eines Fibrosarkoms vorgetäuscht werden. Der Nachweis einer angedeuteten „Kernrhythmik" und ähnlicher neuroider Formationen vermag zusammen mit der (nicht immer positiven) Darstellung von feinen argyrophilen Neurofibrillen die Diagnose zu erleichtern (UNDEUTSCH, 1957; WHITE, 1971; KNIGHT et al., 1973).

Zwischen den benignen und eindeutig sarkomatösen Neurofibromen gibt es auch „semimaligne" Tumoren, die örtlich aggressiv wachsen, ohne zu metastasieren. In einem solchen Fall fanden wir zahlreiche knollige, die Schädelkapsel teilweise destruierende, zentral ulcerierte Tumoren der Scheitelregion, die noch angedeutet neurinomatöse Gewebsstrukturen, aber ausgeprägte Hyperchromasie und degenerative Polymorphie der Tumorzellkerne aufwiesen (HORNSTEIN, 1961).

Eine ähnliche celluläre Unordnung kann auch bei den besonders von HAFERKAMP (1960) herausgestellten sog. argyrophilen Neurinomen vorkommen. Die Histogenese dieser Tumoren ließ sich durch spezielle Versilberungsverfahren (mit Nachweis feiner nervaler Cytoplasmastränge im Tumorparenchym) sichern.

4. Meningeom

Meningeome sind cytogenetisch hochinteressante Tumoren der bindegewebigen Hirn- und Rückenmarkshüllen, da sich in Gewebskulturen dieser Tumoren häufig eine autosomale Monosomie 22 nachweisen läßt (ZANGG u. SINGER, 1967). Sie entstehen meist aus den Arachnoidealzotten und können ausnahmsweise unter Perforation des Schädelknochens oder über eine postoperative Trepanationslücke in die Haut vordringen (WATERSON u. SHAPIRO, 1970). Extrem selten sollen auch primäre, benigne Meningeome in der Kopfhaut entstehen (BAIN u. SHNITKA, 1956). Diese Annahme gründet sich allerdings hauptsächlich auf den Nachweis der für Meningeome zwar charakteristischen, aber keinesfalls spezifischen „Psammomkörperchen", die z.B. auch in ruhenden dermalen Naevuszell-Naevi in ähnlich konzentrischer Form vorkommen können (WEITZNER, 1968). Da auch die klinische Beschreibung der publizierten Fälle auf großflächige Naevuszell-Naevi zutreffen kann, ist die Existenz echter primärer Meningeome der Haut vorläufig noch anzuzweifeln.

V. Granuläres Neurom

Synonyma: Abrikossoff-Tumor; Granularzellen-„Myoblastom"; Granularzellen-Schwannom.

Dieser meist solitäre Tumor tritt als schmerzloses, unter einer leukoplakischen Oberfläche gut umschriebenes Gebilde am häufigsten an der Zunge auf, seltener an der Haut, noch seltener in der Skeletmuskulatur oder in inneren Organen.

Histologie: Die Geschwulst setzt sich aus auffallend großen Zellen mit relativ kleinen, zentral gelegenen Kernen zusammen, wobei Zelldurchmesser von 50–60 µ oder mehr erreicht werden. Das Cytoplasma ist hell und von zart-eosinophilen, 2–6 µ großen Granula erfüllt, die sich Diastase-resistent PAS-positiv anfärben. Mit der Thionin-Weinsteinsäure-Einschlußfärbung nach FEYRTER läßt sich eine deutliche Rhodiochromie nachweisen, was für das Vorhandensein von Lipoproteiden oder Phospholipiden spricht. Zellgrenzen sind deutlich, auch ist ein feines reticuläres Fibrillengerüst ausgebildet. Dementsprechend sind im Tumor auch einzelne Histiocyten vorhanden. Eine bindegewebige Pseudokapsel fehlt. Dagegen fällt eine ausgeprägte, fast pseudoepitheliomatöse Acanthose des bedeckenden Zungenepithels auf. Die Ursache dieser reaktiven Epithelhyperplasie ist unklar.

Große histologische Ähnlichkeit besteht mit der prognostisch harmlosen sog. *„congenitalen Epulis"* (Abb. 72), die am Alveolarkamm von weiblichen

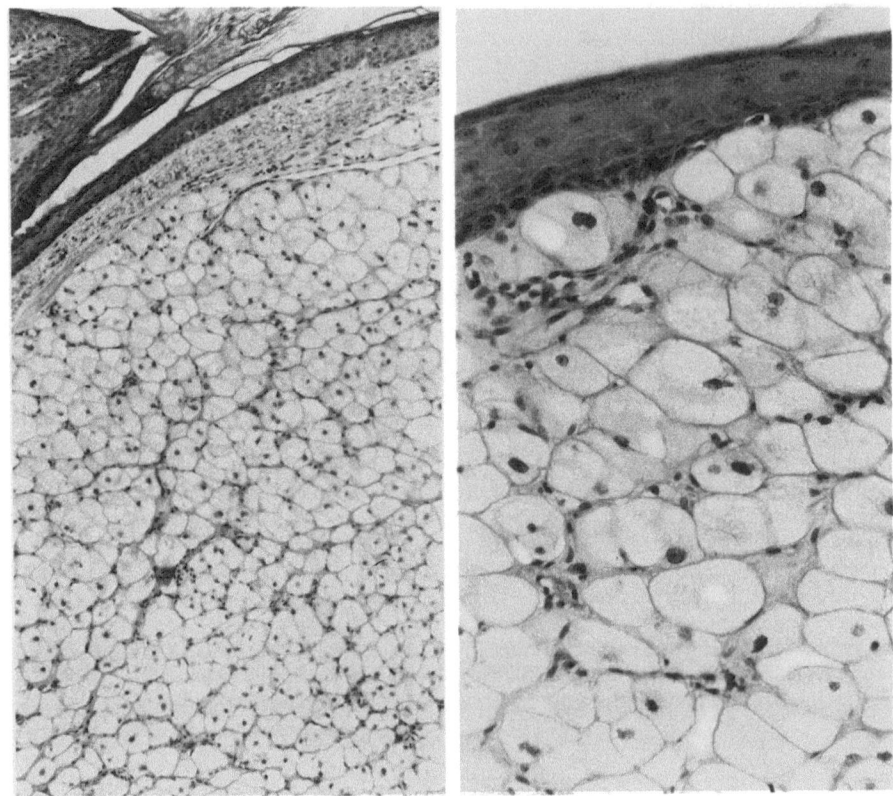

Abb. 72. Sog. congenitale Epulis, weibliche Neugeborene, Sitz Alveolarkamm des Unterkiefers (HE; Obj. 10 bzw. 20)

Neugeborenen als kugelig prominenter, von spiegelnd glattem Epithel überzogener Tumor vorkommt (HORNSTEIN u. PAPE, 1970). Diese Tumoren werden meist bald nach der Geburt wegen Saugschwierigkeiten abgetragen und rezidivieren im allgemeinen nicht. Es fehlt ihnen die pseudoneoplastische Wucherung des überziehenden Epithels, während der übrige Befund einem granulären Neurom entspricht.

Differentialdiagnose: Bei flachen Biopsien vom Zungenrücken kann der ursächliche Tumor verfehlt und die pseudoepitheliomatöse Hyperplasie als beginnendes Carcinom verkannt werden. Echte Carcinome über granulären Neuromen sind unseres Wissens bisher nicht beschrieben worden. Xanthome lassen sich durch die starke Sudanophilie und Vacuolisierung – statt der PAS-positiven Granulierung – des Cytoplasmas von granulären Neuromen leicht abgrenzen.

Histogenese: Die meisten histochemischen und elektronenoptischen Befunde bestätigen das Feyrtersche Konzept einer Sonderform von gewucherten Schwannschen Zellen. Dafür sprechen die Nachweise von pericellulären Basal-Laminae und von intracytoplasmatischen Axonzylindern (GARANCIS et al., 1970). Die lichtmikroskopischen Granula erweisen sich als Lysosomen bzw. Autophagosomen (WEISER u. PROBST, 1973), sie enthalten u.a. saure Phosphatase und erinnern mitunter an sog. residual bodies oder Myelinfiguren (SOBEL et al., 1971). Allerdings sind die elektronenmikroskopischen Befunde nicht ganz einheitlich und teilweise kontrovers (AL-SARRAF et al., 1971; MOSCOVIC u. AZAR, 1967; CHRESTIAN et al., 1977). Sicher scheint nur zu sein, daß die Tumoren nichts mit unreifen Muskelzellen („Myoblasten") zu tun haben.

VI. Malignant Granular Cell Tumor (STOUT u. LATTES, 1977)

Synonyma: Malignes granuläres Neurom; malignes Myoblastom; alveoläres Myoblastensarkom; alveoläres Weichteilsarkom; malignes nicht-chromaffines Paragangliom.

Die Vielzahl der Bezeichnungen für diesen seltenen malignen Tumor ist ein Spiegelbild der Unsicherheit, ihn exakt histogenetisch zu definieren (GARTMANN, 1977). Dabei ist der histologische Befund sehr charakteristisch und das onkologische Verhalten eindeutig maligne. Eine klinische Vorwegnahme der histologischen Diagnose des vorwiegend in Hautnähe vorkommenden Tumors ist nicht möglich.

Histologisch lassen sich ein reiferer („organoider") und ein unreiferer („nicht-organoider") Tumortyp unterscheiden, wobei der erstere aus dichten Aggregaten von polygonalen Zellen mit grobkörniger Granulierung des Cytoplasmas und mäßig atypischen Kernen, der letztere aus wesentlich polymorpheren und oft ungranulierten Zellen aufgebaut ist (AL-SARRAF et al., 1971; BUSANNI-CASPARI u. HAMMAR, 1958; GAMBOA, 1955). Die Granula verhalten sich Diastase-resistent PAS-positiv, in der Einschlußfärbung nach FEYRTER negativ-rhodiochrom. Auch lassen sich weder Nervenfasern noch argyrophile Granula darstellen, was gegen echte chromaffine Paragangliome spricht, nach v. ALBERTINI und ROULET (1974) aber kein sicherer Gegenbeweis ist. BRUNCK (1958) schlägt stattdessen die Bezeichnung „malignes alveoläres Weichteilblastom" vor, die ebenso wie der von STOUT und LATTES (1967) gewählte Terminus „malignant granular cell tumor" histogenetisch nichts präjudiziert. In der WHO-Klassifikation (ENZINGER et al., 1969) wird das „alveolar soft part sarcoma" dem organoiden Typ, der „malignant granular cell tumor" dem nicht-organoiden Typ dieser seltenen Geschwulst zugeordnet.

F. Mesenchymale Hauttumoren

Die engen anatomisch-funktionellen Interaktionen zwischen ektodermaler Epidermis und mesenchymaler Dermis kommen auch darin zum Ausdruck, daß die epithelialen Hauttumoren entscheidende Wachstumsimpulse vom benachbarten Bindegewebe empfangen, das durch die nutritiven Gefäße erst den Stoffwechsel der epithelialen Proliferation ermöglicht. Umgekehrt sind bei Basaliomen und bestimmten adnexoiden Hauttumoren epitheliale Rückwirkungen auf das cutane Bindegewebe zu erkennen.

Bei den genuinen mesenchymalen Hauttumoren verwischen sich mit zunehmender Schichttiefe die Grenzen zu den Weichteiltumoren der Fascien, Sehnen, Muskeln und Knochen. Daher finden sich hautständige mesenchymale Tumoren nicht selten auch im chirurgischen oder im allgemein-pathologischen Schrifttum. Auch kann das multiple Auftreten mesenchymaler Hauttumoren (Fibrome, Lipome, Leiomyome u.a.) bei bestimmten Erbsyndromen mit multiplen Hyper- oder Neoplasien des Gastrointestinal-Trakts verknüpft sein (GARDNER u. RICHARDS, 1953; GORLIN u. CHAUDRY, 1960; HORNSTEIN u. KNICKENBERG, 1975).

Ausgangszelle der meisten mesenchymalen Hauttumoren ist der wenig differenzierte, im mesenchymalen Stützgewebe weitverbreitete Fibroblast, von dem sich auch einige Elemente der Nervenhüllen ableiten. Wesentlich seltener entwickeln sich mesenchymale Hauttumoren von spezialisierten Zellen, wie glatten Muskelzellen, Lipoblasten, Chondroblasten und Osteoblasten. Glatte Muskelfasern und Fettgewebe sind autochthone Bestandteile der Cutis und Subcutis, während Chondro- und Osteoblasten nur selten dort als versprengte embryonale Keime vorkommen. Jedoch besitzen auch die Fibroblasten eine Potenz zur osteo-chondralen Metaplasie.

Mesenchymale Tumoren neigen häufig zur „myxomatösen" Umwandlung. Dabei handelt es sich gewöhnlich um eine mucoide Sekretion in mehr oder minder differenzierten, benignen wie malignen Mesenchymtumoren (HERMANEK, 1974; JOHNSON u. HELWIG, 1966; WODNIANSKY, 1975), während echte Myxome als benigne Tumoren des primitiven Mesenchyms (STOUT, 1948a) äußerst selten vorkommen. Auf ihre Erörterung wird daher verzichtet. In der Regel läßt bei myxoiden Tumoren die systematische Durchsicht verschiedener Gewebsschnitte von nicht zu kleinen Probebiopsien differenzierte Geschwulstelemente erkennen und damit ein primitives Mesenchymom ausschließen.

Die Grenzziehung zwischen reaktiver oder neoplastischer Genese kann bei mesenchymalen Hauttumoren noch schwieriger als bei manchen Epitheliomen sein. Bezeichnungen wie „Fasciitis nodularis pseudosarcomatosa" oder „juveniles Xanthogranulom" verdeutlichen die Problematik solcher „tumor-like lesions" (F.I.3 und F.I.6).

Es ist wichtig zu wissen, daß gerade die auf die Cutis und obere Subcutis beschränkten fibroblastischen Tumoren meist, auch bei Zellatypien, eine günstige Prognose besitzen. Rezidive beruhen häufig auf unvollständiger Excision der unscharf begrenzten und sternförmig weit in die Umgebung proliferierenden Tumoren. Andererseits können bei expansiv und exophytisch wachsenden Sarkomen, die vom verdrängten Bindegewebe pseudocapsulär eingefaßt sind, die marginalen Tumorzellen mit benignen Fibroblasten verwechselt werden, so daß die radikale Nachexcision unterbleibt. Zellpolymorphismus erweckt bei mesenchymalen Hauttumoren besonders dann Verdacht auf Malignität, wenn Phagocytosephänomene (z.B. Schaumzellbildung) fehlen und/oder vermehrte, besonders atypische Mitosen auftreten.

Zur histologischen Diagnose reicht meist die HE-Färbung aus, bei myo- oder neurogenen Tumoren ergänzt durch Färbungen nach VAN GIESON oder MASSON. Silberimprägnationen der Reticulinfibrillen sind meist entbehrlich, da die Signifikanz eines besonders engmaschigen argyrophilen Reticulum zur Differenzierung benigner Myxome von myxoiden Sarkomen zweifelhaft ist. Sogar in spindelzelligen Carcinomen kann sich, manchmal als Bestrahlungsfolge, ein dichtes argyrophiles Fibrillennetz ausbilden. Auch der Nachweis Hyaluronidase-labiler oder Hyaluronidase-fester saurer Mucopolysaccharide ist für die Unterscheidung echter Mesenchymome von myxoiden mesenchymalen Tumoren ungeeignet.

I. Tumoren des Bindegewebes

1. Bindegewebsnaevus

Synonyma: Naevus elasticus; juveniles Elastom; collagénome éruptif.

Die in der Lumbalregion, seltener am übrigen Körper vorkommenden hautfarbenen Knötchen sind häufig mit tuberöser Hirnsklerose, mitunter mit Neurofibromatose oder

Osteopoikilie (BUSCHKE u. OLLENDORF, 1928) assoziiert (DANIELSEN et al., 1969; RAQUE u. WOOD, 1970; SCHORR et al., 1972; SMITH u. WAISMAN, 1960).

Histologie: Im mittleren bis tiefen Corium findet sich eine umschriebene, gleichmäßige oder irreguläre Verdichtung der kollagenen Faserbündel ohne deutliche Vermehrung von Fibroblasten und ohne Entzündung. Die elastischen Fasern können vermehrt (und plump), vermindert oder normal sein. Auch der Anteil an glatten Muskelfasern variiert erheblich (ROCHA u. WINKELMANN, 1962).

Charakteristisch ist also die kompakte Verdichtung und dystope Ausrichtung unterschiedlich breiter Bindegewebsbündel in einem gewöhnlich gut abgegrenzten Bereich. Bei genetischer Assoziation mit tuberöser Hirnsklerose oder Osteopoikilie gibt der histologische Befund keine zusätzlichen Hinweise. Die oben erwähnten Synonyme beziehen sich auf den wechselnden Anteil elastischer Fasern. Einteilungen in einen kollagenen, elastischen und gemischten Naevustyp sind ohne praktische Bedeutung.

Fibrous Hamartoma of Infancy (ENZINGER, 1965)

Dieser bereits bei Geburt oder im 1. Lebensjahr nachweisbare, meist subcutan gelegene Tumor erinnert klinisch an ein Neurofibrom oder Lipom und kann beträchtliche Größe erreichen.

Histologie: Nach ENZINGER sind drei Komponenten typisch: dichte trabeculäre Proliferation von Fibroblasten, herdförmige Bündel und konzentrische Wirbel von undifferenzierten kleinen mesenchymalen Spindelzellen, dazwischen Läppchen von reifem Fettgewebe. Die Wucherungen können auch in das Interstitium der Muskulatur eindringen. Trotz unreifer Strukturen handelt es sich nach den bisherigen Verlaufsbeobachtungen um eine völlig gutartige Neubildung. Da aber in allen Fällen excidiert oder nachexcidiert wurde, ist nichts über den spontanen Verlauf dieser Geschwülste bekannt.

Die dysembryonale Genese und die Unreife mancher Tumorbezirke können zur Diagnose eines malignen Tumors (Fibrosarkom, neurogenes Sarkom, embryonales Rhabdomyosarkom) verleiten. Auch an benigne Neurofibrome oder Neurolipome ist zu denken, jedoch fehlen sichere Hinweise auf die frühe Manifestation einer Neurofibromatosis. Die Grenze zwischen einer congenitalen Mißbildung (Hamartom) und einer echten Neubildung ist unscharf (ENZINGER et al., 1969; LATTES, 1976).

2. Dermale Fibrome

Mit PINKUS und MEHREGAN (1973) unterscheiden wir je nach der dermalen Herkunftsschicht zwischen papillären, reticulären und perifolliculären Fibromen.

a) *Fibrome der papillären Dermis*

Synonyma: Fibroma pendulans; „skin tag".

Einzeln am Hals, axillär, perigenital, bei erblicher Belastung auch multipel am Stamm auftretende schlaffe, gestielte oder breitbasige Hautanhänge von weicher Konsistenz. An der Wangenschleimhaut entstehen sie als knopfartige derbere Vorwölbungen auch in Anpassung an Zahnlücken („Proptosis buccalis").

Histologie: Da die „weichen Fibrome" hauptsächlich der papillären Dermisschicht entstammen, enthalten sie meist keine Haarfollikel oder Schweißdrüsen.

Dementsprechend sind auch die elastischen Fasern zart, oft rarifiziert (CRAMER, 1967; FLEGEL u. TESSMANN, 1967) oder fehlen völlig (PINKUS, 1968c). Das von Teleangiektasien durchzogene Bindegewebe ist oft ödematös aufgelockert oder sulzig hyalinisiert. Breite, deutlich gewucherte Bindegewebsbündel sind selten. Manchmal ist der lockere bindegewebige Kern durch gefäßreiches Fettgewebe ersetzt. Häufig besteht eine papillär-acanthotische Epidermishyperplasie mit Einfaltungen und hyperkeratotischen Krypten, die eine Folge mechanischer Irritation sein können.

Ruhende, depigmentierte Naevuszell-Naevi können weiche Fibrome vortäuschen. Histologisch findet man meist noch einzelne spärliche Naevuszellnester oder persistierende Haar-Talgdrüsenfollikel. Die bei älteren Menschen besonders an der Nase vorkommenden „fibrösen Papeln" (GRAHAM et al., 1965) sind Reste solcher Naevi oder rühren von involvierten Hämangiomen oder post-folliculitischen Narben her. Es handelt sich also nicht um echte Fibrome. Auch die meisten „Fibrome" der Mundschleimhaut sind einfache Bindegewebshyperplasien.

b) Fibrome der reticulären Dermis

In diese Gruppe gehören die acral, meist an den Fingerenden lokalisierten „erworbenen Fibrokeratome" (BART et al., 1968; HARE u. SMITH, 1969; DUPRÉ et al., 1977), das damit wahrscheinlich identische „Knoblauchzehen-Fibrom" (STEEL, 1965; CAHN, 1977; UNDEUTSCH u. SCHIEFERSTEIN, 1974) sowie die für den Morbus Bourneville-Pringle geradezu pathognomonischen peri- oder subungualen Fibrome („Koenen-Tumoren").

Histologie: Das Bindegewebe dieser exophytischen, von hyperkeratotischer Epidermis überdeckten Gebilde stammt aus der papillären *und* reticulären Schicht der Dermis. Daher sind die kollagenen Fasern breit, es finden sich kräftige elastische Fibrillen, reichliche Blutgefäße (einschließlich Arteriolen und Venolen), manchmal auch Schweißdrüsenausführungsgänge und rudimentäre Haarfollikel. Es handelt sich sozusagen um eine Hernie aller Hautschichten (PINKUS u. MEHREGAN, 1973), d.h. eher um die Ausstülpung einer normalen Dermis (HARE u. SMITH, 1969) als um ein echtes Fibrom.

Differentialdiagnose: Die periungualen Fibrome des Morbus Bourneville-Pringle enthalten fast keine elastischen Fasern und zeigen eine deutliche Sklerosierung des Bindegewebes mit einzelnen Teleangiektasien („Angiofibrom"). Rudimentäre Polydactylie äußert sich in symmetrischen, an der Basis des 5. Metacarpophalangeal-Gelenks seitlich entspringenden Protuberanzen, die histologisch meist reichliche Nervenbündel enthalten. Hinsichtlich der „infantilen digitalen Fibromatose" sei auf F.I.6.a verwiesen.

c) Perifolliculäre Fibrome (p.F.)

Die hautfarbenen, ein zentrales Follikelostium aufweisenden, oft nur stecknadelkopf- bis pfefferkorngroßen Tumoren kommen solitär oder multipel meist im Gesicht oder am Stamm vor (VAKILZADEH u. MANEGOLD, 1976). Neuerdings sind multiple p.F. und Fibromata pendulantia in Verbindung mit einzelnen Darmpolypen als Ausdruck eines wahrscheinlich eigenständigen, vom Gardner-Syndrom zu unterscheidenden, cutaneo-intestinalen Syndroms beschrieben worden (HORNSTEIN u. KNICKENBERG, 1975).

Histologie: Die Dermis ist von mäßig scharf begrenzten, faserreichen und relativ zellarmen Fibromen durchsetzt, die konzentrisch um atrophierende Haarfollikel oder Talgdrüsenreste angeordnet sind (Abb. 73). Der follikelnahe Fibromkern enthält spärliches mucoides Stroma, in den peripheren Lagen färbt

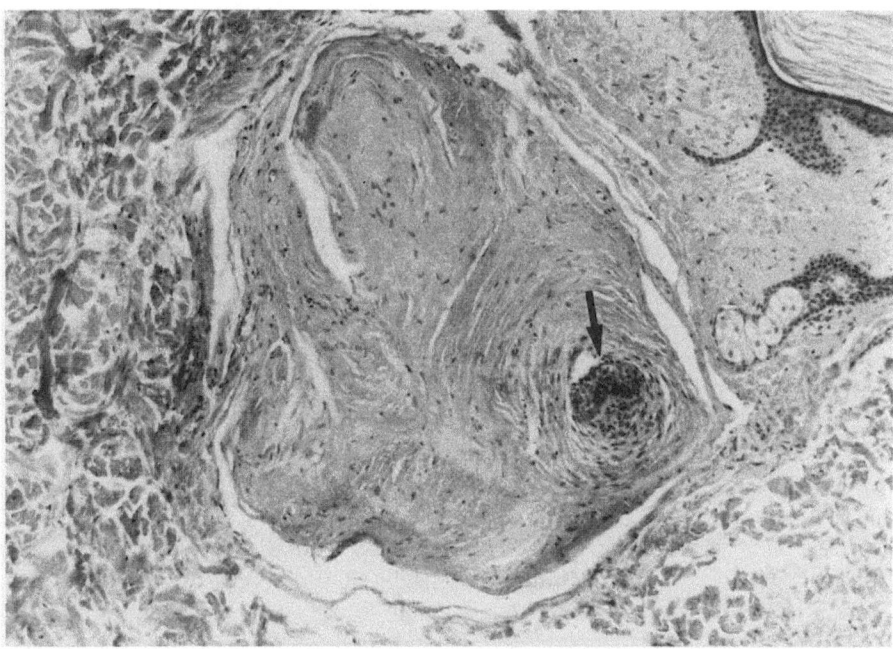

Abb. 73. Perifolliculäres Fibrom (bei perifolliculärer Fibromatosis). ↘ Exzentrisch ein atrophischer Haarbulbus (HE; Obj. 10)

sich die Grundsubstanz Diastase-resistent PAS-positiv. Elastische Fasern fehlen im Tumor.

Differentialdiagnose: Beim Gardner-Syndrom bestehen die Hauttumoren hauptsächlich aus Epidermoidcysten und kleinen Talgdrüsen-Adenomen mit nur geringer bindegewebiger Komponente, während bei der perifolliculären Fibromatosis die bindegewebige Wucherung dominiert und der zentrale Haar-Talgdrüsenkomplex atrophiert. Bei der tuberösen Hirnsklerose (Morbus Bourneville-Pringle) finden sich im Gesicht histologisch ähnliche, symmetrische Angiofibrome (unausrottbar falsch als „Adenoma sebaceum" bezeichnet), doch ist die klinische Symptomatologie der Phakomatose grundverschieden.

Histologisch abzugrenzen ist auch die seltene, von H. PINKUS (1966b) u. PINKUS et al. (1974) als *Trichodiscom* beschriebene Wucherung der sog. „Haarscheibe" (F. PINKUS, 1902), eines wahrscheinlich mit mechano- und thermoreceptorischen Funktionen ausgestatteten, erst in den letzten Jahren stärker beachteten intradermalen Organs. Klinisch sind multiple Trichodiscome zwar perifolliculären Fibromen außerordentlich ähnlich, histologisch entsprechen sie aber mehr dem Typ eines subepidermalen Fibroms der papillären Dermis mit auffällig dickwandigen Blutgefäßen und dicken myelinischen Nervenfasern, die Verbindung zum Haarfollikel erkennen lassen (PINKUS, 1974). Wegen ihrer organoiden Struktur sind Trichodiscome eher als Gewebsnaevi denn als Neoplasien anzusehen.

Histogenese: Ausgangspunkt der perifolliculären Fibrome ist die den Haarfollikel umgebende Bindegewebsscheide, die durch die Ausbildung einer gefäßreichen Haarpapille wichtige nutritive Funktionen für das Haarwachstum erfüllt und außerdem die mesenchymale Leitschiene des cyclischen Wachstums- und Ruhephasen unterworfenen Haarfollikels darstellt. Perifolliculäre Fibrome sind also das tumoröse Pendant der den Haar-Talgdrüsenbereich versorgenden speziellen Bindegewebsschicht der Dermis.

3. Keloid

Keloide sind Narbenwucherungen bei individuell oder rassisch prädisponierten Personen, die im Gegensatz zu hypertrophischen Narben primär in der tiefen Dermis entstehen und nicht auf den Ort des auslösenden Traumas beschränkt bleiben, sondern örtlich und zeitlich begrenzt weiterwachsen.

Histologie: Unterhalb des komprimierten Papillarkörpers befindet sich eine Wucherung von relativ großen Fibrocyten mit schlecht färbbaren Kernen, eingebettet in ein kollagenes Fasergerüst mit reichlicher mucoider Grundsubstanz. Viele Fasern sind unvollständig ausgereift, andere hyalin verquollen. Trotz ihrer unregelmäßigen und welligen Verflechtung orientiert sich die hauptsächliche Faserrichtung parallel zur Oberfläche. Die Ränder der Neubildung sind meist scharf und verdrängen das umgebende Bindegewebe kapselförmig. Es besteht eine nur mäßige Vascularisation, die bis zum Stillstand des Wachstums weiter abnimmt.

4. Histiocytom (Dermatofibrom)

Synonyma: Fibroma durum; Dermatofibroma lenticulare; Nodulus cutaneus; xanthomatöses Dermatofibrom; „sklerosierendes Angiofibrom" (GROSS u. WOLBACH, 1943).

Klinisch bestehen an den Extremitäten ein oder mehrere, meist bräunliche, derbe und pastillenförmig in die Dermis eingelassene Knötchen. Je nach dem Vorkommen von gespeichertem Hämosiderin oder von Lipid-Substanzen zeigen die Tumoren einen mehr bräunlichen oder mehr gelblichen Farbton.

Histologie: Der unscharf begrenzte, in seinen Umrissen oft ovoide Tumor beginnt meist in der oberen Schicht des Stratum reticulare und dehnt sich bis zur Epidermis und Subcutis aus. Er besteht aus ziemlich dichten, geflechtartig verwobenen Zügen von oval- bis spindelkernigen Histiocyten bzw. Fibroblasten, die von deutlich proliferierenden Gefäßen begleitet sind (Abb. 74b). Dazwischen finden sich einzelne präexistente Bindegewebsbündel, während die Hautanhangsgebilde meist fehlen. Die mäßig reichlichen Capillaren erscheinen durch radiär gestellte oder wirbelig angeordnete Fibroblasten wie komprimiert. In der Umgebung des Tumors, dem eine bindegewebige Pseudokapsel fehlt, sind die kleinen Blutgefäße manchmal erweitert und von entzündlichen Rundzellinfiltraten umgeben.

Der Anteil der Lipid- und Hämosiderin-speichernden Histiocyten schwankt je nach Alter und Ausdehnung des Fibroms erheblich. In Gefrierschnitten läßt sich oft etwas sudanophiles Material nachweisen, auch wenn keine deutlichen Schaumzellen vorliegen. Nach CRAMER (1968) handelt es sich vorwiegend um Neutralfette. Stärkere Lipidspeicherung führt zur „Xanthomisation", wobei solche Tumoren 2–3 cm Durchmesser erreichen können. In gefäßreichen Bezirken finden sich mitunter auch Hämorrhagien und Siderophagen („histiocytome hémosiderique" nach WORINGER, 1953). Mehrkernige Riesenzellen vom Touton-Typ, Fibroblasten und Capillarsprossen vermischen sich zu einem bunten, quirligen Zellmuster, das an einen resorptiven Organisationsprozeß erinnert. Ältere Tumoren werden zunehmend fibromatös, neue kollagene Fasern werden gebildet,

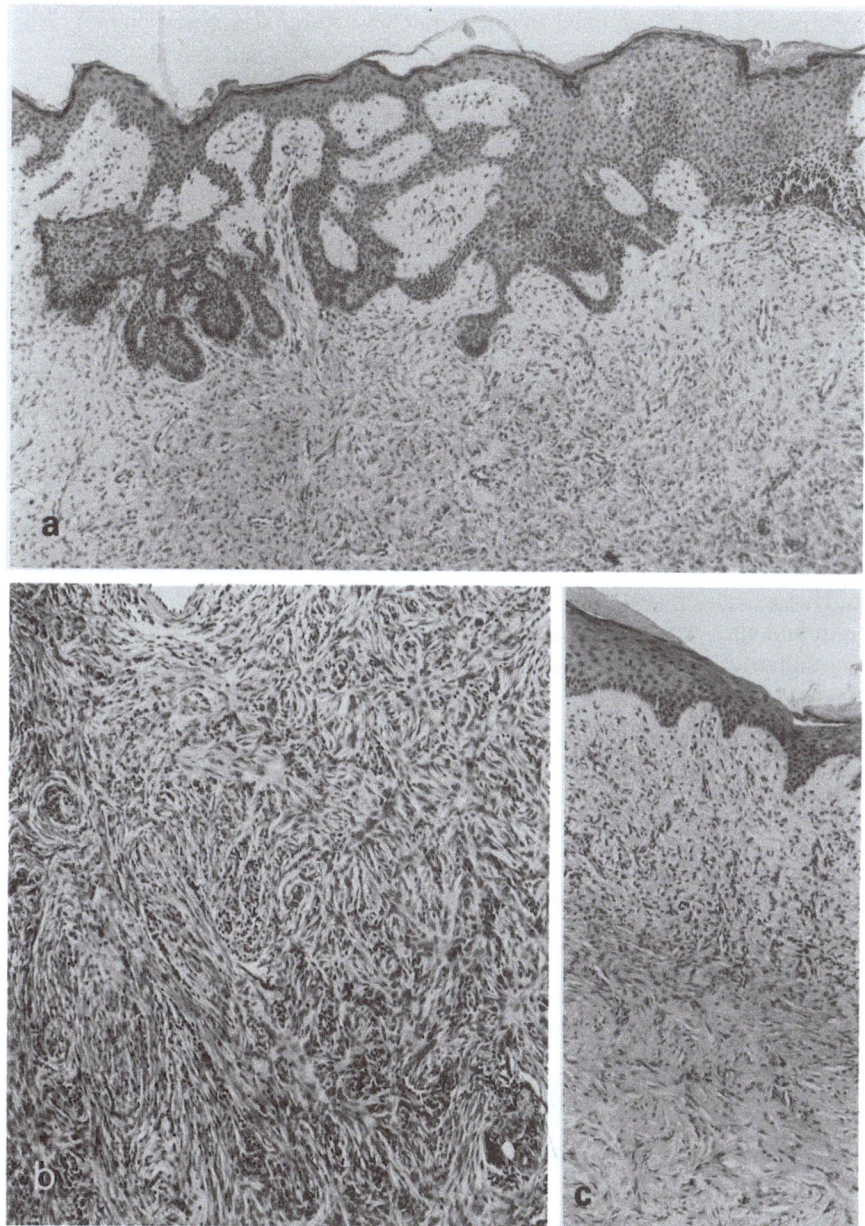

Abb. 74a–c. Dermatofibrom (Histiocytom). (a) Epidermisnaher Anteil mit pseudo-basaliomatöser Acanthose (HE; Obj. 10); (b) zellreich proliferierendes Stadium (Histiocytom-Stadium) mit perivasalen Zellwirbeln (HE; Obj. 10 × Opt. 1,6); (c) fibromatöses Spätstadium (Dermatofibrom-Stadium) (HE; Obj. 10)

die Zahl der Fibroblasten und Fibrocyten nimmt ab (Abb. 74c). Einzelne histiocytäre Inseln bleiben zwischen den faserreichen Tumorsträngen erhalten. Auch in diesem Spätstadium werden keine elastischen Fasern neu gebildet.

Auffällig sind die Veränderungen der bedeckenden Epidermis, die im Zentrum, im Bereich des stärksten Tumordruckes, oft abgeflacht und hyperkeratotisch, an den Rändern aber acanthotisch-pseudobasaliomatös verändert ist (Abb. 74a). Diese epidermale Komponente bleibt fast immer gutartig; echte Basaliome über Histiocytomen sind nur extrem selten beobachtet worden (HALPRYN u. ALLEN, 1959; YANOWITZ u. GOLDSTEIN, 1964; THIES u. HENNIES, 1968).

Histogenese: Die variable Mischung und zeitliche Aufeinanderfolge histiophagocytärer und fibroblastisch-fibrocytärer Komponenten rückt den Tumor in die Nähe eines fibrosierenden Resorptionsgranuloms. Die Evolution der Tumorzellen mit ihrer besonderen Fähigkeit zur Phagocytose spricht für ein primäres Histiocytom, das sich sekundär in ein „Dermatofibrom" umwandelt. Der Tumor nimmt seinen Ausgang vom pluripotenten Gefäßbindegewebe der Haut (V. ALBERTINI u. ROULET, 1974). Er bleibt stets gutartig, neigt zum Stillstand und zur partiellen Rückbildung, so daß die Frage der echten oder scheinbaren Neubildung nicht eindeutig zu beantworten ist. Manches spricht für eine pseudotumoröse, überschießende Reaktion des Gefäßbindegewebes auf minimale Traumen. Histochemisch läßt sich eine starke proteolytische Aktivität der Aminopeptidasen und ein vermehrtes Vorkommen saurer Mucopolysaccharide in den epidermisnahen Abschnitten nachweisen (STEIGLEDER et al., 1962; HERMANN u. SCHNEIDER, 1976).

Die basaloiden Epidermiswucherungen sind nach PINKUS (1967) ein Ausdruck der örtlichen Wachstumshemmung der Haar-Talgdrüsenkomplexe, die durch die andrängenden Tumorzellen an der Entwicklung eines Haarfollikels im Rahmen der Anagen-Phase des Haarcyclus gehindert werden. Dabei scheint sich das Keimmaterial der mesenchymalen Haarpapille und epithelialen Matrix in pseudobasaliomatösen Epithelsprossen an der Unterseite der Epidermis auszubreiten.

Differentialdiagnostisch sind echte Fibrome, bei größeren Tumoren auch das Dermatofibrosarcoma protuberans, bei erhöhter Zellpolymorphie ein „atypisches Fibroxanthom" zu erwägen. Das Dermatofibrosarkom läßt sich durch das Fehlen von Lipid- und Hämosiderinspeicherung vom zellreichen Histiocytom unterscheiden; auch sind die Zellen relativ einförmig und bilden ein mattenförmig verflochtenes, an kollagenen Fasern armes Gewebsmuster.

a) Juveniles Xanthogranulom (HELWIG u. HACKNEY, 1954; j.X.)

Synonym: Naevoxanthoendotheliom (MCDONAGH, 1912).

Manche der als Reticulo-Histiocytome oder Xanthome bezeichneten Neubildungen sind reaktiv-granulomatöser Natur und die Begleitmanifestationen von Stoffwechsel- und Ablagerungskrankheiten (Histiocytosis X, Hyperlipidämie). Sie bleiben daher hier außer Betracht, während das juvenile Xanthogranulom eine Sonderstellung zwischen Tumor und Granulom einnimmt. Kleinkinder im 1. und 2. Lebensjahr sind am häufigsten betroffen (WOLFF et al., 1975).

Histologie: In der Dermis findet sich ein dichtes Infiltrat von großen, nur mäßig vacuolisierten Histiocyten und zahlreichen mehrkernigen Riesenzellen. Demgegenüber treten Capillarwucherungen etwas zurück. Eosinophile Granulocyten sind häufig, Lymphocyten nur spärlich anzutreffen. Im Gegensatz zur juvenilen Histiocytosis X (Morbus Letterer-Siwe) wird die Epidermis nicht zellig infiltriert.

Die veraltete Bezeichnung „Naevoxanthoendotheliom" suggeriert einen Mischtumor aus Endothelzellen, mono- und multinucleären Histiocyten. Jedoch sind die spindelförmigen Zellen mit ihren ovalen und feinchromatischen Kernen unreife Histiocyten, von denen nur wenige zu typischen Schaumzellen werden. Mit Fettfärbungen lassen sich feintropfige Lipideinlagerungen nachweisen (PIÑOL-AGUADÉ, 1976). In der Rückbildungsphase persistieren die vielkernigen Riesenzellen am längsten, während sich die einkernigen Histiocyten in Fibroblasten und undifferenzierte Mesenchymzellen umwandeln.

Differentialdiagnose: Das sog. reticulo-histiocytäre Granulom (sowie die mit „Lipidgicht" einhergehende multiple Reticulo-Histiocytosis) zeigt „glasige", von Lipiden, Glykoproteiden und Glykolipiden erfüllte PAS-positive Riesenzellen (BARROW u. HOLUBAR, 1969). Die ebenfalls seltene, von BACCAREDDA-BOY (1960) als „paraxanthomatöse (thesaurismotische) System-Histiocytose", von WINKELMANN und MULLER (1963) als „generalized eruptive histiocytoma" bezeichnete Erkrankung ist histologisch im Frühstadium nicht vom j.X. zu unterscheiden, kommt aber nur bei Erwachsenen vor.

5. Cutanes Myxofibrom

Synonyma: „Myxom"; „cutane focale Mucinose".

Als noduläre oder cystoid fluktuierende benigne Fibroplasie kommt der seltene Tumor am ehesten an den Extremitäten, gelegentlich zusammen mit Histiocytomen vor. Als mucoide Papeln (bzw. focale Mucinose) wurden Myxom-ähnliche Knötchen im Gesicht und am Stamm beschrieben (JOHNSON u. HELWIG, 1966).

Histologie: In einem unscharf umschriebenen intradermalen Bezirk sind mäßig reichliche spindelige und sternförmig verzweigte Fibroblasten in ein kollagenarmes, reticuläres Fasernetz ohne elastische Fasern eingesponnen, das seinerseits von mucoider Grundsubstanz durchtränkt ist (Abb. 75). Dazwischen finden sich einzelne, mitunter konfluierte Gewebsspalten und pseudocystische Hohlräume ohne auskleidendes Deckepithel. In Abschnitten mit vermehrten Fibroblasten tritt das mucoide Stroma etwas zurück. Die Vascularisation ist spärlich, nur an den Rändern von Pseudocysten etwas dichter.

Die mucoide Grundsubstanz färbt sich mit HE blaßbläulich, mit Toluidinblau und Kresylviolett im sauren pH metachromatisch. Sie liegt überwiegend extracellulär und ist nicht Hyaluronidase-resistent, also mit Hyaluronsäure identisch (JOHNSON u. HELWIG, 1966). Dementsprechend ist die Färbung mit Alcianblau (bei pH 2,5) intensiv positiv, mit PAS meist negativ.

Das histologische Bild der „cutanen focalen Mucinose" ist ähnlich. Auch hier besteht eine mäßig scharfe Randzone, doch liegt der Kern der mucoiden Fibrometaplasie meist an der Grenze zur Subcutis oder tiefer.

Differentialdiagnose: Myxofibrome wachsen örtlich verdrängend und stellen nach gewisser Zeit das Wachstum ein. Sie metastasieren nie. Wegen der fehlenden histologischen Malignitätskriterien und der Beschränkung auf die Dermis ist die Unterscheidung von myxoid entarteten Liposarkomen, Fibrosarkomen oder Chondrosarkomen unschwer möglich. Dagegen sind cutane Myxofibrome von mucoid metaplastischen Histiocytomen kaum zu unterscheiden, möglicherweise sogar mit ihnen onkogenetisch identisch.

Im Vergleich zur focalen Mucinose kommt ein Lichen myxödematosus (=knötchenförmige Mucinose, z.B. bei IgG-Paraproteinämie) dann in Betracht, wenn multiple kleinpapu-

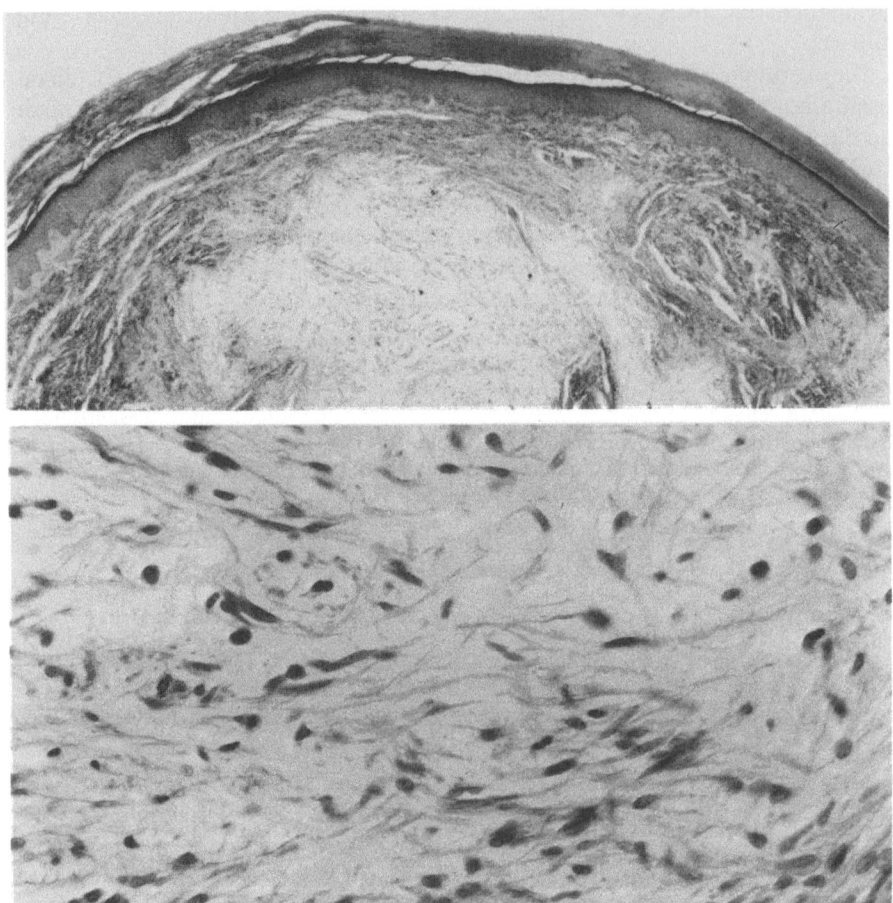

Abb. 75. Cutanes Myxofibrom (mit Ausschnitt) (HE; Obj. 3,2 × Opt. 1,6 bzw. 10 × Opt. 2)

löse Herde der Dermis mehr Fibroblasten und Kollagenfasern, aber weniger mucoides Stroma und keine cystoiden Spalten aufweisen. Cutane Schleimcysten (s. F. I. 5.a) sind meist digital lokalisiert und neigen zur Bildung eines großen uniloculären Hohlraums.

Die Existenz eines echten cutanen Myxoms im Sinne eines unreifen embryonalen *Mesenchymoms* wird extrem selten beobachtet (ALLEN, 1967; WODNIANSKY, 1975) oder bezweifelt (HERMANEK, 1974), während JOHNSON und HELWIG (1966) es bei Ausgang von den tiefen Weichteilen anerkennen. Dieser Tumor kann nur per exclusionem diagnostiziert werden, sofern in histologischen Stufenschnitten keine weiteren Zelldifferenzierungen (zu Lipoblasten, Chondroblasten usw.) gefunden werden. Auffällig ist die hochgradige Gefäßarmut des vom Bindegewebe der Umgebung umkapselten Tumors.

Cutane Schleimcyste

Ein meist solitärer, dorsal am Fingerendglied oder an einer Zehe lokalisierter, zunächst langsam wachsender, dann stationärer pseudocystischer Hauttumor („Dorsalcyste").

Histologie: Im Frühstadium noch ein Myxofibrom, wandelt sich das Gebilde dann durch Konfluenz mehrerer Spalträume in eine große schleimgefüllte Pseudocyste um. Die Mucinbildung hängt von der Fibro- bzw. Mucoblastenaktivität ab, kommt aber später – durch Sekretionshemmung der Zellen infolge zunehmender Anstauung von Hyaluronsäure – allmählich zum Stehen (WODNIANSKY, 1975). Elastische und kollagene Fasern schwinden früh. Anfänglich von der Epidermis noch durch mucoides Stroma getrennt, kann sich die Pseudocyste später bis subepidermal ausdehnen und eine Acanthose verursachen, ggf. auch ulcerieren. In der Umgebung intakter Pseudocysten fehlt eine entzündliche Reaktion.

Histogenese: Bei dieser pseudocystischen, acral lokalisierten Sonderform des cutanen Myxofibroms besteht eine überschießende Sekretion von Hyaluronsäure mit Schwund der Bindegewebsfasern. Die ursprüngliche Annahme von Synovialcysten (MACKEE u. ANDREWS, 1922) wurde kürzlich an einer größeren Patientenserie durch Füllung der Cysten nach intraartikulärer Farbstoffinjektion indirekt bestätigt (NEWMEYER et al., 1974). Jedoch läßt sich eine Verbindung zum Gelenkspalt nicht immer nachweisen (GÖTZ u. KOCH, 1956). Ob nun „Synovialcyste" oder cystisch entartetes „Myxofibrom", jedenfalls ist eine dispositionelle Grundlage mit abnormer Mucinbildung der Fibroblasten (pathologische Reaktion auf vasomotorische Insulte oder minimale Traumen) wahrscheinlich.

6. Pseudo-Sarkome

Unter dieser seit zwei Jahrzehnten geläufigen Bezeichnung lassen sich verschiedene mesenchymale Neubildungen zusammenfassen, deren histologisches Bild manche Züge der Malignität aufweist, obwohl sich die Tumoren biologisch benigne verhalten oder sogar spontan rückbilden können. Manche sind der „grauen" onkologischen Zone zwischen Neoplasie und reaktiver Hyperplasie zuzurechnen. Versucht man ihre biologische Dignität zu definieren, so gehören sie mehr zu den „nicht ganz benignen" als zu den „noch nicht malignen" Wucherungen. Die prognostische Festlegung eines Tumors als „Pseudo-Sarkom" ist immer schwierig und manchmal erst retrospektiv möglich. Für die an der Klinik orientierte Dermatohistopathologie hat sich der Oberbegriff aber bewährt, da er an die Stelle einer rein histologischen Festlegung eine histopathologische *und* klinisch differenzierte Entscheidung setzt.

a) *Infantile digitale Fibromatose* (REYE, 1956)

Die seltenen, nur bei Neugeborenen oder Kleinkindern an den Fingern oder Zehen auftretenden polsterartigen Knoten sind benigne und bilden sich, narbenartige Residuen zurücklassend, spontan zurück.

Die als typisch geltende Rezidivneigung ist auf die meist unvollständige, weil anatomisch beengte Excision zurückzuführen (FLEISCHMAJER et al., 1973).

Histologie: Nach REYE (1965) entstehen die kugelig gewölbten Tumoren in der Dermis, sie können aber auch endophytisch in die Subcutis und bis zur Fascie bzw. Aponeurose vordringen (ENZINGER, 1965; MEHREGAN et al., 1972). Diese infiltrative Wachstumstendenz bedingt den sarkomverdächtigen Eindruck. Der Tumor besteht aus Fibroblasten und Kollagenfasern, die grobe, unregelmäßig verflochtene Bündel bilden. Besonders charakteristisch sind RNA-haltige eosinophile Cytoplasmaeinschlüsse von 3–10 μ in den scheinbar atypischen Fibroblasten (REYE, 1956; SHAPIRO, 1969; BONERANDI et al., 1976). Ultramikroskopische Befunde machen eine Virus-Ätiologie möglich, sind aber nicht beweisend (BURRY et al., 1970). Auch finden sich kristalline Einschlußkörper von ähnlich unklarer Bedeutung.

Differentialdiagnostisch ist zu bedenken, daß echte Fibrosarkome im Kindesalter extrem selten sind. Nach STOUT (1962) sollen weniger als 2% der kindlichen Fälle metastasieren, sich also maligne verhalten. Überzählige rudimentäre Fingeranlagen, meist der Basis der 5. Finger bilateral-symmetrisch aufsitzend, enthalten reichliche Nervenfasern und keine tumorverdächtigen Gewebsstrukturen. Hinsichtlich der erworbenen digitalen Fibrokeratome und der sog. Koenen-Tumoren s. bei F. I. 2. b.

b) Fasciitis nodularis pseudosarcomatosa (KONWALER et al., 1955; *F.ps.*)

Synonyma: Proliferative Fasciitis (SOULE, 1962); nodular fasciitis (WHO-Klassifikation, TEN SELDAM u. HELWIG, 1974).

Es handelt sich um keine besonders seltene Affektion, wie auch größere Fallserien zeigen (PRICE et al., 1961; STOUT, 1961; HUTTER et al., 1962). Unter gut verschiebbarer Haut (vorzugsweise in der Palmar-(Plantar-)Region) wächst rasch ein derbes, meist schmerzloses Gebilde von 1–2 cm Durchmesser. Es bleibt gutartig, Spontanheilung ist häufig. Manche Autoren unterscheiden eine juvenile und eine adulte Variante (STOUT, 1961; ENZINGER, 1965; MEHREGAN, 1966; FLEISCHMAJER et al., 1973).

Histologie: Am Rand einer Fascie, gegen die Subcutis, seltener gegen die Muskulatur gerichtet, wuchert ein dichtes Infiltrat von großen, z. T. atypischen Fibroblasten, darunter auch multinucleäre Riesenzellen, eingebettet in ein mucoides Stroma mit reticulären und kollagenen Fasern. Es besteht eine deutliche vasculäre Komponente mit Capillaren und gefäßähnlichen Spalträumen, hie und da auch mit feinen Blutungen und focaler myxoider Metaplasie. Die Randbezirke erinnern an entzündliches Granulationsgewebe. PRICE et al. (1961) unterscheiden einen überwiegend myxödematösen, einen zellreichen intermediären und einen kollagenreichen fibromatösen Typ.

Differentialdiagnose: Die rasche Entstehung und das ohne scharfe Grenze in das Fettgewebe ausstrahlende Wachstum legen Malignitätsverdacht nahe und können auch erfahrene Histologen zu gravierenden Fehldiagnosen verleiten (Tabelle 4). Auch kann ein sog. *juveniles aponeurotisches Fibrom* (mit charakteristischen Verkalkungsherden und chondroider Metaplasie), ferner eine ungewöhnlich rasch entstehende Dupuytrensche Kontraktur *(Fibromatosis palmaris aut plantaris)* in Betracht kommen.

Klinische Hinweise auf F.ps. können das auffällig rasche Wachstum, die Vorzugslokalisation am Unterarm und in der Palmar-(Plantar-)Region sowie die Druckempfindlichkeit, histologische Hinweise das Fehlen atypischer Mitosen, ggf. auch die mucoide, mikrohämorrhagische und rundzellig-entzündliche Komponente des Gewebsbildes sein. Andererseits kann die marginale Teilbiopsie eines echten Sarkoms eine F.ps. vortäuschen, so daß zu deren sicherer Diagnose eine Excisionsbiopsie zu fordern ist.

Das Dermatofibrosarcoma protuberans (F. I. 7. a) beginnt in höheren Hautschichten und wächst betont knollig-exophytisch. Das atypische Fibroxanthom (F. I. 6. d) bleibt meist auf die Dermis beschränkt (vgl. Tabelle 4).

Histogenese: Die Wucherung ist möglicherweise traumatisch induziert und der Ausdruck einer überschießenden fibroblastischen Reaktion. Dafür spricht auch die Spontanheilungstendenz. Vielleicht sind an der Entstehung auch Änderungen der immunologischen Reak-

Tabelle 4. Primäre Diagnosen bei 123 Fällen von Fasciitis pseudosarcomatosa (Nach STOUT, 1961)

		Zahl der Patienten (Kinder in Klammern)
Maligner Tumor:		56 (6)
Fibrosarkom	20 (3)	
Liposarkom	15	
Synoviales Sarkom	2	
Rhabdomyosarkom	1	
Kaposi-Sarkom	1	
Cystosarcoma phylloides	1	
Malignes Mesenchymom	1 (1)	
Dermatofibrosarcoma protuberans	1	
Hämangiopericytom	1 (1)	
„Maligner Tumor"	1 (1)	
Sarkom	12	
Benigner Tumor:		34 (6)
Fasciitis	25 (3)	
andere Diagnosen	9 (3)	
Keine Diagnosen:		33 (3)

tionslage beteiligt (in einem eigenen Fall Auftreten bei immunsuppressiv behandeltem Immunoblastom).

c) Desmoidtumor

Synonyma: Invasives Fibrom; aponeurotisches Fibrom (SHAPIRO, 1969).

Entstehung ist in jedem Lebensalter möglich, meist aus einer Aponeurose, manchmal postoperativ auch in einer Bauchdeckennarbe. Die Tumoren können exzessiv groß werden. Die infiltrative Zerstörung der Muskulatur und das Eigengewicht des Tumors bewirken eine unförmige Auftreibung und Senkung der Bauchdecken. Eine Sonderform kommt beim dominant erblichen Gardner-Syndrom vor (WEARY et al., 1964).

Histologie: Desmoidtumoren bestehen aus dicht und fischzugartig angeordneten Fibroblasten mit wechselnd reichlichen, ausgereiften Kollagenfasern und neigen zum infiltrierenden Wachstum in benachbarte Muskulatur, deren Faserbündel eingemauert und schließlich zerstört werden (HUNT et al., 1960). Sie dringen von unten auch in die Subcutis, dagegen fast nie bis zum Corium vor. Kernatypien und anomale Mitosen fehlen (FLEISCHMAJER et al., 1973). Herdförmige mucoide Degeneration oder Verkalkung kann vorkommen (SHAPIRO, 1969).

Histogenese: Desmoidtumoren werden meist als Neoplasie des straffen aponeurotischen Bindegewebes, von einigen Autoren wegen der postoperativen Entstehungstendenz aber auch als überschießende Hyperplasie angesehen. Von Keloiden unterscheiden sie sich durch ihre tiefe Lokalisation bzw. das Ausgangsgewebe, ihre starke Invasionsneigung, ihre auch atraumatische Entstehungsmöglichkeit und ihre manchmal riesige Ausdehnung.

d) Atypisches Fibroxanthom

Synonyma: Pseudosarkomatöses Dermatofibrom; pseudosarkomatöses Reticulo-Histiocytom.

Von HELWIG (1963) erstbeschriebenes, gewöhnlich in altersatrophischer Gesichtshaut oder auch in röntgenbestrahlten Bezirken (CIVATTE et al., 1973; NIEMI, 1970; SAMITZ, 1967) auftretendes Neoplasma mit Ulcerationsneigung. FRETZIN und HELWIG (1973) beobachteten bei 101 Patienten 2 Rezidive nach unvollständiger Excision, jedoch ohne Metastasen.

Histologie: Die Dermis ist von einer scharf abgegrenzten Wucherung aus polymorphen reticulo-histiocytären Zellen und zahlreichen vielkernigen Riesenzellen eingenommen, die bis an die Epidermis heranreichen und diese manchmal zerstören. Eine fibröse Kapsel fehlt. In vielen Zellen mit schaumig vacuolisiertem Cytoplasma besteht eine Speicherung von Hämosiderin oder Lipid, die herdförmig ein xanthomatöses Ausmaß annehmen kann. Auch sind reichliche Reticulumfibrillen vorhanden. Manche Zellen sind polygonal oder spindelförmig, andere sehr unregelmäßig in Größe und Kern-Plasma-Relation. Bizarre Riesenkerne, Kernhyperchromasie, auch Riesenkernzellen mit mehreren Nucleolen sind keine Seltenheit (HOEDE u. KORTING, 1968; LEVAN et al., 1963). Vermehrte mitotische Aktivität, gelegentlich sogar atypische Mitosen, Zerstörung von Hautanhangsgebilden und angedeutet fasciculäre Wuchsformationen verstärken den malignen Eindruck (GORDON, 1964; KEMPSON u. MCGAVRAN, 1964; KROE u. PITCOCK, 1969; NIEMI, 1970; TAPERNOUX et al., 1971; SOULE u. ENRIQUEZ, 1972; HUDSON u. WINCKELMANN, 1972). Auffällig ist die geringe Vascularisation.

Differentialdiagnose: Die Speicherfähigkeit der Zellen, das reticuläre Fasergerüst, das Fehlen von Melanin lassen ein malignes Melanom, aber auch desmoplastische Carcinome ausschließen. Etwas schwieriger kann die Unterscheidung von *pleomorphen Lipo- oder Rhabdomyosarkomen* sein, doch erlauben manche celluläre Kriterien (Siegelringzellen, Lipoblasten, ggf. die Andeutung einer fibrillären Querstreifung) die Unterscheidung. Auch entstehen diese Sarkome nicht wie das atypische Fibroxanthom in der Dermis. Das *Dermatofibrosarcoma protuberans* ist in seiner Spindelzelligkeit wesentlich oligomorpher und reicher an kollagenen Fasern. Sehr schwierig kann die Abgrenzung eines echten *Fibroxanthosarkoms* der Subcutis sein, da sich die Tumorstrukturen sehr ähneln. Diagnostisch um so wichtiger sind beim atypischen Fibroxanthom die Lokalisation (meist Gesicht), die Beschränkung auf die Dermis, das Fehlen „fibrosarkomatöser" Tumorstrukturen und das Ausbleiben infiltrativen Tiefenwachstums.

Histogenese: Die neoplastische oder reaktive Natur dieser Geschwülste ist insofern offen, als eine Rückbildung nach Teilexcision, nicht aber spontan vorkommt (LATTES, 1976). Andererseits sind Fälle beobachtet worden, in denen solche Tumoren nach Röntgenbestrahlung entstanden („postradiation pseudosarcomatous fibromatosis"). Strahlenschädigung vermag die Zell- und Kernpolymorphie als ein degeneratives Spätphänomen zu erklären, das gerade bei reduzierter Fähigkeit zur Zellproliferation maligne Wachstumsstrukturen vortäuscht (RACHMANINOFF et al., 1961; KEMPSON u. MCGAVRAN, 1964; LATTES, 1976).

7. Sarkome der Haut

Aus der Beschreibung der „Pseudo-Sarkome" ist deutlich geworden, daß Zellatypien und Zellreichtum allein für die Diagnose eines sarkomatösen Tumors nicht ausreichen. Mehr noch ist das *histolytisch-invasive Wachstum* der zellreichen und meist faserarmen mesenchymal-fibroblastischen Tumoren entscheidend, deren pathobiologisches Verhalten ein unterschiedliches „grading" der Malignität aufweist. Auch kommt es gerade bei der Sarkomdiagnose auf die Beachtung der klinisch-anamnestischen Daten an, die sich besonders auf die Lokalisation und das makroskopische Aussehen des Tumors, das Alter des Patienten sowie auf vorangegangene Strahlentherapie oder Operationen beziehen.

Als dermatohistologische Faustregel gilt, daß die vom Bindegewebe der Hypodermis und der angrenzenden Fascien ausgehenden Sarkome einen höheren Malignitätsgrad als das oberflächliche, primär dermatogene Fibrosarcoma protuberans aufweisen (Tabelle 5). Die prognostische Dignität eines mesenchymalen, von cellulärer Atypie und Polymorphie geprägten Haut- oder Unterhauttumors hängt also wesentlich auch von der Schichttiefe ab. Dabei erwecken in subcutan lokalisierten Tumoren Verklumpungen atypischer Zellen und gehäufte Mitosen eher einen Sarkomverdacht als mehrkernige Riesenzellen. Von umfangreichen Tumoren sollten möglichst große Areale histologisch aufgearbeitet werden, um keine diagnostisch wichtigen Differenzierungsmerkmale zu übersehen.

In einer Progressionsreihe der Malignität könnte das Dermatofibrosarcoma protuberans als „low-grade malignancy fibrosarcoma", das polymorphzellige Fibroxanthosarkom und das Fibromyxosarkom am entgegengesetzten Ende eingereiht werden. Wir teilen die Auffassung von WODNIANSKY (1975), daß es keine echten „Myxosarkome" im Sinne von sekundär maligne entarteten Myxomen gibt, sondern daß die myxomatöse Metaplasie als aktive Sekretionsleistung der Fibroblasten (JOHNSON u. HELWIG, 1966) eine häufige Begleiterscheinung benigner *oder* maligner mesenchymaler Tumoren (WEISS u. ENZINGER, 1977) auf verschiedener Differenzierungsebene darstellt. Demgegenüber ist eine Fettspeicherung (Lipidphanerose) der Tumorzellen ein sicher degeneratives Stigma und keine besondere Stoffwechselleistung eines sog. „Myxosarkoms" (KORTING u. NÜRNBERGER, 1967). Dies gilt nicht für Liposarkome, die sich ähnlich wie Myo- und Osteosarkome aus bereits differenzierten Zellelementen des Mesenchyms entwickeln (vgl. F. II. 5).

Die veraltete Unterteilung sarkomatöser Tumoren in polymorphzellige, rundzellige und spindelzellige Sarkome gilt als prognostisch irrelevant (HERMANEK, 1974), da bereits im gleichen Tumor die Zellmorphologie erheblich variieren kann.

a) *Dermatofibrosarcoma protuberans* (HOFFMANN, 1925)

Synonym: Dermato-fibrome progressif et rédicivant (DARIER u. FERRAND, 1924).

Vorzugslokalisation des auf plattenartig infiltrierter Basis knollig proliferierenden Hauttumors sind Rumpf und rumpfnahe Gliedmaßen. In den letzten 25 Jahren sind umfangreiche Fallserien publiziert worden (TAYLOR u. HELWIG, 1962; MCPEAK et al., 1967; BURKHARDT et al., 1966), doch ist die Incidenz niedrig, verglichen mit dem etwa in der gleichen Zeit am Cancer Memorial Hospital in New York 10mal häufiger gesehenen Melanom (SHAPIRO u. BROWNSTEIN, 1976). Der Tumor wächst langsam und invasiv, metastasiert aber nur sehr selten und spät. Der Häufigkeitsgipfel liegt im mittleren Lebensalter, doch ist auch früher Beginn möglich.

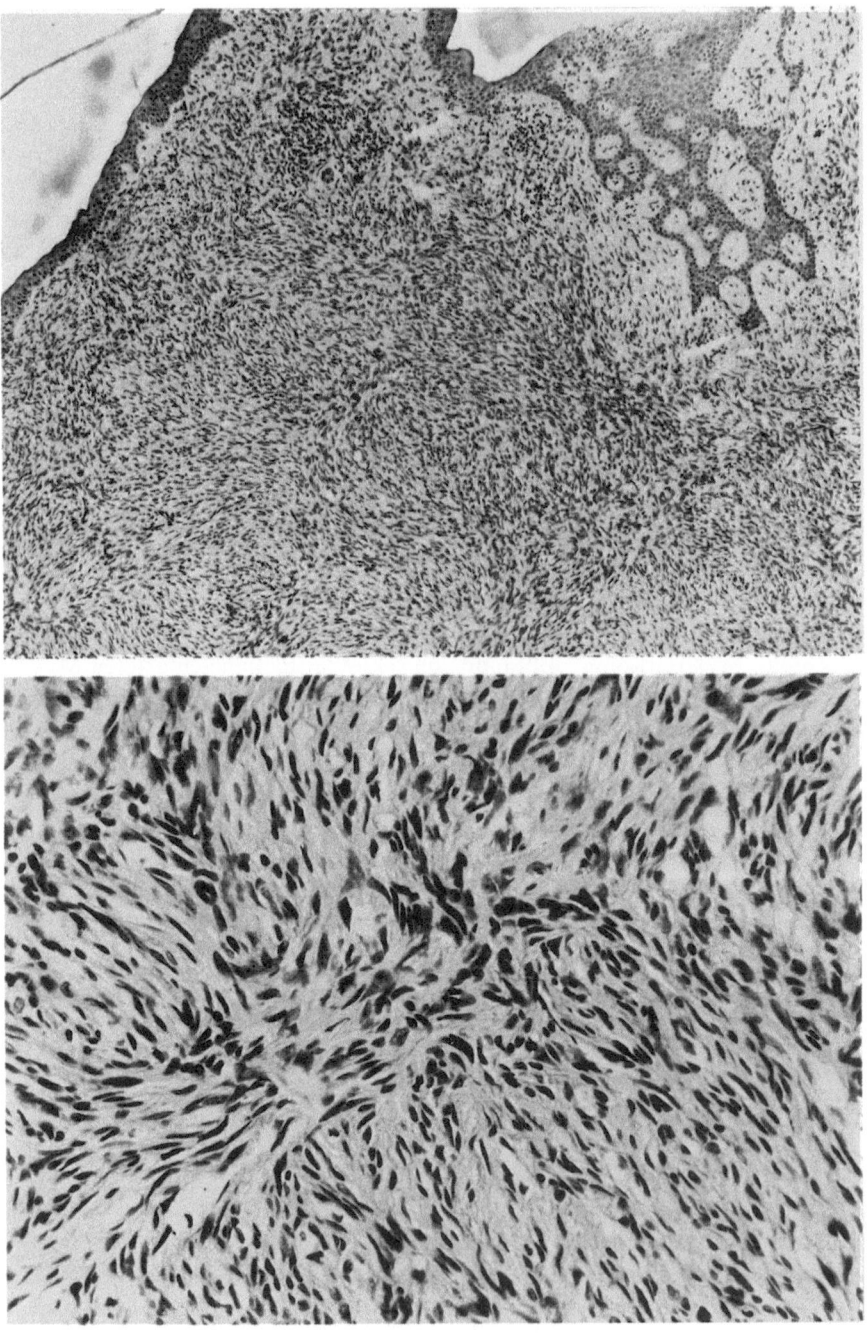

Abb. 76. Dermatofibrosarcoma protuberans. Mattenartige („storiforme") Geflechtstruktur spindeliger, mäßig atypischer Tumorzellen (Obj. 10 bzw. 25)

Histologie: Die Geschwulst infiltriert die Dermis und das subcutane Fettgewebe und endet in weit ausstrahlenden, sich unscharf verlierenden Zell-Faserbündeln, welche die tiefen Fascien und die Muskulatur nur selten erreichen. Die Dichte und morphologische Differenzierung der Tumorzellen ist variabel, doch dominieren *Fibroblasten-artige spindelige Zellelemente* mit mittelgroßen, mehr oder minder atypischen Kernen von relativ oligo- bis monomorpher Struktur. Mitosen sind selten. Nekrosen und Hämorrhagien pflegen zu fehlen.

Ziemlich charakteristisch ist das grob-fasciculäre, wirbelig verfilzte Strukturmuster der Tumorzellen, die sich ähnlich einer Kokosfasermatte verflechten und somit die *„storiforme"* Struktur eines Fibrosarkoms aufweisen (Abb. 76). Oft sind die Zellen wirbelartig um kleine Blutgefäße angeordnet (PINKUS u. MEHREGAN, 1973). Die einzelnen Zellfaszikel erscheinen eher kurz, sie sind mit wechselnd reichlichen Kollagenfasern vermengt und überkreuzen sich in verschiedenen Winkeln. Die spindeligen bis plump-ovalären Kerne sind oft fischzugartig, jedoch nicht palisadenförmig angeordnet. Manche Formationen lassen sich mit den Speichen eines Wagenrades vergleichen („cartwheel pattern" nach TAYLOR u. HELWIG, 1962; HAUSNER et al., 1978). Dieses Bild wird manchmal auch von Histiocytomen nachgeahmt. Die wellig-fasciculäre Geflechtstruktur des Tumors zeigt sich auch bei der Darstellung der meist reichlichen Reticulumfibrillen. Mucoide Auflockerungsbezirke sind selten. Unter dem Druck des Tumors wird die Epidermis meist atrophisch.

Tabelle 5. Histologische Differentialdiagnose fibroblastischer Hauttumoren (Nach OKUN u. EDELSTEIN, 1976)

	Dermatofibrom	Dermatofibrosarcoma protuberans	atypisches Xanthofibrom	noduläre Fasciitis	Fibrosarkom
Hautetage	Cutis	Cutis und Subcutis	Cutis	Subcutis, Fascie	Subcutis, Fascie
Acanthose der bedeckenden Epidermis	ausgeprägt	möglich, i. a. fehlend	fehlend	fehlend	fehlend
Kernatypien	keine	mäßig	extrem	mäßig	mäßig bis ausgeprägt
Tumor-Riesenzellen	selten	selten	häufig	keine (nur entzündliche)	selten
Mucin	meist fehlend, möglich	fehlend	fehlend	häufig vorhanden	gelegentlich vorhanden
Lipid	gelegentlich positiv	fehlend	vorhanden	fehlend	gewöhnlich fehlend
Gefäß-Veränderungen	Capillaren zahlreich	fehlend	fehlend	reife Capillaren und Gefäßspalten	fehlend
diffuse Entzündung	gewöhnlich fehlend oder mäßig	gewöhnlich fehlend	gewöhnlich fehlend	vorhanden	gewöhnlich fehlend

Differentialdiagnose: Die Verwechslung des Dermatofibrosarcoma protuberans mit Sarkomen höheren Malignitätsgrades (*Fibrosarkom, Leiomyosarkom*) bedeutet für den Patienten das Risiko einer eher zu radikalen Operation, so daß für die Entscheidung auch klinisch-anamnestische Daten wichtig sind. Ferner sollte man den Tumor in seiner gesamten Ausdehnung histologisch untersuchen. Für die Diagnose und gegen ein subcutanes Fibrosarkom sprechen das „storiforme" zellige Geflechtmuster und der relative Reichtum an Kollagenfasern. Auch ist die vorgewölbte Epidermis an den Rändern teils acanthotisch, teils atrophisch alteriert. Ulceration kommt vor, während pseudobasaliomatöse Epidermiswucherungen – im Gegensatz zum Histiocytom bzw. Dermatofibrom – fehlen. Rezidive kommen mehr durch unvollständige Excision der in der Subcutis verborgenen Tumorausläufer als durch Schnelligkeit des Wachstums zustande.

Demgegenüber legt die Anbindung des Tumors an Fascien und Muskulatur die Diagnose eines Fibrosarkoms nahe, vor allem bei gehäuftem Vorkommen von Zellatypien und Mitosen. Jedoch ist auch bei rezidivierendem Verlauf eines knolligen Dermatofibrosarkoms, besonders nach Röntgenbestrahlung, eine Malignitätssteigerung möglich (HAGEDORN et al., 1974).

Wie bereits erwähnt (F. I. 6. d), kann sich auch auf dem Boden einer Bestrahlungsnarbe nach längerer Latenzzeit eine pseudosarkomatöse oder fibromatöse Wucherung entwickeln. Im ersteren Fall kommt es zu einer Proliferation von abnormen Fibroblasten mit bizarr-polymorphen Kernen, im letzteren Fall überwiegt ein faserreiches und hyalines, zellarmes Bindegewebe mit auffallend schlechter Vascularisation. Auch in diesen *„postirradiativen Pseudo-Sarkomen"* finden sich polymorphkernige, myxoide und fibromatöse Bezirke oft nebeneinander. Histologische Hinweise auf ein vorangegangenes Bestrahlungstrauma können in der Randzone des Pseudo-Sarkoms eine epidermale Atrophie und eine straffe hyaline Faserklerose der verschmälerten Dermis mit darin „eingemauerten" sinusoiden Teleangiektasien sein.

b) (Subcutane) Fibrosarkome

Bei diesen meist im Bindegewebe der Subcutis, der Fascien oder der Sehnen und Sehnenscheiden entstehenden Tumoren läßt sich eine Übergangsreihe von reinen Fibro- über Myxofibrosarkome zu „epitheloiden" Sarkomen und Fibroxanthosarkomen aufstellen. Es sind also Sarkome von unterschiedlicher cellulärer Unreife und gesteigertem Malignitätsgrad zusammengefaßt, wobei die besonders polymorphen Sarkome meist einer „high-grade malignancy" entsprechen. Die Tumoren entstehen mehr an den Extremitäten als am Stamm, sie können lympho- sowie hämatogen metastasieren und in fortgeschrittenem Zustand ulcerieren (FRABLE et al., 1973). Am Anfang ist die klinische Unterscheidung von einer pseudosarkomatösen Fasciitis meist nicht möglich.

Histologie: Fibrosarkome sind zellreich, wobei die meist etwas spindeligen Zellen teils fusiforme, teils nach Größe, Form und Anfärbbarkeit recht polymorphe Kerne enthalten. Mitosen kommen wesentlich häufiger als beim protuberierenden Dermatofibrosarkom vor. Manche ausgesprochen fasciculär verflochtenen Tumorabschnitte können jedoch an diesen differenzierteren Sarkomtyp erinnern (Abb. 77). Durch Zusammenballung atypischer Kerne werden vielkernige Riesenzellen vorgetäuscht, während echte Riesenzellen – außer beim Fibroxan-

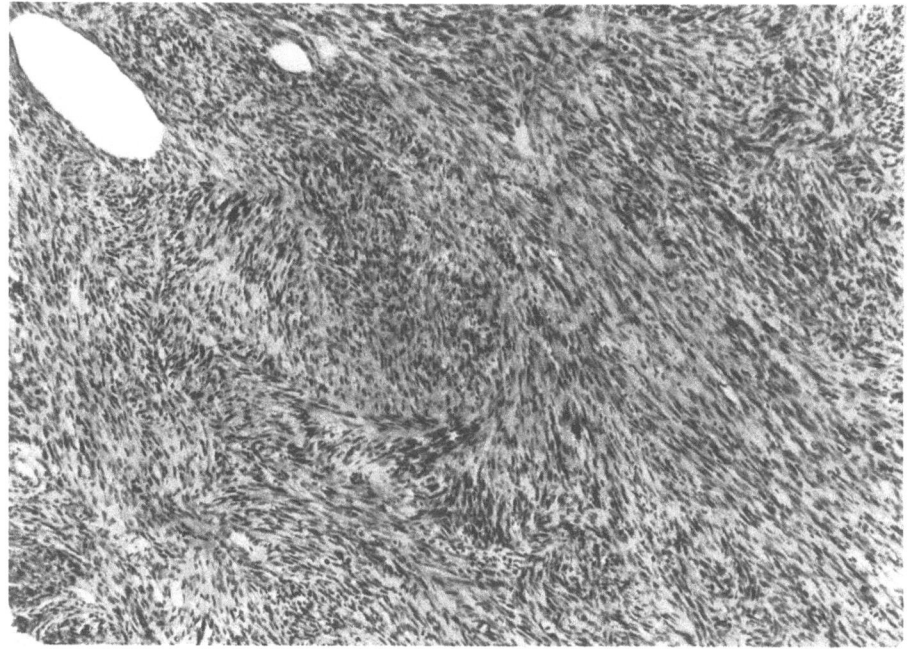

Abb. 77. Subcutanes Fibrosarkom. Fischzugartig dichte Schwärme von verflochtenen Tumorzellen (HE; Obj. 10)

thosarkom – meist fehlen (PRITCHARD et al., 1974). Reife kollagene Faserbündel sind spärlich, reticuläre Fasern deutlich ausgeprägt (STOUT, 1962).

Das Vorkommen großer polygonaler bzw. epitheloidzelliger Anteile hat zur Bezeichnung *„epitheloides Sarkom"* geführt (ENZINGER, 1970; FISCHER u. HORVAT, 1972; SANTIAGO et al., 1972; FRABLE et al., 1973). In einer klinisch-pathologischen Studie an 199 Tumoren nahmen PRITCHARD et al. (1974) ein vierstufiges *grading* der cellulären Atypie mit guter Korrelation zur Prognose vor. Auch soll sich die Malignität umgekehrt proportional zum Vorhandensein kollagener Fasern im Tumor verhalten.

Zum myxoiden Fibrosarkom existiert eine xanthomatöse Variante (O'BRIEN u. STOUT, 1964), die heute als *Fibroxanthosarkom* (KEMPSON u. KYRIAKOS, 1972) bezeichnet wird. Hierbei bilden sich als Charakteristikum Zellen mit großen, bläschenförmigen Kernen sowie polymorphe Riesenzellen aus. In manchen Tumorabschnitten besteht Lipidspeicherung oder eine mucoide Alteration. Auch beim Fibroxanthosarkom können die übrigen spindelförmigen Zellen geflechtartig formiert sein. Die frühere Bezeichnung „polymorphes Riesenzellensarkom" ist heute ungebräuchlich, da sich dahinter auch lympho-reticuläre Tumoren oder ein sog. Hodgkin-Sarkom verbergen können.

Differentialdiagnose: Fibrosarkome mit starker Zellverwilderung und minimaler Kollagenbildung können mit einem undifferenzierten oder desmoplastischen Plattenepithelcarcinom, ggf. auch mit einem amelanotischen malignen Melanom, oder einem Reticulumzellsarkom verwechselt werden. Daher ist auf Ausgang von oder „junktionale" Zusammenhänge mit der Epidermis zu achten. Auch lassen sich spindelzellig-anepidermoidale Carcinome von Sarkomen durch den Nachweis rudimentärer Verhornungszentren sowie durch den in manchen Krebszellen positiven Glykogennachweis leichter unterscheiden.

Atypische Fibroxanthome sind ähnlich polymorph wie Fibrosarkome, aber kleiner und im allgemeinen auf die Dermis beschränkt. Auch fehlt ihnen die in Fibrosarkomen zumindest andeutungsweise vorhandene mattenartige Geflechtstruktur der Tumorzellen.

II. Tumoren des Fettgewebes

Die individuelle Variabilität des Pannus adiposus und die Pluripotenz undifferenzierter Mesenchymzellen erklären das häufige Vorkommen von Fettzellen in gestielten Fibromen und in dermalen Naevuszell-Naevi, wobei es sich teils um hyperplastische, teils um „vikariierende" Ansammlungen von Lipocyten handelt. Auch verwischen sich bei manchen Geschwülsten des Fettgewebes die Grenzen zwischen Hyper- und Neoplasie. Jedoch zeigen auch Lipome eine gewisse Autonomie, die weder vom allgemeinen Fettstoffwechsel noch vom Ernährungszustand des Organismus wesentlich beeinflußt wird.

1. Naevus lipomatodes superficialis (HOFFMANN u. ZURHELLE, 1921)

Das meist im Gesäß-Beckengürtelbereich lokalisierte, aus mehreren weichen Knötchen zusammengesetzte, flach-papillomatöse, hautfarbene oder gelbliche Gebilde entsteht im Kindesalter oder findet sich bereits bei Geburt (WODNIANSKY, 1975).

Histologie: Charakteristisch ist das Auftreten von perivasculären Haufen kleinerer bis normal großer, reifer Fettzellen in der Dermis, die bis dicht subepidermal reichen (Abb. 78) und in Serienschnitten meist (HÖNIGSMANN u. GSCHNAIT, 1974; OKUN u. EDELSTEIN, 1976), aber nicht immer (ABEL u. DOUGHERTY, 1962) eine Verbindung zum subcutanen Fettgewebe erkennen lassen. Die in der papillären und reticulären Dermisschicht sowie in der Umgebung der tieferen Gefäße gruppierten Fettzellen können bis zur Hälfte des dermalen Volumens einnehmen. Oft sind auch die Gefäße des subpapillaren Plexus gewuchert („*Naevus angiolipomatosus*", HOWELL, 1965). Das erhaltene kollagene Bindegewebe zeigt eine leichte celluläre Fibrose, die elastischen Fasern sind reduziert (FINLEY u. MUSSO, 1972; WILSON JONES et al., 1975). Ähnlich wie bei den epithelialen Naevi ist die Epidermis manchmal acanthotisch-papillär gefaltet, basal deutlich pigmentiert und von Comedo-artigen folliculären Hyperkeratosen durchsetzt.

Häufig finden sich in einem Naevus lipomatodes auch Anteile eines intradermalen Naevuszell-Naevus. Dabei sind die Fettzellen zwischen den Naevuszell-Nestern verstreut und drängen diese auseinander.

Auch in ruhenden dermalen Naevuszell-Naevi können vikariierende, auf die mittlere und untere Dermis beschränkte Ansammlungen von Lipocyten vorkommen.

Differentialdiagnose: Beim Goltz-Gorlin-Syndrom (multiples Mißbildungssyndrom mit focaler dermaler Hypoplasie und Fettgewebshernien) ist das Stratum reticulare corii in streifenförmigen Bezirken so spärlich entwickelt, daß sich das Fettgewebe in Lücken einstülpt (HOWELL, 1965; OKUN u. EDELSTEIN, 1976).

Kombiniert sich ein Naevuszell-Naevus mit einem Naevus lipomatodes superficialis, so ist neben der glutäalen Vorzugslokalisation das Vorhandensein der Fettzellen auch im

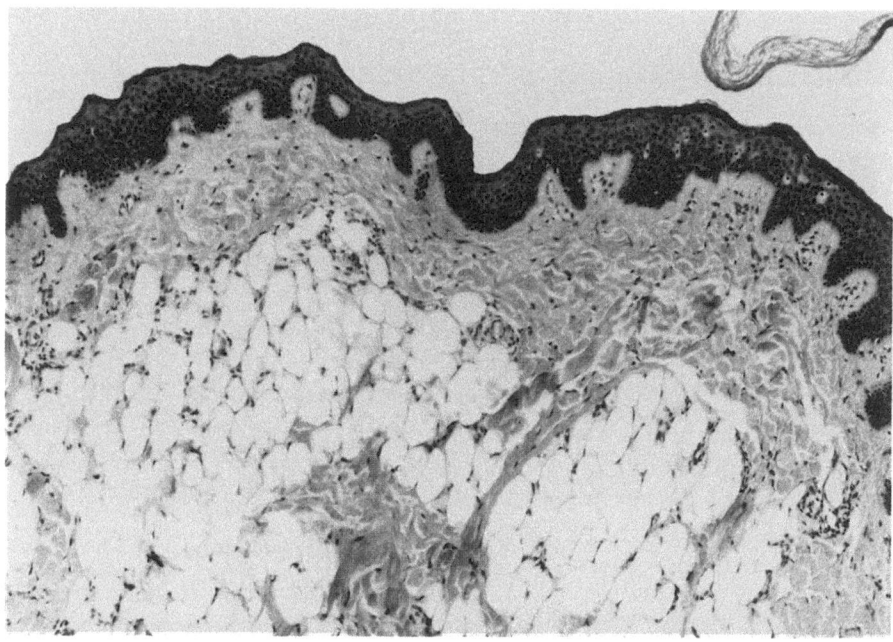

Abb. 78. Naevus lipomatodes superficialis (HOFFMANN u. ZURHELLE) (HE; Obj. 10)

Stratum papillare charakteristisch. Abzugrenzen ist auch der sog. Blasenzellen-Naevus, der eine für Naevuszellen typische junktionale Verbindung zur Epidermis und eine alveoläre Gruppierung der ballonierten, praktisch lipidfreien Zellen aufweist.

Histogenetisch handelt es sich entsprechend der Namengebung um eine naevoide Anomalie mit „ektopischem" Fettgewebe, das aus dem pluripotenten perivasalen Mesenchym hervorgeht.

2. Embryonales Lipoblastom

Dieser seltene, durch expansives Wachstum und Rezidivneigung gekennzeichnete solitäre Tumor entsteht bei Kindern im subcutanen Fettgewebe und kann durch verdrängendes Wachstum Komplikationen hervorrufen.

Histologie: Der gelappte, nicht umkapselte Tumor besteht teils aus unreifen multivacuolären, teils und meist überwiegend aus großen, univacuolären Zellen. Die unreifen Zellen sind durch einen zentralen Kern und ein feingranuläres eosinophiles Cytoplasma gekennzeichnet („Maulbeerzellen"), die reifen Zellen besitzen einen randständigen Kern. Am Tumorrand finden sich inmitten eines mucoiden Stromas auch spindelförmige, teilweise ebenfalls kleine Lipidtröpfchen enthaltende Zellen (VELLIOS et al., 1958).

Histogenese: Durch seinen Reichtum an Lipoblasten und mucoidem Stroma ähnelt das Blastom fetalem Fettgewebe, bei dem multivacuoläre Fettzellen ebenfalls in der Minderzahl sind. Der offenbar dysembryonale Tumor kann zu einem typischen Lipom nachreifen.

3. Lipom

Diese einzeln oder multipel in der Subcutis lokalisierten, weichen und verschiebbaren Knoten gehören zu den häufigsten mesenchymalen Tumoren. Seltene Varianten sind die Adiposis dolorosa (*Dercumsche Krankheit*), die symmetrische Lipomatosis colli („*Madelungscher Fetthals*") sowie die ebenfalls symmetrisch über den Schultern und Oberarmen auftretende „*Puffärmel-Lipomatose*", als deren Ursache neurodystrophe Störungen diskutiert werden. Neuerdings wurde auf Anomalien des Lipid-Stoffwechsels bei der Dercumschen Krankheit hingewiesen (BLOMSTRAND et al., 1971). Generalisierte Fettwülste der Haut im Sinne eines sog. „*Michelin tire baby*" (ROSS, 1962) beruhen auf einer diffusen Fettgewebshyperplasie mit wahrscheinlich erblicher Grundlage.

Histologie: Die von einer zarten, oft kaum erkennbaren Bindegewebskapsel umgebene Tumormasse besteht aus reifem, gelapptem Fettgewebe. Die septierenden Bindegewebstrabekel enthalten dünnwandige, manchmal auch zahlreiche größere Blutgefäße („Angiolipom", HOWARD u. HELWIG, 1960). Stärkere Fibrose führt zum Bild des „Fibrolipoms".

Für die Schmerzhaftigkeit mancher Lipome hat sich bisher kein relevanter neurohistochemischer Befund ergeben (BELCHER et al., 1974). Jedoch fanden HOWARD und HELWIG (1960) an 288 histologisch untersuchten Lipomen eine signifikant häufigere Schmerzhaftigkeit bei den stärker vascularisierten Tumoren. Bei der Adiposis dolorosa wurden auch Fremdkörpergranulome und eine gewisse Fibrose beschrieben (BLOMSTRAND et al., 1971), doch dürfen diese Befunde ursächlich nicht überbewertet werden.

Histogenese: Die Diskussion über die mögliche Herkunft der Lipome vom perineuralen Bindegewebe war (GANS u. STEIGLEDER, 1957) und ist noch nicht abgeschlossen. Störungen der örtlichen Blutkreislaufregulation im Fettgewebe sind mögliche Ursachen. Die bei der Neurofibromatose v. Recklinghausen vorkommenden Lipome können von zarten neurovasculären Wucherungen durchsetzt sein (HORNSTEIN, 1957). Inwieweit jedoch neurovasculäre bzw. vasomotorische Reize die Entstehung von Lipomen induzieren, ist ungeklärt.

4. Hibernom

Synonyma: Braunes Lipom; Granularzellen-Lipom; Brauner Fettgewebstumor.

Für den zuerst als Pseudolipom der Mamma beschriebenen Tumor (MERKEL, 906) wurde später von GERY der obige Begriff wegen der morphologischen Ähnlichkeit des Tumors mit dem braunen Fett winterschlafender Tiere vorgeschlagen. Der sehr seltene, außer im Mediastinum und Nierenlager fast nur in der interscapulären Subcutis gefundene Tumor kann ziemlich groß werden, bleibt aber benigne (WEGENER, 1951; JENNINGS u. BEHR, 1955; NOVY u. WILSON, 1956; NÖDL, 1960; WODNIANSKY, 1975).

Histologie: Der bindegewebig umkapselte und trabeculär durchwachsene, drüsig-lobulär gebaute und von auffallend reichlichen Gefäßen versorgte Tumor besteht einerseits aus großen runden, von multivacuolären Fetttröpfchen durchsetzten Zellen mit kleinem zentralen Kern („Maulbeerzellen"), andererseits aus kleineren, das „braune Fett" beherbergenden Zellen von polygonalem Aussehen. Diese Zellen haben einen zentralen Kern und ein granuläres, schwach eosinophil gefärbtes Cytoplasma. Bei dem „braunen Fett" handelt es sich um reichliche Phospholipide, dagegen kaum um Cholesterin (PUTZMANN, 1957; WODNIANSKY, 1975). Nach OKUN und EDELSTEIN (1976) soll sich jedoch in manchen unreifen Zellen eine Doppelbrechung am Gefrierschnitt nachweisen lassen.

Histogenese: Die ursprüngliche Vermutung eines atavistischen Relikts einer bei winterschlafenden Tieren vorkommenden endokrinen Drüse wurde später widerrufen (GERY,

1951). Der Begriff „Hibernom" ist also nur historisch, nicht biologisch gerechtfertigt (NÖDL, 1960; BONERANDI u. PRIVAT, 1973). Auch mit embryonalem Fettgewebe hat der Tumor aufgrund seines Reichtums an „braunem Fett" nur wenig gemeinsam. VELLIOS et al. (1958) vermuten als Ursache einen Enzymdefekt eines Fettzellen-Klons mit Reifungsstörung. Die braune Färbung des Tumors ist durch seinen Gehalt an Oxydationsprodukten von Phospholipiden in Verbindung mit dem Gefäßreichtum bedingt (WODNIANSKY, 1975).

5. Liposarkome

Synonyma: Myxoma lipomatodes malignum (VIRCHOW); myxoides Liposarkom.

Subcutane Liposarkome sind sehr selten. Sie nehmen ihren Ausgang gewöhnlich von Fascienlogen der Muskulatur, besonders im Oberschenkel- und Gesäßbereich (ENZINGER u. WINSLOW, 1962). Sie entstehen per se und nicht aus präexistenten Lipomen. Es gibt Liposarkome verschiedener Differenzierungsgrade mit davon abhängiger Prognose. So ermittelte HERMANEK (1974) beim pleomorphen Liposarkom eine postoperative 5-Jahres-Überlebensquote von etwas über 20%, beim differenzierten Liposarkom von immerhin 80%.

Histologie: Liposarkome offenbaren eine extreme Variabilität der Zellmorphologie und des biologischen Verhaltens. Dabei läßt sich eine Skala von relativ hochdifferenzierten bis zu völlig unreifen Tumoren aufstellen. ENTERLINE et al. (1960) beschrieben sechs Typen von malignen Tumorzellen: mucoide Lipoblasten mit spindelförmigen oder bizarren Kernen, differenziertere Lipoblasten mit mehr Lipidspeicherung, kleine Fettzellen oder Siegelringzellen mit nur mäßigen Zeichen der Unreife, mehr oder minder reife Fettzellen, sog. „Maulbeerzellen" und vielkernig-bizarre Riesenzellen.

Die *relativ differenzierten* Liposarkome enthalten vorwiegend reifere Lipoblasten oder Siegelringzellen, während sich mit zunehmender Entdifferenzierung ein verstärkter Zellpolymorphismus und eine meist ausgeprägte myxoide Entartung des Stromas bemerkbar macht (Abb. 79a). Dementsprechend kann man bei unreifen Liposarkomen überwiegend myxoide und überwiegend rundzellig-anaplastische Formen unterscheiden (ENZINGER u. WINSLOW, 1962; HERMANEK, 1974).

Die *intermediären,* also mäßig differenzierten Liposarkome sind von Riesenzellen mit zentral verklumpten, bizarren und oft pyknotischen Kernen durchsetzt, sie enthalten nur wenig Lipidmaterial (Abb. 79b). Daneben finden sich sog. „spider cells" mit septiertem Cytoplasma, ferner einzelne multivacuoläre „Maulbeerzellen".

Die *unreifen,* ausgesprochen anaplastischen Liposarkome sind von polymorphen Zellen überschwemmt, unter denen sich auch riesenhafte vielkernige myxoide Fibroblasten mit allen Varianten von Lipidvacuolen befinden (Abb. 79c). Auch können große Rundzellen ähnlich „Maulbeerzellen" beigemischt sein, was die Bezeichnung *„malignes Hibernom"* veranlaßt hat (LEVER u. SCHAUMBURG-LEVER, 1975). Der Beweis für diese histogenetische Deutung steht jedoch aus.

Die Diagnose eines Liposarkoms wird durch den Nachweis von Lipiden erleichtert, aber nicht entschieden. Besonders bei den pleomorphen und rundzelligen Liposarkomen läßt sich manchmal kein sudanophiles Material nachweisen,

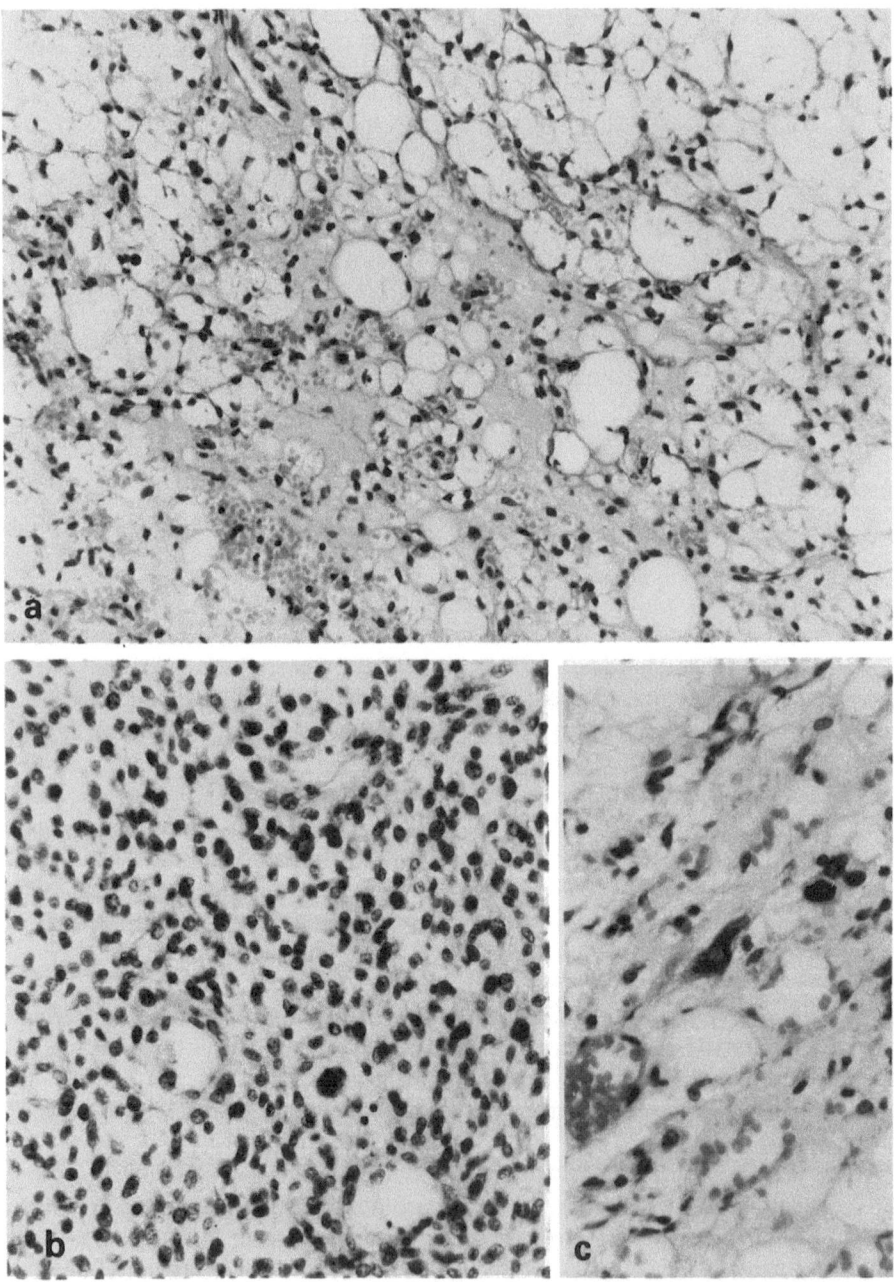

Abb. 79 a–c. Liposarkom. (a) Mäßig differenzierter Tumortyp (HE; Obj. 10); (b) intermediärer Tumortyp (HE; Obj. 10 × Opt. 1,6); (c) undifferenzierter Tumortyp (HE; Obj. 10 × Opt. 1,6)

während in mesenchymalen Tumoren anderer Genese mitunter eine degenerative Lipidphanerose vorkommt. Für die Diagnose unreifer Liposarkome ist der Nachweis von extracellulärem (manchmal auch intracellulärem), Hyaluronidase-labilem mucoiden Material mittels Alcianblau-Färbung wichtig. Die Tumoren enthalten also Hyaluronsäure ähnlich fetalem Fettgewebe, außerdem oft auch etwas Glykogen. Kollagene Fasern treten weit zurück; die reticulären Fasern sind zart. Die Diskussion, ob das myxoide Material auf eine dysembryogenetische Herkunft des Liposarkoms (etwa im Sinne eines fetalen „Mesenchymom" nach EWING und HARRISON) oder auf eine regressive Metaplasie der Tumorzellen verweist, ist bislang unentschieden.

Differentialdiagnose: Anaplastische Liposarkome sind von unreifen Rhabdomyosarkomen nur schwer, von Myxofibrosarkomen wesentlich leichter histologisch abzugrenzen. Schwierig kann die Unterscheidung zwischen einem differenzierteren Liposarkom und den Tumoren einer sog. *systemischen multizentrischen Lipoblastose* sein (TEDESCHI, 1946; GEORGIADES et al., 1969). Diese sowohl im subcutanen als auch visceralen Fettgewebe verstreuten Lipome bestehen aus reifen Lipocyten, unterschiedlich ausgereiften Lipoblasten und primitiven Mesenchymzellen. Eingestreute Spindelzellen, „Maulbeerzellen" und ein mitunter myxoides Stroma stärken den Malignitätsverdacht, wenngleich bizarre Kerne und atypische Mitosen fehlen. Nosologisch steht diese generalisierte, mäßig differenzierte Lipoblastose wahrscheinlich an der Grenze zwischen unreifen Lipomen und invasiven Liposarkomen. Eine verläßliche diagnostische Zuordnung ist wohl nur in Verbindung mit den klinischen Daten möglich.

III. Tumoren der Muskulatur

Da nur in der Haut des Gesichtes und Halses quergestreifte Muskelanteile vorkommen, gehören Rhabdomyome und Rhabdomyosarkome der Haut zu den größten Seltenheiten. Auch Tumoren der glatten Muskulatur, die in der Haut als Mm. pilo-arrectores und als Bestandteile des elastisch-musculären Systems der Tunica dartos und der Mamillen spezielle Funktionen ausüben, sind relativ selten. Die früher als „Myoblastenmyom" deklarierte Geschwulst wird heute meist den neurogenen Tumoren zugerechnet (vergl. E).

1. Cutane Leiomyome

Die solitär oder multipel auftretenden, meist hautfarbenen Knötchen sind oft druckschmerzhaft und können auf Reiben oder Kälte-Reize mit Abblassung und Kontraktion reagieren. LEVER und SCHAUMBURG-LEVER (1975) unterscheiden Pilo-Leiomyome vom multiplen oder solitären Typ, solitäre genitale Leiomyome (von der Tunica dartos des Scrotums, von den Labia maiora oder von den Mamillen) sowie die vorzugsweise aus der Wandung von Beinvenen entstehenden solitären Angio-Leiomyome. Im Gegensatz zu den anderen Leiomyomen sind die genital lokalisierten indolent.

Histologie: Leiomyome imponieren charakteristischerweise als relativ scharf umschriebene, jedoch nicht fibrös umkapselte fasciculäre Tumoren im Stratum reticulare corii. Sie sind aus wechselnd breiten, teils parallel orientierten, teils sich kreuzenden Bündeln von reifen glatten Muskelfasern aufgebaut und besitzen lange, zigarrenförmige Kerne mit feingranulärer Chromatinstruktur und angedeutetem Nucleolus. Viele Leiomyome erinnern mehr an hyperplastische Mm. pilo-arrectores als an echte Tumoren und können daher auch als Gewebsnaevus aufgefaßt werden (PINKUS u. MEHREGAN, 1973). Unausgereifte Leiomyome besitzen kürzere und plumpere Zellen sowie eine stärkere Beimischung von Bindegewebe, was sie Fibromen oder Neurofibromen ähnlich macht. Das Cytoplasma der Muskelfasern ist aber blasser eosinophil als das kollagene Bindegewebe und bei van Gieson-Färbung Fuchsin-resistent. Auch ist die Kreuzung der langgestreckten Muskelbündel regelmäßiger als bei fibromatösen Zellwirbeln. Schließlich läßt sich meist ein feines, parallel zu den Muskelbündeln verlaufendes elastisches Fasernetz nachweisen, während in Histiocytomen und sonstigen Fibromen keine elastischen Fasern neu gebildet werden. Eine Entzündung fehlt. Die überziehende Epidermis ist entweder abgeflacht oder leicht acanthotisch, aber ohne pseudobasaliomatöse Zellknospen.

Sonderformen: In den *genitalen* (einschließlich mamillären) Leiomyomen besteht eine noch deutlichere elastische Faserkomponente als in den von den Haarmuskeln ausgehenden Tumoren. *Angio*leiomyome sind meist kugelig geformt und oft von einer bindegewebigen Pseudokapsel umgeben; sie reichen sowohl in die untere Dermis als auch in die Hypodermis hinein. Zwischen den stärker verflochtenen Muskelfaserbündeln finden sich kleine spaltförmige oder dickwandige, an Sperrgefäße oder kleine Venen erinnernde Gefäße, wobei allerdings elastische Fasern fast fehlen und auch Kollagenfasern spärlich sind. Dieser organoide Gesamtaufbau entspricht der Sonderform eines Glomustumors (s. Beitrag HUNDEIKER in diesem Band).

Histogenese: Über die Beziehungen zur glatten Muskulatur der Mm. arrectores pilorum, der Venen und/oder Sperrgefäße sowie der Tunica dartos des Scrotum und der Areola mammae bestehen keine Zweifel. Speziell im Angioleiomyom sieht MASSON eine Variante des Glomustumors. NÖDL (1953) faßt multiple, zosteriform gruppierte Leiomyome der Haut als ein neuro-cutanes Syndrom auf, und auch MUSTAKALLIO et al. (1963) vermuten den primären Anstoß zur Entwicklung der multiplen „Pilomyome" in der pilo-musculären Innervation und nicht in der glatten Muskulatur selbst. Sie fanden in Pilo-Leiomyomen eine bizarre Wucherung von neuralen Zellen zwischen den Muskelfasern und ein völliges Fehlen der unspezifischen Cholinesterase, weshalb sie die Dolenz des Tumors auf verstärkte cholinergische Aktivität beziehen. Dagegen läßt die Zahl der Nervenfasern keinen Zusammenhang mit der Schmerzhaftigkeit der Leiomyome erkennen (MONTGOMERY u. WINKELMANN, 1959; SAUNDERS u. FITZPATRICK, 1956; WODNIANSKY, 1975).

Elektronenmikroskopisch wurde eine Schädigung der Myelinscheiden der in Pilo-Leiomyomen komprimierten Nervenfasern nachgewiesen (MANN, 1970). Auch fand sich im Tumor eine deutliche Hyperplasie von Schwannschen Zellen und eine Vermehrung markloser Nervenfasern. Die „Tumorzellen" selbst entsprachen reifen Muskelzellen mit zahlreichen Bündeln von Myofilamenten und den Zellmembranen anliegenden Basal-Laminae.

Die Gesamtheit der histologischen, histochemischen und elektronenoptischen Befunde liefert wesentliche Argumente für die Auffassung, daß cutane Leiomyome eine dysregulierte neuro-musculäre Hyperplasie und keine echten musculären Geschwülste darstellen.

2. Cutanes Leiomyosarkom

An der Haut treten Leiomyosarkome nur selten als exophytische, ulcerierte und leicht blutende Tumoren in Erscheinung (HAIM u. GELLEI, 1970; RISING u. BOOTH, 1966; WANG et al., 1976). Ziemlich bald erfolgt die lympho- und hämatogene Metastasierung.

Histologie: Leiomyosarkome infiltrieren diffus die Hautschichten und können relativ rasch ulcerieren. Sie bestehen aus dichten, angedeutet gebündelten Wucherungen von spindeligen und sehr polymorphen Tumorzellen, wobei die letzteren oft mehrere, bizarr verklumpte hyperchromatische Kerne und ein baso-

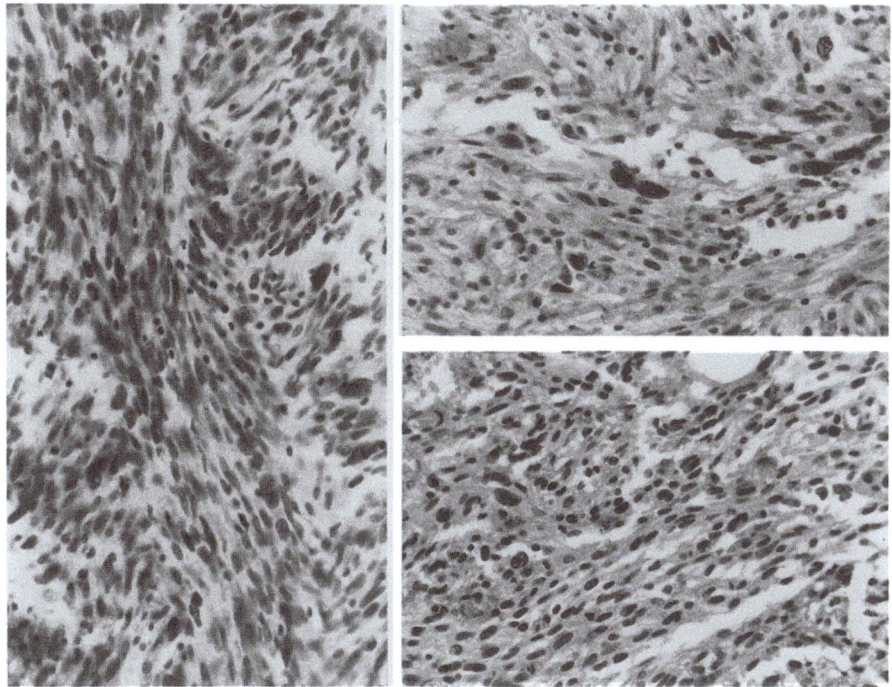

Abb. 80. Cutanes Leiomyosarkom (Ausschnitte des gleichen Tumors) (HE; Obj. 25)

philes, manchmal lanzettförmiges oder „geschwänztes" Cytoplasma aufweisen (Abb.80). Manche Riesenzellen erreichen eine Länge von über 100 μ. Atypische Mitosen sind mehr oder minder reichlich vorhanden. Leiomyosarkome sind gut vascularisiert und zeigen oft focale hämorrhagische Nekrosen. Mittels Phosphorwolframsäurehämatoxylin lassen sich in einzelnen Zellen kleine Myofibrillen nachweisen (HAIM u. GELLEI, 1970). Nervenfasern scheinen dem Tumor weitgehend zu fehlen (TAPPEINER u. WODNIANSKY, 1961).

Pathognostisch für Leiomyosarkome ist die Vermischung von angedeutet gebündelten, spindeligen Tumorzellen mit reichlich eingestreuten, exzessiv polymorphen Riesenzellen. Die Suche nach abortiven Myofibrillen bleibt dagegen häufig negativ. Im Vergleich zu unreifen Liposarkomen sind Leiomyosarkome wesentlich gefäßreicher, was die hämorrhagische Note umschriebener Nekroseherde erklärt, während myxoide Bezirke meist fehlen. Eine sarkomatöse Umwandlung primär benigner Leiomyome wird in der Literatur verneint, eine scheinbar entgegenstehende Beobachtung von TAPPEINER and WODNIANSKY (1961) erweckt Zweifel.

Einer besonderen Erwähnung bedarf die *pseudosarkomatöse „proliferative Myositis"* (KERN, 1960), die tumorverdächtige palpable Unterhaut- und Hautknoten verursacht und manchmal auf Traumen zurückzuführen ist, häufiger aber unerklärt bleibt. Die großen polygonalen oder spindelförmigen Zellen erinnern mit ihrem basophilen Cytoplasma und den großen, oft atypischen Kernen an unreife Muskelzellen oder Ganglienzellen, obwohl Myofibrillen oder Querstreifung fehlen (ENZINGER u. DULCEY, 1967; LATTES, 1976). Jedoch gleicht die

Wucherung eher einer pseudosarkomatösen Fasciitis als einem Myosarkom, zumal die benachbarte Muskulatur nicht destruiert wird. Die Herkunft der großen basophilen Zellen als unreife „Myoblasten" ist so lange spekulativ, wie keine elektronenoptischen Untersuchungen vorliegen (LATTES, 1976).

3. Cutanes Rhabdomyosarkom

Die bösartigen Geschwülste der quergestreiften Muskulatur gehören zu den häufigsten malignen mesenchymalen Tumoren des Kindesalters, während sie bei Erwachsenen wesentlich seltener sind. Sie sind mehrfach im Oro-Pharynx und im Lippenbereich beschrieben worden (GROULS u. BECHTELSHEIMER, 1974) und werden in einzelnen Fällen auch mit vorangegangener Strahlentherapie maligner Tumoren in ursächliche Verbindung gebracht. Da an der Haut, mit Ausnahme der mimischen Muskulatur und der Verschiebemuskeln der Galea aponeurotica, keine quergestreifte Muskulatur vorkommt, ist die von STAINDL und ZELGER (1977) mitgeteilte Beobachtung eines am Nasenrücken lokalisierten Rhabdomyosarkoms ein extrem seltenes Vorkommnis.

Nach HORN und ENTERLINE (1958) lassen sich vier Typen von Rhabdomyosarkomen unterscheiden: der „klassische", jedoch seltene pleomorphe Typ, der etwas häufigere alveoläre Typ, der embryonale und der „botryoide" Typ, wobei die beiden letzteren etwa zwei Drittel aller Fälle ausmachen (ALBORES-SAAVEDRA, 1965).

Die Prognose dieser Tumoren ist sehr schlecht, doch hat der „klassische" Typus noch eine 5-Jahres-Überlebensrate von 30% im Vergleich zu nur 5% beim alveolären Typ (HERMANEK, 1974).

Histologie: Der aus sehr unreifen, anaplastisch verwilderten Zellen aufgebaute Tumor demonstriert alle Zeichen schrankenloser Malignität, während typische „Rhabdomyoblasten" häufig zurücktreten. Zu diesen pathognostischen Zellen gehören länglich-bandförmige Zellelemente mit aneinandergereihten Tandemkernen, ferner Kaulquappen- oder Tennisschläger-förmig aufgetriebene makro-mononucleäre Zellen und schließlich mehrkernige Riesenzellen mit oft Glykogen-haltigen, von feinen Cytoplasmafäden durchzogenen Vacuolen („spider cells"). Einzelne Zellen lassen mitunter eine Längs- oder Querstreifung erkennen, doch kann sich die Diagnose darauf allein nicht stützen, da solche Strukturen in weniger als der Hälfte aller Rhabdomyosarkome vorkommen und in den unreifen Geschwulsttypen des Kindesalters gänzlich vermißt werden (MACPHAIL, 1962). Nur der pleomorphe, meist im höheren Alter auftretende Typ behält sein relativ einheitliches Gewebsbild bei, während sich die histologischen Merkmale der anderen Typen häufig vermischen.

Differentialdiagnose: Hierzu sei auf das Leiomyosarkom verwiesen. Alveoläre Rhabdomyosarkome können einem malignen Synovialom, aber auch einem Neurofibrosarkom ähneln. Zur näheren Differenzierung sind Spezialfärbungen, z.B. die Einschlußfärbung nach FEYRTER, geeignet.

IV. Tumoren mit Knorpel- oder Knochendifferenzierung

„Echte" cutane Chondrome oder Osteome sind sehr selten und ein histogenetisches Mysterium. Ihre Entstehung durch dysembryonale Gewebsversprengung (Choristie) oder durch Metaplasie prädeterminierter Mesenchymzellen ist möglich, aber kaum zu unterscheiden. Nicht minder fragwürdig ist die Tumoreigenschaft von umschriebenen chondroiden oder osteoiden Neubildungen in der

Haut. Nicht wenige, als „Osteom" beschriebene intradermale Ossifikationsherde dürften durch erbliche oder erworbene Endokrinopathien mit Störungen des Calcium- oder Phosphorstoffwechsels (z.B. ein Pseudohypoparathyreoidismus im Rahmen einer juvenilen erblichen Osteodystrophie) verursacht sein. Daher sind viele historische und manche jüngere Arbeiten über „Osteome der Haut" fragwürdig. Sekundäre chondroide oder osteoide Metaplasien können auch im Bindegewebe mancher epithelialer oder neuro-ektodermaler Hauttumoren vorkommen, in klassischer Weise beim Malherbeschen Pilomatrixom.

1. Cutanes Chondrom

Diese Gebilde sind meist an den Fingern oder an den Zehen lokalisiert, seltener im übrigen Bereich der Hände und Füße, mitunter auch im Nasopharynx, an der Zunge und an den Oberlidern. Auffällig ist die Nachbarschaft dieser Lokalisationen zu orthologem Knorpelgewebe.

Histologie: In der Dermis oder Hypodermis liegt eine kompakte, manchmal fibrös umkapselte, knorpelartige Masse, die in einem dichten, hyalin-basophilen Stroma typische chondroide Zellen mit mäßig polymorphen oder gedoppelten Kernen enthält. Im perinucleär geschrumpften Cytoplasma läßt sich bei geeigneter Fixierung Glykogen nachweisen.

Histogenese und Differentialdiagnose: Fast alle vermeintlichen „Chondrome" der Haut dürften versprengte Knorpelkeime, rudimentäre Ansätze zu Exostosen (bzw. Ekchondrosen) oder chondroide Metaplasien pluripotenter Mesenchymzellen im Sinne von Pseudotumoren sein. Je reifer das Knorpelgewebe, desto eher treffen die beiden ersten Möglichkeiten zu. Finden sich unreife chondroide Formationen mit sternförmig verzweigten Zellen vom perichondralen Typ inmitten gewucherter Fibroblasten und eines myxoiden Stromas, so kann es sich um die juvenile Variante eines aponeurotischen Fibroms (vgl. F.I.6.b) handeln, besonders wenn der Tumor palmar lokalisiert ist. Dabei kann auch herdförmige Verkalkung auftreten (ENZINGER et al., 1969).

Selten geraten palmo-plantare Chondrome (bzw. chondroide Fibrome) bis in die Dermis und können wegen ihrer mäßigen Zellpolymorphie die Abgrenzung von echten Chondrosarkomen erschweren (SALVADOR et al., 1971). Daher wird auch die weniger präjudizierende Bezeichnung „*cartilaginous tumor*" gewählt (LICHTENSTEIN u. GOLDMAN, 1964; DAHLIN u. SALVADOR, 1974). Alle diese Tumoren neigen oft zur sekundären Verkalkung oder Ossifikation.

2. Cutanes Chondrosarkom

Bei der Mehrzahl dieser Tumoren dürfte es sich um unreife Fibrosarkome mit chondroider Metaplasie, vielleicht auch um maligne „Mesenchymome" im Sinne von STOUT (1948b) handeln. Auch hier kann sich eine mataplastische Calcifikation entwickeln. Myxoide Veränderungen („myxoides Chondrosarkom" nach ENZINGER u. SHIRAKI 1972) sind degenerativ bedingt und können auch cutane Metastasen von Chondrosarkomen ossären Ursprungs (KING et al., 1978) betreffen. Da auch gutartige Chondrome mitunter einen pseudo-malignen Zellpolymorphismus zeigen, ist an die Diagnose eines Chondrosarkoms ein besonders strenger Maßstab zu legen (HOLMES u. BOVENMEYER, 1976).

Differentialdiagnostisch ist auf das *Chordom* hinzuweisen, einen ektodermal-dysembryogenetischen Tumor der knöchernen Sacrococcygeal- oder Sphenooccipital-Region, der auch extraossär und selbst multizentrisch vorkommt (ANDERSON u. MEYERS, 1968).

Hautmetastasen eines *malignen Chordoms* wurden von GARTMANN (1976) beschrieben. Er fand Ansammlungen von eigentümlich blasigen, hellen Zellen, wobei sich ein kleiner, mehr in der Tumorperipherie auftretender Zelltyp von großen sog. physaliformen Zellen („Wabenzellen") unterscheiden läßt. Die letzteren enthalten große blasige Vacuolen, einen meist randständigen Kern und eine perinucleäre Glykogen-haltige cytoplasmatische Zone. Diese großblasigen, mehr zentral angehäuften Zellen sind offenbar älter als die kleineren, unreifer wirkenden Zellen der Peripherie. Das faserarme Stroma enthält auch saure Mucopolysaccharide. Diese mucoide Komponente ist eher als ein Relikt der embryonalen Pluripotenz und weniger als ein degeneratives Phänomen zu deuten (MISGELD u. THIES, 1970).

3. Cutane Osteosis („Osteom")

Nach LEVER und SCHAUMBURG-LEVER (1975) ist zwischen primären und sekundären Ossifikationen der Haut zu unterscheiden. Zu den ersteren gehört das sog. cutane Osteom, das umschrieben multipel am behaarten Kopf (FRANKE, 1956; TRITSCH, 1965; WODNIANSKY, 1975) oder multipel median im Gesicht vorkommt und offenbar ätiologisch uneinheitlich ist (ROSSMAN u. FREEMAN, 1964; HELM et al., 1967; ZABEL, 1970; JEWELL, 1971; BASLER et al., 1974). Wir beschränken uns auf die primäre Gruppe und lassen die sekundäre (metaplastische) Ossifikation in bestimmten Hauttumoren oder entzündlichen Folgezuständen (BURGDORF u. NASEMANN, 1977) hier außer Betracht. Bei sekundären Ossifikationen fehlt außerdem, wie röntgenkristallographische Analysen ergaben (BASLER et al., 1974), die für echte Knochensubstanz charakteristische Apatit-Struktur. Aus diesen verschiedenen Gründen bevorzugen wir den Begriff „*Osteosis*" anstelle von „Osteom" der Haut.

Cutane Ossifikationen entstehen meist nach Art des mesenchymalen Knochens und ohne cartilaginäre Zwischenstufe unter Bildung von Osteoidsubstanz durch Osteoblasten. Dagegen kommt eine chondrale Ossifikation in der Haut nur sehr selten vor (pericartilaginär an den Fingerendgliedern).

Histologie: Die intra- oder subcutan gelegenen osteotischen Bezirke zeigen typische Knochenstrukturen mit Osteocyten, randständigen Osteoblasten, Zementlinien und auch Haversschen Formationen. Allerdings finden sich Osteoblasten und vor allem vielkernige Osteoclasten nur spärlich, was vielleicht durch das Fehlen eines funktionellen, die Wachstumsstruktur modellierenden Einflusses bedingt ist. Manchmal finden sich um die verzweigten Knochenbälkchen entzündliche lympho-monocytäre Infiltrate als möglicher Hinweis auf eine postinflammatorische Genese der ossären Metaplasie. Jedoch können die Knochenstrukturen auch fast reaktionslos inmitten von Fettgewebe liegen oder von einer fibrösen Bindegewebskapsel umschlossen sein.

Differentialdiagnose: Da sich hinter einer cutanen Osteose meist eine metabolische oder entzündliche Grundkrankheit verbirgt, sind bestimmte sog. Kollagenosen (Dermatomyositis, progressive Sklerodermie) oder der Formenkreis des Pseudohypoparathyreoidismus in Betracht zu ziehen. Falls sich Rudimente von epithelialen Cysten, von entzündlich zerstörten Hautadnexen, oder nekrotisch verdämmernde Epithelstrukturen eines Pilomatrixoms („calcifizierendes Epithelioma" Malherbe) nachweisen lassen, ist die sekundäre Genese einer Ossifikation offenkundig. Derartige osteoide Metaplasien, die im Bindegewebe von adnexoiden Hauttumoren, Basaliomen, Naevuszell-Naevi („Osteo-Naevus" Nanta) oder durch Transformation von Kalkdepots in epithelialen Cysten und nekrotischen Epithelbezirken entstehen, sind nicht ganz selten. So fanden BURGDORF und NASEMANN (1977) unter 20000 unausgewählten Hautbiopsien 35 cutane „Osteome", darunter 25 vom sekundären Typ.

Obwohl sich in der Haut osteoide oder ossäre Strukturen bilden können, ist über cutane Osteosarkome nichts bekannt. Jedoch wurden sekundäre Verknöcherungen in Hautmetastasen von Carcinomen der Mamma (ROTH et al., 1963), der Gallenblase (CHIM, 1976) sowie der Bronchien (BETTENDORF et al., 1976) beschrieben. Extrem selten kommt Metastasierung von Knochensarkomen auch in die Haut vor (FINNERUD, 1924).

V. Synoviale Tumoren

Durch die Nähe synovialer Strukturen (Schleimbeutel, Sehnenscheiden, Gelenkkapseln) können benigne oder maligne Synoviome auch in der Subcutis entstehen oder sie von unten infiltrieren. Zu den benignen Formen gehört der früher als „xanthomatöser Riesenzelltumor" bezeichnete, besonders an den Sehnen und Sehnenscheiden der Finger vorkommende Tumor. Jedoch ist auch heute die Frage noch nicht eindeutig entschieden, ob es sich um echte Neoplasien oder um hyperplastische Sonderformen einer „nodulären Tendosynovitis" oder einer „pigmentierten villo-nodulären Synovitis" im Sinne von tumorförmigen Resorptionsgranulomen handelt (WHO-Klassifikation, ENZINGER et al., 1969).

1. Benignes (riesenzelliges) Synovi(al)om

Diese Gebilde treten vorwiegend an den digitalen Sehnen und Sehnenscheiden auf, selten an größeren Gelenken. Dagegen sollen sie an den Schleimbeuteln kaum vorkommen (V. ALBERTINI u. ROULET, 1974). Sie wachsen langsam, fühlen sich höckerig und derb an und schmerzen erst bei stärkerer Spannung der Gelenkkapseln. Rezidive sind relativ häufig (GEILER, 1961).

Histologie: Die Wucherung besteht aus einem dichten Gemisch von histiocytoiden und fibrocytoiden Elementen mit multinucleären Riesenzellen, die das Hauptcharakteristikum darstellen. Manche dieser deutlich eosinophilen Riesenzellen enthalten mehr als 50 ring- oder haufenförmig gruppierte Kerne. Auch ist der Tumor von zahlreichen feinen Spalträumen oder winzigen Cysten durchsetzt, die eine flache endotheloide Auskleidung, jedoch keine lichtmikroskopisch deutliche Basalmembran aufweisen. Kollagenfaserige Trabekel bewirken eine gewisse lobuläre Gliederung des Tumors, wobei die vielkernigen Riesenzellen besonders im Zentrum der Läppchen angeordnet sind. Auffällig ist die relativ spärliche Vascularisation. Weitere bemerkenswerte Attribute sind Hämosiderinablagerungen in der Peripherie des Tumors sowie herdförmige oder auch diffuse Ansammlungen von Xanthomzellen.

Histogenese: Die Herkunft dieser Geschwülste aus Synovialgewebe liegt nicht nur aus topographischen Gründen nahe, sondern wird auch durch ultramikroskopische Untersuchungen der histio- und fibrocytoiden Zellen gestützt, die eine enge Verwandtschaft mit echten Synoviazellen aufweisen (WOLFF u. BRAUN-FALCO, 1972). Diese Autoren erklären den unterschiedlichen Zellaufbau des benignen Synovioms mit modifizierten Funktionszuständen von Makrophagen und sehen mit anderen Autoren (NÖDL, 1958; BLUEFARB, 1960; STOUT u. LATTES, 1967) den Tumor als eine Variante des Histiocytoms bzw. Reticulo-Histiocytoms an.

2. Malignes Synovi(al)om

Synoviogene Sarkome treten, im Unterschied zum benignen Synoviom, meist an den Beinen bzw. in der Knöchelregion auf und können bereits bei Kindern vorkommen (CROKKER u. STOUT, 1959). Die Metastasierung erfolgt vorwiegend hämatogen.

Histologie: Typisch für das maligne Synoviom sind mäßig kompakte, von wenigen Kollagenfasern durchsetzte Formationen unreifer epitheloider oder mehr spindeliger Zellen, zwischen denen sich irreguläre interstitielle Spalträume oder pseudo-acinöse, von einreihigen, flachkubischen Zellen ausgekleidete Hohlräume finden. Ein Überwiegen der spindel- *oder* epitheloidzelligen Tumorkomponente wird als „monophasischer", die Koexistenz beider Tumorkomponenten als „biphasischer" Typ des malignen Synovioms bezeichnet (WHO-Klassifikation, ENZINGER et al., 1969). Die Hohlräume, aber auch das Interstitium, können glasig eingedicktes Sekret bzw. hyaline Ablagerungen enthalten, die sich Diastase-resistent PAS-positiv färben. Ohne diese pseudoglandulären Spalträume sind maligne Synoviome nur schwer zu diagnostizieren und leicht mit Fibrosarkomen zu verwechseln. Da gerade die spindelzellig-monophasische Variante des Tumors nur wenige Pseudocysten enthält, sollten möglichst mehrere Stellen histologisch untersucht werden. Zell- und Kernatypien brauchen nicht ausgeprägt zu sein. Argyrophile Fibrillen sind meist nur spärlich nachweisbar.

Differentialdiagnose: Die histomorphologische Variabilität der malignen Synoviome erschwert ihre Abgrenzung von manchen Sarkomen oder selbst Carcinomen, so daß manches vermeintliche „maligne Synoviom" wahrscheinlich die falsche diagnostische Flagge führt. Dies dürfte besonders für viele, früher als „Peritheliom" bezeichnete Tumoren gelten. Auch weisen zahlreiche Synonyma auf die diagnostische Problematik des Tumors hin (GEILER, 1961). Ein von uns (HORNSTEIN, 1962) als „malignes Synovialom der Haut" beschriebener Tumor ging zwar von einem Schleimbeutel aus; gleichwohl können wir retrospektiv ein sog. malignes Klarzellen-Hidradenom nicht sicher ausschließen. Ein anderer, in der Knöchelregion lokalisierter Tumor entsprach eindeutig dem spindelzellig-monophasischen Typ des malignen Synovioms.

Diagnostisch richtungsweisend kann auch die Lokalisation des Tumors sein. So sind bei subcutanen Tumoren in Pleuranähe – und besonders bei beruflicher Asbest-Exposition – auch *maligne Mesotheliome* zu diskutieren, die durch ihre bunte Mischung von epitheloiden und spindeligen Zellen nachahmen können. Schwierig ist schließlich die Abgrenzung maligner Synoviome von zwei seltenen Sarkomtypen, die in der WHO-Klassifikation unter den Tumoren mit unsicherer Histogenese subsumiert werden (ENZINGER et al., 1969): *„Alveolar soft part sarcoma"* und *„malignant giant cell tumor oft soft parts"*. Während der erstere Tumor aufgrund seiner Zellgranulierungen an ein malignes Paragangliom erinnert, im Gegensatz dazu aber Diastase-resistente PAS-positive Einschlüsse und gefäßähnliche Spalträume enthält, geht der letztere Tumor meist von Fascien der Gesäßregion aus und ähnelt durch seine Mischung aus riesenzelligen und fibrosarkomatösen Komponenten einem malignen Synoviom oder auch einem ossären Osteoclastom.

Benigne Riesenzell-Synoviome sind dem Spätstadium einer „chronischen villo-nodulären Synovitis" weitgehend vergleichbar, weisen jedoch weder eine deutliche Entzündung noch eine verstärkte Vascularisation auf. Einfacher zu diagnostizieren sind die „Sehnenxanthome" der Finger oder der Achillessehnen, die klinisch nicht selten mit tuberösen Hautxanthomen über den Streckseiten der Gelenke und in der Gesäßregion einhergehen und blutchemisch durch eine Hypercholesterinämie (Typ II oder III nach FREDRICKSON) charakterisiert sind. Es handelt sich bei ihnen um pseudotumoröse Ansammlungen von Cholesterin-speichernden Makrophagen mit einer zunächst lympho-monocytären, später verschwindenden entzündlichen Begleitreaktion.

Literatur

A. Epidermoide Tumoren

Ackerman, L.V.: Verrucous carcinoma of the oral cavity. Surgery **23**, 670 (1948)
Ackerman, A.B., Reed, R.J.: Epidermolytic variant of solar keratosis. Arch. Derm. Syph. (Chicago) **107**, 104 (1973)
Adam, W., Nikolowski, W., Wiehl, R.: Papillomatosis cutis carcinoides Gottron. Arch. klin. exp. Derm. **203**, 356 (1956)

Aird, J., Johnson, H.D., Lennox, B., Stansfeld, A.G.: Epithelioma cuniculatum: A variety of squamous carcinoma peculiar to the foot. Brit. J. Surg. **42**, 245 (1954)

Albertini, A. v.: Das Malignitätsproblem in histologisch-zytologischer Betrachtung. Verh. dtsch. Ges. Path. **35**, 54 (1951)

Albertini, A. v.: Studien zur Karzinogenese, I. Die menschlichen Präkanzerosen. Schweiz. Z. Path. **21**, 688 (1958a)

Albertini, A. v.: Studien zur Karzinogenese, II. Experimentelles Hautkarzinom mit Methylcholanthren. Schweiz. Z. Path. **21**, 773 (1958b)

Albertini, A. v., Roulet, F.: Histologische Geschwulstdiagnostik, 2. Aufl. Stuttgart: Thieme 1974

Andrade, R.: Die präcanceröse und canceröse Wucherung von Epidermis und Anhangsgebilden. In: Handbuch der Haut- und Geschlechtskrankheiten, Ergänzungswerk, Bd. I/2: Normale und pathologische Anatomie der Haut II. Gans, O., Steigleder, G.K. (Hrsg.), S. 398. Berlin, Göttingen, Heidelberg, New York: Springer 1964

Balabanow, K., Angelowa, N.: Ein Fall von Verruca seborrhoica mit Übergang in Epitheliom (seborrhoische Warze als Präkanzerose). Derm. Wschr. **150**, 683 (1964)

Balus, L.: Ist die Cheilitis glandularis eine präcanceröse Erkrankung? Hautarzt **16**, 364 (1965)

Bánóczy, J., Sugár, L.: Longitudinal studies in oral leukoplakias. J. Oral Pathol. **1**, 265 (1972)

Baron, G., Kresbach, H.: Zur Histopathologie der Verruca seborrhoica und zur Frage ihrer malignen Entartung. Derm. Wschr. **154**, 821 (1968)

Bernhard, W.: Elektronenmikroskopischer Beitrag zum Studium der Kanzerisierung und der malignen Zustände der Zelle. Verh. dtsch. Ges. Path. **45**, 8 (1961)

Bloch, B.: Über benigne, nicht naevoide Melanoepitheliome der Haut. Arch. Derm. Syph. (Berl.) **153**, 20 (1927)

Borst, M.: Über die Möglichkeit einer ausgedehnten intraepidermalen Verbreitung des Hautkrebses. Zbl. allg. Path. path. Anat. (Verh. dtsch. Path. Ges.), Ergänzungsheft zum Band XV (7. Tagung, 26.–28. 5. 1904), S. 118–123. Jena: Fischer 1904

Bowen, J.T.: Precancerous dermatoses: A study of 2 cases of chronic atypical epithelial proliferation. J. cutan. Dis. **30**, 241 (1912)

Braun-Falco, O., Kint, A.: Zur Histogenese der Verruca seborrhoica. I. Mitteilung. Arch. klin. exp. Derm. **216**, 615 (1963)

Braun-Falco, O., Kint, A., Vogell, W.: Zur Histogenese der Verruca seborrhoica. II. Mitteilung. Elektronenmikroskopische Befunde. Arch. klin. exp. Derm. **217**, 627 (1963)

Broders, A.C.: Squamous-cell epithelioma of the lip. A study of 537 cases. J. Amer. med. Ass. **74**, 656 (1920)

Brownstein, M.H., Shapiro, L.: Verrucous carcinoma of skin; epithelioma cuniculatum plantare. Cancer (Philad.) **38**, 1710–1716 (1976)

Büchner, F., Oehlert, W., Grundmann, E.: Die experimentelle Kanzerisierung der Parenchymzelle. Dtsch. med. Wschr. **86**, 1845 (1961)

Bülow, M. v., Klingmüller, G.: Elektronenmikroskopische Untersuchungen des Keratoakanthoms. Vorkommen intracytoplasmatischer Desmosomen. Arch. Derm. Forsch. **241**, 292 (1971)

Büngeler, W.: Die Definition des Geschwulstbegriffes und die Abgrenzung der Hyperplasien gegenüber den Geschwülsten. Verh. dtsch. Ges. Path. **35**, 10 (1951)

Burkhardt, A., Seifert, G.: Morphologische Klassifikation der oralen Leukoplakien. Dtsch. med. Wschr. **102**, 223 (1977)

Buschke, A.:   In: Stereoscopischer Medicinischer Atlas. Neisser, A. (Hrsg.). Kassel: Fischer 1896

Cannon, A.B.: White nevus of the mucosa (Naevus spongiosus albus mucosae). Arch. Derm. Syph. (Chicago) **31**, 365 (1935)

Chernosky, M.E., Freeman, R.G.: Disseminated superficial actinic porokeratosis. Arch. Derm. Syph. (Chicago) **96**, 611 (1967)

Cramer, H.J.: Klarzellenakanthom (Degos) mit syringomatösen und naevus-sebaceus-artigen Anteilen. Dermatologica (Basel) **143**, 265 (1971)

Darier, J., Ferrand, M.: L'épithéliome pavimenteux mixte et intermédiaire. Ann. Derm. Syph. (Paris) **3**, 385 (1922)

Dawson, D.F., Duckworth, J.K., Bernhardt, H., Young, J.M.: Giant condyloma and verrucous carcinoma of the genital area. Arch. Path. (Chicago) **79**, 225 (1965)

Degos, R., Civatte, J.: Clear cell acanthoma. Experience of 8 years. Brit. J. Derm. **83**, 248 (1970)

Degos, R., Delort, J., Civatte, J., Baptista, A.-P.: Acanthome à cellules claires. Tumeur épidermique d'aspect particulier. Ann. Derm. Syph. (Paris) **89**, 361 (1962)

Delacrétaz, J.: Mélano-acanthome. Dermatologica (Basel) **151**, 236 (1975)

Doll, R., Muir, C.S., Waterhouse, J.A.H. (eds.): Cancer incidence in five continents, Vol. 2, Geneva, UICC. Berlin, Heidelberg, New York: Springer 1970

Dubreuilh, W.: Des hyperkératoses circonscrites. Ann. Derm. Syph. (Paris) **7**, série 3, 1158 (1896)

Duperrat, B., Mascaro, J.M.: Une tumeur développée aux dépens de l'acrotrichium ou partie intraépidermique du follicule pilaire: porome folliculaire. Dermatologica (Basel) **126**, 291 (1963)

Edmundson, W.F.: Microscopic grading of cancer and its practical implication. Arch. Derm. Syph. (Chicago) **57**, 141 (1948)

Elliott, G.B., MacDougall, J.A., Elliott, J.D.A.: Problems of verrucous squamous carcinoma. Ann. Surg. **177**, 21 (1972/73)

Epstein, E., Epstein, N.N., Brag, K., Linden, G.: Metastases from squamous cell carcinoma of the skin. Arch. Derm. Syph. (Chicago) **97**, 245 (1968)

Estèves, J.: Sur l'histopathologie des épithéliomas de la peau. Acta derm.-venereol. (Stockh.) **34**, Suppl. **31**, (1954)

Evensen, A.: Effects of carcinogens on cell proliferation. In: Experimental skin carcinogenesis in mice. Eversen, A., Iversen, O.H., (eds.). Acta path. microbiol. scand. (Suppl.) **156**, 93 (1962)

Everett, F.G., Noyes, H.J.: White folded gingivostomatosis. Periodontology **24**, 32 (1953)

Fand, S.B., Pinkus, H.: Polyploidy in benign epidermal neoplasia. J. Cell Biol. **47**, 52a (1970)

Ferguson Smith, J.: Multiple primary, self-healing squamous cell carcinomata of the skin. Brit. J. Derm. **46**, 267 (1934)

Fierz, U.: Katamnestische Untersuchungen über die Nebenwirkungen der Therapie mit anorganischem Arsen bei Hautkrankheiten. Dermatologica (Basel) **131**, 41 (1965)

Fisher, E.R., McCoy, M.M., Wechsler, H.L.: Analysis of histopathologic and electron microscopic determinants of keratoacanthoma and squamous cell carcinoma. Cancer (Philad.) **29**, 1378 (1972)

Fonts, E.A., Greenlaw, R.H., Rush, B.J., Roven, S.: Verrucous squamous cell carcinoma of the oral cavity. Cancer (Philad.) **23**, 152 (1969)

Friedberg, M.J., Serlin, O.: Condyloma acuminatum: Its association with malignancy. Dis. Colon Rectum **6**, 352 (1963)

Friedman-Kien, A.E.: Giant condyloma of Buschke-Löwenstein. In: Cancer of the skin. Andrade, R., Gumport, S.L., Popkin, G.L., Rees, Th.D. (eds.), Vol. 1, p. 814. Philadelphia, London, Toronto: Saunders 1976

Gans, O., Steigleder, G.K.: Histologie der Hautkrankheiten, 2. Aufl. Bd. II. Berlin, Göttingen, Heidelberg: Springer 1957

Gebhart, W., Kidd, R.L.: Das solitäre epidermolytische Akanthom. Z. Haut- u. Geschl.-Kr. **47**, (1) (1972)

Getzrow, P.L.: Chronic radiodermatitis and skin cancer. In: Cancer of the skin. Andrade, R., Gumport, S.L., Popkin, G.L., Rees, Th.D. (eds.), Vol. I, 458. Philadelphia, London, Toronto: Saunders 1976

Ghadially, F.N.: The role of the hair follicle in the origin and evolution of some cutaneous neoplasms of man and experimental animals. Cancer (Philad.) **14**, 801 (1961)

Goethals, P.L., Harrison, E.G., Devine, K.D.: Verrucous squamous carcinoma of the oral cavity. Amer. J. Surg. **106**, 845 (1963)

Götz, H.: Tar keratosis. In: Cancer of the skin. Andrade, R., Gumport, S.L., Popkin, G.L., Rees, Th.D. (eds.), Vol. I, p. 492. Philadelphia, London, Toronto: Saunders 1976

Götz, H., Zambal, Z.: Histologische Untersuchungen bei Pechhautleiden, insbesondere von Verrucae piceae. Arch. klin. exp. Derm. **222**, 613 (1965)
Gordon, D., Silverstone, H.: Worldwide epidemiology of premalignant and malignant cutaneous lesions. In: Cancer of the skin. Andrade, R., Gumport, S.L., Popkin, G.L., Rees, Th.D. (eds.), Vol. I, p. 405. Philadelphia, London, Toronto: Saunders 1976
Gottron, H.A.: Ausgedehnte, ziemlich symmetrisch angeordnete Papillomatosis beider Unterschenkel. Derm. Z. **63**, 409 (1932)
Gottron, H.A., Nikolowski, W.: Das Karzinom der Haut. In: Handbuch der Haut- und Geschlechtskrankheiten. Gottron, H.W., Schönfeld, W. (Hrsg.), Bd. IV. Stuttgart: Thieme 1960
Graham, J.H., Helwig, E.B.: Bowens's disease and its relationship to systemic cancer. Arch. Derm. Syph. (Chicago) **80**, 133 (1959)
Graham, J.H., Helwig, E.B.: Cutaneous precancerous conditions in man. In: Conference on the biology of cutaneous cancer. Urbach, F. (ed.). Nat. Cancer Inst. Monogr. **10**, 323–333 (1963)
Graham, J.H., Helwig, E.B.: Cutaneous premalignant lesions. In: Advances in biology of skin. Montagna, R., Dobson, W. (eds.), Vol. VII, pp. 277–328. Oxford, London, New York: Pergamon Press 1966
Gray, H.R.: Inverted follicular keratosis. In: Dermal pathology. Graham, J.H., Johnson, W.C., Helwig, E.B. (eds.), pp. 538–540. Hagerstown, New York, Evanston, San Francisco, London: Harper & Row 1972
Grinspan, D., Villapol, L.O., Diaz, J., Israelson, M., Belin, S., Bongiorno, R.: États préépithéliomateux de la lèvre. Xe Congr. Derm. et Syph., Alger 1959. Paris: Masson 1961
Grussendorf, E.I., Gahlen, W.: Morbus Bowen bei Condylomata acuminata (zur Frage der Möglichkeit virusbedingter Tumorinduktion). Hautarzt **25**, 443–447 (1974)
Hairston, M.A., jr., Reed, R.J., Derbes, V.J.: Dermatosis papulosa nigra. Arch. Derm. Syph. (Chicago) **89**, 655 (1964)
Halter, K.: Über ein wenig beachtetes histologisches Kennzeichen des Keratoma senile. Hautarzt **3**, 215 (1952)
Hamperl, H., Ackerman, L.V.: Illustrated tumour nomenclature, UICC, 2nd ed. Berlin, Heidelberg, New York: Springer 1969
Helwig, E.B.: Darier's disease – keratosis follicularis. In: Seminar on the skin neoplasms and dermatoses (Proceedings, 20th seminar), pp. 53–56. Washington: Amer. Soc. Clin. Pathol. 1955a
Helwig, E.B.: Inverted follicular keratosis. In: Seminar on the skin neoplasms and dermatoses (Proceedings, 20th seminar), pp. 38–42. Washington: Amer. Soc. Clin. Pathol. 1955b
Hirone, T., Kubushiro, R.: Disseminated epidermolytic acanthoma. Acta derm.-venereol. (Stockh.) **53**, 393 (1973)
Hoffmann, E., Zurhelle, E.: Über einen Naevus lipomatodes cutaneus superficialis der linken Glutealgegend. Arch. Derm. Syph. (Berl.) **130**, 327 (1921)
Holubar, K.: Das intraepidermale Epitheliom (sog. Borst-Jadassohn): Verkörpert dieser Begriff eine Entität im histopathologischen Sinne oder nicht? Z. Haut- u. Geschl.-Kr. **44**, 391 (1969)
Holubar, K., Wolff, K.: Intraepidermal eccrine poroma. A histochemical and enzymehistochemical study. Cancer (Philad.) **23**, 626 (1969)
Hornstein, O.P.: Leukoplakia. In: Cancer of the skin. Andrade, R., Gumport, S.L., Popkin, G.L., Rees, Th.D. (eds.), Vol. I, p. 524. Philadelphia, London, Toronto: Saunders 1976
Hornstein, O.P.: Leukoplakien der Mundschleimhaut. Zbl. Haut- u. Geschl.-Kr. **139**, 1 (1977)
Hornstein, O.P., Knickenberg, M.: Zur Kenntnis des Schimmelpenning-Feuerstein-Mims-Syndroms (Organoide Naevus-Phakomatose). Arch. Derm. Forsch. **250**, 33 (1974)
Hu, F., Sisson, J.K.: The ultrastructure of pale cell acanthoma. J. invest. Derm. **52**, 185 (1969)
Hundeiker, M., Petres, J.: Morphogenese und Formenreichtum der arseninduzierten Präkanzerosen. Arch. klin. exp. Derm. **231**, 355 (1968)
Jadassohn, J.: Demonstration von seltenen Hautepitheliomen. Beitr. klin. Chir. **136**, 345 (1926)

Johnson, B.L., jr., Helwig, E.B.: Cutaneous focal mucinosis. Arch. Derm. Syph. (Chicago) **93**, 13 (1966)

Jung, E.G., Trachsel, B.: Molecularbiologische Untersuchungen zur Arsencarcinogenese. Arch. klin. exp. Derm. **237**, 819 (1970)

Katzenellenbogen, I., Sandbank, M.: Cheilitis. In: Cancer of the skin. Andrade, R., Gumport, S.L., Popkin, G.L., Rees, Th.D. (eds.), Vol I, p. 607. Philadelphia, London, Toronto: Saunders 1976

Klingmüller, G., Klehr, U.H., Ishibashi, Y.: Desmosomen im Cytoplasma entdifferenzierter Keratinocyten des Plattenepithelkarzinoms. Arch. klin. exp. Derm. **238**, 356 (1970)

Knoblich, R., Failing, J.F., Jr.: Giant condyloma acuminatum (Buschke-Löwenstein tumor) of the rectum. Amer. J. clin. Path. **48**, 389 (1967)

Knox, J.M., Joseph, L.M.: Bowen's disease and erythroplasia. In: Cancer of the skin. Andrade, R., Gumport, S.L., Popkin, G.L., Rees, Th.D. (eds.), Vol. I, p.646. Philadelphia, London, Toronto: Saunders 1976

Kopf, A.W.: Keratoacanthoma. In: Cancer of the skin. Andrade, R., Gumport, S.L., Popkin, G.L., Rees, Th.D. (eds.), Vol. I, p. 755. Philadelphia, London, Toronto: Saunders 1976

Korting, G.W., Hoede, N.: Zum sogenannten „pilar tumor of the scalp". Arch. klin. exp. Derm. **234**, 409 (1969)

Kramer, I.R.H.: Precancerous conditions of the oral mucosa. Ann. roy. Coll. Surg. Engl. **45**, 340 (1969)

Kramer, I.R.H.: Carcinoma in situ of the oral mucosa. Int. dent. J. **23**, (1973)

Kraus, F.T., Perez-Mesa, C.: Verrucous carcinoma. Clinical and pathologic study of 105 cases involving the oral cavity, larynx, and genitalia. Cancer (Philad.) **19**, 26 (1966)

Krompecher, E.: Der drüsenartige Oberflächenepithelkrebs. Carcinoma epitheliale adenoides. Beitr. path. Anat. **28**, 1 (1900)

Kwittken, J.: The changing seborrheic keratosis. Int. J. Derm. **13**, 129 (1974)

Lever, W.F.: Pathogenesis of benign tumors of the cutaneous appendages and of basal cell epithelioma. II. Basal cell epithelioma. Arch. Derm. Syph. (Chicago) **57**, 709 (1948)

Lever, W.F.: Histopathology of the skin, 4th ed. Philadelphia: Lippincott 1967

Lever, W.F., Schaumburg-Lever, G.: Tumors of the epidermal appendages. In: Histopathology of the skin, 5th ed. Lever, W.F., Schaumburg-Lever, G., (eds.), pp. 489, 499. Philadelphia, Toronto: Lippincott 1975

Lichtiger, B., Mackay, B., Tessmer, C.F.: Spindle cell variant of squamous carcinoma. Cancer (Philad.) **26**, 1311 (1970)

Lindgren, A.G.H., Neumann, E.: Some evidence concerning the sweat duct origin of clear cell acanthoma. Acta derm.-venereol. (Stockh.) **53**, 511 (1973)

Lumpkin, L.R., Helwig, E.B.: Solitary lichen planus. Arch. Derm. Syph. (Chicago) **93**, 54 (1966)

Lund, H.Z.: Tumors of the skin. Washington: Armed Forces Institute of Pathology 1957

Lund, H.Z.: How often does squamous cell carcinoma of the skin metastasize? Arch. Derm. Syph. (Chicago) **92**, 635 (1965)

MacCormac, H., Scarff, R.W.: Molluscum sebaceum. Brit. J. Derm. **48**, 624 (1936)

Manganotti, G.: Cheilitis abrasiva precancerosa. Arch. ital. Derm. **10**, 25 (1934)

Mayenburg, J. v., Ehlers, G., Mühlbauer, W., Steuer, G.: Condylomata acuminata gigantea (Buschke-Loewenstein-Tumoren) mit Vulva-Karzinom. Z. Haut- u. Geschl.-Kr. **52**, 869 (1977)

McGavran, M.H., Binnington, B.: Keratinous cysts of the skin. Identification and differentiation of pilar cysts from epidermal cysts. Arch. Derm. Syph. (Chicago) **94**, 499 (1966)

Mehregan, A.H.: Inverted follicular keratosis. Arch. Derm. Syph. (Chicago) **89**, 229 (1964)

Mehregan, A.H.: Intraepidermal epithelioma. Cancer (Philad.) **30**, 703 (1976)

Mehregan, A.H., Pinkus, H.: Intraepidermal epthelioma: A critical study. Cancer (Philad.) **17**, 609 (1964)

Mehregan, A.H., Pinkus, H.: Life history of organoid nevi. Arch. Derm. Syph. (Chicago) **91**, 574 (1965)

Mevorah, B., Mishima, Y.: Cellular response of seborrheic keratosis following croton oil irritation and surgical trauma. Dermatologica (Basel) **131**, 452 (1965)

Michalowski, R.: Cheilitis glandularis, heterotopic salivary glands and squamous cell carcinoma of the lip. Brit. J. Derm. **74**, 445 (1962)
Miescher, G.: Die Präkanzerose der Haut und der angrenzenden Schleimhäute. Schweiz. med. Wschr. **24**, 1072 (1943)
Mishima, Y., Pinkus, H.: Benign mixed tumor of melanocytes and malpighian cells. Arch. Derm. Syph. (Chicago) **81**, 539 (1960)
Möhlenbeck, F.W.: Inverted follicular keratosis. Hautarzt **26**, 21 (1975)
Montgomery, H.: Superficial epitheliomatosis. Arch. Derm. Syph. (Chicago) **20**, 339 (1929)
Montgomery, H.: Dermatopathology. New York, Evanston, London: Hoeber Medical Division, Harper & Row 1967
Montgomery, H., Waisman, M.: Epithelioma attributable to arsenic. J. invest. Derm. **4**, 365 (1941)
Muller, S.A., Wilhelms, C.M., Harrison, C.M., Winkelmann, R.K.: Adenoid squamous cell carcinoma (adenoacanthoma of Lever). Arch. Derm. Syph. (Chicago) **89**, 589 (1964)
Musso, L., Gordon, H.: Spontaneous resolution of molluscum sebaceum. Proc. roy. Soc. Med. **43**, 838 (1950)
Nödl, F.: Gutartige Neubildungen der Haut. In: Dermatologie und Venerologie. Gottron, H.W., Schönfeld, W. (Hrsg.), Bd. IV, S. 248. Stuttgart: Thieme 1960
Oberling, C., Bernhard, W.: The Morphology of cancer cells. In: The Cells. Bracket, J., Mirsky, E. (eds.), Vol. V. London, New York: Academic Press 1961
Oehlert, W., Coté, J., Büchner, F.: Autoradiographische Untersuchungen zur Cancerisierung der Epidermiszelle der Mäusehaut nach Methylcholanthrenpinselung. Beitr. path. Anat. **125**, 298 (1961)
Oettlé, A.G.: Geographical and racial differences in the frequency of Kaposi's sarcoma as evidence of environmental or genetic causes. In: Symposium on Kaposi's sarcoma. Ackerman, L.V., Murray, J.F. (eds.), p. 17. Basel: Karger 1963
Okun, M.R., Edelstein, L.M.: Gross and microscopic pathology of the skin, Vol. II. Boston (Mass.): Dermatopathology Foundation Press 1976
Olson, R.L., Nordqvist, J., Everett, M.A.: Ultrastructural localization of aryl sulfatase in human epidermis. Acta derm.-venereol. (Stockh.) **48**, 556 (1968)
Olson, R.L., Nordqvist, J., Everett, M.A.: Small granules of the superficial epidermis. Arch. klin. exp. Derm. **234**, 15 (1969a)
Olson, R.L., Nordqvist, J., Everett, M.A.: Mitosis in human epidermis. Dermatologica (Basel) **138**, 268 (1969b)
Paget, J.: On disease of the mammary areola preceeding cancer of the mammary gland. St Bart's Hosp. Rep. **10**, 87 (1874)
Pérez, C.A., Kraus, F.T., Evans, J.C., Powers, W.E.: Anaplastic transformation in verrucous carcinoma of the oral cavity after radiation therapy. Radiology **86**, 108 (1966)
Pindborg, J.J., Jølst, O., Renstrup, G., Roed-Petersen, B.: Studies in oral leukoplakia. XII. A preliminary report on the period prevalence of malignant transformation in leukoplakia based on a follow-up study of 248 patients. J. Amer. dent. Ass. **76**, 767 (1968)
Pinkus, H.: Premalignant fibroepithelial tumors of skin. Arch. Derm. Syph. (Chicago) **67**, 598 (1953)
Pinkus, H.: Keratosis senilis. A biologic concept of its pathogenesis and diagnosis based on the study of normal epidermis and 1730 seborrheic and senile keratoses. Amer. J. clin. Path. **29**, 193 (1958)
Pinkus, H.: Epithelial and fibroepithelial tumors. Bull. N.Y. Acad. Med. **41**, 176 (1965a) Arch. Derm. Syph. (Chicago) **91**, 24 (1965a)
Pinkus, H.: Zur Begriffsbestimmung der Naevi, Organnaevi und naevoiden Tumoren. Hautarzt **16**, 184 (1965b)
Pinkus, H.: Adnexal tumors, benign, not so benign, and malignant. In: Advances in biology of skin, Vol. VII: Carcinogenesis. Dobson, W., Montana, R. (eds.), pp. 255–276. London, New York, Oxford, Toronto, Paris, Braunschweig: Pergamon Press 1966
Pinkus, H.: Large cell acanthoma. Presented at the University of Kyoto (Japan), April 1967 – Acta Dermatol. **64**, 53 (1969)
Pinkus, H.: The direction of growth in human epidermis. Brit. J. Derm. **83**, 556 (1970)

Pinkus, H.: Actinic keratosis – actinic skin. In: Cancer of the skin. Andrade, R., Gumport, S.L., Popkin, G.L., Rees, Th.D. (eds.), Vol. I, p. 449. Philadelphia, London, Toronto: Saunders 1976
Pinkus, H., Mehregan, A.H.: A guide to dermatohistopathology. New York: Meredith 1969
Pinkus, H., Mehregan, A.H.: Tumoren der Haut. In: Spezielle pathologische Anatomie. Doerr, W., Seifert, G., Uehlinger, E. (Hrsg.), Bd. 7, S. 529–629. Berlin, Heidelberg, New York: Springer 1973
Plewig, G., Kligman, A.M.: Akne. Pathogenese, Morphologie, Therapie, S. 10–12. Berlin, Heidelberg, New York: Springer 1978
Poth, D.O.: Tumor-like keratoses: Report of a case. Arch. Derm. Syph. (Chicago) **39**, 228 (1939)
Profitt, S.D., Spooner, T.R., Kasek, J.C.: Origin of undifferentiated neoplasm from verrucous epidermal carcinoma of oral cavity following irradiation. Cancer (Philad.) **26**, 389 (1970)
Queyrat, L.: Erythroplasia du gland. Bull. Soc. franç. Derm. Syph. **22**, 378 (1911)
Quisenberry, W.B.: Ethnic differences in skin cancer in Hawaii. Nat. Cancer Inst. Monogr. **10**, 181 (1963)
Rahbari, H., Pinkus, H.: Large cell acanthoma. One of the actinic keratoses. Arch. Derm. Syph. (Chicago) **114**, 49 (1978)
Reich, H., Bonse, G.: Die Bowensche Krankheit der Mundschleimhaut. Strahlentherapie **96**, 415 (1955)
Reid, B.J., Cheesbrough, M.J.: Multiple keratoacanthomata. A unique case and review of the current classification. Acta derm.-venereol. (Stockh.) **58**, 169 (1978)
Renstrup, G.: Occurrence of candida in oral leukoplakias. Acta path. microbiol. scand. **B 78**, 421 (1970)
Rock, J.A., Fisher, E.R.: Florid papillomatosis of the oral cavity and larynx. Arch. Otolaryngol. **72**, 593 (1960)
Roed-Petersen, B.: Cancer development in oral leukoplakia. Follow-up of 331 patients. J. dent. Res. **50**, 711 (1971)
Rohrbach, R.: Zur Steuerung der Zellproliferation durch Chalone. Stuttgart: Fischer 1975
Rook, A., Whimster, I.W.: Le kératoacanthome. Arch. belges Derm. **6**, 137 (1950)
Rosenfeld, L., Callaway, J.: Snuff dipper's cancer. Amer. J. Surg. **106**, 840 (1963)
Roth, F.: Über die chronische Arsenvergiftung der Moselwinzer unter besonderer Berücksichtigung des Arsenkrebses. Z. Krebsforsch. **61**, 287 (1956)
Sanderson, K.V.: Intraepidermal epithelioma (Borst-Jadassohn). In: Textbook of dermatology. Rook, A., Wilkinson, D.S., Ebling, F.J.G. (eds.), Vol. II, p. 1673. Oxford, Edinburgh: Blackwell 1968
Sandstead, H.R., Lowe, J.W.: Leukoedema and keratosis in relation to leukoplakia of buccal mucosa in man. J. Nat. Cancer Inst. **14**, 423 (1953)
Sato, A., Seiji, M.: Electron microscopic observations of malignant dyskeratosis in leukoplakia and Bowen's disease. Acta derm.-venereol. (Stockh.) **53**, Suppl. 73, 101 (1973)
Schuermann, H., Greither, A., Hornstein, O.: Krankheiten der Mundschleimhaut und der Lippen, 3. Aufl. S. 285–290, 409–416, 435–440, 450–456. München: Urban & Schwarzenberg 1966
Seiji, M., Mizuno, F.: Electron microscopic study of Bowen's disease. Arch. Derm. Syph. (Chicago) **99**, 3 (1969)
Shapiro, L., Ackerman, A.B.: Solitary lichen planus-like keratosis. Dermatologica (Basel) **132**, 386 (1966)
Shklar, G.: The precancerous oral lesion. Oral Surg. **20**, 58 (1965)
Sims, C.F., Kirsch, N.: Spindle-cell epidermoid epithelioma simulating sarcoma in chronic radiodermatitis. Arch. Derm. Syph. (Chicago) **57**, 63 (1948)
Smith, J.L.S., Coburn, J.G.: Hidroacanthoma simplex. Brit. J. Derm. **68**, 400 (1956)
Sommer, S.C., McManus, R.G.: Psoriasis. Cancer (Philad.) **6**, 347 (1953)
Sweet, R.D.: Skin cancer in England. In: Conference on sunlight and skin cancer. Blum, H.F., Urbach, F. (eds.), p. 69. Bethesda (Md.): National Cancer Institute, National Institutes of Health, Department of Health, Education, and Welfare 1964

Szymanski, F.J.: Warty dyskeratoma. Arch. Derm. Syph. (Chicago) **75**, 567 (1957)
Ten Seldam, R.E.J.: Skin cancer in Australia. Nat. Cancer Inst. Monogr. **10**, 153 (1963)
Ten Seldam, R.E.J., Helwig, E.B.: Histological typing of skin tumors. In: International histological classification of tumors, No. 12. Geneva: World Health Organization 1974
Thièrs, H., Colomb, D., Moulin, G., Cohn, L.: Le cancer cutané arsénical des viniculteurs du Beaujolais. Ann. Derm. Syph. (Paris) **94**, 133 (1967)
Underwood, L.J., Montgomery, H., Broders, A.C.: Squamous-cell epithelioma that simulates sarcoma. Arch. Derm. Syph. (Chicago) **64**, 149 (1951)
Unna, P.G.: Die Histopathologie der Hautkrankheiten. Berlin: Hirschwald 1894
Urbach, F. (ed.): Conference on biology of cutaneous cancer. Nat. Cancer Inst. Monogr. **10** (1963)
Urbach, F.: Ultraviolet radiation and its relationship to skin cancer in man. In: Advances in biology of skin. Vol. VII: Carcinogenesis. Montagna, W. (ed.), p. 581. Oxford: Pergamon Press 1966
Vandaele, R., De Wael, R.: Warty dyskeratoma. Multiple lesions in one patient. Dermatologica (Basel) **153**, 303 (1976)
Warnatz, H.: Tumorimmunologie. Stuttgart: Thieme 1975
Weibel, E.R., Schnyder, U.W.: Zur Ultrastruktur und Histochemie der granulösen Degeneration bei bullöser Erythrodermie congénitale ichthyosiforme. Arch. klin. exp. Derm. **225**, 286 (1966)
Wilson Jones, E.: Proliferating epidermoid cysts. Arch. Derm. Syph. (Chicago) **94**, 11 (1966)
Wolff, K., Holubar, K.: Zur Enzymhistochemie des Basalioms. Arch. klin. exp. Derm. **223**, 483 (1965)
Wolff, K., Holubar, K.: Zur Histogenese des Trichoepithelioms. Eine enzymhistochemische Studie. Dermatologica (Basel) **133**, 276 (1966)
Woringer, F.: Classification et histogenèse des épithéliomas cutanés. In: Epithéliomas et états préépithéliomateux cutanés. Xe Congr. Derm. et Syph., Alger 1959. Paris: Masson 1961
Zak, F.G., Girerd, R.J.: Das blaßzellige Akanthom (Degos). Hautarzt **19**, 559 (1968)
Zoon, J.J.: Balanoposthite chronique circonscripte bénigne à plasmocytes. Dermatologica (Basel) **105**, 1 (1952)

B. Adnexoide Hauttumoren

Ahmed, A., Jones, A.W.: Apocrine cystadenoma. Brit. J. Derm. **81**, 899 (1969)
Apisarnthanarax, P., Mullins, J.F.: Dermal duct tumor. Arch. Derm. Syph. (Chicago) **111**, 1171 (1975)
Armijo, M., De Unamuno, P., Herrera, E.: Cystadénome apocrine. A propos de 3 observations dont une de siège balanique. Ann. Derm. Syph. (Paris) **105**, 411 (1978)
Arzt, L., Kumer, L.: Über Drüsennaevi. Arch. Derm. Syph. (Berl.) **148**, 323 (1925)
Belcher, R.W.: Extramammary Paget's disease. Enzyme histochemical and electron microscopic study. Arch. Path. (Chicago) **94**, 59 (1972)
Bitran, J., Pellettier, E.V.: Multiple sebaceous gland tumors and internal carcinoma: Torre's syndrome. Cancer (Philad.) **33**, 835 (1974)
Brownstein, M.H., Helwig, E.B.: Subcutaneous dermoid cysts. Arch. Derm. Syph. (Chicago) **107**, 237 (1973)
Brownstein, M.H., Shapiro, L.: Trichilemmoma. Arch. Derm. Syph. (Chicago) **107**, 866 (1973)
Cankar, V., Crowley, H.: Tumors of ceruminous glands. Cancer (Philad.) **17**, 67 (1964)
Caputo, R., Califano, A.: Ultrastructural features of extramammary Paget's disease. Arch. klin. exp. Derm. **236**, 212 (1970)
Castro, C., Winkelmann, R.K.: Spiradenoma. Histochemical and electron microscopy study. Arch. Derm. Syph. (Chicago) **209**, 40 (1974)
Cazers, J.S., Okun, M.R., Pearson, S.H.: Pigmented calcifying epithelioma. Review and presentation of a case with unusual features. Arch. Derm. Syph. (Chicago) **110**, 773 (1974)

Christophers, E., Spelberg, H.: Proliferierende Tricholemmalcysten. Hautarzt **24**, 377 (1973)

Civatte, J., Tsoitis, G.: Adnexal skin carcinomas. In: Cancer of the skin. Andrade, R., Gumport, S.L., Popkin, G.L., Rees, Th.D. (eds.), Vol. II, pp. 1045–1078. Philadelphia, London, Toronto: Saunders 1976

Civatte, J., Tsoitis, G., Le Roux, P.: Kyste „sebacé" (trichilemmal) ossifié perforant. A propos d'un cas. Ann. Derm. Syph. (Paris) **101**, 155 (1974)

Contreras, M.A., Costello, M.J.: Steatocystoma multiplex with embryonal hair formation. Arch. Derm. Syph. (Chicago) **76**, 720 (1957)

Cramer, H.J.: Ekkrines Ductom. Zbl. allg. Path. path. Anat. **115**, 113 (1972)

Dabska, M.: Giant hair matrix tumour. Cancer (Philad.) **28**, 701 (1971)

Dave, V.K.: Eccrine sweat gland carcinoma with metastases. Brit. J. Derm. **86**, 95 (1972)

Degos, R., Civatte, J., Bélaich, S., Tsoitis, G.: Image histologique particulière de certains naevi verruqueux systématisés. Ann. Derm. Syph. (Paris) **96**, 361 (1969)

De la Pava, S., Pickren, J.W.: Ectopic sebaceous glands in the esophagus. Arch. Path. (Chicago) **73**, 397 (1962)

Demopoulos, R.I.: Fine structure of the extramammary Paget's cell. Cancer (Philad.) **27**, 1202 (1971)

Ebner, H.: Zur Ultrastruktur des Morbus Paget mamillae. Z. Haut- u. Geschl.-Kr. **44**, 297 (1969)

Ebner, H., Erlach, E.: Ekkrine Hidrozystome. Dermatol. Monatsschr. **161**, 739 (1975)

Epstein, W., Kligman, A.M.: The pathogenesis of milia and benign tumors of the skin. J. invest. Derm. **26**, 1 (1956)

Essenhigh, D.M., Jones, D., Rack, J.H.: A sebaceous adenoma. Brit. J. Derm. **76**, 330 (1964)

Estèves, J.: Sur l'histopathologie des épithéliomas de la peau. Acta derm.-venereol. (Stockh.) **34**, Suppl. 31 (1954)

Fisher, E.R., Beyer, F., Jr.: Differentiation of neoplastic lesions characterized by large vacuolated intraepidermal (pagetoid) cells. Arch. Path. (Chicago) **67**, 140 (1959)

Fisher-Rabens, St., Naness, J.I., Gottlieb, B.F.: Apocrine gland organic hamartoma (apocrine nevus). Arch. Derm. Syph. (Chicago) **112**, 520 (1976)

Fligiel, Z., Kaneko, M.: Extramammary Paget's disease of the external ear canal in association with ceruminous gland carcinoma. Cancer (Philad.) **36**, 1072 (1975)

Forbis, R., jr., Helwig, E.B.: Pilomatrixoma (calcifying epithelioma). Arch. Derm. Syph. (Chicago) **83**, 606 (1961)

Freeman, R.G., Winkelmann, R.K.: Basal cell tumor with eccrine differentiation (eccrine epithelioma). Arch. Derm. Syph. (Chicago) **100**, 234 (1969)

Freeman, R.G., Knox, J.M., Spiller, W.F.: Eccrine poroma. Amer. J. clin. Path. **63**, 444 (1961)

Fresen, O.: Über das Carcinom der Hautdrüsen am Beispiel eines Schweißdrüsenkrebses der Hohlhand. Hautarzt **11**, 15 (1960)

Fritsch, P., Wittels, W.: Ein Fall von bilateralem Naevus comedonicus. Hautarzt **22**, 409 (1971)

Fusaro, R.M., Goltz, R.M.: Histochemically demonstrable carbohydrates of appendageal tumors of the skin. II. Benign apocrine gland tumors. J. invest Derm. **38**, 137 (1962)

Gans, O., Steigleder, G.K.: Schweißdrüsenadenome. In: Histologie der Hautkrankheiten, 2. Aufl. Bd. II, S. 286–300. Berlin, Göttingen, Heidelberg: Springer 1957

Goldner, R.: Eccrine poromatosis. Arch. Derm. Syph. (Chicago) **101**, 606 (1970)

Goldstein, N.: Ephidrosis (local hyperhidrosis), nevus sudoriferus. Arch. Derm. Syph. (Chicago) **96**, 67 (1967)

Graham, J.H., Helwig, E.B.: Extramammary Paget's disease. In: Dermal Pathology. Graham, J.H., Johnson, W.C., Helwig, E.B. (eds.), p. 606. Hagerstown, New York, Evanston, San Francisco, London: Harper & Row 1972

Gray, H.R., Helwig, E.B.: Trichofolliculoma. Arch. Derm. Syph. (Chicago) **86**, 619 (1962)

Gross, B.G.: The fine structure of apocrine hidrocystoma. Arch. Derm. Syph. (Chicago) **92**, 706 (1965)

Grossmann, J.R., Izuno, G.T.: Primary mucinous (adenocystic) carcinoma of the skin. Arch. Derm. Syph. (Chicago) **110**, 274 (1974)

Günther, H.: Über eine besondere Talgdrüsenaffektion (Sebozystomatosis). Derm. Wschr. **64**, 481 (1917)

Haensch, R., Aretz, G., Hornstein, O.P.: Zur Histotopie und Histogenese der multiplen Syringome. Arch. Derm. Forsch. **240**, 245 (1971)

Hashimoto, K.: Syringocystadenoma papilliferum. An electron microscopic study. Arch. Derm. Forsch. **245**, 353 (1972)

Hashimoto, K., Lever, W.F.: Eccrine poroma. Histochemical and electron microscopic studies. J. invest. Derm. **43**, 237 (1964)

Hashimoto, K., Lever, W.F.: Histogenesis of skin appendage tumors. Arch. Derm. Syph. (Chicago) **100**, 356 (1969)

Hashimoto, K., Di Bella, R.J., Lever, W.F.: Clear cell hidradenoma. Histological, histochemical and electron microscopic studies. Arch. Derm. Syph. (Chicago) **96**, 18 (1967)

Hashimoto, K., Fisher, B.K., Lever, W.F.: Steatocystoma multiplex. Kasuistik und elektronenmikroskopische Untersuchungen. Hautarzt **15**, 299 (1964)

Hashimoto, K., Gross, B.G., Lever, W.F.: The ultrastructure of the skin of human embryos: I. The intraepidermal eccrine sweat duct. J. invest. Derm. **45**, 139 (1965)

Hashimoto, K., Gross, B.G., Lever, W.F.: An electron microscopic study of the adult human apocrine duct. J. invest. Derm. **46**, 6 (1966a)

Hashimoto, K., Gross, B.G., Lever, W.F.: Syringoma: Histochemical and electron microscopic studies. J. invest. Derm. **46**, 150 (1966b)

Hashimoto, K., Gross, B.G., Lever, W.F.: An electron microscopic study of the adult human eccrine gland. I. The duct. J. invest. Derm. **46**, 172 (1966c)

Hashimoto, K., Gross, B.G., Nelson, R.G., Lever, W.F.: Eccrine spiradenoma. Histochemical and electron microscopic studies. J. invest. Derm. **46**, 347 (1966d)

Hashimoto, K., Nelson, R.G., Lever, W.F.: Calcifying epithelioma of Malherbe. Histochemical and electron microscopic studies. J. invest. Derm. **46**, 391 (1966e)

Headington, J.T.: Mixed tumors of the skin: eccrine and apocrine types. Arch. Derm. Syph. (Chicago) **84**, 853 (1961)

Headington, J.T., French, A.J.: Primary neoplasms of the hair follicle. Histogenesis and classification. Arch. Derm. Syph. (Chicago) **86**, 430 (1962)

Headington, J.T.: Tumors of the hair follicle. Amer. J. Path. **85**, 480 (1976)

Helwig, E.B., Graham, J.H.: Anogenital (extramammary) Paget's disease; a clinicopathologic study. Cancer (Philad.) **16**, 387 (1963)

Hernández-Pérez, E., Cruz, F.A.: Clear cell hidradenocarcinoma; report of an unusual case. Dermatologica (Basel) **153**, 249 (1976)

Herzberg, J.J.: Ekkrines Syringocystadenom. Arch. klin. exp. Derm. **214**, 600 (1962)

Hirsch, P., Helwig, E.B.: Chondroid syringoma. Arch. Derm. Syph. (Chicago) **84**, 835 (1961)

Holmes, E.J.: Tumors of lower hair sheath. The common histogenesis of certain so-called "sebaceous cysts", adenomas, and "sebaceous carcinomas". Cancer (Philad.) **21**, 234 (1968)

Holmes, E.J., Bennington, J.L., Haber, S.L.: Citrulline-containing basal cell carcinomas. Cancer (Philad.) **22**, 663 (1968)

Holubar, K., Wolff, K.: Zur Histogenese des Cylindroms. Eine enzym-histochemische Studie. Arch. klin. exp. Derm. **229**, 205 (1967)

Holubar, K., Wolff, K.: Intraepidermal eccrine poroma. Cancer (Philad.) **23**, 626 (1969)

Hornstein, O.P., Knickenberg, M.: Zur Kenntnis des Schimmelpenning-Feuerstein-Mims-Syndroms (Organoide Naevus-Phakomatose). Arch. Derm. Forsch. **250**, 33–50 (1974)

Hyman, A.B., Harris, H., Brownstein, M.H.: Eccrine angiomatous hamartoma. N.Y.St. J. Med. **68**, 2803 (1968)

Ishikawa, K.: Malignant hidroacanthoma simplex. Arch. Derm. Syph. (Chicago) **104**, 529 (1971)

Jacquet, L., Darier, J.: Hidradénome éruptif chez une malade atteinte de lupus érythémateux. Ann. Derm. Syph. (Paris) **8**, 317 (1887)

Johnson, B.L., Jr., Helwig, E.B.: Eccrine acrospiroma. Cancer (Philad.) **23**, 641 (1969)

Kawamatsu, T., Miki, V.: Triple extramammary Paget's disease. Arch. Derm. Syph. (Chicago) **104**, 316 (1971)

Kay, S., Hall, W.E.B.: Sweat-gland carcinoma with proved metastases. Cancer (Philad.) **7**, 373 (1954)

Keasby, L.E., Hadley, G.G.: Clear-cell hidradenoma; report of three cases with wide-spread metastases. Cancer (Philad.) **7**, 943(1954)

Kerl, H.: Ekkrine Hidrocystome. Z. Haut- u. Geschl.-Kr. **46**, 740 (1971)

Kersting, D.W.: Clear cell hidradenoma and hidradenocarcinoma. Arch. Derm. Syph. (Chicago) **87**, 323 (1963)

Kersting, D.W., Helwig, E.B.: Eccrine spiradenoma. Arch. Derm. Syph. (Chicago) **73**, 199 (1956)

Kimura, S.H.: Trichilemmal cysts. Dermatologica (Basel) **157**, 164 (1978)

Kligman, A.M.: The myth of the sebaceous cyst. Arch. Derm. Syph. (Chicago) **89**, 253 (1964)

Kligman, A.M., Kirschbaum, J.D.: Steatocystoma multiplex: A dermoid tumor. J. invest. Derm. **42**, 383 (1964)

Kligman, A.M., Pinkus, H.: The histogenesis of nevoid tumors of the skin. The folliculoma – a hair-follicle tumor. Arch. Derm. Syph. (Chicago) **81**, 922 (1960)

Knolle, H., Skurczynski, W.: Beitrag zur Klinik und pathologischen Anatomie des Ceruminoms. HNO (Berlin) **15**, 357 (1967)

Knoth, W., Ehlers, G.: Über das Epithelioma adenoides cysticum als Phakomatose Brooke-Spiegler. Hautarzt **11**, 535 (1960)

Kopf, A.W.: The distribution of alkaline phosphatase in normal and pathologic human skin. Arch. Derm. Syph. (Chicago) **75**, 1 (1957)

Korting, G.W., Hoede, N.: Zum sogenannten „pilar tumor of the scalp". Arch. klin. exp. Derm. **234**, 409 (1969)

Korting, G.W., Hoede, N., Gebhardt, R.: Spiegler-Tumor. Dermatol. Monatsschr. **156**, 141 (1970)

Koss, L.G., Brockunier, A.: Ultrastructural aspects of Paget's disease of the vulva. Arch. Path. (Chicago) **87**, 592 (1969)

Kresbach, H.: Ein Beitrag zum sog. Mischtumor der Haut. Arch. klin. exp. Derm. **221**, 59 (1964)

Krinitz, K.: Ein Beitrag zur Klinik und Histologie des ekkrinen Poroms. Hautarzt **18**, 504 (1967)

Krinitz, K.: Malignes intraepidermales ekkrines Porom. Z. Haut- u. Geschl.-Kr. **47**, 9 (1972)

Landry, M., Winkelmann, R.K.: An unusual tubular apocrine adenoma: histochemical and ultrastructural study. Arch. Derm. Syph. (Chicago) **105**, 869 (1972)

Lauret, P., Boullie, E., Thomine, E., Stewart, W.M.: Spiradénome eccrine géant. Ann. Derm. Vénéréol. (Paris) **104**, 485 (1977)

Leonard, D.D., Deaton, W.R., Jr.: Multiple sebaceous gland tumors and visceral carcinomas. Arch. Derm. Syph. (Chicago) **110**, 917 (1974)

Lever, W.F.: Myoepithelial sweat gland tumor: Myoepithelioma. Report of three cases with a review of the literature. Arch. Derm. Syph. (Chicago) **57**, 332 (1948a)

Lever, W.F.: Pathogenesis of benign tumors of cutaneous appendages and of basal cell epithelioma. Arch. Derm. Syph. (Chicago) **57**, 679 (1948b)

Lever, W.F.: Histopathology of the skin, 4th ed. Philadelphia: Lippincott 1967

Lever, W.F., Castleman, B.: Clear cell myoepithelioma of the skin. Amer. J. Path. **28**, 691 (1952)

Lever, W.F., Griesemer, R.D.: Calcifying epithelioma of Malherbe. Arch. Derm. Syph. (Chicago) **59**, 506 (1949)

Lever, W.F., Hashimoto, K.: Die Histogenese einiger Hautanhangstumoren im Lichte histochemischer und elektronenmikroskopischer Befunde. Hautarzt **17**, 161 (1966)

Lever, W.F., Schaumburg-Lever, G.: Histopathology of the skin, 5th ed. p. 489. Philadelphia, Toronto: Lippincott 1975

Lindqvist, S., Bergstedt, M.: A case of ceruminoma (Adenoma ceruminale) of the middle ear. Pract. oto-rhino-laryng. (Basel) **32**, 211 (1970)

Loebel, G.: Ceruminoma. HNO (Berlin) **11**, 152 (1963)

Loup, J., Bouissou, H.: Hidradénome malin de la main. Ann. Derm. Vénéréol. (Paris) **105**, 537 (1978)

Lüders, G.: Zur Pathologie und Genese des extramammären Morbus Paget. Arch. klin. exp. Derm. **232**, 16 (1968)
Lyon, J.B., Rouillard, L.M.: Malignant degeneration of turban tumor of scalp. Trans. St John's Hosp. derm. Soc. (Lond.) **46**, 74 (1961)
Malherbe, A., Chénantais, J.: Note sur l'épithéliome calcifié des glandes sebacées. Bull. Soc. anat. Paris **5**, 169 (1880)
McGavran, M.H., Binnington, B.: Keratinous cysts of the skin. Arch. Derm. Syph. (Chicago) **94**, 499 (1966)
Meeker, J.H., Neubecker, R.D., Helwig, E.B.: Hidradenoma papilliferum. Amer. J. clin. Path. **37**, 182 (1962)
Mehregan, A.H.: Apocrine cystadenoma. Arch. Derm. Syph. (Chicago) **90**, 274 (1964)
Mehregan, A.H.: Clear celled epithelial tumors of the skin. In: XIII. Congressus Internationalis Dermatologiae, Munich 1967. Jadassohn, W., Schirren, C.G. (eds.), Vol. 1, p. 68. Berlin, Heidelberg, New York: Springer 1968
Mehregan, A.H.: Intraepidermal Epithelioma. In: Cancer of the skin. Andrade, R., Gumport, S.L., Popkin, G.L., Rees, Th.D. (eds.), Vol. 1, p. 703. Philadelphia, London, Toronto: Saunders 1976
Mehregan, A.H.: Tumor of follicular infundibulum. Dermatologica (Basel) **142**, 117 (1977)
Mehregan, A.H., Butler, J.D.: A tumor of follicular infundibulum. Arch. Derm. Syph. (Chicago) **83**, 924 (1961)
Mehregan, A.H., Pinkus, H.: Life history of organoid nevi. Special reference to nevus sebaceus of Jadassohn. Arch. Derm. Syph. (Chicago) **91**, 574 (1965)
Mendoza, S., Helwig, E.B.: Mucinous (adenocystic) carcinoma of the skin. Arch. Derm. Syph. (Chicago) **103**, 68 (1971)
Miller, W.L.: Sweat-gland carcinoma. Amer. J. clin. Path. **47**, 767 (1967)
Mishima, Y.: Epitheliomatous differentiation of the intraepidermal eccrine sweat duct. J. invest. Derm. **52**, 233 (1969)
Mishima, Y., Morioka, S.: Oncogenic differentiation of the intraepidermal eccrine sweat duct: eccrine poroma, poroepithelioma and porocarcinoma. Dermatologica (Basel) **138**, 238 (1969)
Moehlenbeck, F.W.: Pilomatrixoma (calcifying epithelioma). Arch. Derm. Syph. (Chicago) **108**, 532 (1973)
Moehlenbeck, F.W.: Trichilemmom, eine Studie von 100 Fällen. Z. Haut- u. Geschl.-Kr. **49**, 791 (1974)
Munger, B.L., Berghorn, B.M., Helwig, E.B.: A light- and electronmicroscopic study of a case of multiple eccrine spiradenoma. J. invest. Derm. **38**, 289 (1962)
Neldner, K.H.: Ceruminoma. Arch. Derm. Syph. (Chicago) **98**, 344 (1968)
Niizuma, K.: Syringocystadenoma papilliferum: light and electron microscopic studies. Acta derm.-venereol. (Stockh.) **56**, 327 (1976)
Nikolowski, W.: Trichoadenom (organoides Follikel-Hamartom). Arch. klin. exp. Derm. **207**, 34 (1958)
Nikolowski, W.: Über sogenannte Mischtumoren der Haut. Arch. klin. exp. Derm. **209**, 1 (1959)
Nikolowski, W.: Trichoadenom. Z. Haut- u. Geschl.-Kr. **53**, 87 (1978)
Nödl, F.: Zur Histogenese der ekkrinen Spiradenome. Arch. klin. exp. Derm. **221**, 323 (1965)
Ogino, A.: Linear eccrine poroma. Arch. Derm. Syph. (Chicago) **112**, 841 (1976)
O'Hara, J.M., Bensch, K.G.: Fine structure of eccrine sweat gland adenoma, clear cell type. J. invest. Derm. **49**, 261 (1967)
O'Hara, J.M., Bensch, K.G., Ioannides, G., Klaus, S.N.: Eccrine sweat gland adenoma, clear cell type. A histochemical study. Cancer (Philad.) **19**, 1438 (1966)
Okun, M.R., Edelstein, L.M.: Gross and microscopic pathology of the skin, 1st ed., Vol. II. Boston (Mass.): Dermatopathology Foundation Press 1976
Orbaneja, J.G., Yus, E.S., Diaz-Flores, L., Moro, B.H.: Adenocarcinom der ekkrinen Schweißdrüsen. Hautarzt **24**, 197 (1973)
Oyal, H., Nikolowski, W.: Sebocystomatosen. Arch. klin. exp. Derm. **204**, 361 (1957)

Paige, T.N., Mendelson, C.G.: Bilateral naevus comedonicus. Arch. Derm. Syph. (Chicago) **96**, 172 (1967)

Penneys, N.S., Fulton, J.E., Jr., Weinstein, G.D., Frost, P.: Location of proliferating cells in human epidermis. Arch. Derm. Syph. (Chicago) **101**, 323 (1970)

Pinkus, H.: Die makroskopische Anatomie der Haut. In: Handbuch der Haut- und Geschlechtskrankheiten, Ergänzungswerk, Bd. I/2: Normale und pathologische Anatomie der Haut II. Gans, O., Steigleder, G.K. (Hrsg.), S. 1–138. Berlin, Göttingen, Heidelberg, New York: Springer 1964

Pinkus, H.: "Sebaceous cysts" are trichilemmal cysts. Arch. Derm. Syph. (Chicago) **99**, 544 (1969)

Pinkus, H., Mehregan, A.H.: Epidermotropic eccrine carcinoma. A case combining features of eccrine poroma and Paget's dermatosis. Arch. Derm. Syph. (Chicago) **88**, 597 (1963)

Pinkus, H., Mehregan, A.H.: A guide to dermatohistopathology, p. 435. New York: Appleton-Century-Crofts 1969

Pinkus, H., Mehregan, A.H.: Tumoren der Haut. In: Spezielle pathologische Anatomie. Doerr, W., Seifert, G., Uehlinger, E. (Hrsg.), Bd. 7, S. 529–629. Berlin, Heidelberg, New York: Springer 1973

Pinkus, H., Rogin, J.R., Goldman, P.: Eccrine poroma. Tumors exhibiting features of the epidermal sweat duct unit. Arch. Derm. Syph. (Chicago) **74**, 511 (1956)

Pippione, M., Depaoli, M.A., Sartoris, S.: Naevus eccrine. Dermatologica (Basel) **152**, 40 (1976)

Plewig, G.: Pigmentierte Zysten. Hautarzt **27**, 340 (1976)

Plewig, G., Wolff, H.H., Braun-Falco, O.: Steatocystoma multiplex. Anatomical re-evaluation, electron microscopy, autoradiography. Scientific Exhibit, American Academy of Dermatology, San Francisco, Dec. 5–11, 1975

Pringle, J.: Case of peculiar multiple sebaceous cysts (Steatocystoma multiplex). Brit. J. Derm. **11**, 381 (1899)

Prinz, F.: Kurze Mitteilung über einen Haar-Follikelnaevus. Arch. Derm. Syph. (Berl.) **193**, 513 (1951)

Pulec, J.L., Parkhill, E.M., Devine, K.D.: Adenoid cystic carcinoma of the external auditory canal. Trans. Amer. Acad. Ophthal. Otolaryng. **67**, 673 (1963)

Raab, W., Steigleder, G.K.: Fehldiagnosen bei Horncysten. Arch. klin. exp. Derm. **212**, 606 (1961)

Rahbari, H., Mehregan, A., Pinkus, H.: Trichoadenoma of Nikolowski. J. cutan. Pathol. **4**, 90 (1977)

Rasmussen, J.E.: A syndrome of trichoepitheliomas, milia, and cylindromas. Arch. Derm. Syph. (Chicago) **111**, 610 (1975)

Reed, R.J., Lamar, L.M.: Invasive hair matrix tumours of the scalp. Arch. Derm. Syph. (Chicago) **94**, 310 (1966)

Roberts, Ph.F., Jerome, D.W.: Ultrastructure of a pilar tumor. Arch. Derm. Syph. (Chicago) **108**, 399 (1973)

Rogge, C.W.L., Oeseburg, H.B., Van Andel, P.: Turban tumors and tricho-epitheliomata in a Groningen family. Chir. Plast. **3**, 75 (1975)

Rulon, D.B., Helwig, E.B.: Cutaneous sebaceous neoplasm. Cancer (Philad.) **33**, 82 (1974)

Salm, R., Wright, G.E.: Sebaceous carcinoma. Beitr. Pathol. **155**, 221 (1975)

Sanderson, K.V.: Tumors of the skin. In: Textbook of Dermatology. Rook, A., Wilkinson, D.S., Ebling, F.J.G. (eds.), Vol. 2, p. 1706. Oxford, Edinburgh: Blackwell 1968

Sanderson, K.V., Ryan, E.A.: The histochemistry of eccrine poroma. Brit. J. Derm. **75**, 86 (1963)

Santler, R., Eberhartinger, C.: Malignes Klarzellen-Myoepitheliom. Dermatologica (Basel) **130**, 340 (1965)

Santa-Cruz, D.J., Meyers, J.H., Gnepp, D.R., Perez, B.M.: Primary mucinous carcinoma of the skin. Brit. J. Derm. **98**, 645 (1978)

Sciallis, G.F., Winkelmann, R.K.: Multiple sebaceous adenomas and gastrointestinal carcinoma. Arch. Derm. Syph. (Chicago) **110**, 913 (1974)

Serri, F., Montagna, W., Mescon, H.: Studies of the skin of the fetus and the child.

II. Glycogen and amylophosphorylase in the skin of the fetus. J. invest. Derm. **39**, 199 (1962)
Shenoy, Y.M.V.: Malignant perianal papillary hidradenoma. Arch. Derm. Syph. (Chicago) **83**, 965 (1961)
Shmunes, E., Izumi, A., Beerman, H.: Syringeal hidradenoma – an unusual eccrine tumour. Acta derm.-venereol. (Stockh.) **51**, 460 (1971)
Smith, J.D., Chernosky, M.E.: Hidrocystomas. Arch. Derm. Syph. (Chicago) **108**, 676 (1973)
Smith, J.D., Chernosky, M.E.: Apocrine hidrocystoma (cystadenoma). Arch. Derm. Syph. (Chicago) **109**, 700 (1974)
Smith, H.W., Duarte, I.: Mixed tumors of the external auditory canal. Arch. Otolaryng. (Chicago) **75**, 108 (1962)
Tappeiner, J. Wolff, K.: Hidradenoma papilliferum. Eine enzymhistochemische und elektronenmikroskopische Studie. Hautarzt **19**, 101 (1968)
Ten Seldam, R.E.J., Helwig, E.B.: Histological typing of skin tumors. In: International histological classification of tumors, No. 12. Geneva: World Health Organization 1974
Thies, W., Schwarz, E.: Multiple eruptive Milien – ein organoides Follikelhamartom. Arch. klin. exp. Derm. **214**, 21 (1961)
Toker, C.: Trabecular carcinoma of the skin. Arch. Derm. Syph. (Chicago) **105**, 107 (1972)
Turhan, B., Krainer, L.: Bemerkungen über die sogenannten verkalkenden Epitheliome der Haut und ihre Genese. Dermatologica (Basel) **85**, 73 (1942)
Turner, H.A., Carter, H., Neptune, W.B.: Pulmonary metastases from ceruminous adenocarcinoma (cylindroma) of external auditory canal. Cancer (Philad.) **28**, 775 (1971)
Undeutsch, W.: Komplexer hamartomatöser Naevus der Hautanhangsgebilde, zugleich ein Beitrag zur Histogenese des sog. ekkrinen Spiradenoms. Z. Haut- u. Geschl.-Kr. **37**, 51 (1964)
Unna, P.G.: Die Histopathologie der Hautkrankheiten. Berlin: Hirschwald 1894
Urban, F.H., Winkelmann, R.K.: Sebaceous malignancy. Arch. Derm. Syph. (Chicago) **84**, 63 (1961)
Warkel, R.L., Helwig, E.B.: Apocrine gland adenoma and adenocarcinoma of the axilla. Arch. Derm. Syph. (Chicago) **114**, 198 (1978)
Werther, J.: Syringadenoma papilliferum (Naevus syringadenomatosus papilliferus). Arch. Derm. Syph. (Berl.) **116**, 865 (1913)
Wetli, C.V., Pardo, V., Millard, M., Gerston, K.: Tumors of ceruminous glands. Cancer (Philad.) **29**, 1169 (1972)
Wilson, Jones, E.: Proliferating epidermoid cysts. Arch. Derm. Syph. (Chicago) **94**, 11 (1966)
Wilson, Jones, E., Heyl, T.: Naevus sebaceus. Brit. J. Derm. **82**, 99 (1970)
Winer, L.H.: The dilated pore, a trichoepithelioma. J. invest. Derm. **23**, 181 (1954)
Winkelmann, R.K., McLeod, W.A.: The dermal duct tumor. Arch. Derm. Syph. (Chicago) **94**, 50 (1966)
Winkelmann, R.K., Muller, S.A.: Sweat gland tumors. Arch. Derm. Syph. (Chicago) **89**, 827 (1964)
Winkelmann, R.K., Wolff, K.: Histochemistry of hidradenoma and eccrine spiradenoma. J. invest. Derm. **49**, 173 (1967)
Zeller, D.J., Goldman, R.L.: Eccrine-pilar angiomatous hamartoma. Dermatologica (Basel) **143**, 100 (1971)
Zontschew, P.: Cylindroma capitis mit maligner Entartung. Zbl. Chir. **86**, 1875 (1961)

C. Basaliome

Adamson, H.G.: On the nature of rodent ulcer: its relationship to ephithelioma adenoides cysticum of Brooke and to other tricho-epitheliomata of benign nevoid character; its distinction from malignant carcinoma. Lancet **1914 I**, 810
Albertini, A. v.: Histologische Geschwulstdiagnostik. Stuttgart: Thieme 1955
Albertini, A. v., Roulet, F.: Histologische Geschwulstdiagnostik, 2. Aufl. Stuttgart: Thieme 1974

Albrecht, G., Ogbuihi, S., Spier, H.-W.: Metastasierendes Basaliom. Hautarzt **28**, 192 (1977)

Anderson, T.E., Best, P.V.: Linear basal cell nevus. Brit. J. Derm. **74**, 20 (1962)

Assor, D.: Basal cell carcinoma with metastasis to bone. Cancer (Philad.) **20**, 2125 (1967)

Berendes, U.: Die klinische Bedeutung der onkotischen Phase des Basalzellnaevus-Syndroms. Hautarzt **22**, 261 (1971)

Bleiberg, J., Brodkin, R.H.: Linear unilateral basal cell nevus with comedones. Arch. Derm. Syph. (Chicago) **100**, 187 (1969)

Braun-Falco, O.: Über das Verhalten der interfibrillären Grundsubstanz bei Sklerodermie. Derm. Wschr. **136**, 1085 (1957)

Braun-Falco, O.: Frage der Entartung von Verrucae seborrhoicae seniles. Hautarzt **15**, 645 (1964)

Brett, R., Braun-Falco, O.: Beitrag zur Differenzierung von Tumoren. Arch. Derm. Syph. (Berl.) **200**, 515 (1955)

Brown, S., Lane, P.R., Magnus, I.A.: Skin photosensitivity from fluorescent lighting. Brit. J. Derm. **81**, 420 (1969)

Carney, R.G.: Linear unilateral basal cell nevus with comedones. Arch. Derm. Syph. (Chicago) **65**, 471 (1952)

Costanza, M.E., Dayal, Y., Binder, S., Nathanson, L.: Metastatic basal cell carcinoma. Cancer (Philad.) **34**, 230 (1974)

Darier, J., Férrand, M.: L'épithéliome pavimenteux mixte et intermédiaire. Ann. Derm. Syph. (Paris) **3**, 385 (1922)

Deppe, R., Pullmann, H., Steigleder, G.K.: Dopa-positive cells and melanin in basal cell epithelioma (BCE). Arch. Derm. Res. **256**, 79 (1976)

Ehlers, G.: Cytomorphologische und cytophotometrische Untersuchungen an verschiedenen histologischen Basaliomtypen. Arch. klin. exp. Derm. **224**, 355 (1966a)

Ehlers, G.: Zur Klinik der Basalzellepitheliome unter Berücksichtigung statistischer Untersuchungen. Z. Haut- u. Geschl.-Kr. **41**, 226 (1966b)

Ehring, F., Honda, M.: Das Basalzellkarzinom auf röntgenbelasteter Haut. Strahlentherapie **133**, 198 (1967)

Foot, N.C.: Adnexal carcinoma of the skin. Amer. J. Path. **23**, 1 (1947)

Freeman, R.G., Winkelmann, R.K.: Basal cell tumor with eccrine differentiation (eccrine epithelioma). Arch. Derm. Syph. (Chicago) **100**, 234 (1969)

Gans, O., Steigleder, G.K.: Histologie der Hautkrankheiten, 2. Aufl. Bd. II, S. 524. Berlin, Göttingen, Heidelberg: Springer 1957

Gerstein, W.: Transplantation of basal cell epithelioma to the rabbit. Arch. Derm. Syph. (Chicago) **88**, 834 (1963)

Geschickter, C.F., Koehler, H.P.: Ectodermal tumors of the skin. Amer. J. Cancer **23**, 804 (1935)

Go, M.J., Delemarre, J.F.M., Hundeiker, M.: Zur Frage der Metastasierung des Basalzellepithelioms („Basalzellcarcinoms"). Hautarzt **24**, 449 (1973)

Gorlin, R.J., Goltz, R.W.: Multiple nevoid basal-cell epithelioma, jaw cysts and bifid rib. A syndrome. New Engl. J. Med. **262**, 908 (1960)

Gorlin, R.J., Vickers, R.A., Keller, E., Williamson, J.J.: The multiple basal-cell nevi syndrome. Cancer (Philad.) **18**, 89 (1965) (review)

Gormley, D.E., Hirsch, P.: Aggressive basal cell carcinoma of the scalp. Arch. Derm. Syph. (Chicago) **114**, 782 (1978)

Gottron, H.A.: Basaliomprobleme. Derm. Wschr. **150**, 220 (1964)

Gottron, H.A., Nikolowski, W.: Sarkom der Haut. In: Dermatologie und Venerologie. Gottron, H.W., Schönfeld, W. (Hrsg.), Bd. IV. Stuttgart: Thieme 1960

Graham, J.H., Urbach, F.: Cytodiagnosis of cutaneous tumors. In: Dermal pathology. Graham, J.H., Johnson, W.C., Helwig, E.B. (eds.), p. 679. Hagerstown, New York, Evanston, San Francisco, London: Harper & Row 1972

Happle, R.: Naevobasaliom und Ameloblastom. Hautarzt **24**, 290 (1973)

Holmes, E.J., Bennington, J.L., Haber, S.L.: Citrulline-containing basal cell carcinomas. Cancer (Philad.) **22**, 663 (1968)

Holubar, K.: Das Basaliom. In: Handbuch der Haut- und Geschlechtskrankheiten, Ergän-

zungswerk, Bd. III/3A: Nicht entzündliche Dermatosen III. Gottron, H.A., Korting, G.W. (Hrsg.), S. 235–390. Berlin, Heidelberg, New York: Springer 1975a
Holubar, K.: Das Basalzellnaevus-Syndrom (BCNS). In: Handbuch der Haut- und Geschlechtskrankheiten, Ergänzungswerk, Bd. III/3A: Nicht entzündliche Dermatosen III. Gottron, H.A., Korting, G.W. (Hrsg.), S. 391–419. Berlin, Heidelberg, New York: Springer 1975b
Holubar, K.: Das Epithelioma calcificans Malherbe (ECM). In: Handbuch der Haut- und Geschlechtskrankheiten, Ergänzungswerk, Bd. III/3A: Nicht entzündliche Dermatosen III. Gottron, H.A., Korting, G.W. (Hrsg.), Berlin, Heidelberg, New York: Springer 1975c
Holubar, K., Wolff, K.: Zur Histologie einiger oxydativer und hydrolytischer Enzyme beim Basaliom. Arch. klin. exp. Derm. **227**, 354 (1966)
Holubar, K., Matras, H., Smalik, A.V.: Multiple palmar basal cell epitheliomas in basal cell nevus syndrome. Arch. Derm. Syph. (Chicago) **101**, 679 (1970)
Hornstein, O.: Über die Pinkussche Varietät der Basaliome. Hautarzt **8**, 406 (1957)
Howell, J.B., Caro, M.R.: The basal cell nevus. Arch. Derm. Syph. (Chicago) **79**, 67 (1959)
Howell, J.B., Mehregan, A.H.: Pursuit of the pits in the nevoid basal cell carcinoma syndrome. Arch. Derm. Syph. (Chicago) **102**, 586 (1970)
Hundeiker, M., Berger, H.: Zur Morphogenese der Basaliome. Arch. klin. exp. Derm. **231**, 161 (1968)
Hundeiker, M., Petres, J.: Morphogenese und Formenreichtum der arseninduzierten Präkanzerosen. Arch. klin. exp. Derm. **231**, 355 (1968)
Hyman, A.B., Barsky, A.J.: Basal cell epithelioma of the palm. Arch. Derm. Syph. (Chicago) **92**, 571 (1965)
Hyman, A.B., Michaelides, P.: Basal-cell epithelioma of the sole. Arch. Derm. Syph. (Chicago) **87**, 481 (1963)
Kint, A.: Contribution à l'étude des acides nucléiques au cours de la différenciation épidermique normale et pathologique. Arch. belges Derm. **20**, 243 (1964)
Kint, A.: Histogenetic study of the basal cell epithelioma. In: Current problems in dermatology, Vol. 3, pp. 82–123. Basel: Karger 1970
Kint, A.: Die Histogenese des Basalioms. Hautarzt **25**, 521 (1974)
Kint, A.: Pathology of basal cell epithelioma. In: Cancer of the Skin. Biology – Diagnosis – Management. Andrade, R., Gumport, S.L., Popkin, G.L., Rees, Th.D. (eds.), pp. 845–882. Philadelphia, London, Toronto: Saunders 1976
Krompecher, A.: Der Basalzellkrebs. Jena: Fischer 1903
Kumakiri, M.: Ultrastructural resemblance of basal cell epithelioma to primary epithelial germ. J. Cut. Pathol. **5**, 53 (1978)
Lane-Brown, M.M., Melia, D.F.: A genetic diathesis to skin cancer. J. invest. Derm. **61**, 39 (1973)
Lever, W.F.: Pathogenesis of benign tumors of the cutaneous appendages and of basal cell epithelioma. II. Basal cell epithelioma. Arch. Derm. Syph. (Chicago) **57**, 709 (1948)
Lever, W.F., Hashimoto, K.: Die Histogenese einiger Hautanhangstumoren im Lichte histochemischer und elektronenmikroskopischer Befunde. Hautarzt **17**, 161 (1966)
Lever, W.F., Hashimoto, K.: Electron microscopic and histochemical findings in basal cell epithelioma, squamous cell carcinoma and some appendage tumors. Proc. XIII. Congr. internat. Derm., Munich 1967, Vol. I, pp. 3–8. Berlin, Heidelberg, New York: Springer 1967
Lever, W.F. Schaumburg-Lever, G.: Histopathology of the skin, 5th ed. Philadelphia, Toronto: Lippincott 1975
Lewis, H.M., Stensaas, C.O., Okun, M.R.,: Basal cell epithelioma of the sole. Arch. Derm. Syph. (Chicago) **91**, 623 (1965)
Madsen, A.: The histogenesis of superficial basal-cell epitheliomas; unicentric or multicentric origin. Arch. Derm. Syph. (Chicago) **72**, 29 (1955)
Madsen, A.: Studies on basal-cell epithelioma of the skin. Acta path. microbiol. scand. (Suppl.) **177** (1965)
Miescher, G.: Zur Histologie und Histogenese der Basalzellkarzinome (Basaliome). Schweiz. med. Wschr. **79**, 551 (1949)

Mikhail, G.R., Nims, L.P., Kelly, A.P., Ditmars, D.M., Eyler, W.R.: Metastatic basal cell carcinoma. Arch. Derm. Syph. (Chicago) 113, 1261 (1977)
Montgomery, H.: Perifollicular fibroma. In: Dermatopathology, Vol. 2, p. 1038. New York, Evanston, London: Hoeber Medical Division, Harper & Row 1967
Musger, A.: Was sind Phakomatosen? Versuch einer Zusammenstellung und Einteilung jener Entwicklungs-Anomalien, die heute als Phakomatosen bezeichnet werden können. Hautarzt 15, 151 (1964)
Nödl, R.: Das sog. Übergangsepitheliom. I. Arch. Derm. Syph. (Berl.) 197, 256 (1954a)
Nödl, R.: Das sog. Übergangsepitheliom. II. Arch. Derm. Syph. (Berl.) 197, 271 (1954b)
Nödl, R.: Das sog. Übergangsepitheliom. IV. Arch. Derm. Syph. (Berl.) 197, 290 (1954c)
Nödl, F.: Strukturbesonderheiten im Stroma des Basalioma Typ Pinkus. Arch. klin. exp. Derm. 235, 173 (1969)
Oberste-Lehn, H.: Zur Histogenese des Basalioms. Z. Haut- u. Geschl.-Kr. 16, 334 (1954)
Okun, M.R., Blumental, B.: Basal cell epithelioma with giant cells and nuclear atypicality. Arch. Derm. Syph. (Chicago) 89, 598 (1964)
Petzoldt, D., Braun-Falco, O.: Enzyme des energieliefernden Stoffwechsels in Basaliomen. Hautarzt 19, 509 (1968)
Piérard, J., Kint, A.: Étude histochimique de quelques enzymes dans l'épithélioma basocellulaire. Arch. belges Derm. 22, 109 (1966)
Pinkus, H.: Premalignant fibroepithelial tumors of the skin. Arch. Derm. Syph. (Chicago) 67, 598 (1953)
Pinkus, H.: Adnexal tumors, benign, not so benign, and malignant. In: Advances in biology of skin. Montagna, R., Dobson, W. (eds.), Vol. VII, p. 255. Oxford, London, New York: Pergamon Press 1966
Pinkus, H.: "Sebaceous cysts" are trichilemmal cysts. Arch. Derm. Syph. (Chicago) 99, 544 (1969)
Pinkus, H., Mehregan, A.H.: Benign vs. malignant tumors. In: A guide to dermatohistopathology. New York: Meredith 1969
Pinkus, H., Mehregan, A.H.: Tumoren der Haut. In: Spezielle pathologische Anatomie. Doerr, W., Seifert, G., Uehlinger, E. (Hrsg.), Bd. 7, S. 559–565. Berlin, Heidelberg, New York: Springer 1973
Popkin, G.L., DeFeo, Ch., jr.: Basal cell epithelioma. In: Cancer of the skin. Andrade, R., Gumport, S.L., Popkin, G.L., Rees, Th., D. (eds.), Vol. II, p. 821 Philadelphia, London, Toronto: Saunders 1976
Posternak, F., Civatte, M.J.: Les tumeurs fibro-épithéliales de Pinkus à locations extradorso-lombo-sacrées. A propos de 31 cas personnels. Ann. Derm. Syph. (Paris) 103, 275 (1976)
Poyzer, K.G., DeLauney, W.E.: Pseudorecidivism of irradiated basal cell carcinoma. Aust. J. Derm. 15, 77 (1974)
Reidbord, H.E., Wechsler, H.L., Fisher, E.R.: Ultrastructural study of basal cell carcinoma and its variants with comments on histogenesis. Arch. Derm. Syph. (Chicago) 104, 132 (1971)
Rupec, M., Kint, A., Himmelmann, G.W.: On the occurrence of sphaeridia in basalioma cells and the basal cells of the overlying epidermis. Arch. Derm. Res. 256, 33 (1976)
Rupec, M., Vakilzadeh, F., Korb, G.: Über das Vorkommen von mehrkernigen Riesenzellen in Basaliomen. Arch. klin. exp. Derm. 235, 198 (1969)
Sams, W.M., jr., Smith, J.G., jr., Finlayson, J.R.: The histochemistry of the basal cell epithelioma. J. invest. Derm. 41, 457 (1963)
Sams, W.M., jr., Smith, J.G., jr., Finlayson, J.R.: The histochemistry of the basal cell epithelioma. J. invest. Derm. 43, 467 (1964)
Steigleder, G.K.: Besondere Aspekte des Basalioms. Z. Haut- u. Geschl.-Kr. 53, 55 (1978)
Taylor, W.B., Wilkins, J.W.: The nevoid basal cell carcinoma syndrome. Arch. Derm. Syph. (Chicago) 102, 654 (1970)
Ten Seldam, R.E.J., Helwig, E.V.: Histological typing of skin tumors, In: International histological classification of tumors, No. 12. Geneva: World Health Organization 1974
Tillmann, U., Krause, W., Hundeiker, M.: Bindegewebs- und Gefäßwanddegeneration im Basaliomstroma und die Frage der Basaliommetastasierung. Beitr. Pathol. 144, 231 (1971)

Tritsch, H.: Basaliome. Dtsch. med. Wschr. **99**, 480 (1974)
Van Scott, E.J.: Definition of epidermal cancer. In: The epidermis. Montagna, W., Lobitz, W.C., jr. (eds.) p. 573. New York, London: Academic Press 1964
Van Scott, E.J., Reinertson, R.P.: The modulating influence of stromal environment on epithelial cells studied in human autotransplants. J. invest. Derm. **36**, 109 (1961)
Wallace, S.A., Halpert, B.: Trichoma: Tumour of hair anlage. Arch. Path. (Chicago) **50**, 199 (1950)
Weidner, F., Stolte, M.: Multizentrisches metatypisches Kopfhautbasaliom (Typ Ulcus terebrans) mit Perforationen der Schädelkalotte. Hautarzt **25**, 68 (1974)
Wermuth, B.M., Fajardo, L.F.: Metastatic basal cell carcinoma. Arch. Path. (Chicago) **90**, 458 (1970)
Winkelmann, R.K., Holubar, K., Wolff, K.: Enzymhistochemische Reaktionsmuster als Indikatoren des Differenzierungsgrades epithelialer Hauttumoren. Acta histochem. (Jena) **27**, 285 (1967)
Wolff, K., Holubar, K.: Zur Enzymhistochemie des Basalioms. Arch. klin. exp. Derm. **223**, 483 (1965)
Wood, M.G., Pranich, K., Beerman, H.: Investigation of possible apocrine gland component in basal cell epithelioma. J. invest. Derm. **30**, 273 (1958)
Zackheim, H.S.: Origin of human basal cell epithelioma. J. invest. Derm. **38**, 57 (1962)
Zelickson, A.S.: An electron microscopic study of the basal cell epithelioma. J. invest. Derm. **39**, 183 (1962)
Zelickson, A.S.: The pigmented basal cell epithelioma. Arch. Derm. Syph. (Chicago) **96**, 524 (1967)
Zelickson, A.S., Lynch, F.W.: Electron microscopy of virus-like particles in a keratocanthoma. J. invest. Derm. **37**, 79 (1961)
Zollinger, H.U.: Radio-Histologie und Radio-Histopathologie. In: Handbuch der allgemeinen Pathologie, Bd. X/1: Umwelt I. Redigiert von Roulet, F., S. 127. Berlin, Heidelberg, New York: Springer 1960

D. Naevi und Tumoren des melanocytären Systems

Albertini, A., v.: Histologische Geschwulstdiagnostik. Stuttgart: Thieme 1955
Allen, A.C.: A reorientation on the histogenesis and clinical significance of cutaneous nevi and melanomas. Cancer (Philad.) **2**, 28 (1949)
Allen, A.C: Juvenile melanomas of children and adults and melanocarcinomas of children. Arch. Derm. Syph. (Chicago) **82**, 325 (1960)
Allen, A.C., Spitz, S.: Malignant melanoma – a clinopathological analysis for diagnosis and prognosis. Cancer (Philad.) **6**, 1–45 (1953)
Allen, A.C., Spitz, S.: Histogenesis and clinico-pathologic correlation of nevi and malignant melanomas. Arch. Derm. Syph. (Chicago) **69**, 150 (1954)
Altmeyer, P.: Die fibrösen Nasenpapeln: Eine klinische und histologische Entität? Hautarzt **28**, 416 (1977)
Anton-Lamprecht, I., Schnyder, U.W., Tilgen, W.: Das "Stade éphélide" der melanotischen Präcancerose. Arch. Derm. Forsch. **240**, 61 (1971)
Apitz, K.: Über die Pigmentbildung in den Zellkernen melanotischer Geschwülste. Virchows Arch. **300**, 89 (1937)
Avidor, I., Kessler, E.: "Atypical" blue nevus – a benign variant of cellular blue nevus. Dermatologica (Basel) **154**, 39 (1977)
Beardmore, G.L.: The epidemiology of malignant melanoma in Australia. In: Melanoma and skin cancer. Proceedings of the International Cancer Conference, Sydney 1972 (Australian Cancer Society – Internat. Union Against Cancer), McCarthy, W.H. (ed.). Sydney: Blight 1972
Bird, C.C., Willis, R.A.: The histogenesis of pigmented neurofibromas. J. Path. Bact. **4**, 631 (1969)
Breslow, A.: Thickness, cross-sectional areas and depth of invasion in the prognosis of cutaneous melanoma. Ann. Surg. **172**, 902 (1970)

Breslow, A.: Tumor thickness, level of invasion and node dissection in stage I cutaneous melanoma. Ann. Surg. **182**, 572 (1975)
Brunck, H.-J.: Über einen metastasierenden, aber klinisch gutartig verlaufenden Naevus mit blasig entarteten Naevuszellen und über deren Genese. Arch. Derm. Syph. (Berl.) **196**, 170 (1953)
Brunck, H.-J.: Über den kindlichen Blasenzellnaevus. Arch. klin. exp. Derm. **205**, 49 (1957)
Burg, G., Braun-Falco, O.: The cellular stromal reaction in malignant melanoma. A cytochemical investigation. Arch. Derm. Forsch. **245**, 318–333 (1972)
Clark, W.H., Sen.: The pigmentary system. In: Advances in biology of skin. Montagna, W., Ho, F. (eds.), Vol. VIII, p. 621. Oxford, London, New York: Pergamon Press 1966
Clark, W.H., jr., Mihm, M.C., jr.: Lentigo maligna and lentigo maligna melanoma. Amer. J. Path. **55**, 39 (1969)
Clark, W.H., jr., From, L., Bernardino, E.A., Mihm, M.C., jr.: Histogenesis and biologic behavior of primary human malignant melanoma of the skin. Cancer Res. **29**, 705 (1969)
Clark, W.H., jr., Mastrangelo, M.F., Ainsworth, A.M., Berd, D., Bellet, R.E., Bernardi, E.A.: Current concepts of the biology of human cutaneous malignant melanoma. Advances Cancer Res. **24**, 267 (1977)
Clark, W.H., Reimer, R.R., Greene, M., Ainsworth, A.M., Mastrangelo, M.J.: Origin of familial malignant melanomas from heritable melanocytic lesions. "The B-K mole syndrome". Arch. Derm. Syph. (Chicago) **114**, 732 (1978)
Cochran, A.J., Clark, W.H., jr.: The pathology and biology of cutaneous melanocytic lesions. XIth Congress of the International Academy of Pathology, 2nd World Congress of Academic and Environmental Pathology, Boston 1976
Cohen, M.H., Ketcham, A.S., Felix, E.L., Li, S.H., Tomaszewski, M.M., Costa, J., Rabson, A.S., Simon, R.M., Rosenberg, S.A.: Prognostic factors in patients undergoing lymphadenectomy for malignant melanoma. Ann. Surg. **186**, 635 (1977)
Conley, J., Lattes, R., Orr, W.: Desmoplastic malignant melanoma. Cancer (Philad.) **28**, 914 (1971)
Copeman, P.W.M., Lewis, M.G., Phillips, T.M., Elliott, P.G.: Immunological associations of the halo nevus with cutaneous malignant melanoma. Brit. J. Derm. **88**, 127 (1973)
Coskey, R.J., Mehregan, A.: Spindle cell nevi in adults and children. Arch. Derm. Syph. (Chicago) **108**, 535 (1973)
Cramer, H.J.: Über den „Neuro-nevus blue" (Masson). Hautarzt **17**, 16 (1966)
Cramer, H.J., Klimpel, M.: Über Riesenzellen in Naevuszell-Naevi. Arch. klin. exp. Derm. **238**, 10 (1970)
Delacrétaz, J.: Mélanome juvénile (mélanome de Spitz) à évolution maligne. Dermatologica (Basel) **138**, 79 (1969)
Delacrétaz, J., Jaeger, H.: Die Melanome. In: Dermatologie und Venerologie. Gottron, H.A., Schönfeld, W. (Hrsg.), Bd. IV, S. 594–596. Stuttgart: Thieme 1960
Dubreuilh, M.W.: Lentigo malin des vieillards. Société de Dermatologie 4 août, 1894
Dubreuilh, M.W.: De la mélanose circonscrite précancéreuse. Ann. Derm. Syph. (Paris) **3**, 129–154 (1912)
Ebner, H., Niebauer, G.: Elektronenoptische Befunde zum Pigmentverlust beim Naevus Sutton. Dermatologica (Basel) **137**, 345 (1968)
Echevarria, R., Ackerman, L.V.: Spindle and epithelioid cell nevi in the adult. Cancer (Philad.) **20**, 175 (1967)
Feyrter, F.: Über den Naevus. Virchows Arch. **301**, 417 (1938)
Fitzpatrrick,, T.B., Breathnach, A.S.: Das epidermale Melanin-Einheit-System. Derm. Wschr. **147**, 481 (1963)
Frank, S.B., Cohen, H.J.: The halo nevus. Arch. Derm. Syph. (Chicago) **89**, 367 (1964)
Frenk, E., Mevorah, B., Delacrétaz, J.: Seltenere Melanozyten- und Naevuszellen-Naevi. Hautarzt **26**, 619 (1975)
Frolow, G.R., Shapiro, L., Brownstein, H.: Desmoplastic malignant melanoma. Arch. Derm. Syph. (Chicago) **111**, 753 (1975)
Gardner, W.A., Jr., Vazquez, M.D.: Balloon cell melanoma. Arch. Path. (Chicago) **89**, 470 (1970)

Gartmann, H.: Über blasige Zellen im Naevuszell-Naevus. Z. Haut- u. Geschl.-Kr. **28**, 148 (1960)
Gartmann, H.: Naevus und Melanom. Bemerkungen zur gleichnamigen Arbeit von Th. Schreus. Hautarzt **12**, 419 (1961)
Gartmann, H.: Zur Klinik und Therapie der Melanome. Med. Welt **11**, 574 (1962)
Gartmann, H., Lischka, G.: Maligner blauer Naevus (malignes dermales Melanozytom). Hautarzt **23**, 175 (1972)
Gartmann, H., Müller, H.-D.: Über das gemeinsame Vorkommen von blauem Naevus und Naevuszellen in ein und derselben Geschwulst („combined nevus"). Z. Haut- u. Geschl.-Kr. **52**, 389 (1977)
Gartmann, H., Tritsch, H.: Bedeutung feingeweblicher Befunde für die Prognose des malignen Melanoms. Dtsch. med. Wschr. **97**, 857 (1972)
Gottlieb, B., Brown, A.L., Jr., Winkelmann, R.K.: Fine structure of the nevus cell. Arch. Derm. Syph. (Chicago) **92**, 81 (1965)
Greeley, P.W., Middleton, A.G., Curtin, J.W.: Incidence of malignancy in giant pigmented nevi. Plast. reconstr. Surg. **36**, 26 (1965)
Gross, P.R., Carter, D.M.: Malignant melanoma arising in a giant cerebriform nevus. Arch. Derm. Syph. (Chicago) **96**, 536 (1967)
Haensch, R.: Tyrosinase activity in three types of the malignant melanoma: Superficial spreading melanoma, lentigo maligna melanoma and nodular melanoma. Arch. Derm. Res. **252**, 193 (1975)
Hall, M., Eusebi, V., D'Angelo, I.D.: Multiple pigmented nevi in an albino; case report. Brit. J. Derm. **95**, 199 (1976)
Hansen, M.G., McCarten, A.B.: Tumor thickness and lymphocytic infiltration in malignant melanoma of the head and neck. Amer. J. Surg. **128**, 557 (1974)
Happle, R., Echternacht, K., Schotola, I.: Halonaevus ohne Halo. Hautarzt **26**, 44 (1975)
Happle, H., Schotola, I., Macher, E.: Spontanregression und Leuködem beim malignen Melanom. Hautarzt **26**, 120 (1975)
Hardmeier, T., Nussbaumer, U., Kotnik, G.: Zur prognostischen Bedeutung histologischer Kriterien beim malignen Melanom. Virchows Arch. **A 345**, 23 (1968)
Hashimoto, K., Bale, G.F.: An electron microscopic study of balloon cell nevus. Cancer (Philad.) **30**, 530 (1972)
Heite, H.-J.: Methodik der Datensammlung und Struktur des ausgewerteten Krankengutes am malignen Melanom. Arch. Derm. Forsch. **244**, 186 (1972a)
Heite, H.-J.: Prognose anhand der Absterbekurve in Abhängigkeit von Irritation, Wachstum und Oberflächengestalt des Primärherdes. Arch. Derm. Forsch. **244**, 201–205 (1972b)
Hermanek, P., Hornstein, O.P., Tonak, J., Weidner, F.: Malignes Melanom. Invasionstiefe und Melanomtyp. Beitr. Pathol. **157**, 269 (1976)
Hernandez, F.J.: Malignant blue nevus. A light and electron microscopic study. Arch. Derm. Syph. (Chicago) **107**, 741 (1973)
Herzberg, J.J.: Naevus und Melanom. Hautarzt **13**, 111 (1963)
Herzberg, J.J.: Das Verhalten der cutanen Lymphgefäße beim malignen Melanom. Arch. klin. exp. Derm. **220**, 129 (1964)
Herzberg, J.J.: Die Bedeutung der Hautanhangsgebilde bei der primären Ausbreitung des malignen Melanoms. Arch. klin. exp. Derm. **229**, 248 (1967)
Herzberg, J.J., Klein, U.E.: Blauer Naevus mit Solitär-Metastasen in Lunge und Nebennieren. Arch. klin. exp. Derm. **212**, 158 (1961)
Hornstein, O.: Zur Kenntnis des sogenannten Blasenzellnaevus. Arch. klin. exp. Derm. **226**, 97 (1966)
Hornstein, O.P., Weidner, F.: Vascularisation und entzündliches Infiltrat beim malignen Melanom in ihrer Beziehung zur Prognose. Arch. Derm. Forsch. **244**, 224 (1972)
Hůla, M.: Clear cell melanoblastoma. Dermatologica (Basel) **146**, 86 (1973)
Hunter, J.A., Zaynoun, S., Paterson, W.D., Bleehen, S.S., Mackie, R., Cochran, A.J.: Cellular fine structure in the invasive nodules of different histogenetic types of malignant melanoma. Brit. J. Derm. **98**, 255 (1978)
Hutchinson, J.: Senile freckles. Arch. Surg. **3**, 319 (1892)
Huvos, A.G., Shah, J.P., Mike, V.: Prognostic factors in cutaneous malignant melanoma

- a comparative study of long term and short term survivors. Hum. Pathol. **5**, 347 (1974)
Illig, L.: Zur Einteilung, Nomenklatur und biologischen Wertigkeit der malignen Melanome. Bericht über das VI. Internationale Symposium „Biologische Charakterisierung menschlicher Tumoren", Sektion „Maligne Melanome", Kopenhagen 1975. Hautarzt **27**, 548 (1976)
Jakubowicz, K.: Über die Zugehörigkeit des sogenannten juvenilen Melanoms zur Gruppe des aktiven Naevuszellnaevus. Hautarzt **16**, 411 (1965)
Jurecka, W., Lassmann, H., Gebhart, W.: Connexions between nerves and intradermal nevi. Arch. Derm. Res. **261**, 91 (1978)
Kalkoff, K.W., Kühnl-Petzoldt, Chr.: Zur Abgrenzung der Melanosis circumscripta praeblastomatosa Dubreuilh vom superficial spreading melanoma und zur Klassifizierung der Melanome. Hautarzt **24**, 463 (1973)
Klostermann, G.F.: Zur Frage der multizentrischen Entstehung beim malignen Melanom. Arch. klin. exp. Derm. **215**, 379 (1962)
Klostermann, G.G., Heite, H.-J.: Das Tiefenwachstum des Melanoms in Relation zur Prognose. Arch. Derm. Forsch. **244**, 214 (1972)
Kokoschka, E.-V., Niebauer, G.: Zur histologischen Prognosestellung beim primären Melanom. Wien. klin. Wschr. **88**, 685 (1976)
Kopf, A.W.: The prognostic index in malignant melanoma. JAMA **239**, 2695 (1978)
Kopf, A.W., Andrade, R.: A histologic study of the dermo-epidermal junction in clinically "intradermal" nevi, employing serial sections. Ann. N.Y. Acad. Sci. **100**, 200 (1963)
Kornberg, R., Harris, M., Ackerman, B.: Epidermotropically metastatic malignant melanoma. Arch. Derm. Syph. (Chicago) **114**, 67 (1978)
Kühnl-Petzoldt, C.: Superficial spreading melanoma: histological findings and problems of differentiation. Arch. Derm. Forsch. **250**, 309 (1974)
Kühnl-Petzoldt, C., Kalkhoff, K.W.: Neuklassifizierung des malignen Melanoms, Grundlagen und praktische Bedeutung. Med. Klin. **71**, 1707 (1976)
Kwittken, J., Negri, L.: Malignant blue nevus. Arch. Derm. Syph. (Chicago) **94**, 64 (1966)
Labrecque, P.G., Hu, C.H., Winkelmann, R.K.: On the nature of desmoplastic melanoma. Cancer (Philad.) **38**, 1205 (1976)
Lee, J.A.H.: Sunlight and the etiology of malignant melanoma. In: Melanoma and skin cancer. Proceedings of the International Cancer Conference, Sydney 1972 (Australian Cancer Society - Internat. Union Against Cancer). McCarthy, W.H. (ed.). Sydney: Blight 1972
Leopold, J.G., Richards, D.B.: The interrelationship of blue and common nevi. J. Path. Bact. **95**, 37 (1968)
Lever, W.F., Schaumburg-Lever, G. (eds.): Histopathology of the skin. 5th ed., pp. 664–674. Philadelphia, Toronto: Lippincott 1975
Little, J.H.: Histology and prognosis in cutaneous malignant melanoma. In: Melanoma and skin cancer. Proceedings of the International Cancer Conference, Sydney 1972 (Austral. Cancer Soc. - Internat. Union Against Cancer). McCarthy, W.H. (ed.), pp. 107–119. Sydney: Blight 1972
Lund, H.A., Kraus, J.M.: Melanotic tumors of the skin. In: Atlas of tumor pathology. Fascicle 3, pp. 1–134. Washington: Armed Forces Institute of Pathology 1962
Lynch, H.T. (ed.): Malignant melanoma. In: Recent results in cancer research, Vol. 12: Hereditary factors in carcinoma, pp. 58–60. Berlin, Heidelberg, New York: Springer 1967
Macher, E.: Immunologische Aspekte beim malignen Melanom. Arch. Derm. Forsch. **244**, 234 (1972)
Macher, E., Müller, Ch., Sorg, G., Gassen, A., Sorg, C.: Evidence for crossreacting membrane associated specific melanoma antigens as detected by immunofluorescence and immune adherence. Behring Inst. Mitt. **56**, 86 (1975)
Mackie, R.M., Spilg, W.G.S., Thomas, C.E., Cochran, A.J.: Cell-mediated immunity in patients with malignant melanoma. Brit. J. Derm. **87**, 523 (1972)
Mahrle, C., Bolling, R., Gartmann, H.: Verruköses Lentigo maligna-Melanom (Spontane

Regression und simultane Neubildung eines Zweittumors). Z. Haut- u. Geschl.-Kr. **52**, 897 (1977)

Masson, P.: Neuro-nevi "bleu". Arch. De Vecchi Anat pat. **14**, 1 (1950)

Masson, P.: My conception of cellular nevi. Cancer (Philad.) **4**, 9 (1951)

McGovern, V.J.: The classification of melanoma and its relationship with prognosis. Pathology (Philad.) **2**, 85 (1970)

McGovern, V.J.: Melanoma: growth patterns, multiplicity and regression. In: Melanoma and skin cancer. Proceedings of the International Cancer Conference, Sydney, 1972 (Australian Cancer Society – Internat. Union Against Cancer), McCarthy, W.H. (ed.). Sydney: Blight 1972

McGovern, V.J., Mihm, M.C., jr., Bailly, C.: The classification of malignant melanoma and its histologic reporting. Cancer (Philad.) **32**, 1446 (1973)

McLeod, G.R.: Factors influencing prognosis in malignant melanoma. In: Melanoma and skin cancer. Proceedings of the International Cancer Conference, Sydney 1972 (Australian Cancer Society – Internat. Union Against Cancer), McCarthy, W.H. (ed.). Sydney: Blight 1972

Merkow, U.P., Burt, R.C., Hayeship, D.W.: A cellular and malignant blue nevus. Cancer (Philad.) **24**, 888 (1969)

Miescher, G.: Umwandlung von Naevuszellen in Talgdrüsenzellen. Arch. Derm. Syph. (Berl.) **171**, 119 (1935)

Miescher, G.: Diagnose und Therapie der Melanome. Oncologia (Basel) **13**, 164 (1960)

Miescher, G., Albertini, A. v.: Histologie de 100 cas de naevi pigmentaires d'après les méthodes de Masson. Bull. Soc. franç. Derm. Syph. **42**, 1265 (1935)

Mihm, M.C., Clark, W.H., jr., From, L.: The clinical diagnosis, classification and histogenetic concepts of the early stages of cutaneous malignant melanomas. New Engl. J. Med. **284**, 1078–1082 (1972)

Milton, G.W.: Malignant melanoma of the skin and mucous membrane. (With chapters by V.J. McGovern and M.G. Lewis) Edinburgh, London, New York: Churchill Livingstone 1977

Mishima, Y.: Melanosis circumscripta praecancerosa (Dubreuilh). A non-nevoid premelanoma distinct from junction nevus. J. invest. Derm. **34**, 361 (1960)

Mihshima, Y.: Electron microscopic cytochemistry of melanosomes and mitochondria. J. Histochem. Cytochem. **12**, 784 (1964)

Mishima, Y.: Macromolecular changes in pigmentary disorders. Arch. Derm. Syph. (Chicago) **91**, 519 (1965)

Mishima, Y.: Melanotic and nevocytic malignant melanoma. Cellular and subcellular differentiation. Cancer (Philad.) **20**, 1632 (1967)

Mishima, Y.: Cellular blue nevus. Melanogenic activity and malignant transformation. Arch. Derm. Syph. (Chicago) **101**, 104 (1970)

Mishima, Y., Matsunaka, M.: Macromolecular pathology of pagetoid melanoma. Pigment Cell **1**, 292 (1973)

Mishima, Y., Matsunaka, M.: Pagetoid premalignant melanosis and melanoma: Differentiation from Hutchinson's melanotic freckle. J. invest. Derm. **65**, 434 (1975)

Möhlenbeck, F.W.: Inverted follicular keratosis. Hautarzt **26**, 21 (1975)

Montgomery, H.: Die histopathologische Unterscheidung der Pigmentnaevi, juvenilen Melanome und Melanomalignome. Hautarzt **9**, 52 (1958)

Morishima, T., Endo, M., Imagawa, I., Morioka, S.: Clinical and histopathological studies on spotted grouped pigmented nevi with special reference to eccrine-centered nevus. Acta derm.-venereol. (Stockh.) **56**, 345 (1976)

Morton, D.L., Malmgren, R.A., Holmes, E.C., Ketcham, A.S.: Demonstration of antiboides against human malignant melanoma by immunofluorescence. Surgery **64**, 233 (1968)

Mouly, R., Dufourmentel, C., Glicenstein, J.: Mélanome malin et grossesse. Bull. Soc. franç. Derm. Syph. **73**, 661 (1966)

Neumann, H., Konrad, K.: Amelanotisches Melanom in einem Riesenpigmentnaevus. Ultrastrukturelle Untersuchungen. Z. Haut- u. Geschl.-Kr. **53**, 381 (1978)

Niizuma, K.: Juvenile melanoma – A case report and histogenetic investigation. Arch. Derm. Res. **259**, 83 (1977)

Nödl, F.: Die Lymphbahnen beim malignen Melanom. Arch. klin. exp. Derm. **238**, 169 (1970a)
Nödl, F.: Zur Histologie der Mikrometastasen des malignen Melanoms. Arch. klin. exp. Derm. **238**, 61 (1970b)
Nödl, F.: Über die Filterwirkung der Lymphknoten bei der Melanommetastasierung. Arch. Derm. Forsch. **255**, 237 (1976)
Oettlé, A.G.: Epidemiology of melanomas in South Africa. In: Structure and control of the melanocyte. Della Porta, G., Mühlbock, O. (eds.). Berlin, Heidelberg, New York: Springer 1966
Okun, M.R., Bauman, L.: Malignant melanoma arising from an intradermal nevus. Arch. Derm. Syph. (Chicago) **92**, 69 (1965)
Okun, M.R., Donnellan, B., Edelstein, L.: An ultrastructural study of balloon cell nevus. Cancer (Philad.) **34**, 615 (1974)
Pack, G.T., Davis, J., Oppenheim, A.: The relation of race and complexion to the incidence of moles and melanomas. Ann. N.Y. Acad. Sci. **100**, 719 (1963)
Paul, E.: Eine neue Methode zur feineren Melanom-Differenzierung, die Bedeutung der Formalin-induzierten Fluoreszenz für die prognostische Beurteilung maligner Melanome. Fortschr. Med. **93**, 1490 (1975)
Paul, E.: Lymphangiosis melanoblastomatosa. Hautarzt **28**, 322 (1977)
Paul, E., Gernand, E.: Increase of melanocytes around malignant melanoma. Arch. Derm. Forsch. **252**, 275 (1975)
Paul, E., Illig, L.: Fluorescenzmikroskopische Darstellung pigmentbildender Hauttumoren nach Falck-Hillarp im Vergleich zu ihrem gewöhnlichen lichtmikroskopischen Bild. Arch. Derm. Forsch. **249**, 51 (1974)
Paul, E., Illig, L.: Fluorescence-microscopic investigations of pigment cells of lentigo maligna (Melanosis cricumscripta praeblastomatosa Dubreuilh) and lentigo maligna melanoma. Arch. Derm. Forsch. **256**, 179 (1976a)
Paul, E., Illig, L.: Melanin-producing dendritic cells and histogenesis of malignant melanoma. Arch. Derm. Forsch **257**, 163 (1976b)
Petersen, N.C., Bodenham, D.C., Lloyd, O.C.: Malignant melanoma of the skin. Brit. J. plast. Surg. **15**, 49 (1962)
Pinkus, H., Mehregan, A.H.: Tumoren der Haut. In: Spezielle pathologische Anatomie. Bd. 7: Haut und Anhangsgebilde. Schnyder, U.W. (Hrsg.), S. 529–629. Berlin, Heidelberg, New York: Springer 1973
Pullmann, H., Steigleder, G.K.: Vergleichende autoradiographische Untersuchungen zur cellulären Stromareaktion beim malignen Melanom und beim Basaliom. Arch. Derm. Forsch. **250**, 173 (1974)
Reed, W.B., Becker, W.S., jr., Becker, W.S., sen., Nickel, W.R.: Giant pigmented nevi, melanoma, and leptomeningeal melanocytosis. Arch. Derm. Syph. (Chicago) **91**, 100 (1965)
Rodriguez, H.A., Ackerman, L.V.: Cellular blue nevus. Cancer (Philad.) **21**, 393 (1968)
Santler, R.: Zur Klinik, Therapie und Prognose des Melanomalignoms. Hautarzt **14**, 265 (1963)
Schmoeckel, Ch., Braun-Falco, O.: Prognostic index in malignant melanoma. Arch. Derm. Syph. (Chicago) **114**, 871 (1978)
Schnyder, U.W., Goos, M., Riderer, K.: Superficial spreading melanoma. Dtsch. med. Wschr. **98**, 1899 (1973)
Schoenfeld, F.J., Pinkus, H.: Recurrence of nevi after incomplete removal. Arch. Derm. Syph. (Chicago) **78**, 30 (1958)
Schrader, W.A., Helwig, E.B.: Balloon cell naevi. Cancer (Philad.) **20**, 1502 (1967)
Schreiner, E., Wolff, K.: Die Ultrastruktur des benignen juvenilen Melanoms. Arch. klin. exp. Derm. **237**, 749 (1970)
Schreus, H.-Th.: Naevus und Melanom. I. Beitrag zur Histogenese der Naevuszell-Naevi. Hautarzt **11**, 440 (1960)
Slaughter, J.C., Hardman, J.M., Kempe, L.G., Earle, K.M.: Neuro-cutaneous melanosis and leptomeningeal melanomatosis in children. Arch. Path. (Chicago) **88**, 298 (1969)
Spitz, S.: Melanomas of childhood. Amer. J. Path. **24**, 591 (1948)

Steigleder, G.K., Kleine, W.: Vertikaler Durchmesser (Dicke) und Prognose beim malignen Melanom. Z. Haut- u. Geschl.-Kr. **52**, 969 (1977)

Storck, H.: Klinik, Statistik und Risikofaktoren des malignen Melanoms. Dermatologica (Basel) **155**, 129 (1977)

Storck, H., Ott, F., Schwarz, K.: Maligne Melanome. In: Handbuch der medizinischen Radiologie. Diethelm, L., Heuck, F., Olsson, O., Ranninger, K., Strnad, F., Vieten, H., Zuppinger, A. (Hrsg.), Bd XIX/1. Berlin, Heidelberg, New York: Springer 1972

Swanson, J.L., Wayte, D.M., Helwig, E.B.: Ultrastrucute of halo nevi. J. invest. Derm. **50**, 434 (1968)

Thorne, E.G., Mottaz, J.H., Zelickson, A.S.: Tyrosinase activity in dermal nevus cells. Arch. Derm. Syph. (Chicago) **104**, 619 (1971)

Touraine, A.: Les mélanomes neuro-cutanées. Am. derm. syph. VIII, **9**, 489 (1949)

Valensi, Q.J.: Desmoplastic malignant melanoma: A report on two additional cases. Cancer (Philad.) **39**, 286 (1977)

Vellios, F., Baez, J.M., Shumacker, H.B.: Lipoblastomatosis: a tumor of fetal fat different from hibernoma. Amer. J. Path. **34**, 1149 (1958)

Wanebo, H.J., Fortner, J.G., Woodruff, J., Mac Lean, B., Binkowski, E.: Selection of the optimum surgical treatment of stage I melanoma by depth of microinvasion: Use of the combined microstage technique (Clark-Breslow). Ann. Surg. **182**, 302 (1975)

Weidner, F., Hornstein, O.P.: Das Problem der regionalen Lymphknoten-Metastasierung beim malignen Melanom. Arch. Derm. Forsch. **245**, 50 (1972)

Weidner, F., Hornstein, O.P., Hermanek, P., Wutz, G.: Early metastases in regional lymph nodes and prognosis of malignant melanoma. Histological and clinical examinations in 104 lymphadenectomized patients. Arch. Derm. Forsch. **256**, 167 (1976)

Weitzner, S.: Intradermal nevus with psammoma body formation. Arch. Derm. Syph. (Chicago) **98**, 287 (1968)

Williams, H.: Primary malignant meningeal melanoma associated with benign hairy nevi. J. Path. Bact. **99**, 171 (1969)

Williamson, D.M., Suggit, R.I.C.: Pigment neurofibroma; case reports. Brit. J. Derm. **97**, 685 (1977)

Willis, R.A.: Some uncommon and recently identified tumours. In: Modern Trends in Pathology. Collins, D.H. (ed.), p. 121. London: Butterworth Medical Publications 1959

Wilson Jones, E., Sanderson, K.V.: Cellular nevi with peculiar foam cells. Brit. J. Derm. **75**, 47 (1963)

Winkelmann, R.K.: Cholinesterase in pigmented tumours of the skin. Arch. Derm. Syph. (Chicago) **82**, 17 (1960)

Wong, C.K.: A study of melanocytes in the normal skin surrounding malignant melanomata. Dermatologica (Basel) **141**, 215 (1970)

Zabel, M.: Das benigne juvenile Melanom an der Universitäts-Hautklinik Essen 1967–1977. Z. Haut- u. Geschl.-Kr. **53**, 591 (1978)

E. Neurogene Hauttumoren

Albertini, A. v., Roulet, F.C.: Histologische Geschwulstdiagnostik, 2. Aufl. Stuttgart: Thieme 1974

Al-Sarraf, M., Loud, A.V., Vaitkevicius, V.K.: Malignant granular cell tumor. Histochemical and electron microscopic study. Arch. Path. (Chicago) **91**, 550 (1971)

Bain, G.O., Shnitka, I.K.: Cutaneous meningioma (psammoma). Report of a case. Arch. Derm. Syph. (Chicago) **74**, 590 (1956)

Bartlett, R.C., Myall, R.W.T., Bean, L.R., Mandelstam, P.: A neuropolyendocrine syndrome: mucosal neuromas, pheochromocytoma and medullary thyroid carcinoma. Oral Surg. **31**, 206 (1971)

Brunck, H.-J.: Über das sog. nicht chromaffine maligne Paragangliom der Bauchwand- und Oberschenkelmuskulatur. Frankfurt. Z. Path. **68**, 643 (1958)

Busanni-Caspari, W., Hammar, C.H.: Zur Malignität der sog. Myoblastenmyome. Zbl. allg. Path. path. Anat. **98**, 401 (1958)

Chrestian, M.A., Gambarelli, D., Hassoun, J.: Granular cell myoblastoma. J. Cut. Path. **4**, 80 (1977)
Christianson, H.B.: Nasal glioma. Report of a case. Arch. Derm. Syph. (Chicago) **93**, 68 (1966)
D'Agostino, A.N., Soule, E.H., Miller, R.H.: Sarcomas of the peripheral nerves and somatic soft tissues associated with multiple neurofibromatosis (von Recklinghausen's disease). Cancer (Philad.) **16**, 1015 (1963)
Desmonds, F., Lacherez, M., Debeugny, P., Benoit, M.: Ganglion sympathique hétérotopique avec méningocèle lombaire et hémiatrophie vertébrale de D6 chez un nouveau-né. Arch. belges Derm. **28**, 259 (1972)
Enzinger, F.M., Lattes, R., Torloni, H.: Histological typing of soft tissue tumours. In: International histological classification of tumors, No. 3. Geneva: World Health Organization 1969
Fisher, E.R., Vuzevski, V.D.: Cytogenesis of schwannoma (neurilemmoma), neurofibroma, dermatofibroma, and dermatofibrosarcoma as revealed by electron microscopy. Amer. J. clin. Path. **49**, 141 (1968)
Gamboa, L.G.: Malignant granular-cell myoblastoma. Arch. Path. (Chicago) **60**, 663 (1955)
Garancis, J.C., Komorowski, R.A., Kuzma, J.F.: Granular cell myoblastoma. Cancer (Philad.) **25**, 542 (1970)
Gartmann, H.: Malignant granular cell tumor. Hautarzt **28**, 40 (1977)
Greenfield, L.J., Shelley, W.M.: Spectrum of neurogenic tumors of sympathetic nervous system: maturation and adrenergic function. J. Nat. Cancer Inst. **35**, 215 (1965)
Haferkamp, P.: Über die Neurome. Z. Krebsforsch. **63**, 378 (1960)
Hornstein, O., Mülke, G.: Kutan metastasierendes Neuroblastoma sympathicum mit „spontan" regressivem Verlauf. Dermatologica (Basel) **120**, 35 (1960)
Hornstein, O.P., Pape, H.D.: Zur Klinik und Histogenese der sogenannten Epulis connata. Fortschr. Kiefer- u. Gesichtschir. **XIV**, 112 (1970)
Hurwitz, S.: Sipple syndrome. Arch. Derm. Syph. (Chicago) **110**, 139 (1974)
Klaus, S.N., Winkelmann, R.K.: Cholinesterase activity in neurofibromas in vitro. J. invest. Derm. **41**, 301 (1963)
Klingmüller, G.: Persönliche Mitteilung. Dermatologisches Symposion, Gießen, 1964
Knight, W.A., III, Murphy, W.K., Gottlieb, J.A.: Neurofibromatosis associated with malignant neurofibromas. Arch. Derm. Syph. (Chicago) **107**, 747 (1973)
Matakas, F., Cervos-Navarro, J.: Abwandlungen des Gewebsbildes der Neurinome im elektronenmikroskopischen Bild. Virchows Arch. A **347**, 160 (1969)
Montgomery, H.: Dermatopathology, Vol. 1, p. 92ff. New York: Hoeber Medical Division, Harper & Row 1967
Moscovic, E.A., Azar, H.A.: Multiple granular cell tumors („myoblastomas"). Cancer (Philad.) **20**, 2032 (1967)
Mülke, G., Hornstein, O.: Spontan regressiver Verlauf eines Neuroblastoma sympathicum mit Hautmetastasen (Typ Smith). Z. Kinderheilk. **83**, 40 (1959)
Nikolowski, W.: Neurogene Haut-Tumoren ungewöhnlicher Art. Arch. Derm. Syph. (Berl.) **197**, 484 (1954)
Nödl, F.: Neurogene Tumoren. In: Dermatologie und Venerologie. Gottron, H.W., Schönfeld, W. (Hrsg.), Bd. IV, S. 277. Stuttgart: Thieme 1960
Nürnberger, F., Korting, G.W.: Zum Vorkommen saurer Mucopolysaccharide in Neurofibromen und Neurofibrosarkomen. Arch. klin. exp. Derm. **235**, 97 (1969)
Orkin, M., Fisher, J.: Heterotopic brain tissue (heterotopic neural crest). Arch. Derm. Syph. (Chicago) **94**, 699 (1966)
Pearse, A.G.E.: Das diffuse endokrine (parakrine) System: Feyrter's Konzept und seine moderne Geschichte. Verh. dtsch. Ges. Path., 61. Tagung, S. 2. Stuttgart, New York: Fischer 1977
Reed, R.J., Fine, R.M., Meltzer, H.D.: Palisaded, encapsulated neuromas of the skin. Arch. Derm. Syph. (Chicago) **106**, 865 (1972) (review)
Sanderson, K.V.: Tumours of the skin. In: Textbook of dermatology. Rook, A., Wilkinson, D.S., Ebling, F.J.G. (eds.), Vol. II, p. 1744. Oxford, Edinburgh: Blackwell 1968
Schimke, R.N., Hartmann, W.H., Prout, T.E., Rimoni, L.D.: Syndrome of bilateral pheo-

chromocytoma, medullary thyroid carcinoma and multiple neuromas. New Engl. J. Med. **279**, 1 (1968)
Sobel, H.J., Marquet, E., Avrin, E., Schwarz, R.: Granular cell myoblastoma. Amer. J. Path. **65**, 59 (1971)
Stout, A.P., Lattes, R.: Tumors of the soft tissues. Atlas of tumor pathology, 2nd Series, Fasc. 1. Washington: Armed Forces Institute of Pathology 1967
Undeutsch, W.: Zum Problem der malignen Entartung der Neurofibromatosis Recklinghausen. Derm. Wschr. **136**, 1145 (1957)
Verocay, J.: Zur Kenntnis der Neurofibrome. Beitr. path. Anat. **48**, 1 (1910)
Waggener, J.D.: Ultrastructure of benign peripheral nerve sheath tumors. Cancer (Philad.) **19**, 699 (1966)
Walker, D.M.: Oral mucosal neuroma – medullary thyroid carcinoma syndrome. Brit. J. Derm. **88**, 599 (1973)
Waterson, K.W., Jr., Shapiro, L.: Meningioma cutis: report of a case. Int. J. Dermatol. **9**, 125 (1970)
Weber, K., Braun-Falco, O.: Zur Ultrastruktur der Neurofibromatose. Hautarzt **23**, 116 (1972)
Weiser, G., Probst, A.: Elektronenoptische Untersuchung zur Histogenese des granulären Neuroms. Virchows Arch. A **358**, 193 (1973)
Weitzner, S.: Intradermal nevus with psammoma body formation. Arch. Derm. Syph. (Chicago) **98**, 287 (1968)
White, H.R., Jr.: Survival in malignant schwannoma. Cancer (Philad.) **27**, 720 (1971)
Winkelmann, R.K., Johnson, L.A.: Cholinesterases in neurofibromas. Arch. Derm. Syph. (Chicago) **85**, 106 (1962)
Zangg, K.D., Singer, H.: Chromosomal constitution of meningeomas. Nature **216**, 84 (1967)

F. Mesenchymale Hauttumoren

Abel, R., Dougherty, J.W.: Nevus lipomatosus cutaneus superficialis (Hoffmann-Zurhelle). Arch. Derm. Syph. (Chicago) **85**, 524 (1962)
Albertini, A. v., Roulet, F.C.: Histologische Geschwulstdiagnostik. 2. Aufl., S. 499–583. Stuttgart: Thieme 1974
Albores-Saavedra, J., Buttler, J.J., Martin, R.G.: Rhabdomyosarcoma: Clinicopathologic considerations and report of 85 cases. In: Tumors of bone and soft tissue. Chicago: Year Book Medical Publishers 1965
Allen, A.C.: The skin; a clinicopathological treatise, 2nd ed. New York, London: Grune & Stratton 1967
Anderson, W.B., Meyers, H.I.: Multicentric chordoma. Cancer (Philad.) **21**, 126 (1968)
Baccaredda-Boy, A.: Paraxanthomatöse (thesaurotische) System-Histiocytose. Hautarzt **11**, 58 (1960)
Barrow, M.V., Holubar, K.: Multiple reticulohistiocytosis. A review of 33 patients. Medicine (Baltimore) **48**, 287 (1969)
Bart, R.S., Andrade, R., Kopf, A.W., Leider, M.: Acquired digital fibrokeratomas. Arch. Derm. Syph. (Chicago) **97**, 120 (1968)
Basler, R.S.W., Taylor, W.B., Peacor, D.R.: Postacne osteoma cutis. X-ray diffraction analysis. Arch. Derm. Syph. (Chicago) **110**, 113 (1974)
Belcher, R.W., Czarnetzki, B.M., Carney, J.F., Gradner, E.: Multiple (subcutaneous) angiolipomas. Arch. Derm. Syph. (Chicago) **110**, 583 (1974)
Bettendorf, U., Remmele, W., Laaff, H.: Bone formation by cancer metastases. Virchows Arch. klin. Chir. **369**, 359 (1976)
Blomstrand, R., Juhlin, L., Nordenstam, H., Ohlsson, R., Werner, B., Engström, J.: Adiposis dolorosa associated with defects of lipid metabolism. Acta derm.-venereol. (Stockh.) **51**, 243 (1971)
Bluefarb, S.M.: The cutaneous manifestations of the benign inflammatory reticuloses, Vol. II/3: Reticulohistiocytoma. Springfield: Thomas 1960
Bonerandi, J.-J., Privat, Y.: Hibernome. Bull. soc. franç. Derm. Syph. **80**, 72 (1973)

Bonerandi, J.J., Follana, J., Migozzi, B., Témime, P.: Fibromatose digitale infantile. Etude anatomo-clinique et ultrastructurale. Ann. Derm. Syph. (Paris) **103**, 161 (1976)
Brownstein, M.H., Shapiro, L.: Verrucous carcinoma of skin; epithelioma cuniculatum plantare. Cancer (Philad.) **38**, 1710 (1976)
Burgdorf, W., Nasemann, Th.: Cutaneous osteomas: A clinical and histopathologic review. Arch. Derm. Res. **260**, 121–135 (1977)
Burkhardt, B.R., Soule, E.H., Winkelmann, R.K., Ivins, J.C.: Dermatofibrosarcoma protuberans. Study of 56 cases. Amer. J. Surg. **111**, 638 (1966)
Burry, A.F., Kerr, J.F.R., Pope, J.H.: Recurring digital fibrous tumour of childhood; an electron microscopic and virological study. Pathology **2**, 287 (1970)
Buschke, A., Ollendorff, H.: Ein Fall von Dermatofibrosis lenticularis disseminata and Osteopathia condensans disseminata. Derm. Wschr. **86**, 257 (1928)
Cahn, R.L.: Acquired periungual Fibrokeratoma; a rare benign tumor previously described as the Garlic-Clove-Fibroma. Arch. Derm. Syph. (Chicago) **113**, 1564 (1977)
Chim, D., Genant, H.K., Quivey, J.M., Carlsson, A.M.: Heterotopic bone formation in metastatic tumor from transitional cell carcinoma of bladder. J. Bone Jt Surg. (Am) **58**, 881 (1976)
Civatte, J., Tsoitis, G., Bélaich, S., Billaud, C.: Fibroxanthome atypique et radiations ionisantes. Bull. Soc. franç. Derm. Syph. **80**, 407 (1973)
Cramer, H.-J.: Histochemische Untersuchungen mit dem sauren Hämateintest nach Baker an pathologisch veränderter Haut. VI. Fettgewebsgeschwülste und Fettzellen in anderen Tumoren. Arch. klin. exp. Derm. **228**, 438 (1967)
Cramer, H.-J.: Zur Histologie und Histochemie des xanthomatösen Histiocytoms. Arch. klin. exp. Derm. **232**, 138 (1968)
Crocker, E.W., Stout, A.P.: Synovial sarcoma in children. Cancer (Philad.) **12**, 1123 (1959)
Dahlin, D.C., Salvador, A.H.: Cartilaginous tumors of the soft tissues of the hands and feet. Mayo Clin. Proc. **48**, 721 (1974)
Danielsen, L., Midtgaard, K., Christensen, H.E.: Osteopoikilosis associated with dermatofibrosis lenticularis disseminata. Arch. Derm. Syph. (Chicago) **100**, 465 (1969)
Darier, J., Férrand, M.: Dermatofibrosarcomas progressifs et récidivants. Ann. Derm. Syph. (Paris) **5**, 545 (1924)
Dupré, A., Bonafé, J.L., Lassère, J., Périole, N.: Fibromatose aponévrotique de Keasby. Ann. Derm. Vénéréol. (Paris) **104**, 775 (1977)
Enterline, H.T., Cuberson, J.D., Rochlin, D.B., Brady, L.W.: Liposarcoma. A clinical and pathological study of 53 cases. Cancer (Philad.) **13**, 932 (1960)
Enzinger, F.M.: Fibrous hamartoma of infancy. Cancer (Philad.) **18**, 241 (1965)
Enzinger, F.M.: Alveolar rhabdomyosarcoma; an analysis of 110 cases. Cancer (Philad.) **24**, 18 (1969)
Enzinger, F.M.: Epithelioid sarcoma: A sarcoma simulating a granuloma or a carcinoma. Cancer (Philad.) **26**, 1029 (1970)
Enzinger, F.M., Dulcey, F.: Proliferative myositis: Report of 33 cases. Cancer (Philad.) **20**, 2213 (1967)
Enzinger, F.M., Shiraki, M.: Extraskeletal myxoid chondrosarcoma. An analysis of 34 cases. Hum. Pathol. **3**, 421 (1972)
Enzinger, F.M., Winslow, D.J.: Liposarcoma, a study of 103 cases. Virchows Arch. A **335**, 367 (1962)
Enzinger, F.M., Lattes, R., Torloni, H.: Histologic typing of soft tissue tumors. In: International classification of tumors, No. 3. Geneva: World Health Organization 1969
Finley, A.G., Musso, L.A.: Naevus lipomatosus cutaneus superficialis (Hoffmann-Zurhelle). Brit. J. Derm. **87**, 557 (1972)
Finnerud, C.W.: Metastatic basal cell carcinoma from the skin; report of two cases. JAMA **82**, 775 (1924)
Fisher, E.R., Horvat, B.: The fibrocytic derivation of the so-called epithelioid sarcoma. Cancer (Philad.) **30**, 1074 (1972)
Flegel, H., Tessmann, K.: Gibt es ein weiches Fibrom der Haut? Hautarzt **18**, 251 (1967)
Fleischmajer, R., Nedwick, A., Reeves, J.R.T.: Juvenile fibromatoses. Arch. Derm. Syph. (Chicago) **107**, 574 (1973)

Frable, W.J., Kay, S., Lawrence, W., Schatzki, P.F.: Epithelioid sarcoma. Arch. Path. (Chicago) **95**, 8 (1973)

Franke, H.: Beitrag zum Krankheitsbild der Osteosis cutis circumscripta. Hautarzt **7**, 270 (1956)

Fretzin, D.F., Helwig, E.B.: Atypical fibroxanthoma of the skin. Cancer (Philad.) **31**, 1541 (1973)

Gans, O., Steigleder, G.-K.: Histologie der Hautkrankheiten, 2. Aufl., Bd. II. Berlin, Göttingen, Heidelberg: Springer 1957

Gardner, E.J., Richards, R.C.: Multiple cutaneous and subcutaneous lesions occurring simultaneously with hereditary polyposis and osteomatosis. Amer. J. hum. Genet. **5**, 139 (1953)

Gartmann, H.: Hautmetastase eines Chordoms. Z. Haut- u. Geschl.-Kr. **51**, 907 (1976)

Geiler, G.: Die Synovialome. Morphologie und Pathogenese. Berlin, Göttingen, Heidelberg: Springer 1961

Georgiades, D.E., Alcalais, C.B., Karabela, V.G.: Multicentric well-differentiated liposarcomas. Cancer (Philad.) **24**, 1091 (1969)

Gery, L.: Note sur les „hibernomes". Sem. Hôp. Paris **27**, 1900 (1951)

Götz, H., Koch, R.: Zur Klinik, Pathogenese und Therapie der sogenannten „Dorsalcysten". Hautarzt **7**, 533 (1956)

Gordon, H.W.: Pseudosarcomatous reticulohistiocytoma. Arch. Derm. Syph. (Chicago) **90**, 319 (1964)

Gorlin, R.J., Chaudry, A.P.: Multiple osteomatosis, fibromas, lipomas and fibrosarcomas of the skin and mesentery, epidermoid inclusion cysts of the skin, leiomyomas and multiple intestinal polyposis: A hereditable disorder of connective tissue. New Engl. J. Med. **263**, 1151 (1960)

Graham, J.H., Sanders, J.B., Johnson, W.C., Helwig, E.B.: Fibrous papule of the nose. J. invest. Derm. **45**, 194 (1965)

Gross, R.E., Wolbach, S.B.: Sclerosing hemangiomas: their relationship to dermatofibroma, histiocytoma, xanthoma and to certain pigmented lesions of the skin. Amer. J. Path. **19**, 533 (1943)

Grouls, V., Bechtelsheimer, H.: Rhabdomyosarkome im Hals-Nasen-Ohrenbereich und Bericht über 3 Fälle bei Erwachsenen. Laryngol. Rhinol. Otol. **53**, 489 (1974)

Hagedorn, M., Thomas, C., Kannen, W. v.: Dermatofibrosarcoma protuberans mit Übergang in ein sogenanntes Fibrosarkom. Dermatologica (Basel) **149**, 84 (1974)

Haim, S., Gellei, B.: Leiomyosarcoma of the skin. Report of two cases. Dermatologica (Basel) **140**, 30 (1970)

Halpryn, H.J., Allen, A.C.: Epidermal changes associated with sclerosing hemangiomas. Arch. Derm. Syph. (Chicago) **80**, 160 (1959)

Hare, P.J., Smith, P.A.: Acquired (digital) fibrokeratoma. Brit. J. Derm. **81**, 667 (1969)

Hausner, R.J., Vargas-Cortes, F., Alexander, R.W.: Dermatofibrosarcoma protuberans with lymph node involvement. A case report of simultaneous occurrence with an atypical fibroxanthoma of the skin. Arch. Derm. Syph. (Chicago) **114**, 88 (1978)

Helm, F., De La Pava, S., Klein, E.: Multiple miliary osteomas of the skin. Arch. Derm. Syph. (Chicago) **96**, 681 (1967)

Helwig, E.B.: Atypical fibroxanthoma. Tex. St. J. Med. **59**, 664 (1963)

Helwig, E.B., Hackney, V.C.: Juvenile xanthogranuloma. Amer. J. Path. **30**, 625 (1954)

Hermanek, P.: Klinische Pathologie der Haut- und Weichteiltumoren. Chirurg **45**, 293 (1974)

Herrmann, W.P., Schneider, I.: Immunological characterization of an arylamidase (aminopeptidase) occurring in histiocytoma. Arch. Derm. Forsch. **255**, 245 (1976)

Hoede, N., Korting, G.W.: Pseudosarkomatöses Xanthofibrom. Arch. klin. exp. Derm. **232**, 119 (1968)

Hönigsmann, H., Gschnait, F.: Naevus lipomatosus cutaneus superficialis (Hoffmann-Zurhelle). Z. Haut- u. Geschl.-Kr. **49**, 517 (1974)

Hoffmann, E.: Über das knollentreibende Fibrosarkom der Haut (Dermatofibrosarcoma protuberans). Derm. Z. **43**, 1 (1925)

Hoffmann, E., Zurhelle, E.: Über einen Nävus lipomatodes cutaneus superficialis der linken Glutealgegend. Arch. Derm. Syph. (Berl.) **130**, 327 (1921)

Holmes, H.S., Bovenmeyer, D.A.: Cutaneous cartilaginous tumor. Arch. Derm. Syph. (Chicago) **112**, 839 (1976)

Horn, R.C., Enterline, H.T.: Rhabdomyosarcoma; a clinicopathological study and classification of 39 cases. Cancer (Philad.) **11**, 181 (1958)

Hornstein, O.: Über vasculäre Neurofibromatose (zugleich ein Beitrag zur Diagnostik abortiver Formen des Morbus v. Recklinghausen). Arch. klin. exp. Derm. **204**, 74 (1957)

Hornstein, O.: Über maligne Synovialome der Haut. Arch. klin. exp. Derm. **215**, 17 (1962)

Hornstein, O.P., Knickenberg, M.: Perifollicular fibromatosis cutis with polyps of the colon – a cutaneo-intestinal syndrome sui generis. Arch. Derm. Forsch. **253**,161 (1975)

Howard, W.R., Helwig, E.B.: Angiolipoma. Arch. Derm. Syph. (Chicago) **82**, 924 (1960)

Howell, J.B.: Naevus angiolipomatosus vs. focal dermal hypoplasia. Arch. Derm. Syph. (Chicago) **92**, 238 (1965)

Hudson, A.W., Winkelmann, R.K.: Atypical fibroxanthoma of the skin. Reappraisal of 19 cases in which the origin diagnosis was spindle-cell squamous carcinoma. Cancer (Philad.) **29**, 413 (1972)

Hunt, R.T.N., Morgan, H.C., Ackerman, L.V.: Principles in the management of extra-abdominal desmoids. Cancer (Philad.) **13**, 825 (1960)

Hutter, R.V.P., Stewart, F.W., Foote, F.W., jr.: Fasciitis; report of 70 cases with follow-up proving benignity of lesion. Cancer (Philad.) **15**, 992 (1962)

Jennings, R.C., Behr, G.: Hibernoma (granular cell lipoma). J. clin. Path. **8**, 310 (1955)

Jewell, E.W.: Osteoma cutis. Arch. Derm. Syph. (Chicago) **103**, 553 (1971)

Johnson, W.C., Helwig, E.B.: Cutaneous focal mucinosis. Arch. Derm. Syph. (Chicago) **93**, 13 (1966)

Kempson, R.L., Kyriakos, M.: Fibroxanthosarcoma of the soft tissues. A type of malignant fibrous histiocytoma. Cancer (Philad.) **29**, 961 (1972)

Kempson, R.L., McGavran, M.H.: Atypical fibroxanthomas of the skin. Cancer (Philad.) **17**, 1463 (1964)

Kern, W.H.: Proliferative myositis – A pseudo-sarcomatous reaction to injury. Arch. Path. (Chicago) **69**, 209 (1960)

King, D.T., Gurevitch, A.W., Hirose, F.M.: Multiple cutaneous metastases of a scapular chondrosarcoma. Arch. Derm. Syph. (Chicago) **114**, 584 (1978)

Konwaler, B.E., Keasby, L., Kaplan, L.: Subcutaneous pseudosarcomatous fibromatosis (faciitis). Amer. J. clin. Path. **25**, 241 (1955)

Korting, G.W., Nürnberger, F.: Zur Frage des Lipidgehaltes von Myxosarkomen. Arch. klin. exp. Derm. **230**, 172 (1967)

Kroe, D.J., Pitcock, J.A.: Atypical fibroxanthoma of the skin. Amer. J. clin. Path. **51**, 487 (1969)

Lattes, R.: Pseudosarcomatous lesions of skin and superficial tissues. In: Cancer of the skin. Andrade, R., Gumport, S.L., Popkin, G.L., Rees, T.D. (eds.), Vol. II, pp. 1079–1102. Philadelphia, London, Toronto: Saunders 1976

Levan, N.E., Hirsch, P., Kwong, M.: Pseudosarcomatous dermatofibroma, Arch. Derm. Syph. (Chicago) **88**, 908 (1963)

Lever, W.F., Schaumburg-Lever, G. (eds.): Histopathology of the skin. 5th ed. Philadelphia, Toronto: Lippincott 1975

Lichtenstein, L., Goldman, R.E.: Cartilage tumors of soft tissues, particularly in the hand and foot. Cancer (Philad.) **17**, 1203 (1964)

MacKee, G.M., Andrews, G.C.: The pathologic histology of synovial lesions of the skin. Arch. Derm. Syph. (Chicago) **5**, 561 (1922)

MacPhail, J.L.: Rhabdomyosarcoma of the prostate. J. Urol. (Baltimore) **87**, 617 (1962)

Mann, P.R.: Leiomyoma cutis: an electron microscope study. Brit. J. Derm. **82**, 463 (1970)

McDonagh, J.E.R.: A contribution to our knowledge of the naevoxanthoendothelioma. Brit. J. Derm. **24**, 85 (1912)

McPeak, C.J., Cruz, T., Nicastri, A.D.: Dermatofibrosarcoma protuberans: An analysis of 86 cases – five with metastasis. Ann. Surg. **166**, Suppl. 12, 803 (1967)

Mehregan, A.H.: Nodular fasciitis. Arch. Derm. Syph. (Chicago) **93**, 204 (1966)
Mehregan, A.H., Nabai, H., Matthews, J.E.: Recurring digital fibrous tumor of childhood. Arch. Derm. Syph. (Chicago) **106**, 375 (1972)
Merkel, H.: Über ein Pseudolipom der Mamma (eigenartiger Fettzelltumor). Beitr. path. Anat. **39**, 152 (1906)
Misgeld, V., Thies, W.: Beitrag zur Kenntnis des Chordoms. Hautarzt **21**, 309 (1970)
Montgomery, H., Winkelmann, R.K.: Smooth-muscle tumors of the skin. Arch. Derm. Syph. (Chicago) **79**, 32 (1959)
Mustakallio, K.K., Levonen, E., Niemi, K.M.: Histochemical studies on cutaneous leiomyomas. Brit. J. Derm. **75**, 60 (1963)
Newmeyer, W.L., Kilgore, E.S., jr., Graham, W.P., III: Mucous cysts: the dorsal distal interphalangeal joint ganglion. Plast. reconstr. Surg. **53**, 313 (1974)
Niemi, K.M.: The benign fibrohistiocytic tumors of the skin. Acta derm.-venereol. (Stockh.) **50** Suppl. 63, 5 (1970)
Nödl, F.: Multiple Leiomyome der Haut, ein neurocutanes Syndrom. Hautarzt **4**, 365 (1953)
Nödl, F.: Zur Histogenese der riesenzelligen Reticulohistiocytome. Arch. klin. exp. Derm. **207**, 275 (1958)
Nödl, F.: Das braune Lipom. Gutartige Neubildungen der Haut. In: Dermatologie und Venerologie. Gottron, H.W., Schönfeld, W. (Hrsg.), Bd. IV, S. 221. Stuttgart: Thieme 1960
Novy, F.G., Wilson, J.W.: Hibernomas, brown fat tumors. Arch. Derm. Syph. (Chicago) **73**, 149 (1956)
O'Brien, J.E., Stout, A.P.: Malignant fibrous xanthomas. Cancer (Philad.) **17**, 1445 (1964)
Okun, M.R., Edelstein, L.M.: Gross and microscopic pathology of the skin, 1st ed. Vol. 2. Boston: Dermatopathology Foundation Press 1976
Pinkus, F.: Über einen bisher unbekannten Nebenapparat am Haarsystem des Menschen: Haarscheiben. Derm. Z. **9**, 465 (1902)
Pinkus, H.: Malignant transformation of epithelium. In: Modern trends in dermatology. Mackenna, R.M.B. (ed.), Series 3, p. 275. London: Butterworth (1966a)
Pinkus, H.: Adnexal tumors, benign, not-so-benign and malignant. In: Advances in biology of skin. Montagna, R., Dobson, W. (eds.), Vol. VII, p. 255. Oxford, London, New York: Pergamon Press 1966b
Pinkus, H.: Pathobiology of the pilary complex. Jpn. J. Dermatol. **B 77**, 304 (1967)
Pinkus, H.: Epidermotropism in sweat apparatus tumors Jpn. J. Dermatol. **B 78**, 244 (1968a)
Pinkus, H.: The role of the mesoderm in basaliomas. In: Proceedings XIII. Congressus internationalis Dermatologiae, Vol. I, p. 8; Berlin, Heidelberg, New York: Springer 1968b
Pinkus, H.: Static and dynamic histology and histochemistry of hair growth. In: Biopathology of pattern alopecia. Baccaredo-Boy, A., Moretti, G., Frey, J.R. (eds.), pp. 69–81. Basel, New York: Karger 1968c
Pinkus, H.: Discussion de la communication de Bart, R.S., Andrade, R., Kopf, A.W. et Leider, M.: Acquired digital fibrokeratoma. Arch. Derm. Syph. (Chicago) **97**, 120 (1968d)
Pinkus, H., Coskey, R., Burgess, G.H.: Trichodiscoma. A benign tumor related to Haarscheibe (hair disk). J. invest. Dermatol. **63**, 212 (1974)
Pinkus, H., Mehregan, A.H.: Tumoren der Haut. In: Spezielle pathologische Anatomie. Doerr, W., Seifert, G., Uehlinger, E. (Hrsg.), Bd. 7, S.529–618. Berlin, Heidelberg, New York: Springer 1973
Piñol Aguadé, J.: Cytodiagnosis of tumors and reticuloses of the skin. In: Cancer of the skin. Andrade, R., Gumport, S.L., Popkin, G.L., Rees, Th.D. (eds.), Vol. 1, p. 224. Philadelphia, London, Toronto: Saunders 1976
Price, E.B., jr., Siliphant, W.M., Shuman, R.: Nodular fasciitis, a clinico-pathologic analysis of 65 cases. Amer. J. clin. Path. **35**, 122 (1961)
Pritchard, D.J., Soule, E.H., Taylor, W.F., Ivins, J.C.: Fibrosarcoma, a clinicopathologic

and statistical study of 199 tumors of the soft tissue of the extremities and trunk. Cancer (Philad.) **33**, 888 (1974)

Putzmann, G.: Über ein braunes Lipom. Zbl. Pathol. **96**, 25 (1957)

Rachmaninoff, N., McDonald, J.R., Cook, J.C.: Sarcoma-like tumors of the skin following irradiation. Amer. J. clin. Path. **36**, 427 (1961)

Raque, C.J., Wood, M.G.: Connective tissue nevus. Arch. Derm. Syph. (Chicago) **102**, 390 (1970)

Reye, R.D.K.: A consideration of certain subdermal "fibromatous tumours" of infancy. J. Path. Bact. **72**, 149 (1956)

Reye, R.D.K.: Recurring digital fibrous tumors of childhood. Arch. Path. (Chicago) **80**, 228 (1965)

Rising, J.M., Booth, E.: Primary leiomyosarcoma of the skin with lymphatic spread: report of a case. Arch. Path. (Chicago) **81**, 94 (1966)

Rocha, G., Winkelmann, R.K.: Connective tissue nevus. Arch. Derm. Syph. (Chicago) **85**, 722 (1962)

Ross, C.M.: Generalized folded skin with an underlying lipomatous nevus: "The Michelin tire baby". Arch. Derm. Syph. (Chicago) **85**, 524 (1962)

Rossman, R.E., Freeman, R.G.: Osteoma cutis, a stage of preosseous calcification. Arch. Derm. Syph. (Chicago) **89**, 68 (1964)

Roth, S.I., Stowell, R.E., Helwig, E.B.: Cutaneous ossification. Report of 120 cases and review of the literature. Arch. Path. (Chicago) **76**, 44 (1963)

Salvador, A.H., Beabout, J.W., Dahlin, D.C.: Mesenchymal chondrosarcoma: Observations on 30 new cases. Cancer (Philad.) **28**, 605 (1971)

Samitz, M.H.: Pseudosarcoma. Arch. Derm. Syph. (Chicago) **96**, 283 (1967)

Santiago, H., Feinerman, L.K., Lattes, R.: Epithelioid sarcoma; a clinical and pathologic study of nine cases. Hum. Pathol. **3**, 133 (1972)

Saunders, T.S., Fitzpatrick, T.B.: Cutaneous leiomyoma. Arch. Derm. Syph. (Chicago) **74**, 389 (1956)

Schorr, W.F., Opitz, J.M., Reyes, C.N.: The connective tissue nevus – osteopoikilosis syndrome. Arch. Derm. Syph. (Chicago) **106**, 208 (1972)

Shapiro, L.: Infantile digital fibromatosis and aponeurotic fibroma. Arch. Derm. Syph. (Chicago) **99**, 37 (1969)

Shapiro, L., Brownstein, M.H.: Dermatofibrosarcoma protuberans. In: Cancer of the skin. Andrade, R., Gumport, S.L., Popkin, G.L., Rees, T.D. (eds.), Vol. II, pp. 1069–1078. Philadelphia, London, Toronto: Saunders 1976

Smith, A.D., Waisman, M.: Connective tissue nevi. Arch. Derm. Syph. (Chicago) **81**, 249 (1960)

Soule, E.H.: Proliferative (nodular) fasciitis. Arch. Path. (Chicago) **73**, 437 (1962)

Soule, F.H., Enriquez, P.: Atypical fibrous histiocytoma, malignant fibrous histiocytoma, malignant histiocytoma, and epithelioid sarcoma. Cancer (Philad.) **30**, 128 (1972)

Spjut, H.J., Luse, S.A.: Chordoma, an electron microscopic study. Cancer (Philad.) **17**, 643 (1964)

Staindl, O., Zelger, J.: Rhabdomyosarkom der Haut. Hautarzt, **28**, 574 (1977)

Steel, H.H.: Garlic-clove fibroma. J. Amer. med. Ass. **191**, 104 (1965)

Steigleder, G.K., Nicklas, H., Kamei, Y.: Die Epithelveränderungen beim Histiocytom, ihre Genese und ihr Erscheinungsbild. Derm. Wschr. **146**, 457 (1962)

Stout, A.P.: Myxoma, the tumor of primitive mesenchyme. Ann. Surg. **127**, 706 (1948a)

Stout, A.P.: Fibrosarcoma. Cancer (Philad.) **1**, 30 (1948b)

Stout, A.P.: Pseudosarcomatous fasciitis in children. Cancer (Philad.) **14**, 1216 (1961)

Stout, A.P.: Fibrosarcoma in infants and children. Cancer (Philad.) **15**, 1028 (1962)

Stout, A.P., Lattes, R.: Tumors of the soft tissues. Atlas of tumor pathology, 2nd Series, Fasc. 1, p. 127. Armed Forces Institute of Pathology: Washington 1967

Tapernoux, B., Jeanneret, J.P., Delcrétaz, J.: Fibroxanthoma atypique. Dermatologica (Basel) **142**, 93 (1971)

Tappeiner, J., Wodniansky, P.: Solitäres Leiomyom – Leiomyosarkom. Hautarzt **12**, 160 (1961)

Taylor, H.B., Helwig, E.B.: Dermatofibrosarcoma protuberans: A study of 115 cases. Cancer (Philad.) **15**, 717 (1962)

Tedeschi, C.G.: Systemic multicentric lipoblastosis. Arch. Path. (Chicago) **42**, 320 (1946)
Ten Seldam, R.E.J., Helwig, E.B.: Histological typing of skin tumors. In: International histological classification of tumors, No. 12. Geneva: World Health Organization 1974
Thies, W., Hennies, T.: Über die Assoziation eines Histiocytoms mit einem Basaliom. Hautarzt **19**, 163 (1968)
Tritsch, H.: Osteome der Kopfhaut. Arch. klin. exp. Derm. **221**, 336 (1965)
Undeutsch, W., Schieferstein, G.: Das Knoblauchzehenfibrom. Dermatologica (Basel) **149**, 110 (1974)
Vakilzadeh, F., Manegold, H.G.: Perifollicular fibromas. Z. Haut- u. Geschl.-Kr. **51**, 1039 (1976)
Vellios, F., Baez, J.M., Shumacker, H.B.: Lipoblastomatosis: a tumor of fetal fat different from hibernoma. Amer. J. Path. **34**, 1149 (1958)
Wang, P., Hornstein, O.P., Schricker, K.Th.: Kutanes Leiomyosarkom und osteomedulläres Plasmozytom mit Nachweis von IgA κ-Paraprotein in Serum und Hauttumor. Hautarzt **27**, 441 (1976)
Weary, P.E., Linthicum, A., Cawley, E.P., Coleman, C.C., Graham, G.F.: Gardner's Syndrome. Arch. Derm. Syph. (Chicago) **90**, 20 (1964)
Wegener, F.: Braunes Lipom und braunes Fettgewebe des Menschen. Beitr. path. Anat. **111**, 252 (1951)
Weiss, S.W., Enzinger, F.M.: Myxoid variant of malignant fibrous histiocytoma. Cancer (Philad.) **39**, 1672 (1977)
Wilson Jones, E., Marks, R., Pongsehirum, D.: Naevus superficialis lipomatosus: A clinicopathological report of 20 cases. Brit. J. Derm. **93**, 121 (1975)
Winkelmann, R.K., Muller, S.A.: Generalized eruptive histiocytoma. Arch. Derm. Syph. (Chicago) **88**, 586 (1963)
Wodniansky, P.: Die gutartigen Neubildungen des Integuments. In: Handbuch der Haut- und Geschlechtskrankheiten, Ergänzungswerk, Bd. III/3A: Nicht entzündliche Dermatosen. Gottron, H.A., Korting, G.W. (Hrsg.), Berlin, Heidelberg, New York: Springer 1975
Wolff, H.H., Braun-Falco, O.: Das benigne Riesenzellsynovialom. Zur Klinik, Histologie und Elektronenmikroskopie. Hautarzt **23**, 499 (1972)
Wolff, H.H., Vigl, E., Braun-Falco, O.: Juveniles Xanthogranulom und Organmanifestationen. Hautarzt **26**, 268 (1975)
Woringer, F.: L'histiocytome hémosiderique de *Diss*. Bull. Soc. franç. Derm. Syph. **60**, 339 (1953)
Yanowitz, M., Goldstein, M.: Basal cell epithelioma overlying a dermatofibroma. Arch. Derm. Syph. (Chicago) **89**, 709 (1964)
Zabel, R.: Osteosis cutis multiplex faciei. Dermatol. Monatsschr. **156**, 789 (1970)

Fehl- und Neubildungen der Blut- und Lymphgefäße

Von M. HUNDEIKER, Gießen

Diagnostik und Systematik der angiektatischen und angiomatösen Hautveränderungen beruhen auf zwei für Prognose und Therapie entscheidenden Merkmalen: Durch Proliferation von Gefäßwandelementen unterscheiden sich die Angiome als Neoplasien von den angiektatischen Fehlbildungen (WERTHEIM, 1932; MIESCHER, 1953; SCHNYDER, 1953, 1954; HAUSS, 1960; SCHWANK et al., 1967; KALKOFF, 1972). Aufgrund der Entwicklung bindegewebig-musculärer, arterien- oder venenähnlicher Wandstrukturen werden die nicht rückbildungsfähigen arteriellen und venösen Cavernome von den rein capillären Angiomformen abgegrenzt (SCHNYDER, 1957; GREITHER u. TRITSCH, 1957; LEVER u. SCHAUMBURG-LEVER, 1975; OKUN u. EDELSTEIN, 1976). Manche Angiome durchlaufen Entwicklungsstadien mit unterschiedlichen histologischen Befunden, deren richtige Zuordnung Kenntnis des klinischen Ablaufes voraussetzt.

A. Angiektatische Naevi

I. Congenitale Naevi teleangiectatici (Naevi flammei)

Dies sind angeborene umschriebene Fehlbildungen des Gefäßsystems ohne Proliferation von Gefäßwandelementen. Es handelt sich also nicht um Angiome (HUNDEIKER u. BREHM, 1973; HUNDEIKER, 1978). Nach SCHNYDER (1953, 1963) müssen zwei Arten wegen ihrer unterschiedlichen klinischen Bedeutung grundsätzlich getrennt werden: mediale und laterale Feuermäler.

1. Naevi teleangiectatici mediales et symmetrici

Klinik: Die blassen Feuermäler Bossard bzw. Naevi vasculosi nuchae Unna treten angeboren auf autosomal-dominant erblicher Grundlage im Nacken, an Stirn und Augenli-

---

Ektasie: Ausweitung, z.B. von Gefäßabschnitten, ohne proliferatives Wachstum

Angiektasie: Angeborene oder erworbene umschriebene Blut- oder Lymphgefäßerweiterung, u.U. mit Fehlbildungen oder reaktiven Veränderungen der Gefäßwand

Angiokeratom: Spätmanifester Gefäßnaevus mit reaktiven Epidermisveränderungen

Angiom: Benigne vasculäre Neubildung mit Proliferation von Gefäßwandelementen mit entweder rein *capillärer* oder mit teilweise Arterien oder Venen nachahmender, bindegewebig-musculärer, *cavernöser* Differenzierung

dern, weniger oft an Nase und Oberlippe, selten in der Kreuzbeingegend oder sonst am Stamm auf. Die blaßroten, unscharf begrenzten Maculae blassen im Gesicht fast immer, im Nacken in über der Hälfte der Fälle in den ersten Lebensjahren weitgehend ab. Im Nacken finden sich Residuen noch bei etwa jedem fünften Erwachsenen. Sie sind nicht mit anderen Störungen korreliert. Scheinbare Ausnahmen (OLLENDORFF-CURTH u. GOLDENSOHN, 1959) sind atypische laterale Mäler.

Histologie: Bis etwa zum 10. Lebensjahr stellen sich meist keine Abweichungen vom Normalbefund dar; die Capillaren sind nicht vermehrt. Im späteren Alter findet man ektatische, teilweise seenartige erweiterte und ausgebuchtete Capillaren ohne reaktive Wandveränderungen im Papillarkörper und Bereich des Subpapillarplexus (SCHNYDER, 1953, 1954).

2. Naevi teleangiectatici laterales (Naevi flammei)

Klinik: Naevi vinosi bzw. laterale Feuermäler sind seltener als mediale; familiäres Auftreten ist sehr selten. Die in der Jugend rein maculösen hellroten, später mehr lividroten und u.U. tuberös umgewandelten Veränderungen sind überwiegend im Gesicht lokalisiert und meist scharf, oft segmental, begrenzt. Bei entsprechender Lokalisation greifen sie auf Mundschleimhaut und Conjunctiva über. Manchmal kommt es zur Hypertrophie der darunterliegenden Weichteile, Knochen und Zähne. Laterale Feuermäler können mit anderen Entwicklungsstörungen korreliert sein.

Histologie: In Excisaten bis zum 10. Lebensjahr finden sich nur vereinzelt klaffende Venolen, später zunehmend ektatische Capillaren mit sinusoiden Ausbuchtungen im oberen Corium (Abb. 1), schließlich auch in der Subcutis (SCHNYDER, 1955). In tuberös umgewandelten Stellen treten erweiterte Gefäßabschnitte mit sekundärer interstitieller Wandverbreiterung auf. Dabei ist zwischen Endo-

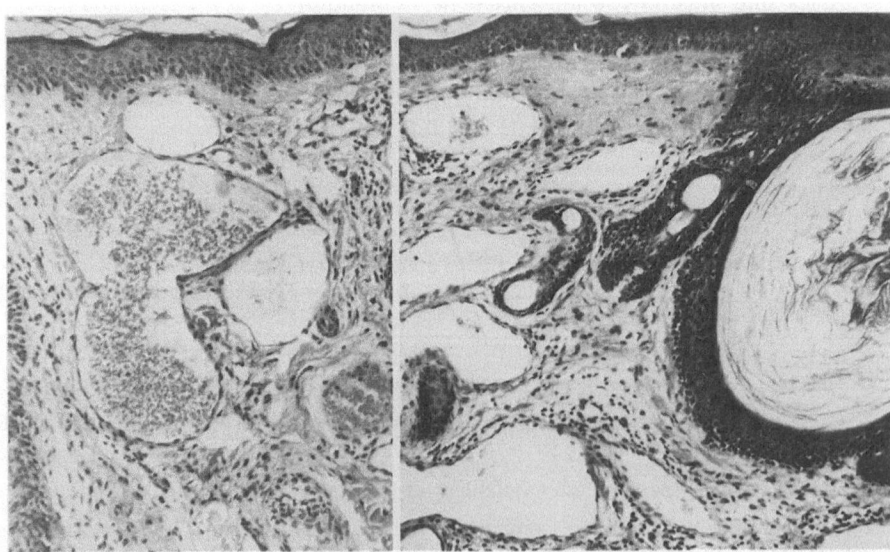

Abb. 1. Congenitale und tardive Angiektasien: (Links) Naevus teleangiectaticus lateralis, 25jährige Patientin. (Rechts) Teleangiectasia haemorrhagica hereditaria Osler. Die ungleichmäßige Struktur des Bindegewebes ist schon im H-E-Präparat erkennbar

thel und Adventitia ein Mantel aus fast homogen erscheinendem Bindegewebsmaterial eingeschoben, der keine elastischen Fasern und keine Zellen, vor allem keine glatte Muskulatur enthält. Dadurch bekommen die betreffenden Gefäßabschnitte ein charakteristisches „zweireihiges" Aussehen. Manche ähneln durch starke Wandverbreiterung Venen (SCHNYDER, 1953, 1963).

3. Naevi flammei laterales mit assoziierten Fehlbildungen

Von Hippel-Lindau-Syndrom: Naevus teleangiectaticus als fakultatives Symptom, angiektatische – nicht etwa angiomatöse! – Fehlbildungen an Retina, Leptomeninx („Angiomatosis" cerebroretinalis), u.U. polycystische Veränderungen in Lunge, Nieren und Pankreas. Gehäuftes Auftreten von Hypernephromen und Phäochromocytomen wurde beschrieben.

Sturge-Weber-Krabbe-Syndrom (Sturge-Weber-Dimitri- oder Sturge-Weber-Kalischer-Syndrom): Naevus teleangiectaticus im Bereich des 2., seltener 1., noch seltener 3. Trigeminusastes, kaum je in anderer Lokalisation, mit angiektatischen Veränderungen der Leptomeningen und der Aderhaut des Auges. Häufiger als die klassische Trias sind bisymptomatische Formen: oculo-cutane (SCHIRMER, 1860), encephalotrigeminale ohne Beteiligung der Chorioidea (KRABBE, 1934), oculo-encephale ohne Beteiligung der Haut (vgl. STURGE, 1879; WEBER, 1922; KRAYENBÜHL et al., 1957).

Klippel-Trenaunay-Syndrom: Naevus teleangiectaticus, meist an einer Extremität, mit varicös-ektatischen Veränderungen und umschriebenem Riesenwuchs ohne Progredienz und ohne Symptome arteriovenöser Fisteln (KLIPPEL u. TRENAUNAY, 1900; KOCH, 1956). Eine Zusammenstellung der gesamten älteren Literatur findet sich bei KOCH (1976).

F.P. Weber-Syndrom: Überwärmung und pulsierendes Schwirren an der hypertrophischen Extremität mit Neigung zur Progredienz erfordern operative Ausschaltung der zugrundeliegenden arteriovenösen Fisteln. Bei Kombination mit dem vorigen (Klippel-Trenaunay-Weber-Syndrom) ist Abgrenzung durch Dopplersondenuntersuchung, Venenverschlußple-

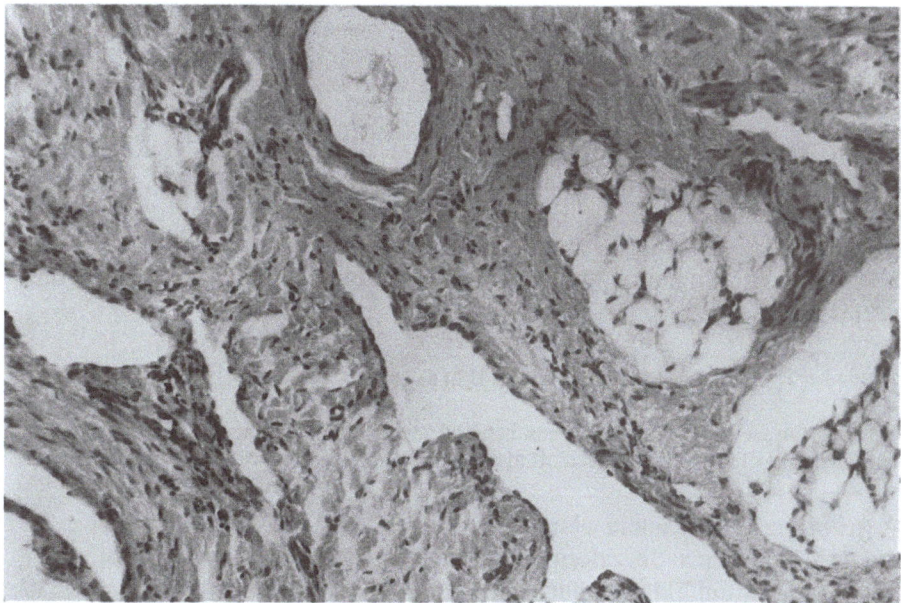

Abb. 2. Klippel-Trenaunay-Syndrom: Ektatische Veränderungen von Gefäßen aller Kaliber bestimmen das Bild, Capillarproliferationen fehlen

thysmographie und Shuntvolumenbestimmung möglich (PARTSCH et al., 1973; PARTSCH, 1974). Weitere Kombinationen des Sturge-Weber-Krabbe-Syndroms kommen vor (TELLER u. LINDNER, 1952; SCHNYDER, 1963).

Bonnet-Dechaume-Blanc-Syndrom (Aneurysma von Mittelhirn und Retina Wyborn-Mason): Naevus flammeus kombiniert mit unilateralen arteriovenösen Fehlbildungen in Meningen und Retina und entsprechenden neurologischen Ausfällen (BONNET et al., 1937).

Varicöse Dysplasie: Ein fakultativ mit teleangiektatischen Naevi einhergehendes Syndrom ist in letzter Zeit von SCHOBINGER (1977) herausgearbeitet worden. Hierzu gehören Ektasien der tiefen Beinvenen, uni- oder bilaterale frühmanifeste Varicosis, gestörtes Längenwachstum, Hyperoscillometrie ohne Shuntnachweis, erhöhte Sauerstoffsättigung in der Femoralvene. Diesen Veränderungen scheint eine familiäre Disposition zugrundezuliegen, früher sind sie offenbar meist ohne differenzierte Diagnostik in dem „Sammeltopf" der „genuinen Varicosis" untergegangen.

II. Tardive angiektatische Naevi und Fehlbildungen

1. Diffuse genuine Phlebangiektasie (Phlebarteriektasie)

Klinik: Nach der Geburt beginnende, langsam fortschreitende Erweiterungen eines venösen oder auch arteriellen Gefäßbereichs, einseitig, meist an der oberen Extremität, oft nicht erkannt und für Varicen, Aneurysmen oder Angiome gehalten (WERTHEIM, 1932; FREY, 1932; VOGT, 1975).

Histologie: Die Gefäßwände sind an ausgesackten Stellen verdünnt; Thrombosen kommen vor. Sonst finden sich atheromatöse Veränderungen, bindegewebige Durchsetzung der Muscularis und stellenweise Intimaverbreiterung.

2. Angiektasien („senile Angiome") des freien Lippenrandes (Pasini)

Klinik: Mit zunehmendem Alter öfters im Lippenrot anzutreffende, weiche, blaßrote Knötchen oder flache, zackig begrenzte, intensiv rote Veränderungen. Schon in der Erstbeschreibung (1907) wurden zwei Formen unterschieden. Erst seit den Untersuchungen KELLERS (1957, 1959) werden sie allgemein voneinander und von den tardiven „senilen" Angiomen abgegrenzt.

Histologie: Der *venöse Typ* besteht aus in der Mucosa liegenden Convoluten kleiner venöser Gefäße mit regelmäßigem Wandbau ohne Endothelproliferation. Der *capilläre Typ* besteht aus umschriebenen, größtenteils subepithelialen, gelegentlich bis an die Muskulatur reichenden Komplexen ektatischer Capillaren ohne Endothelproliferation, ähnelt also den nicht mehr wachstumsaktiven Entwicklungsstadien der senilen Angiome.

3. Cirsoides Aneurysma (BIBERSTEIN u. JESSNER, 1956)

Klinik: Im Gesicht bei älteren Menschen auftretende, uncharakteristische, weiche Knötchen. Sie sind selten, werden klinisch oft nicht erkannt und histologisch leicht für Cavernome gehalten.

Histologie: Der Knoten besteht aus Convoluten dickwandiger Gefäße, die tief im Corium liegen. Sie zeigen unregelmäßige, schlitz- oder halbmondförmige Lichtungen mit auffälliger, schmaler Endothelauskleidung, umgeben von konzentrischen teilweise „zwiebelschalenähnlich" gelagerten Zügen spindeliger Zellen mit spindelförmigen, glatt begrenzten Kernen, eingelagert in ein lockeres

Kollagengerüst. Dazwischen finden sich nur dünne, teilweise fragmentierte Elasticanetze. Eine Elastica interna ist nicht ausgebildet. An der Peripherie liegen hingegen dichte elastische Geflechte. Sich gegen das Lumen vorwölbende Bindegewebsprotrusionen mit wirbeligen Kollagenbündeln enthalten kein elastisches Material. Die Vorbuckelungen der verbreiterten Wand sowie Rupturen, an deren Begrenzung elastische Fasern aufgeknäuelt und verklumpt erscheinen, werden von den Erstbeschreibern als Charakteristika herausgestellt.

4. Venous Lake (BEAN u. WALSH, 1956)

Klinik: Meist multipel auftretende, weiche, bläuliche Knötchen in lichtexponierter Haut bei älteren Menschen.

Histologie: Erythrocytengefüllte, weite, endothelausgekleidete Hohlräume mit dünner fibröser Wand, denen erweiterte Venen zugrundeliegen.

5. Naevi aranei (Gefäßspinnen, Spidernaevi)

Klinik: Die besonders in Kindheit und Jugend im Gesicht und an belichteten Körperstellen häufigen, nach wechselnd langer Zeit der Spontaninvolution unterliegenden Hämangiektasien haben ein oft pulsierendes Zentralgefäß mit sternförmig auseinanderstrebenden feinen Verzweigungen. Den juvenilen Formen gleichen morphologisch die eruptiv in der Gravidität auftretenden Spider. Die in späterem Alter an bedeckten Körperstellen als Eppingersche „Lebersternchen" auftretenden, morphologisch gleichen Veränderungen pulsieren kaum jemals.

Histologie: Die zentrale Spinnenarterie entspringt aus dem cutanen Netz. Sie ist sehr muskelstark mit exzentrischer Lichtung und erweitert sich subepithelial zu einer oft die verdünnte Epidermis vorwölbenden „Spinnenampulle". Von dieser entspringen zu den Seiten kleinere arterielle Gefäße, die sich weiter in Capillaren aufzweigen. Manchmal hat das Zentralgefäß einen starken „Mantel" aus Kollagengewebe; bei selteneren Sonderformen findet sich zwischen ihm und den efferenten Arterien ein „Zwischenstück" mit epitheloiden Zellen (MARTINI u. STAUBESAND, 1953; BEAN, 1958; SCHUMACHERS-BRENDLER, 1959). Differentialdiagnostisch können sehr kleine „acrale arteriovenöse Tumoren" je nach Schnittebene Naevi aranei ähneln.

6. Angiectasia racemosa („Angioma" racemosum)

Klinik: „Rankenangiome" sind frühmanifeste, der genuinen diffusen Phlebarteriektasie ähnliche vasculäre Entwicklungsstörungen. Meist handelt es sich um subcutan gelegene Gefäßconvolute am Kopf mit aus Arterien weitergeleiteter Pulsation (DOERR, 1974).

Histologie: Der mikroskopische Befund ermöglicht nicht die Abgrenzung gegen ein arteriovenöses Aneurysma. Die vorwiegend venösen Gefäßanschnitte zeigen auffallend starke Wände mit Zunahme vor allem der Tunica muscularis (TÖNNIS, 1936; SCHNYDER, 1963; PETERS, 1970).

7. Teleangiectasia haemorrhagica hereditaria (Rendu-Osler)

Klinik: Die auch vielfach nach WEBER oder ULLMANN und GOLDSTEIN benannte Krankheit ist autosomal-dominant erblich. Sie ist charakterisiert durch umschriebene, knötchenförmige Teleangiektasien an Haut und Schleimhäuten mit Neigung zu größeren Gefäßblutungen (RENDU, 1896; OSLER, 1907, 1908). Prädilektionsstellen sind Jochbeingegend, Nasolabialfalten, Nasenflügel, Stirn, Kinn, Ohrmuscheln. Seltener werden Augenlider, behaarter Kopf, Hände und oberer Thorax, kaum der übrige Stamm befallen. Nasen- und Mundschleimhaut sind fast regelmäßig beteiligt. Befall der Bronchien kann zu Hämoptoe, u.U. zum Tode führen, Ektasien im Magen können Melaena, in Nierenbecken und Blase Hämaturie hervorrufen (Übersicht bei SCHNYDER, 1963). In der Lunge kommen arteriovenöse Fisteln vor (HUBER u. HEINRICH, 1963). Knötchen und Blutungsneigung nehmen mit dem Alter zu.

Histologie: Im Papillarkörper, weniger im Stratum reticulare (NÖDL, 1957) finden sich umschriebene ektatische Aussackungen capillärer Gefäße. Sie wölben z.T. das umschriebene, verschmälerte Epithel mit einer dünnen Bindegewebslage vor. An solchen Stellen ist die Epidermis oft orthohyperkeratotisch. Dadurch kann der Befund einem Angiokeratoma corporis diffusum ähneln (KORTING u. DENK, 1966, 1974). Das Endothel erscheint abgeflacht. Das perivasale Bindegewebe kann regressiv verändert sein. „Verquellung" des kollagenen wie elastischen Gewebes ist beschrieben worden (COHN u. ROSENTHAL, 1948). In einer eigenen Beobachtung fand sich stattdessen eine unvollständige, lückenhaft ausgebildete Elasticaarchitektur. Sie fehlte stellenweise auch perifolliculär; einzelne Haarfollikel weisen „ektatische" comedoartige Auftreibungen auf. Oft finden sich perivasculär schüttere lymphocytäre Infiltrate und Fibroblastenansammlungen. Thrombotische Veränderungen einzelner Capillarektasien sind bisher wenig beachtet worden. Vielfach bestehen einzelne Knötchen aus mehreren Lacunen und erreichen eine Größe von mehreren Millimetern.

8. Angiectasia serpiginosa („Angioma serpiginosum Hutchinson")

Klinik: Vorzugsweise bei weiblichen Patienten treten, meist vor dem 16. Lebensjahr, an Extremitäten und extremitätennahen Rumpfgegenden, besonders Oberschenkeln und Gesäß, in asymmetrischer Verteilung schubweise punktuelle bis stecknadelkopfgroße, leuchtend- bis lividrote Papeln auf. Die einzelnen Herde sind unscharf, oft bogenförmig oder serpiginös. Diese Krankheit wurde früher aufgrund oberflächlicher klinischer Ähnlichkeit vielfach mit der Purpura pigmentosa progressiva, besonders deren anulären Varianten (Purpura Majocchi), durcheinandergebracht (Übersicht bei KORTING u. DENK, 1974). Im amerikanischen Schrifttum sind noch in jüngster Zeit unter der unzutreffenden Bezeichnung „Angioma serpiginosum" solche entzündlichen Dermatosen beschrieben worden. Bei Literaturangaben muß also jeweils geprüft werden, auf welche Erkrankung sie sich wirklich beziehen (FRAIN-BELL, 1957; BARABASCH u. BAUR, 1971).

Histologie: Beim „echten" Angioma serpiginosum finden sich unter normaler Epidermis wechselnd ausgeprägte Ektasien von Capillaren in Papillarkörper und Subpapillarplexus, u.U. mit hyaliner Gefäßwandverdickung, aber ohne Capillarsprossung oder entzündliche Veränderungen (FRAIN-BELL, 1957; BARABASCH u. BAUR, 1971). Differentialdiagnostisch ist wichtig, daß die Veränderungen nicht bis ins mittlere oder untere Corium reichen.

B. Angiokeratotische Naevi

I. Angiokeratome

Angiokeratome werden größtenteils wegen des Fehlens einer Proliferation von Gefäßwandelementen nicht zu den echten Angiomen gerechnet. Sie haben untereinander gemeinsam umschriebene Epithelvorwölbungen durch subepidermale ektatische Gefäßräume von capillärem Wandbau und reaktive Epidermisveränderungen, teilweise mit Orthohyperkeratose. Die Differentialdiagnose zwischen verschiedenen Angiokeratomformen ist oft nicht ohne klinische Angaben aus dem histologischen Befund allein möglich.

1. Angiokeratoma acroasphycticum digitorum (Mibelli)

Klinik: Die ausgesprochen seltene Krankheit beginnt, bei Patienten von asthenischem Körperbau mit Neigung zur Akrocyanose und Perniosis, in der Pubertät. Möglicherweise liegt eine dominant vererbte Disposition mit geringer Penetranz zugrunde (Übersicht bei SCHNYDER, 1966). Vorwiegend treten an Fingern und Zehen, ausnahmsweise an Hand- und Fußrücken, Ellenbogen und Knien erst flache Erythemherde, dann bis wenige Millimeter große, dunkelbraune, weiche Ektasieknötchen mit rauher Oberfläche auf. Generalisierte Ausbreitung (JUNG, 1950) ist sehr selten. Capillarmikroskopisch finden sich umschriebene Erweiterungen auf- und absteigender Capillarschenkel; die umgebenden Gefäße erscheinen verengt (LISI, 1932; JUNG, 1950).

Histologie: Bei frischen Effloreszenzen findet man umschriebene Dilatation vom Subpapillarplexus aufsteigender Capillaren. Durch deren zunehmende Ektasie werden die übrigen Gewebeanteile des Papillarkörpers verdrängt (SCHNYDER, 1963). Dadurch sind in älteren Veränderungen Papillen durch kavernenartige, blutgefüllte Hohlräume mit capillärer Wand und abgeflachter Endothelauskleidung ausgefüllt und aufgetreten. Meist findet sich eine größere zentrale, von kleineren flankierte Lacune, gelegentlich Endothelzerstörungen und thrombosierte Lacunen, Erythrocytenextravasate und Hämosiderinablagerungen in lockerem bindegewebigem Stroma, das dann auch schüttere entzündliche Infiltrate aufweisen kann. Organisation und Thromben können bei entsprechender Schnittrichtung durch Capillarsprossung angiomähnliche Bilder hervorrufen. Von der Epidermis werden die Blutlacunen nur durch dünne, im H-E-Präparat oft nicht deutlich sichtbare, aber in Trichromfärbungen nach MASSON bzw. GOLDNER, im Van Gieson-Präparat oder bei Versilberung darstellbare Bindegewebsanlagen getrennt. Die vorgewölbte Epidermis wird verdünnt. Die Reteleisten sind verschmälert, das Stratum granulosum unregelmäßig breit, das Stratum corneum breit, aufgelockert und mit abwachsenden Erythrocythenextravasaten durchsetzt (vgl. SCHNYDER, 1963). Die histologische Differentialdiagnose muß vor allem andere angiokeratotische Veränderungen ausschließen.

2. Angiokeratoma punctiforme scroti s. vulvae (Fordyce-Sutton)

Klinik: Die relativ häufige, im Schrifttum wenig beachtete benigne Veränderung tritt meist erst vom mittleren Lebensalter an am Scrotum oder den großen Labien, seltener an Penis, Nates oder Femoralgegend auf (vgl. IMPERIAL u. HELWIG, 1967a, b; AGGER u. OSMUNDSEN, 1970; BLAIR, 1970). Es handelt sich um einzelne oder multiple, bis wenige Millimeter große, erst rote, später blaurote Papeln mit etwas verrucöser, oft aber auch völlig glatt erscheinender Oberfläche.

Histologie: Der Befund ähnelt dem ektatischen Endstadium der Entwicklung „seniler" Angiome. Im obersten Anteil des Corium liegen lacunär ausgeweitete, capilläre, blutgefüllte Gefäße mit abgeplatteter Endothelauskleidung. Sie hängen zur Tiefe hin mit Venolen im Subpapillarplexus zusammen, zeigen keine entzündliche Umgebungsreaktion und wölben oberflächenwärts die Epidermis zusammen mit einer ganz dünnen Bindegewebslage vor. Das elastische Gerüst ist erhalten. Das Epithel ist im Herd verschmälert und wechselnd stark hyperkeratotisch. Die histologische Differentialdiagnose muß andere angiokeratotische Veränderungen und u.U. senile Angiome in Betracht ziehen. Infolge der Seltenheit histologischer Untersuchungen bei dieser Krankheit ist bisher unklar, ob das Angiokeratoma scroti initiale proliferative Veränderungen aufweisen kann oder primär angiektatischer Natur ist (vgl. SCHNYDER, 1963).

3. Angiokeratoma corporis diffusum (Fabry)

Die angiokeratotischen Hautveränderungen sind nur ein cutanes Teilsymptom einer recessiv geschlechtsgebundenen erblichen Stoffwechselkrankheit mit pathologischer Speicherung von Ceramidtri-, -di- und -monohexosiden infolge Fehlens der Enzyms Ceramidtrihexosidase. Sie werden deshalb an anderer Stelle durch HARDMEIER im Rahmen des gesamten Krankheitsbildes mit besprochen.

4. Angiokeratoma circumscriptum corporis naeviforme

Klinik: Die im Detail denen beim Angiokeratoma corporis diffusum ähnlichen, umschriebenen, nicht mit einer Stoffwechselstörung verbundenen Veränderungen wurden schon von FABRY (1915, 1930) als eigenständiges Krankheitsbild abgegrenzt. Meist sind sie bei der Geburt schon in voller Ausdehnung angelegt. Gelegentlich manifestieren sie sich später im Kindes- oder auch Erwachsenenalter, in einer eigenen Beobachtung während der Pubertät (DAMMERT, 1965; FISCHER u. FRIEDERICH, 1965). Meist handelt es sich um dicht beieinanderliegende, lividrote bis schwärzliche, kaum über 2 mm große, weiche, nicht ausdrückbare Papeln. Diese können ausgedehntere Flächen in unregelmäßiger Verteilung bedecken, u.U. in segmentaler Anordnung. Kombination mit Naevus flammeus, Phlebektasien, Osteohypertrophie sind beschrieben worden (vgl. FISCHER u. FRIEDERICH, 1965; Übersicht bei SCHNYDER, 1963).

Histologie: Der Befund ist charakterisiert durch Ausbreitung cavernös-ektatischer, blutgefüllter Gefäßräume mit capillärem Wandbau und ruhender Endothelauskleidung sowohl im Stratum papillare des Corium als auch in der Subcutis, während das Stratum reticulare weitgehend frei bleibt. HALTER (1937) sowie SCHAUER (1942, 1943) fanden in Papillarkörper und Subcutis capilläre Sprossung. Deshalb muß offenbleiben, ob dieser angiokeratotisch-teleangiektatische Naevus ein angiomatöses Wachstumsstadium durchläuft. NÖDL (1960), SCHNYDER (1963) sowie KALKOFF (1974) bezweifeln, daß es sich um primäre Gefäßneubildungen handelt. Die sich im Papillarkörper ausbreitenden Capillarektasien treiben die Papillen kugelig auf und sind nur durch eine sehr dünne Lage kollagenen Gewebes vom Epithel getrennt. Die interpapillären Reteleisten sind verschmälert und lang ausgezogen, die vorgewölbte Oberflächenepidermis verdünnt und orthohyperkeratotisch.

5. Angiectasia eruptiva thrombotica, solitäres, papulöses Angiokeratom

(Angiokeratoma, thrombosed angioma, l'angiome noir); sehr kleine Herde sind auch als „capilläres Aneurysma der Haut" beschrieben worden (BECKER, 1954; EPSTEIN et al., 1965; WEINER, 1966; IMPERIAL u. HELWIG, 1967c; GOETSCHEL, 1967).

Klinik: Die gegenüber dem Angiokeratoma circumscriptum schärfer umschriebene Veränderung kann in jedem Alter neu auftreten. Die Bezeichnung „Angiectasia eruptiva thrombotica" wurde von KALKOFF (1974) vorgeschlagen. Sie charakterisiert die klinischen Besonderheiten und Unterschiede vor allem gegenüber dem Angiokeratoma circumscriptum naeviforme, wie die spätere, oft eruptive Manifestation und das den Befund prägende Ausmaß von thrombotischen Veränderungen, Erythrocytenextravasaten und Hämosiderinpigmentierung. Dadurch entsteht ein flach beetartig erhabener, schwärzlicher, am Rande durch seine Zusammensetzung aus Einzelknötchen feinbogig begrenzter Tumor. Differentialdiagnostisch ist es sehr schwer vom superfiziell spreitenden Melanom zu unterscheiden. Entsprechend ist diese Differentialdiagnose oft Anlaß für Schnellschnittuntersuchungen, um im Falle eines Melanoms sofort die Excision um den erforderlichen Sicherheitsabstand erweitern zu können.

Histologie: Der Prozeß ist im wesentlichen auf das Stratum papillare beschränkt. Er besteht aus weiten, prall mit Erythrocyten gefüllten, kommunizierenden Gefäßräumen mit rein capillärem Wandbau und flacher Endothelauskleidung. Stets finden sich thrombosierte Hohlräume, bisweilen in Organisation, mit sekundärem Einsprossen von Capillaren, sowie Erythrocytenextravasate und Hämosiderinspeicherung in Bindegewebszellen im sehr lockeren Stroma. Eine Kapsel ist bei diesem umschriebenen Prozeß ebensowenig wie bei den anderen angiokeratotischen Naevi ausgebildet. Im Gegensatz zu vielen Literaturangaben finden sich in den seitlichen und unteren Randpartien oft Capillarsprossen. Inwieweit proliferative Vorgänge bei dem initialen Wachstum eine Rolle spielen können, ist schwer zu entscheiden, da ganz frische Herde kaum jemals excidiert und auch möglicherweise vor Ausprägung des typischen Bildes mit Thrombosen nicht sicher abgegrenzt werden. Nach gegenwärtiger Auffassung (KALKOFF, 1974) handelt es sich um sekundäre und nur fakultativ auftretende Capillarneubildungen, und die Angiectasia eruptiva thrombotica beruht im wesentlichen auf primär ektatischen Veränderungen.

Thrombosierte Capillarlacunen finden sich vor allem in den oberflächlichen Anteilen. Die Papillen sind dadurch z.T. kugelig aufgetrieben, basal stellenweise schmaler und wie „abgeschnürt". Vereinzelt wachsen Extravasate mit dem Horn nach außen ab. Das Epithel scheint bei H-E-Färbung teilweise direkt dem Endothel aufzuliegen. In den Bindegewebsfärbungen zeigt sich aber, daß ein schmaler, etwa der lichtmikroskopischen „Basalmembranzone" entsprechender Streifen erhalten bleibt. Die Epidermis ist über den Auftreibungen des Papillarkörpers papillomatös gefaltet, vereinzelt umschließt sie sogar Pseudohorncysten. Sie wechselt zwischen unregelmäßiger Akanthose und starker Verschmälerung besonders an stark vorgewölbten Stellen. An diesen ist auch die Hyperkeratose am stärksten ausgeprägt, jedoch nicht immer vorhanden (Abb. 3).

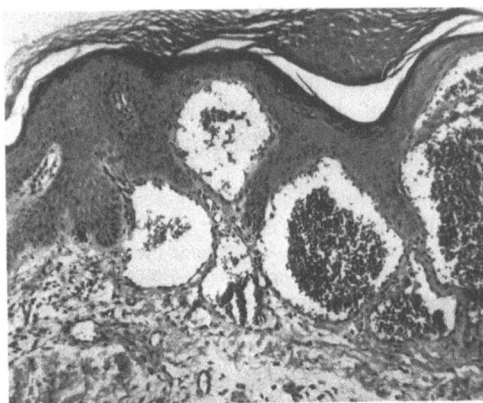 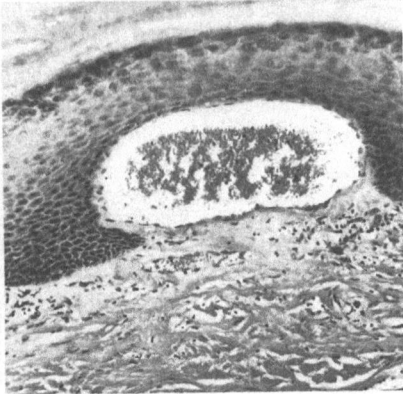

Abb. 3. Angiokeratotische Naevi. (Links) Angiectasia eruptiva thrombotica; (rechts) deren minimale Ausprägungsform („capilläres Aneurysma") in ungewöhnlicher Lokalisation (Leistenhaut, Hand)

II. Angioma verrucosum

Klinik: IMPERIAL und HELWIG (1976c) haben unter Hinweis auf ältere Beschreibungen von BETTMANN (1909, 1926), WERTHEIM (1924) und HALTER (1937) die Notwendigkeit betont, gegenüber dem solitären papulären Angiokeratom bzw. der Angiectasia eruptiva thrombotica eine seltenere, klinisch nicht unterscheidbare, aber sich früher manifestierende (KORTING u. DENK, 1974) Veränderung abzugrenzen. Sie unterscheidet sich von jener durch Tendenz zu fortschreitendem Wachstum, Rezidivneigung nach zu knapper Excision.

Histologie: Der Befund gleicht weitgehend der Angiectasia eruptiva thrombotica. Das Angioma verrucosum weist aber im Unterschied zu diesem echte Capillarproliferationen auf. Sie können bis in das untere Corium und die Subcutis reichen und erstrecken sich auch seitlich unter die noch nicht durch Ektasien papillomatös vorgewölbte unveränderte Epidermis. IMPERIAL und HELWIG nehmen für das Angioma verrucosum eine initiale angiomatöse Phase an, gefolgt von sekundärer Entwicklung der angiokeratotischen Veränderungen. Differentialdiagnostisch ist eine Abgrenzung von der Angiectasia eruptiva thrombotica oft kaum möglich. Sie muß sich vor allem auf die Beobachtung tiefreichender Capillarproliferationen stützen.

III. Lymphangiokeratome

1. Lymphangioma circumscriptum naeviforme

Klinik: Die angeboren oder im frühen Kindesalter in einem umschriebenen Bereich auftretenden Efflorescenzen imponieren klinisch infolge ihrer Füllung mit klarer Lymphflüssigkeit als „froschlaichähnliche", gruppierte, dickwandige „Bläschen" von höchstens wenigen Millimetern Durchmesser. Einzelne davon können Blut enthalten und dadurch dunkel gefärbt sein (KORTING u. DENK, 1974; LEVER u. SCHAUMBURG-LEVER, 1975).

Histologie: Der Befund ähnelt im Prinzip demjenigen eines Angiokeratoma circumscriptum naeviforme (PEACHEY et al., 1970; FISHER u. ORKIN, 1970). Zur Tiefe hin erstrecken sich die Veränderungen jedoch teilweise bis in die Subcutis, und seitlich reichen erweiterte Gefäße im Corium über den Bezirk klinisch erkennbarer Vorwölbungen hinaus, wie bei einem Angioma verrucosum. Capillarsprossen treten ganz zurück gegenüber ektatischen Aussackungen endothelausgekleideter Gefäße von capillärem Wandbau. An der Oberfläche ist dadurch der Papillarkörper unregelmäßig aufgetrieben, die Epidermis zusammen mit sehr dünnen Beindegewebslagen vorgewölbt, z.T. stark verschmälert und hyperkeratotisch. Meist finden sich neben den Lymphangiektasien mit homogen eosinophilem Inhalt und einzelnen Rundzellen auch Ektasien von Blutgefäßen. In der Tiefe sind neben den capillären u.U. auch großkalibrige Lymphgefäße mit hypertrophisch erscheinender Muskulatur getroffen (PEACHEY et al., 1970). Die Differentialdiagnose muß neben dem Lymphangiokeratom wegen der möglichen Blutgefäßbeteiligung auch die übrigen angiokeratotischen Naevi berücksichtigen.

2. Lymphangioma circumscriptum localisatum, Lymphangiokeratom, Lymphangiectasia eruptiva, capilläres Aneurysma der Lymphgefäße

Klinik: Die seltene Veränderung unterscheidet sich von dem Lymphangiom circumscriptum (naeviforme) durch Auftreten in späterem Alter und scharf umschriebene Begrenzung wie bei einer Angiectasia eruptiva thrombotica. Sie erreicht meist nicht 1 cm Durchmesser (vgl. PEACHEY et al., 1970; FISHER u. ORKIN, 1970).

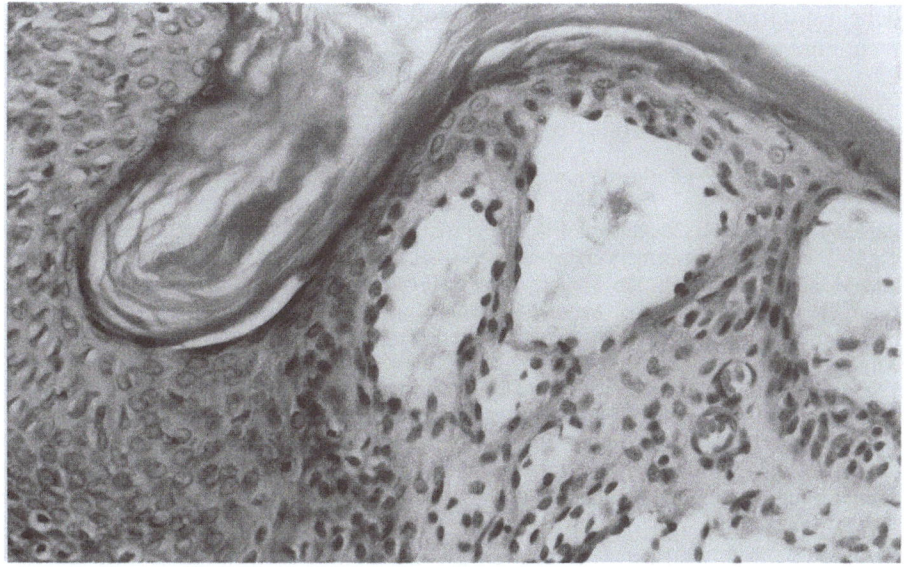

Abb. 4. Angiokeratotische Naevi: Lymphangioma circumscriptum naeviforme

Histologie: Die Epidermis ist großenteils verschmälert, an anderen Stellen akanthotisch, papillomatös und hyperkeratotisch und durch dicht nebeneinanderliegende, stark ektatische Lymphgefäße im Corium unregelmäßig vorgebukkelt. Die Gefäße haben eine dünne Endothelauskleidung, kaum bindegewebige Wandanteile und scheinen im Schnitt manchmal förmlich von dem kugelig vorgetriebenen Epithel umschlossen. Beteiligung von Blutgefäßen an den Ektasien und Erythrocytenfüllung einzelner Lacunen ist beschrieben worden (vgl. LEVER u. SCHAUMBURG-LEVER, 1975). Der Prozeß reicht zur Tiefe hin nicht über das mittlere Corium hinaus.

C. Angiomatöse Naevi und Neubildungen

I. Capilläre Angiome

Dies sind echte Neoplasien mit Wachstum durch Proliferation endothelialer Zellen und rein capillärer Wanddifferenzierung. Diese ermöglicht bei vielen Formen eine Rückbildung, im Gegensatz zu den dickwandigen arteriellen und venösen Cavernomen (SCHNYDER, 1957). Manche, wie die senilen Angiome (SCHNYDER u. KELLER, 1954; KELLER, 1957), durchlaufen verschiedene Entwicklungsstadien. In den späteren ist die ursprüngliche capilläre Proliferation nicht mehr erkennbar. Manche, wie z.B. die eruptiven Angiome (NÖDL, 1955; KNOTH u. EHLERS, 1961), haben Besonderheiten im histologischen Befund, die meist eine Einordnung ermöglichen, andere nicht. So müssen z.B. die planotuberösen und tuberonodösen Säuglingsangiome von anderen capillären Angiomformen nosologisch unterschieden werden (SCHNYDER, 1957; SCHWANK et al., 1967; MARGILETH, 1975). Im histologischen Detail gelingt dies jedoch nicht. Verschiedene Entitäten weisen gleiche Bauelemente auf. Die histologische kann also nicht eine genaue klinische Diagnose ersetzen.

1. Planotuberöse und tuberonodöse Hämangiome

Klinik: Die sehr häufigen Tumoren treten bevorzugt bei Mädchen auf (Übersicht bei SCHNYDER, 1957, 1966). Selten sind bereits bei der Geburt einzelne oder mehrere rötliche Papeln oder unscharf begrenzte Flecken vorhanden. Meist wird ihr Wachstum erst in der 3.–5. Lebenswoche bemerkt (PROPPE u. HAUSS, 1963). Sie wachsen in den ersten Wochen und Monaten sehr rasch. An Stellen, die Zerstörungen durch Zerfall und Superinfektion befürchten lassen, wird u.U. versucht, Wachstumsstillstand durch Bestrahlerbehandlung (z.B. LÖSSL u. JACOB, 1957) zu erreichen und damit die Spontaninvolution einzuleiten; Röntgentherapie kommt bei Abwägen ihrer Risiken (vgl. FISHER, 1955; KLOSTERMANN, 1963, 1966) weniger oft in Frage, seit dies Verfahren zur Verfügung steht (BORN u. BORN, 1975; BORN, 1976). Die Spontanregression setzt meist nach wenigen Monaten ein (LISTER, 1938; BIVINGS, 1954; KÜHL, 1958; PROPPE, 1958a, b; PROPPE u. HAUSS, 1963). Vergleichsuntersuchungen zeigen, daß mit oder ohne Therapie bis zum Erreichen des Schulalters $^2/_3$ der Säuglingsangiome völlig, der Rest teilweise zurückgebildet ist (vgl. KLOSTERMANN u. JUST, 1964; JUNG, 1976a, b; ZALA et al., 1976; JUNG u. KÖHLER, 1977). Manche Tumoren bleiben z.T. flach oder leicht beetartig erhaben (planotuberöse Hämangiome). Andere werden im ganzen Umfang knotig (tuberonodöse Hämangiome). Viel weniger häufig sind subcutan wachsende nodöse Formen. Seltene capilläre Hämangiome des Erwachsenenalters zeigen die gleichen, vorwiegend tuberonodöse, Ausprägungsformen (SCHNYDER, 1963). Die Differentialdiagnose ist meist einfach. Naevi und Melanome kommen als Fehldiagnosen

Histologie: In den frühesten, noch planen Entwicklungsstadien finden sich im Stratum papillare des Corium mehr oder weniger erweiterte Capillaren mit epitheloid verdickten, cytoplasmareichen Endothelien; Mitosen sind selten (ZISCHKA, 1950; SCHNYDER, 1957; NÖDL, 1960; REED u. O'QUINN, 1971). In der weiteren Entwicklung greift der Prozeß auf das Stratum reticulare über. Sprossungsvorgänge gehen vor allem vom cutan-subcutanen Gefäßnetz um die Schweißdrüsen aus. Die Endothelien erscheinen „epitheloid", Mitosen sind relativ zahlreich, es finden sich Capillarsprossen mit spindeligen, sich der Länge nach verdoppelnden Zellen, umgeben von lockerem, zellreichem, reticulärem Bindegewebe. In der Subcutis bilden Capillarsprossen und neugebildete Capillaren zwischen den Fettzellen netzartige Geflechte. Bei den tuberonodösen Formen treten die Capillarproliferationen schließlich anteilsmäßig zurück hinter ektatischen „cavernösen" Erweiterungen, besonders im strafferen Stratum reticulare. Die ektatischen Gefäße sind von abgeflachtem Endothel ausgekleidet. Sie behalten bei den frühkindlichen Angiomen stets einen capillären Wandbau (SCHNYDER, 1963, 1969).

2. Kasabach-Merritt-Syndrom

Klinik: Sehr ausgedehnte tuberonodöse Angiome bei Säuglingen und Kleinkindern, sehr selten auch Erwachsenen (ROSS, 1964; DEUTSCH et al., 1964) können mit der Symptomatik einer thrombocytopenischen Purpura einhergehen, bedingt durch Thrombocytopenie und u.U. Verbrauchscoagulopathie infolge zahlreicher mikrothrombotischer Veränderungen im Angiom (STRAUB et al., 1972; GSCHNAIT et al., 1973; ILLIG, 1976).

Histologie: Der histologische Detailbefund entspricht dem bei tuberonodösen capillären Säuglingsangiomen. Thrombosierung einzelner ektatischer Gefäßräume findet sich bei diesen ebenso wie bei den angiokeratotischen Naevi. Eventuelle Unterschiede betreffen eher die Ausdehnung als die Art der Veränderungen (KASABACH u. MERRITT, 1940; SILVER et al., 1948; HERZKA et al., 1966; STRAUB et al., 1972).

3. Multiloculäre Hämangiomatose des Säuglingsalters

Klinik: Das seltene Leiden beginnt im ersten Trimenon mit zahlreichen eruptiv aufschießenden capillären Hämangiomen der Haut, die im Detail von den planotuberösen und tuberonodösen Säuglingsangiomen nicht zu unterscheiden sind, sowie gleichartigen multizentrischen Veränderungen innerer Organe (ROSS, 1964). Blutungen aus nekrotisierenden Tumoren oder Dystrophie führen meist früh zum letalen Ausgang (Übersicht der Literatur bei SCHNYDER, 1963). Eine diffuse cutane Aussaat kleiner capillärer Angiome mit Spontaninvolution beschrieb HERZBERG (1974).

Histologie: Der Befund entspricht im einzelnen demjenigen in entsprechenden Entwicklungsstadien der übrigen capillären Angiomformen (FISCHER u. RÖCKL, 1961; BABEJ, 1968).

4. Progressive multiple Angiome (Darier)

Klinik: Die seltene Erkrankung beginnt meist in der Jugend mit multiplen cutanen oder subcutanen, bläulichen, weichen Knoten, die u.U. Schmerzen verursachen. Die klinische Differentialdiagnose muß dementsprechend besonders multiple disseminierte Glomustumo-

Histologie: Die Epidermis ist vorgewölbt, u.U. verschmälert, darunter finden sich in der ganzen Tiefe des Corium dicht aneinanderliegende, blutgefüllte, „cavernöse" Hohlräume mit flacher Endothelauskleidung und capillärem Wandbau.

Einzelne Lacunen können Fibrinausscheidungen bzw. Thromben aufweisen. Das dazwischenliegende lockere, nicht entzündlich infiltrierte Bindegewebe kann Erythrocytenextravasate enthalten. An der Peripherie finden sich neben einzelnen dickerwandig zuführenden Gefäßen Arteriolen und Capillaren mit stellenweise gequollenen, knopfförmig in die Lumina vorspringenden Endothelien, in den Randanteilen geringe chronisch-entzündliche Infiltration mit Rundzellen, Fibroblasten und wenigen Plasmazellen (BRAUN-FALCO, 1953).

5. Tardive („senile") Angiome, „Teleangiectasia papulosa disseminata"

Klinik: KELLER (1957) hat deutlich gemacht, wie problematisch die Bezeichnung „senile" Angiome für diese häufige, von ihm bei über der Hälfte aller poliklinischen Patienten gefundene Veränderung ist: Schon bei einem Drittel aller Zwanzigjährigen sind einzelne Angiome nachzuweisen; die Häufigkeit nimmt dann mit dem Alter bei beiden Geschlechtern weiter zu. Am stärksten befallen werden Stamm und proximale Extremitätenabschnitte. KELLER unterscheidet drei Entwicklungsstufen: das „flohstichartige" Initial- oder Evolutionsstadium, das „pfefferkornähnliche" Intermediärstadium mit 1–3 mm großen, roten, weichen Knötchen und das „cavernöse" Endstadium mit im Durchmesser u.U. 5–10 mm großen, schlaffen, zerfurchten, zuweilen gestielten „Blutsäckchen" von dunkelroter bis blauvioletter Farbe, meist in höherem Alter. Die klinische Differentialdiagnose sollte an sich nicht schwierig sein, doch kommen wahrscheinlich besonders bei Initialstadien Verwechslungen mit Naevi aranei vor.

Histologie: Auch mikroskopisch sind drei Entwicklungsstadien zu unterscheiden (SCHNYDER u. KELLER, 1954): Das „eruptive senile Angiom" entspricht dem ersten davon. Nur hier wird der Beginn als echte Neoplasie deutlich. Im Stratum papillare des Corium finden sich einzelne durch Bindegewebssepten unterteilte Capillarknäuel. Sie zeigen jeweils einen schmalen Bindegewebsstrang in der Mitte, dem nach oben immer enger werdende Capillaren angelagert sind. Diese haben große, längliche, leicht gebuchtete Endothelzellen mit sichel- bis spindelförmigen Kernen, die in das Lumen hineinragen. Die Lichtungen sind zentral rund oder oval, an der Peripherie der Knäuel oft nur lang und spaltförmig mit zellreicher Wand, ähnlich embryonalen Capillaren. Diese Abschnitte setzen sich in solide Capillarsprossen mit Mitosen, ungleichförmigen chromatindichten Kernen und auffallend großen Nucleolen fort. Das angrenzende Bindegewebe ist locker und reich an Fibroblasten und Histiocyten, eine Kapsel ist nicht ausgebildet.

Das ruhende senile Angiom entspricht dem Stadium der abgeschlossenen Entwicklung. Hier finden sich keine Capillarsprossen mehr. Die Capillaren sind voll ausdifferenziert, erweitert, das Gesamtvolumen dadurch größer und die Epidermis unter Verschmälerung und Abflachung des Papillenreliefs stärker vorgewölbt. Unterteilung in Läppchen ist noch erkennbar, doch sind die einzelnen Knäuel breiter und zellärmer geworden. Das Bindegewebe ist in den zentralen Anteilen regressiv verändert, stellenweise hyalinisiert.

Das gealterte, „cavernöse" senile Angiom entspricht dem Stadium sekundärer, teils degenerativer Veränderungen. Die verdünnte Epidermis ist mit einer

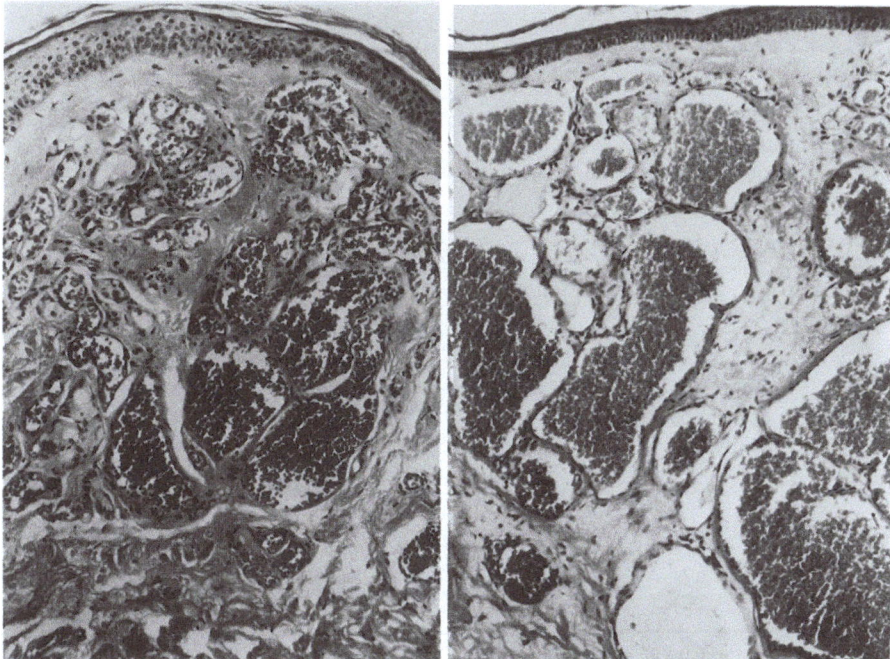

Abb. 5. Angiomatöse Naevi. (Links) bereits „ruhendes"; (rechts) „gealtertes" tardives („seniles") Angiom

schmalen Bindegewebslage noch stärker vorgewölbt, die Läppchengliederung ist verlorengegangen, das ganze Gebilde besteht aus von flachem Endothel ausgekleideten, unregelmäßig geformten, konfluierenden und septierten, blutgefüllten Hohlräumen. Das zwischen den ektatischen Capillaren verbleibende Bindegewebe erscheint größtenteils hyalinisiert und stärker als in der Umgebung elastotisch verändert. Die Veränderungen bleiben auf das Stratum papillare beschränkt (KELLER, 1957; SCHNYDER, 1963). Die Angiektasien bzw. „senilen Angiome" des freien Lippenrandes (PASINI) werden bei den tardiven angiektatischen Naevi besprochen.

6. Eruptives Angiom, „Granuloma" teleangiectaticum, „Granuloma" pediculatum s. „pyogenicum"

Klinik: Zumindest seit den Untersuchungen von NÖDL (1955) sowie KNOTH und EHLERS (1961), OEHLSCHLAEGEL und MÜLLER (1964) ist klar, daß diese häufige benigne capilläre Neubildung weder „pyogen" entsteht noch primär granulomatöse Veränderungen aufweist. Die nomenklatorische Vermeidung beider Begriffe ist deshalb nötig im Hinblick auf die Abgrenzung gegen entzündliche Granulationsgewebe mit starker Capillarisation. Das eruptive Angiom kommt in jedem Alter vor. Multiples Auftreten ist selten (JUHLIN et al., 1970). Bevorzugt werden Kopf und Hände bei beiden Geschlechtern befallen. Das zunächst hellrote, glatte, sich rasch vergrößernde Knötchen kann auf mehr als 10 mm Durchmesser anwachsen und bleibt dann meist, im Gegensatz zu den Säuglingsangiomen, bestehen (HERZBERG, 1974). Charakteristisch ist eine kragenähnliche Einschnürung des pilzförmigen Tumors an der Basis durch verbreitertes, weißlich verquollenes Epithel. Sekundär kommt es zu Erosionen, Ulceration, hämorrhagischer Überkrustung. Eine wichtige klinische Differentialdiagnose ist das primär noduläre Melanom. Weitere häufige Fehldiagnosen sind entzündlich überlagerte seborrhoische Warzen, Basaliome, Naevuszellnaevi.

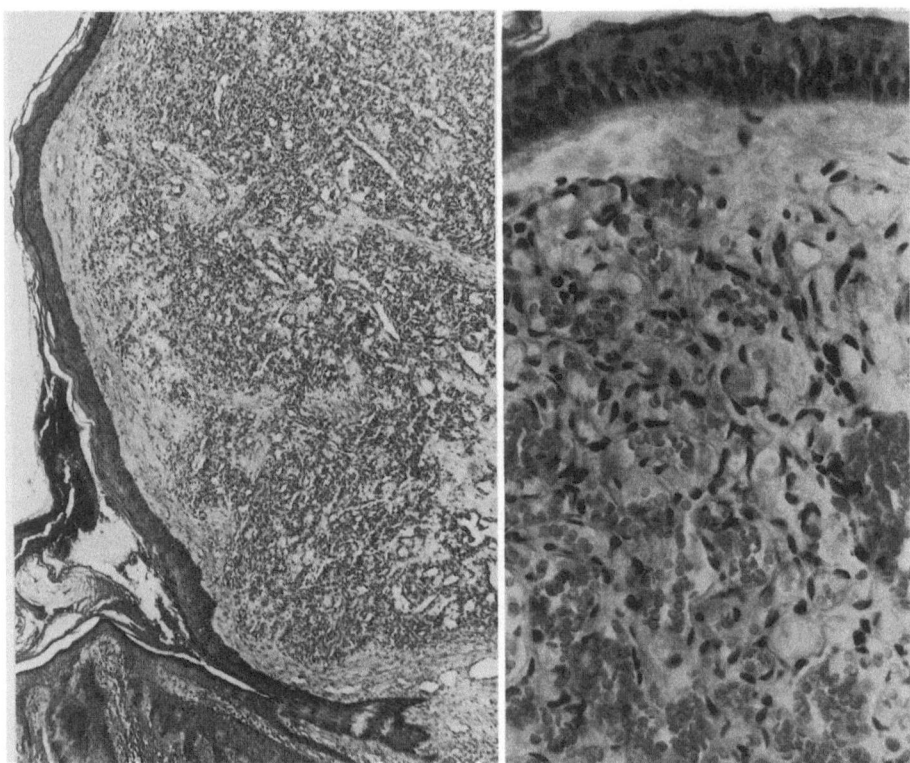

Abb. 6. Eruptives Angiom („Granuloma pediculatum"): Die Übersicht (links) zeigt die kragenähnliche seitliche Einschnürung der Tumorbasis durch die Epidermis; im Ausschnitt (rechts) Capillarproliferationen mit Erythrocytenextravasaten, die zur histologischen Unterscheidung von anderen capillären Angiomen beitragen. Sekundäre entzündliche Überlagerung ist noch nicht erkennbar

Histologie: Das eruptive Angiom macht ähnlich dem Angioma „senile" verschiedene Entwicklungsstadien durch. Die initialen Veränderungen sind von jenem schwer zu unterscheiden. Von einem schmalen Bündel zuführender Gefäße im Bereich des Subpapillarplexus aus entfalten sich Convolute enger Capillaren mit dicken Endothelzellen, deren Kerne sich z.T. stark gegen die Lichtungen vorbuckeln, sowie Capillarsprossen. Sie sind eingelagert in ein sehr lockeres, fibroblastenreiches Bindegewebe mit angedeuteter Septengliederung. Die Epidermis ist darüber verschmälert und vorgewölbt, eine entzündliche Infiltration fehlt noch völlig. Erst im Laufe der weiteren Entwicklung wird das Vollbild ausgeprägt mit einem breitbasig gestielten Knoten, bedeckt von verschmälerter Epidermis. Diese ist über der Höhe der Vorwölbung zerstört und ersetzt durch erythrocyten- und leukocytenhaltige Krusten. An den Seiten unterhalb der Vorwölbung erscheint sie u.U. umschrieben verbreitert und stärker verhornt. Im Inneren finden sich jetzt neben Capillarsprossen und englumigen Capillaren mit Endothelproliferation auch ektatische Gefäße mit abgeflachter Endothelauskleidung und praller Erythrocytenfüllung. Das lockere Stroma enthält jetzt neben Fibroblastenansammlungen Erythrocytenextravasate, u.U. auch Hämosiderinablagerungen, lymphomonocytäre und leukocytäre Infiltrate. Diese sind also sekundärer Natur (NÖDL, 1955; OEHLSCHLAEGEL u. MÜLLER, 1964). Differentialdiagnose: Die charakteristische Architektur des Tumors mit verschmälerter Epidermisbedeckung und „Epithelkragen" am Rande hilft bei der Unterscheidung von anderen capillären Angiomen und reaktiv entzündlichen Veränderungen (KNOTH u. EHLERS, 1961).

7. Angiolymphoide Hyperplasie mit Eosinophilie (Summerly-Wells) papuläre Angioplasie, „atypisches Granuloma pediculatum"

Dieser seltenen Krankheit liegen zwar capilläre vasculäre Proliferationen zugrunde, ihr histologisches Bild wird jedoch wesentlich geprägt durch die eosinophil-lymphocytäre Infiltration. Deshalb wird es in diesem Band durch KERL und KRESBACH unter den lymphoreticulären Hyperplasien und Neoplasien dargestellt.

8. Gemmangiom (Orsós)

Klinik: Der seltene Tumor wächst langsam als uncharakteristischer, weicher bis relativ derber, rötlicher Knoten (vgl. HORNSTEIN, 1957).

Histologie: Das Gewebe besteht wie bei anderen capillären Angiomen im Wachstumsstadium aus Capillaren und proliferierenden Capillarsprossen sowie unregelmäßigen endothelausgekleideten Buchten und Spalten zwischen den Bin-

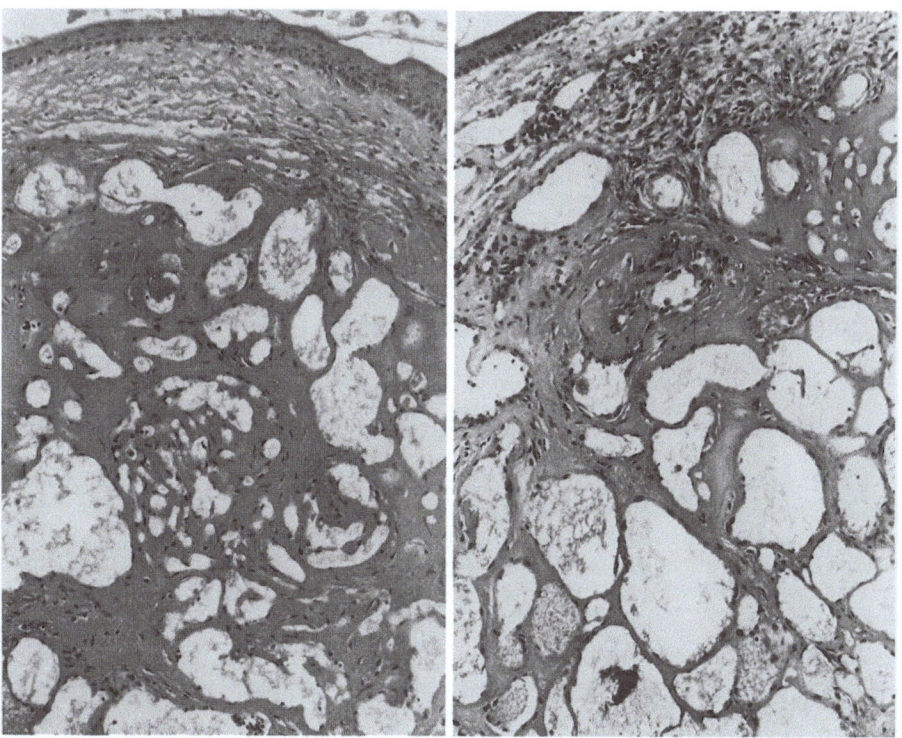

Abb. 7. Gemmangiom (Orsós) (links) mit charakteristischen hyalinen Bindegewebsveränderungen und (rechts) entzündlicher Infiltration unter Beteiligung neutrophiler Granulocyten. Der nur 4 mm große, schwärzlich bis braunrot gescheckte, weiche Tumor bestand an der Brust eines 37jährigen Mannes seit 2 Jahren

degewebsbündeln. Besonders auffällig sind sehr starke regressive, mucinöse oder hyaline Veränderungen im bindegewebigen Stroma und Infiltration mit Lymphocyten und Neutrophilen (ORSÓS, 1934). An der Peripherie finden sich Capillarektasien und nach Art einer „Verdrängungskapsel" konzentrisch angeordnete Kollagenbündel (vgl. HORNSTEIN, 1957). Die Differentialdiagnose muß senile und eruptive Angiome sowie die „angiolymphoide Hyperplasie" einbeziehen (vgl. SCHNEIDER u. UNDEUTSCH, 1967; SCHNEIDER, 1972).

9. Juveniles Hämangioendotheliom

Als Hämangioendotheliome werden vielfach allgemein benigne oder maligne Neubildungen bezeichnet (PINKUS u. MEHREGAN, 1973), in denen mehr Endothelzellen vorhanden sind als zur Auskleidung der Gefäße nötig. Somit ist eine scharfe Abgrenzung nicht immer möglich. Sogar gewöhnliche Säuglingsangiome sind schon als „Hämangioendotheliome" bezeichnet worden. Die Probleme der Nomenklatur werden u.a. bei HERZBERG (1974) erörtert. Vereinzelt kommen bei Jugendlichen Tumoren vor, die histologisch infolge „embryonaler Unreife" von einem malignen Hämangioendotheliom schwer zu unterscheiden sind, aber benigne verlaufen. Klinisch gleichen diese Formen eruptiven Angiomen.

II. Cavernöse Angiome und benigne Neubildungen der Gefäßwände

Der ursprünglich auf die Weite der Lichtungen bezogene Begriff „cavernös" sollte heute wegen der besonders von SCHNYDER (1957) hervorgehobenen Bedeutung des Wandbaues für Prognose und Therapie für die „capillären Cavernome" der alten Literatur, insbesondere die tuberonodösen capillären Säuglingshämangiome, vermieden werden. Um therapeutische Mißverständnisse zu vermeiden, muß er auf solche Tumoren begrenzt bleiben, die entsprechende bindegewebig-musculäre Wandstrukturen entwickeln bzw. den Aufbau von Arterien oder Venen nachahmen (arterielle oder venöse Cavernome). Diese können sich nicht spontan zurückbilden und müssen meist operativ behandelt werden.

1. Arterielle Cavernome (cavernöse Hämangiome mit arterieller Differenzierung)

Klinik: Die seltenen benignen Tumoren treten überwiegend erst im Erwachsenenalter als relativ weiche, cutane oder subcutane, ein- oder mehrknotige Gebilde in Erscheinung. Sie sehen auch bei oberflächlicher Lage infolge ihrer Dickwandigkeit nicht rot, sondern livide bis blau aus, lassen sich langsam teilweise ausdrücken und entfalten sich nach Sistieren des Druckes wieder – eine Beobachtung, die möglicherweise schon der Bezeichnung als „erectile Geschwülste" durch VIRCHOW (1854) zugrundegelegen hat.

Histologie: Im Corium oder in der Subcutis liegen scharf begrenzte, aber nicht durch eine Kapsel abgegrenzte Convolute meist weiter, aber oft auch sehr englumiger Gefäße mit teils abgeflachten, teils sich knopfförmig vorwölbenden Endothelien und starker bindegewebig-musculärer Wand. Ihr Aufbau ahmt durch einen hohen Anteil glatter Muskulatur mit relativ geordneter zirkulärer bis spiraliger Anordnung denjenigen von Arterienwänden nach. Deren charakteristische Elasticaarchitektur ist jedoch nie vollständig nachgebildet. Insbesondere ist eine Lamina elastica interna nur ausnahmsweise abgrenzbar. Neben dickwan-

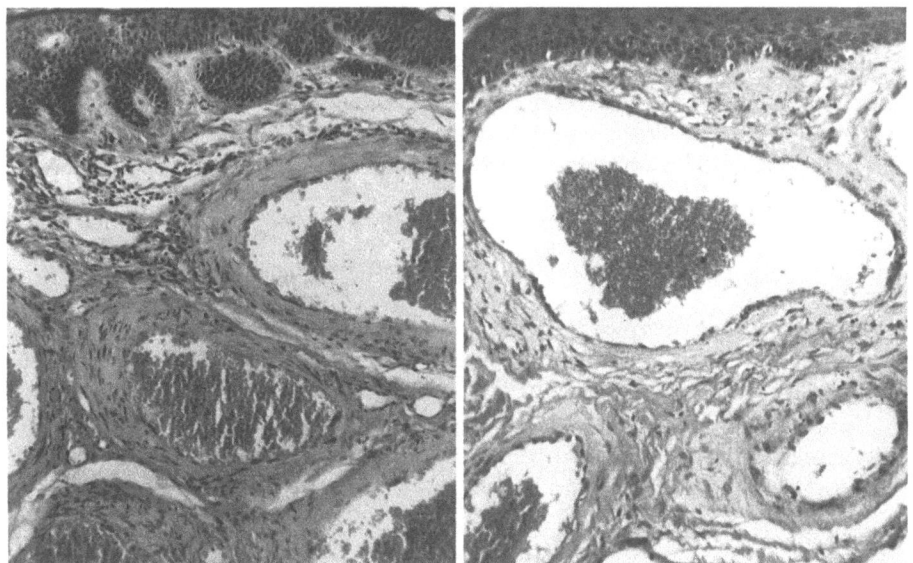

Abb. 8. Arterielles (links) und venöses (rechts) Cavernom

digen Gefäßanteilen finden sich immer auch solche mit capillärer Differenzierung und Capillarsprossen.

2. Venöse Cavernome (cavernöse Hämangiome mit venöser Differenzierung)

Klinik: Die ebenfalls relativ seltenen, meist bei Erwachsenen auftretenden, benignen, nur verdrängend wachsenden, mehrknotigen Tumoren können cutan oder subcutan liegen. Sie sind infolge ihrer Dickwandigkeit auch bei oberflächlicher Lage bläulich, nur bei stärker ausgebildeten capillären Anteilen blaurötlich, sehr weich, nur gering unter Druck entleerbar mit langsamer Wiederfüllung. Die klinische Differentialdiagnose muß vor allem Leiomyome, Basaliome, Histiocytome, Granulome berücksichtigen (KÄMPFER u. HUNDEIKER, 1977).

Histologie: Der Tumor besteht aus ohne Kapselbildung in ein lockeres, zellreiches Stroma eingelagerten Convoluten venenähnlicher, teils cavernös-ektatischer, teils enger Gefäße mit abgeflachter Endothelauskleidung und unregelmäßig starker Wand. Diese enthält relativ wenig glatte Muskulatur in unregelmäßiger Anordnung und Verteilung, wenig elastisches Material ohne Ausbildung einer charakteristischen Architektur, vorwiegend in der Peripherie, sowie reichlich kollagenes Bindegewebe mit meist deutlicher Abgrenzung gegen das Stroma. Außerdem finden sich immer auch capilläre Gefäße und Capillarsprossen. Differentialdiagnostisch muß bei entsprechender Lokalisation an ein „Rankenangiom" oder andere phlebangiektatische Veränderungen gedacht werden.

3. Blue Rubber Bleb Nevus Syndrom

Klinik: Die seltene Krankheit kann vereinzelt familiär auftreten, in einer bisherigen Beobachtung autosomal dominant (BERLYNE u. BERLYNE, 1960). Multiple congenitale Hämangiome der Haut und des Intestinaltraktes führen zu Okkulten, u.U. auch akuten Blutungen mit sekundärer Anämie (BERLYNE u. BERLYNE, 1960; RICHTER, 1965). Differentialdiagnose: multiloculäre Hämangiomatose.

Histologie: Es handelt sich um cavernöse Hämangiome mit venenartiger Wandung (RICE u. FISHER, 1962). Differentialdiagnostisch sind klinisch und histologisch Morbus Osler, multiple Hämangiomatose und multiple disseminierte Glomustumoren abzugrenzen (SCHNYDER, 1966).

4. Mafucci-Syndrom (Cavernome mit Dyschondroplasie)

Klinik: Die seltene Krankheit ist nicht erblich. Sie bevorzugt das männliche Geschlecht und ist bei Geburt noch nicht manifest (BEAN, 1958). Multiple subcutane Hämangiome treten zugleich mit Enchondromen auf, die sarkomatös entarten können.

Histologie: Es handelt sich um cavernöse Angiome. In der Umgebung finden sich dilatierte Venen (MULLINS u. LIVINGOOD, 1951; BARADNAY et al., 1960; SCHNYDER, 1966).

5. Angioleiomyom

Die von der Gefäßmuskulatur ausgehenden Leiomyome werden mit den anderen Leiomyom-Formen zusammen bei HORNSTEIN und WEIDNER abgehandelt.

6. Hämangiopericytom (Stout-Murray)

Klinik: Die seltene Geschwulst hat keine charakteristischen Merkmale; sie wird deshalb klinisch kaum diagnostiziert. Sie kommt in jedem Alter und jeder Lokalisation vor. Es ist noch keineswegs klar, ob es sich um eine Entität handelt: Gleiche morphologische Befunde ergeben sich bei Tumoren mit erheblicher Neigung zu Metastasierung und Spätrezidiven – bei älteren Patienten und besonders bei Lokalisation an der unteren Extremität – und bei Tumoren des Säuglingsalters, bei denen Metastasierung bisher nicht beobachtet wurde (Übersicht bei KAUFFMAN u. STOUT, 1960; REICH, 1973, 1975; ALTMEYER u. NÖDL, 1976). Andere Autoren, wie z.B. ENZINGER (1976) oder JOHNSON (1976) glauben, die malignen von den benignen Hämangiopericytomen des Kindesalters auch histologisch abgrenzen zu können – eine Auffassung, die sich nach REICH, der bisher das größte Material überblickt, nicht aufrechterhalten läßt. Differentialdiagnostisch kann der gelegentlich schmerzhafte Tumor am ehesten ein Leiomyom, u.U. auch einen Glomustumor vortäuschen, u.U. auch Neurinome, Neurofibrome, Fibrome usw. (MERLEN u. BENOIT, 1975).

Histologie: Das Grundgerüst des Tumors wird von Blutcapillaren gebildet (STOUT u. MURRAY, 1942; STOUT, 1949). Deren Lichtungen sind wechselnd weit, z.T. nur schlitzförmig, kaum erkennbar, so daß der vasculäre Charakter u.U. erst bei Gitterfaserimprägnierung deutlich wird (REICH, 1973). Dabei zeigt sich, daß die Zellwucherung nicht, wie beim Hämangioendotheliom, innerhalb, sondern außerhalb des Grundgerüstes der Capillaren erfolgt. Sie geht von relativ gleichförmigen Zellen aus, die Pericyten ähneln und von diesen abgeleitet werden. Sie haben schwach eosinophiles Cytoplasma, in dem sich mit einer PAS-Diastasereaktion reichlich Glykogen darstellt, und mittelgroße Kerne mit deutlich hervorgehobener Kernmembran, runder oder ovaler bis spindeliger Form, feinkörniger Chromatinstruktur und kaum hervortretenden kleinen Nucleolen. Mitosen sind in den meisten Fällen selten. Eine Kapsel wird nicht ausgebildet, die Tumorzellformationen gehen stellenweise mit unscharfer Grenze in das umliegende Bindegewebe über. Gelegentlich können als mögliche Hinweise auf malignes Wachstum (REICH, 1973) Chromatinverklumpungen mit Verdichtung an der Kernperipherie, Vacuolisierung und vermehrte Mitosen auftreten. Die Faserbildung ist in solchen Fällen geringer, auch die charakteristische Anordnung des argyrophilen Gerüstes u.U. nicht ausgebildet, was die Diagnose erschwert (MERLEN u. BENOIT, 1975; ALTMEYER u. NÖDL, 1976). Insgesamt erlaubt jedoch der histologische Befund keine Aussage über die Prognose. Differentialdiagnostisch kann das Hämangiopericytom bei Ausbildung größerer solider epithelialer Formationen einem solitären Glomustumor, bei mehr spindeligen Zellformen einem Leiomyom, bei weniger differenzierten Formen einem Hämangioendotheliom ähneln.

7. Lymphangioma cavernosum

Klinik: Die seltene Geschwulst ist klinisch nicht sicher zu diagnostizieren (vgl. KORTING u. DENK, 1974). Sie ist gut abgrenzbar, weich, nicht durch Druck entleerbar und kann durch wechselnd starke Füllung ihr Volumen ändern. Die darüberliegende Haut ist unverändert. Der Prozeß kann aber auch kombiniert sein mit einem oberflächlichen Lymphangioma circumscriptum localisatum (LEVER u. SCHAUMBURG-LEVER, 1975; OKUN u. EDELSTEIN, 1976). Eine monströse angeborene Variante ist das Hygroma cysticum an Hals, Schulter, oberem Brustbereich, aber auch u.U. Achseln oder Kniekehlen mit der Möglichkeit bedrohlicher Komplikationen infolge verdrängenden Wachstums im Halsbereich.

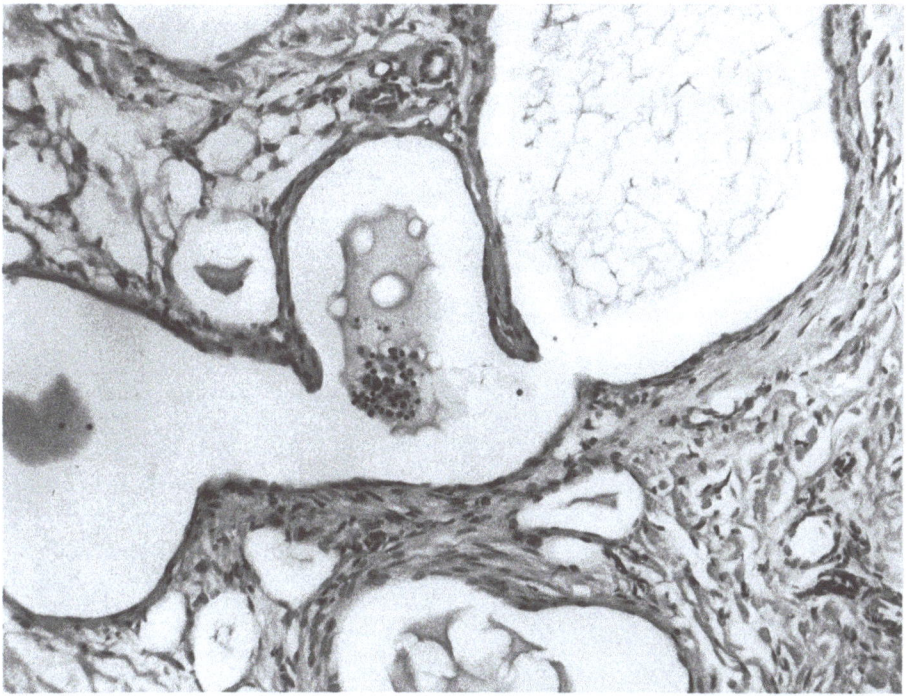

Abb. 9. Lymphangioma cavernosum: schwammähnlicher Aufbau aus unregelmäßigen Gefäßräumen verschiedener Weite mit unterschiedlich breiter bindegewebiger Wand, eingelagert in ein zellreiches Stroma

Histologie: Tief im Corium und in der Subcutis liegen weite, „cavernöse", endothelausgekleidete, unregelmäßig geformte Hohlräume sowie auch englumige Gefäße mit wechselnd breiter bindegewebiger Wand. Dazwischen findet sich ein lockeres, zellreiches Stroma und u.U. Reste des präexistenten Gewebes, z.B. Muskulatur, so daß insgesamt ein „schwammähnlicher" Aufbau entsteht (PEACHEY et al., 1970).

D. Glomustumoren (Angiomyoneurome, Glomangiome)

Die benignen Tumoren der cutanen Glomusorgane werden morphologisch aufgrund quantitativ unterschiedlicher Ausprägung ihrer geweblichen Komponenten nach MASSON (1935) in vier Typen unterteilt: den häufigen angiomatösen Typ, den selteneren epitheloiden, den neuromatösen und den degenerativen Typ mit Hyalinisierung und Schleimbildung. Nosologisch werden die isolierten Glomustumoren von den multiplen systematisierten und den multiplen disseminierten und familiären Glomangiomen unterschieden (NÖDL, 1956; SCHNYDER, 1965, 1966).

I. Isolierte Glomustumoren

Klinik: Manifestation vom Jugend- und frühen Erwachsenenalter an, bei beiden Geschlechtern gleich häufig, aber in verschiedener Lokalisation: bei Frauen besonders an

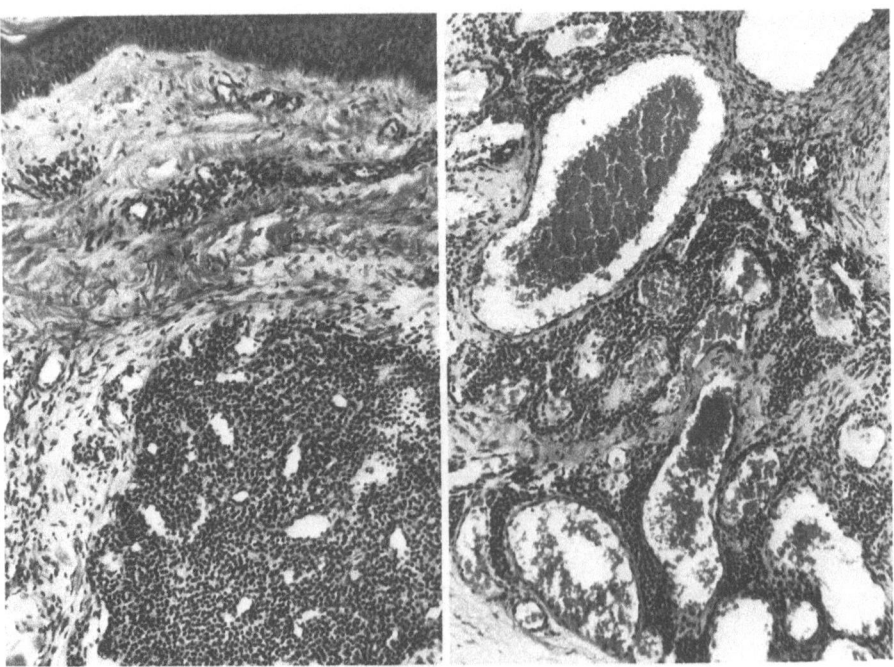

Abb. 10. Glomustumoren: (links) epitheloider, (rechts) angiomatöser Typ

der oberen Extremität, vielfach subungual, bei Männern dagegen an Armen und Beinen gleich häufig und kaum subungual. Die bläulich durchschimmernden cutanen Knötchen oder selten bis 2 cm großen Knoten verursachen auf Berührung oder Kältereiz oft erhebliche paroxysmale Schmerzen. Differentialdiagnostisch sind vor allem die ebenfalls schmerzenden Leiomyome oder u.U. ekkrine Spiradenome abzugrenzen (vgl. KORTING u. DENK, 1974).

Histologie: Der scharf begrenzte, im Corium liegende Tumor ist durch konzentrische Lagen kernarmen, streckenweise hyalinisierten Bindegewebes mit seinen einzelnen Komplexen kapselähnlich umschlossen. An einer Stelle treten in einer Art Hilus Gefäße und Nerven ein. Mit der zuführenden Arterie verlaufen markhaltige und marklose Fasern, die auch die Kapsel durchdringen. Im Tumor finden sich zwei Arten vasculärer Strukturen: Die einen ähneln dem arteriellen Schenkel (Suquet-Hoyerschen Kanal) des Glomusorgans. Sie haben enge, meist leere Lumina mit flachem bis kubischem Endothel. Dieses liegt einer dünnen Kollagenlage ohne Elastica interna auf, umgeben von zirkulären glatten Muskelfasern. Nach außen folgen solide Komplexe „epitheloider" Zellen. Diese haben ein scharf abgegrenztes acidophiles Cytoplasma. Die Kerne sind rundlich, relativ chromatindicht ohne deutliche Strukturierung und sehr gleichförmig. Mitosen finden sich nicht. Die epitheloiden Zellkomplexe werden durchsetzt von Netzen markloser Nervenfasern. Die andere Gefäßart entspricht den primären Sammelvenen der Glomusorgane. Die weiten, unregelmäßigen, gewundenen Lumina haben ein flaches bis kubisches Endothel. Diesem liegen außen die epitheloiden Zellen direkt auf. Diese Strukturen sind in dem häufigen angiomatösen Typ am stärksten vertreten, die zuvor beschriebenen und solide epitheloide Formationen im epitheloiden, neurale Strukturen im neuromatösen, regressive, zum Teil mucinöse Gewebsveränderungen und Hyalinisierung des Stromas im degenerativen Typ. Differentialdiagnostisch sichert der Befund epitheloider Zellen die Abgrenzung gegen andere Prozesse (NÖDL, 1956, 1957, 1963; SCHNYDER, 1963, 1965; LÜDERS et al., 1970; REINHARD et al., 1972).

II. Multiple systematisierte Glomustumoren (systematisierte Glomangiomatose)

Klinik: In der Adolescenz treten gruppiert bläuliche, cutane, weiche Knötchen auf, die im Gegensatz zu den solitären Formen nur selten Beschwerden verursachen und kaum subungual vorkommen. Familiäres Auftreten ist bisher nicht gesichert, Kombination mit anderen Störungen, wie z.B. Enchondromen wurde vereinzelt beobachtet (OBERDAHLHOFF u. SCHÜTZ, 1951; GERTLER, 1962; Übersicht bei SCHNYDER, 1966). Differentialdiagnostisch muß an Leiomyome oder Mafucci-Syndrom gedacht werden.

Histologie: Multiple Glomustumoren lassen im Unterschied zu isolierten keine Kapselbildung erkennen. Die epitheloiden Zellen treten mehr zurück, cavernöse, blutgefüllte Hohlräume, durch schmale Septen unterteilt, bilden große Teile des Tumors (NÖDL, 1957, 1963). Differentialdiagnostisch sichert der Nachweis epitheloider Zellen die Abgrenzung gegen diffuse Phlebektasien (SCHNYDER, 1966; SCHNEIDER u. UNDEUTSCH, 1967).

III. Multiple disseminierte und familiäre Glomustumoren (hereditäre Glomangiomatose)

Klinik: Wie die systematisierten treten die seltenen disseminierten Glomustumoren vorwiegend in der Adolescenz auf (BERGER u. HUNDEIKER, 1967), aber an den verschiedensten Körperregionen und stets ohne assoziierte Symptome. Neben beschwerdefreien können sich einzelne schmerzhafte Knoten finden. Das Leiden ist autosomal-dominant erblich (CHAUSSEUIL u. GAUTARD, 1961; GORLIN et al., 1960; SCHNYDER, 1966). Differentialdiagnostisch ist das blue rubber bleb nevus Syndrom abzugrenzen.

Histologie: Der Befund entspricht dem bei systematisierten Glomangiomen. Der Anteil der epitheloiden Zellen tritt noch mehr als bei diesen zurück (NÖDL, 1956, 1963). Als Differentialdiagnose kommt deshalb auch histologisch das blue rubber bleb nevus Syndrom in Frage (MUKTHAR u. PFLEGER, 1964). Eine neuere Übersicht findet sich bei VOIGTLÄNDER u. BERENDES (1977).

IV. Acraler arteriovenöser Tumor

Klinik: CARAPETO et al. haben 1977 anhand 15 eigener Beobachtungen einen vasculären Tumor abgegrenzt, den sie als Glomus-Hamartom ansehen. Klinisch stellten sich die Veränderungen meist als dunkelrote Knötchen von wenigen Millimetern dar, in einem Fall

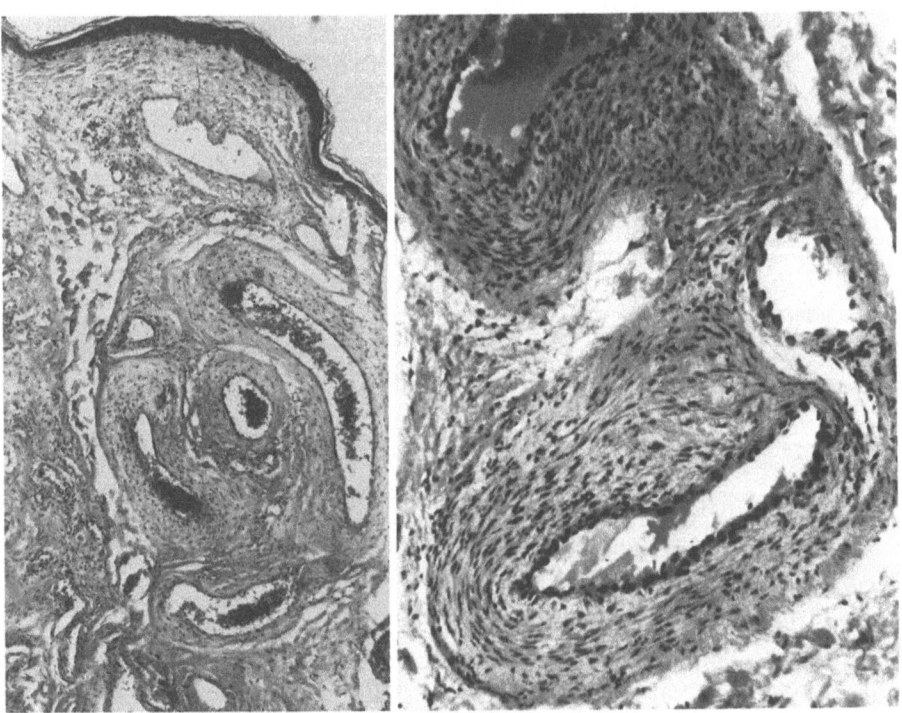

Abb. 11. Acraler arteriovenöser Tumor. In der Übersicht (links) ähneln die Gefäßwandstrukturen einem arteriellen Cavernom. Bei stärkerer Vergrößerung (rechts) wird ihr fast rein bindegewebiger Aufbau ohne Elastica interna deutlich

als 4 cm großer Knoten. Die Bestandsdauer lag zwischen 6 Monaten und 6 Jahren, ausnahmsweise bei bis zu 25 Jahren. Betroffen waren überwiegend männliche Erwachsene jeden Alters.

Histologie: Wesentlicher Bestandteil sind Knäuel dickwandiger, fibröser, endothelausgekleideter Gefäßkanäle. Die konzentrischen Zellagen ähneln einer Arterienwand, enthalten aber bei näherer Betrachtung kaum Muskulatur. Eine Elastica interna fehlt. Gelegentlich finden sich in der Wand „glomoide" Zellen, regelmäßig im Stroma Nervenfasern, lobuläre Komplexe ektatischer Capillaren und an der Peripherie normale Venen und geschlängelte arterielle Gefäße. Eine Kapsel ist nicht ausgebildet. Differentialdiagnostisch sind derartige Prozesse wohl meist für venöse Cavernome gehalten worden.

E. Maligne Tumoren der Blut- und Lymphgefäße

Maligne Neoplasien des Gefäßsystems sind selten. Hierdurch und infolge mangelnder Ausprägung spezifischer Differenzierungen ist die nosologische Systematik noch uneinheitlich (vgl. WEIDNER u. BRAUN-FALCO, 1970; v. ALBERTINI u. ROULET, 1974; HUNDEIKER, 1978).

I. Sarcoma idiopathicum haemorrhagicum multiplex (Kaposi)

Klinik: Die in Mitteleuropa sehr seltene und auf das Erwachsenenalter beschränkte, in Südeuropa und vor allem Zentralafrika häufiger und früher auftretende (ROTHMAN, 1963) Systemerkrankung beginnt mit blaurötlichen bis braunschwarzen Flecken, infiltrierten Plaques und Knoten multiloculär, besonders an den Füßen und Unterschenkeln (KAPOSI, 1872, 1894; KIMMIG u. JÄNNER, 1969; JOHNSON, 1976; TEMPLETON, 1976). Hände und Arme werden weniger, Kopf und Stamm selten befallen. Lymphknoten können primär beteiligt sein (ECKLUND u. VALAITIS, 1962; FEUERMAN u. POTRUCH-EISENKRAFT, 1973). Einzelherde sind selten. Spontanremissionen kommen vor. In der Regel ist der Verlauf langsam, später beschleunigt progredient. Mit zunehmend größeren, z.T. ulcerierenden Knoten und begleitenden Lymphödemen wird er bei 10–20% der befallenen Patienten nach 2–18, meist 8–9 Jahren Todesursache (COX u. HELWIG, 1959; ROTHMAN, 1963). Kombinationen mit Systemerkrankungen, wie maligner Lymphogranulomatose, Mycosis fungoides oder lymphatischer Leukose, sind überzufällig häufig (COX u. HELWIG, 1959). Deshalb wurde nur Induktion durch immunologische Vorgänge erwogen und die primäre Geschwulstnatur in Frage gestellt (GREITHER, 1969). Differentialdiagnostisch können in Frühstadien Schwierigkeiten gegenüber seltenen Formen eruptiver Angiome mit Satellitenbildung (COSKEY u. MEHREGAN, 1967), multizentrischen Angiomatosen, u.U. capillarenreichen, entzündlichen Granulationsgeweben auftreten.

Histologie: Der Morbus Kaposi ist gekennzeichnet durch multifocale Neubildung capillarartiger Strukturen mit progressiver sarkomatöser Entartung (NÖDL, 1950; BRAUN-FALCO et al., 1976). Initiale Veränderungen zeigen Capillarsprossen und Capillaren mit wechselnd breiter Endothelauskleidung und unvollständiger Wand, oft mehrschichtiger Basallamina, umgebenden Perithelzellen. Erythrocytenextravasate und in Spindelzellen phagocytische Erythrocyten sowie Hämosiderinspeicherung finden sich im gesamten Verlauf, außerdem fibroblastoide Zellen im Stroma, Plasmazellen, Makrophagen, in geringerer Anzahl Mastzellen

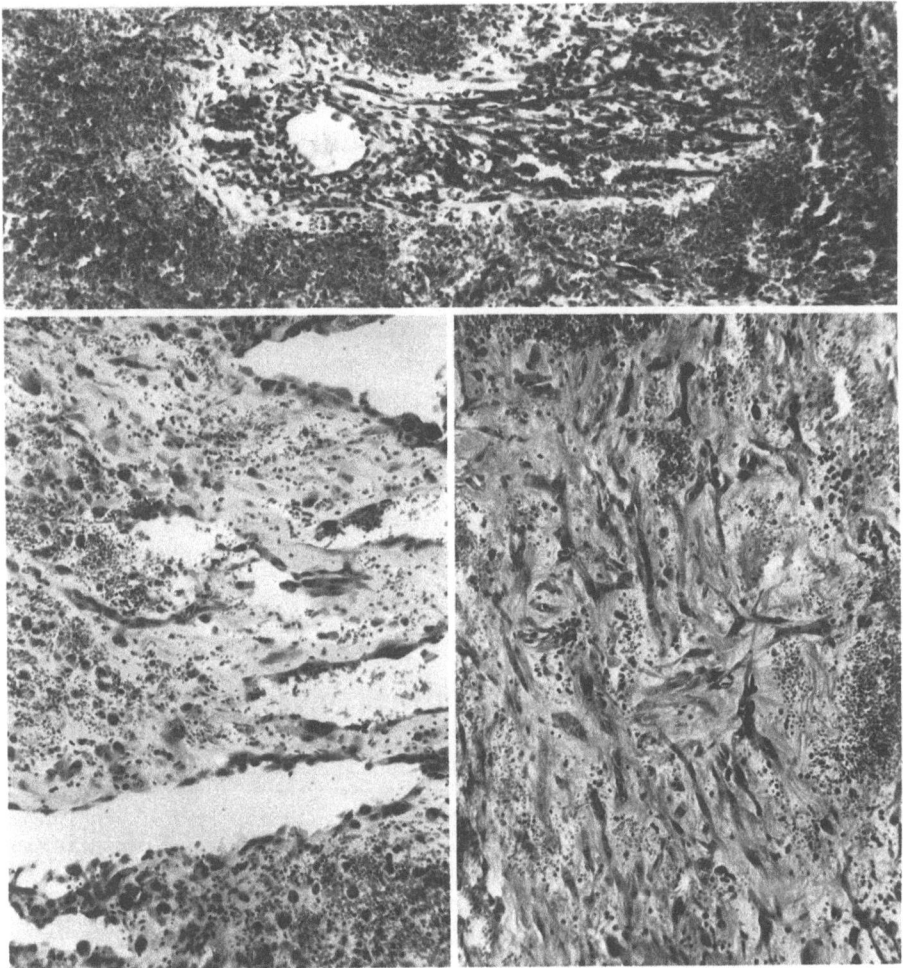

Abb. 12. Sarcoma idiopathicum haemorrhagicum multiplex Kaposi: Ausstrahlen von Spindelzellzügen von einem Gefäß (oben), capilläre Proliferationen (links) und Proliferationen von Spindelzellen und fibroblastoiden Zellen (rechts): im Stroma ausgedehnte, unterschiedlich alte Erythrocytenextravasate

und Lymphocyten. Wesentliches Element sind spindelförmige Zellen, die in schmalen Zügen und zunehmend knotigen Proliferationen mit deutlichen Zeichen infiltrierenden Wachstums das Gewebe durchsetzen. Vereinzelt ist erkennbar, daß sie von Gefäßen ausgehen. Sie sind groß, cytoplasmareich und weisen zunehmend polymorphe, teils ovale, teils geformte chromatindichte Kerne auf; Mitosen sind mäßig zahlreich (NÖDL, 1950). In den Spindelzellformationen treten spaltförmige Lichtungen auf, die nur vereinzelt Erythrocyten enthalten. Die sie begrenzenden Zellen weisen wie die Endothelien des arteriellen Capillarschenkels starke alkalische Phospataseaktivität im Cytoplasma auf (z.B. HASHIMOTO u. LEVER, 1964) und zeigen auch elektronenmikroskopisch Charakteristika von

Endothelien, wie Weibel-Palade-Granula (BRAUN-FALCO et al., 1976). Von den Spindelzellformationen oft kaum abgrenzbar sind die firbroblastoiden Zellen mit gleichförmigeren Kernen und schmalem Cytoplasma. Im Verlauf der Krankheit entwickeln sich Fiboseherde und „angiomatöse" Herde mit Differenzierung zu Gefäßstrukturen. Final herrschen polymorphe Spindelzellformationen vor. Differentialdiagnostisch ähneln dementsprechend frühe Veränderungen einem entzündlichen Granulationsgewebe oder u.U. einer Pachydermia vegetans oder einer „Akroangiodermatitis" bei Dermatopathia cruris, fortgeschrittene einem Angiosarkom (vgl. TEMPLETON, 1976).

II. Stewart-Treves-Syndrom (Lymphangiosarkom bei Lymphödem)

Klinik: STEWART und TREVES (1948) beobachteten das Auftreten der Geschwulst als „Postmastektomie-Lymphangiosarkom" nach Radikaloperation wegen Mammacarcinom am ödematös gestauten Arm der gleichen Seite. Inzwischen ist bekannt, daß sie bei Lymphödemen verschiedenster Ursache (postoperativ, nach Röntgentherapie im Bereich der abführenden Lymphbahnen und regionären Lymphknoten, nach Lymphangiitis bzw. rezidivierenden Erysipelen, idiopathisch) auftreten kann – bei Lymphödemen nach Mastektomie in etwa 0,45% (KLEEMAN u. STIEHL, 1972; WOODWARD et al., 1972; WEIDNER, 1973). Latenzzei-

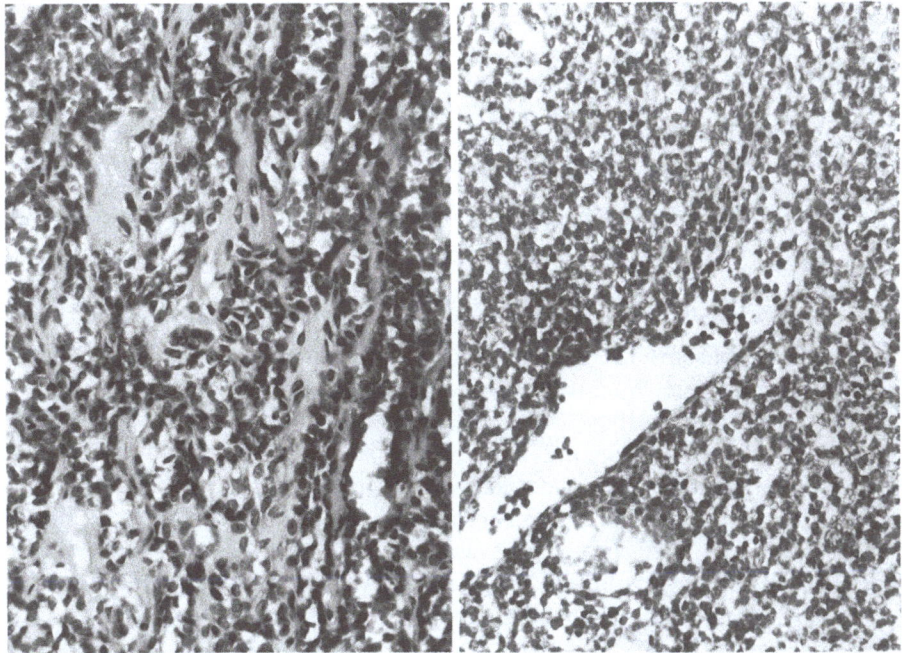

Abb. 13. Hämangioendotheliom (links): Angioplastische Phase mit noch großenteils „intravasaler" Wucherung atypischer endothelialer Zellen. Stewart-Treves-Syndrom (rechts): bereits weitgehend „zellig-sarkomatöses" Wachstum mit nur noch stellenweise erkennbarer Ausbildung vasculärer Strukturen

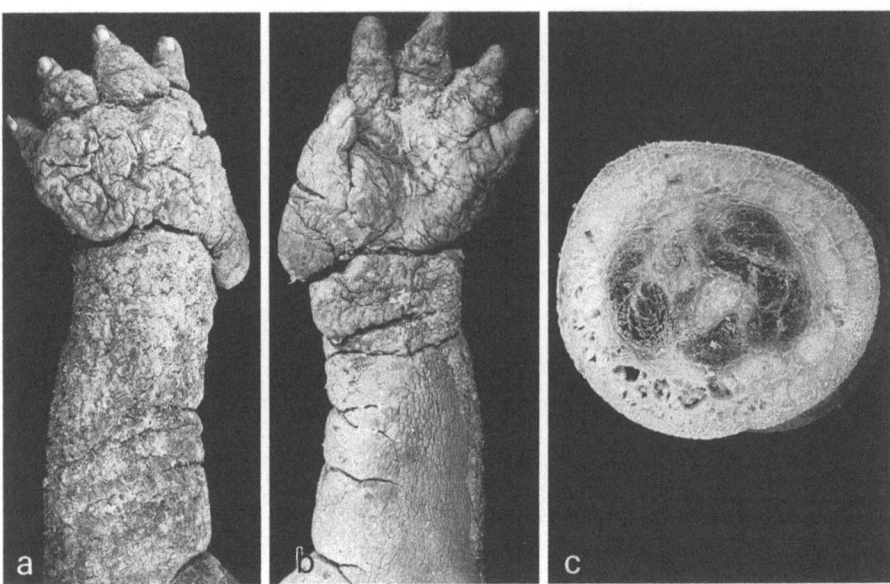

Abb. 14a–c. Stewart-Treves-Syndrom bei Elephantiasis des linken Armes nach Mammaamputation vor 4 Jahren. (a): Streckseite; (b): Beugeseite des Unterarmes; (c): Transversalschnitt durch den Oberarm. (Aus: Doerr, W.: Herz und Gefäße. In: Organpathologie. Doerr, W. (Hrsg.), Bd. 1, S. 133. Stuttgart: Thieme 1974. Mit freundlicher Genehmigung des Thieme-Verlages)

ten von 1–49 Jahren wurden beschrieben. Das Leiden beginnt multizentrisch mit bläulichen, cutanen und subcutanen Knoten. Es führt meist innerhalb von 2 Jahren unter Metastasierung, besonders in die Lungen, zum Tode (vgl. WOLFF, 1963). Differentialdiagnostisch muß evtl. an der unteren Extremität an Morbus Kaposi gedacht werden (LASKAS et al., 1975; WINKLER, 1975).

Histologie: Die multizentrischen Veränderungen reichen von Venektasien und Capillarproliferationen ohne Atypien und Mitosen ähnlich denen einer Pachydermia vegetans bis zu angioplastisch-sarkomatösen Wucherungen mit diffus infiltrierendem Wachstum (KLEEMAN u. STIEHL, 1972; WEIDNER, 1973). Typisch sind unregelmäßige, anastomosierende Gefäßstrukturen, oft erst bei Silberimprägnation deutlich erkennbar, mit Spalt- und Lumenbildung und oft mehreren Lagen atypischer endothelzellähnlicher Zellen, die sich infiltrativ in das Bindegewebe ausbreiten. Das Stroma enthält lymphomonocytäre Infiltrate und nur geringe Erythrocytenextravasate. Eine lymphangische Komponente scheint nicht immer vorzuliegen. Aufgrund des Auftretens im Lymphödem wurde zunächst der Ursprung allein in Lymphgefäßen gesucht. Indes scheinen auch Blutcapillaren beteiligt zu sein (WOLFF, 1963). SILBERBERG et al. (1971) konnten in den Gefäßproliferationen Pericyten nachweisen, die Lymphgefäße nicht besitzen. Gegenüber gewöhnlichen „idiopathischen" Angioendotheliomen unterscheidet sich das Lymphangiosarkom bei Lymphödem durch größere Polymorphie und Fiboseherde. Differentialdiagnostisch ist deshalb, im Gegensatz zur Klinik, die Abgrenzung gegen den Morbus Kaposi mit seinen relativ gleichförmigen Spindelzellformationen meist leichter, gegen ein Angioendotheliom oder undifferenziertes Angiosarkom schwer (vgl. auch KÖSTLER et al., 1978).

III. Hämangioendothelioma malignum, angioplastisches Sarkom

Klinik: Durch die Schwierigkeit einer morphologischen Abgrenzung benigne verlaufender kindlicher von den malignen Formen und die uneinheitliche Nomenklatur ist das an der Haut seltene Krankheitsbild nicht scharf umrissen. Angioplastische Reticulosarkome der Kopfhaut werden davon meist nicht abgegrenzt (WEIDNER u. BRAUN-FALCO, 1970). VON ALBERTINI und ROULET (1974) benutzen beide Bezeichnungen synonym. Hämangioendotheliome entstehen als rasch wachsende, rote, cutane oder subcutane, infiltrierende Plaques und Knoten an Kopf, Stamm oder Extremitäten. Sie können ulcerieren und lymphogen wie hämatogen metastasieren. Differentialdiagnostisch kommen andere maligne Gefäß- oder Bindegewebstumoren in Betracht, initial eruptive Angiome (SCHNEIDER u. UNDEUTSCH, 1967; SCHNEIDER, 1972).

Histologie: Proliferationen atypischer endothelialer Zellen bilden den wesentlichen Anteil des Tumors. Initial („gut differenziertes angioplastisches Stadium", HAUSTEIN, 1974) finden sich capillarähnliche Proliferationsstränge mit Lumina und einreihiger, ungleich breiter Endothelauskleidung mit chromatindichten, gering polymorphen Kernen. Extravasate und Hämosiderin werden nicht angetroffen, die Hautanhangsgebilde sind noch erhalten. Im „mäßig differenzierten angioplastischen Stadium" zeigen die Gefäßstrukturen wechselnde Lichtungen und oft mehrere Lagen atypischer endothelialer Zellen mit vielen, darunter atypischen Mitosen. Die Zellgrenzen sind oft kaum erkennbar, doch wird bei PAS-Färbung oder Silberimprägnation deutlich, daß sich die Proliferationen zunächst „intraversal" ausbreiten. Das Stroma ist von Erythrocytenextravasaten und lymphomonocytären Infiltraten durchsetzt. Im „entdifferenzierten zellreichen sarkomatösen Stadium" herrschen solide Massen spindeliger polymorpher Zellen mit vielen atypischen Mitosen vor. Differentialdiagnostisch können solide Anteile anderer malignen Gefäßgeschwülsten, mehr differenzierte benignen capillären Angiomen, der „angiolymphoiden Hyperplasie" oder einem capillarenreichen, entzündlichen Granulationsgewebe ähneln.

IV. Angioplastisches Reticulosarkom

Klinik: Besonders WEIDNER und BRAUN-FALCO (1970) haben die Notwendigkeit hervorgehoben, dieses seltene, histologisch meist den Hämangioendotheliomen subsummierte Krankheitsbild wegen seiner charakteristischen klinischen Aspekte als Entität abzugrenzen. Es entwickelt sich vorwiegend bei älteren Menschen im Bereich des behaarten Kopfes oder Gesichts, wächst örtlich stark infiltrierend, nur gelegentlich metastasierend.

Histologie: Die „angioplastische Phase" zeigt im mittleren und oberen Corium z.T. mit anscheinend präexistenten Gefäßen zusammenhängende Stränge und knotige Proliferationen relativ groß- und polymorphkerniger, bisweilen mehrkerniger, cytoplasmareicher, vorwiegend cuboider Zellen. Spaltbildungen und „lymphseeartige" Räume darin sind von mehr abgeflachten gleichartigen

Zellen ausgekleidet, die sich vielfach lumenwärts ablösen. Mitosen sind relativ selten. In den Lumina finden sich spärlich Lymphocyten und einzelne Erythrocyten, perivasal dichte lymphomonocytäre Infiltrate, erhaltene Kollagenbündel sind von den atypischen Zellformationen umwachsen. Die folgende „zellig-solide Phase", ist charakterisiert durch Abnahme der angioplastischen Aktivität und diffuse Infiltration. Schließlich überwiegen solide mitosenreiche Massen spindeliger atypischer Zellen mit nur einzelnen Spaltbildungen sowie entzündlicher Umgebungsreaktion, Hämorrhagien und Hämosidierinablagerungen in den Randbereichen. In den Spindelzellformationen sind Reticulinnetze nachweisbar. Zunehmender Differenzierungsverlust und wechselnde Befunde erschweren die histologische Abgrenzung. Trennungs- und differentialdiagnostische Schwierigkeiten ergeben sich gegenüber Hämangioendotheliomen wie Hämangiopericytomen, Lymphangiosarkomen bis zum Stewart-Treves-Syndrom (vgl. WILSON-JONES, 1964; UNDEUTSCH, 1966; WEIDNER u. BRAUN-FALCO, 1970; HAUSTEIN, 1974).

V. Hämangiosarkome

Klinik: Die Abgrenzung gegen die vorbeschriebenen Krankheitsbilder ist fließend. Die Bezeichnung wird vorwiegend für Veränderungen verwendet, die Beziehungen zum Blutgefäßsystem vermuten lassen und wegen mangelnder Differenzierung nicht z.B. als „Hämangioendotheliom" bezeichnet werden (vgl. V. ALBERTINI u. ROULET, 1974; JOHNSON, 1976). Differentialdiagnose: andere maligne vasculäre Tumoren, initial auch u.U. eruptive Angiome oder entzündliche Infiltration.

Histologie: Meist spindelige polymorphe Zellen mit chromatindichten Kernen und hervortretenden Nucleolen durchsetzen diffus und in soliden Komplexen das Bindegewebe; gelegentlich finden sich Spaltbildungen mit einzelnen Erythrocyten, capillarsprossenähnliche Gebilde, im Stroma Hämosiderin und Erythrocytenextravasate. Der Befund entspricht also fortgeschrittenen Entdifferenzierungsformen der malignen Angioendotheliome (vgl. OKUN u. EDELSTEIN, 1976). Differentialdiagnose: Sarkome anderer Entstehung.

VI. Lymphangiosarcoma (Lymphangioendothelioma)

Klinik: Lymphangiosarkome sind extrem selten. Sie entsprechen als maligne Tumoren des Lymphgefäßendothels den malignen Hämangioendotheliomen bzw. Angiosarkomen; die hämorrhagische Komponente tritt jedoch diesen gegenüber zurück. Die Lymphangioendotheliome bei Lymphödem werden als Stewart-Treves-Syndrom abgegrenzt.

Histologie: Wie bei Stewart-Treves-Syndrom. Der Befund entspricht – mit geringerer hämorrhagischer Komponente – dem bei Hämangiosarkom bzw. Hämangioendotheliom. Differentialdiagnostisch ist eine Unterscheidung gegenüber anderen angioblastischen Sarkomformen kaum möglich (vgl. z.B. auch KLEEMANN u. STIEHL, 1972).

VII. Angio-Endotheliomatosis proliferans systematisata

Klinik: Unter dieser Bezeichnung verbergen sich zwei prognostisch wie nosologisch grundsätzlich verschiedene Krankheitsbilder mit klinisch wie histologisch sehr ähnlichen Befunden: PFLEGER und TAPPEINER beschrieben 1959 die entzündliche Form mit Beginn im frühen Erwachsenenalter und Rückbildung unter Corticoid- und Antibioticatherapie. Das möglicherweise immunologisch induzierte Krankheitsbild kann durch gleiche Komplikationen wie beim Schönlein-Henoch-Syndrom letal enden. Weitere Beobachtungen finden sich z.B. bei BRAVERMAN und LERNER (1961), FIEVEZ et al. (1971), möglicherweise schon bei GOTTRON und NIKOLOWSKI (1958). Die neoplastische Form (BRAVERMAN u. LERNER, 1961; TAPPEINER u. PFLEGER, 1963; HABER et al., 1964) trat in wenigen bisherigen Fällen bei älteren Menschen auf und verlief stets innerhalb kurzer Zeit letal. Die Symptomatik beginnt bei beiden Formen mit schubweise generalisiert auftretenden, blau- bis braunroten Maculae, Plaques und Knoten in teilweise figurierter Anordnung. Die entzündliche Form geht darüberhinaus mit Fieberschüben einher. Sie nimmt einen u.U. jahrelangen Verlauf mit Remissionen und u.U. Heilung. Differentialdiagnostisch müssen beide Formen gegeneinander, dann gegen Sarkoidose, tertiäre Lues, Lepra, Mycosis fungoides, Leukosen, u.U. auch Panniculitis abgegrenzt werden (TAPPEINER u. PFLEGER, 1963; FIEVEZ et al., 1971; LEVER u. SCHAUMBURG-LEVER, 1975).

Histologie: Die entzündliche Form zeigt im Papillarkörper vermehrte und erweiterte Capillaren mit sich in das Lumen vorwölbenden Endothelzellen mit chromatindichten, homogenen, großen Kernen. Im mittleren und unteren Corium und in der Subcutis finden sich knäuelartige Capillarwucherungen, wobei die Lumina durch atypisch und polymorph erscheinende Endothelproliferationen vielfach verschlossen sind. Relativ zahlreich finden sich Mitosen. Gitterfaserfärbungen zeigen, daß sich die Wucherungen intracapillär ausdehnen. Stellenweise entsteht ein lockeres Maschenwerk endothelialer Zellen, das Erythrocyten und Leukocyten enthält. Auffällig sind zahlreiche Fibrinthromben. Das Bindegewebe ist von Infiltraten aus Lymphocyten, Monocyten und Plasmazellen durchsetzt (TAPPEINER u. PFLEGER, 1959; FIEVEZ et al., 1971). Innere Organe können gleichsinnig befallen sein.

Die maligne neoplastische Form („intravasculäres Endotheliom") zeigt weitgehend ähnliche Veränderungen. Ein möglicher Hinweis auf die Malignität sind ungleichmäßigere Chromatinstrukturen und stärker hervortretende Nucleolen der Kerne in den wuchernden Endothelzellen (vgl. schon Abb. 5 bei TAPPEINER u. PFLEGER) sowie das Auftreten atypischer Mitosen. Fibrinthromben fehlen meist. Erst bei fortgeschrittenem Verlauf findet sich eine diffus über die Gefäßwand hinausgreifende Infiltration spindeliger Tumorzellen. Auch hier werden innere Organe mitbefallen (vgl. JOHNSON, 1976).

Unter dem Bild der Angio-Endotheliomatosis proliferans kann also eine reaktiv-entzündliche Krankheit mit Organbefall durch degenerativ-polymorphe Veränderungen eine maligne Erkrankung imitieren. Die verantwortungsvolle Differentialdiagnose erfordert ausreichende klinische Angaben. Sie muß beide Formen voneinander und von den vorbeschriebenen angioplastischen Sarkomformen abgrenzen (TAPPEINER u. PFLEGER, 1976).

Literatur

A. Angiektatische Naevi

Barabasch, R., Baur, M.: Angioma serpiginosum. Ein Name für verschiedene Krankheitsbilder. Hautarzt **22**, 436 (1971)

Bean, W.B.: Vascular spiders and related lesions of the skin. Springfield (Ill.): Thomas 1958

Bean, W.B., Walsh, J.R.: Venous lakes. Arch. Derm. Syph. (Chicago) **74**, 459 (1956)

Biberstein, H.H., Jessner, M.: A cirsoid aneurysm in the skin. Dermatologica (Basel) **113**, 129 (1956)

Bonnet, P., Dechaume, J., Blanc, E.: L'anévrisme cirsoïde de la rétine (anévrisme racémeux). Ses relations avec l'anévrisme cirsoïde de la face et avec l'anévrisme cirsoïde du cerveau. J. Méd. Lyon **18**, 165 (1937)

Cohn, H.M., Rosenthal, F.E.: Hereditary haemorrhagic teleangiectasia and its relations to other inborn vascular malformations. Acta haemat. (Basel) **1**, 81 (1948)

Doerr, W.: Herz und Gefäße. In: Organpathologie. Doerr, W. (Hrsg.), Bd. 1, S. 1–134. Stuttgart: Thieme 1974

Frain-Bell, W.: Angioma serpiginosum. Brit. J. Derm. **60**, 251 (1957)

Frey, S.: Über die diffuse genuine Phlebarteriektasie. Dtsch. Z. Chir. **236**, 480 (1932)

Hauss, H.: Zur nosologischen Stellung des Feuermals. Arch. klin. exp. Derm. **210**, 362 (1960)

Huber, H., Heinrich, K.: Die Kombination des Morbus Rendu-Osler-Weber mit arteriovenösen Lungenfisteln. Dtsch. med. Wschr. **88**, 1438 (1963)

Hundeiker, M.: Systematik der angiektatischen und angiokeratotischen Naevi. Hautarzt **29**, 511 (1978)

Hundeiker, M., Brehm, K.: Naevus flammeus und Hämangiom. Fortschr. Med. **91**, 855 (1973)

Kalischer, S.: Ein Fall von Teleangiectasie (Angiom) des Gesichts und der weichen Hirnhäute. Arch. Psychiat. Nervenkr. **34**, 171 (1901)

Kalkoff, K.W.: Naevus flammeus und Hämangiom. Dtsch. med. Wschr. **97**, 353 (1972)

Keller, R.: Zur Klinik und Histologie der senilen Angiome. Dermatologica (Basel) **114**, 345 (1957)

Keller, R.: Zur Klinik und Histologie der sog. „senilen Angiome des freien Lippenrandes" (Pasini). Dermatologica (Basel) **118**, 231 (1959)

Klippel, M., Trenaunay, P.: Du naevus variqueux ostéo-hypertrophique. Arch. gén. Méd. **3**, 641 (1900)

Koch, G.: Zur Klinik, Symptomatologie, Pathogenese und Erbpathologie des Klippel-Trenaunay-Weberschen Syndroms. Acta Genet. med. (Roma) **5**, 326 (1956)

Koch, G.: Das Klippel-Trénaunay-Parkes Weber-Syndrom (Naevus varicosus osteohypertrophicus). Bibliographica genetica medica, Vol. 8. Erlangen: Palm & Enke 1976

Korting, G.W., Denk, R.: Über die klinischen Unterschiede zwischen Fabry-Krankheit und Morbus Osler. Med. Welt **17**, 851 (1966)

Korting, G.W., Denk, R.: Dermatologische Differentialdiagnose. Stuttgart, New York: Schattauer 1974

Krabbe, K.H.: Facial and meningeal angiomatosis associated with calcifications of the brain cortex, a clinical and an anatomopathologic contribution. Arch. Neurol. Psychiat. (Chicago) **32**, 737 (1934)

Krayenbühl, H., Yasargil, G., Uehlinger, E.: Klinischer und pathologisch-anatomischer Beitrag zur Sturge-Weber-Krabbe'schen Krankheit. Dermatologica (Basel) **115**, 555 (1957)

Martini, G.A., Staubesand, J.: Zur Morphologie der Gefäßspinnen (vascular spiders) in der Haut Leberkranker. Virchows Arch. **A 324**, 147 (1953)

Miescher, G.: Über plane Angiome (Naevi hyperaemici). Dermatologica (Basel) **106**, 176 (1953)

Nödl, F.: Zur Histopathogenese der Teleangiectasia hereditaria haemorrhagica Rendu-Osler. Arch. klin. exp. Derm. **204**, 213 (1957)

Ollendorff-Curth, H., Goldensohn, E.S.: Die Assoziation von Gefäßmälern in der Mittellinie des Gesichts mit Konvulsionen und intrakraniellen Gefäßmißbildungen. Eine Variante der Sturge-Weberschen Krankheit. Hautarzt **10**, 366 (1959)

Osler, W.: On multiple hereditary teleangiectases with recurrent haemorrhages. Quart. J. Med. **1907/08**, 53

Partsch, H.: Zur Klinik des F.P. Weber-Syndroms. Hautarzt **25**, 249 (1974)

Partsch, H., Lofferer, O., Mostbeck, A.: Shuntvolumenbestimmung bei gemischten Angioplasien der Extremitäten. Zur Differenzierung des Klippel-Trenaunay-Syndroms vom F.P. Weber-Syndrom. Wien. klin. Wschr. **85**, 544 (1973)

Pasini, A.: Über das senile Angiom des freien Lippenrandes. Mh. prakt. Derm. **44**, 275, 342 (1907)

Peters, G.: Klinische Neuropathologie, 2. Aufl. Stuttgart: Thieme 1970

Rendu, H.: Epistaxis répétées chez un sujet porteur de petits angiomes cutanés et muqueux. Bull. Soc. méd. Hôp. Paris **13**, 731 (1896)

Schirmer, R.: Ein Fall von Teleangiectasie. Arch. ophth. **7**, 119 (1860)

Schnyder, U.W.: Zur Klinik und Histologie der Angiome. II. Mitteilung: Die Feuermäler (Naevi teleangiectatici). Arch. Derm. Syph. (Berl.) **198**, 51 (1954)

Schnyder, U.W.: Zur Klinik und Histologie der Angiome. I. Mitteilung: Zur Histologie des Naevus flammeus (Naevus teleangiectaticus). Verh. Dtsch. Dermat. Ges., 22. Tagung, Frankfurt a. M., 16.-20. Sept. 1953. Arch. Derm. Syph. (Berl.) **200**, 483 (1955)

Schnyder, U.W.: Hämangiome (einschließlich Teleangiectasien und verwandte Hauterscheinungen). In: Handbuch der Haut- und Geschlechtskrankheiten, Ergängzungswerk, Bd. 3/1: Nichtentzündliche Dermatosen I. Gottron, H.A. (Hrsg.), S. 495–567. Berlin, Göttingen, Heidelberg: Springer 1963

Schnyder, U.W.: Erbliche Gefäßmäler, Teleangiektasien und Lymphödeme. In: Handbuch der Haut- und Geschlechtskrankheiten, Ergänzungswerk, Bd. 7: Vererbung von Hautkrankheiten. Gottron, H.A., Schnyder, U.W. (Hrsg.), S. 695–742. Berlin, Heidelberg, New York: Springer 1966

Schobinger, R.A.: Periphere Angiodysplasien. Bern, Stuttgart, Wien: Huber 1977

Schuhmachers-Brendler, R.: Beitrag zur morphologischen Pathologie und Therapie des Naevus-araneus-Rezidivs. Derm. Wschr. **139**, 167 (1959)

Sturge, W.A.: A case of partial epilepsy apparently due to a lesion of one of the vasomotor centres of the brain. Clin. soc. Transact. **12**, 162 (1879)

Teller, H., Lindner, B.: Über Mischformen der phakomatösen Syndrome von Sturge-Weber und Klippel-Trénaunay. Z. Haut- u. Geschl.-Kr. **13**, 113 (1952)

Tönnis, W.: Angioma racemosum venosum. In: Gefäßmißbildungen und Gefäßgeschwülste des Gehirns. Bergstrand, H., Olivecrona, H., Tönnis, W. (Hrsg.). Leipzig: Thieme 1936

Vogt, H.D.: Die genuine diffuse Phlebektasie. Folia angiol. **13**, 259 (1975)

Weber, F.P.: Right-sided hemi-hypotrophy resulting from right-sided congenital spastic hemiplegia with a morbid condition of the left side of the brain, revealed by radiograms. J. Neurol. **3**, 134 (1922)

Wertheim, L.: Hämangiome (einschließlich der Teleangiektasien und verwandter Hautveränderungen). In: Handbuch der Haut- und Geschlechtskrankheiten, Jadassohn, J. (Hrsg.), Bd. 12/2, S. 375–468. Berlin: Springer 1932

B. Angiokeratotische Naevi

Agger, P., Osmundsen, P.E.: Angiokeratoma of the scrotum (Fordyce). Acta derm.-venereol. (Stockh.) **50**, 221 (1970)

Becker, S.W.: Pitfalls in the diagnosis and treatment of melanoma. Arch. Derm. Syph. (Chicago) **69**, 11 (1954)

Bettmann, S.: Ein Fall von Angioma keratosum. Mh. prakt. Derm. **48**, 362 (1909)

Bettmann, S.: Angiokeratoma naeviforme und Capillaraneurysmen. Arch. Derm. Syph. (Berl.) **152**, 97–108 (1926)

Blair, C.: Angiokeratoma of the vulva. Brit. J. Derm. **83**, 409 (1970)

Dammert, K.: Angiokeratosis naeviformis – a form of naevus teleangiectaticus laterlis (naevus flammeus). Dermatologica (Basel) **130**, 17 (1965)

Epstein, E., Novy, F.G., Allington, H.V.: Capillary aneurysms of the skin. Arch. Derm. Syph. (Chicago) **91** 335 (1965)

Fabry, J.: Über einen Fall von Angiokeratoma circumscriptum am linken Oberschenkel. Derm. Zschr. **22**, 1 (1915)

Fabry, J.: Weiterer Beitrag zur Klinik des Angiokeratoma naeviforme. Derm. Wschr. **90**, 339 (1930)

Fabry, J., Ziegenbein, J.: Über zwei Fälle von Lymphangiokeratoma circumscriptum naeviforme. Derm. Wschr. **72**, 52 (1921)

Fischer, H., Friedrich, H.C.: Angiokeratoma corporis circumscriptum naeviforme mit Venektasien und Osteohypertrophie. Derm. Wschr. **151**, 297 (1965)

Fisher, I., Orkin, M.: Acquired lymphangioma (lymphangiectasis). Arch. Derm. Syph. (Chicago) **101**, 230 (1970)

Goetschel, G.E.: Un diagnostic différentiel important des mélanomes. L'angiokératome noir. 13. Internat. Congr. Dermatol., München, 31.7.–5.8. 1967. Jadassohn, W., Schirren, S.G. (Hrsg.), Vol. 2, S. 951–953. Berlin, Heidelberg, New York: Springer 1968

Halter, K.: Haemangioma verrucosum mit Osteoatrophie. Derm. Z. **75**, 271 (1937)

Imperial, R., Helwig, E.B.: Angiokeratoma of the vulva. Obstet. and Gynec. **29**, 307 (1967a)

Imperial, R., Helwig, E.B.: Angiokeratoma of the scrotum (Fordyce type). J. Urol. (Baltimore) **98**, 379 (1967b)

Imperial, R., Helwig, E.B.: Verrucous haemangioma. Arch. Derm. Syph. (Chicago) **96**, 247 (1967c)

Jung, H.D.: Individualpathologische Betrachtungen über Ätiologie und Pathogenese des Angiokeratoma Mibelli an Hand eines ungewöhnlich generalisierten Falles. Arch. Derm. Syph. (Berl.) **188**, 776 (1950)

Kalkoff, K.W.: Zur Differentialdiagnose Angiektasia eruptiva thrombotica (syn. Angiokeratoma, thrombosed Angioma, l'angiome noir) und malignes Melanom. Derm. Mschr. **160**, 621 (1974)

Knoth, W., Knoth-Born, R.C., Boergen, G.: Über das Angiokeratoma corporis circumscriptum naeviforme der Stammhaut. Hautarzt **14**, 452 (1963)

Korting, G.W., Denk, R.: Dermatologische Differentialdiagnose. Stuttgart, New York: Schattauer 1974

Lever, W.F., Schaumburg-Lever, G.: Histopathology of the skin, 5th ed. Philadelphia, Toronto: Lippincott 1975

Lisi, F.: Sull' angiocheratoma di Mibelli. G. ital. Derm. Sif. **73**, 696 (1932)

Nödl, F.: Gutartige Neubildungen der Haut. In: Dermatologie und Venerologie. Gottron, H.A., Schönfeld, W. (Hrsg.), Bd. 4, S. 205–276. Stuttgart: Thieme, 1960

Peachey, R.D.G., Lim, C.C., Whimster, I.W.: Lymphangioma of the skin. Brit. J. Derm. **83**, 519 (1970)

Schauer, L.: Angiokeratoma Mibelli und Angiokeratoma corporis naeviforme mit besonderer Berücksichtigung ihrer histologischen Unterscheidung. Arch. Derm. Syph. (Berl.) **183**, 529 (1942/43)

Schnyder, U.W.: Hämangiome (einschließlich Teleangiektasien und verwandte Hauterscheinungen). In: Handbuch der Haut- und Geschlechtskrankheiten, Ergänzungswerk, Bd. 3/1: Nichtentzündliche Dermatosen I. Gottron, H.A. (Hrsg.), S. 495–567. Berlin, Göttingen, Heidelberg: Springer 1963

Schnyder, U.W.: Erbliche Gefäßmäler, Teleangiektasien und Lymphödeme. In: Handbuch der Haut- und Geschlechtskrankheiten, Ergänzungswerk, Bd. 7: Vererbung von Hautkrankheiten. Gottron, H.A., Schnyder, U.W. (Hrsg.), S. 695–742. Berlin, Heidelberg, New York: Springer 1966

Weiner, M.A.: Capillary aneurysms of the skin. Arch. Derm. Syph. (Chicago) **93**, 670–672 (1966)

Wertheim, L.: Zur Kenntnis der verrucösen Hämangiome der Haut und des Angiokeratoma Mibelli sowie ihrer Beziehung zueinander. Arch. Derm. Syph. (Berl.) **147**, 433–449 (1924)

C. Angiomatöse Naevi und Neubildungen

Altmeyer, P., Nödl, F.: Das Hämangiopericytom des Säuglings. Eine histogenetische Studie. Hautarzt **27**, 272 (1976)

Babej, K.: Multiloculäre Hämangiomatose. Mschr. Kinderheilk. **116**, 107 (1968)

Baradnay, G., Hoffmann, J., Okrös, J.: Dyschondroplasie und Hämangiomatose (Maffucci-Syndrom). Zbl. allg. Path. path. Anat. **101**, 296 (1960)

Bean, W.B.: Dyschondroplasia und haemangiomata (Maffucci's syndrome). Arch. intern. Med. **102**, 544 (1958)

Berlyne, G.M., Berlyne, N.: Anaemia due to "Blue rubber-bleb" Naevus disease. Lancet **1960 II**, 1275

Bivings, L.: Spontaneous regression of angiomas in children. J. Pediat. **45**, 643 (1954)

Born, A., Born, W.: Strahlentherapie von Keloiden und Hämangiomen. Münch. med. Wschr. **117**, 907 (1975)

Born, W.: Behandlung von Dermatosen mit Röntgen- und Beta-Strahlen. Nordwestdtsch. Dermat. Ges., Jahrestagung, Kiel, 30. 5.–1. 6. 1975. Z. Haut- u. Geschl.-Kr. **51**, Suppl. 2, 47 (1976)

Braun-Falco, O.: Zur Kenntnis der multiplen progressiven Angiome (Darier). Derm. Wschr. **127**, 321 (1953)

Deutsch, E., Fischer, M., Kucsko, L.: Das sogenannte „Kasabach-Merritt-Syndrom" des Erwachsenen. Beitr. path. Anat. **130**, 369 (1964)

Enzinger, F.M., Smith, B.H.: Haemangiopericytoma. Analysis of 106 cases. Hum. Pathol. **7**, 61 (1976)

Fischer, C., Röckl, H.: Ein Fall von systematisierter Hämangiomatose. Hautarzt **12**, 79 (1961)

Fischer, E.: Zur Häufigkeit der Skelettwachstumshemmung bei Strahlenbehandlung der Haemangiome. Strahlentherapie **97**, 599 (1955)

Gans, O., Steigleder, G.K.: Histologie der Hautkrankheiten, 2. Aufl., Bd. 2. Berlin, Göttingen, Heidelberg: Springer 1957

Greither, A., Tritsch, H.: Die Geschwülste der Haut. Stuttgart: Thieme 1957

Gschnait, F., Lechner, K., Riedl, P.: Das Kasabach-Merritt-Syndrom. Hautarzt **24**, 522 (1973)

Herzberg, J.J.: Warner-Wilson-Jones-Syndrom bei einem Säugling (eruptive Angiomatose mit spontaner Rückbildung). Hautarzt **25**, 40 (1974)

Herzka, H., Schärer, K., Mühlethaler, J.P.: Hämangiom mit Thrombocytopenie und Fibrinogenmangel beim Neugeborenen. Schweiz. med. Wschr. **96**, 383–386 (1966)

Hornstein, O.: Zur Kenntnis der sog. Gefäßsproßgeschwulst. Hautarzt **8**, 182 (1957)

Hundeiker, M.: Systematik der vaskulären Neubildungen. Hautarzt **29**, 565 (1978)

Illig, L.: Purpura. Einteilung, Klinik und Ätiopathogenese aus der Sicht des Dermatologen. Folge 1: Einleitung, Einteilung und Kurzbesprechung der hämorrhagischen Diathesen. Fortschr. Med. **94**, 1108–1116, 1145–1147 (1976)

Johnson, W.C.: Pathology of cutaneous vascular tumors. Int. J. Derm. **15**, 239 (1976)

Juhlin, L., Hjertquist, S.-O., Pontén, J., Wallin, J.: Disseminated granuloma pyogenicum. Acta derm.-venerol. (Stockh.) **50**, 134–136 (1970)

Jung, E.G.: Die Strahlentherapie der Hämangiome. Nordwestdtsch. Dermat. Ges., Jahrestagung, Kiel, 30.5.–1.6.1975. Z. Haut- u. Geschl.-Kr. **51**, Suppl. 2, 64 (1976a)

Jung, E.G.: Die Strahlentherapie der Hämangiome. Schweiz. Ges. Derm. Vener., 57. Jahresvers., Zürich 1975. Dermatologica (Basel) **153**, 86–87 (1976b)

Jung, E.G., Köhler, U.: Rückbildung frühkindlicher Hämangiome nach Röntgen- und Pseudobestrahlung. Arch. Derm. Forsch. **259**, 21 (1977)

Kämpfer, R., Hundeiker, M.: Fehldiagnosen bei Angiomen. Z. Haut- u. Geschl.-Kr. **52**, 1082 (1977)

Kasabach, H.H., Merritt, K.K.: Capillary haemangioma with extensive purpura. Report of a case. Amer. J. Dis. Child. **59**, 1063 (1940)

Kauffman, S.L., Stout, A.P.: Haemangiopericytoma in children. Cancer (Philad.) **13**, 695–710 (1960)

Keller, R.: Zur Klinik und Histologie der senilen Angiome. Dermatologica (Basel) **114**, 345 (1957)

Klostermann, G.F.: Zur Frage der Blutschwammbehandlung. Derm. Wschr. **148**, 331 (1963)
Klostermann, G.F.: Röntgenfolgen an der Haut nach Haemangiombestrahlung. Strahlentherapie **130**, 205 (1966)
Klostermann, G.F., Just, J.: Untersuchungen an unbehandelten Haemangiomen. Strahlentherapie **125**, 10 (1964)
Knoth, W., Ehlers, G.: Zur Frage der Existenz des Granuloma pyogenicum teleangiectaticum unter besonderer Berücksichtigung seiner Beziehungen zum Hämangiom und Hämangio-Endotheliom. Arch. klin. exp. Derm. **214**, 394 (1961)
Konrad, K., Gschnait, F., Wolff, K.: Die angiolymphoide Hyperplasie mit Eosinophilie. Z. Haut- u. Geschl.-Kr. **51**, 545 (1976)
Korting, G.W., Denk, R.: Dermatologische Differentialdiagnose. Stuttgart, New York: Schattauer 1974
Kühl, M.: Spontan geheilte Blutschwämme. Derm. Wschr. **138**, 1326 (1958)
Lattes, R.: Hemangiopericytoma. In: Cancer of the skin, ed. by R. Andrade, S.L. Gumport, G. Popkin, Fh.D. Rees, Vol. 2, pp. 1172–1182. Philadelphia, London, Toronto: W.B. Saunders, 1976
Lever, W.F., Schaumburg-Lever, G.: Histopathology of the skin, 5th ed. Philadelphia, Toronto: Lippincott 1975
Lister, W.A.: The natural history of strawberry nevi. Lancet **1938 I**, 1429
Lössl, H.J., Jacob, A.: Behandlung des kindlichen Hämangioms und des Naevus flammeus mit Strontium^{90} und Yttrium^{90}. Strahlentherapie **104**, 90 (1957)
Margileth, A.M.: Cutaneous vascular tumors. In: Pediatric dermatology. Mod. Probl. Paediat. Falkner, F., Kretchmer, N., Rossi, E., Riuz-Maldonado, R. (eds.), Vol. 17, pp. 101–111. Basel: Karger 1975
Mehregan, A.H., Shapiro, L.: Angiolymphoid hyperplasia with eosinophilia. Arch. Derm. Syph. (Chicago) **103**, 50 (1971)
Merlen, J.F., Benoit, M.: L'angiopéricytome de Stout-Murray. Folia angiol. **23**, 231 (1975)
Mullins, J.F., and Livingood, C.S.: Maffucci's syndrome (dyschondroplasia with haemangiomas). Arch. Derm. Syph. (Chicago) **63**, 478 (1951)
Nödl, F.: Das „sogenannte" Granuloma teleangiectaticum. Z. Haut- u. Geschl.-Kr. **19**, 163 (1955)
Nödl, F.: Gutartige Neubildungen der Haut. In: Dermatologie und Venerologie, Gottron, H.A., Schönfeld, W. (Hrsg.), Bd. 4, S. 205. Stuttgart: Thieme 1960
Oehlschlaegel, G., Müller, E.: Zum Granuloma pyogenicum sive teleangiectaticum als Sonderfall des capillären Hämangioms und über dessen Beziehung zu anderen Angiomen und gefäßgebundenen Naevi. Arch. klin. exp. Derm. **218**, 126 (1964)
Okun, M.R., Edelstein, L.M.: Gross and microscopic pathology of the skin, Vol. 2. Boston (Mass.): Dermatopathology Foundation Press 1976
Orsós, F.: Gefäßprozeßgeschwulst (Gemmangioma). Beitr. path. Anat. **93**, 121 (1934)
Peachey, R.D.G., Lim, C.C., Whimster, I.W.: Lymphangioma of the skin. Brit. J. Derm. **83**, 519 (1970)
Peterson, W.C., Fusaro, R.M., Goltz, W.R.: Atypical pyogenic granulome. A case of benign Haemangioendotheliosis. Arch. Derm. Syph. (Chicago) **90**, 197 (1964)
Pinkus, H., Mehregan, A.H.: Tumoren der Haut. In: Spezielle pathologische Anatomie. Doerr, W., Seiffert, G., Uehlinger, E. (Hrsg.), Bd. 7, S. 529–629. Berlin, Heidelberg, New York: Springer 1973
Proppe, A.: Die Haemangiomgruppe. Derm. Wschr. **138**, 1324 (1958a)
Proppe, A.: Spezielle Röntgenbehandlung. In: Dermatologie und Venerologie, Gottron, H.A., Schönfeld, W. (Hrsg.), Bd. 2/1, S. 81. Stuttgart: Thieme 1958b
Proppe, A., Hauss, H.: Pathogenese und nosologische Stellung der Blutschwämme. Arch. klin. exp. Derm. **216**, 194 (1963)
Reed, R., O'Quinn, S.E.: Vascular neoplasms. In: Dermatology in general medicine. Fitzpatrick, T.B. et al., Arndt, K.A., Clark, W.H., Eisen, A.Z., Van Scott E.J., Vaughan, J.H. (eds.), pp. 533–556. New York: Mc Graw Hill 1971
Reich, H.: Das Hämangiopericytom. Hautarzt **24**, 275 (1973)
Reich, H.: Das Hämangiopericytom. In: Handbuch der Haut- und Geschlechtskrankheiten,

Ergänzungswerk, Bd. 3/3A: Nichtentzündliche Dermatosen III. Gottron, H.A., Korting, G.W. (Hrsg.), S. 211–234. Berlin, Heidelberg, New York: Springer 1975

Rice, J.S., Fischer, D.S.: Blue rubber-bleb nevus syndrome. Generalized cavernous hemangiomatosis or venous hamartoma with medulloblastoma of the cerebellum. Arch. Derm. Syph. (Chicago) **86**, 503 (1962)

Richter, G.: „Blue Rubber-Bleb Nevus Syndrom" als Anämieursache. Z. Haut- u. Geschl.-Kr. **39**, 256 (1965)

Ross, W.: Multilokuläre Hämangiomatose im Säuglingsalter mit besonderem Befall der Leber. Acta Hepatosplenol. (Stuttg.) **11**, 207 (1964)

Schneider, W.: Seltene benigne, semimaligne und maligne Gefäßtumoren der Haut. Klinischer Verlauf, Histologie und Systematik. Münch. med. Wschr. **114**, 1178 (1972)

Schneider, W., Undeutsch, W.: Seltene Blutgefäßgeschwülste der Haut. Klinik, pathologische Anatomie und Histologie sowie Systematik. Hautarzt **18**, 437 (1967)

Schnyder, U.W.: Zur Klinik und Histologie der Angiome. IV. Mitteilung: Die planotuberösen und tubero-nodösen Angiome des Kleinkindes. Arch. klin. exp. Derm. **204**, 457 (1957)

Schnyder, U.W.: Hämangiome (einschließlich Teleangiektasien und verwandte Hauterscheinungen). In: Handbuch der Haut- und Geschlechtskrankheiten, Ergänzungswerk, Bd. 3/1: Nichtentzündliche Dermatosen I. Gottron, H.A. (Hrsg.), S. 495–567. Berlin, Göttingen, Heidelberg: Springer 1963

Schnyder, U.W.: Erbliche Gefäßmäler, Teleangiektasien und Lymphödeme. In: Handbuch der Haut- und Geschlechtskrankheiten, Ergänzungswerk, Bd. 7: Vererbung von Hautkrankheiten. Gottron, H.A., Schnyder, U.W. (Hrsg.), S. 695–742. Berlin, Heidelberg, New York: Springer 1966

Schnyder, U.W.: Hämangiome. Dtsch. med. Wschr. **94**, 1990 (1969)

Schnyder, U.W., Keller, R.: Zur Klinik und Histologie der Angiome. III. Mitteilung: Zur Histologie und Pathogenese der senilen Angiome. Arch. Derm. Syph. (Berl.) **198**, 333 (1954)

Schwank, R., Maresová, J., Bek, V., Kolár, J., Vrabec, R., Sedlacek, J., Kucera, M.D.: Zur Problematik der Klinik und Therapie der Hämangiome im Kindesalter. I. Mitteilung: Klassifikation, Nomenklatur und klinische Symptomatologie der Hämangiome. Strahlentherapie **134**, 350 (1967)

Silver, H.K., Aggeler, P.M., Crane, J.T.: Hemangioma (capillary und cavernous) with thrombocytopenic purpura: report of a case with observation at autopsy. Amer. J. Dis. Child. **76**, 513 (1948)

Stout, A.P.: Hemangiopericytoma: A study of twenty-five new cases. Cancer (Philad.) **2**, 1027 (1949)

Stout, A.P., Murray, M.R.: Hemangiopericytoma. Amer. Surg. **116**, 26 (1942)

Straub, P.W., Kessler, S., Schreiber, A., Frick, P.G.: Chronic intravascular coagulation in Kasabach-Merritt syndrome. Arch. intern. Med. **129**, 475 (1972)

Summerly, R., Wells, G.C.: Subcutaneous lymphoid hyperplasia with eosinophilia. Proc. roy. Soc. Med. **56**, 728 (1963)

Tappeiner, J., Wolff, K.: Das Kasabach-Merritt-Syndrom (Hämangiom-Thrombopenie-Syndrom). Hautarzt **17**, 493 (1966)

Virchow, R.: Über cavernöse (erectile) Geschwülste und Teleangiectasien. Virchows Arch. A **6**, 525 (1854)

Warner, J., Wilson-Jones, E.: Pyogenic granuloma recurring with multiple satellites. Brit. J. Derm. **80**, 218 (1968)

Wells, G.C., Whimster, J.W.: Subcutaneous angiolymphoid hyperplasia with eosinophilia. Brit. J. Derm. **81**, 1 (1969)

Wertheim, L.: Hämangiome (einschließlich der Teleangiektasien und verwandter Hautveränderungen). In: Handbuch der Haut- und Geschlechtskrankheiten. Jadassohn, J. (Hrsg.), Bd. 12/2, S. 375–468. Berlin: Springer 1932

Wilson-Jones, E., Bleehen, S.S.: Inflammatory angiomatous nodules with abnormal blood vessels occuring about the ears and scalp (pseudo- or atypical pyogenic granuloma). Brit. J. Derm. **81**, 804 (1969)

Wilson-Jones, E., Marks, R.: Papular angioplasia. Arch. Derm. Syph. (Chicago) **102**, 422 (1970)

Zala, L., Wanner, H., Faessler, R., Krebs, A.: Kontrolle röntgenbestrahlter tuberöser Hämangiome nach 15–20 Jahren. Schweiz. Ges. Derm. Vener., 57. Jahresvers., Zürich 1975. Dermatologica (Basel) **153**, 82 (1976)

Zischka, W.: Über den geweblichen Feinbau der Blutgefäßgeschwülste. Frankfurt. Z. Path. **61**, 447 (1950)

D. Glomustumoren

Berger, H., Hundeiker, M.: Multiple Glomustumoren als Phakomatose. Derm. Wschr. **153**, 673 (1967)

Carapeto, F.J., Garcia-Perez, A., Winkelmann, R.K.: Acral arteriovenous tumor. Acta derm.-venereol. (Stockh.) **57**, 155 (1977)

Chausseuil, R., Gautard, J.: Tumeurs glomiques familiales: 6 cas en 4 générations. Bull. Soc. franç. Derm. Syph. **68**, 635 (1961)

Gertler, W.: Multiple generalisierte Glomustumoren und Lymphangioma circumscriptum naeviforme bei chondromatöser Dysplaie. Derm. Wschr. **146**, 374 (1962)

Gorlin, R.J., Fusaro, R.M., Benton, J.W.: Multiple glomustumor of the pseudocavernous hemangioma type. Arch. Derm. Syph. (Chicago) **82**, 776 (1960)

Korting, G.W., Denk, R.: Dermatologische Differentialdiagnose. Stuttgart, New York: Schattauer 1974

Lüders, G., Schlote, W., Reinhard, M.: Zur Ultrastruktur von Glomustumoren und Glomusorganen. Arch. klin. exp. Derm. **238**, 398 (1970)

Masson, P.: Les glomus cutanés de l'homme. Bull. Soc. franç. Derm. Syph. **42**, 1174 (1935)

Mukthar, I.A.K., Pfleger, L.: Angiomatosis cutis disseminata. Hautarzt **15**, 230 (1964)

Nödl, F.: Über Glomustumoren. Arch. klin. exp. Derm. **203**, 369 (1956)

Nödl, F.: Anastomosen und Sperrgefäße bei Hauterkrankungen. Z. Haut- u. Geschl.-Kr. **22**, 297 (1957)

Nödl, F.: Multiple systematisierte Glomustumoren. Arch. klin. exp. Derm. **217**, 405 (1963)

Oberdahlhoff, H., Schütz, W.: Zur Genese der multiplen Glomustumoren. Chirurg **22**, 145 (1951)

Reinhard, M., Lüders, G.: Zur Pathologie und Klinik multipler familiärer Glomustumoren. Arch. klin. exp. Derm. **237**, 800–810 (1970)

Reinhard, M., Sasse, D., Lüders, G.: Zur Histochemie der Epitheloidzellen in Glomustumoren. Arch. Derm. Forsch. **242**, 165–175 (1972)

Schneider, W., Eisenlohr, E.: Über Glomustumoren. Derm. Wschr. **121**, 225 (1950)

Schneider, W., Undeutsch, W.: Seltene Blutgefäßgeschwülste der Haut. Klinik, pathologische Anatomie und Histologie sowie Systematik. Hautarzt **18**, 437 (1967)

Schnyder, U.W.: Hämangiome (einschließlich Teleangiektasien und verwandte Hauterscheinungen). In: Handbuch der Haut- und Geschlechtskrankheiten Ergänzungswerk, Bd. 3/1: Nichtentzündliche Dermatosen I. Gottron, H.A. (Hrsg.), S. 495–567. Berlin, Göttingen, Heidelberg: Springer 1963

Schnyder, U.W.: Über Glomustumoren. Dermatologica (Basel) **131**, 83–88 (1965)

Schnyder, U.W.: Erbliche Gefäßmäler, Teleangiektasien und Lymphödeme. In: Handbuch der Haut- und Geschlechtskrankheiten, Bd. 7: Vererbung von Hautkrankheiten. Gottron, H.A., Schnyder, U.W. (Hrsg.), S. 695–742. Berlin, Heidelberg, New York: Springer 1966

Touraine, A., Solente, A., Renault, P.: Tumeurs glomiques multiples du tronc et des membres. Bull. Soc. franç. Derm. Dyph. **43**, 736 (1936)

Voigtländer, V., Berendes, U.: Zur Klinik und Genetik der multiplen Glomustumoren. Verh. Dtsch. Dermat. Ges., 31. Tagung, Köln, 29.3.–2.4.1977; Hautarzt **28**, Suppl. 2, 209 (1977)

E. Maligne Tumoren der Blut- und Lymphgefäße

Albertini, A. v., Roulet, F.C.: Histologische Geschwulstdiagnostik, 2. Aufl. Stuttgart: Thieme 1974
Braun-Falco, O., Schmoeckel, Ch., Hübner, G.: Zur Histogenese des Sarcoma idiopathicum multiplex haemorrhagicum (Morbus Kaposi) Virchows Arch. A **369**, 215 (1976)
Braverman, I.M., Lerner, A.B.: Diffuse malignant proliferation of vascular endothelium. Arch. Derm. Syph. (Chicago) **84**, 72 (1961)
Brunner, U.: Über das angioplastische Sarkom bei chronischem Lymphödem (Stewart-Treves-Syndrom). Schweiz. med. Wschr. **93**, 949 (1963)
Coskey, R.J., Mehregan, A.H.: Granuloma pyogenicum with multiple satellite recurrences. Arch. Derm. Syph. (Chicago) **96**, 71 (1967)
Cox, F.H., Helwig, E.B.: Kaposi's sarcoma. Cancer (Philad.) **12**, 289 (1959)
Ecklund, R.E., Valaitis, J.: Kaposi's sarcoma of the lymph nodes. Arch. Path. (Chicago) **74**, 224 (1962)
Feuerman, E.J., Potruch-Eisenkraft, S.: Kaposi's sarcoma. Dermatologica (Basel) **146**, 115 (1973)
Fievez, M., Fievez, C., Hustin, J.: Proliferating systematized angioendotheliomatosis. Arch. Derm. Syph. (Chicago) **104**, 320 (1971)
Gertler, W.: Stewart-Treves-Syndrom (Haemolymphangioendotheliom nach Mammaamputation). Derm. Wschr. **144**, 1370 (1961)
Gertler, W.: Angiomatosis Kaposi. Derm. Wschr. **151**, 69 (1965)
Girard, C., Johnson, W.C., Graham, J.H.: Cutaneous angiosarcoma. Cancer (Philad.) **26**, 868 (1970)
Gottron, H.A., Nikolowski, W.: Extrarenale Löhlein-Herdnephritis der Haut bei Endocarditis. Arch. klin. exp. Derm. **207**, 156 (1958)
Greither, A.: Geschwülste und Krebse der Haut. Mitteilungsdienst d. Ges. z. Bekämpfung der Krebskrankheiten Nordrhein-Westfalen **5**, 253–406 (1969)
Haber, H., Harris-Somes, S.N., Wells, A.L.: Intravascular endothelioma (endotheliomatosis in situ, systemic endotheliomatosis). J. clin. Path. **17**, 608 (1964)
Hashimoto, K., Lever, W.F.: Kaposi's sarcoma. J. invest. Derm. **43**, 539 (1964)
Haustein, U.F.: Angioplastisches Sarkom der Kopfhaut. Derm. Mschr. **160**, 399 (1974)
Hundeiker, M.: Maligne Neubildungen des Gefäßsystems. Zbl. Haut- u. Geschl.-Kr. **140**, 1 (1978)
Johnson, W.C.: Pathology of cutaneous vascular tumors. Int. J. Derm. **15**, 239 (1976)
Kaposi, M.: Idiopathisches multiples Pigmentsarkom der Haut. Arch. Derm. Syph. (Berl.) **4**, 265 (1872)
Kaposi, M.: Zur Nomenklatur des idiopathischen Pigmentsarkoms Kaposi. Arch. Derm. Syph. (Berl.) **29**, 164 (1894)
Kimmig, J., Jänner, M.: Reticulosen. In: Handbuch der Haut- und Geschlechtskrankheiten, Ergänzungswerk, Bd. 3/2: Nicht entzündliche Dermatosen II. Gottron, H.A. (Hrsg.), S. 582–740. Berlin, Heidelberg, New York: Springer 1969
Kleemann, W., Stiehl, P.: Aetiologie und Histologie des Stewart-Treves-Syndroms. Zbl. allg. Path. path. Anat. **116**, 147 (1972)
Köstler, E., Roitzsch, E., Kuntze, I.: Zum Stewart-Treves-Syndrom (Angioplastisches Sarkom bei chronischem Lymphödem). Derm. Mschr. **164**, 882 (1978)
Laskas, J.J., Shelley, W.B., Wood, M.G.: Lymphangiosarcoma arising in a congenital lymphedema. Arch. Derm. Syph. (Chicago) **111**, 86 (1975)
Lever, W.F., Schaumburg-Lever, G.: Histopathology of the skin, 5th ed. Philadelphia, Toronto: Lippincott 1975
Mottaz, J.H., Zelickson, A.S.: Electron microscope observations of Kaposi's sarcoma. Acta derm.-venereol. (Stockh.) **46**, 195 (1966)
Nödl, F.: Zur Histogenese der Angiomatosis Kaposi. Derm. Wschr. **121**, 247 (1950)
Okun, M.R., Edelstein, L.M.: Gross and microscopic pathology of the skin, Vol. 2. Boston (Mass.): Dermatopathology Foundation Press 1976
Pfleger, L., Tappeiner, J.: Zur Kenntnis der systematisierten Endotheliomatose der cutanen Blutgefäße (Reticuloendotheliose?). Hautarzt **10**, 357 (1959)

Rothman, S.: Remarks on sex, age and racial distribution of Kaposi's sarcoma and on possible pathogenic factors. In: Symposium on Kaposi's sarcoma. Ackermann, L.V., Murray, J.F. (eds.), p. 13. Basel, New York: Karger 1963

Schmoeckel, C., Braun-Falco, O.: Der atypische Morbus Kaposi. Hautarzt **27**, 291 (1976)

Schneider, W.: Seltene benigne, semimaligne und maligne Gefäßtumoren der Haut. Klinischer Verlauf, Histologie und Systematik. Münch. med. Wschr. **114**, 1178 (1972)

Schneider, W., Undeutsch, W.: Seltene Blutgefäßgeschwülste der Haut. Klinik, pathologische Anatomie und Histologie sowie Systematik. Hautarzt **18**, 437 (1967)

Silberberg, S.G., Kay, S., Koss, L.G.: Postmastectomy lymphangiosarcoma, ultrastructural observations. Cancer (Philad.) **27**, 100 (1971)

Stewart, F.W., Treves, N.: Lymphangiosarcoma in postmastectomy lymphedema. Cancer (Philad.) **1**, 64 (1948)

Tappeiner, J., Pfleger, L.: Angioendotheliomatosis proliferans systematisata. Hautarzt **14**, 67 (1963)

Tappeiner, J., Pfleger, L.: Angioendotheliomatosis proliferans systematisata (diffuse malignant proliferation of vascular endothelium). In: Cancer of the skin, ed. by R. Andrade, S.L. Gumport, G.L. Popkin, Th.D. Rees, vol. 2, pp. 1151–1171. Philadelphia, London, Toronto: W.B. Saunders 1976

Templeton, A.C.: Kaposi's sarcoma. In: Cancer of the skin, ed. by R. Andrade, S.L. Gumport, G.L. Popkin, Th.D. Rees, vol. 2, pp. 1183–1225. Philadelphia, London, Toronto: W.B. Saunders 1976

Undeutsch, W.: Das Hämangioendotheliom der Haut. Arch. klin. exp. Derm. **225**, 181 (1966)

Warner, T.F.C.S., O'Loughlin, S.: Kaposi's sarcoma: A byproduct of tumour rejection. Lancet **1975 II**, 687–689

Weidner, F.: Beitrag zum Angiosarkom bei Lymphoedem nach Mastektomie. Folia angiol. **21**, 99 (1973)

Weidner, F., Braun-Falco, O.: Über das angioplastische Reticulosarkom der Kopfhaut bei älteren Menschen. Hautarzt **21**, 60 (1970)

Wilson-Jones, E.: Malignant angioendothelioma of the skin. Brit. J. Derm. **76**, 21 (1964)

Winkler, K.: Das Stewart-Treves-Syndrom. Z. Haut- u. Geschl.-Kr. **50**, 593 (1975)

Wolff, K.: Das Stewart-Treves-Syndrom. Arch. klin. exp. Derm. **216**, 468 (1963)

Woodward, A.H., Ivins, J.C., Soule, E.H.: Lymphangiosarcoma arising in chronic lymphedematous extremities. Cancer (Philad.) **30**, 562 (1972)

Lymphoreticuläre Hyperplasien und Neoplasien der Haut

Von H. KERL und H. KRESBACH, Graz, Oesterreich

A. Allgemeiner Teil

I. Einleitung

Die diagnostische Beurteilung benigner und maligner lymphoreticulärer Proliferationen der Haut gehört zu den schwierigsten Gebieten der Histopathologie. In den letzten Jahren wurden allerdings beachtliche Fortschritte erzielt, die vor allem Herkunft und Funktion der „lymphoreticulären" Zellen betreffen. Diese Entwicklung hat auch ihren Niederschlag in der Dermatologie gefunden und zu einer Neuorientierung des Konzeptes der „Hautlymphome" geführt. Die klassischen morphologischen Vorstellungen und die darauf basierenden Einteilungen werden nun mit den modernen Erkenntnissen der Immunologie, Cytochemie und Elektronenmikroskopie in Einklang gebracht.

Begriffsbestimmungen

Maligne Hautlymphome (=lymphoreticuläre Neoplasien): Tumorförmige, lokalisierte oder systemische, progressive (phasenhaft auch regressive), letztlich irreversible autonome Proliferationen lymphatischer (bzw. „lymphoreticulärer") Zellen. Ihre Malignitätspotenz ist variabel, die Ätiologie unbekannt. Maligne Lymphome können auch als Neoplasien verschiedener anatomischer und funktioneller Kompartimente des Immunsystems definiert werden (LUKES u. COLLINS, 1975).

Der Begriff „Lymphom" ist eine ungenaue Krankheitsbezeichnung, vergleichbar etwa mit dem Kollagenosebegriff. Die Bezeichnung hat sich allerdings international durchgesetzt. Im folgenden wird der Begriff „Lymphom" *nur im Sinne einer neoplastischen Affektion* angewendet.

Pseudolymphome (=lymphoreticuläre Hyperplasien): Nicht systemische – meist exogen ausgelöste – chronische, entzündliche, rückbildungsfähige Reaktionen der Haut, deren histologisches Bild ein malignes Lymphom vortäuschen kann.

Welcher Art sind nun die wesentlichen Faktoren, die der Lymphomforschung entscheidende Impulse verliehen haben und die uns zwingen, zahlreiche nosologische Probleme und morphologische Beobachtungen früherer Jahre neu zu interpretieren?

1. Das *lymphatische System* ist dichotom angelegt und besteht aus zumindest *zwei funktionell unterschiedlichen Lymphocytenpopulationen*, die untereinander wesentliche Wechselbeziehungen aufweisen. Die Zweiteilung des Immunsystems

in B- und T-Zellkompartimente ist nicht nur cellulär definiert, sondern wird in allen peripheren lymphatischen Geweben auch topographisch repräsentiert (Übersicht bei LENNERT u. MÜLLER-HERMELINK, 1975).

Die entsprechenden Lokalisationen sind für die *thymusabhängigen T-Zell-Regionen* die periarterioläre Zone der weißen Milzpulpa, in den Lymphknoten die Paracorticalzone und im darmassoziierten Gewebe besonders die interfolliculären Areale der Tunica propria. Die auf Wanderschaft angelegten Lymphocyten gelangen aus dem Blut ins Gewebe und weiter mit der afferenten Lymphe in die zugehörigen regionären Lymphknoten und von dort mit der efferenten Lymphe (über den Ductus thoracicus) wieder in das Blutgefäßsystem zurück (=Rezirkulation). Den epitheloiden postcapillären Venolen der paracorticalen Zonen der Lymphknoten (=Tertiärknötchen) fällt für die Rezirkulation der Lymphocyten eine besondere Bedeutung zu.

Die *B-Lymphocyten* siedeln sich im Bereich der Primär- und Sekundärfollikel aller lymphatischen Gewebe an. Ein bestimmtes cellulär-mikroökologisches Prinzip muß in diesen Regionen verwirklicht sein, das den einwandernden Zellen ihr „Milieu" liefert (GOUDIE et al., 1974; LENNERT u. MÜLLER-HERMELINK, 1975). Diese Eigenschaft von Zellen, spezifische Gebiete und Gewebe zu „erkennen", wird als Nostocytosis (BESSIS, 1973) oder Ökotaxis („Homing") bezeichnet.

Rezirkulationskinetik (Wanderung Blut-Gewebe-Lymphe-Blut) und selektive „Homing"-Phänomene der Lymphocyten sind auch besonders wichtig für das Verständnis der *extranodalen Lymphom-Manifestationen*. In der Haut fehlt das präexistente lymphatische Gewebe und die Zellen finden sich nicht in Form organoid strukturierter Verbände, so daß ein Vergleich mit den übrigen lymphatischen Organen problematisch ist. Nach den bisherigen Untersuchungen wird ein besonderer *Tropismus der T-Lymphocyten* für *epidermal-subepidermale Strukturen* vermutet und man könnte das obere Corium (mit seinen zahlreichen postcapillären Venolen) einschließlich der dermoepidermalen Junktionszone als strukturelles Äquivalent eines thymusabhängigen Areals der T-Region zuordnen (Goos, 1976). Das mittlere und tiefe Corium wird dagegen als B-Zellkompartiment möglicherweise überwiegend von B-Lymphocyten besiedelt (REED, 1976; BURG, 1977).

2. Grundlegend war auch die Erkenntnis, daß die *Plasmazellen* nicht von den Reticulumzellen abstammen, sondern lymphatischer Herkunft sind, und daß ihre Vorläufer in den Keimzentren der Lymphknoten produziert werden. Es wurde nachgewiesen, daß die kleinen Lymphocyten keine obligaten Endzellen sind. Ihre Stimulation durch ein Antigen oder durch einen neoplastischen Prozeß führt zur Transformation und rapiden Zellteilung mit der Entwicklung großer T- und B-Immunoblasten, aus welchen kleine Effector-Lymphocyten oder Plasmazellen entstehen. Aufgrund dieser mittels moderner Untersuchungsmethoden erarbeiteten Kenntnisse hat sich gezeigt, daß das *lymphocytäre* und *nicht das reticulo-histiocytäre System* als *Ausgangspunkt* der meisten „Lymphome" angesehen werden muß (Übersicht bei LENNERT, 1978).

3. Schließlich wurden die klassischen Ansichten über das „*reticulo-endotheliale System*" (RES; ASCHOFF, 1924) bzw. „*retotheliale System*" (FRESEN, 1960) und über das „*reticulo-histiocytäre System*" (RHS; neue Übersicht bei BEGEMANN u. KABOTH, 1976) einer Revision unterzogen und auf der Konferenz in Leiden (LANGEVOORT et al., 1970) das Konzept des „*mononucleären Phagocyten-Systems*", welches eigentlich im Prinzip wieder zu den Arbeiten von METCHNIKOFF (1901) und CHEVALLIER (1947) zurückführt, entwickelt.

Dem „mononucleären Phagocyten-System" (MPS) werden Zellen mit gemeinsamen cytogenetischen, morphologischen und funktionellen Kriterien zugeordnet. Alle mononucleären Phagocyten lassen sich von differenzierten Stammzellen, Monoblasten und Promonocyten im Knochenmark herleiten und gelangen als Monocyten in das Blut. Nach Emigration aus der Gefäßbahn treten die Blutmonocyten im Gewebe als Histiocyten und Makrophagen bzw. entsprechend der jeweiligen speziellen Funktion als Epitheloidzellen oder als mehrkernige Riesenzellen vom Typ der Fremdkörperriesenzellen und Langhansschen Riesenzellen in Erscheinung. (Fibroblasten, Gefäßendothelien und Reticulumzellen wurden vom MPS ausgenommen.) Die Bezeichnung MPS wird auch synonym mit den Begriffen „Monocyten-Makrophagen-System" (MEURET, 1976) bzw. „Monocyten-Makrophagen-Histiocyten-System" verwendet.

II. Celluläre Bestandteile der Cutis

In normaler und kranker Haut finden sich Lymphocyten, Plasmazellen, Histiocyten (Makrophagen), Mastzellen, neutrophile, basophile und eosinophile Granulocyten. Wesentliche Komponenten sind auch Reticulumzellen, Fibroblasten und Gefäßendothelien (epitheloide Venulen). Die mesenchymalen Elemente zusammen mit einem Komplex lokaler Faktoren („microenvironment") bilden das Milieu, in dem die Abkömmlinge des hämatopoetischen Systems ihren Platz finden.

1. Lymphatische Zellen

a) Lymphocyten

Ebenso wie die übrigen Zellen des hämatopoetischen Systems stammen sie von pluripotenten Stammzellen ab (FLIEDNER, 1975). Aufgrund rein morphologischer Charakteristika (Kerngröße und Menge an basophilem Cytoplasma) lassen sich morphologisch innerhalb der lymphatischen Zellen *kleine Lymphocyten, mittelgroße Lymphocyten* und *große lymphoide Zellen* unterscheiden (COTTIER et al., 1972). Übergangsstadien zwischen diesen Zellen werden beobachtet. Diese Aufgliederung von Lymphocytenpopulationen in kleinere und größere Elemente steht aber nicht in einer einfachen Beziehung zum Differenzierungsgrad und zur Reifung der Zellen. Besonders aufgrund von neueren Untersuchungen am Lymphknoten lassen sich die verschiedenen morphologischen Zelltypen genauer charakterisieren (LENNERT, 1978, Abb. 1). Diese Zellen können auch in der Haut identifiziert werden. Unter anderem gehören zu den großen lymphoiden Zellen Immunoblasten und Centroblasten.

b) Immunoblasten

Sie können im HE-Präparat mit Reticulumzellen, Histiocyten, geschwollenen Endothelzellen und Pericyten verwechselt werden. Sie imponieren als mittelgroße bis große Zellen mit einem stark basophilen Cytoplasma im Giemsa-Präparat (bzw. Pyroninophilie bei Methylgrün-Pyronin-Färbung) und einem annähernd runden oder ovalen Kern, dessen große, oft in Kernmitte gelegenen, stark basophilen Nucleolen gegen das helle „reticuläre" Chromatin kontrastieren. Die Immunoblasten entsprechen den basophilen Stammzellen der alten Nomenklatur (LENNERT, 1964) und entstehen durch Stimulation der kleinen B- und T-Lymphocyten. Die B-Immunoblasten differenzieren sich weiter in Plasmazellen, während die T-Immunoblasten zu T-Lymphocyten und T-Effectorzellen werden.

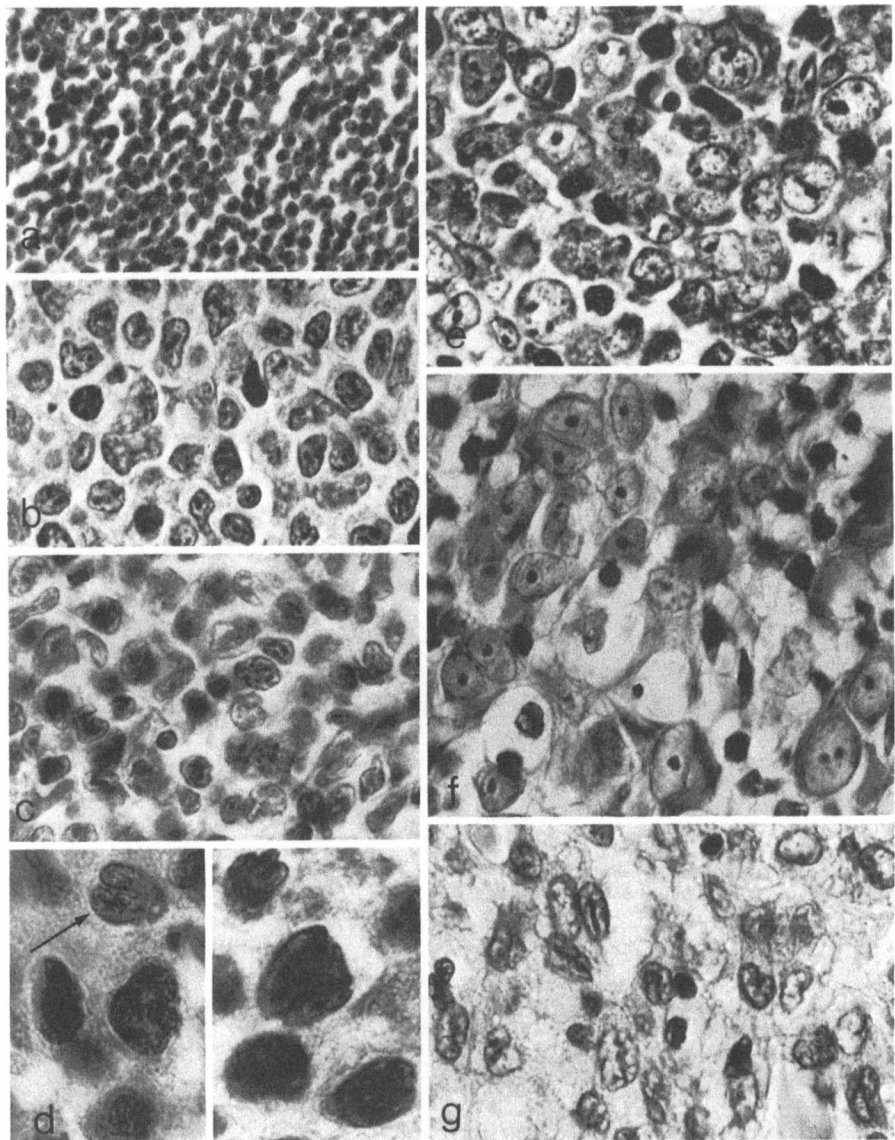

Abb. 1a–k. Cytomorphologische Differenzierung bei cutanen Lymphomen. (a) Kleine Lymphocyten (HE, 400×), (b) Centrocyten (Giemsa, 800×), (c) Lutzner-(Sézary-)Zellen (HE, 800×), (d) Lymphoblasten, "convoluted type" (Pfeil = "chicken foot print") (HE, 1250×), (e) Centroblasten (Giemsa, 1000×), (f) „Reticulumzellen" (Giemsa, 1000×), (g) „Histiocyten" (HE, 1000×), (h) „reticuläre" Plasmazellen (HE, 400×), (i) lympho-plasmocytoide Zellen (HE, 620×), (j) Immunoblasten (Giemsa, 500×), (k) Lymphoblasten (Giemsa, 1000×)

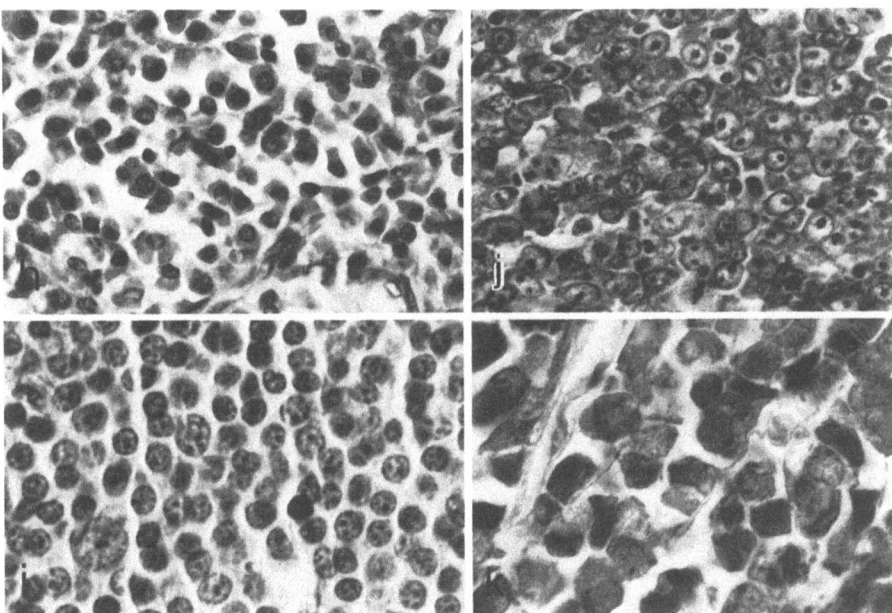

Abb. 1h–k

Die Zellen der Keimzentren, die der B-lymphocytären Reihe zugeordnet werden können, bezeichnet man als *Centroblasten* (alte Nomenklatur: Germinoblasten) und *Centrocyten* (alte Nomenklatur: Germinocyten).

Die *Centroblasten*, welche mittelgroßen bis großen lymphoiden Zellen entsprechen, haben ein schmales basophiles Cytoplasma. Im meist runden Kern sieht man ein feines Chromatingerüst sowie mehrere mittelgroße, oft membranständige Nucleolen.

Die *Centrocyten* (kleine bis mittelgroße Lymphocyten) fallen vor allem durch ihren knittrigen, oft gekerbten Kern auf; dieser ist deutlich heller („heller Kernsaft") als jener der kleinen Lymphocyten. Die Nucleolen sind klein; der Cytoplasmasaum ist schmal, graublau und meist kaum sichtbar.

Normalerweise enthält die Haut keine Keimzentren. Die Bildung von echten Keimzentren (Orte der Multiplikation spezifisch reagierender Lymphocytenklone auf einen antigenen Reiz) mit charakteristischem Aufbau ist bei entsprechender Antigenstimulation auch in der Haut möglich.

c) Plasmazellen

Zur B-Zellreihe gehören auch die *Plasmazellen*, welche im Gegensatz zu den Lymphocyten Endzellen sind und als Effectorzellen (Bildungsstätten der Ig) der B-Lymphocyten bezeichnet werden (LENNERT u. MÜLLER-HERMELINK, 1975). Die Theorie der reticulocytogenen Herkunft der Plasmazellen ist heute endgültig verlassen.

Morphologisch lassen sich verschiedene Formen der Plasmazellen unterscheiden. *Lympho-plasmocytoide* bzw. *lymphatische Plasmazellen* sehen kleinen und mittelgroßen Lymphocyten sehr ähnlich. Der Kern zeigt ein gleichmäßig dichtes Chromatingerüst, der Cytoplasmasaum ist schmal und stark basophil. Diese Plasmazellen scheinen für die Sekretion von IgM verantwortlich zu sein.

Die sog. *reticulären Plasmazellen* oder *Marschalkó-Plasmazellen* entsprechen reifen Plasmazellen mit einem runden, meist exzentrisch gelegenen Kern, der ein dichtes, scholliges Chromatin (Radspeichenstruktur) aufweist. Das Cytoplasma ist meist breit und dunkelblau bis blauviolett mit Ausnahme einer perinucleären Aufhellung. In erster Linie wird ihnen die Bildung von IgG und IgA zugeschrieben. Die Vorstufen der Plasmazellen sind die Plasmoblasten und Proplasmocyten.

Die in letzter Zeit in der paracorticalen Zone des Lymphknotens beschriebenen *T-assoziierten Plasmazellen* (LENNERT et al., 1975) konnten in der Haut bei chronisch-entzündlichen Zuständen, bei lymphomatoider Papulose und bei der Mycosis fungoides in enger Beziehung zu den interdigitierenden Reticulumzellen gefunden werden (GOOS, 1976).

d) Weitere lymphatische Zellen

Weiterhin findet man in der Haut bestimmte Populationen von *atypischen T-Lymphocyten*, die als sog. Lutzner-Zellen beim Sézary-Syndrom und bei der Mycosis fungoides auftreten.

Von besonderer Bedeutung im Rahmen der lymphoblastischen Lymphome und der akuten lymphatischen Leukämien sind die *Lymphoblasten*. In den meisten Fällen können sie als 0-Zellen nicht näher klassifiziert werden. Mitunter sind sie als T-Lymphoblasten vom „convoluted cell"-Typ und in seltenen Fällen als B-Lymphoblasten zu charakterisieren.

2. Monocyten – Histiocyten – Makrophagen

Morphologisch handelt es sich um große rundliche Zellen mit reichlichem Cytoplasma, welches zum Unterschied von den Immunoblasten weder stark basophil noch pyroninophil ist. Der Kern ist mittelgroß, rundlich bis oval, manchmal nierenförmig und zeigt eine blasse lockere Chromatinstruktur und meist einen deutlichen zentralen Nucleolus. Die Bezeichnung "*Makrophage*" sollte nur dann verwendet werden, wenn Phagocytosephänomene vorhanden sind. Bei Fehlen dieser Zeichen wird von *Histiocyten* gesprochen (COTTIER et al., 1972). Neben der „klassischen" Funktion der Phagocytose kommt den Makrophagen besondere Bedeutung im Rahmen zellvermittelter Immunitätsvorgänge bei der Antigenaufnahme, -verarbeitung und -bereitstellung zu.

Die Vorläufer der Monocyten des Blutes und damit der Histiocyten und Makrophagen des Gewebes sind die medullären Monoblasten und Promonocyten (VAN FURTH et al., 1975). Ob sich alle Histiocyten – Makrophagen ausschließlich von den Monocyten bzw. ihren Vorläuferzellen im Knochenmark ableiten und ob auch unter *pathologischen Bedingungen* diese cytogenetischen Abläufe ihre Gültigkeit behalten, kann z.Z. nicht mit Sicherheit beantwortet werden. Einige Autoren vertreten die Meinung, daß Histiocyten und Gewebsmakrophagen sich von den präexistenten mesenchymalen Zellen herleiten und durch Teilung in loco proliferieren (VOLKMANN, 1976; KOJIMA, 1976). Die elektronenmikroskopischen Untersuchungen von DAEMS et al. (1975) haben gezeigt, daß Monocyten und Gewebsmakrophagen („resident macrophages"), die nach dem MPS-Konzept eine Zellinie repräsentieren, aufgrund ihrer unterschiedlichen Peroxidase-Aktivität zwei verschiedene Zelltypen darstellen. Hier ergeben sich auch Zusammenhänge zwischen Fibroblasten und Histiocyten, die bekanntlich gemeinsame cytologische Charakteristika aufweisen.

Epitheloidzellen stellen sich mit kräftig oxyphilem, meist sehr breitem Cytoplasma dar. Der bläschenförmige Kern ist entweder plump-oval oder länglich-schlank. Früher wurde eine reticulumzellige oder lymphocytäre Herkunft diskutiert; heute gilt ihre Abstammung von Monocyten weitgehend als erwiesen. Als speziellen Entwicklungsformen der Makrophagen kommt ihnen offensichtlich im Rahmen immunologischer Phänomene – Barriere-Funktion bei granulomatösen Prozessen – eine entsprechende Bedeutung zu. Die *multinucleären Riesenzellen* entstehen durch Fusion mononucleärer Phagocyten.

3. Reticulumzellen

Auch heute besteht noch *keine* allgemeine Übereinstimmung über die Definition und Morphogenese der Reticulumzelle. Mißverständnisse ergeben sich aus der uneinheitlichen Verwendung dieses Begriffes, wobei nicht selten ganz verschiedene Zellen mit diesem Namen belegt wurden. Nach der bisherigen morphologischen Definition haben die Reticulumzellen meist eine mehr längsovale oder spindelige Form mit Zellfortsätzen und weisen einen im allgemeinen runden Kern mit deutlicher Kernmembran und mit feinem Chromatin sowie 1–2 kleinen bis mittelgroßen Nucleolen auf. Die Reticulumzellen zeigen eine große Ähnlichkeit mit den Histiocyten und sind morphologisch nicht sicher von diesen zu unterscheiden.

Neuere Untersuchungen haben zur Unterscheidung *verschiedener Typen von Reticulumzellen im Lymphknoten* geführt (LENNERT, 1978), deren Herkunft allerdings noch ungeklärt ist.

a) Histiocytische oder phagocytische Reticulumzelle

Diese Zellen gehören zum Monocyten-Histiocyten-Makrophagen-System und sind daher offensichtlich mit den Histiocyten (Makrophagen) identisch. Zu den phagocytischen Reticulumzellen gehören auch die Sternhimmelzellen (Kerntrümmermakrophagen), die an ihrem breitleibigen graurotem Cytoplasma, welches Zell- und Kernreste enthält (tingible Körperchen nach FLEMMING), erkennbar sind. Enzymcytochemisch verfügen die phagocytischen Reticulumzellen über eine hohe Aktivität an saurer Phosphatase und unspezifischen Esterasen.

b) Fibroblastische Reticulumzelle oder faserassoziierte Reticulumzelle

Eine genaue Definition dieser Zelle, die von den Adventitiazellen der kleinen Blutgefäße praktisch kaum unterscheidbar ist, fehlt noch. Die fibroblastische Reticulumzelle weist eine positive alkalische Phosphatase-Reaktion auf und ist offensichtlich mit der „Reticulin"-Faserbildung betraut („Reticulin" entspricht offenbar Kollagen vom Typ III; GAY et al., 1976). Ihre Beziehungen zu den Fibroblasten sind nicht geklärt. STEIGLEDER (1976) definiert die *Fibroblasten* als ortsständige Reticulumzellen der Haut. Morphologisch sind die Fibroblasten langgezogene spindelige Zellen mit Fortsätzen und relativ großen ovalen Kernen, die eine lockere Chromatinstruktur besitzen. Die Proliferation der Fibroblasten geht mit der Synthese der Glykosaminoglykane und der spezifischen Formierung der Kollagenfasern einher und prägt solcherart die bindegewebliche Reaktion (MACH, 1973). Die Fibroblasten spielen auch bei Antigen-Antikörper-Reaktionen im Zusammenhang mit Makrophagen-Wechselwirkungen eine Rolle (SPECTOR, 1973).

c) Dendritische Reticulumzelle

Diese für die Antigenanlagerung (=Antigentrapping) und Antigenpräsentation entscheidende Zelle kommt (ausschließlich?) in den Keimzentren des lymphatischen Gewebes vor. Ihre Abstammung von capillären Endothelzellen wird diskutiert. Die Frage, ob dendritische Reticulumzellen in Hautläsionen vorkommen, ist nicht entschieden (SCHMOECKEL et al., 1977).

d) Interdigitierende Reticulumzelle

Diese Zelle nimmt nicht nur eine morphologische, sondern offenbar auch eine funktionelle Sonderstellung ein (RAUSCH et al., 1977). Ihr Vorkommen scheint auf T-Zellareale beschränkt zu sein und wurde neuerdings auch in der Haut beschrieben (GOOS, 1976; Abb. 2). Charakteristisch ist ein chromatinarmer, unregelmäßig geformter, gekerbter Kern mit graublauem bis graurötlichem, bei HE-Färbung blaß eosinrotem Cytoplasma. Die Abgrenzung von den histiocytischen Reticulumzellen erfolgt durch ihre deutliche ATP-ase Reaktion und elektronenmikroskopisch durch die Kernpolymorphie und die untereinander verzahnten Cytoplasmafortsätze.

Die Frage nach der *Herkunft der Reticulumzellen in der Haut* steht in engem Zusammenhang mit dem Problem der Existenz pluripotenter, undifferenzierter, embryonaler Mesenchymzellen mit Stammzellfunktionen im Sinne von MAXIMOW (1926).

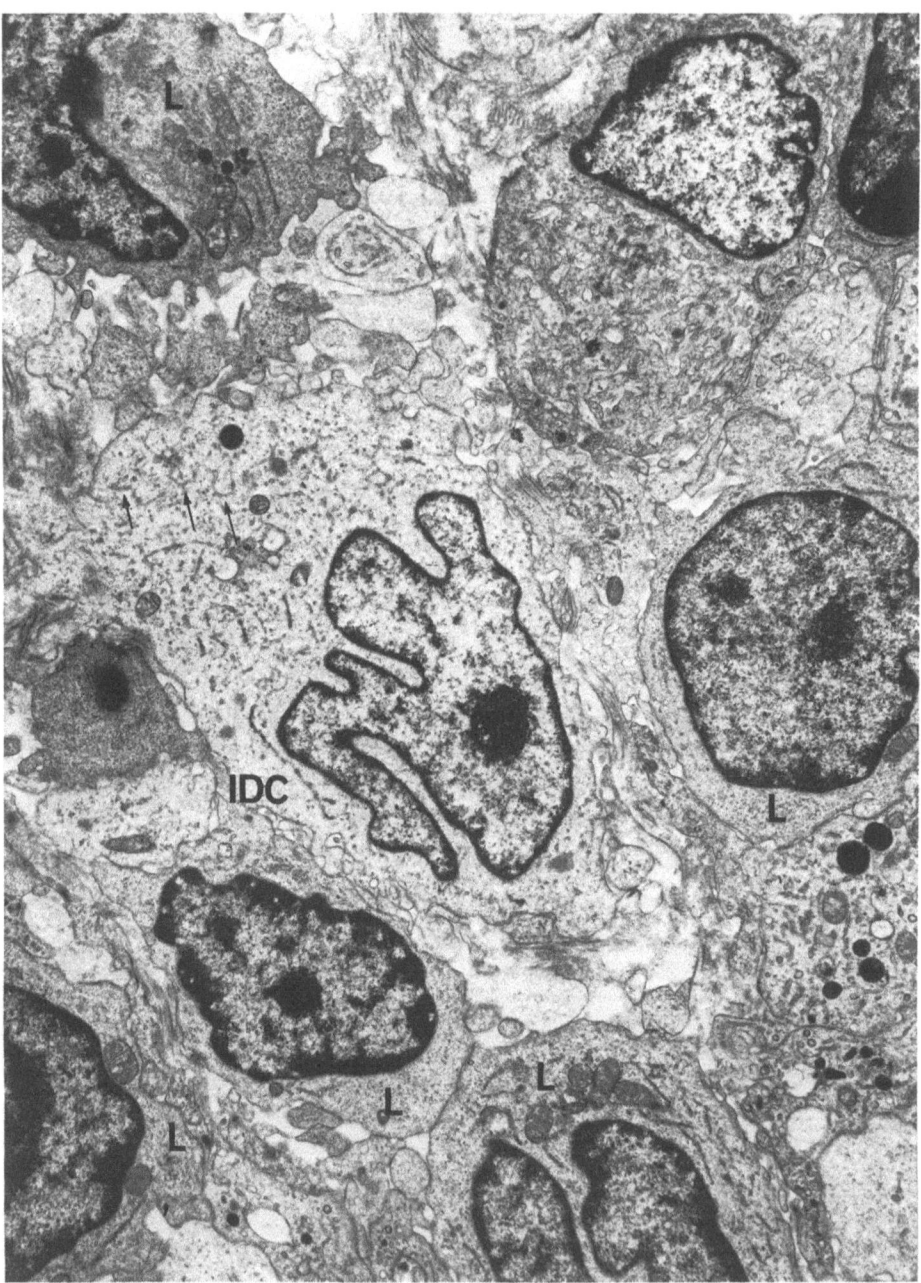

Abb. 2. Interdigitierende Reticulumzelle (*IDC*) mit stark gebuchtetem Kern und großem Nucleolus. Cytoplasmaoberfläche hier nur wenig gegliedert. Pfeile weisen auf das tubulovesiculäre System. In der Umgebung einige T-Lymphocyten (*L*). Mycosis fungoides. (Glutaraldehyd-Fixierung, 12800 ×). (Präparat dankenswerterweise von Dr. M. Goos, Univ.-Hautklinik Kiel, zur Verfügung gestellt.)

Die Berechtigung, von einer eigenständigen „kleinen lymphoiden" oder „mittleren" Reticulumzelle zu sprechen, wie dies z.B. bei der Einteilung der *Reticulosen* erfolgt ist, muß heute angezweifelt werden. Man kann annehmen, daß die meisten dieser Formen dem *lymphatischen Zellsystem* zugehören bzw. in den zahlreichen dort beschriebenen Zellformen aufgehen. Die bisher als „große Reticulumzellen" bezeichneten Zelltypen repräsentieren verschiedene Formen, die größtenteils ebenfalls lymphatische Zellen sind, andererseits aber auch als Histiocyten und Makrophagen dem mononucleären Phagocytensystem bzw. den vier Typen der oben beschriebenen Reticulumzellen angehören.

Fassen wir diese Ergebnisse im Hinblick auf die Haut zusammen, so ergeben sich folgende Gesichtspunkte:

Grundsätzlich sind bei *cutanen Lymphomen* verschiedene, durch morphologische, topographische und funktionelle Charakteristika eng verknüpfte Zellsysteme beteiligt. Der Hauptsache nach handelt es sich um Zellformen des *lymphatischen* Systems und des *Monocyten-Histiocyten-Makrophagen-Systems*. Die Dignität der cellulären Komponenten des *reticulären* bzw. *reticulo-endothelialen Systems* bleibt in diesem Zusammenhang vorläufig problematisch.

Histiocyten (Makrophagen) des Monocyten-Histiocyten-Makrophagen-Systems haben weitgehend den Begriff der „Reticulumzelle" ersetzt. Die Makrophagen sind mit der *phagocytischen Reticulumzelle* identisch. Eine Transformation von Gewebsmakrophagen in Reticulumzellen kann aber nicht ausgeschlossen werden. Für das Verständnis der cutan-cellulären Reaktionen unter verschiedenen pathologischen Bedingungen kommt möglicherweise auch undifferenzierten mesenchymalen Zellen in der vasculären Adventitia *eine besondere Bedeutung zu*, indem sie aufgrund ihrer Pluripotenz zur Bildung unterschiedlich differenzierter Zellen befähigt sind (KNOTH, 1958; GOTTRON, 1960; STEIGLEDER, 1964; MACH, 1973).

4. Mastzellen

Morphologisch und cytochemisch gibt es Übergänge zwischen kleinen monocytoiden Formen und großen Formen mit breitem Cytoplasmasaum und zahlreichen Granula sowie einem runden oder spindeligen Kern. Was die Herkunft der Mastzellen betrifft, wird einerseits eine heteroplastische Bildung aus bereits differenzierten Zellen (Blutmonocyten bzw. bestimmte Vorläuferzellen im Knochenmark) diskutiert (LENNERT, 1978). Andererseits wird jedoch auch angenommen, daß undifferenzierte Mesenchymzellen im Bereich perivasculärer Regionen der Dermis den hauptsächlichen Herkunftsort der Mastzellen darstellen (NIEBAUER, 1968). Näheres s. bei Mastzellen-Krankheiten.

Der Rahmen dieses Beitrages erlaubt nicht, auf die übrigen Zellen, wie z.B. die *neutrophilen* und *eosinophilen Granulocyten* (Funktion: Neutralisation des Histamins; Phagocytose; exokrine Leistungen), näher einzugehen.

III. Pathogenese cutaner Lymphome

Von zahlreichen Autoren wird die Hypothese der autochthon-multizentrischen Entstehung der Hautinfiltrate (durch Wiedererwachen „schlummernder Potenzen") vertreten. Es wird angenommen, daß die spezifischen Infiltrate durch atypische Proliferation ortsständiger multipotenter Mesenchymzellen in den Indifferenzzonen um Gefäße, Drüsen und Nervenscheiden entstehen. Als gewichtiges Argument hierfür werden die Fälle *sog. primärer Hautlymphome* angeführt, bei denen die Haut entweder ausschließlich betroffen ist oder die Hautveränderungen den entsprechenden Veränderungen des Blutes, Knochenmarks und verschiedener innerer Organe anscheinend vorausgehen.

Hier muß allerdings darauf hingewiesen werden, daß die Diagnose eines sog. primären Hautlymphoms (Mycosis fungoides ausgenommen) wohl *nie sicher* gestellt werden kann, da zur Zeit der Hautbiopsie bereits nicht erfaßbare Lymphknotenherde vorhanden sein können, die mitunter erst nach Jahren klinisch manifest werden.

Für die Entstehung der *meisten cutanen Lymphome* (nicht aller) dürfte aber wohl eine Einschwemmung von (pathologischen) Zellen aus dem lymphatischen System in die Cutis anzunehmen sein. Nach dieser Hypothese entstehen die Hautlymphome daher durch *hämatogene oder lymphogene Besiedelung* der Haut. Neben einer massiven Einschwemmung im Sinne einer veritablen Metastasierung kommt auch eine „Mikrokolonisation" in Betracht, bei der es zu einer Akkumulation und Proliferation des eingewanderten malignen Zellklons kommt.

Es ist aber auch denkbar, daß die eingewanderten Zellen „nur" neoplastisch determiniert sind (z.B. durch den Einfluß des die Krankheit induzierenden unbekannten Agens, etwa eines RNS-Tumorvirus) und erst in der Haut eine maligne Transformation eintritt, die in der Folge zu einer autonomen Proliferation führt (STEIGLEDER, 1976). Die Zellproliferation nimmt hierbei häufig vom Bereich der postcapillären Venolen ihren Ausgang.

IV. Diagnose cutaner Lymphome

Für die Diagnose der lymphoreticulären Erkrankungen der Haut ist eine genaue *cytologische Charakterisierung* der Zellen notwendig. LENNERT (1978) ist die subtile Darstellung cytomorphologischer Einzelheiten der verschiedenen lymphatischen Zellen zu verdanken.

Namentlich in Hautexcisaten spielen technische Schwierigkeiten, die oft zum Verlust spezieller cytologischer Merkmale führen, mitunter eine störende Rolle. Auf die Notwendigkeit wiederholter bioptischer Untersuchungen sei besonders hingewiesen.
Folgende allgemeine cytologische Kriterien sind zu berücksichtigen:
Kern: Größe, Form und Zahl, Struktur der Kernoberfläche, Chromatinbild, Nucleolengröße und -zahl. Polymorphie, Monomorphie.
Cytoplasma: Volumen, Membran, Grad der Anfärbbarkeit (z.B. Basophilie), eventueller Granulagehalt des Cytoplasmas, Phagocytosefähigkeit.

Die celluläre Proliferation beginnt meist in Form rundlicher oder manschettenförmiger Infiltrate um die Gefäße, perifolliculär sowie periglandulär („adventitial dermis"; REED, 1976) und führt allmählich zur Bildung von nodulären oder diffusen Infiltraten (FISHER et al., 1976; LONG u. MIHM, 1976). Im weiteren Verlauf wird auch eine Infiltration der Musculi arrectores pilorum, der Nerven und Gefäßwände beobachtet, die z.T. zerstört werden. Die kollagenen Fasern werden von den Zellen auseinandergedrängt und partiell oder vollständig destruiert. In vielen Fällen ist die Subcutis mitbeteiligt und finden sich mehr oder minder dichte Infiltrate zwischen den Fettzellen. Cutane Lymphome zeigen häufig eine charakteristische Architektur der Infiltrate (s. auch Abb. 3):

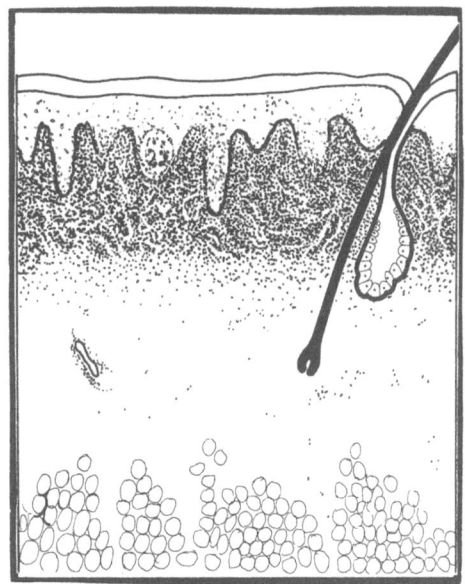 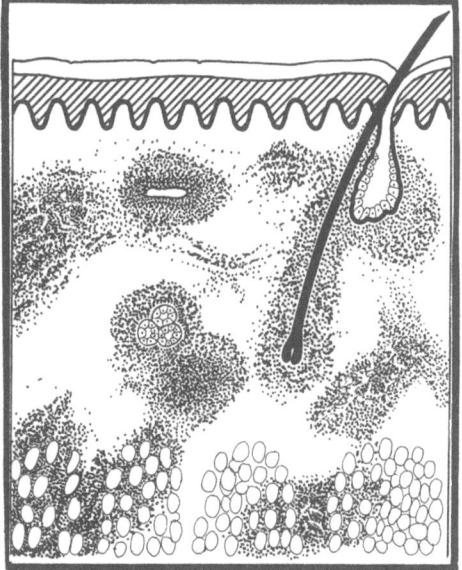

Mycosis fungoides
Sézary-Snydrom
Chronische lymphatische Leukämie, T-Typ
Histiocytosis X
Lymphomatoide Papulose

B-Zell-Lymphome (niedriger Malignitätsgrad)
Myeloproliferative Erkrankungen
Maligne Histiocytose
Pseudolymphome

Abb. 3. Infiltratmuster bei einigen „lymphoreticulären" Erkrankungen der Haut

1. Bandförmige Infiltrate mit Beteiligung des oberen Coriums und ausgeprägter Epidermotropie. Manchmal liegt aber auch ein freier subepidermaler Streifen vor.

2. Scharf begrenzte, perivasculär und periadnexiell akzentuierte knotige Infiltrate insbesondere in der mittleren bzw. tiefen Dermis und in der Subcutis.

3. Tumorförmige Infiltration der Cutis, die oft bis in die Subcutis reicht. Epidermotropie des meist diffusen Infiltrates ist manchmal vorhanden, häufig findet man jedoch eine Aussparung der subepidermalen Grenzzone.

Das folliculäre („nodular") Muster hat bei den cutanen Lymphomen nicht die Bedeutung wie in der Lymphknotenpathologie und wird nur selten gesehen (s. centroblastisch-centrocytisches Lymphom). Bezüglich diagnostischer und differentialdiagnostischer Probleme der sog. Pseudolymphome (lymphoreticuläre Hyperplasien) sei auf die entsprechenden Kapitel verwiesen.

Die *Infiltratverteilung* kann eventuell Rückschlüsse auf die T- oder B-Zell-Natur des Lymphoms erlauben (BURG, 1977). Man muß jedoch mit der Differenzierung von B- und T-Zell-Regionen in der Haut noch zurückhaltend sein, bis ein größeres Material überblickt werden kann.

Bei der Beurteilung sind ferner die Dichte der Zellverbände und ihre etwaige *Monomorphie* oder *Polymorphie* zu beachten. B-Zell-Lymphome zeigen eher ein monomorphes Bild, T-Zell-Lymphome erscheinen dagegen mehr polymorph.

Andere Kriterien, wie Gitterfaserbild, Fibrose, Sklerose und Vascularisation, spielen bei der Differenzierung der Hautlymphome keine so maßgebliche Rolle wie im Lymphknoten. Polymorphie, Vernarbung und Nekrosen können die Folgen der Therapie sein, die in vielen Fällen meist schon eingeleitet wurde.

Eine große formative Bedeutung für die Lymphomzellen besitzt wahrscheinlich die Textur der Haut. Von MACH (1973) wurde auf die Relevanz der Architektonik der Kollagenbündel und bestimmter Transformationsphänomene der Fibroblasten bei Lymphomen hingewiesen.

In Hautlymphomen ist sehr häufig eine entzündliche Begleitreaktion vorhanden, die diagnostische Schwierigkeiten verursachen kann. Das histologische Bild wird dann namentlich durch die sekundäre Beteiligung von Plasmazellen, Granulocyten und histiocytären Zellen mitgeprägt.

In jedem schwierigen Fall einer cutanen lymphoproliferativen Erkrankung empfiehlt es sich nach folgenden histopathologischen Punkten schrittweise vorzugehen:
1. Architektur der Infiltrate.
2. Infiltrattyp (=celluläre Zusammensetzung der Infiltrate).
3. Cytomorphologie.
4. Epidermisveränderungen.
5. Stromareaktionen.
6. Beteiligung der Adnex-Strukturen und Nerven.
7. Gefäßveränderungen.

V. Diagnostische Methoden

Für die *histologische Routinediagnostik* ist es empfehlenswert, neben der Hämatoxylin-Färbung vor allem die Giemsa-Färbung und die PAS-Reaktion sowie bei Bedarf die Gitterfaserfärbung und die Naphthol-AS-D-Chloracetatesterase-Reaktion (NASDCAE) durchzuführen. Mit der Methylgrün-Pyronin-Reaktion haben wir nur wenig Erfahrung, ihre Beurteilung am formalinfixierten Material von Hautbiopsien erscheint uns schwierig.

Die PAS-Reaktion wird nicht nur zum Nachweis von Glykogen und Glykosaminoglykanen, sondern insbesondere zur Unterscheidung sekretorischer und nicht sekretorischer Zellen durchgeführt (s. Immunocytom).

Falls genügend frisches Material vorhanden ist, sollten unbedingt Tupf- bzw. Abstrichpräparate von den Schnittflächen der Hautexcisate (vor allem für enzymcytochemische Untersuchungen) angefertigt werden.

Mit *enzymcytochemischen Methoden* (siehe Farbtafel, S. 366) gelingt eine detailliertere Differenzierung der cellulären Elemente bei den verschiedenen Hautlymphomen. An Kryostatschnitten (und Tupfpräparaten) werden zum Nachweis verschiedener hydrolytischer Fermentaktivitäten (unspezifische Esterasen wie Alpha-Naphthylacetatesterase und Naphthol-AS-D-Acetatesterase sowie saure Phosphatase) in erster Linie Azofarbstoffmethoden angewendet (BURG u. BRAUN-FALCO, 1974; KLEINHANS, 1975). Monocyten, Histiocyten, Makrophagen und Reticulumzellen zeigen eine stark positive Aktivität an saurer Phosphatase und an unspezifischen Esterasen. So ist z.B. die Diagnose eines „*echten*" Reticulosarkoms an den Nachweis dieser charakteristischen lysosomalen Enzyme gebunden. Zur Differenzierung der Monocytenleukämie wird die Naphthol-AS-D-Acetatesterase-Reaktion durchgeführt. Die Naphthol-AS-D-Chloracetatesterase, die auch sehr gut am Paraffinschnitt nachweisbar ist, gilt als Leitenzym der Mastzellen und der Zellen der myeloischen Reihe einschließlich der Promyelocyten bis zu den neutrophilen Granulocyten. Diese Zellreihe ist auch Peroxidasepositiv.

Lymphocyten sind relativ enzymarm. Neuerdings werden zur Unterscheidung von T- und B-Lymphocyten auch enzymcytochemische Methoden (vor allem in Tupf- und Ausstrichpräparaten) verwendet. An T-Lymphocyten lassen sich mitunter enzymcytochemische Aktivitäten lysosomaler Enzyme (cytochemischer Nachweis der sauren Phosphatase; CATOVSKY et al., 1974; SCHWARZE, 1975; oder der sauren unspezifischen Alpha-Naphthylacetatesterase; MUELLER et al., 1975) in Form intracytoplasmatischer, paranucleärer, fleckförmiger Reaktivität nachweisen. Auch das Vorliegen einer gesteigerten Aktivität der Beta-Glucuronidase (exzentrische, fleckförmige, rote Granula im Cytoplasma) weist auf die T-Zell-Natur eines Lymphoms hin (HARIGAYA, 1977).

Neben der Histochemie kann auch die *Elektronenmikroskopie* zur Diagnose cutaner Lymphome beitragen. Als Beispiele seien die Identifizierung interdigitierender Reticulumzellen, bestimmter Plamazellstrukturen beim Immunocytom, der cerebriformen Kerne bei Sézary-Zellen (Abb. 4) und der Langerhans-Zellgranula bei den Histiocytosis X-Erkrankungen erwähnt.

Auch *rasterelektronenmikroskopische Untersuchungen* zur Unterscheidung von B- und T-Zellen wurden durchgeführt (TILZ, 1974). Allerdings gelingt diese Unterscheidung bei malignen Prozessen kaum. Die neoplastische Differenzierung führt offenbar auch zu Änderungen der Oberflächenstruktur.

Schließlich gelingt es mit *cytophotometrischen Methoden,* Einblicke in die Proliferationskinetik und Qualität der Differenzierungsleistung cutaner Lymphome zu erhalten (KLEINHANS, 1975; JÄNNER u. VOIGT, 1976; HAGEDORN u. KIEFER, 1977).

Immuncytologische Methoden (Abb. 5). Eine rein morphologische Kennzeichnung der Lymphocyten in cutanen Lymphomen genügt heute nicht mehr. Durch bestimmte funktionelle und immuncytologische Methoden lassen sich diese Zellen auch in Hautinfiltraten differenzieren (EDELSON et al., 1973, 1974; TAN et al., 1975; CLAUDY et al., 1976; BURG u. BRAUN-FALCO, 1978).

Zur Charakterisierung der T-Lymphocyten werden die Fähigkeit zur spontanen Rosettenbildung mit Schaferythrocyten (Abb. 5a), der Nachweis von T-Zellspezifischen Antigenen mit Anti-T-Zellseren (Abb. 5b) und die Prüfung der in vitro-Reaktivität auf Phytomitogene verwendet. Die mitogene Stimulation erbrachte bei den Hautlymphomen wechselnde, im allgemeinen negative Ergebnisse. B-Lymphocyten können durch die Präsenz von Membranimmunglobulinen (Abb. 5c), den Nachweis des Komplementreceptors (C3) und des Receptors für den F_C-Anteil (F_C-Receptor) des Immunglobulinmoleküls identifiziert werden (HUBER et al., 1976; KNAPP, 1977). Das Fehlen irgendwelcher Marker (0-Zellen; „receptor silent cells", HABESHAW et al., 1977) scheint in einigen Fällen von den technischen Bedingungen abzuhängen. Auch kann der Verlust der Membraneigenschaften durch Entdifferenzierung im Rahmen der neoplastischen Umwandlung eintreten oder es könnte sich gegebenenfalls um Abkömmlinge mesenchymaler Zellen handeln (Reticulumzellen?). Die Tumorzellen zeigen häufig auch einen unterschiedlich dichten Besatz an Markern. So zeigen die B-Lympho-

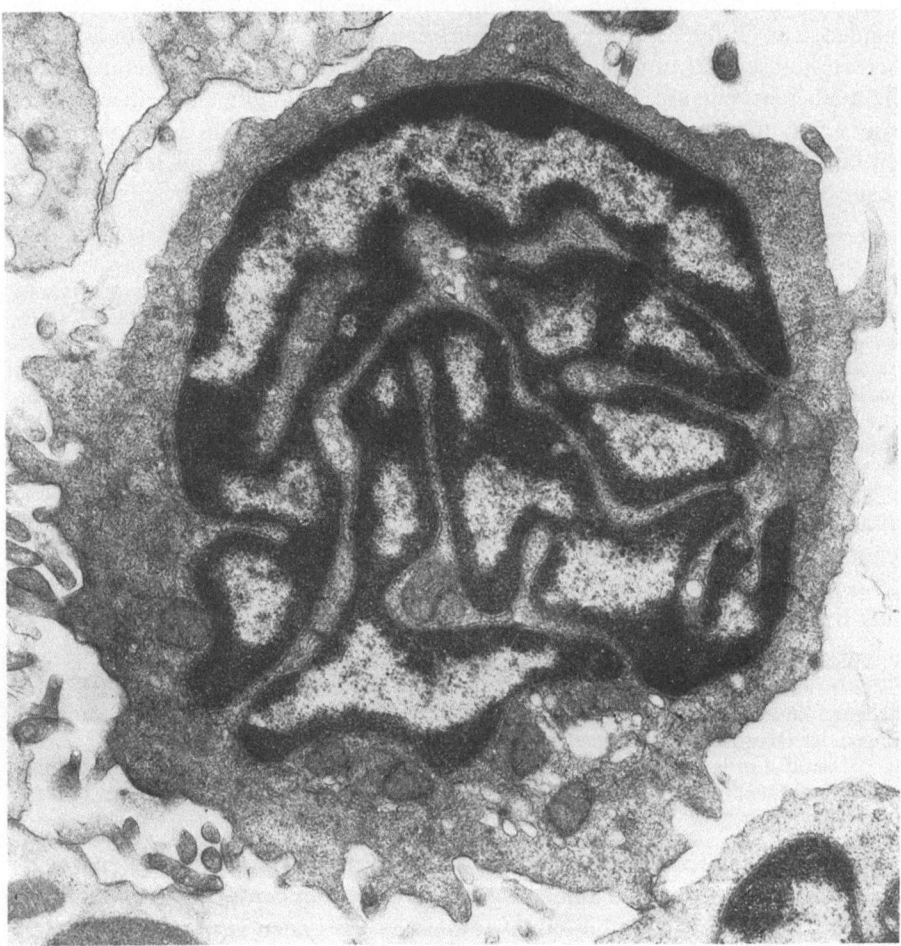

Abb. 4. Ultrastruktur einer Sézary-Zelle. "Buffy coat" von einer 75jährigen Patientin mit einem Sézary-Syndrom (38 800 ×)

cyten der chronischen lymphatischen Leukämie im allgemeinen einen schwachen Ig-Besatz, während sich an den B-Lymphocyten der Keimzentrumslymphome reichlich Ig mit intensiver Fluorescenz nachweisen läßt (AISENBERG u. WILKES, 1976).

Neue Untersuchungen haben gezeigt, daß T-Lymphocyten aufgrund unterschiedlicher Immunglobulin-Receptoren in F_C-IgG-Receptor exprimierende T-Zellen (Tγ) und F_C-IgM-Receptor exprimierende T-Zellen (Tμ) unterteilt werden können (STINGL et al., 1978). Es wird vermutet, daß Tμ-Zellen als Helferzellen agieren, während Tγ-Zellen Suppressorfunktion auszuüben scheinen. (Beim Sézary-Syndrom wurden Tμ-Zellen nachgewiesen; WORMAN et al., 1978.)

Da Monocyten ebenfalls Receptoren für EAC-Komplexe haben, sind zur Differenzierung zwischen Lymphocyten und Monocyten-Histiocyten der Nach-

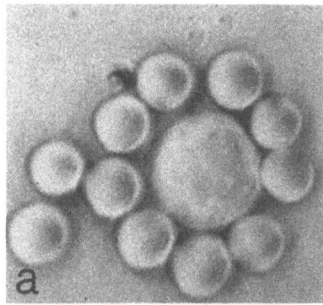
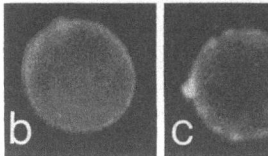

Abb. 5a–c. (a) T-Lymphocyt. Spontane Rosettenbildung mit Schaferythrocyten. Mykosis fungoides, Hautinfiltrat. (b) T-Lymphocyt. Anti-T-Zell-Globulin-Receptoren. Sézary-Syndrom, Hautinfiltrat. Indirekte Immunfluorescenz 1000×. (c) B-Lymphocyt. Ig-Receptoren. Chronische lymphatische Leukämie, Hautinfiltrat. Indirekte Immunfluorescenz 1000×

Tabelle 1. Einige wichtige immunologische Marker für B- und T-Lymphocyten

Nachweis	Methode	B	T
Membran-Ig	Immunfluorescenz	+	–
C3	EAC-Rosetten	+	–
F_C	EA-Rosetten	+	∓
E	Spontanrosetten	–	+
T-Zell-Antigen	Cytotoxizitäts-Test u.a.	–	+

Tabelle 2. Identifizierung von Monocyten-Histiocyten-Makrophagen

Alpha-Naphthylacetatesterase	+
Saure Phosphatase	+
Phagocytose	+
Membran-Ig	–
Cytoplasmatisches-Ig	–
Lysozym	+
C3	(+)
F_C	+
E	–

weis sog. IgG-EA-Rosetten (Übersicht bei Jaffe u. Green, 1977) und die Prüfung der Phagocytosefähigkeit (z.B. mit Latex-Partikeln) erforderlich.

Diese Nachweismethoden werden z.T. an Gefrierschnitten, z.T. an Zellsuspensionen von Hautinfiltraten durchgeführt. Eine Auswahl der wichtigsten modernen Methoden, die eine Unterscheidung mononucleärer Zellen in lymphoreticulären Hautinfiltraten ermöglichen, sind in den Tabellen 1 und 2 zusammengestellt.

Bei der Beurteilung immuncytologischer Befunde ergibt sich das Problem, ob hinsichtlich der Membranqualitäten der Zellen Unterschiede zwischen norma-

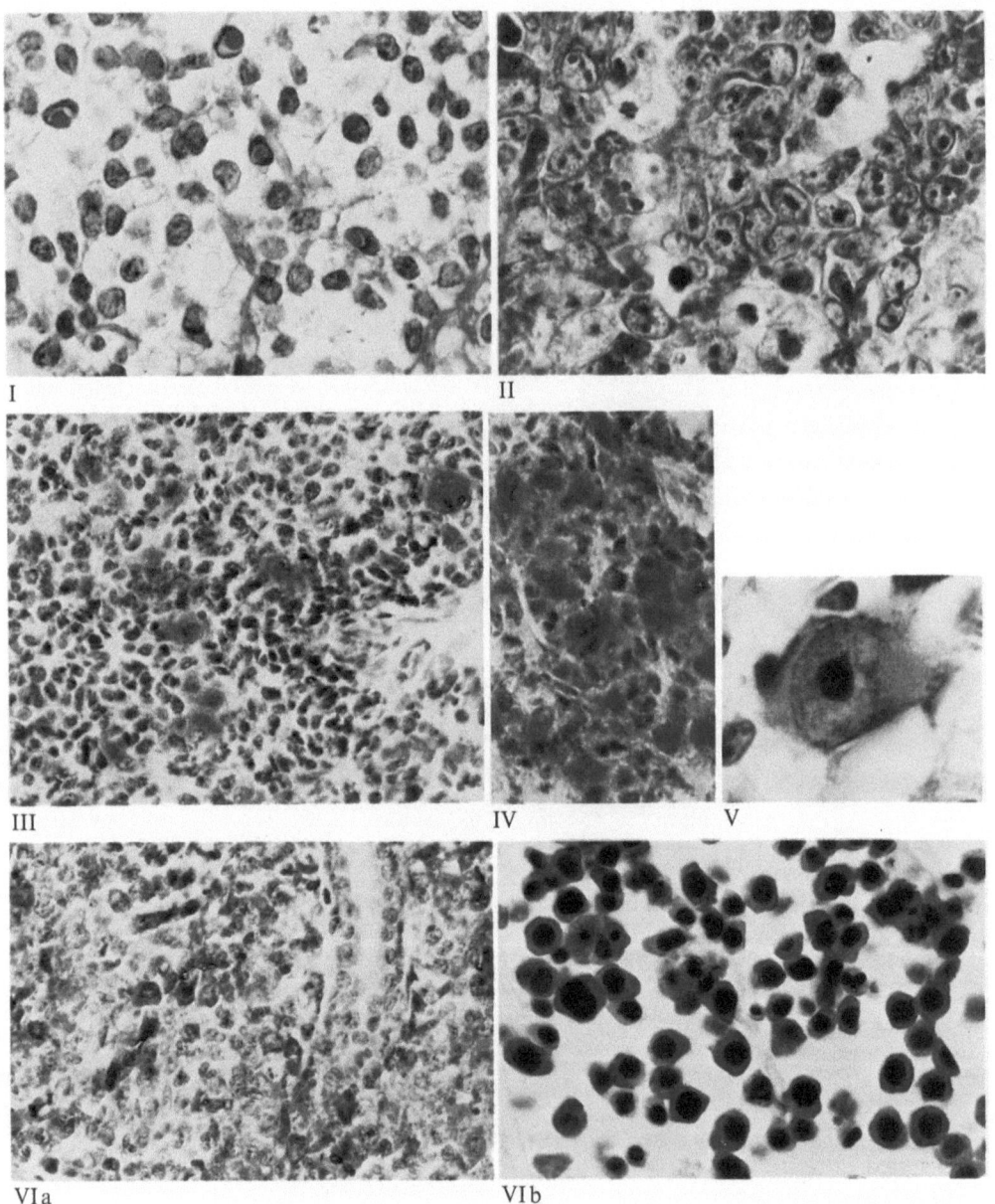

Abb. I. Immunocytom. Intranucleäre Einschlüsse (IgM) (PAS-Reaktion, 800×)

Abb. II. Tumorzellen eines immunoblastischen Lymphoms: Blau-violett getönte Basophilie des Cytoplasma und große helle Kerne mit meist zentralen Nucleolen (Giemsa, 800×)

Abb. III. Mycosis fungoides, Plaque-Stadium. Im Infiltrat histiocytäre Zellen, die eine positive saure Phosphatase-Reaktion aufweisen (250×)

Abb. IV. Reticulosarkom. Tumorzellen durch eine stark positive saure Phosphatase-Reaktion markiert (320×)

Abb. V. Hodgkin-Zelle (Giemsa, 1250×)

Abb. VIa und b. Akute myeloische Leukämie. (a) Der Großteil der Zellen (Promyelocyten, Myelocyten) zeigt eine stark positive Naphthol-AS-D-Chloracetatesterase-Reaktion (320×). (b) Identifizierung intravasculärer Leukose-Zellen durch die positive Naphthol-AS-D-Chloracetatesterase-Aktivität (500×)

len bzw. verschieden „reifen" Zellen und neoplastischen Zellen bestehen. Maligne Zellen können in den verschiedenen Stadien des Zellcyclus neue antigene Determinanten erwerben, die „Normalresultate" beeinflussen.

Zusätzliche diagnostische Hinweise erhält man durch die quantitative Bestimmung der Ig-Konzentration im Gewebe (Salineextraktion, STEIN, 1975) und durch den Nachweis von cytoplasmatischen Immunglobulinen (in B-Zell-Lymphomen) sowie von Lysozym (Reticulosarkom!) bei Anwendung der Immunperoxidase-Technik (TAYLOR, 1976).

B. Spezieller Teil

I. Lymphoreticuläre Hyperplasien der Haut (Cutane Pseudolymphome)

In Tab. 3 sind die im folgenden abgehandelten cutanen Pseudolymphome angeführt.

Tabelle 3. Pseudolymphome der Haut

1. Benigne cutane Lymphoplasien
2. Lymphomatoide Papulose
3. Actinisches Reticuloid
4. Rundzellerythematose(?)
5. Angiolymphoide Hyperplasie mit Eosinophilie
6. Angio-immunoblastische Lymphadenopathie (Lymphogranulomatosis X)

1. Benigne cutane Lymphoplasien

Unter diesen Begriff fallen histopathologische Reaktionsformen der Haut, die durch „lymphoreticuläre" Proliferationen hyperplastischen Charakters gekennzeichnet sind. Grundsätzlich ist damit ausgedrückt, daß es sich um nichtsystemische, reaktive (Noxe meist exogen) und rückbildungsfähige Affektionen handelt. Die Grenzen solcher „lymphatischer" Reaktionsprodukte bleiben damit allerdings unscharf, namentlich angesichts der Tatsache, daß sich der endgültige Zellbestand in erster Linie aus hämatogener Kolonisation und teils auch aus Proliferation ortsständiger Zellen rekrutiert. Weil es in der Haut normalerweise kein „ständig organisiertes" lymphatisches Gewebe gibt, bleibt namentlich die fallweise Entwicklung „lymphknotenähnlicher" Strukturen mit Keimzentren ein bemerkenswertes Problem. Wo betonte lymphocytäre Infiltrate auftreten, liegen aufgrund der speziellen Lymphocytenfunktion stets „Abwehrmechanismen" und immunologische Reaktionen nahe.

Nicht alle Manifestationen mit entsprechendem histologischen Befund sind *„Pseudolymphome"*. Hier müssen wir vor allem jene Fälle ausschließen, denen als „histologischem Zufallsbefund" um Basaliome, Spinaliome, Verrucae seborrhoicae oder im Zusammenhang mit chronisch-entzündlichen, atrophisierenden und vernarbenden Prozessen eine biologische Realität im Sinne einer klinischen Krankheit nicht zukommt. Außerdem seien hier jene „spezifischen, cutanen, lymphoiden Reaktionen" (HIRSCH u. LUKES, 1976) angeführt, wie sie bei Psoriasis, Lichen planus, Dermatitis/Ekzem und Lupus erythematodes angetroffen werden, ebenso wie bei der „normalen" Pityriasis lichenoides. Keineswegs seien hier auch Fälle von „figurierten und anulären Erythemen" übersehen, die durch lymphocytäre Infiltrate um den oberflächlichen Gefäßplexus der Haut mit manchmal ausgeprägter epidermaler Beteiligung gekennzeichnet sind und insgesamt dem Typ „Erythema anulare centrifugum" bzw. auch „multiformeartigen Erythemen" zugeordnet werden können (REED u. CLARK, 1971). Diesen – auch klinisch oberflächlich situierten, vielfach ringförmigen und bizarren – „Erythemen" (oftmals eigentlich Papeln) liegen lymphocytäre Infiltrate vornehmlich im Bereich der „adventitialen Dermis" (REED, 1976) zugrunde, die histologisch kaum jemals „Lymphomverdacht" aufkommen lassen. In klinischer Hinsicht finden sich darunter immer wieder auch „Lichteruptionen" und vor allem „banale" Arzneiexantheme. Fallweise ist an paraneoplastische Phänomene zu denken. DIEM (1975) hat allerdings auch spezifische leukämische Infiltrate unter dem Bild des Erythema anulare centrifugum bei chronischer Lymphadenose beobachtet.

Betrachtet man das vielschichtige Problem „lymphoreticulärer Infiltrationen" unter dem Blickwinkel eines „Pseudolymphoms", wird man also alle Prozesse mit klinisch und histologisch offensichtlich „leicht" erkennbarer entzündlich-reaktiver Bedingtheit ausschließen müssen. Keinesfalls seien damit die engen Beziehungen auch der „wirklichen" Lymphoplasie zur „chronischen Entzündung" übersehen (KORTING, 1973). Praktisch wichtiger ist aber zweifellos die Herausarbeitung der Distanz einer benignen Lymphoplasie zu paraplastischen und neoplastischen lymphoreticulären Proliferationen (BURG u. BRAUN-FALCO, 1975a, b; BRAUN-FALCO et al., 1976). Die klinische und histologische Variationsbreite der cutanen Lymphoplasien macht enge klinisch-histopathologische Korrelationen von vorneherein unmöglich. Auch die Frage, ob *„benigne cutane Lymphoplasie"* (MACH, 1965) oder *„lymphocytäre Infiltrate der Haut"* (CLARK et al., 1974) der bessere Oberbegriff ist, bleibt vorerst offen. CLARK et al. möchten „Lymphoplasie" in einem eingeschränkten Sinn (etwa nur für „Lymphocytom") anwenden, andere Autoren (CARO, 1971; MACH, 1973; PINKUS u. MEHREGAN, 1976) sehen darin den geeigneten Sammelbegriff. LEVER und SCHAUMBURG-LEVER (1975) sprechen von „Pseudolymphoma of Spiegler-Fendt", rechnen aber die „lymphocytic infiltration of the skin" offensichtlich nicht dazu und verwenden ihren Terminus synonym mit „Lymphadenosis benigna cutis" oder „cutane lymphoide Hyperplasie". Nach PINKUS und MEHREGAN wieder gilt „Pseudolymphom" (in einem engeren Sinn) nur für Läsionen mit Zügen der Destruktion und cytologischen Atypien. „Lymphocytic infiltration of the skin" und Lymphocytom werden zur benignen Lymphoplasie gezählt. KIMMIG und JÄNNER (1969) sprachen von „reticulärer Hyperplasie".

Wie dem auch sei, wir möchten hier folgende (klinische) *Erscheinungsformen* der benignen cutanen Lymphoplasien abhandeln (wobei unscharfe Grenzen anerkannt bleiben):

a) Lymphadenosis benigna cutis (Lymphocytom)
b) Lymphocytäre Infiltrationen bestimmter Art
c) Besondere Arzneireaktionen
d) Persistierende Arthropoden-Reaktionen

a) Lymphadenosis benigna cutis

Dieser Terminus (BÄFVERSTEDT, 1943, 1968), hier synonym mit *„Lymphocytom"* benützt, umschreibt klinisch tumorartige Lymphoplasien verschiedener

Erscheinungsform, die man bei Kindern und Jugendlichen und dann wieder im 4.–7. Lebensjahrzehnt vorwiegend bei Frauen findet.

Klinik: Am häufigsten sind knotige Formen. Sie stellen ziemlich scharf begrenzte, auffallend weiche, satt- bis blaurote, von verdünnter Haut bedeckte Gebilde dar, die entweder großknotig-solitär oder kleinknotig-multipel (oft in aggregierter Form) an bestimmten Prädilektionsstellen vorkommen. Solche sind das Gesicht, die Ohrläppchen, der Nacken, die Perimamillar- und Axillarregion sowie das Scrotum, fallweise auch der Fußrücken. Charakteristisch für diese „typische" Form ist die regionäre Begrenztheit. Seltener kommen symmetrische, disseminierte, miliare Knötchen im Gesicht und am Rumpf vor. Disseminierte Erscheinungsformen bieten stets Abgrenzungsschwierigkeiten einerseits gegenüber „lymphocytären Infiltrationen" (s.S. 373) und andererseits gegenüber prämalignen, malignen oder mit malignen Vorgängen assoziierten Prozessen (GRUPPER u. GIRARD, 1974). Schließlich gibt es auch flächenhaft-infiltrative Formen, namentlich an den Beinen. Auf mögliche Beziehungen zur Akrodermatitis chronica atrophicans Herxheimer (Kombinationsformen) ist zu verweisen (GRÄSSNER u. JÄNNER, 1974; WINKELMANN, 1974). Mitunter werden auch an beliebigen Körperstellen einseitige, runde oder nierenförmige, kissenartige, tiefrote Infiltrate beobachtet. Allgemeinerscheinungen fehlen. Gelegentliche regionäre Lymphknotenvergrößerungen sowie reaktive Lymphocytosen im peripheren Blut und im Knochenmark können vorkommen („lymphoplastische Disposition bzw. Diathese"). Der Verlauf ist grundsätzlich benigne und reversibel. Die spontane Regressionsneigung läßt sich ultrastrukturell durch häufige degenerative Veränderungen erfassen (SCHMOECKEL et al., 1977). Bei Fällen mit späterer Lymphomentwicklung muß stets an primäre (histologische) Fehldiagnosen gedacht werden.

Ob es angebracht ist, den (an sich inhomogenen und auch heute noch mit verschiedener Bedeutung benützten) Begriff „*Sarkoid Spiegler-Fendt*" für Varianten mit betontem pseudomalignem histologischem Aspekt bzw. überhaupt beizubehalten, erscheint fraglich. Auch unserer Meinung nach ist diese Bezeichnung überflüssig und sollte vermieden werden.

Histologie der Lymphadenosis benigna cutis: Grundsätzlich liegt eine *polymorphe Zellinfiltration* mit allerdings unterschiedlichem Mischungsverhältnis der beteiligten Zellen vor. Die *Epidermis* ist unauffällig, zeigt aber gelegentlich auch eine Hyperplasie; ein schmaler subepidermaler Grenzstreifen bleibt im allgemeinen frei von dichten Zellansammlungen. Die überwiegend scharf abgesetzten, knotenförmigen oder seltener mehr diffusen Infiltrate (Abb. 6) finden sich vorwiegend im oberen, aber auch im mittleren und tiefen Corium und stellenweise zapfenförmig in die subcutanen Fettgewebssepten hineinreichend. Die dichten rundzelligen Infiltrate orientieren sich vorwiegend um Blutgefäße (Abb. 7) oder periadnexiell mit Bevorzugung der ekkrinen Schweißdrüsen. Keimzentren lassen sich durchschnittlich bei etwa der Hälfte der Fälle nachweisen.

Der *generelle Zellbestand* (Abb. 8a u. b) setzt sich hauptsächlich aus kleinen Lymphocyten, Centrocyten, Blasten und vereinzelten Plasmazellen sowie vor allem auch aus „Reticulumzellen" und Histiocyten (Makrophagen) zusammen, deren Verteilung innerhalb der kleineren Rundzellen an das Bild eines „Sternhimmels" erinnern kann. Die Makrophagen (histiocytische Reticulumzellen) sind z.T. zu mehrkernigen Riesenzellen ausgebildet und enthalten in ihrem Cytoplasma homogene basophile Einschlüsse, die den Flemmingschen tingiblen Körperchen entsprechen. Es handelt sich dabei um phagocytiertes Zell- und Kernmaterial (polychrome Körperchen). Bei bestimmten Fällen finden sich namentlich in den Randzonen der Infiltrate (oft sehr reichliche) neutrophile und eosinophile Granulocyten. Nach RYWLIN (1978) ist der Nachweis von Lipocyten in der

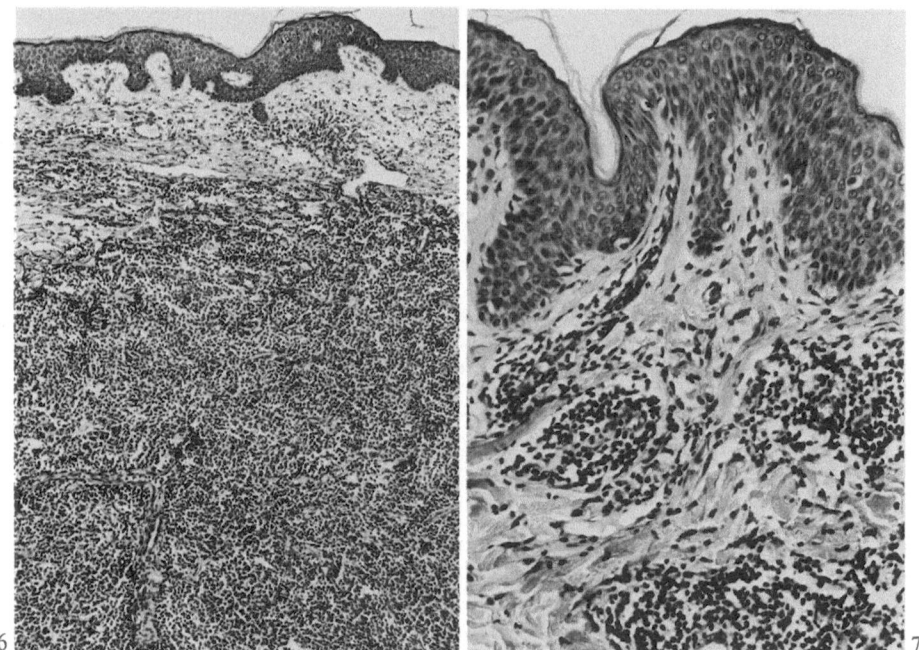

Abb. 6. Lymphadenosis benigna cutis. Tumorförmige Entwicklung lymphatischen Gewebes. Eine sichere Unterscheidung von einem malignen Lymphom ist in diesem Fall allein aufgrund histopathologischer Kriterien nicht möglich (HE, 100 ×)

Abb. 7. Lymphadenosis benigna cutis. Perivasculäre lymphoidzellige Infiltrate (HE, 200 ×)

oberen Dermis (Metaplasie von Fettgewebe) sehr charakteristisch. Auch spindelige Mastzellen finden sich fallweise am Rande der Infiltrate. Sind sie innerhalb der Infiltrate vorhanden, dann mehr in rundlicher Form um Gefäße und Anhangsgebilde. Die (funktionell determinierten) Keimzentren, die Sekundärfollikel des normalen Lymphknotens imitieren, bestehen aus einem eher breiten Lymphocytenwall und einem blasser gefärbten Zentrum (Abb. 9a u. b). Hier finden sich vorwiegend Centrocyten, Centroblasten und histiocytische Reticulumzellen (Sternhimmelzellen). Auch Plasmazellen und Immunoblasten kommen vor.

Die routinehistologisch erfaßbaren *zwei Hauptzellklassen*, nämlich kleine und größere Rundzellen, lassen sich enzymcytochemisch und immuncytologisch differenzieren. Bezüglich der Infiltrat-Lymphocyten handelt es sich um B- und T-Lymphocyten in einem Verhältnis von etwa 2:1 (BRAUN-FALCO u. BURG, 1975; BURG u. BRAUN-FALCO, 1975a, b). Dies entspricht dem Zellbestand des normalen Lymphknotens und ist reziprok dem Verhältnis im strömenden Blut. Als Besonderheit bei den Pseudolymphomen kann herausgestellt werden, daß Erythrocyten-Antikörper-Komplementkomplexe im Bereich B-lymphocytärer Proliferationen aufgrund der C3-Receptoren fixiert werden (BURG, 1978). Nach BERNENGO et al. (1977) liegen bei der benignen Lymphoplasie die Blutwerte für B- und T-Lymphocyten (einschließlich einer „aktiven" T-Subpopulation) innerhalb normaler Grenzen, im Gegensatz z.B. zur beobachteten T-Zell-Verminderung bei

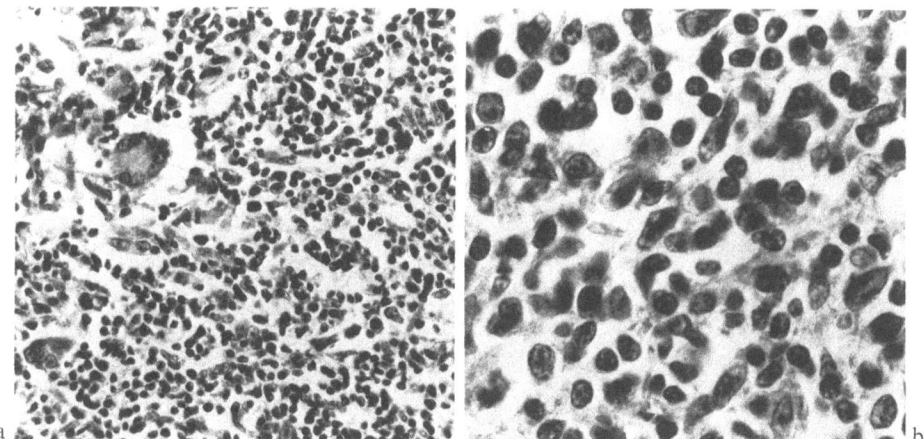

Abb. 8a und b. Lymphadenosis benigna cutis. Polymorphes Infiltrat mit Überwiegen von lymphoiden Zellen. Vereinzelt multinucleäre Riesenzellen. (a) HE, 320×, (b) HE, 1000×

Mycosis fungoides. Die Makrophagen (histiocytische Reticulumzellen) sind durch ihren hohen Gehalt an hydrolytischen Enzymen deutlich darstellbar.

Morphologisch und funktionell läßt sich die Lymphadenosis benigna cutis also als „Lymphfollikel-artige" Reaktion aus ortsfremdem (?) lymphoreticulärem Gewebe bzw. als ektopische Neubildung interpretieren. Die einzelnen Zellen entsprechen den reifen Differenzierungsprodukten des lymphoreticulären Gewebes.

Kennzeichnend für Lymphocytome ist die vorwiegend verdrängende Wachstumsart (MACH, 1973). Die Begrenzung der Herde kann allerdings mitunter auch unscharf sein, wenn Infiltratzellen zur reihenförmigen oder mehr diffusen Ausbreitung in das umgebende Bindegewebe neigen. Typischerweise wird aber das ortsständige Fasergewebe verdrängt und verdichtet, wobei es gleichzeitig zu einer Aktivierung unmittelbar an das lymphatische Infiltrat angrenzender Fibroblasten kommt (positive alkalische Phosphatase-Reaktion). Fibroblastenaktivität, Faser- und Gefäßneubildung sowie Mastzellenvermehrung in funktionellem Zusammenhang mit der Bindegewebsproliferation sind charakteristische cytologische Kriterien des Umgebungsstromas der benignen Lymphocytome. Bei disseminierten Erscheinungsformen sind diese Befunde zweifellos weniger ausgeprägt, was u.a. mitunter die „Benignität" schwieriger erkennen läßt.

Die celluläre Zusammensetzung der Infiltrate ist nur selten monomorph. Die Infiltratpolymorphie ist allerdings verschieden stark ausgeprägt, wobei die entsprechenden *Differenzierungsformen* im histologischen Längsschnitt wechseln und ineinander übergehen können. MACH (1973) unterscheidet einen *lymphatischen,* einen *granulomatösen,* einen *retothelialen,* einen *großfolliculären* und einen *plasmacellulären* Typ. KRESBACH u. KERL (1970) haben überdies einen „*eosinophilen*" Typ herausgestellt. Nach dieser Typisierung ist zweifellos am häufigsten der lymphatische Typ zu beobachten. Sind keine Keimzentren vorhanden, imponiert dieser überwiegend aus kleinen, dunkel gefärbten, lymphatischen Elementen aufgebaute Typ monomorph. Beim granulomatösen Typ sind neben der Infiltrat-

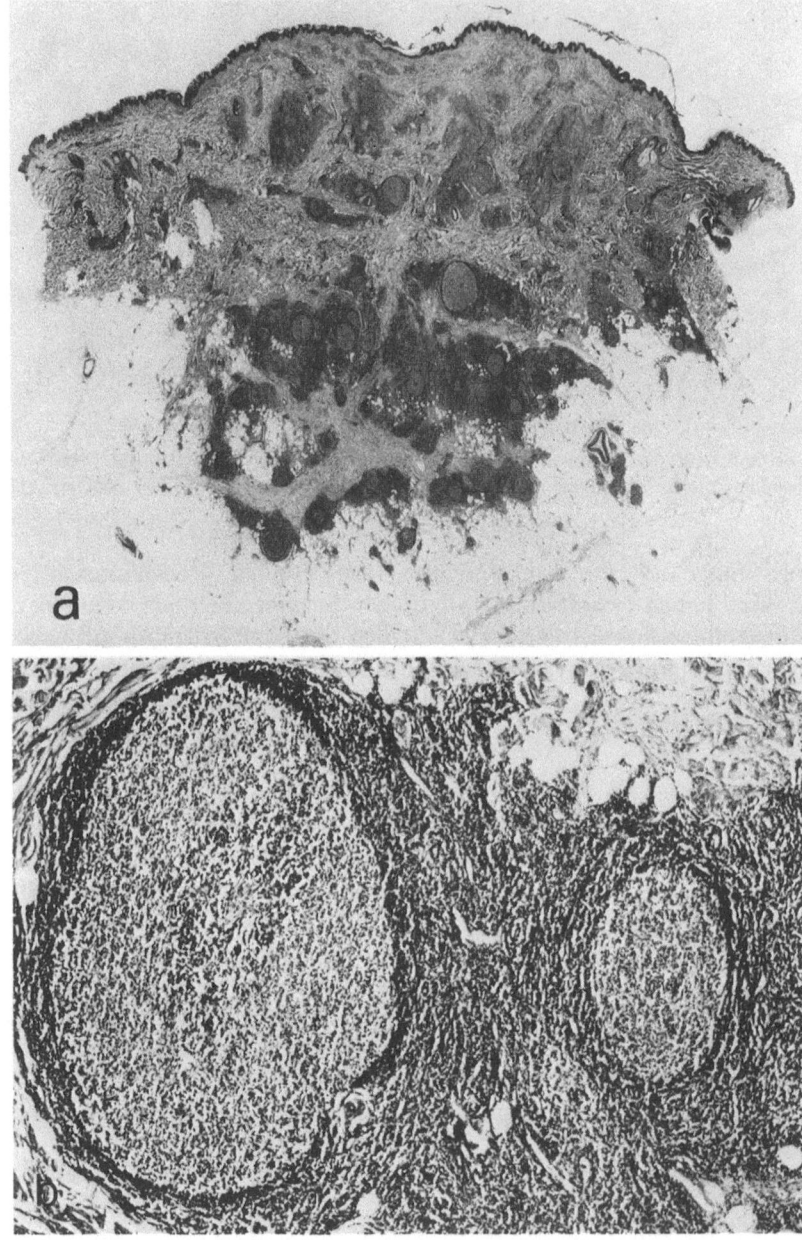

Abb. 9a und b. Lymphadenosis benigna cutis. Folliculärer Typ mit Bildung von Keimzentren. (a) HE, 10×, (b) Giemsa, 40×

polymorphie besonders Veränderungen an den kleinen Gefäßen bemerkenswert. Sie äußern sich als Schwellung und Proliferation der Endothelzellen, als elektronenoptisch erfaßbare Vervielfachung der Basalmembran und gelegentlich auch als Gefäßneubildung. Eine typische „Vasculitis" wird im allgemeinen nicht beobachtet. Der „retotheliale" Typ ist durch das Überwiegen großer Reticulumzellen *(Immunoblasten?)* gekennzeichnet. Durch verdrängenden Wachstumsmodus und hohe Mitoserate (rascher Zellumsatz, Kerntrümmer!) werden die Zellen mitunter abgeplattet und die Kerne mosaikartig facettiert. Dadurch kann namentlich bei diesem Typ eine Pleomorphie bzw. Malignität vorgetäuscht werden (Abb. 51 b). Beim großfolliculären Typ findet man Riesenfollikel (Differentialdiagnose centroblastisch-centrocytisches Lymphom! S. 427). Beim plasmacellulären Typ ist die betonte Anwesenheit von Plasmazellen auffallend – ebenso wie beim eosinophilen Typ jene von eosinophilen Granulocyten.

Auch unserer Auffassung nach dürfte es zweckmäßig sein, das Spektrum der grundsätzlich meist ähnlichen histologischen Erscheinungsformen auf *drei* – sich ebenfalls überschneidende – *Typen* zu reduzieren und lediglich einen *„lymphoreticulären"*, einen *granulomatösen* und einen *folliculären Typ* zu unterscheiden (CARO u. HELWIG, 1969; CARO, 1971). Nach dieser Klassifikation ist der „lymphoreticuläre" Typ am häufigsten und der folliculäre Typ am seltensten zu beobachten. Keimzentren kommen natürlich bei allen drei Typen verschieden häufig und unterschiedlich ausgeprägt vor, stellen aber eben nur beim folliculären Typ das dominierende histopathologische Merkmal dar. Nicht selten sind dann auch innerhalb der Keimzentren Mitosen zu sehen. Befall der Subcutis ist bei diesem Typ übrigens ausgeprägter als bei den beiden anderen. Der granulomatöse Typ ist – neben der bereits erwähnten Gefäßbeteiligung – als einziger auch durch fallweise beträchtliche Epidermisveränderungen gekennzeichnet. Grundsätzlich ist zu betonen, daß nicht nur *Übergänge*, sondern auch *Mischtypen* vorkommen.

Den klinischen Manifestationen der Lymphadenosis benigna cutis bzw. der Lymphocytome entsprechen histologisch vor allem der „lymphoreticuläre" und der folliculäre Typ.

HIRSCH u. LUKES (1976) subsumieren die Lymphadenosis benigna cutis, die Lymphocytome, das Sarkoid Spiegler-Fendt und die „lymphocytic infiltration of the skin" unter dem Begriff *„reaktive Pseudolymphome"*. Hinsichtlich des durch bekannte oder unbekannte Reize ausgelösten, entzündlich-reaktiven, polymorphen aber meist überwiegend lymphocytären dermalen Infiltrates aller dieser klinischen Manifestationen unterscheiden diese Autoren nicht nach Differenzierungsformen, sondern nach drei relativ deutlichen *Verteilungsmustern*: *noduläre Form* (mit oder ohne Keimzentrenbildung und/oder perivasculärer Anordnung, *diffuse Form* und *gemischte Form*.

b) Lymphocytäre Infiltrationen bestimmter Art

Die Herausstellung dieser Affektionen erfolgt hauptsächlich aufgrund klinischer Aspekte. Histopathologisch handelt es sich zweifellos um Varianten der benignen „lymphoreticulären" Hyperplasie, und zwar um nicht-folliculäre lymphatische oder lymphoreticuläre bzw. noduläre (seltener diffuse) Erscheinungsformen.

α) Lymphocytic Infiltration of the Skin
(JESSNER u. KANOF, 1953)

Klinik: Vorkommen hauptsächlich bei erwachsenen Männern. Bevorzugter Sitz ist das Gesicht, besonders Stirn und seitliche Partien. So wie hier können einzelne, wenige oder zahlreiche Herde aber auch an Hals und Nacken, ferner am Stamm oder an den Extremitäten auftreten. Die blaurötlichen bis rötlich-braunen, scharf begrenzten, knötchen-, knoten- oder plattenförmigen Infiltrate haben eine glatte Oberfläche ohne Schuppung oder folliculäre Hyperkeratosen. Sie neigen zur peripheren Ausbreitung bei gleichzeitiger zentraler Rückbildung, wodurch „wachsende" oder ringförmige Herde entstehen können; Abheilung ohne Atrophie oder Narbe. Der Verlauf ist meist prozeßhaft-chronisch und kann sich mit Rückfällen und Remissionen oft auch jahrelang hinziehen. Ob es sich nosologisch um eine Entität oder ein heterogenes Syndrom handelt, ist noch nicht völlig geklärt (CARO, 1971; LEVER u. SCHAUMBURG-LEVER, 1975). Beziehungen zum (nicht-vernarbenden) chronischen Lupus erythematodes sind ebenso im Auge zu behalten wie solche zu infekt-, licht- und arzneireaktiven benignen cutanen Lymphoplasien. Es scheint aber (namentlich ausgesprochen chronische) Fälle mit Entitätscharakter zu geben.

Die Sonderstellung von Fällen mit betonter *mediodorsaler Lokalisation* (darunter ein Fall in Assoziation mit einem pulmonalen Morbus Hodgkin) haben DUPRÉ et al. (1973) hervorgehoben. Diese Sonderform muß vom seltenen sog. *Reticulo-Histiocytom des Rückens* (erwachsener Männer) (CROSTI, 1951) abgegrenzt werden. Dabei findet man klinisch einzelne oder mehrere bläulich-rote, knotig-tumoröse Krankheitsherde, denen histologisch ein dichtes, vorwiegend monomorph imponierendes Infiltrat in der mittleren und tiefen Cutis (und Subcutis) zugrundeliegt. Das Infiltrat ist aus „reticulo-histiocytären" Elementen und Lymphocyten aufgebaut. Bestimmte Kern- und Gestaltanomalien großer Rundzellen ergeben nicht selten einen dysplastischen bzw. malignen Aspekt. Ähnlichkeiten mit Mycosis fungoides oder Morbus Hodgkin sind fallweise gegeben. Dem Allgemeinbefinden und dem Verlauf nach handelt es sich aber – manchmal „paradoxerweise" – um einen (relativ) gutartigen Prozeß (LAUGIER et al., 1974; PINKUS u. MEHREGAN, 1976).

Histologie der Lymphocytic Infiltration of the Skin: Unter einer manchmal verdünnten Epidermis finden sich subpapillär und im Stratum reticulare des Coriums (mitunter auch in der Subcutis) relativ scharf abgesetzte „fleckförmige" bzw. knotige Infiltrate, die – abgesehen von einzelnen Histiocyten und Plasmazellen – ausschließlich aus kleinen Lymphocyten bestehen. Sie sind oft um ektatische Gefäße und um die Anhangsgebilde angeordnet (Abb. 10). Follikelbildung und Keimzentren fehlen. Im oberen Corium sind Bindegewebsveränderungen (basophile Degeneration, Verschmälerung der Kollagenbündel, Proliferation von Fibroblasten und anderer mesenchymaler Zellen, Vermehrung des Grundsubstanzmaterials) bemerkenswert. CLARK et al. (1974) sprechen von einer „lymphocytic infiltration of the reticular dermis with collagenous mucinosis" und knüpfen daran auch differentialdiagnostische Überlegungen in Richtung cutaner Mucinosen.

Nosologie und Klassifikation der Affektion bleiben vorerst zweifellos problematisch. Langfristige Beobachtungen werden mitunter Fälle schließlich als discoiden Lupus erythematodes, als plaqueförmige polymorphe Lichtdermatose oder als exogen-reaktive Lymphoplasie nach Art der Lymphocytome erkennen lassen. BEARE (1972) tritt für eine Abtrennung von den Lymphocytomen ein.

β) „Palpable Migratory Arciform Erythema" (CLARK et al., 1974)

Klinik: Eine seltene, bei Erwachsenen (Männer bevorzugt?) zu beobachtende, ursächlich unbekannte Affektion, die sich klinisch und histologisch von der Jessner-Kanofschen Der-

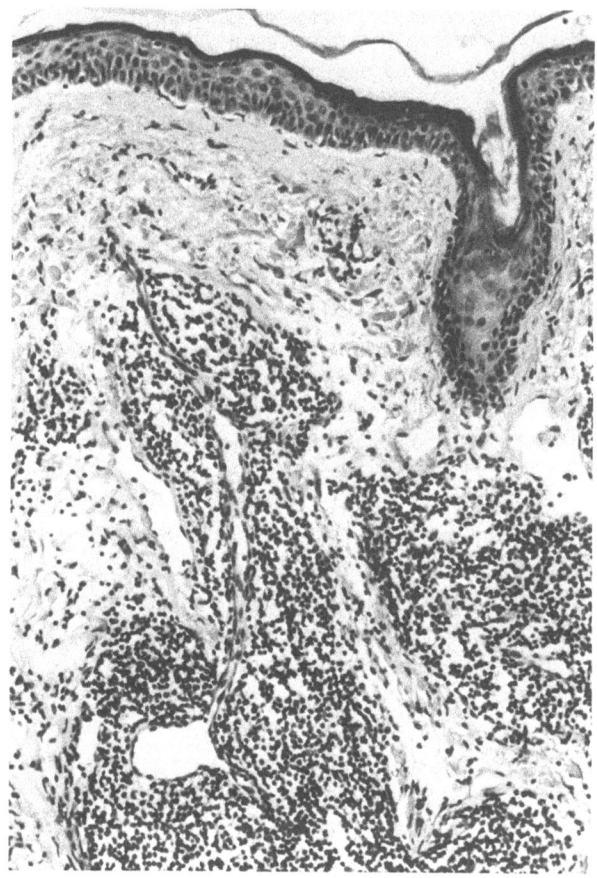

Abb. 10. Lymphocytic infiltration of the skin. Kleinzellige lymphoide Infiltrate um teils ektatische Gefäße (HE, 125×)

matose abhebt und früher wenig berücksichtigt wurde. Gewöhnlich am Stamm (Rücken), vielleicht auch an Armen oder Oberschenkeln, finden sich 1–2 scheibenförmige, scharf und bogig begrenzte, erythematös-infiltrative Läsionen mit elevierten Rändern. Einem eher blassen Zentrum stehen gesättigt blaurote Randpartien gegenüber. Ringformen und langsames „Wandern" (echtes Wandern oder neue Herde?) sowie Chronizität gehören zum typischen Bild.

Histologie des „Palpable Migratory Arciform Erythema": Epidermis und Stratum papillare unauffällig; um die Gefäße und Anhangsgebilde des reticulären Coriums finden sich relativ scharf abgesetzte, sehr dichte, mantelartige, monomorph imponierende, lymphocytäre Infiltrate, denen außer kleinen Lymphocyten nur wenige andere Zellen (Histiocyten und Reticulumzellen) beigemengt sind. CLARK et al. (1974) sprechen von einer „dense lymphocytic infiltration about vessels and appendages of the reticular dermis". Keimzentren kommen nicht vor. Massivität und Monotonie der allerdings betont „fleckförmigen" (nodulären) Infiltrate erinnern mitunter sehr stark an ein lymphocytisches Lymphom.

Ob es unbedingt nötig und berechtigt ist, diese Affektion von lokalisatorisch und klinisch „atypischen" nicht-folliculären lymphatischen bzw. lymphoreticulären Lymphocytomen abzugrenzen, erscheint sehr fraglich.

γ) Eruptive disseminierte lymphocytäre Infiltrationen

Klinik: Namentlich bei (männlichen?) Erwachsenen mittleren Alters zu beobachtende „exanthematische" Eruption vorwiegend am Stamm (Rücken) oder sonstwo am Körper, nicht selten im Anschluß an medikamentös behandelte „Infekte" oder auch (eigene Erfahrung) nach hyposensibilisierenden Antigeninjektionen. Klinisch handelt es sich um erythemato-papulöse, teils polsterartige oder halbkugelige, münz- bis kinderhandtellergroße, rundliche, meist scharf begrenzte, bläulichrote Infiltrate mit intakter Epidermis; eher plötzliches Auftreten und zeitlich begrenzter Bestand mit Restitutio ad integrum; keine Allgemeinsymptome. Von einem „gewöhnlichen" Arzneiexanthem durch den knotig-palpablen und mitunter klinisch „pseudolymphomatösen" Aspekt unterschieden!

Histologie der eruptiv-disseminierten lymphocytären Infiltrationen: Unter einer normalen Epidermis und einem wechselnd ödematösen Stratum papillare vorwiegend im oberen und mittleren Corium perivasculäre und periappendiculäre, wechselnd dichte, lymphoidzellige Infiltrate mit eher scharfer „fleckförmiger" Begrenzung (Abb. 11). Die Infiltrate sind teils mehr lymphocytär-monomorph, teils mehr polymorph und auch granulomatös. Nicht selten sind reichlich eosinophile Granulocyten vorhanden. Keimzentren fehlen.

Manche Erscheinungsformen dieser Kategorie entsprechen – ebenso wie Fälle einer nicht-folliculären disseminierten Lymphadenosis benigna cutis bzw. einer nicht-facialen „lymphocytic infiltration" Jessner-Kanof – zweifellos der „benignen lymphocytären Reticulose Degos" (CIVATTE, 1974).

So wie bei allen (praktisch nur bei Erwachsenen vorkommenden) disseminierten cutanen Lymphoplasien ist ihre endgültige Gutartigkeit nicht von vorneherein garantiert. Das grundsätzliche Problem aller cutanen lymphocytären Infiltrationen ohne Keimzentrenbildung liegt eben darin, sie von gut differenzierten lymphocytischen Lymphomen abzugrenzen.

c) Besondere Arzneireaktionen

Unter den „bekannten" Noxen lymphoreticulärer Hyperplasien spielen Medikamente insofern eine bedeutsame Rolle, als es sich dabei gegebenenfalls um ausschaltbare Stimuli handelt. Übergangsentwicklungen von reaktiven Hyperplasien zu reizunabhängigen (malignen) lymphoproliferativen Krankheiten sind offensichtlich nicht ganz von der Hand zu weisen. Arzneiexantheme sind generell nicht selten durch einen gewissen lymphadenoiden Aufbau gekennzeichnet (KORTING, 1973). Die mögliche medikamentöse Bedingtheit namentlich disseminierter cutaner Lymphoplasien wurde bereits erwähnt. MACH (1976) hat diesbezüglich über jahrelang rezidivierende Knotenbildungen berichtet, denen histologisch das Bild einer cutanen Lymphoplasie vom „retothelialen" Typ zugrundelag. Im Sternalmark der jungen Patientin fand sich eine lymphoid-plasmacelluläre Hyperplasie.

Von konkretem Interesse sind vorerst offensichtlich folgende Zusammenhänge:

Hydantoin-Derivate: Über „pseudolymphomatöse" (prälymphomatöse?) generalisierte Lymphadenopathien (häufig mit Hepatosplenomegalie) berichteten u.a. VAN SCOTT u. HAYNES (1971), BEIL u. PRECHTEL (1973) sowie WASIK et al. (1975). Dieses „Immunproliferationssyndrom" im Lymphknotenbereich kann

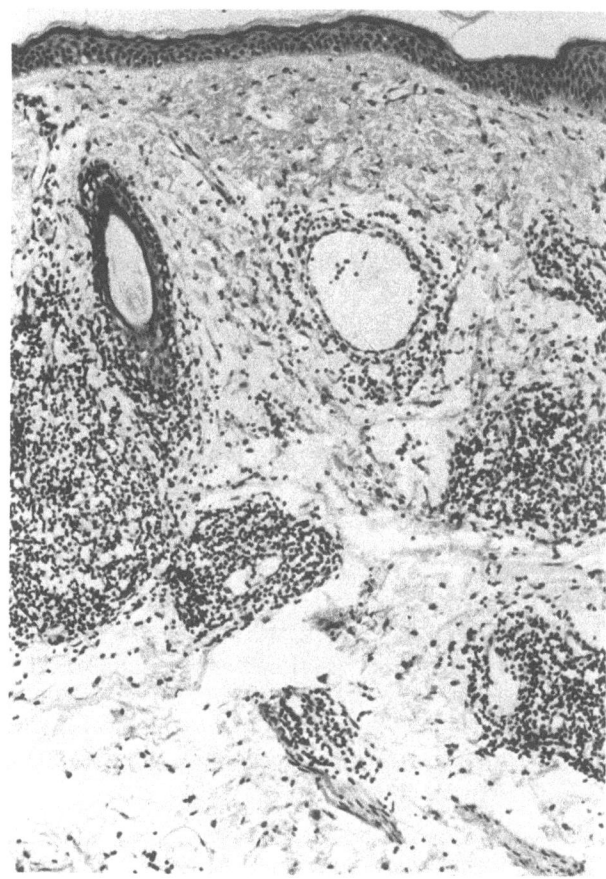

Abb. 11. „Eruptive disseminierte lymphocytäre Infiltration" (nach Antigeninjektion). Scharf abgegrenzte perivasculäre lymphoidzellige Infiltrate (PAS-Reaktion, 100 ×)

von klinisch polymorphen und histologisch uncharakteristischen (nicht pseudolymphomatösen) Hautveränderungen begleitet werden (MUSSO, 1972). KORTING u. DENK (1966) beobachteten hingegen nach einem Hydantoin-Derivat polymorphe, nicht zuletzt auch multipel-kleinknotige disseminierte *Hautveränderungen*, denen *histologisch* massive, polymorphe, perivasculäre, „lymphoreticuläre" Infiltrate mit argentaffiner Faservermehrung zugrundelagen. Keimzentren wurden nicht beobachtet. Die Analogie zum (variationsbreiten) histologischen Bild der benignen cutanen Lymphoplasie war offensichtlich gegeben (LAUGIER u. OLMOS, 1978). Auch Beziehungen zur angioimmunoblastischen Lymphadenopathie sind hier zu erwähnen (KRESBACH u. KERL, 1978).

Menthol-Derivate bzw. ätherische Pflanzenöle: Klinisch handelt es sich um polymorphe Hautveränderungen namentlich an den Streckseiten der Extremitäten und am Rumpf, unter denen bis kirschgroße rotbraune Knoten (teils mit Schuppenkrusten bzw. Ulceration) herausragen. *Histologisch* liegen perivasculäre bzw. periadnexielle, dicht gefügte, polymorphe, lymphoreticuläre Infiltrate vor, die teils dem granulomatösen, teils dem „retothelialen" Typ einer cutanen Lymphoplasie ohne Keimzentren entsprechen (BREHM u. KORTING, 1967; KORTING u. WEIGAND, 1975). Zumindest vom Klinischen her sind nach eigenen Beobachtungen Ähnlichkeiten mit der „lymphomatoiden Papulose" nicht zu übersehen.

Antigen-Injektionen: BERNSTEIN et al. (1974) berichteten über das Auftreten multipler, solider, erythematöser Knoten *im Bereich wiederholter Injektionen* hyposensibilisierender Antigene (Hausstaub und Bakterien). *Histologisch* lagen – nach einer anfänglichen plasmacellulären, granulomatösen Reaktion – nach einigen Jahren schließlich dichte, diffuse, lymphoide, dermale Infiltrate unter einer unauffälligen Epidermis und einer weitgehend infiltratfreien subepidermalen Grenzzone vor. Die Infiltratzellen waren sehr deutlich in Keimzentren-ähnlichen Aggregaten angeordnet. Innerhalb dieser Keimzentren fanden sich polychrome Körperchen (Kernstaub) und zahlreiche Mitosefiguren sowie große pleomorphe Zellen; keine Beteiligung der Lymphknoten oder innerer Organe; spontane Rückbildung einiger Knoten (teils nach längerem Bestand).

d) Persistierende Arthropoden-Reaktionen

Auch Bisse bzw. Stiche von Arthropoden (Arachniden und Insekten) können definierte Stimuli für eine benigne cutane Lymphoplasie darstellen. Pathogenetisch spielen dabei mechanische Traumen, Wirkungen von Giftsubstanzen, Sensibilisierungsvorgänge, Fremdkörperreaktionen um retinierte Arthropodenteile, Sekundärinfektionen u.a.m. eine Rolle (ROOK, 1972). Die Veränderungen sind grundsätzlich bei allen beißenden und stechenden Arthropoden ähnlich. Die geweblichen Reaktionsmuster hängen offensichtlich mehr von immunologischen Daten ab als von der Art des Arthropoden.

Klinik: Befallen werden beide Geschlechter und alle Altersgruppen. Solitäre oder multiple Läsionen finden sich bevorzugt in exponierten oder krankheitscharakteristischen (Scabies!) Arealen. Das klinische Bild ist an sich nicht kennzeichnend, gewöhnlich handelt es sich um (oft monatelang, selten jahrelang bestehende) bräunlichrote kleinere oder größere Knoten mit teils excoriierter Oberfläche. Eine gewisse Sonderstellung nehmen diesbezüglich Zeckenstiche ein, die nicht selten zu einem typischen cutanen Lymphocytom bzw. (mitunter in Kombination damit) auch zu einem Erythema chronicum migrans oder einer Akrodermatitis chronica atrophicans Herxheimer führen können (GÖTZ u. PATIRI, 1975).

Histologie der Arthropoden-Reaktionen: Im allgemeinen handelt es sich bei den „Arthropoden-Granulomen" um massive und zelldichte, *polymorphe, dermale Infiltrate* aus Lymphocyten, Histiocyten, Reticulumzellen, Plasmazellen, Immunoblasten und *Eosinophilen*. Nicht selten sind die Zellelemente in (großen) Keimzentren arrangiert. „Atypische" ein- und mehrkernige Zellen mit hyperchromatischen Kernen sind nicht selten (MONTGOMERY, 1967). Besonders kennzeichnend sind immer wieder betonte Epidermisveränderungen wie Acanthose, Spongiose und Exocytose (CONNORS u. ACKERMAN, 1976). Die *epidermale Hyperplasie* kann fallweise pseudocarcinomatösen Charakter annehmen. An den Blutgefäßen sind proliferative und entzündliche Veränderungen nicht ungewöhnlich („Vasculitis"). Insgesamt liegt überwiegend das Bild einer granulomatösen, seltener das einer „lymphoreticulären" cutanen Lymphoplasie vor. Eine Unterscheidung von malignen Lymphomen (Mycosis fungoides, Morbus Hodgkin) und der Histiocytosis X ist mitunter schwierig (KERL, 1978). Neben betont polymor-

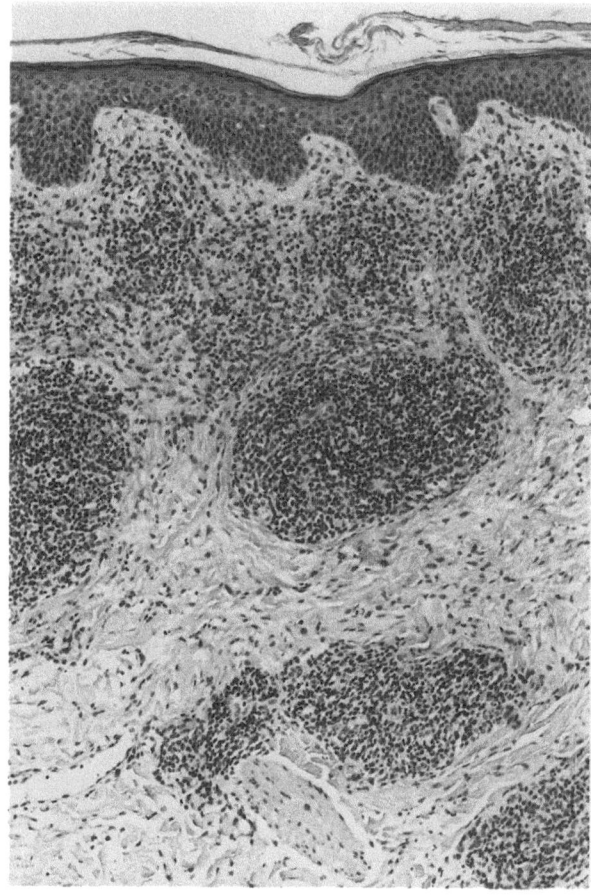

Abb. 12. Persistierende noduläre Scabies. Oberflächliche und tiefe, überwiegend perivasculäre Infiltrate aus Lymphocyten und Histiocyten, untermischt mit Eosinophilen. (a) HE, 80×

phen Reaktionen finden sich manchmal aber auch eher monomorphe Muster, z.B. bei manchen Zeckenstich-Lymphocytomen. Auf die fallweise schwierige, ja manchmal (ohne Kenntnis der klinischen Daten) unmögliche histopathologische Abgrenzung namentlich persistierender Knotenbildungen nach Scabies (Abb. 12) von malignen Lymphomen haben vor allem auch THOMSON et al. (1974) hingewiesen.

KÜNZIG und STEIGLEDER (1977) betonen den entzündlichen Charakter (große und kleine Lymphocyten sowie Plasmazellen um coriale Gefäße und Hautanhangsgebilde) papulöser Mückenstichreaktionen (offensichtlich kürzerer Bestandsdauer) sowie deren Korrelationen mit immunologischen Reaktionen vorwiegend vom Spättyp. Eosinophile fehlten auffallenderweise weitgehend in den dermalen Infiltraten. Die epidermalen Reaktionen hängen nach diesen Autoren offensichtlich von der Bestandsdauer der Läsion und von „toxischen" Faktoren ab.

Tabelle 4. Fakultative Kriterien zur Unterscheidung von Pseudolymphomen und malignen Lymphomen

Pseudolymphome	*Maligne Lymphome*[a]
1. Gelegentlich epidermale Hyperplasie. Meist keine Ulceration.	1. Gelegentlich epidermale Hyperplasie oder Atrophie. Ulceration häufig.
2. Gelegentlich Eosinophile in der Epidermis.	2. Bei manchen Lymphomen hohen Malignitätsgrades Exocytose lymphatischer Zellformen in die Epidermis.
3. Subepidermale Grenzzone häufig vorhanden.	3. Subepidermale Grenzzone häufig vorhanden. Infiltrat reicht aber auch nicht selten bis an die Epidermis.
4. Infiltratdichte meist in der oberen Dermis am größten.	4. Infiltratdichte in der oberen und unteren Dermis etwa gleich. Nicht selten massivere Infiltrate in der Tiefe.
5. Folliculäres Muster mit Keimzentren häufig.	5. Folliculäres Muster mit Keimzentren fehlt (Ausnahme: Centroblastisch-centrocytisches Lymphom).
6. Grundsätzlich eher polymorpher Charakter der wechselnd dichten nodulären und diffusen Infiltrate.	6. Eher dichtes monomorphes Bild der nodulären und/oder diffusen Infiltrate. Mitunter „Indian file sign".
7. Reaktiv-entzündliche und granulomatöse Veränderungen ausgeprägt. Eosinophile oft sehr zahlreich.	7. Reaktiv-entzündliche Veränderungen fehlen im allgemeinen. Eosinophile fehlen meist.
8. Sehr oft betonte Gefäßproliferation.	8. Gewöhnlich keine Gefäßproliferation.
9. Keine Infiltration der Gefäßwände und der Adnexstrukturen.	9. Häufig Infiltration und Destruktion der M. arrectores pilorum, der Nerven und Gefäßwände. Fallweise neoplastische Zellen in den Gefäßlumina.
10. Keine Nekrosezonen.	10. Nekrosen und Vernarbung.
11. Nicht selten reichlich Sternhimmelzellen, Kernstaub und große Centroblasten.	11. Sternhimmelzellen selten (Ausnahme: z.B. Burkitt-Lymphom oder „echtes" Reticulosarkom).
12. Gelegentlich histiocytäre Riesenzellen.	12. Keine histiocytären Riesenzellen.
13. Mitosen eher selten.	13. Mitosen besonders bei Lymphomen hohen Malignitätsgrades häufig.

[a] Ausgenommen Morbus Hodgkin und Mycosis fungoides.

Diagnose und Differentialdiagnose der benignen cutanen Lymphoplasie (Tabelle 4; ACKERMAN, 1978; KRESBACH u. KERL, 1978): Wie einleitend erwähnt, liegt allen hier angeführten klinischen Manifestationen dieser „Pseudolymphome" ein im Prinzip einheitliches histopathologisches Substrat zugrunde. Ihre Differenzierung nach histologischen Kriterien dürfte demnach im allgemeinen schwierig sein. Trotz gelegentlicher Zellatypien und pseudomaligner Strukturen handelt es sich um gutartige Prozesse mit offensichtlich äußerst geringem malignen Entartungspotential. Die endgültige Benignität läßt sich allerdings mitunter erst retrospektiv erfassen (Langzeitbeobachtungen!). Fallweise Lymphadenopathien und periphere Lymphocytosen (und evtl. entsprechende Knochenmarksbefunde) weisen manchmal auf eine gewisse systemische Prozeßhaftigkeit hin. Vereinzelte Kombinationsfälle mit malignen Lymphomen sind bekanntgeworden. Paraneoplastische Entstehungsbedingungen sind vielleicht fallweise zu diskutieren.

Das histologisch-differentialdiagnostische Kardinalproblem bleibt stets die *Abgrenzung von malignen Lymphomen* (s. auch Abb. 51b). Es ist offenkundig, daß eine solche allein hautbioptisch nicht immer erfolgen kann. LONG et al. (1976) und auch wir sind der Ansicht, daß sich veritable maligne primäre Hautlymphome durch eine sorgfältige und detaillierte histologische Analyse in den meisten Fällen diagnostizieren lassen. Grundsätzlich sind die *benignen cutanen Lymphoplasien* – im Gegensatz zu malignen Läsionen – *durch die größere Häufigkeit epidermaler, stromaler und vasculärer Veränderungen und durch ein polymorphes celluläres Infiltrat* aus gut differenzierten Zellen *gekennzeichnet* (CARO u. HELWIG, 1969; FISHER et al., 1976). Eine besondere „Problemgruppe" stellen daher stets *monomorphe, „reifzellige", lymphocytäre Infiltrate* dar. Viele Keimzentren mit verschiedener (auch riesenhafter) Größe und Gestalt und scharfer Begrenzung, reichlich polychrome Körperchen (Kernstaub) und Mitosen innerhalb der Keimzentren sprechen *für* eine benigne Lymphoplasie. Auch zahlreiche Sternhimmelzellen sowie viele Plasmazellen und Eosinophile sowie nur wenige Infiltratzellen (reihenförmig) zwischen Kollagenbündeln sprechen in diesem Sinne (BERNSTEIN et al., 1974). Die Infiltratdichte ist im allgemeinen am größten im oberen und mittleren Corium. Nicht zu übersehen ist schließlich, daß bei etwa $^2/_3$ der Fälle die Infiltrate „herdförmig" angeordnet sind. Der Großteil der Zellen der „Pseudolymphome" trägt Marker der B-Lymphocyten. Es läßt sich jedoch auch eine beträchtliche Zahl von T-Zellen nachweisen.

Anhangsweise sei bemerkt, daß mitunter auch die Syphilis klinisch und histologisch ein malignes Lymphom vortäuschen kann (GARTMANN u. KLEIN, 1978).

2. Lymphomatoide Papulose

Seit der Mitteilung von DUPONT (1965) über eine „langsam verlaufende und klinisch gutartige Reticulopathie mit höchst maligner histologischer Struktur" wurden in der Literatur über 80 einschlägige Fälle beschrieben (DOUTRE et al., 1977). MACAULAY (1968) prägte die Krankheitsbezeichnung.

Klinik: **Betroffen sind anscheinend häufiger Frauen. Das Alter zu Krankheitsbeginn schwankt zwischen 7 und etwa 70 Jahren. Namentlich am Stamm und an den Extremitäten treten schubweise bis bohnengroße – manchmal auch wesentlich größere – bräunlichrote, teils mit Schuppen bedeckte, indolente, derbe Knoten auf. Fallweise werden sie zentral hämorrhagisch-nekrotisch. Sie bilden sich spontan nach etwa 2-4 Wochen unter Hinterlassung bräunlicher Flecke oder flacher Narben zurück; kaum Juckreiz, keine Kratzeffekte. Gleichzeitig sind durchschnittlich etwa 10-30 oder auch mehr Läsionen vorhanden. In einem chronisch-protrahierten Verlauf treten immer wieder neue Gruppen von Knoten auf. Hautnahe Lymphknoten und sichtbare Schleimhäute bleiben unbeteiligt. Das Allgemeinbefinden ist gut, innere Organe werden normalerweise nicht befallen. Bisher drei Fälle entwickelten allerdings nach 8, 18 und 40 Jahren ein generalisiertes malignes Lymphom (BREHMER-ANDERSSON, 1976). Das klinische Bild erinnert bei vielen Fällen an die Pityriasis lichenoides et varioliformis acuta Mucha-Habermann, bei anderen eher an die Pityriasis lichenoides chronica.**

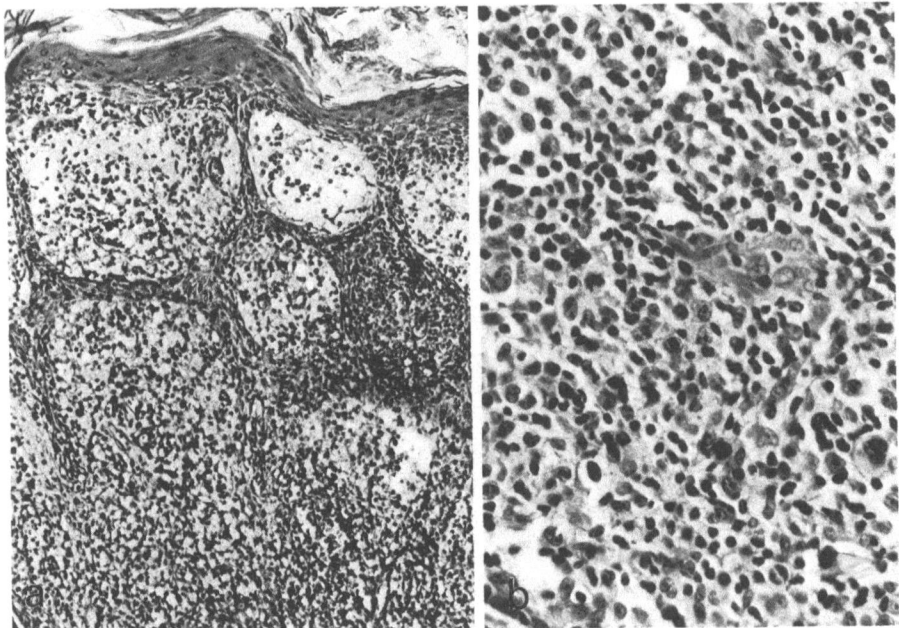

Abb. 13a–c. Lymphomatoide Papulose. (a) u. (b) „Typ Parapsoriasis varioliformis Mucha-Habermann". Vacuoläre Degeneration im Bereich der dermo-epidermalen Zone. Ausgeprägtes papilläres Ödem und entzündliche Infiltration der Dermis. Im polymorphen Infiltrat vereinzelt auch atypische größere Zellen mit hyperchromatischen Kernen. 29jährige Patientin (HE, 120× bzw. 200×). (c) „Typ malignes Lymphom". Im dermalen Infiltrat atypische mononucleäre Zellen, die auch vereinzelt in der Epidermis verstreut sind (HE, 125×)

Histologie der lymphomatoiden Papulose: Die histopathologischen Befunde sind grundsätzlich variabel und hängen von der Größe, vom Entwicklungsstadium und vom Typ der Hautläsion ab, wahrscheinlich auch von der Gesamtdauer der Krankheit.

Kennzeichnend ist ein teils bandartiges, häufig auch keilförmiges dichtes, rundzelliges Infiltrat in der oberen und mittleren Dermis, welches an die Epidermis herandrängt, die epidermocutane Grenzzone da und dort überdeckt (vacuoläre Verflüssigungsdegeneration) und exocytotisch in die Epidermis eindringt. Die Epidermis selbst ist fallweise unterschiedlich beteiligt, häufige Befunde sind Hyperplasie, Ödem (Abb. 13a) und Vesiculation sowie focale Zellnekrose und focale Parakeratose. Unabhängig vom Schädigungsgrad der Epidermis ist deren Invasion durch verstreute mehr oder weniger „atypische" mononucleäre Zellen, die nur sehr selten auch Pautrier-Absceß-ähnliche Haufen bilden, ein herausragender Befund. Im Papillarkörper findet sich mitunter ein hochgradiges Ödem mit meist „atypischen" Rundzellen und zahlreichen Erythrocyten in der Ödemzone.

Innerhalb des aus Lymphocyten, Histiocyten, Blasten, „Reticulumzellen", einigen Plasmazellen, neutrophilen und eosinophilen Granulocyten und spärlichen Mastzellen bestehenden cutanen Infiltrates sind in variabler Zahl große, pleomorphe, mononucleäre Zellen mit wechselnd chromatindichten, hyperchro-

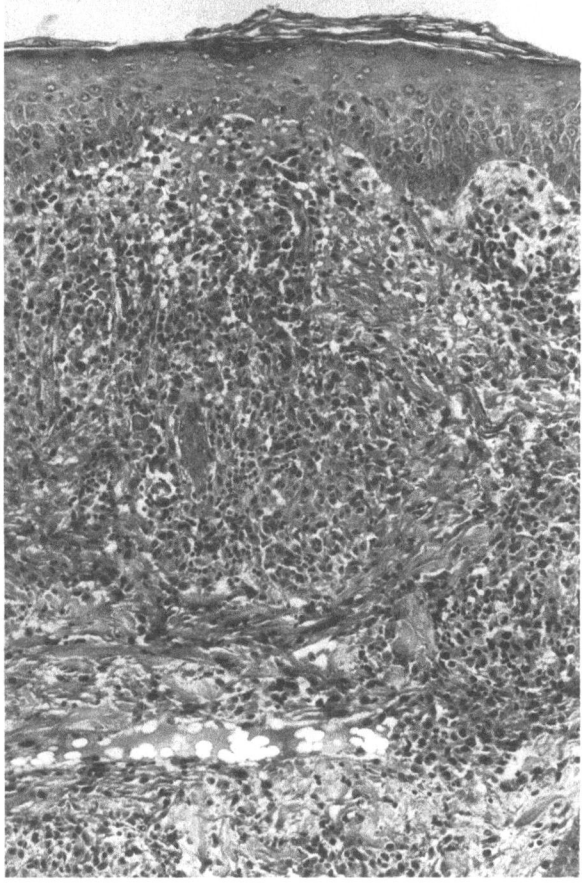

Abb. 13c

matischen, manchmal gelappten (ultrastrukturell auch cerebriformen) Kernen bemerkenswert (Abb. 13b). Ihr spärliches Cytoplasma ist basophil. Wenige dieser atypischen und mitunter bizarren Zellen mit meist prominenten eosinophilen Nucleoli sind doppel- oder vielkernig und erinnern dann auch an Sternberg-Reed-Zellen. Mitosen sind eher selten.

In der tieferen Cutis und mitunter in der Subcutis herrscht eine perivaskuläre Infiltratanordnung vor. Ein dichtes Netzwerk von Reticulinfasern läßt sich fallweise darstellen.

Diagnostisch wesentlich ist zweifellos die Anwesenheit *atypischer großer Rundzellen* (Abb. 13b u. c) im oberen Corium und namentlich in den dermalen Papillen. Die prozentuale Häufigkeit der atypischen Zellen innerhalb des „entzündlichen" Infiltrates ist aber fallweise sehr variabel. BLACK und WILSON JONES (1972) sowie BREHMER-ANDERSSON (1976) haben diesbezüglich eine Quantifikation vorgenommen und dabei festgestellt, daß es auch Fälle mit fehlender oder nur sehr milder Zellatypie geben kann. Hier verwischen sich dann offensichtlich die Grenzen zur typischen Pityriasis lichenoides. Ausgeprägte vaskulitische Veränderungen (wie bei der akuten Pityriasis lichenoides) kommen im allgemeinen nicht vor, obwohl die Erythrodiapedese hier wie dort ein häufiger Befund ist.

Es gibt auch Fälle, bei denen ganz oder teilweise ein eher polymorphes und granulomatöses Infiltrat (zusätzlich Eosinophile; Gefäßproliferation mit Endothelzellschwellungen) unter einer acanthotischen Epidermis im Vordergrund steht. Solche Erscheinungsbilder entsprechen dann teils disseminierten Formen der cutanen Lymphoplasie und legen nicht unbedingt Malignitätsverdacht nahe. Die histologischen Grenzen der lymphomatoiden Papulose sind also unscharf, sofern es sich nicht um Fälle handelt, bei denen eindeutig eine maßgebliche Anzahl atypischer großer Rundzellen mit Lymphomverdacht vorhanden ist und zu dem benignen klinischen Bild in einem „paradoxen" Kontrast steht. Ein malignes Lymphom der einen oder anderen Art kann gegebenenfalls nicht primär ausgeschlossen werden.

Über die Herkunft der großen „atypischen" Rundzellen herrscht offenbar noch keine Übereinstimmung. Gedacht wird an blastisch transformierte Lymphocyten, die mitunter kleinen Sézary-Zellen ähneln oder auch an atypische histiomonocytäre Elemente (FONDIMARE et al., 1974). SANDBANK und FEUERMAN (1972) bzw. FEUERMAN und SANDBANK (1972, 1974) fanden elektronenoptisch in frischen Läsionen an Paramyxoviren erinnernde intracytoplasmatische Inklusions-Strukturen in „atypischen" Infiltratzellen. In älteren Herden herrschen phagocytierende histiocytäre Elemente vor (LAURENT u. AGACHE, 1974).

Nach DUGOIS et al. (1975), LUTZNER et al. (1975), EDELSON (1976) sowie GSCHNAIT und STINGL (1977) steht die lymphomatoide Papulose aufgrund ultrastruktureller und immunologischer Untersuchungsbefunde den cutanen T-Zell-Lymphomen (Mycosis fungoides, Sézary-Syndrom) nahe.

Hinter dem *inhomogenen Syndrom „lymphomatoide Papulose"* dürften sich allerdings zwei differente Reaktionsmuster verbergen (BREHMER-ANDERSSON, 1976): einerseits ein offensichtlich hyperplastisch-benignes und andererseits ein vermutlich neoplastisch-malignes. Fälle der ersten Gruppe entsprechen insgesamt wohl einer „lymphomatoiden" Pityriasis lichenoides (BLACK u. WILSON JONES, 1972), Fälle der zweiten Gruppe (Abb. 13c) wahrscheinlich einer Variante eines cutanen T-Zell-Lymphoms mit besonders langfristiger Hautbeschränktheit und insgesamt „gebremster" bzw. „kontrollierter" Malignität. In Frühphasen können beide Prozesse histologisch nicht mit Sicherheit unterschieden werden. Immunologische Reaktionsmechanismen sind offensichtlich für beide Prozeßmuster zu diskutieren (THOMSEN et al., 1972; PERROUD u. DELACRÉTAZ, 1973; PRANDI et al., 1977). Keinesfalls ist zu übersehen, daß die ganz überwiegende Mehrheit der Fälle *kein* generalisiertes malignes Lymphom entwickelt (das Risiko ist also offensichtlich gering) und daß im besonderen das klinische Bild überhaupt nicht einer Mycosis fungoides entspricht (CONNORS und ACKERMAN, 1976). Die Frage eines „neuen" Krankheitsbildes muß offen bleiben (MACAULAY, 1978). Die Prognose ist auf jeden Fall schwierig zu beurteilen (Pseudolymphom, Prälymphom oder „wirkliches" Lymphom?).

3. Actinisches Reticuloid

Von IVE et al. (1969) herausgestellte chronisch-dermatitische Affektion mit persistierender schwerer Lichtempfindlichkeit unbekannter Ursache.

Klinik: Vorwiegend bei Männern im mittleren und höheren Lebensalter entwickelt sich nach oft jahrelangen „ekzematösen" Vorläufern zunächst in lichtexponierten Regionen das Zustandsbild eines chronisch-lichenifizierten Ekzems. Betonte hyperplastisch-infiltrative Vorgänge führen zu Erscheinungsbildern, die einer Facies leontina bzw. einer Pachydermie ähnlich sind. Ausdehnung des Prozesses auf bedeckte Körperregionen ergibt schließlich eine „ekzematöse Erythrodermie", die an ein Sézary-Syndrom erinnert. Vergrößerungen der hautnahen Lymphknoten und Hepatomegalie kommen vor. Photobiologische Untersuchungen haben die Existenz einer besonderen Empfindlichkeit gegenüber den Wellenlängen des gesamten UV-Bereiches und des sichtbaren Lichtes erhärtet (FRAIN-BELL et al., 1974; FRAIN-BELL, 1975). Transformationen in maligne Lymphome sind bisher im allgemeinen unbekannt. In der Literatur finden sich lediglich zwei einschlägige Beobachtungen (Reticulosarkom, Morbus Hodgkin; THOMSEN, 1977). Grundsätzlich ist die Affektion benigne und reversibel.

Histologie des actinischen Reticuloids: Das Spektrum histologischer Veränderungen ist – analog der polymorphen Klinik – breit. Einerseits finden sich „ekzematöse" Veränderungen nach Art einer spongiotisch-parakeratotischen Ekzemreaktion mit perivasculären Rundzelleninfiltraten im oberen Corium. Auch ein banales „chronisches Ekzem" kann diagnostiziert werden. Andererseits ergeben sich mitunter Infiltratbefunde, die hinsichtlich der Benignität des Prozesses „paradox" sind und sich in zwei Reaktionsmuster differenzieren lassen:

1. *Bandförmig-lichenoide rundzellige Infiltrate* mit Fibrose im Papillarkörper. Epidermotropie größerer mononucleärer Zellen nach Art der Pautrierschen Mikroabscesse sowie die Anwesenheit „atypischer" lymphoider Zellen (T-Zellen?) mit hyperchromatischen und unregelmäßig gestalteten Kernen im Infiltrat erinnern an ein „Prälymphom" oder eine frühe Mycosis fungoides. Hervorzuheben sind auch gewisse Beziehungen zur lymphomatoiden Kontaktdermatitis (ORBANEJA et al., 1976).

2. Dichte und mehr *diffuse, die ganze Dermis bis zur Subcutis einnehmende*, gemischtzellige (Gefäßproliferationen!) *Infiltrate* unter einer acanthotischen Epidermis bei *erheblicher Fibrosierung* und Verlust der normalen Bindegewebsarchitektur. Neben kleinen Lymphocyten auch hier größere, „atypische", lymphatische Elemente mit hyperchromatischen, teils nierenförmigen und bizarren Kernen sowie Plasmazellen, Eosinophile, große manchmal sternförmige Fibroblasten und histiocytäre Elemente und Riesenzellen, die eher dem Fremdkörpertyp entsprechen. Insgesamt erinnert dieses polymorphe Muster mitunter an einen Morbus Hodgkin, fallweise auch an eine persistierende Insektenstichreaktion. Eine herdförmige Kolonisation der Epidermis durch „atypische" mononucleäre Zellen kommt auch bei diesem Infiltrattyp vor.

Degranulierende Mastzellen sowie Histiocyten mit typischen Langerhans-Granula wurden in den Infiltraten beobachtet (TÉMIME u. MARCHAND, 1971; SCHNITZLER et al., 1975).

Insgesamt liegen also unterschiedlich strukturierte und fallweise pseudolymphomatöse („atypische" Zellen; massive und tiefreichende Infiltration; Exocytose nach Art der Pautrierschen Abscesse) Infiltrate vor. Es könnte sein, daß eher die Intensität und die Chronizität des entzündlichen Prozesses als dessen primäre „Natur" für dieses pseudomaligne Bild verantwortlich sind. Klinisches und histologisches Profil bleiben aber letztlich unscharf, ebenso die ätiopathogenetischen Konditionen, die zur persistierenden Lichtempfindlichkeit führen. Analogien zu lichtinduzierten Lymphocytomen oder lymphocytären Infiltrationen sind vielleicht zu diskutieren. Eindeutige Korrelationen zwischen Klinik, Histologie und Lichtempfindlichkeit ließen sich bisher nicht verifizieren. Die Frage nach einem photoallergischen Mechanismus muß vorerst offen bleiben (PIÑOL-AGUADÉ et al., 1972; MENTER et al., 1974; THIVOLET et al., 1974). Vorläufig ist die Affektion wohl als besondere idiopathische Lichtdermatose heteroreaktiver Art aufzufassen und damit in gewisser Hinsicht dem Ekzema solare an die Seite zu stellen.

4. Rundzellerythematose; reticuläre erythematöse Mucinose; REM-Syndrom

Eine offensichtlich seltene und Frauen im jüngeren und mittleren Lebensalter bevorzugende Affektion, die von LISCHKA u. ORTHENBERGER (1972) sowie von STEIGLEDER et al. (1974a, b) herausgestellt wurde.

Klinik: Im oberen Brust- und Rückenbereich finden sich symmetrische, bis kinderhandtellergroße, nicht immer scharf begrenzte, konfluierende, hell- bis bläulich-rote Erytheme mit randständigen Ausläufern. Ausbreitung auf benachbarte Regionen ist nicht ungewöhnlich. Dem Licht besonders ausgesetzte Areale bleiben stets frei. Prägnante folliculäre Keratosen, echte Papelbildung, Hautatrophie und Schuppung fehlen häufig bzw. meistens. Die Affektion zeigt ausgesprochen chronischen Verlauf. Klinisch-differentialdiagnostisch sind in erster Linie Lupus erythematodes, Arzneiexantheme, besondere Lichtdermatosen und cutane Mucinosen zu berücksichtigen.

Histologie der Rundzellerythematose: Die *Epidermis* ist im allgemeinen unauffällig und zeigt nur fallweise verlängerte Reteleisten, abgeflachte suprapapilläre Epithelbezirke sowie folliculäre Hyperkeratosen. Meist ist die Epidermis eher schmal und regelrecht verhornend. Fallweise finden sich auch focale Spongiose mit Exocytose und Degeneration von Basalzellen. Die PAS-reaktive Basalmembran ist unauffällig oder etwas verbreitert.

Vor allem im oberen und mittleren und seltener auch im tieferen Corium bestehen zahlreiche perivasculäre und teils perifolliculäre *rundzellige Infiltrate* (Abb. 14). Sie sind vornehmlich aus Lymphocyten aufgebaut. Daneben kommen histiocytäre Elemente (Makrophagen) und vereinzelte Mastzellen vor. Neutrophile und eosinophile Leukocyten fehlen. Die corialen Blutgefäße sind normal oder erweitert und zeigen auch Wand- und Endothelzellschwellung. Auffallend ist ein Ödem in der oberen Dermis. Hier sind auch zwischen den kollagenen Bündeln teils homogene, teils granuläre Hale- und Alcianblau-positive Substanzen nachzuweisen, die nach Vorbehandlung mit Hyaluronidase verschwinden. Die weitere Differenzierung der sauren Glykosaminoglykane (Methode der kritischen Elektrolytkonzentration mit Alcianblau-8GX und steigenden $MgCl_2$-Konzentrationen) ergab bei einem typischen eigenen Fall (MOLNAR et al., 1976) bei einer $MgCl_2$-Molarität über 0,1 M keine Affinität für Alcianblau. Das abgelagerte Material zeigte eine negative PAS-Reaktion, eine negative Aldehyd-Fuchsin- und Mucicarmin-Färbung und eine fehlende Metachromasie mit Toluidinblau. Nach Behandlung mit Sialidase blieb die Alcianophilie der abgelagerten Substanzen unverändert. Bei dem mucinösen Material in der oberen Cutis handelt es sich also vor allem um Hyaluronsäure. Im Bereich der Ödemzone sind

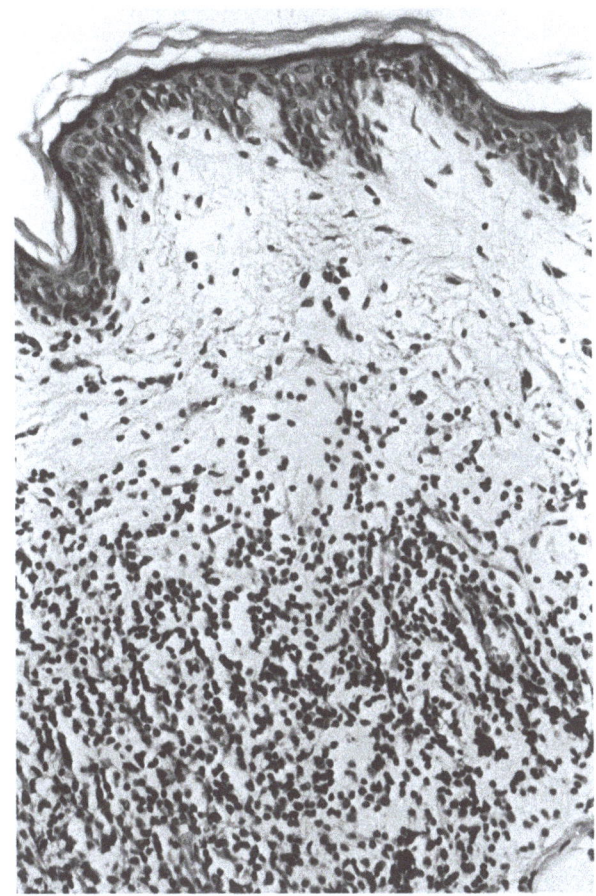

Abb. 14. REM-Syndrom. Ödem im Stratum papillare. Rundzelliges Infiltrat mit Überwiegen kleiner Lymphocyten. 22jährige Patientin (HE, 200 ×)

auch Proteine nachzuweisen. Amyloid ist nicht darzustellen. Die elastischen Fasern sind im Stratum papillare reduziert. Reticulinfasern fehlen.

Charakteristisch für das REM-Syndrom sind also *perivasculäre Rundzelleninfiltrate und eine Ansammlung schleimartigen Materials* zwischen den Kollagenfasern im oberen und mittleren Corium.

Die Affektion steht damit einerseits der „lymphocytic infiltration of the reticular dermis with collagenous mucinosis" (CLARK et al., 1974) und andererseits der „plaque-like form of cutaneous mucinosis" (PCM; PERRY et al., 1960) nahe. Zwischen einem typischen REM-Syndrom und einer typischen PCM finden sich – bei manchen Gemeinsamkeiten – allerdings klinische, histologische und histochemische Unterschiede. Übergänge zwischen beiden Affektionen sind aber offensichtlich möglich (STEIGLEDER, 1975). Histologisch finden sich in solchen Fällen eine völlig geänderte Kollagenstruktur in der oberen Cutis, das Auftreten zahlreicher sternförmiger Fibroblasten und histochemisch eine massive

Metachromasie der oberen und teils auch tieferen Cutisschichten. In Cytoplasmafortsätzen von Fibroblasten lassen sich metachromatische Alcianblau-positive Granula, die sich z.T. mit Mucicarmin rot färben, nachweisen.

Nach anderer Auffassung läßt sich eine eindeutige Abgrenzung der REM-Fälle von den PCM-Fällen nicht begründen (WÄTZIG, 1976). Für Differenzen im Ausfall metachromatischer Reaktionen werden auch der zu erwartende veränderliche Polymerisationsgrad saurer Glykosaminoglykane, gerade in der Umgebung entzündlicher Reaktionen, verantwortlich gemacht. Das pathogenetisch Wesentliche beim Formenkreis REM-Syndrom – PCM wird darin erblickt, daß im Rahmen einer durch unbekannte Noxen induzierten „lymphoreticulären" Reaktion (Immunreaktion?) Infiltratlymphocyten zur Transformation von Fibroblasten führen, die dann für die Bindegewebs- und Grundsubstanz-Veränderungen verantwortlich sind. „Material" produzierende Fibroblasten wurden elektronenmikroskopisch erfaßt (STEIGLEDER, 1975).

Wieder andere Untersucher messen hingegen dem variablen Mucin-Nachweis beim REM-Syndrom weniger qualitativ-diagnostischen Wert bei und halten das Syndrom für eine definierte klinische Krankheitsform nach Art (chronisch-entzündlicher) lymphocytärer Infiltrationen der Haut (SMITH et al., 1976).

Insgesamt dürfte das REM-Syndrom vorläufig als ursächlich unbekannte Entität mit engen, allerdings noch nicht völlig abgeklärten Beziehungen zur plaqueartigen cutanen Mucinose aufzufassen sein. Von einem eigentlichen Pseudolymphom kann im allgemeinen wohl *nicht* gesprochen werden.

5. Angiolymphoide Hyperplasie mit Eosinophilie

Ein eher seltenes Krankheitsbild mit verwirrender „nomenklatorischer Vorgeschichte". Zunächst offensichtlich von KIMURA et al. (1948) beschrieben, später anhand analoger oder ähnlicher Fälle unter verschiedenen Bezeichnungen vorgestellt. Eine ausführliche Übersicht über die Erkrankung und ihre Differentialdiagnose stammt von KAWADA (1976). Die gewählte Krankheitsbezeichnung geht auf WELLS und WHIMSTER (1969) zurück. Von der gegenständlichen Affektion wurden bisher etwa 50 Fälle beschrieben. Wahrscheinlich entspricht sie der „regionär lokalisierten" Variante des Morbus Kimura. Auf die (problematischen) Beziehungen zu deren „disseminierter" Variante mit ihren unverkennbar systemhaften Zügen sei hier nicht eingegangen.

Die vorliegende Darstellung beschränkt sich auf eigentümliche cutan-subcutane „vasculäre" Knotenbildungen vornehmlich im Bereich der behaarten Kopfhaut, des äußeren Ohres und des Gesichtes.

Klinik: Bevorzugt bei Frauen zwischen dem 20. und 40. Lebensjahr (mitgeteilte Fälle: 10–79 Jahre) treten an den genannten Stellen solitäre oder regionär-multiple, teils aggregierte, halbkugelige, bis haselnußgroße, blaß- bis bläulichrote, mäßig derbe Knoten auf. Die Oberfläche ist haarlos, teils glatt-glänzend, teils höckerig und nur selten da und dort erosiv-krustös. Konfluenz zu flächenhaften infiltrativ-tumorösen Läsionen ist nicht ungewöhnlich. Bluteosinophilie und regionäre Lymphknotenvergrößerung sind eher selten. Der Prozeß ist chronisch-progredient und neigt zu Rezidiven. Die klinische Differentialdiagnose schwankt in erster Linie zwischen einem atypischen Granuloma pyogenicum und gut- sowie bösartigen Gefäßtumoren. Auch das klinische Verhalten liegt etwa zwischen Benignität und Aggressivität, obwohl es sich nach bisherigem Wissen um eine eindeutig benigne Affek-

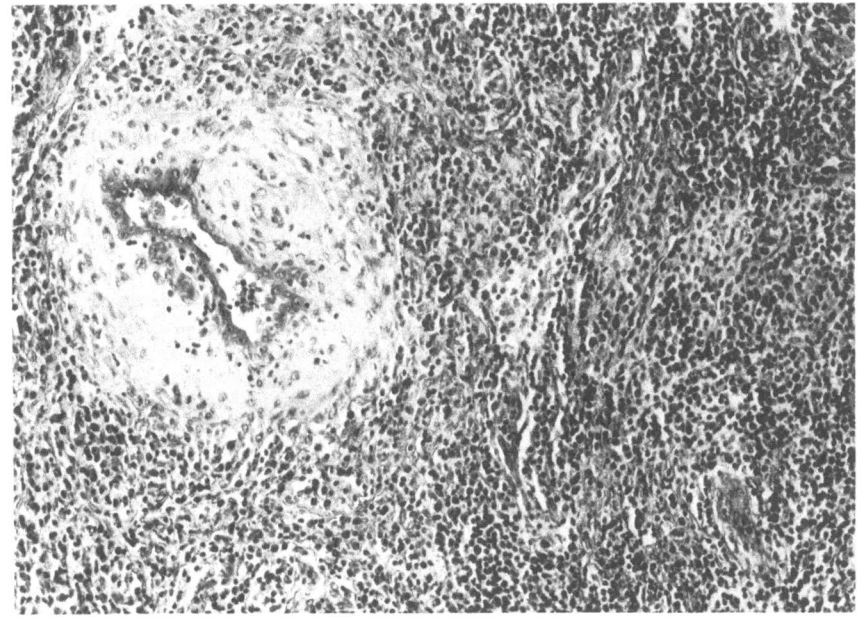

Abb. 15. Angiolymphoide Hyperplasie mit Eosinophilie. Dickwandiges Gefäß (transformierte Venole?) mit Proliferation z.T. atypischer Gefäßendothelien. Massive lymphomähnliche Infiltrate in der Umgebung. 23jährige Patientin (HE, 200 ×)

tion handelt. Lokalisationen außerhalb des Kopfbereiches sind ganz selten. Grundsätzlich scheint es sich um einen zwar multifocalen, aber auf eine bestimmte Körperregion beschränkten Prozeß zu handeln.

Histologie der angiolymphoiden Hyperplasie mit Eosinophilie: Es finden sich entweder im Corium oder in der Subcutis läppchenförmige tumorartige Massen, die gut abgegrenzt sind. Sie bestehen aus *proliferierenden Gefäßen* hämangiomatöser Art und einem *cellulären Infiltrat* (Abb. 15) mit auffallend vielen Eosinophilen und Lymphocyten. Nicht selten findet man auch folliculäre Strukturen mit Keimzentren. Die Epidermis wird durch den Tumor vorgewölbt und ist manchmal hyperplastisch.

Je nach Entwicklungsstadium und Aktivität des Prozesses sowie individueller Reaktivität bestehen graduelle Unterschiede hinsichtlich der Struktur und Reife der neugebildeten Gefäße und der Quantität (teils auch der Qualität) des lymphatischen Infiltrates. Neben dickwandigeren – teils dilatierten – gut differenzierten Gefäßen finden sich neugebildete, von großen plumpen Endothelzellen ausgekleidete und teils verzweigte Gefäßlumina sowie unreife Gefäße mit unscharfer Abgrenzung der großen Endothelzellen gegen das umgebende, lockere, mucoidödematöse Bindegewebe. Namentlich in zentralen Tumorpartien liegen stellenweise solide Massen von atypischen Endothelzellen mit eosinophilem Cytoplasma vor, die in Streifen und Nestern angeordnet sind und da und dort Mitosen erkennen lassen. Die Reticulinfasern sind im Tumorbereich vermehrt (KONRAD et al., 1976).

Das entzündliche Infiltrat aus zahlreichen eosinophilen Granulocyten, reichlichen Lymphocyten, vermehrten Mastzellen, Histiocyten und gelegentlichen Plasmazellen umgibt teils die Gefäßlumina, teils finden sich die Infiltratzellen vermischt mit proliferierten atypischen Endothelzellen. Die Infiltratdichte nimmt gegen die Tumorperipherie zu (Wachstumsbegrenzung?). Betonte Lymphocytenansammlungen, teils folliculär strukturiert und mit voll ausgebildeten Keimzentren, liegen namentlich in der Tiefe des Coriums und gegen die Subcutis zu.

Ultrastrukturell sind die gewucherten Gefäße sowie die atypischen Endothelzellen, die häufig ungewöhnlich große Vacuolen im Cytoplasma aufweisen, von einer regelrechten Basalmembran umgeben (CASTRO u. WINKELMANN, 1974; DANIELS et al., 1974). Erstere Autoren unterstreichen aufgrund ultrastruktureller und histochemischer Befunde den „histiocytären" Charakter der Endothelzellen und damit der Erkrankung. Auch KONRAD et al. (1976) sprechen von „histiocytoiden" proliferierenden Endothelzellen. Das histologische „sine qua non" der Krankheit ist nach BENDL et al. (1977) jedenfalls eine „nodular hemangioendotheliosis".

Hinsichtlich der Formalgenese dieser Form einer „papulösen Angioplasie" (WILSON JONES u. MARKS, 1970) oder „inflammatory angiomatosis" (WILSON JONES, 1976), die ihrem Wesen nach eine *atypische vasculäre Proliferation* (knotige angioblastische Hyperplasie) *mit entzündlicher Begleitreaktion* darstellt, lassen sich eine frühe aktive „angioendotheliomatöse Phase" und eine spätere „vasculäre Reifungsphase" unterscheiden (REED u. TERAZAKIS, 1972; KIM et al., 1975). Die neben der vasculären stets vorhandene entzündlich-celluläre Komponente stellt sich als reaktive lymphoreticuläre Hyperplasie mit phasenhafter Variabilität dar. Beziehungen zum sog. eosinophilen Lymphocytom (KRESBACH u. KERL, 1970) und zum Hypereosinophiliesyndrom (eosinophiles Leukämoid; TAUSCH u. HAUSTEIN, 1974) bestehen mit Sicherheit nicht.

Die Herausstellung als (ursächlich unbekannte) Entität ist aufgrund der charakteristischen histopathologischen Veränderungen möglich. Sie besitzt namentlich wegen der wichtigen differentialdiagnostischen Abgrenzung zum malignen Hämangioendotheliom (Angiosarkom) große praktische Bedeutung. Die Differentialdiagnose hat auch einige interessante Varianten cutaner Hämangiome (z.B. „pyogenes Granulom mit Satelliten", „vegetierendes intravasculäres Hämangioendotheliom", „intravasculäre papilläre endotheliale Hyperplasie") zu berücksichtigen (ROSAI et al., 1976; WILSON JONES, 1976; CLEARKIN u. ENZINGER, 1976).

6. Angio-immunoblastische Lymphadenopathie (Lymphogranulomatosis X)

Die angio-immunoblastische Lymphadenopathie ist ein neues, nicht allzu seltenes Krankheitsbild, welches in typischen Fällen durch Fieber, generalisierte Lymphknotenschwellungen, Hepato- und/oder Splenomegalie, eine hämolytische Anämie mit positivem Coombs-Test, Bluteosinophilie und eine polyklonale Dysglobulinämie charakterisiert ist (FRIZZERA et al., 1975; LUKES u. TINDLE, 1975). Häufig werden Pruritus, Erytheme und maculo-papulöse konfluierende Exantheme sowie Plaques und Knoten beobachtet. Hautbeteiligung wurde bei etwa

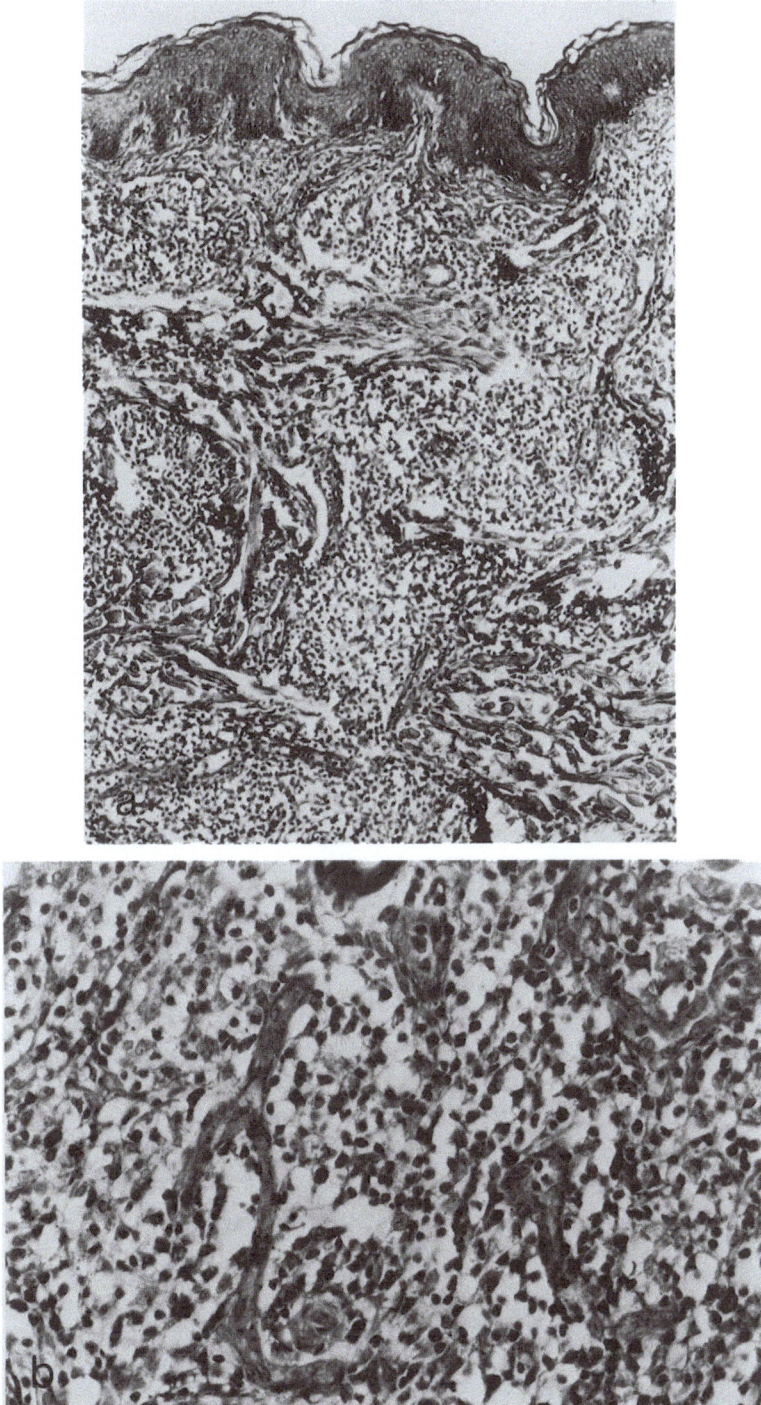

Abb. 16a und b. Angio-immunoblastische Lymphadenopathie (Lymphogranulomatosis X). Knotige polymorphe Infiltrate in der Cutis. Diagnose im Lymphknoten gesichert. Übergang in ein malignes Lymphom und Exitus des 43jährigen Patienten. (a) Giemsa, 80×, (b) Giemsa, 250×; (Präparat dankenswerterweise von Prim. Dr. G. Breitfellner, Pathologie Feldkirch, zur Verfügung gestellt)

40% der Fälle festgestellt (MATLOFF u. NEIMAN, 1978). Die Prognose ist zweifelhaft und $^2/_3$ der Patienten sterben innerhalb von 12–18 Monaten.

Die diagnostischen histopathologischen Veränderungen finden sich in den *Lymphknoten*, deren Struktur z.T. zerstört ist. Es besteht eine Proliferation von (nicht neoplastisch erscheinenden) Immunoblasten, Plasmazellen und Lymphocyten sowie eine Ablagerung von amorphem, acidophilem, PAS-positivem Material. Auffallend ist eine Vermehrung der postcapillären Venolen der T-Zellregion (RADASZKIEWICZ u. LENNERT, 1975). (Ähnliche Veränderungen werden nach Hydantoin-Medikation gesehen.)

FRIZZERA et al. (1975) haben bei einigen Fällen *histologische Untersuchungen* der *Hautveränderungen* durchgeführt: Die Epidermis ist unauffällig. In der Cutis, weniger ausgeprägt in der Subcutis, finden sich überwiegend perivasculäre dichte Infiltrate aus kleinen Lymphocyten, Immunoblasten, Plasmazellen und Histiocyten. Die Capillaren weisen eine deutliche Endothelzellverbreiterung und eine stark eosinophile Basalmembran auf (16a u. b).

Insgesamt erinnert das Bild an eine Arzneireaktion nach Art der allergischen Spättyp-Reaktion. Die *Diagnose* kann nur im Zusammenhang mit der Lymphknotenhistologie gestellt werden. Ätiopathogenetisch wird vermutet, daß der angio-immunoblastischen Lymphadenopathie, die in ein *malignes Lymphom übergehen kann (immunoblastisches Lymphom)*, eine erhebliche Stimulation des Immunsystems zugrunde liegt, wobei Medikamente eine Rolle spielen dürften.

II. Lymphoreticuläre Neoplasien der Haut (Cutane Lymphome)

1. Non-Hodgkin-Lymphome

Klinisch-pathologische Korrelationen cutaner Non-Hodgkin-Lymphome

Der Beginn der malignen Lymphome im allgemeinen setzt in den meisten Fällen mit einer schmerzlosen Schwellung eines Lymphknotens oder einer Lymphknotengruppe ein. Am häufigsten ist hier der Halsbereich betroffen. Fieber, Nachtschweiß oder Gewichtsverlust sind oft die ersten Symptome. Ein Viertel der Patienten präsentiert sich mit extranodalen Manifestationen (BLOOMFIELD, 1975; MUSSHOFF u. SCHMIDT-VOLLMER, 1975), wobei *primär extranodale maligne Lymphome ohne nachweisbaren Lymphknotenbefall* und *extranodale Manifestationen der bereits generalisierten bzw. disseminierten Krankheit* zu unterscheiden sind.

Hautbeteiligung wird zum Zeitpunkt der Diagnosestellung bei etwa 5% der Fälle beobachtet. Im weiteren Krankheitsverlauf ergibt sich eine cutane Manifestation bei zusätzlich 10–15% (LEE u. SPRATT, 1974). Nach den Untersuchungen von FREEMAN et al. (1972) fand sich unter 1467 Patienten mit primären extranodalen Lymphomen der Befall des Waldeyerschen Rachenringes und des Magen-Darmtraktes am häufigsten, gefolgt von Lymphomen im Bindegewebe (einschließlich der Orbita) und der Haut.

Die heute gültige klinische Einteilung für die Non-Hodgkin-Lymphome ist die Ann Arbor-Klassifikation (CARBONE et al., 1971).

Da die primär cutan lokalisierten Lymphome (die oft einen schubweisen Verlauf mit einem Wechsel der klinischen Phänomene und des histologischen Bildes aufweisen) ohne Regelmäßigkeit (manchmal auch sehr spät) eine Beteiligung der Lymphknoten oder inneren Organe erkennen lassen, ist ein *„Staging"* (= *Feststellung der klinischen und anatomischen Ausbreitung der Krankheitsherde*) nach der Ann Arbor-Klassifikation oft schwierig und nicht befriedigend. Von KNOTH (1976) wurde deshalb folgende *klinische Klassifizierung* der cutanen Lymphome vorgeschlagen:

Stadium I:	Regionaler multiloculär-cutaner Befall
Stadium II:	Generalisierter cutaner Befall ohne periphere Lymphknotenbeteiligung
Stadium III:	Generalisierter cutaner Befall mit peripherer Lymphknotenbeteiligung
Stadium IV:	Generalisierter cutaner und visceraler Befall

Tabelle 5 gibt eine Empfehlung hinsichtlich der bei einem neu registrierten Patienten mit einem cutanen Lymphom durchzuführenden wichtigsten Untersuchungsschritte.

Tabelle 5. Klinische Untersuchungsschritte zur Stadieneinteilung cutaner Lymphome bei Ersterfassung

---

1. Anamnese und klinischer Befund (Hautveränderungen, Lymphknotenschwellung, Tonsillenvergrößerung, Milz- und Lebervergrößerung)
2. Hautbiopsien und falls möglich diagnostische Lymphknotenexstirpation
3. Laboruntersuchungen (Blutstatus einschließlich Leber- und Nierenfunktion. Alkalische Phosphatase, Calcium, Harnsäure). Bei Bedarf Liquorcytologie
4. Sternalpunktion (Knochenmarkinfiltration?) bzw. Beckenkammbiopsie
5. Immunologische Untersuchungen (Hautteste; T- und B-Lymphocyten; Elektrophorese und Immunelektrophorese). Epstein-Barr-Virustiterbestimmung
6. Radiologische Untersuchungen (Thorax-Röntgen; i.v.-Pyelogramm, Knochen-Röntgen). Bei speziellen Fragen Radioisotopen-Untersuchung (Knochen-, Leber-, Milz-, Tumor-, Ganzkörper-Scan) und Computer-Tomographie
7. Lymphangiographie
8. Leberbiopsie
9. „Staging-Laparotomie" (einschließlich Splenektomie)?

Entscheidend ist die *pathologische Bestätigung* der Diagnose aus Haut- und Lymphknotenbiopsien. Eine diagnostische Lymphknotenexstirpation (Inguinalregion wenn möglich meiden. Fibrose!) ist unbedingt anzustreben, um den Haut- und Lymphknotenbefund miteinander zu korrelieren. Allerdings ergeben sich hier oft Unterschiede.

Klinisches Bild der Hautveränderungen bei Non-Hodgkin-Lymphomen

Grundsätzlich können bei den Lymphomen unspezifische und spezifische Hautveränderungen (mit dem histomorphologischen Substrat der Grundkrankheit) unterschieden werden. Die *unspezifischen Begleitphänomene* können sich unter der klinischen Maske eines Pruritus, verschiedener z.T. toxischer Erytheme, prurigoartiger, maculo-papulöser und lichenoider Exantheme, erythemato-squamöser oder vesiculo-bullöser Läsionen u.a. verbergen.

Hinsichtlich des klinischen Bildes der *spezifischen Hauterscheinungen* kann man klein- und großknotige Formen, plaqueförmige Läsionen und universell infiltrierende Formen unterscheiden. Man beobachtet plattenartige Infiltrate und/oder uhrglasartig gewölbte bzw. halbkugelig vorragende Knoten, die auch zentral exulcerieren können. Der Farbton dieser Läsionen kann zwischen lividrot oder blaurot und bräunlich- bis düsterrot schwanken. Die Herde treten meist in der Mehrzahl gleichzeitig oder nacheinander auf und zeigen eine gewisse Neigung zu symmetrischer Anordnung und zur Konfluenz. Bei der chronischen lymphatischen Leukämie sitzen sie als ausgesprochene Akroläsionen vor allem im Gesicht und an den Handrücken. Die großknotigen Herde werden meist walnuß- bis kleinapfelgroß und haben eine derb-elastische Konsistenz. Kleinknotige bzw. kleinpapulöse Formen sind durch ein mehr oder weniger generalisiertes Auftreten von stecknadelkopf- bis linsengroßen Knötchen mit bevorzugter Lokalisation am Rumpf und im Gesicht gekennzeichnet. Der Verlauf der exanthematisch-kleinknotigen Formen ist oft akut (z.B. bei der Monocytenleukämie; TRITSCH, 1971).

Unter den Erythrodermien im Rahmen cutaner Lymphome können zwei klassische klinische Hauptformen unterschieden werden: einerseits exfoliierende Erythrodermien (Typ Wilson-Brocq) mit vorwiegend großlamellären Schuppenauflagerungen auf einer in der Regel trockenen und unter Aussparung kleiner Inseln fast universell geröteten Haut. Frühzeitig treten Haar- und Nagelveränderungen sowie Hyperkeratosen an Handtellern und Fußsohlen auf. Andererseits ist die Erythrodermie vom Typ der Pityriasis rubra Hebra eher durch eine universelle, gleichmäßige, braun- bis düsterrote Hautfarbe („homme rouge" von HALLOPEAU) und eine geringe feine Schuppung der mitunter atrophischen Haut gekennzeichnet. Im allgemeinen ist die Konsistenz der Haut aber lederartig. Das klinische Bild der Erythrodermien kann sich im Verlauf der Krankheit ändern. Übergänge zwischen beiden Formen werden beobachtet und gelegentlich steht eine stark exsudative Note mit Ödemen und Neigung zu Ekzematisation im Vordergrund (MUSGER, im Druck).

Klassifikation cutaner Non-Hodgkin-Lymphome

In der Gruppe der malignen Lymphome werden heute die Non-Hodgkin-Lymphome dem Morbus Hodgkin (Lymphogranulomatose Paltauf-Sternberg) gegenübergestellt.

Beim Morbus Hodgkin existiert bereits eine systematische klinische Stadieneinteilung und eine genaue histopathologische Klassifikation. Bei den *Non-Hodgkin-Lymphomen* besteht jedoch diesbezüglich noch eine beträchtliche Verwirrung. Gegenwärtig sind mindestens sechs Klassifikationssysteme der Non-Hodgkin-Lymphome in den verschiedenen Ländern in Verwendung (BENNETT et al., 1974; DIEBOLD, 1975; DORFMAN, 1975; MATHÉ et al., 1975; neue Übersichten finden sich bei TREPEL, 1976, in „Recent Results in Cancer Research," Lymphoid Neoplasias I. Vol. 64, Springer 1978 und bei BECKER, 1978).

Unter den rein morphologischen Klassifikationen wird die *Rappaportsche Einteilung* (1966), die auch eine gute Korrelation zwischen Histopathologie und klinischem Bild, Überlebenszeit und Therapieeffekt zeigt, international am häufigsten herangezogen. Dieser Klassifikation liegt die morphologische Identifizierung der Zelltypen (lymphocytär, histiocytär, „mixed type"), deren verschiedener Differenzierungs- und Reifungsgrad („gut" oder „wenig differenziert", „undifferenziert") und das Proliferationsmuster im Lymphknoten („diffus", „nodulär") zugrunde.

Die morphologische Beschreibung des Differenzierungsgrades lymphatischer Zellen erscheint problematisch, weil man heute ohne immuncytologische bzw. funktionelle Untersuchungen den Differenzierungsgrad eines Lymphocyten nicht verbindlich beurteilen kann. Auch die Bezeichnung „mixed cell-type"-Lymphom ist nach LENNERT (1976) nicht angebracht, weil es sich dabei vermutlich um eine Neoplasie nur *einer* Zellinie handelt.

Die Lymphom-Klassifikation der *Kieler Arbeitsgruppe* (GÉRARD-MARCHANT et al., 1974; LENNERT et al., 1975) ist ebenfalls cytologisch-morphologisch ausgerichtet. Sie beruht aber im wesentlichen auf biologischen, immunologischen und elektronenmikroskopischen Untersuchungsergebnissen unter besonderer Berücksichtigung der Cytogenese sowie der Funktion und Differenzierung der Zellen. Diese Klassifikation ist im Prinzip mit der amerikanischen Einteilung von LUKES und COLLINS (1975) vergleichbar und unterscheidet sich von dieser nur in nomenklatorischen Details.

Nach der *Kieler Klassifikation* werden zwei Hauptgruppen von Non-Hodgkin-Lymphomen unterschieden, nämlich solche von *niedrigem* und solche von *hohem Malignitätsgrad*. Eine scharfe Trennung zwischen Lymphomen und Leukämien erfolgt nicht, da alle Lymphome fallweise ein leukämisches Blutbild zeigen können. Folliculäre Lymphome werden als Tumoren der Keimzentrumszellen aufgefaßt (z.B. centroblastisch-centrocytisches Lymphom). „Echte" Reticulosarkome wurden neu definiert.

In jüngster Zeit wurde schließlich auch eine *WHO-Klassifikation* der neoplastischen Erkrankungen des hämatopoetischen und lymphoiden Systems vorgestellt (MATHÉ u. DANTCHEV, 1976; MATHÉ u. RAPPAPORT, 1976).

Es ist daher unvermeidlich, daß wir bei der Erarbeitung einer akzeptablen aktuellen *Systematik der Hautlymphome* auf große Schwierigkeiten stoßen. Die Fortschritte auf dem Gebiet der Lymphom-Diagnostik wurden vor allem auf hämatologischem Gebiet und in der Lymphknotenpathologie erzielt. Die Hautlymphome können daher nicht zwanglos den übrigen Lymphomen gleichgestellt werden. Wir müssen also, wenn man schon die Lymphknotenpathologie auf die Hautlymphome überträgt, mit der Deutung mancher Befunde noch sehr zurückhaltend sein. Eine sichere Einordnung der Hautlymphome nach ihrer B- und T-Zellzugehörigkeit gelingt erst bei einigen bestimmten Gruppen (z.B. cutane T-Zell-Lymphome).

Natürlich sind auch die Benennungen komplizierter geworden und dem Kliniker noch ungeläufig. In Anbetracht unserer noch immer begrenzten Kenntnisse der Non-Hodgkin-Lymphome benötigen wir wahrscheinlich eher ein umfangreiches und ins Detail gehendes als ein zu „einfaches" Ordnungsprinzip. Eine differenziertere Klassifizierung sichert nämlich eher die Erfassung und Dokumentation bestimmter wichtiger Einzelbefunde (MUSSHOFF, 1977).

Die im folgenden gewählte (keineswegs endgültige) *Einteilung* wurde weitgehend an die Kieler Klassifikation angelehnt (Tabelle 6). Dabei war es notwendig, sich hauptsächlich auf das cutane Lymphommaterial des eigenen Krankengutes zu stützen.

Mycosis fungoides, Sézary-Syndrom, pagetoide Reticulose und chronische lymphatische Leukämie vom T-Typ können als *cutane T-Zell-Lymphome* (SCHEIN et al., 1976) eingestuft werden. Die chronische lymphatische Leukämie vom B-Typ oder die Immunocytome sind als Beispiele *cutaner B-Zell-Lymphome* anzuführen. Zu den Lymphomen der Keimzentrumszellen gehören das centrocytische, das centrocytisch-centroblastische und das centroblastische Lymphom. Auch das Burkitt-Lymphom (bzw. Lymphom vom Burkitt-Typ) ist wahrscheinlich als Tumor der Keimzentrumszellen anzusehen.

Auf Begriffe wie sog. Reticulosarkomatose Gottron, Retothelsarkom (ROULET, 1930; RÖSSLE, 1939), Dermatoleukohämoblastosen, Reticulogranulomatosen u.a. sollte in Zukunft

Tabelle 6. Klassifikation cutaner Non-Hodgkin-Lymphome[a]

Niedriger Malignitätsgrad	Hoher Malignitätsgrad
Lymphocytische Lymphome	*Centroblastisches Lymphom*
Chronische lymphatische Leukämie.	*Immunoblastisches Lymphom*
Mycosis fungoides. Sézary-Syndrom.	*Lymphoblastische Lymphome*
Pagetoide Reticulose. Haarzell-Leukämie.	(einschließlich akute lymphatische
Immunocytom, Plasmocytom	Leukämie)
Centrocytisches Lymphom. Centro-	*Burkitt-Lymphom*
blastisch-centrocytisches Lymphom	
	Unklassifizierbare Lymphome

[a] In Anlehnung an das Konzept der Kieler Lymphomgruppe (GÉRARD-MARCHANT et al., 1974; LENNERT, 1978; s.a. BURG u. BRAUN-FALCO, 1978; sowie BRAUN-FALCO et al., 1978

trotz Anerkennung der historischen Bedeutung dieser Bezeichnungen besser verzichtet werden (KNOTH, 1976).

Gerade bei den *Hautlymphomen* existiert eine relativ große Gruppe, die aufgrund der histologischen bzw. cytologischen Merkmale *nicht mit Sicherheit klassifiziert werden kann*. Relativ leicht gelingt allerdings eine Unterscheidung zwischen malignen Lymphomen hohen und niedrigen Malignitätsgrades.

Cutane Non-Hodgkin-Lymphome mit niedrigem Malignitätsgrad

a) Lymphocytische Lymphome

Synonyma: Malignant lymphoma (m.l.), lymphocytic, well differentiated, diffuse; m.l. B-cell-type, small lymphocyte (CLL).

Diese Gruppe maligner Lymphome ist durch eine Proliferation von Zellen, die überwiegend kleinen Lymphocyten bzw. lymphocytoiden Zellen entsprechen, charakterisiert.

α) Chronische lymphatische Leukämie (CLL)

Bei der chronischen lymphatischen Leukämie lassen sich unspezifische paraleukämische Hautveränderungen, die auch „Leukämide" genannt werden, und spezifische Hauterscheinungen unterscheiden. Unter den spezifischen Hautmanifestationen, die meist erst dann auftreten, wenn periphere Lymphknotenschwellungen und/oder Symptome von seiten der inneren Organe schon vorliegen, sind plaqueförmige Läsionen und großknotige Formen die häufigsten Morphen. Seltener werden kleinknotige Veränderungen und Erythrodermien gesehen. [Die statistischen Angaben über die Häufigkeit der Hautveränderungen bei chronischer lymphatischer Leukämie schwanken zwischen 15% und 46% (MUSGER, im Druck).] Hauthistologisch typische Fälle ohne leukämisches Blutbild werden global als lymphocytische Lymphome bezeichnet.

Histologie der chronischen lymphatischen Leukämie: Die *unspezifischen Veränderungen* zeigen im wesentlichen das histologische Bild einer subakuten oder chronischen Dermatitis. Im Einzelfall treten je nach dem klinischen Bild bestimmte histologische Veränderungen – Hyperkeratose, Parakeratose, Acanthose, inter- bzw. intracelluläres Ödem mit Einwanderung von Rundzellen, Bläs-

Chronische lymphatische Leukämie (CLL)

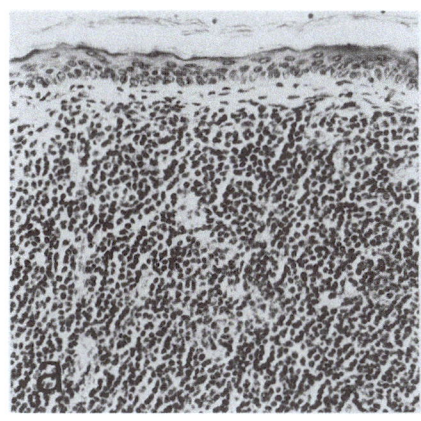

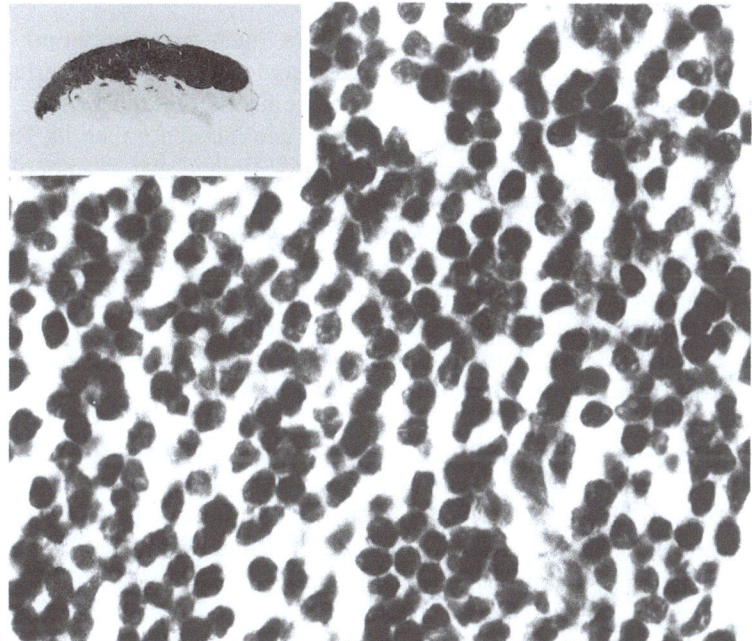

Abb. 17a und b. Chronische lymphatische Leukämie (B-Zell-Typ). Die dominierenden Zellen entsprechen kleinen Lymphocyten. (a) HE, 400×, (b) HE, 1000×, Inset, HE, 8×

chenbildung – mehr oder weniger deutlich hervor. In der oberen Cutis findet man Erweiterung der Gefäße und Ödem. Die meist lockeren Zellinfiltrate folgen den Gefäßen und bestehen in der Regel aus Lymphocyten. Im allgemeinen liegt das der klinischen Morphe entsprechende Bild vor.

Bei den *spezifischen Veränderungen* findet man eine knotige oder diffuse Infiltration in der Cutis. Zwischen dem oberen Rand der monomorphen Infiltrate und der häufig verdünnten Epidermis bleibt fast immer ein schmaler (ödematöser), von erweiterten Blut- und Lymphgefäßen durchzogener Bindegewebsstreifen frei (Abb. 17a). Manchmal durchsetzen massive Infiltrate die gesamte Cutis und Anteile der Subcutis. Die Zellen entsprechen überwiegend kleinen runden Lymphocyten mit einer dichten Kernstruktur und einem spärlichen Cytoplasma (Abb. 17b). Nucleolen sind nicht sichtbar. Mitosen werden nur äußerst selten beobachtet. Histiocytäre Zellen und Plasmazellen fehlen so gut wie immer innerhalb der Infiltrate. Eingestreut finden sich vereinzelt immer wieder größere „blastenähnliche" Zellformen mit einem (helleren) weniger kompakten Kernchromatin, 1–3 blassen Nucleolen und einem mittelbreiten, deutlich sichtbaren, oft graublauen Cytoplasmasaum (sog. Prolymphocyten? und Prolymphoblasten?). Die Bildung von Keimzentren wird nicht beobachtet. Auffallend ist nicht selten eine Vermehrung von Mastzellen.

In der Gefäßlichtung sieht man gelegentlich Lymphocytenansammlungen. Haarfollikel, Talg- und Schweißdrüsen und das präexistente Bindegewebe sind im Bereich dichterer Infiltrate geschwunden.

CLL-Hautinfiltrate zeigen im Tupfpräparat kleine Zellen mit runden Kernen und grobscholligem Chromatingerüst. Das Cytoplasma umgibt als schmaler Saum den Kern.

Zur differentialdiagnostischen Abgrenzung (s. auch Immunocytom) ist das weitgehende Fehlen histiocytärer bzw. makrophagocytärer Zellen innerhalb der Infiltrate im Gegensatz zu benignen Lymphocytomen hervorzuheben.

Bei der lymphatischen Erythrodermie, die in den meisten Fällen im Rahmen der CLL vom T-Typ (s.S. 399) beobachtet wird, finden sich die spezifischen Veränderungen überwiegend in den oberen und mittleren Cutisschichten. Sie bestehen aus herdförmigen, manchmal auch dichten bandförmigen, lymphocytären Infiltraten, die fast ausschließlich aus kleinen Lymphocyten bestehen. Neben diesen finden sich auch nacktkernige Elemente und Zellen mit pyknotischem Kern. Epidermotropismus der Zellen ist häufig nachweisbar (Abb. 18). Die Abgrenzung der spezifischen lymphatischen Erythrodermie von der histologisch unspezifischen paraleukämischen Begleiterythrodermie stößt oft auf größte Schwierigkeiten.

Enzymcytochemisch entsprechen die dominierenden Zellen in den cutanen Infiltraten ihrer schwachen Enzymausstattung nach Lymphocyten: schwache bzw. negative Reaktion beim Nachweis der unspezifischen Esterasen und der sauren Phosphatase. *Ultrastrukturell* zeigen die Zellen der CLL einen chromatinreichen Kern und ein monoribosomenhaltiges, ergastoplasmaarmes Cytoplasma. *Immuncytologische Untersuchungen* ergaben, daß der Großteil der Zellen der Hautinfiltrate wie im peripheren Blut fast ausnahmslos Marker für B-Lymphocyten trägt (BURG u. BRAUN-FALCO, 1977). Allerdings sind bei der CLL nur schwach fluorescierende Oberflächenreceptoren nachweisbar (AISENBERG u. WILKES, 1976).

Bei lymphocytischen Lymphomen nach Art der CLL handelt es sich in den meisten Fällen um eine monoklonale Proliferation nicht sekretorischer, Ig-bildender, neoplastischer B-Lymphocyten, wobei die Ausreifung zu sekretorischen Zellen offenbar blockiert ist.

Pathophysiologisch ist die CLL durch eine Akkumulation langlebiger, vermindert rezirkulierender Lymphocyten (*Akkumulationskrankheit*) und eine gesteigerte Neubildung pathologischer Lymphocyten (*Proliferationskrankheit*) gekennzeichnet (BREMER, 1975).

Bei weniger als 5% aller CLL-Leukämien findet sich eine monoklonale Vermehrung von Lymphocyten mit T-Zell-Eigenschaften (HUHN et al., 1976). Dieser

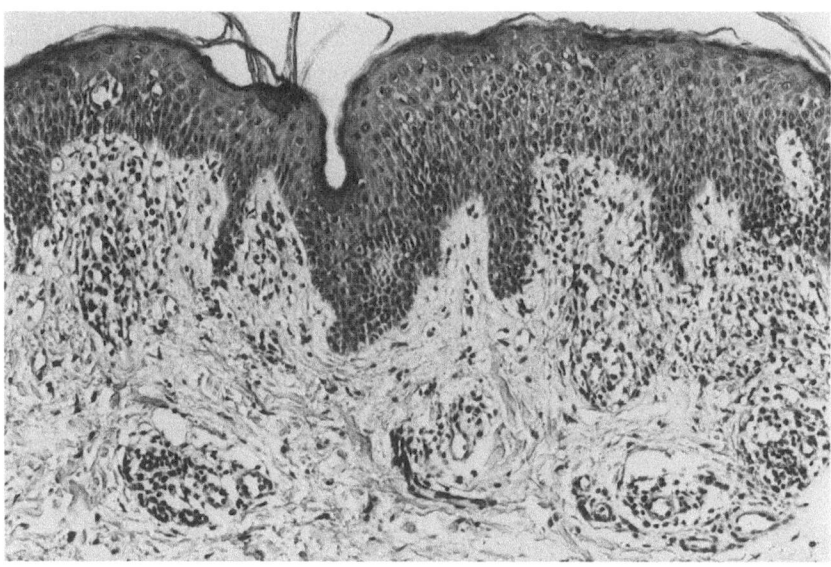

Abb. 18. Chronische lymphatische Leukämie (T-Zell-Typ). Überwiegend herdförmige Infiltrate in der Dermis. Epidermotropismus der Zellen mit Bildung eines Pautrierschen Abscesses. Klinisch Erythrodermie, 76jährige Patientin (HE, 125×). Eine Unterscheidung vom Sézary-Syndrom oder von einer Mycosis fungoides ist hier anhand der Hauthistologie allein nicht möglich

T-Zell-Typ der CLL zeigt ein ziemlich charakteristisches klinisch-hämatologisches Bild mit einer ausgeprägten Splenomegalie, einer nur mäßigen Leukocytose und Neutropenie sowie einer nur geringen Knochenmarksinfiltration. Die neoplastischen Lymphocyten zeigen cytoplasmatische azurophile Granula und haben einen hohen Gehalt an lysosomalen Enzymen (positive saure Phosphatase- und Beta-Glucuronidase-Reaktion). Sehr häufig liegt eine *Hautbeteiligung* unter dem Bild einer Erythrodermie vor (EDELSON et al., 1974). Diese T-CLL läßt sich gelegentlich nur schwer vom Sézary-Snydrom abgrenzen (Abb. 18). Die Zellen gleichen in ihrer Struktur in der Regel den kleinen Lymphocyten der B-CLL, zeigen aber doch einen weitaus größeren Polymorphismus mit Kernformen, die der „kleinzelligen Variante" der Sézary-Zellen ähnlich sind. Auch Chromosomen-Alterationen wurden beschrieben. Insgesamt dürfte die Abgrenzung zum Sézary-Syndrom noch nicht eindeutig geklärt sein.

β) Mycosis fungoides

Klinik der Mycosis fungoides: Primäre Hautmanifestation ist für die Mycosis fungoides charakteristisch. Die Krankheitserscheinungen bleiben meist lange Zeit auf die Haut beschränkt, und erst nach längerem Verlauf werden zunächst die Lymphknoten und später andere (viscerale) Organe betroffen.

Die klassische dermatologische Einteilung der Mycosis fungoides nach *Alibert-Bazin* in drei Stadien ist für eine exakte Feststellung der Krankheitsausbreitung allein nicht ausreichend.

Tabelle 7. Stadieneinteilung der Mycosis fungoides

Stadium I	Cutane Mycosis fungoides	a) Erythematöse u. ekzematoide Läsionen, großfleckige Parapsoriasis, Plaques, Papeln b) Tumoren mit oder ohne Plaques oder Papeln c) Erythrodermie
Stadium II	Cutane Mycosis fungoides (a–c) + dermatopathische Lymphadenitis	
Stadium III	Cutane Mycosis fungoides (a–c) + Mycosis fungoides in peripheren Lymphknoten	
Stadium IV	Cutane Mycosis fungoides (a–c) + viscerale Mycosis fungoides-Manifestation (Lymphknoten, Milz, Leber, Lunge, Knochenmark u.a.)	
Stadium 0	Prämykotische Veränderungen – Histologie keine Mycosis fungoides	
Stadium $^1/_2$	Protomykotische Veränderungen – Histologie mit Mycosis fungoides vereinbar	
L→Leukämische Phase (Sézary-Syndrom)		

Tabelle 7 zeigt den Vorschlag einer Klassifikation der Mycosis fungoides, welche klinische und pathologisch-anatomische Charakteristika kombiniert (KERL, 1976, 1978). Diese Einteilung wurde nach FUKS et al. (1973) sowie nach dem Arbeitsprotokoll der „mycosis fungoides cooperative study" in den USA [Arch. Derm. 111, 457 (1975)] modifiziert.

Folgende klinische Hautmanifestationen werden unterschieden:
1. Die klassische Alibert-Bazinsche Form mit phasenhaftem Verlauf der Erkrankung, die in typischen Fällen mit einem prämykosiden Stadium beginnt und mit der Ausbildung von Plaques und Tumoren ihr charakteristisches Gepräge gewinnt.
2. Die d'emblée-Form (VIDAL-BROCQ), die primär Tumoren aufweist.
3. Die erythrodermatische Mycosis fungoides (HALLOPEAU-BESNIER bzw. LEREDDE) und
4. eine leukämische Variante, die von den meisten Autoren als Sézary-Syndrom bezeichnet wird.

Das *prämykotische Stadium* zeigt klinisch erythematöse oder erythemato-squamöse Veränderungen von unregelmäßiger Größe und Form. Sie weisen verschiedene Farbschattierungen auf und bieten oft den Aspekt seborrhoischer, psoriasiformer oder parapsoriasiformer Dermatosen. Während die „Parapsoriasis digitiforme" (Xanthoerythrodermia perstans) praktisch nie und die „Parapsoriasis en grandes plaques simples" selten in eine Mycosis fungoides übergehen, zeigt die „Parapsoriasis en grandes plaques poikilodermiques" (Poikiloderma atrophicans vasculare, Parapsoriasis lichenoides) *häufig* eine Transformation in eine Mycosis fungoides (SAMMAN, 1972, 1976; BONVALET et al., 1977; HEID et al., 1977). Die großfleckige Parapsoriasis mit poikilodermatischem Charakter ist durch vereinzelte, große, erythematöse Plaques, Teleangiektasien, Petechien, Hautatrophie und reticuläre Pigmentierung charakterisiert.

Im *infiltrativen Stadium* treten meist plattenartige, leicht schuppende, scharf begrenzte, gerötete Infiltrate auf.

Das *Tumorstadium* ist durch hell- bzw. bläulich- bis braunrote, kalottenförmige Knoten, die zu zentraler Ulceration neigen, gekennzeichnet (Übersicht bei TAPPEINER u. GSCHNAIT, 1978).

Histologie der Mycosis fungoides: Das *prämykoside Stadium* bietet in vielen Fällen das Bild einer subakuten oder chronischen Dermatitis mit Acanthose der Epidermis und oberflächlichen cutanen Infiltraten aus lymphoiden Zellen. Daneben finden sich Histiocyten, gelegentlich Plasmazellen, eosinophile und neutrophile Granulocyten sowie in wechselnder Zahl Mastzellen (BURG u. BRAUN-FALCO, 1974). Die Acanthose kann einen *psoriasiformen Aspekt* (Abb. 19a) aufweisen (psoriasiforme lymphohistiocytäre Hyperplasie und Dysplasie; REED, 1976).

Für die Verdachtsdiagnose einer *incipienten Mykosis fungoides* („Protomykose" und „Praemykose") sind der Nachweis eines intensiveren perivasculären oder lichenoiden Infiltrates (Eosinophile sind meist noch nicht vorhanden) in der Cutis und das Vorkommen von einzelnen oder mehreren atypischen lymphoiden Zellen in der häufig akanthotisch-psoriasiformen Epidermis erforderlich. Spongiose fehlt im allgemeinen (Abb. 19a–d).

Bei Vorhandensein *parapsoriasiform-poikilodermatischer Veränderungen* findet man ein relativ dichtes, bandartiges, lichenoides Infiltrat in der oberen Cutis. Die Infiltrate, die auch eine perivasculäre Lokalisation aufweisen, bestehen hauptsächlich aus Lymphocyten, Histiocyten und einigen Granulocyten. Die Epidermis ist atrophisch; die basalen Keratinocyten zeigen häufig eine Verflüssigungsdegeneration. Spätere Stadien sind durch Rückbildung der Infiltrate, Fibrose des Stratum papillare und ektatische Blutgefäße gekennzeichnet (Abb. 19e).

Das *Plaque-Stadium* ist durch ein wechselnd dichtes, meist bandartiges Infiltrat im oberen Corium gekennzeichnet (Abb. 20, Abb. 21, Inset), welches in enger Beziehung zur Epidermis steht. Es kann aber auch eine subepidermale infiltratfreie Zone vorliegen. Gelegentlich werden auch in den tieferen Cutisschichten fleckförmige Infiltrate angetroffen. Das Infiltrat hat einen polymorphen Charakter und besteht vorwiegend aus kleinen Lymphocyten (mit z.T. pyknotischen Kernen), *atypischen Zellen*, Immunoblasten und Histiocyten sowie Reticulumzellen. Eosinophile Granulocyten und lympho-plasmocytoide Plasmazellen sind häufig beteiligt. Die Zahl der Mastzellen und neutrophilen Granulocyten wechselt. Es werden auch ein- und mehrkernige Riesenzellen beobachtet, die an Langhans-Zellen bzw. Fremdkörperriesenzellen erinnern und manchmal bizarre Zellformen vom Typ der Hodgkin-Zellen aufweisen. Die bei der Mycosis fungoides nachweisbaren „*atypischen Zellen*" liegen locker verstreut oder focal gruppiert in den Infiltraten und entsprechen in der Größe variablen Zellformen mit meist ausgeprägten Kernmembranfaltungen (Abb. 21, 22a u. b). Sie werden als *Lutzner-Zellen* (LUTZNER u. JORDAN, 1968; LUTZNER et al., 1971) oder *Sézary-Zellen* bezeichnet. Die Darstellung ihrer Strukturen gelingt besonders gut in Semidünn- oder Ultradünn-Schnitten (HAGEDORN, 1977). Neben diesen kleineren und mittelgroßen Zellformen mit verschieden geformten, hyperchromatischen (Abb. 20), häufig jedoch auch helleren Kernen findet man manchmal relativ große Zellen mit einem mäßig bis stark basophilen Cytoplasma. Die Kerne sind mehr oder weniger unregelmäßig gelappt oder rund und haben ein dichtes Chromatin und einzelne dunkel gefärbte Nucleoli (RAPPAPORT u. THOMAS, 1974; LONG u. MIHM, 1974).

Wichtig sind die *epidermalen Veränderungen*, die häufig durch eine Acanthose und focale Parakeratose (wie bei Psoriasis vulgaris) gekennzeichnet sind. Charakteristisch ist das Auftreten von *Pautrierschen Mikroabscessen*, die von atypischen Lymphocyten und Histiocyten erfüllt sind (Abb. 23a). Sie liegen in verschiedenen

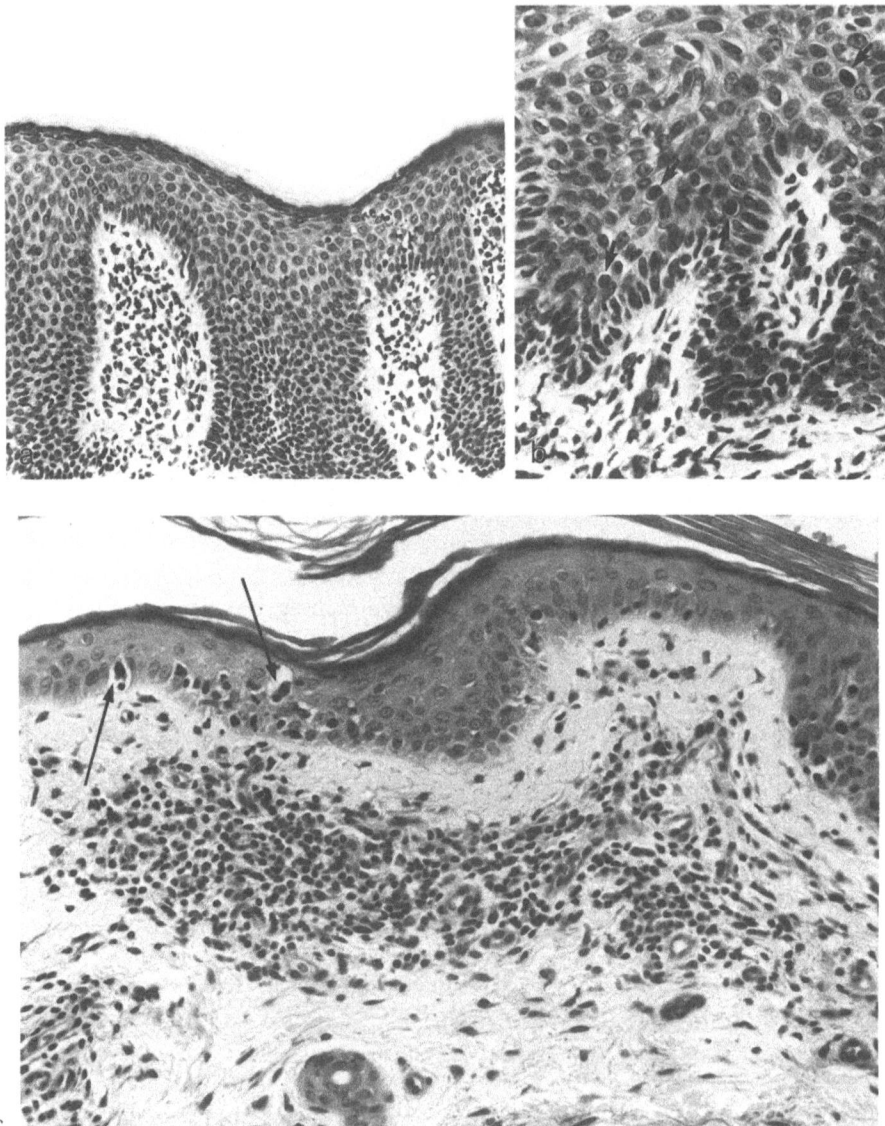

Abb. 19a–e. Mycosis fungoides, Kriterien zur Diagnose des protomycotischen Stadiums. (a) u. (b) Nachweis von einzelnen lymphoiden Zellen (Pfeile) in der acanthotisch-psoriasiformen Epidermis bei fehlender Spongiose (HE, 200× bzw. 400×). (c) u. (d) Bandförmiges dermales Infiltrat. „Normale" und atypische lymphoide Zellen mit einem „Halo" (Pfeile) in der Epidermis (HE, 200 bzw. 400×). (e) Klinisch parapsoriasiform-poikilodermatische Läsion. Im weiteren Verlauf entwickelte sich ein typisches Sézary-Syndrom (HE, 160×)

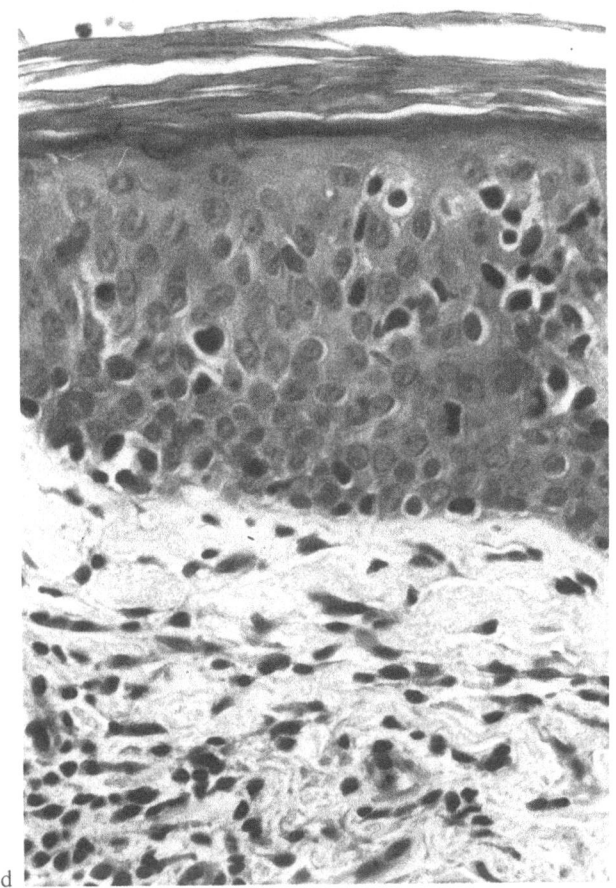

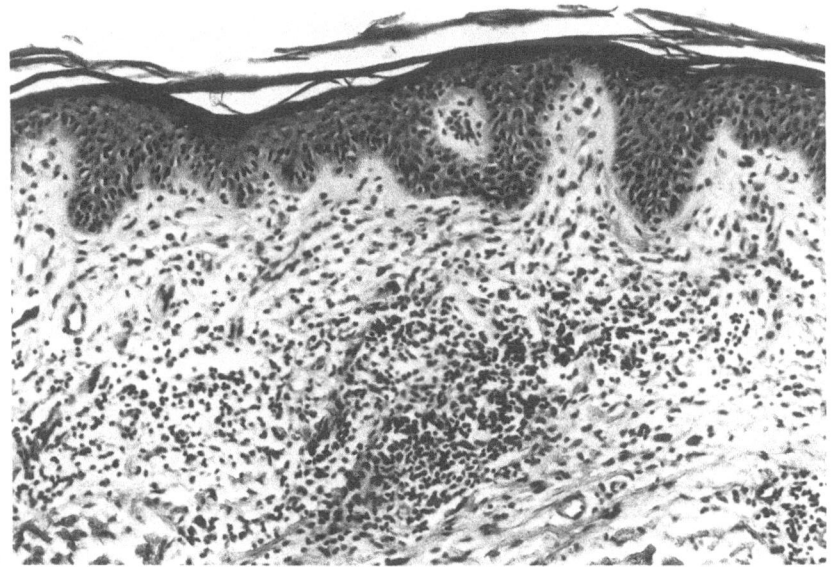

Abb. 19d und e

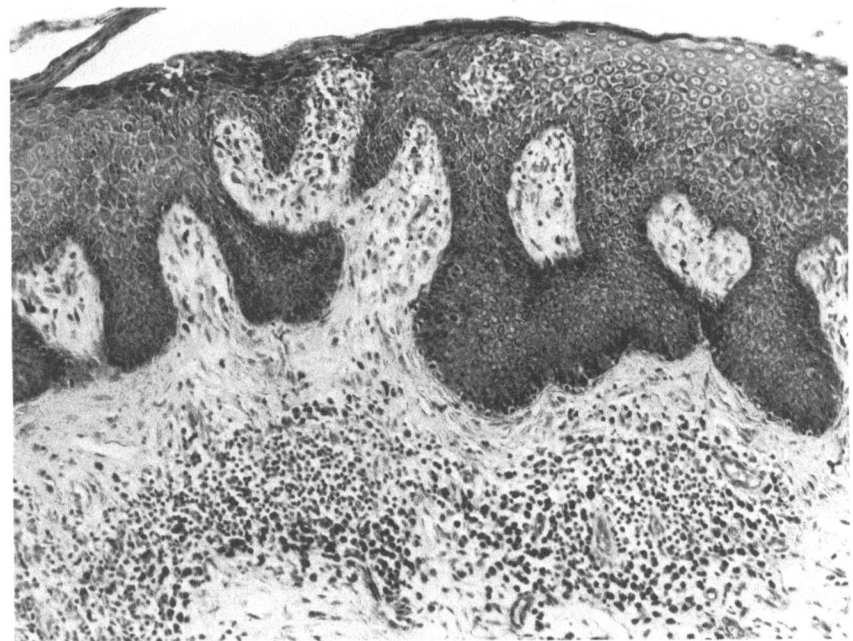

Abb. 20. Mycosis fungoides. Plaque-Stadium. Im Infiltrat auch größere Zellen mit hyperchromatischen Kernen (Mycosis fungoides-Zellen?) (Giemsa, 125×)

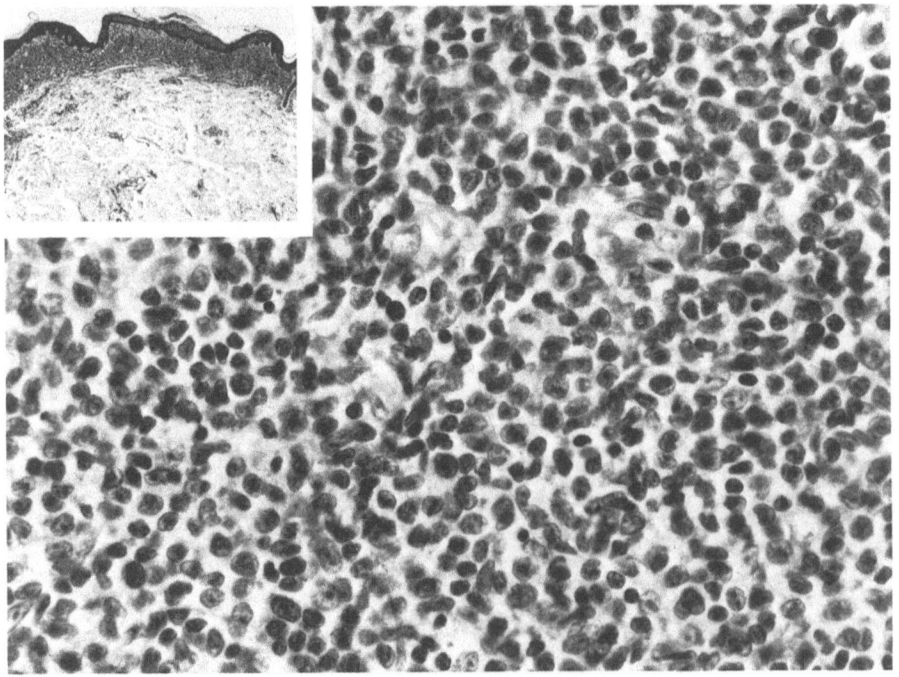

Abb. 21. Mycosis fungoides. Plaque-Stadium. „Atypische" Lymphocyten (Lutzner-Zellen) mit gekerbten Kernen überwiegen (HE, 400×). Inset: Bandförmiges Infiltrat: „T-Zell-Muster" (HE, 8×)

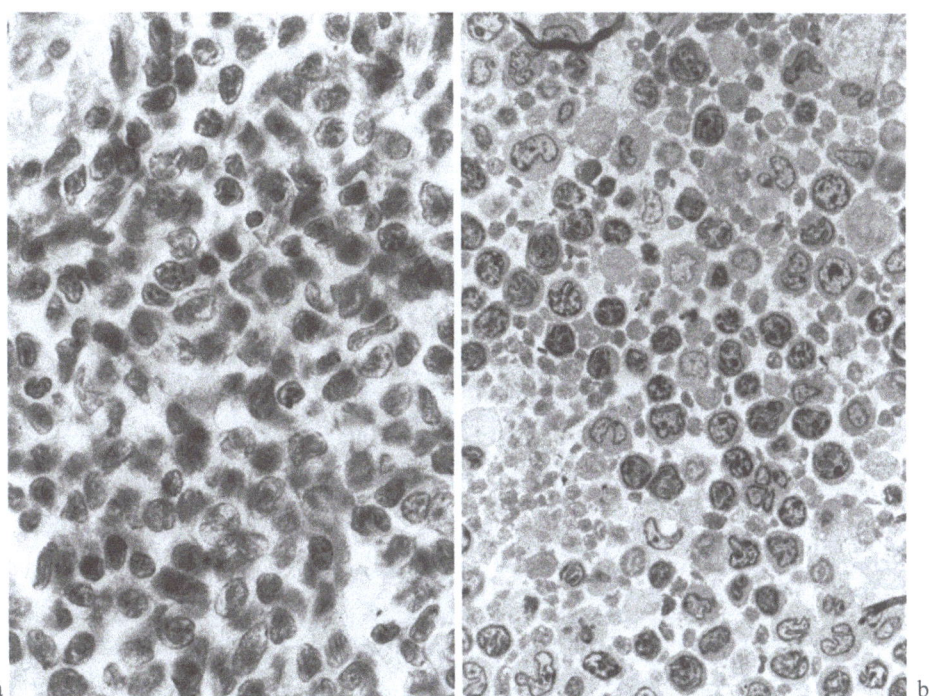

Abb. 22 a und b. Mycosis fungoides. Plaque-Stadium. Zellen verschiedener Größe mit ausgeprägten Kernmembranfaltungen. (a) HE, 800×, (b) Semidünn-Schnitt (Azur-II-Methylenblau, 800×)

Epidermisebenen. Die mononucleären Zellen können aber auch unregelmäßig als einzelne Zellen (die von einem hellen Halo umgeben sind) oder diffus die Epidermis infiltrieren. Auch die Haarfollikel können Exocytose in Form variabler Zellinfiltrate zeigen (Abb. 23b). Manchmal sieht man eine mucinöse Degeneration der Follikelanteile (Mucinosis follicularis).

Enzymcytochemisch verhalten sich die meisten Zellen wie Lymphocyten negativ. Zusätzlich finden sich disseminiert in wechselnder Zahl mononucleäre Phagocyten mit monocytärer (Naphthol-AS-D-Acetatesterase) und histiocytärer bzw. makrophagocytärer (saure Phosphatase, unspezifische Esterasen) Enzymausstattung (Farbtafel, Abb. III). Ihr Anteil nimmt im Tumor-Stadium zu (BURG u. BRAUN-FALCO, 1974; KLEINHANS, 1975).

Mittels *immuncytologischer Untersuchungen* konnten an den meisten Zellen T-Lymphocyten-Marker nachgewiesen werden (EDELSON et al., 1974; LUTZNER et al., 1975; SCHMITT et al., 1976; BURG u. BRAUN-FALCO, 1978). Die T-Zellen bei der Mycosis fungoides zeigen häufig auch funktionelle Abnormitäten.

Die Frage, ob es eine *pathognomonische Mycosis fungoides-Zelle* gibt, bleibt ungeklärt. Die ihr zugesprochene Krankheitsspezifität wird durch die uneinheitliche Definition in der Literatur problematisch (BURG u. BRAUN-FALCO, 1974; BREHMER-ANDERSSON, 1976). [FEYRTER und LUGER (1971) z.B. stellen als weitgehend kennzeichnend an Sternberg-Reedsche Riesenzellen erinnernde Zellen heraus.] Von einigen Autoren werden die relativ großen Zellen mit hyperchromatischen Kernen (die allerdings in den Hautinfiltraten eher selten gefunden werden) als Mycosis fungoides-Zellen (lymphoide Riesenzellen?) aufgefaßt

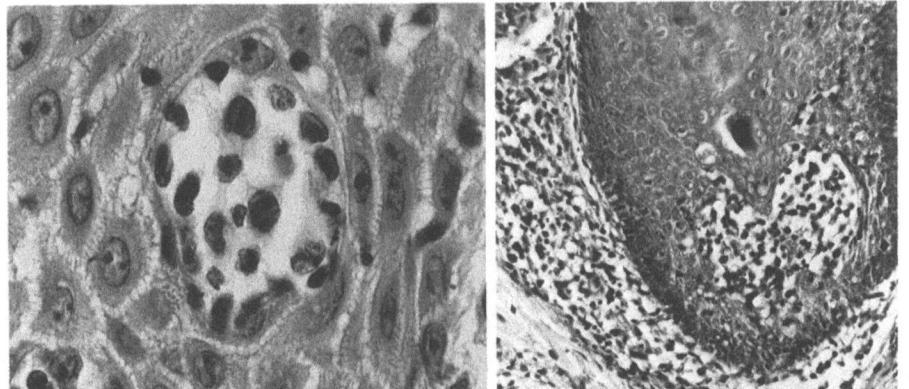

Abb. 23a und b. Mycosis fungoides. Plaque-Stadium. (a) Epidermale Veränderungen. Pautrierscher Mikroabsceß mit mononucleären Zellen, die variable Kernformen aufweisen (HE, 800×). (b) Exocytose von Infiltratzellen und Mikroabsceß im Bereich eines Haarfollikels (Giemsa, 200×)

(RAPPAPORT u. THOMAS, 1974; LEVER u. SCHAUMBURG-LEVER, 1975). Von vielen Untersuchern wird dagegen die Lutzner-Zelle (Sézary-Zelle) als Mycosis fungoides-Zelle bezeichnet. Schließlich werden auch cytoplasmareiche Zellen mit einem hellen Kern, die morphologisch an atypische Histiocyten oder Reticulumzellen erinnern, als charakteristisch herausgestellt. GOOS (1978) definiert die Mycosis-Zellen als große Zellen mit meist excentrisch gelegenen, sehr unregelmäßigen Kernen und einem breiten relativ organellenarmen Cytoplasma. Die dominierende Zellpopulation stellen jedenfalls die atypischen Lymphocyten bzw. Lutzner-Zellen dar.

Tumor-Stadium. In vielen Fällen bleibt der polymorphe Charakter der zelligen Infiltrate bestehen (s. Plaque-Stadium). Andererseits wird aber nicht selten ein Wandel in Richtung eines (neoplastischen) relativ monomorphen Infiltrates unter dem Bild eines der verschiedenen Non-Hodgkin-Lymphome beobachtet. Im Vordergrund steht dann eine tumorförmige Proliferation aus lymphoiden und histiocytären Zellen (bzw. Reticulumzellen), die meist das ganze Corium erfaßt und nicht selten auch die Subcutis betrifft (Abb. 24). Neben der Proliferation von kleinen Gefäßen (Darstellung mit der PAS-Reaktion) nehmen Fibrosierungsvorgänge in der Umgebung zu.

Die Entwicklung eines monomorphen Infiltrates steht in enger Beziehung zu einer schlechteren Prognose und beruht wahrscheinlich nicht auf der Entstehung eines cytogenetisch „neuen" malignen Lymphoms, wie z.B. eines Reticulosarkoms. Es handelt sich vielmehr eher um eine bestimmte Phase im Krankheitsverlauf, in der der Übergang in ein malignes Lymphom von hohem Malignitätsgrad eintritt. Abb. 25 zeigt ein im Endstadium der Mycosis fungoides aufgetretenes immunoblastisches Lymphom vom T-Typ (s. auch SCHWARZE u. UDE, 1975).

Diagnose und Differentialdiagnose der Mycosis fungoides: Die Grenzen zwischen den verschiedenen Stadien sind unscharf. Die Diagnose „Mycosis fungoides" basiert auf dem Nachweis bandartiger oder tumorförmiger, polymorpher, in späteren Stadien auch monomorpher Infiltrate, die aus atypischen mononucleären Zellen verschiedener Größe bestehen. Unter diesen lassen sich die *Lutz-*

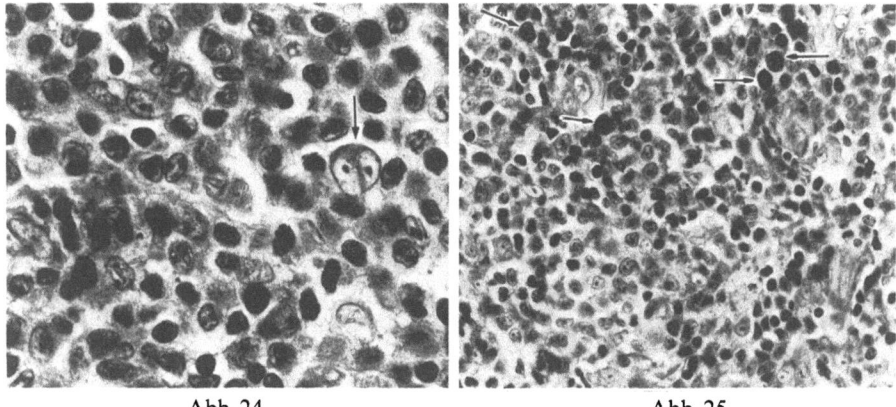

Abb. 24   Abb. 25

Abb. 24. Mycosis fungoides. Tumor-Stadium. Polymorphes Zellbild. (Pfeil = doppelkernige Reticulumzelle) (Giemsa, 800 ×)

Abb. 25. Mycosis fungoides. Tumor-Stadium. Übergang in ein immunoblastisches Lymphom („Reticulosarkom"). Im Infiltrat zahlreiche Blasten und Mycosis fungoides-Zellen (Pfeile). 72jähriger Patient. Exitus nach 4jährigem Krankheitsverlauf (Giemsa, 400 ×)

ner-Zellen und *größere Zellen mit hyperchromatischen unregelmäßigen Kernen* differenzieren. Bedeutsam ist außerdem der Nachweis von Pautrierschen Mikroabscessen in epidermolytischen Hohlräumen.

Eindeutige Kriterien für die Frühdiagnose der Mycosis fungoides fehlen. Im prämykotischen Stadium ist ein breites Spektrum unspezifischer Veränderungen, welches die Kontaktdermatitis, die Neurodermitis, verschiedene Parapsoriasis-Formen, die Psoriasis vulgaris und Erythrodermien umfaßt, zu berücksichtigen (MUSSO, 1972; WINKELMANN, 1976; ORBANEJA et al., 1976). Die parapsoriasiform-poikilodermatischen Veränderungen (lichenoider Typ) sind vom Lichen ruber abzugrenzen.

Typische protomykotische Veränderungen sind das Vorliegen eines perivasculären oder lichenoiden Infiltrates in der Cutis sowie der *Nachweis von vermehrten mononucleären (lymphoiden) Zellen* mit einem hellen Hof („Halo-Zellen") in verschiedenen Epidermislagen bei fehlender Spongiose bzw. Microvesiculation (SANCHEZ u. ACKERMAN, 1978; KERL, 1978).

Pautriersche Abscesse sind nicht unbedingt pathognomonisch für die Mycosis fungoides. Intraepidermale mononucleäre Abscesse werden auch bei der Kontaktdermatitis, beim Lichen simplex chronicus (ACKERMAN et al., 1974) und bei verschiedenen anderen Hautlymphomen gesehen (ALTMEYER u. NÖDL, 1978). Diagnostisch entscheidend ist der Nachweis atypischer Lymphocyten.

In die Differentialdiagnose sind Hautinfiltrate beim Morbus Hodgkin einzubeziehen. Hier findet man ebenfalls ein polymorphes Infiltrat, die Lymphocyten erscheinen jedoch normal. Außerdem ist beim Morbus Hodgkin häufiger auch die Subcutis infiltriert. An Hodgkin-Zellen erinnernde Zellen werden auch bei der Mycosis fungoides gefunden (siehe auch Abb. 51a).

Im Tumor-Stadium kommen differentialdiagnostisch andere maligne Lymphome in Betracht. Eine eindeutige Diagnose gelingt dabei in vielen Fällen allein aus dem histopathologischen Bild nicht und eine Korrelation mit dem klinischen Verlauf ist dann notwendig.

Extracutane Manifestationen der Mycosis fungoides: Nach den Untersuchungen von RAPPAPORT und THOMAS (1974) ist in über 70% der Fälle autoptisch ein extracutaner Organbefall nachzuweisen. In erster Linie sind Lymphknoten und/oder Milz, Lungen, Leber, Gastro-Intestinaltrakt, Nieren und Knochen betroffen (EPSTEIN et al., 1972; THOMAS u. RAPPAPORT, 1975). Diese Befunde unterstreichen die Bedeutung einer genauen Stadieneinteilung (s. Tabellen 5 und 7).

Palpable Lymphknoten ergaben bei der Erstuntersuchung von Mycosis fungoides-Patienten in 42–66% das histologische Bild einer dermatopathischen Lymphadenitis oder anderer unspezifischer reaktiv-entzündlicher Veränderungen (LEVI u. WIERNIK, 1975).

Die diagnostischen Probleme bei der Beurteilung der Lymphknoten im Rahmen der Mycosis fungoides sind sehr groß. Schwierigkeiten ergeben sich hierbei in erster Linie bei Vorliegen einer dermatopathischen Lymphadenitis und gleichzeitiger incipienter neoplastischer Infiltration.

Dermatopathische Lymphadenitis (lipomelanotische Reticulocytose): Man sieht im Lymphknoten eine stark verbreiterte, gegen die Keimzentren relativ scharf abgegrenzte (interfolliculäre) Paracorticalzone (Abb. 26a). Diese enthält reichlich Reticulumzellen sowohl vom phagocytischen Typ (=Makrophagen; s. Allgemeiner Teil), die vornehmlich Melanin und Lipide enthalten, als auch

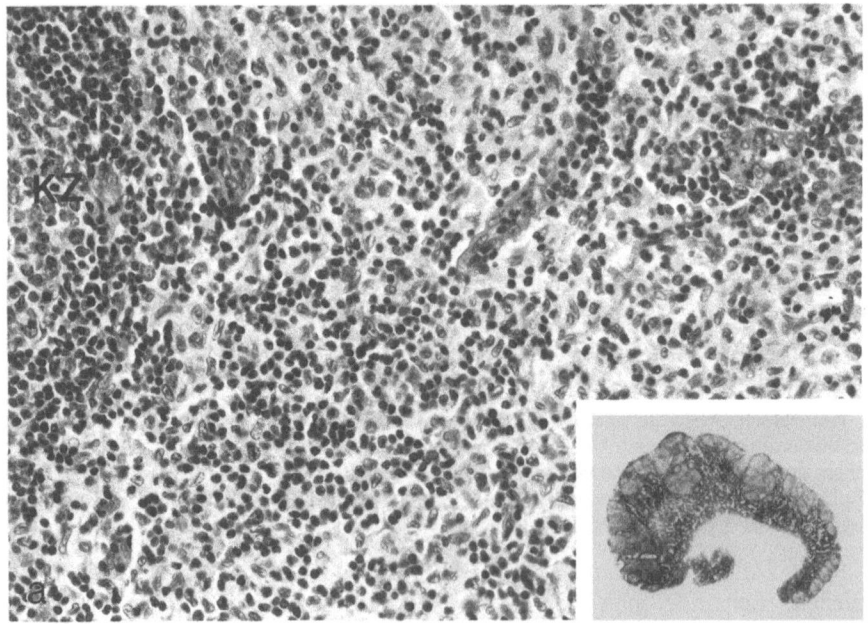

Abb. 26a–c. (a) Mycosis fungoides. Dermatopathische Lymphadenitis. Verbreiterung der Paracorticalzone mit Proliferation von Reticulumzellen und Vermehrung postcapillärer epitheloider Venolen. Am linken Bildrand Anschnitt eines Keimzentrums (*KZ*) (HE, 250×). Inset: Übersichtsaufnahme (HE, 8×). (b) u. (c) Mycosis fungoides. Spezifische Lymphknotenbeteiligung. Focale Infiltration der paracorticalen T-Zone (HE, 80× bzw. 400×)

interdigitierende Reticulumzellen (KAISERLING u. LENNERT, 1974). Lymphocyten findet man nur in geringer Zahl, und zwar in der Umgebung proliferierter postcapillärer Venolen und innerhalb der Gefäßwände. Statistische Untersuchungen haben ergeben, daß im Rahmen der Mycosis fungoides beim Vorliegen einer dermatopathischen Lymphadenitis später vermehrt mit einer spezifischen Beteiligung der peripheren und visceralen Lymphknoten zu rechnen ist.

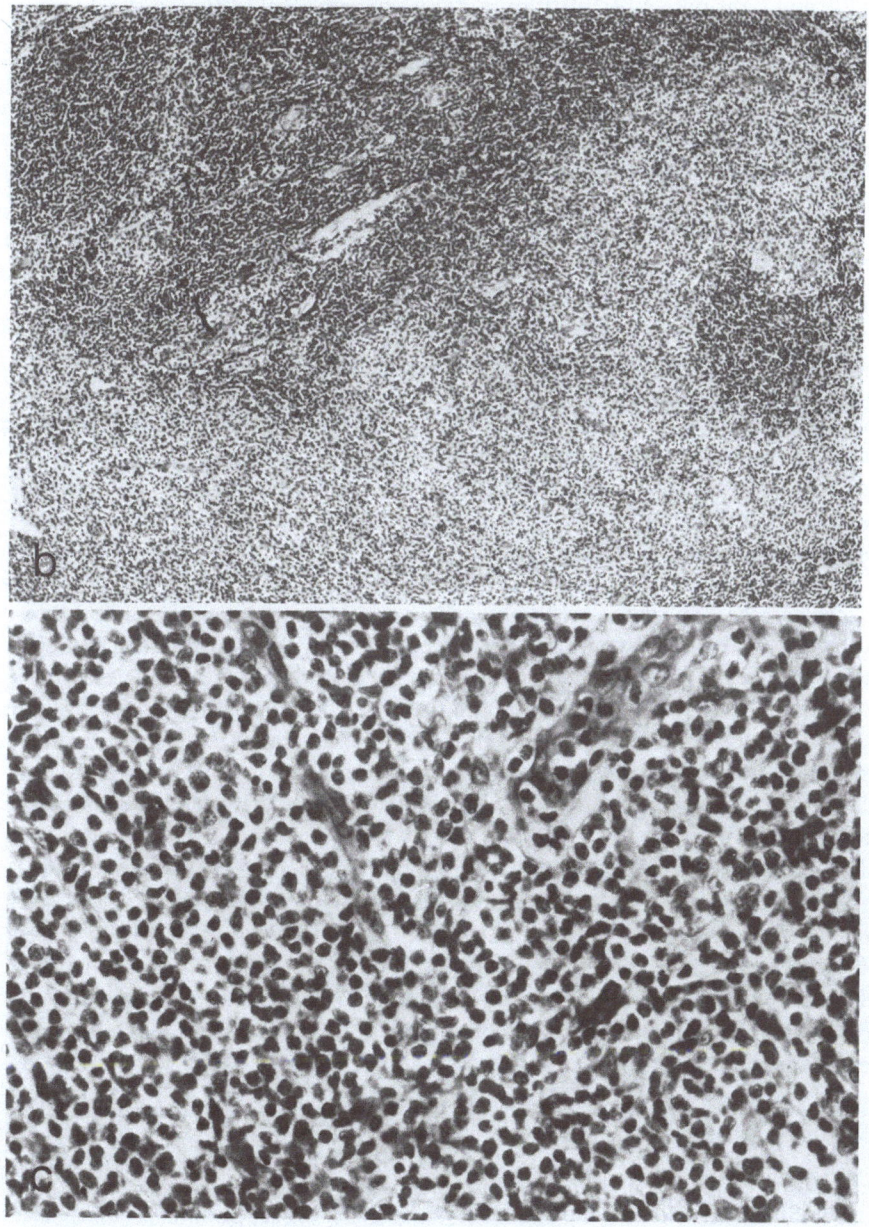

Abb. 26b und c

Mycosis fungoides im Lymphknoten: Zwischen der peripheren Lymphknotenbeteiligung und der visceralen Organmanifestation besteht eine enge Korrelation.

Folgende Veränderungen lassen sich nach THOMAS und RAPPAPORT (1975) in den Lymphknoten unterscheiden:

1. *Dermatopathische Lymphadenitis* (s. o.).
2. *Dermatopathische Lymphadenitis mit gleichzeitiger focaler spezifischer Infiltration* (Abb. 26b u. c). In diesen Fällen ist die Lymphknotenstruktur erhalten. Herdförmig sieht man eine Infiltration der paracorticalen T-Region des Lymphknotens. Cytologisch überwiegen dabei polymorphe lymphocytäre Zellen, die z.T. Lutzner-Zellen entsprechen, andererseits auch den von RAPPAPORT und THOMAS (1974) beschriebenen größeren sog. Mycosis fungoides-Zellen zugeordnet werden können. Zusätzlich kommen auch reichlich Reticulumzellen sowie Plasmazellen, Eosinophile und Mastzellen vor. Der partielle Lymphknotenbefall ist auf jeden Fall schwierig zu diagnostizieren. Als wichtig wird das Vorliegen der atypischen Zellen *in kleinen Haufen* angesehen (ROSAS-URIBE et al., 1974). Auch der Nachweis vermehrter und atypischer Mitosen ist für eine Mycosis fungoides des Lymphknotens verdächtig.
3. *Diffuse Infiltration* des Lymphknotens. Es finden sich noch Restherde normalen Lymphknotengewebes mit gelegentlich erhaltenen floriden Keimzentren im B-Zonen-Areal. Die Paracorticalzonen dagegen sind vollständig von polymorphen lymphocytären und histiocytären Zellen, die manchmal eine Ähnlichkeit mit Sternberg-Reed-Zellen aufweisen, infiltriert.
4. Schließlich wird im Endstadium die *vollständige Zerstörung* der Lymphknotenstruktur beobachtet. Die Histologie entspricht dann meist einem Non-Hodgkin-Lymphom hohen Malignitätsgrades.

Nosologische Einordnung und Pathogenese der Mycosis fungoides: Die Mycosis fungoides wird heute von der überwiegenden Zahl der Autoren als malignes lymphocytisches Lymphom von niedrigem Malignitätsgrad klassifiziert (LENNERT, 1976; BURG, 1977). Die Besonderheit der Mycosis fungoides liegt im Vergleich zu den anderen Non-Hodgkin-Lymphomen in ihrer primär cutanen Manifestation (bei zunächst relativ benignem Verlauf), in dem bevorzugten Befall der T-Zonen des lymphatischen Gewebes und in der relativ seltenen Knochenmarksinfiltration.

Die Tumorzellen bei der Mykosis fungoides und beim Sézary-Syndrom sind wahrscheinlich lymphocytärer Herkunft, weshalb die Bezeichnung *cutane T-Zell-Lymphome* vorgeschlagen wurde (EDELSON, 1976; SCHEIN et al., 1976). Zu diesen gehören neben der Mycosis fungoides – wie erwähnt – auch die pagetoide Reticulose Woringer-Kolopp (BRAUN-FALCO et al. 1973) und als spezielle leukämische Formen die chronische lymphatische Leukämie vom T-Typ sowie das Sézary-Syndrom.

Goos (1976) vermutet, daß bei der Mycosis fungoides die Haut in ein T-Zell-spezifisches Kompartiment (mit interdigitierenden Reticulumzellen, postcapillären Venolen und T-assoziierten Plasmazellen; s. Allgemeiner Teil) umgewandelt wird, in dem sich die lymphoiden Zellen entwickeln und neoplastisch transformieren. Es wird auch angenommen, daß eine chronische Stimulation des immunologischen Systems durch ein unbekanntes persistierendes Antigen (TAN et al., 1974; SCHUPPLI, 1976) über einen gesteigerten Monocytenumsatz zu einer permanenten Lymphocytentransformation führt (HAGEDORN, 1977). In diesem Zusammenhang (Allergenpersistenz) wird auch den Langerhans-Zellen eine gewisse Bedeutung zugesprochen (ROWDEN u. LEWIS, 1976).

Die Bedeutung der Histiocyten und Reticulumzellen, die im Infiltrat der Mykosis fungoides gefunden werden, ist unklar. Wahrscheinlich stellen diese Zellen einen Teil der dermalen Sekundär-Reaktion dar (DE GRACIANSKY u. GUILAINE, 1975). Andererseits wird auch vermutet, daß die histiocytären Zellen die malignen Zellen darstellen könnten (ORBANEJA et al., 1972). Die gesteigerte Reaktion des Monocyten-Makrophagen-Systems bei der Mycosis fungoides könnte dazu beitragen, daß das Tumorwachstum erschwert wird und die Makrophagen eine relativ effektive Barriere gegen die Dissemination der Krankheit bilden (MEURET, 1976). [Zusammenhang zwischen MIF-Produktion durch neoplastische Lymphocyten (EDELSON, 1976) und Histiocyten-Makrophagen-Anhäufung?]

γ) Sézary-Syndrom

Das Sézary-Syndrom wurde 1938 von SÉZARY u. BOUVRAIN beschrieben. BACCAREDDA hat offensichtlich die gleiche Krankheit 1939 unter dem Namen „Reticulohistiocytosis cutanea hyperplastica benigna cum melanodermia" vorgestellt. Das Krankheitsbild ist heute von großem klinischen und theoretischen Interesse, weil von dieser *dermatologischen Erkrankung* entscheidende Impulse für die hämatologisch-immunologische Forschung ausgegangen sind. Insbesondere konnte namentlich anhand des Sézary-Syndroms gezeigt werden, daß neben der großen Zahl von B-Zell-Neoplasien auch T-Zell-Lymphome existieren.

Der *klinische Beginn* kann sich zunächst als Kontaktdermatitis, Arzneiexanthem oder unter dem Bild psoriasiformer Veränderungen manifestieren. Der weitere Verlauf ist durch eine generalisierte Erythrodermie mit Lymphknotenschwellungen, Pigmentierungstendenz, Ödemen und Juckreiz gekennzeichnet. Viele der meist älteren Patienten zeigen die für den erythrodermatischen Typ der Mycosis fungoides charakteristische, diffus infiltrierte, trockene, stark schuppende, oft von Knoten durchsetzte, braunrötliche Haut. Hyperkeratosen an Handtellern und Fußsohlen sowie Haar- und Nagelveränderungen sind häufig. Bei etwa 50% der Patienten besteht eine Leukocytose (zwischen 15000 und 20000/mm^3). Für das Krankheitsbild kennzeichnend ist das Vorkommen einer Lymphocytose mit atypischen Lymphocyten (*Sézary-Zellen*). Die Prozent-Werte der Sézary-Zellzahlen im Blut können stark variieren (Fluktuation der „Sézary-Cytose"; HEAPHY u. WINKELMANN, 1976).

Histologie des Sézary-Syndroms: Das histopathologische Bild der erythrodermatischen Haut ist grundsätzlich den Veränderungen der Mycosis fungoides bzw. fallweise deren Vorstadien („Prälymphom") an die Seite zu stellen. Die Epidermis ist entweder schmal oder unregelmäßig acanthotisch. Da und dort bestehen Hyperkeratosen und parakeratotische Zonen. Nicht selten dringen Zellen in die stellenweise auch spongiotische Epidermis ein oder es finden sich rundliche Mikroabscesse (HOLDAWAY u. WINKELMANN, 1974). In der Cutis werden verschiedene Infiltratmuster beobachtet. Häufig sind bandförmige monomorphe Infiltrate mit einem betonten Epidermotropismus und Exocytose lymphoider Zellen vorhanden. Es lassen sich aber auch manchmal relativ scharf begrenzte bandartige Infiltrate nachweisen, die einen subepidermalen Grenzstreifen freilassen. Die obere Dermis wird in anderen Fällen wieder von mehr perivasculär bzw. periadnexiell akzentuierten Infiltraten durchsetzt (Abb. 27 u. Abb. 29). Innerhalb der Infiltrate finden sich überwiegend kleine Lymphocyten und Histiocyten. Diagnostisch wichtig sind die *Sézary-Zellen* (Lutzner-Zellen). Dabei handelt es sich um runde bis ovale Zellen mit eingekerbtem bis gefaltetem Zellkern, dessen Chromatin dicht oder bröckelig strukturiert erscheint. Das

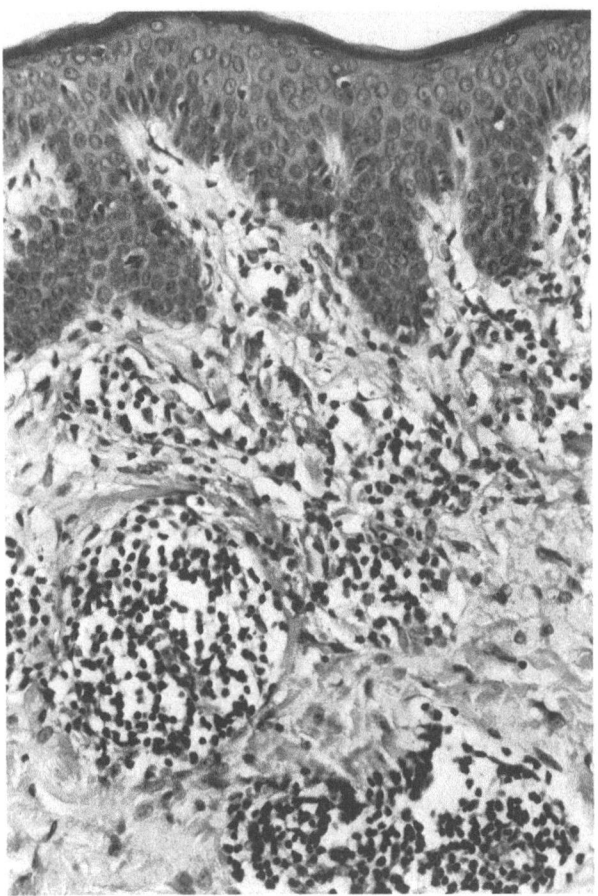

Abb. 27. Sézary-Syndrom. Perivasculär akzentuierte Infiltrate. Vereinzelt lymphoide Zellen in der Epidermis (s. auch Abb. 19). Erythrodermatische Haut (HE, 200×)

Cytoplasma ist kaum zu erkennen. Ein vergleichbares Bild bietet sich bei der Erythrodermie im Rahmen der chronischen lymphatischen Leukämie vom T-Typ (s. S. 399). Im Infiltrat werden manchmal auch mehrkernige Zellen sowie Mitosen angetroffen. Nicht immer bleibt die weitgehende Infiltratmonomorphie gewahrt, und es treten Immunoblasten, Plasmazellen, Neutrophile und Eosinophile auf. Sézary-Zellen werden nicht nur beim Sézary-Syndrom und bei der Mycosis fungoides gesehen (FLAXMAN et al., 1971); u.a. wurden sie bei unspezifischer Dermatitis, Lupus erythematodes, Psoriasis und lymphomatoider Papulose beschrieben.

Differentialdiagnostisch sind ekzematöse und psoriatische Erythrodermien, Erythrodermien bei anderen Lymphomen und die Alterserythrodermie oder Melano-Erythrodermie (Prä-Sézary-Syndrom?; Erythrodermie ohne Sézary-Zellen im peripheren Blut?), die das Bild einer subakuten Dermatitis mit teilweise granulomatösen entzündlichen Infiltraten bieten kann (GARTMANN u. TRITSCH, 1968), zu berücksichtigen.

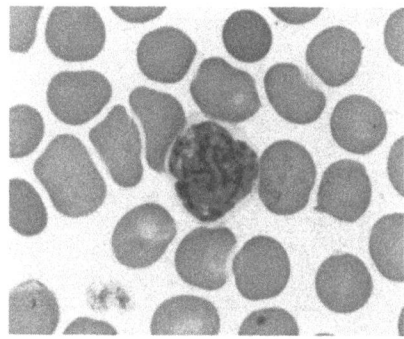

Abb. 28. Sézary-Zelle im Blutausstrich (Wright, 1 000 ×)

Die Sézary-Zelle: Im *Blutausstrich* findet man kleine und mittelgroße Zellen, deren Kern-Plasma-Relation deutlich zugunsten des Kernes verschoben ist. Der Cytoplasmasaum ist schmal und hellblau, gelegentlich sieht man Vacuolen. Der große runde oder ovale Kern zeigt eine deutlich gelappte oder gefaltete Struktur (Abb. 28).

LUTZNER et al. (1973) unterscheiden aufgrund cytogenetischer Studien eine *große* (tetraploide) Sézary-Zelle mit einem deutlich gyrierten und eine *kleine* (diploide) mit einem zwar gekerbten, aber weniger „cerebriformen" Kern.

Histochemisch zeigen die Sézary-Zellen bei der PAS-Färbung wechselnd häufig deutlich positive, grobe, intracytoplasmatische Granula. In einem Teil der Fälle läßt sich eine hohe Beta-Glucuronidase-Aktivität nachweisen (FLANDRIN u. DANIEL, 1974). Die Angaben über die Aktivität der sauren Phosphatase in den Sézary-Zellen sind widersprüchlich (LÖFFLER et al., 1974; KINT et al., 1976).

Die *ultrastrukturellen Untersuchungen* von LUTZNER und JORDAN (1968) haben die charakteristische Morphologie der Sézary-Zellen präzisiert. Diese Zellen haben einen Durchmesser von 6–25 µm. Das Cytoplasma, welches einen schmalen Saum um den Kern bildet (Unterschied zu Monocyten!), enthält vereinzelt Mitochondrien, einen Golgi-Apparat, freie Ribosomen, Lysosomen, ein spärlich entwickeltes endoplasmatisches Reticulum und Mikrofibrillen. Herdförmig finden sich Glykogenablagerungen. Bei dreidimensionaler Rekonstruktion weist der Kern einen zirkulären Umriß mit multiplen Knäueln und Kernmembraneinfaltungen auf, so daß die Oberflächenstruktur einen „cerebriformen" Eindruck vermittelt (LUTZNER et al., 1971). An Schnittflächen stellt sich die Kernstruktur segmentartig geschlängelt bzw. labyrinthartig verzweigt dar (siehe auch Abb. 4); die einzelnen Teile sind an manchen Stellen nur durch schmale Brücken verbunden. Das Chromatin ist entlang der Kernmembran verdichtet. Gelegentlich finden sich große homogene Nucleolen. Rasterelektronenmikroskopische Untersuchungen zeigten an der Oberfläche der Sézary-Zellen zahlreiche Zotten (Villi). Sichere Unterschiede zu den Lymphocyten der chronischen lymphatischen Leukämie sind diesbezüglich aber nicht zu verifizieren (POLLIAK et al., 1977).

Immuncytologische Untersuchungen (Blut und Hautläsionen) haben gezeigt, daß die Sézary-Zellen in den meisten Fällen (nicht immer!) T-Zell-Marker (s. auch Abb. 5b) tragen, während Oberflächen-Ig und F_C-Receptoren fehlen

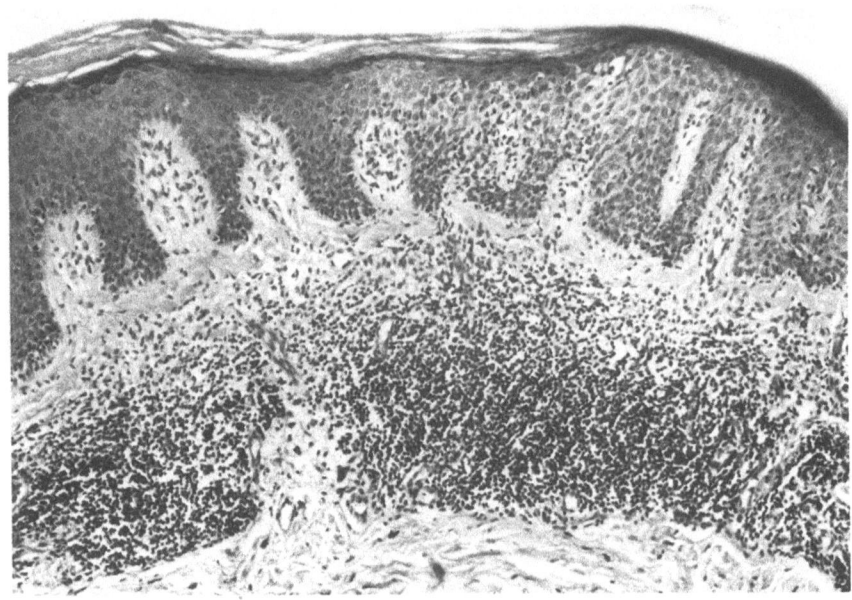

Abb. 29. Sézary-Syndrom. Monomorphes bandförmiges Infiltrat. An den „neoplastischen" Zellen waren keine T-Zell-Eigenschaften mehr nachweisbar („0-Zell-Erythrodermie"). 71jähriger Patient in fortgeschrittenem Krankheitsstadium mit visceraler Beteiligung (HE, 125×)

(BROOME et al., 1973; EDELSON et al., 1973; ZUCKER-FRANKLIN, 1976; THIVOLET et al., 1976; BURG et al., 1977). Die lymphatische Herkunft der Sézary-Zelle wurde bereits 1961 von TASWELL u. WINKELMANN postuliert.

Die Fähigkeit zur Rosettenbildung scheint allerdings geringer zu sein als bei normalen T-Lymphocyten. Es wurden auch Fälle (namentlich fortgeschrittener Krankheitsstadien) beschrieben – und auch von uns beobachtet –, bei denen an den Sézary-Zellen keine Oberflächenmembraneigenschaften nachzuweisen waren (GOLOMB et al., 1975; GOLDSTONE et al., 1976; NORDQVIST u. KINNEY, 1976). Hier fanden sich dann *hohe 0-Zell-Werte* (0-Zell-Erythrodermie), die oft einer visceralen Krankheitsausbreitung vorausgingen (prognostische Bedeutung?) (Abb. 29). Der Verlust der normalen T-Zell-Eigenschaften einschließlich einer veränderten bzw. fehlenden Stimulierbarkeit durch Mitogene ist wohl am ehesten durch die neoplastische Transformation der Zellen erklärbar. In einigen Fällen wurde eine verminderte bzw. fehlende PHA-Stimulierung festgestellt (BRAYLAN et al., 1975; BURG et al., 1977).

Sézary-Syndrom und Lymphknotenbefall: Sézary-Syndrom und Mycosis fungoides zeigen im Lymphknoten weitgehend identische Veränderungen (LENNERT, 1978). Sehr häufig findet man eine *dermatopathische Lymphadenitis* (Abb. 26). Unter den spezifischen Lymphknotenveränderungen werden nach CHELLOUL et al. (1976) drei Formen unterschieden:

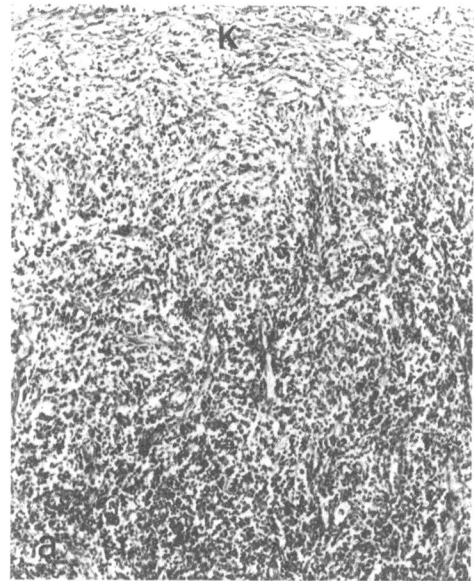

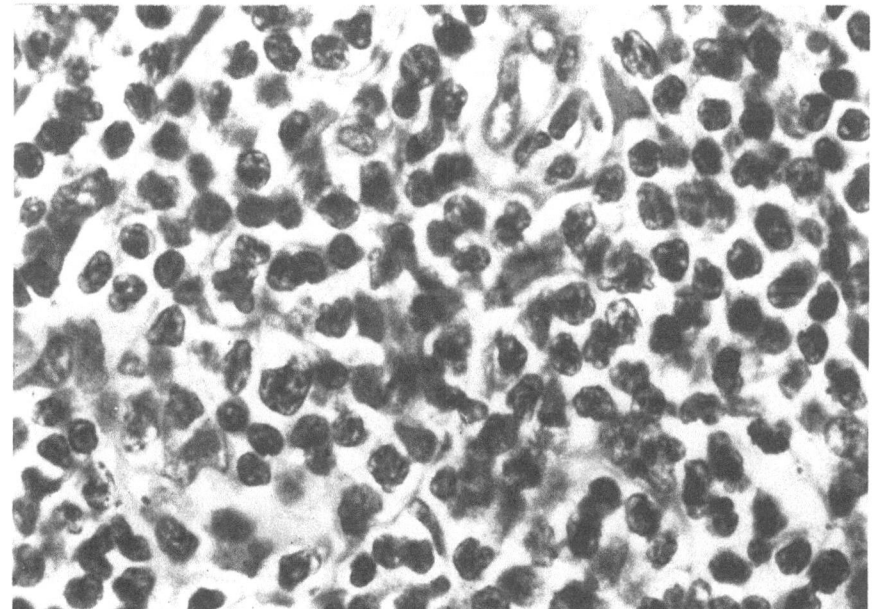

Abb. 30a und b. Sézary-Syndrom mit Lymphknotenbefall. (a) Verlust der normalen Architektur und Infiltration der paracorticalen T-Region ($K=$ Lymphknotenkapsel). 67jährige Patientin (Giemsa, $100\times$). (b) Bei stärkerer Vergrößerung polymorphe lymphocytäre Zellen, Venolenproliferation und vereinzelt größere Zellen mit atypischen Kernen erkennbar (HE, $1000\times$)

1. Partieller oder segmentaler Lymphknotenbefall mit Infiltration der T-Zone bei erhaltener Gesamtstruktur.

2. Diffuse Infiltration des Lymphknotens (Abb. 30a u. b). Bei diesem sog. leukämischen Typ besteht eine gewisse Ähnlichkeit mit der chronischen lymphatischen Leukämie.

3. Vollständige Zerstörung der Lymphknotenstruktur (diffuse „sarkomatöse" Form).

Nosologische Stellung des Sézary-Syndroms (Übersicht bei PRUNIERAS, 1978 sowie RÖCKL u. METZ, 1978): Die Tumorzellen des Sézary-Syndroms und der Mycosis fungoides haben viele gemeinsame morphologische, cytogenetische und immunologische Eigenschaften. Beide Krankheiten sind daher wahrscheinich nosologisch und pathogenetisch eng miteinander verwandt. Von den meisten Autoren wird deshalb auch angenommen, daß das Sézary-Syndrom die *leukämische Phase* (Variante) der *Mycosis fungoides* darstellt (CLENDENNING et al., 1964; BRAUN-FALCO et al., 1976; KINT et al., 1976). [Es drängt sich hier der Vergleich mit den nicht leukämischen lymphocytischen Lymphomen und der chronischen lymphatischen Leukämie auf, die nach LENNERT (1978) die gleiche Krankheit darstellen.]

Besonders wegen des unterschiedlichen klinischen Erscheinungsbildes werden Sézary-Syndrom und Mycosis fungoides aber auch als zwei getrennte Krankheitsprozesse aufgefaßt (WINKELMANN u. LINMAN, 1973; französische Schule).

Es ist noch nicht entschieden, ob die Sézary-Zellen a priori „echte" Tumorzellen sind oder ob sie ihre neoplastischen Züge (Atypien; abnormer Karyotyp) nicht erst durch eine persistierende Immunstimulation erhalten. VAN LEUUWEN et al. (1977) vermuten zwei Zellpopulationen: eine *reaktive* mit charakteristischen T-Zell-Eigenschaften und eine *maligne*, welche keine E-Rosetten bildet.

Die Untersuchungen von BRODER et al. (1976) weisen darauf hin, daß die Sézary-Zellen maligne „Helper"-T-Zellen darstellen (T_H-cells) mit Wechselwirkungen auf B-Lymphocyten und Immunglobulinproduktion. (Siehe auch Allgemeiner Teil, Lit. WORMAN et al., 1978.)

δ) Pagetoide Reticulose – Woringer-Koloppsche Krankheit

Die pagetoide Reticulose, die 1939 von WORINGER und KOLOPP beschrieben wurde, repräsentiert *keine nosologische Entität*, sondern entspricht unserer Meinung nach speziellen klinischen Varianten der Mycosis fungoides mit histologisch besonders ausgeprägtem lymphoidzelligem Epidermotropismus.

Klinisch findet man meist an den Extremitäten lokalisierte, *einzelne*, scharf begrenzte und manchmal ringförmig oder bogig konfigurierte, erythemato-squamöse Plaques von rot-violetter bis rot-bräunlicher Farbe (Typ Woringer-Kolopp). Das Wachstum der Krankheitsherde ist langsam. Auch *disseminierte* Läsionen mit meist kürzerem Krankheitsverlauf (Typ Ketron-Goodman) am Stamm und an den Extremitäten werden beobachtet (DEGREEF et al., 1976; REVUZ et al., 1977).

Histologie der pagetoiden Reticulose (Abb. 31a u. b): Innerhalb der oft parakeratotischen und meist acanthotisch verbreiterten Epidermis findet sich eine spongiforme Dissoziation mit Ausbildung verschieden großer Hohlräume. Intercellulär und innerhalb dieser Hohlräume beobachtet man mononucleäre Zellen mit polymorphen hyperchromatischen Kernen und einem blassen Cytoplasmasaum, der einen perinucleären Halo aufweist. Insgesamt besteht eine an den Morbus Paget erinnernde Verteilung der Tumorzellen, wobei alle Schichten der Epidermis betroffen sind (BRAUN-FALCO et al., 1973).

In der oberen Cutis findet sich ein wechselnd dichtes Infiltrat aus Lymphocyten und Histiocyten. Daneben sieht man gelegentlich auch vereinzelt Eosinophile. Eine zellige Infiltration des Haar-Talgdrüsen-Apparates und der Schweißdrüsen

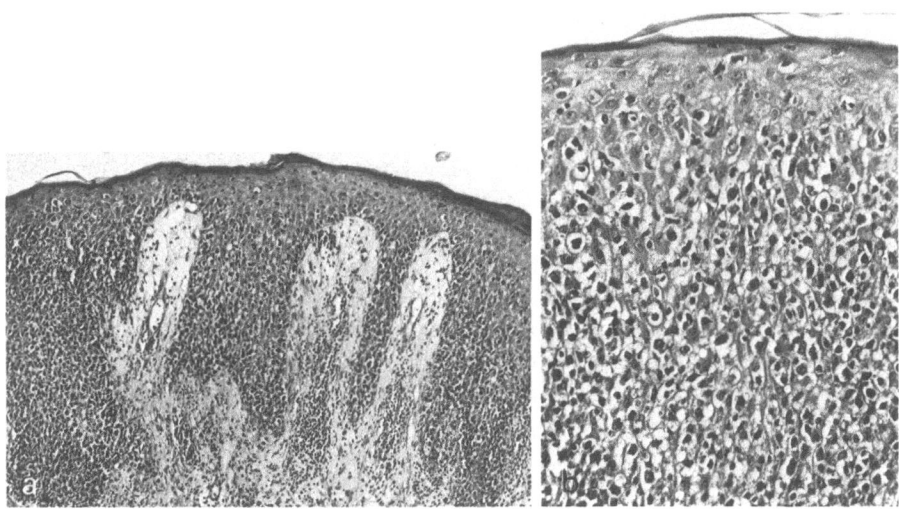

Abb. 31a und b. Pagetoide „Reticulose". Klinischer Typ Ketron-Goodman. 71jähriger Patient. (a) HE, 80×, (b) HE, 200×

wird nicht selten beobachtet. Der Infiltratcharakter kann manchmal eine perivasculäre Note aufweisen. Nach DEGREEF et al. (1976) ist die Grenze zwischen Epidermis und Cutis gut erhalten und die Basalmembran deutlich darstellbar.

Die dominierenden Infiltratzellen zeigen die morphologischen (lichtmikroskopischen, enzymcytochemischen und ultrastrukturellen) Charakteristika atypischer Lymphocyten (Lutzner-Zellen), wie sie bei der Mycosis fungoides und beim Sézary-Syndrom beobachtet werden (HANEKE et al., 1977). Auch die immuncytologischen Untersuchungen der intraepidermalen Zellen weisen auf deren T-Zell-Charakter hin (Spontan-Rosetten mit SRBC; Receptoren für Anti-T-Zell-Globulin; Fehlen von Ig-Receptoren; BURG u. BRAUN-FALCO, 1978). Der Nachweis abnormer DNA-Histogramme bestätigte den *malignen Charakter* dieser Krankheit (DEGREEF et al., 1976).

In einem unübersehbaren Gegensatz zu der vorstehend gebrachten Beschreibung und Definition der Krankheit steht die Auffassung von REVUZ et al. (1977). Nach diesen Autoren handelt es sich bei der „pagetoiden Reticulose" um einen epidermalen Prozeß mit Proliferation von Merkel-Zellen. Angesichts dieser offenkundigen Diskrepanz muß man sich fragen, ob tatsächlich das gleiche Krankheitsbild Gegenstand der verschiedenen Beschreibungen war (siehe auch SCHMOECKEL et al., 1978).

Die Diagnose „pagetoide Reticulose" (Typ Woringer-Kolopp) kann unserer Meinung nach nur bei Kenntnis des klinischen Bildes gestellt werden, weil nicht selten auch in den verschiedenen Stadien der Mycosis fungoides ein pagetoider Aspekt beobachtet wird.

ε) Haarzell-Leukämie („hairy cell leukemia")

Synonyma: Leukämische Reticuloendotheliose; lymphoide Myelofibrose; chronische reticulo-lymphocytäre Leukämie; lymphoide Reticulose.

Diese Krankheit ist durch einen subakuten Verlauf mit Pancytopenie, Splenomegalie und das Vorhandensein von Zellen mit „haarigen" cytoplasmatischen

Ausläufern (Tricholeukocyten) in Blut, Knochenmark, Leber, Lymphknoten und Milz charakterisiert.

Eine *Hautbeteiligung* bei der Haarzell-Leukämie ist ungewöhnlich. KLEIN und UDE (1975) berichteten über einen 56jährigen Patienten mit multiplen kleinknotigen Infiltraten im Gesicht.

Histologie der Haarzell-Leukämie: Man findet eine monotone lymphoidzellige Infiltration in der Cutis. Die einzelnen Zellen sind etwas größer als typische Lymphocyten. Ihre Kerne sind rund oder oval, teilweise auch eingebuchtet und zeigen ein fein verteiltes Chromatin und kleine Nucleolen. Das Cytoplasma ist mittelbreit und eosinophil (im Giemsa-Präparat blaß-basophil). Mitosen und cytologische Atypien werden kaum gefunden. Allein anhand einer Hautbiopsie kann die Diagnose nicht gestellt werden. Typische histologische Veränderungen finden sich in der Milz. In den Lymphknoten liegen die Infiltrate in der B-Region (LENNERT, 1978). Eine deutlichere Darstellung der Haarzellen in Hautbiopsien gelingt eventuell mit dem Phasenkontrast-Mikroskop.

Cytochemisch ist im Cytoplasma der Haarzellen ein *tartratresistentes Isoenzym der sauren Phosphatase* (Isoenzym 5) in hoher Konzentration nachweisbar. Der Reaktionsausfall der Alpha-Naphthylacetatesterase ist mäßig stark positiv. Die Peroxidase-Reaktion sowie die Naphthol-AS-D-Chloracetatesterase-Reaktion sind negativ (KATAYAMA et al., 1972; SCHMALZL et al., 1975; VAN HEYDEN et al., 1976).

Elektronenmikroskopisch handelt es sich um mononucleäre Zellen mit charakteristischen ribosomal-lamellären Komplexen von röhrenförmiger Gestalt im Cytoplasma (HUHN, 1976). An der Oberfläche lassen sich im Rasterelektronenmikroskop lange, dünne „mikrovilliartige" Fortsätze, die die ganze Zelle bedecken, nachweisen.

Immunologisch weisen die Haarzellen die Charakteristika von B-Lymphocyten (Oberflächen-Ig; F_C-Receptoren) auf. Allerdings zeigen die Zellen teilweise auch Monocyteneigenschaften (z.B. Phagocytosefähigkeit).

In die *Differentialdiagnose* sind verschiedene Non-Hodgkin-Lymphome (darunter auch das Sézary-Syndrom), die Monocytenleukämie und die maligne Histiocytose einzubeziehen.

Die *Herkunft der Haarzellen* ist noch ungeklärt. Eine monocytogene (SESHADRI et al., 1976) und eine lymphocytogene Genese (B-Lymphocyten mit bestimmten Monocytenfunktionen) werden diskutiert (STEIN, 1976). Es könnte sich auch um eine Subpopulation mononucleärer Zellen handeln, welche physiologischerweise die Eigenschaften beider Zellreihen besitzt.

b) Immunocytome

Synonyma: Malignant lymphoma (m.l.), lymphocytic with dysproteinemia; m.l., B-cell plasmacytoid-lymphocytic; lymphoides Myelom; lmphoplasmacytic lymphosarcoma (Makroglobulinämie Waldenström).

Das *Immunocytom* ist ein Lymphom von niedrigem Malignitätsgrad und geht mit einer irreversiblen gemischtzelligen Proliferation lymphoider und plasmocytoider *B-Zellen* einher. Die Bezeichnung wurde eingeführt, nachdem *quantitative Immunglobulinbestimmungen im Gewebe* bei gewissen Lymphomen (die früher z.T. den chronischen lymphatischen Leukämien zugeordnet wurden) eine deutliche Vermehrung der Ig (meist der IgM-Klasse) gezeigt haben (Übersicht bei LENNERT, 1978). Das bedeutet, daß die Tumorzellen fast regelmäßig Ig produzieren, welches jedoch nicht immer in das Blut abgegeben wird. Bei *unauffälligen Serumimmunglobulinen* kann daher ein B-Zell-Lymphom vorliegen, das entweder aus *nicht sekretorischen Zellen* (Ig findet sich als Membran-Ig wie z.B. bei der chronischen lymphatischen Leukämie) oder aus grundsätzlich *sekretorisch aktiven Zellen* besteht [Ig findet sich intracytoplasmatisch wie z.B. beim Immunocytom (SELIGMANN et al., 1976)]. Fehlt bei einem Immunocytom eine Paraproteinämie, so liegt möglicherweise ein im Zuge der malignen Entartung aufgetretener Defekt im Sekretionsmechanismus bei intakter Synthese vor (STEIN, 1976). Der *Morbus Waldenström* wird in diesem Zusammenhang als IgM-bildendes Lymphom mit Sekretion der gebildeten Makroglobuline in das Blut definiert und stellt eine klinische Erscheinungsform des Immunocytoms dar.

Nach den bisherigen Erfahrungen scheinen *Immunocytome der Haut* relativ häufig vorzukommen. Sie können lange auf diese beschränkt bleiben.

Es lassen sich drei klinische Manifestationsformen unterscheiden (BRITTINGER et al., 1977):

1. *Extralymphonodaler Typ mit primärer Hautbeteiligung.*
2. *Lymphonodaler Typ* (mit sekundärem Hautbefall). Diese Manifestationsform wird am häufigsten beobachtet.
3. *Splenomegaler Typ* (sekundärer Hautbefall?).

Im Untersuchungsgut der Kieler Lymphomgruppe fand sich bei 6,2% der Fälle der extralymphonodale Typ, bei dem eine Tumorinfiltration lediglich in der Haut und/oder der Muskulatur nachzuweisen war. Bei diesen Patienten entwickelten sich meist erst nach jahrelangem Verlauf regionale Lymphknotenschwellungen. SCHWARZE et al. (1976) fanden bei der Auswertung von 12 malignen Lymphomen des Augenlidbereiches und der Orbitalregion 11 Immunocytome. In unserem Patientengut wurden in 12% der cutanen Non-Hodgkin-Lymphome Immunocytome diagnostiziert.

Nach eigenen Erfahrungen ist das klinische Bild des Haut-Immunocytoms in vielen Fällen durch solitäre oder multiple bis faustgroße Knoten, die einen blau- oder braunroten Farbton aufweisen, gekennzeichnet. Bei der cutanen Form des Morbus Waldenström findet man manchmal eine mehr flächenhafte Infiltration der Haut, die auch zur Ausbildung einer Facies leontina führen kann. Häufiger sind die Infiltrate aber tumorartig und entsprechen oberflächlich oder tief subcutan gelegenen Knoten, die derb und meist schmerzlos sind (ORFANOS u. STEIGLEDER, 1967; FATEH-MOGHADAM, 1974). Daneben können z.T. auch unspezifische Hautläsionen, die sich in erster Linie in Form vasculärer Symptome äußern, festgestellt werden (KRESBACH, 1971a).

Nach LENNERT (1976) können Immunocytome in ca. 30% der Fälle leukämisch verlaufen und dem Bild einer chronischen lymphatischen Leukämie sehr ähneln. Im Endstadium kann eine Transformation in ein Immunoblastom beobachtet werden (bei etwa 8%). Unbedingt sollte eine Ig-Bestimmung durchgeführt werden, weil Immunocytome der Haut Vorläufer einer später generalisierten lymphoproliferativen Erkrankung mit Paraproteinämie im Sinne eines Morbus Waldenström darstellen können (bei etwa 20%).

Histologie der Immunocytome: Cytomorphologisch lassen sich (nach der LENNERTschen Schule) drei Varianten des Immunocytoms unterscheiden:

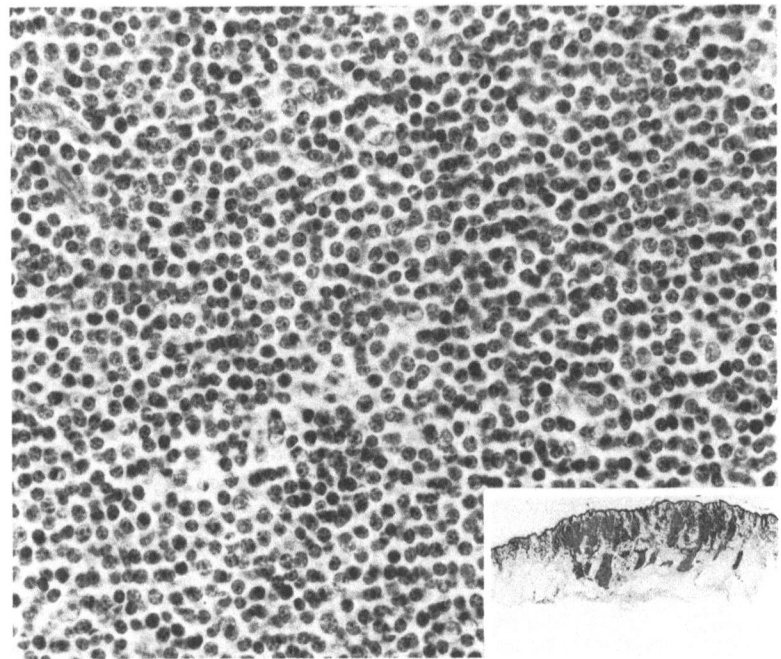

Abb. 32. Immunocytom. Dichtes Infiltrat aus lympho-plasmocytoiden Zellen mit „feinpunktierten" Kernen (HE, 200 ×). Inset: Giemsa, 8 ×

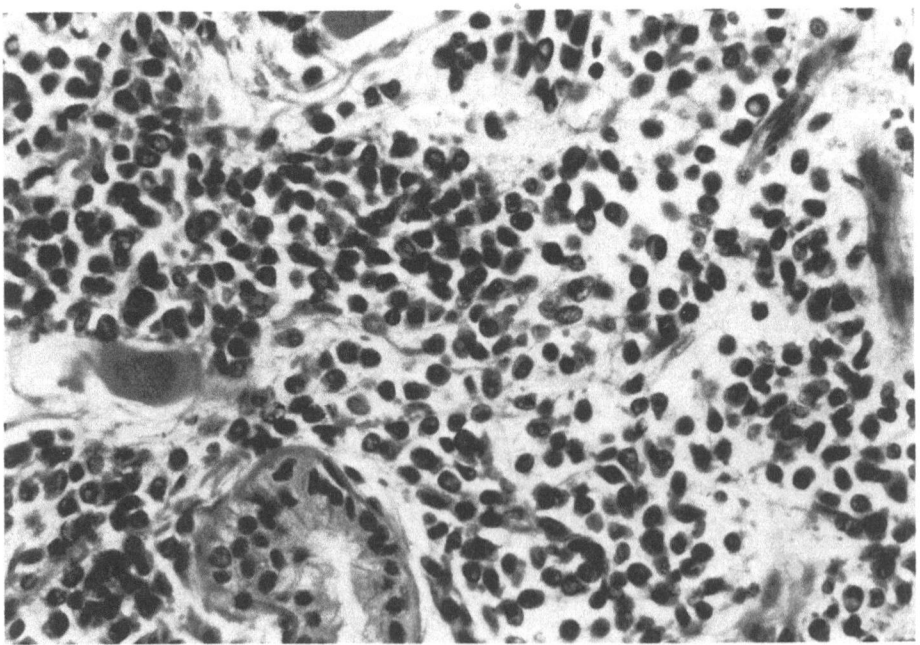

Abb. 33. Immunocytom. Infiltrierendes dermales Wachstum. Buntes Zellbild aus unterschiedlich differenzierten Zellen, darunter zahlreiche plasmacelluläre Elemente (HE, 400 ×)

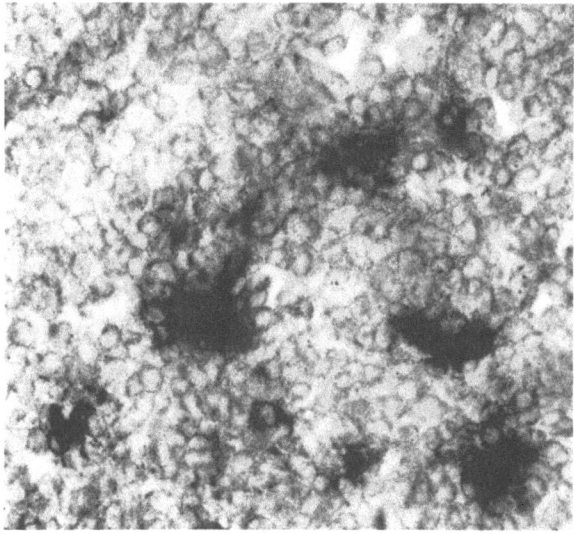

Abb. 34. Immunocytom. Zwischen enzymcytochemisch schwach reaktiven Tumorzellen Histiocyten und Makrophagen mit stark positivem Reaktionsausfall. Unspezifische Esterasen (400 ×)

1. das lymphoplasmocytoide Immunocytom,
2. das lymphoplasmocytische Immunocytom,
3. das polymorphzellige Immunocytom.

Lymphoplasmocytoides Immunocytom: Das histologische Bild ist durch eine dichte tumorförmige Proliferation charakterisiert, welche unter Freilassung eines schmalen subepidermalen Streifens meist die gesamte Cutis und die obere Subcutis erfaßt. Die präexistenten Strukturen sind teilweise zerstört. In anderen Fällen wiederum findet man mehr lockere Infiltrate, die sich zwischen den Kollagenfasern ausbreiten oder die Umgebung der Gefäße bzw. Anhangsgebilde bevorzugen (Abb. 32. u. Abb. 33). Die zahlenmäßig vorherrschenden Zellpopulationen sind kleine reife Lymphocyten. Daneben finden sich in wechselnder Zahl lymphoide und plasmocytoide Zellen. Außerdem werden auch Vorläufer von Plasmazellen (Plasmoblasten und Proplasmocyten), einige wenige Plasmazellen, Centroblasten, Centrocyten, Histiocyten bzw. Reticulumzellen (Abb. 34) und Immunoblasten beobachtet. Wie bei einigen anderen Hautlymphomen sind mitunter sehr zahlreiche Mastzellen vorhanden.

Die lympho-plasmocytoiden Zellen sind kleiner als normale Plasmazellen, ähneln mittelgroßen Lymphocyten und haben einen schmalen, kräftig basophilen (pyroninophilen), homogenen Cytoplasmasaum. Der Kern kann exzentrisch liegen und zeigt nicht selten ein „Zerbrechen" des (i. allg. dichten) Chromatins „in Schollen". Nucleolen sind nicht zu erkennen. Die Unterscheidung dieser Zellen von den Lymphocyten ist oft schwierig. (Die Kerne sind ähnlich den Kernen der Lymphocyten, das Cytoplasma dagegen hat plasmazellähnliche Züge.)

Diagnostisch hinweisend ist der Nachweis *PAS-positiver,* Diastase-resistenter *kugeliger* (und auch granulärer) *Einschlüsse* im Cytoplasma und/oder im Kern (Russelsche Körperchen, „Dutcher bodies"; Farbtafel Abb. I). *Submikroskopisch* entsprechen den PAS-positiven Inklusionen im Paraffinschnitt mäßig elektronendichte intranucleäre oder intracytoplasmatische bzw. in den Zisternen des endoplasmatischen Reticulums gelegene Einschlüsse (KAISERLING, 1977). Die Globulineinschlüsse lassen sich mit der Ladewig-Goldner-Färbung näher identifizieren (LENNERT, 1978). Die positive PAS-Reaktion muß in den *lymphoiden Tumorzellen* erhoben werden (und nicht in Histiocyten oder Reticulumzellen, die gelegentlich PAS-positiv sind) und steht in keinem Zusammenhang mit dem „PAS-Typ" (Glykogennachweis) bei den unreifzelligen Leukämien.

Diese Befunde sind mit Vorsicht zu interpretieren, weil das vermehrt produzierte Immunglobulin auch von entzündlichen Begleitzellen (Plasmazellen und lymphoplasmocytoide Zellen), die gerade in der Haut häufig vorkommen, gebildet werden könnte.

Das Immunocytom ist *differentialdiagnostisch* von lymphocytischen Lymphomen (z.B. von der chronischen lymphatischen Leukämie), vom Centrocytom und von reaktiven bzw. chronischen entzündlichen Prozessen abzugrenzen.

Beim *lymphoplasmocytischen Immunocytom* findet man neben kleinen Lymphocyten (und Centrocyten) reife Plasmazellen vom Marschalkó-Typ (s. Allgemeiner Teil). Weist die Histologie ein unruhiges Zellbild mit einer großen Zahl von Lymphocyten, Centrocyten, lymphoplasmocytoiden Zellen und vor allem zahlreiche Blasten (Immunoblasten) und Mitosen auf, so handelt es sich um den *polymorphen Typ des Immunocytoms* (=unreife Variante). In diesen Fällen können Übergänge (Transformation der lymphoplasmocytoiden Zellen in Immunoblasten) in ein malignes Lymphom von hohem Malignitätsgrad beobachtet werden.

Zur *dermatologischen Diagnostik monoklonaler Gammopathien* (Immunocytom, Plasmocytom) können auch Immunfluorescenzuntersuchungen an Kryostatschnitten und Ausstrichpräparaten von Gewebehomogenaten durchgeführt werden. Die Darstellung der intracytoplasmatischen Ig ist aber auch an mit Peroxidase markierten Paraffinschnitten möglich (DENK et al., 1976; TAYLOR, 1976). Die quantitativen Ig-Bestimmungen im Gewebe von BURG et al. (1977) ergaben in Übereinstimmung mit eigenen Beobachtungen beim Immunocytom eine beträchtliche Vermehrung von IgM.

Anhang: Plasmocytom (multiples Myelom; plasmocytisches Lymphom)

Das Plasmocytom gehört (zusammen mit dem Morbus Waldenström) zu den paraproteinämischen Hämoblastosen und wird als neoplastische Erkrankung des lymphoplasmacellulären Zellsystems hier im Rahmen der malignen Lymphome dargestellt.

Wichtige diagnostische Kriterien (FATEH-MOGHADAM, 1974; SOTTO, 1977) sind: stark erhöhte Blutsenkung, der immunelektrophoretische Nachweis einer Paraproteinämie und/ oder -urie, plasmacelluläre Infiltration des Knochenmarks mit mehr als 30% Plasmazellen und typische Skeletveränderungen mit Osteolysen. Gelegentlich wird eine Plasmazell-Leukämie beobachtet. Am häufigsten werden IgG-, danach IgA- und Bence-Jones-Myelome („light chain disease") beobachtet.

Die *unspezifischen Hauterscheinungen* können sich u.a. als Purpura, Kryoglobulinämie und Raynaud-Syndrom manifestieren. Ein Zusammenhang zwischen Plasmocytomen und Dermatitis ulcerosa oder Paramyloidose ist seit langem bekannt (KRESBACH, 1971 b; JÄNNER et al., 1974).

Die *spezifischen Hautveränderungen* des Plasmocytoms (WALZER u. SHAPIRO, 1967; KRESBACH, 1971a; STANKLER u. DAVIDSON, 1974; BORK u. WEIGAND, 1975) erscheinen als disseminierte rotgelbe Papeln, solitäre oder multiple, derbe, hautfarbene bis blaurote Tumoren und als plattenförmige Infiltrate. Sie können folgendermaßen klassifiziert werden (WYSOCKI, 1971):

1. Sekundäre Ausbreitung eines primär ossären Plasmocytoms.
a) Cutan/subcutane Knoten als metastatische Plasmocytome.
b) Subcutane Weichteiltumoren, welche per contiguitatem von darunterliegenden Knocheninfiltraten entstanden sind (MISGELD, 1970).

2. Primäre extraossäre Plasmocytome. Klinisch handelt es sich um solitäre oder multiple Hautknoten. Auch muco-cutane Manifestationen sind möglich. Der Krankheitsverlauf ist relativ gutartig. Benigne, lokalisierte, plasmocytische Hauttumoren werden auch als plasmocytische Pseudotumoren (Granulome) bezeichnet (MATHÉ u. RAPPAPORT, 1976). Primäre Plasmocytome außerhalb des Knochenmarks treten im übrigen am häufigsten im Nasopharynxbereich auf und sind im Bereich der Haut sehr selten (BEEVERS, 1972).

Histologie des Plasmocytoms: Die Hautinfiltrate bestehen meist aus einer tumorförmigen Proliferation sehr dicht gelagerter Plasmazellen. Das Zellbild kann einerseits monoton und gut differenziert erscheinen (wie z.B. bei lokalisierten, primären, extramedullären Plasmocytomen). Sehr häufig zeigen die Plasmazellen aber ein breites morphologisches Spektrum (Abb. 35–37). Neben Zellen vom Typ der „reticulären" Plasmazellen findet man atypische unreife bzw. unterschiedlich differenzierte Formen mit verschieden großen, manchmal exzentrischen Kernen mit oft vergrößertem Nucleolus und nur angedeuteter Radspeichenstruktur des Chromatins. Das Cytoplasma ist breit und basophil. Nicht selten werden zweikernige Riesenzellen (RAPPAPORT, 1966) und Mitosen gesehen (Abb. 35). Plasmoblasten und Immunoblasten fehlen. Auch Mischformen von tumorösen und granulomatösen Infiltraten kommen vor (CZITOBER u. PAVLIK, 1970).

PAS-positive Immunglobuline sind in Form von Eiweißpfützen (z.B. in erweiterten Lymphgefäßen) und wiederholt als intracytoplasmatische und intranu-

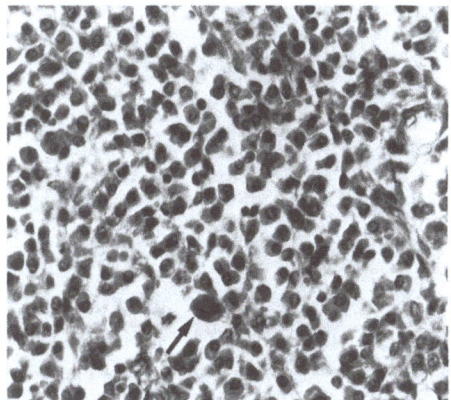

Abb. 35. Plasmocytom. 60jähriger Patient mit subcutanem Weichteiltumor, der von darunterliegendem Knocheninfiltrat entstanden ist. Der Pfeil markiert eine mehrkernige Riesenzelle, welche von diagnostischem Wert ist (HE, 400 ×)

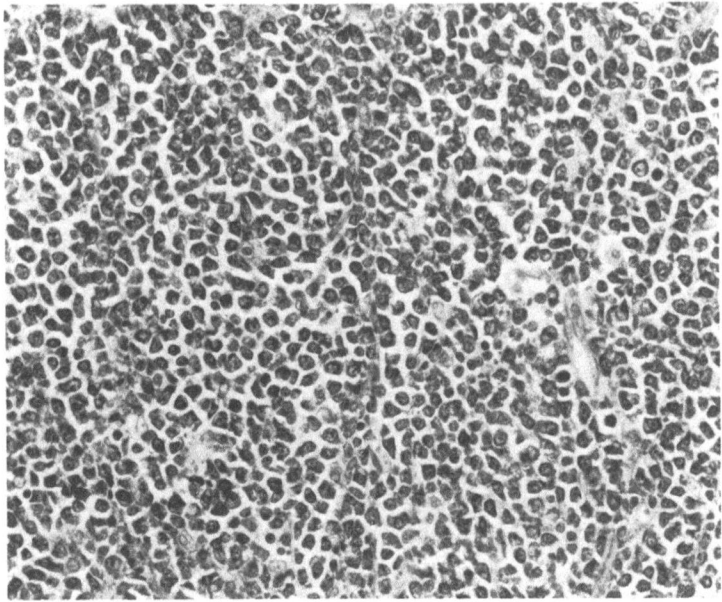

Abb. 36. Plasmocytom. Diffuse Proliferation z.T. unreifer bzw. atypischer Plasmazellen (Giemsa, 250 ×)

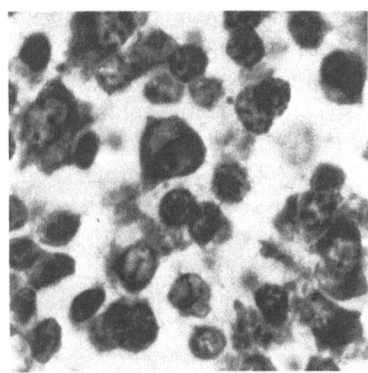

Abb. 37. Plasmocytom. Atypische Plasmazellen (Giemsa, 600 ×)

cleäre Einschlüsse (auch als extracelluläre Russel-Körperchen) nachweisbar. Der Reticulinfasergehalt ist oft vermehrt und zeigt ein grob-alveoläres Muster. *Cytochemisch* zeigen die malignen Plasmazellen einen hohen Gehalt an Beta-Glucuronidase, die in Form grobkörniger Granula nachweisbar ist (JEFFREE, 1974; NANBA et al., 1975). Amyloidfärbungen können eventuelle Ablagerungen erfassen.

Differentialdiagnostisch müssen „undifferenzierte" Plasmocytome von malignen Lymphomen hohen Malignitätsgrades und von Reticulosarkomen abgegrenzt werden. Schwierigkeiten kann die Differentialdiagnose zwischen Plasmocytomen und *reaktiven Plasmazellwucherungen* im circumorificiellen Haut- und

Schleimhautbereich bereiten. Beim Plasmocytom überwiegen jedoch im Vergleich zu benignen Plasmazellhyperplasien und entzündlichen plasmacellulären Veränderungen atypische Zellen.

Die *Schwerkettenkrankheit* („heavy chain disease") ist durch eine systemische Proliferation plasmazellähnlicher Elemente und das Auftreten von monoklonalen schweren (=H-)Polypeptidketten im Serum bzw. Urin charakterisiert, die einer der bekannten Klassen bzw. Subklassen der Immunglobuline angehören. Hauttumoren an der Wange wurden bei einem Patienten mit Gamma-Kettenkrankheit beobachtet. Histologisch fand sich eine Proliferation von Plasmazellen, Reticulumzellen, Lymphocyten und eosinophilen Granulocyten. Hierher gehört auch die Alpha-Ketten-Erkrankung, die als „mediterranean lymphoma" mit Malabsorptionssyndromen einhergeht (Übersicht bei FATEH-MOGHADAM, 1974).

c) Centrocytisches Lymphom

Synonyma: Lymphocytäres Lymphosarkom; Leukosarkomatose; Germinocytom; malignant lymphoma (m.l.), lymphocytic, poorly differentiated (or intermediate); m.l., small cleaved follicular center cells.

Nach den vorläufigen Erfahrungen scheint das centrocytische Lymphom in der Haut ziemlich häufig vorzukommen, und zwar auch als primäre Manifestation. In manchen Fällen besteht auch ein leukämisches Blutbild. Das centrocytische Lymphom gehört zu den *Keimzentrumstumoren*. Bezüglich der klinischen Hautmorphen sei auf den allgemeinen Teil dieses Kapitels verwiesen (s. S. 393).

Histologisch findet man eine überwiegend cutan lokalisierte Proliferation von kleinen und mittelgroßen Zellen mit schmalem, graublauem, praktisch aber nicht sichtbarem Cytoplasmasaum. Auffallend sind die Kerne, die häufig tief eingekerbt sind (Abb. 38 u. 39) und deren Chromatin eher etwas hell erscheint. Die Nucleolen sind klein. Wegen der polymorphen Kernstrukturen und der oft in einer Ebene gelegenen Spaltung der Kerne werden diese Zellen von LUKES und COLLINS (1975) als „follicular center cells, small cleaved" bezeichnet. Die neoplastischen Centrocyten sind auch als morphologisches Äquivalent des „poorly differentiated lymphocyte" von RAPPAPORT (1966) aufzufassen.

Zusätzlich sind im Infiltrat in unterschiedlicher Anzahl Immunoblasten, Lymphocyten und mononucleäre Phagocyten bzw. Reticulumzellen vorhanden. Lymphoblasten fehlen.

Epidermotropie der Zellen ist nicht nachweisbar. Mitosen kommen vor.

Die Diagnose *„centrocytisches Lymphom der Haut"* muß mit einer gewissen Reserve gestellt werden. „Lymphocyten" in Hautlymphomen weisen oft eine gewisse Schrumpfung mit manchmal spindeliger Deformierung (Artefakt durch Quetschung) oder dunkle pyknotische Kerne auf und dürfen nicht mit Centrocyten verwechselt werden.

Bei Vorliegen ausgeprägter Zell-Polymorphie mit z.T. bizarren Kernformen spricht man von einem *centrocytischen Sarkom* (KAISERLING, 1977) oder *anaplastischen Centrocytom* (Abb. 40).

Die Tumorzellen gehören zum nicht sekretorischen B-Zell-Typ. Die bisherigen immuncytologischen Untersuchungen zum Nachweis von Oberflächenmarkern ergaben in Hautläsionen noch keine sicher verwertbaren Ergebnisse. Ultrastrukturell findet man einen unregelmä-

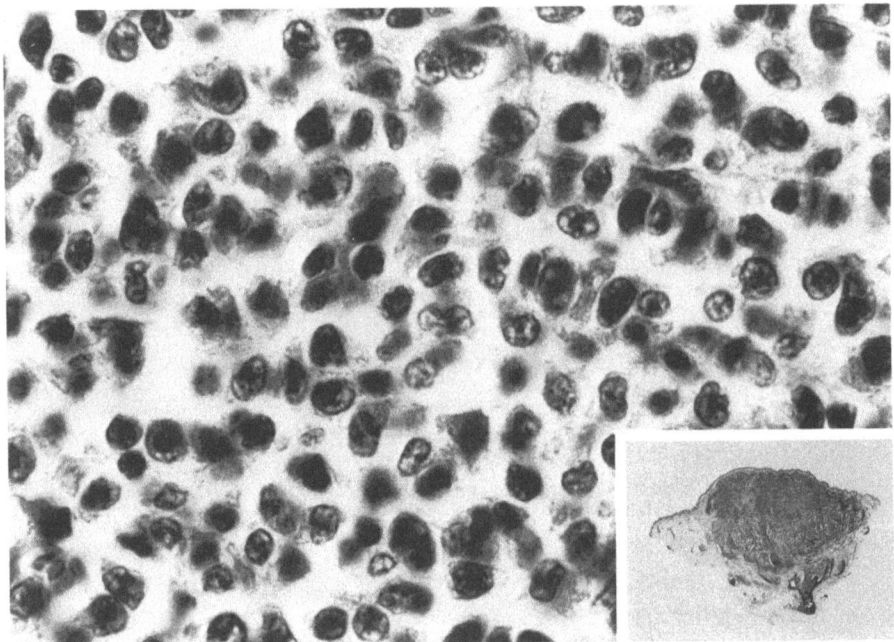

Abb. 38. Centrocytisches Lymphom. Tumorförmige Wucherung polymorph strukturierter mittelgroßer Zellen (Centrocyten; "follicular center cells, small cleaved"), untermischt mit Histiocyten. 26jähriger Patient (HE, 800×). Inset: Übersichtsaufnahme, Giemsa, 10×

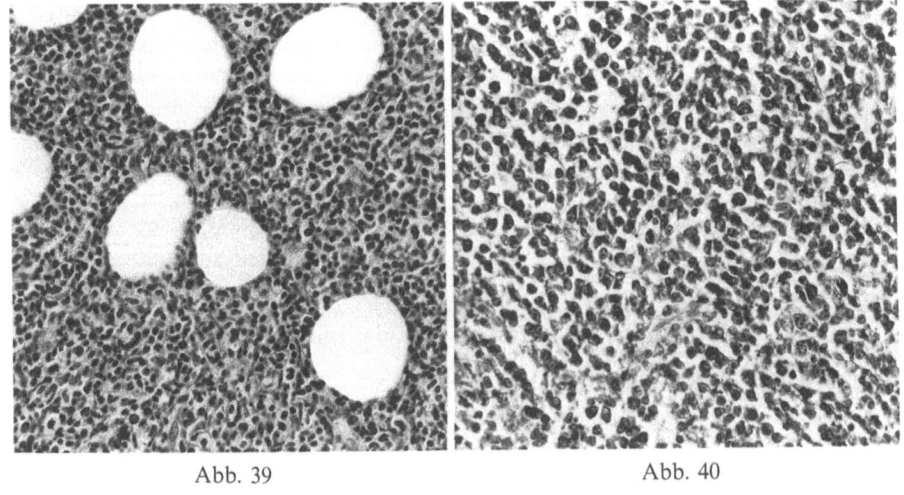

Abb. 39 Abb. 40

Abb. 39. Centrocytisches Lymphom. Infiltrate im Fettgewebe (HE, 250×)

Abb. 40. Anaplastisches Centrocytom. 60jähriger Patient (Giemsa, 250×)

ßig geformten, oft eingebuchteten Zellkern mit marginal kondensiertem Heterochromatin. Das Cytoplasma ist reich an Ribosomen; Ergastoplasmaschläuche sind nur vereinzelt sichtbar (KAISERLING, 1977).

Die *Differentialdiagnose* umfaßt u.a. verschiedene lymphocytische Lymphome (hier in erster Linie die chronische lymphatische Leukämie), die Monocytenleukämie sowie lymphoblastische und centroblastische Lymphome. Die neoplastischen Centrocyten unterscheiden sich von den Zellen der chronischen lymphatischen Leukämie durch ihren helleren Kernsaft und von den Zellen der centroblastischen Lymphome durch ihre Kernform und ihre geringe Basophilie. Die Lymphoblasten vom T-Typ können durch cytochemische Untersuchungen differenziert werden (s. S. 434).

d) Centroblastisch-centrocytisches Lymphom

Synonyma: Großfolliculäres Lymphom Brill-Symmers; Germinoblastom; malignant lymphoma (m.l.), small cleaved or large follicular center cells; m.l., well (or poorly) differentiated, lymphocytic, histiocytic or mixed cells, nodular or diffuse.

Dieser Lymphomtyp, der dem *großfolliculären Lymphom Brill-Symmers* entspricht, imitiert ein Differenzierungsspektrum von Zellen, das in ähnlicher Form in den Keimzentren der Lymphknoten angetroffen wird.

Während im Lymphknoten das centroblastisch-centrocytische Lymphom sehr häufig diagnostiziert wird, findet man dieses Lymphom in der Haut außerordentlich selten.

Histologisch erkennt man bei Übersichtsvergrößerung cutane und manchmal auch subcutane Infiltrate, die ein folliculäres Muster vom Typ der Reaktionszentren aufweisen können (Abb. 41). Die Zellproliferation erscheint bunt gemischt. Hauptsächlich findet man Centrocyten, deren Kerne eine betonte Variabilität hinsichtlich Größe und Form zeigen. In geringerer Zahl werden Centroblasten und dazwischen Reticulumzellen und mononucleäre Phagocyten (Histiocyten) beobachtet (Abb. 42). Die Centroblasten sind meist größer als die Centrocyten und besitzen in der Giemsa-Färbung ein stark basophiles Cytoplasma. Ihr Kern erscheint rund oder oval und nicht gekerbt. Die Nucleolen sind von mittlerer Größe und liegen häufig an der Kernmembran.

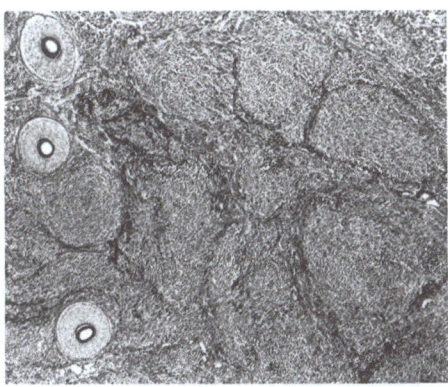

Abb. 41. Centroblastisch-centrocytisches Lymphom. Cutane Infiltrate mit nodulärem (folliculärem) Muster. Stellenweise „Follikelberstung" mit Durchbrechung des schmalen Lymphocytensaumes (Giemsa, 40 ×)

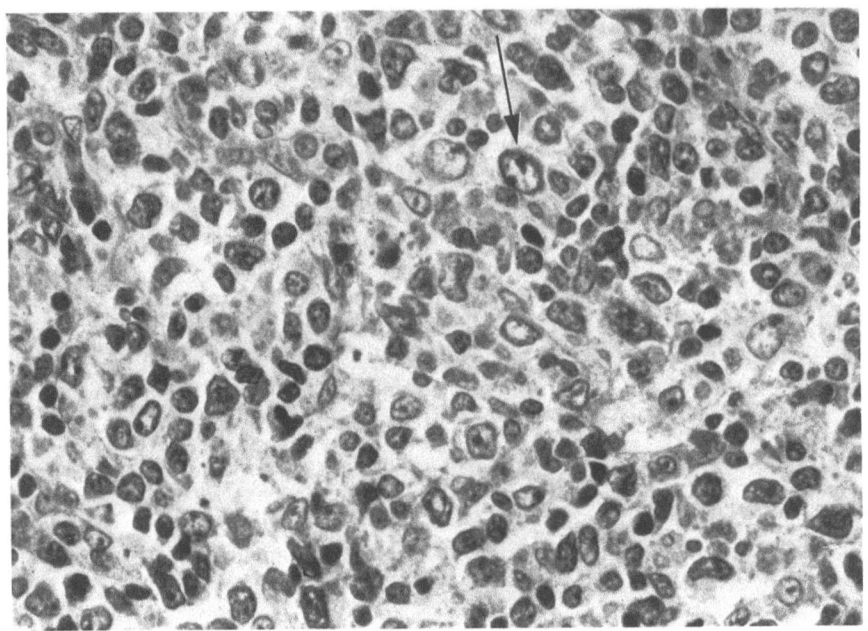

Abb. 42. Zellbild des centroblastisch-centrocytischen Lymphoms. Kleine und mittelgroße lymphatische Zellen mit chromatinreichen unregelmäßig geformten Kernen (Centrocyten) und einzelne größere Zellen, die an Centroblasten erinnern (Pfeil). 39jähriger Patient (Giemsa, 500 ×)

Die Mehrzahl der Tumorzellen trägt Membran-Immunglobuline und entspricht B-Zellen (STEIN, 1976; JAFFE u. GREEN, 1977). Ultrastrukturell konnten im Lymphknoten die zwischen den Tumorzellen gelegenen Reticulumzellen als dendritische Reticulumzellen mit desmosomalen Verknüpfungen (Keimzentrum-spezifische Zellen) identifiziert werden (KAISERLING, 1977). Auch diese Befunde haben den zusätzlichen Beweis erbracht, daß das centroblastisch-centrocytische Lymphom ein neoplastisches Äquivalent der Keimzentren darstellt.

Differentialdiagnostisch bereitet die Abgrenzung der centroblastisch-centrocytischen Lymphome von *benignen lymphoreticulären Proliferationen* der Haut große Schwierigkeiten. Hinweise für das Vorliegen dieser malignen Lymphome sind:

1. Fehlen von reaktiven entzündlichen Veränderungen, wie z.B. Auftreten von Plasmazellen und Eosinophilen.
2. „Sternhimmelzellen" sind sehr selten.
3. Die „Reaktionszentren" haben z.T. keinen Lymphocytensaum. Manchmal fehlt der zonale Aufbau (LENNERT u. MÜLLER-HERMELINK, 1975).
4. Manchmal beobachtet man das von der Lymphknotenpathologie bekannte Phänomen der „Follikelberstung" mit Durchbrechung der meist schmalen lymphoidzelligen Randzone.
5. Die oft unscharf begrenzten folliculären Knötchen können verschmelzen. Kleeblattförmige Follikelstrukturen sind hingegen selten.
6. Neben dem folliculären Muster liegt häufig gleichzeitig eine diffuse Infiltratausbreitung mit Destruktion des Gewebes vor.
7. Differenzierung durch den Nachweis der Monoklonalität: B-Zell-Lymphome zeigen meist monoklonale Populationen Ig-tragender Zellen, während in reaktiven Follikelstrukturen ein polyklonales Ig-Spektrum an den Zellen nachweisbar ist.

Versucht man Haut- und Lymphknotenhistologie zu korrelieren, so fällt auf, daß in der Haut häufig ein eher diffuses Infiltratbild vorliegt, wohingegen im Lymphknoten ein eindeutig folliculär akzentuiertes Muster die Diagnose „centroblastisch-centrocytisches Lymphom" ermöglicht. Findet sich ein monomorphes Bild mit Überwiegen von Blasten, so ist die Prognose eher schlecht.

Cutane Non-Hodgkin-Lymphome mit hohem Malignitätsgrad

a) Centroblastisches Lymphom

Synonyma: Germinoblastisches Sarkom; *Reticulosarkom;* malignant lymphoma (m.l.), histiocytic, nodular or diffuse, undifferentiated; m.l., large non cleaved follicular center cells.

Das *äußerst maligne centroblastische Lymphom,* welches auch zu den Keimzentrumstumoren gehört, tritt nach dem bisherigen Erfahrungsgut in der Haut offenbar *sehr selten* auf.

Das **histologische Bild** ist durch eine massive, knotige, im allgemeinen mehr monomorphe Infiltration der Cutis und des Fettgewebes gekennzeichnet. Man sieht mittelgroße bis ausgesprochen große polymorphe Zellen. Für die Diagnose entscheidend ist das Überwiegen von Blasten, die die Kriterien von Centroblasten erfüllen: runde oder ovale, manchmal leicht gedellte Kerne mit fein verteiltem, blaß anfärbbarem Chromatin und mehreren mittelgroßen bis großen kernmembranständigen Nucleolen. Die meist dünne Kernmembran ist deutlich gezeichnet; das Cytoplasma ist in der Regel schmal und blaß basophil (Abb. 43).

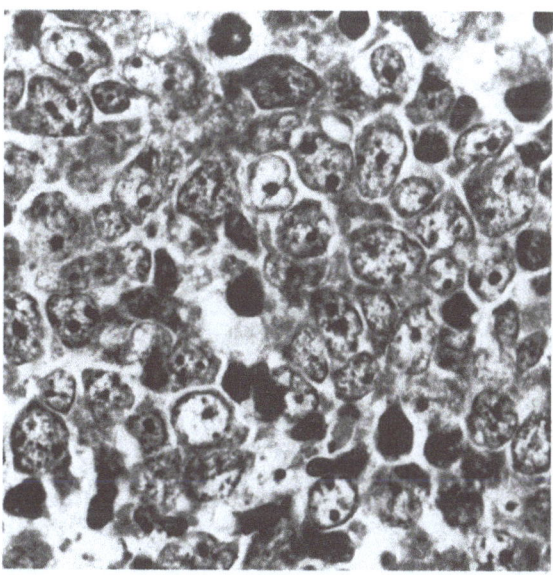

Abb. 43. Aus einem centroblastisch-centrocytischen Lymphom hervorgegangenes centroblastisches Lymphom. Polymorphe großkernige Tumorzellen mit hellem Chromatin und manchmal kernmembranständigen prominenten Nucleolen. Die Unterscheidung vom immunoblastischen Lymphom ist hier schwierig. 74jährige Patientin (Giemsa, 1 000 ×)

Dazwischen liegen einige Lymphocyten, Centrocyten, Makrophagen und Immunoblasten.

Feinstrukturell handelt es sich um polyribosomenreiche Tumorzellen mit großen bläschenförmigen Kernen und prominenten Nucleolen (HUHN, 1976; KAISERLING, 1977).

Immunchemisch wiesen die bisher an Lymphknoten untersuchten centroblastischen Lymphome die Kriterien von B-Zell-Lymphomen auf (STEIN, 1976). Entsprechende Untersuchungen an Hauttumoren fehlen bisher.

b) Immunoblastisches Lymphom

Synonyma: Reticulosarkom; malignant lymphoma (m.l.), histiocytic-diffuse; m.l., large lymphoid pyroninophilic; stem-cell lymphoma; diffuse lymphosarcoma, immunoblastic.

Die immunoblastischen Lymphome, die an der Haut nicht allzu selten diagnostiziert werden, sind in vielen Fällen mit dem „malignant lymphoma, histiocytic" (RAPPAPORT, 1966) bzw. dem *Reticulosarkom* identisch (siehe S. 447). Die *klinischen Hautmanifestationen* sind durch plattenartige Infiltrate, solitäre, nicht selten exulcerierte Knoten, subkutane Massen und multiple, kleinknotige Läsionen, deren Farbton zwischen blaurot und bräunlichrot schwankt, charakterisiert.

Histologisch sieht man eine tumorförmige monomorphe Proliferation großer Zellen in der Cutis und häufig auch in der Subcutis. Die Epidermis ist im allgemeinen nicht betroffen; Epidermotropismus wird jedoch auch beobachtet. Die Tumorzellen gleichen bei Anwendung der HE-Färbung Reticulumzellen. Erst mit der Giemsa-Färbung tritt ihre Ähnlichkeit mit transformierten Lymphocyten zutage (Farbtafel, Abb. II). Das Cytoplasma ist gewöhnlich breit und basophil bzw. pyroninophil. Die großen runden oder ovalen, chromatinarmen Zellkerne zeigen eine relativ dicke Kernmembran sowie 1–2 große Nucleolen, die meist zentral liegen (Abb. 44a–c). Die Zellen weisen gelegentlich plasmoblastisch/plasmocytische Züge auf. Auch doppelkernige Immunoblasten werden beobachtet (Differentialdiagnose: Sternberg-Reed-Zellen!).

Enzymcytochemische Untersuchungen zeigen, daß der Großteil der Tumorzellen keine unspezifischen Esterasen und keine saure Phosphatase enthält. Eingestreut finden sich jedoch häufig zahlreiche Histiocyten und auch Phagocyten vom Sternhimmeltyp mit einem hohen Gehalt an hydrolytischen Enzymen.

Ultrastrukturell findet man polysomenreiche Tumorzellen mit großen elektronendurchlässigen Kernen; auch die Nucleolen sind relativ groß (KAISERLING, 1977). In den meisten Fällen findet sich nur wenig rauhes endoplasmatisches Reticulum (HUHN, 1976).

Die überwiegende Mehrzahl der Immunoblastome ist vom B-Zell-System abzuleiten. Immunoblastische Lymphome mit T-Eigenschaften (z.B. Transformation einer Mycosis fungoides in ein T-immunoblastisches Lymphom im Endstadium) oder ohne Marker werden seltener gefunden. In Tumorgewebshomogenaten gelang der Nachweis von deutlich vermehrtem IgM (STEIN et al., 1974).

Tab. 8 orientiert über die wichtigsten diagnostischen Kriterien immunoblastischer Lymphome.

Differentialdiagnostisch sind in erster Linie centroblastische Lymphome, „echte Reticulosarkome", Hautmetastasen (siehe auch Abb. 57), der Morbus Hodgkin und das Myelosarkom (siehe S. 486) abzugrenzen.

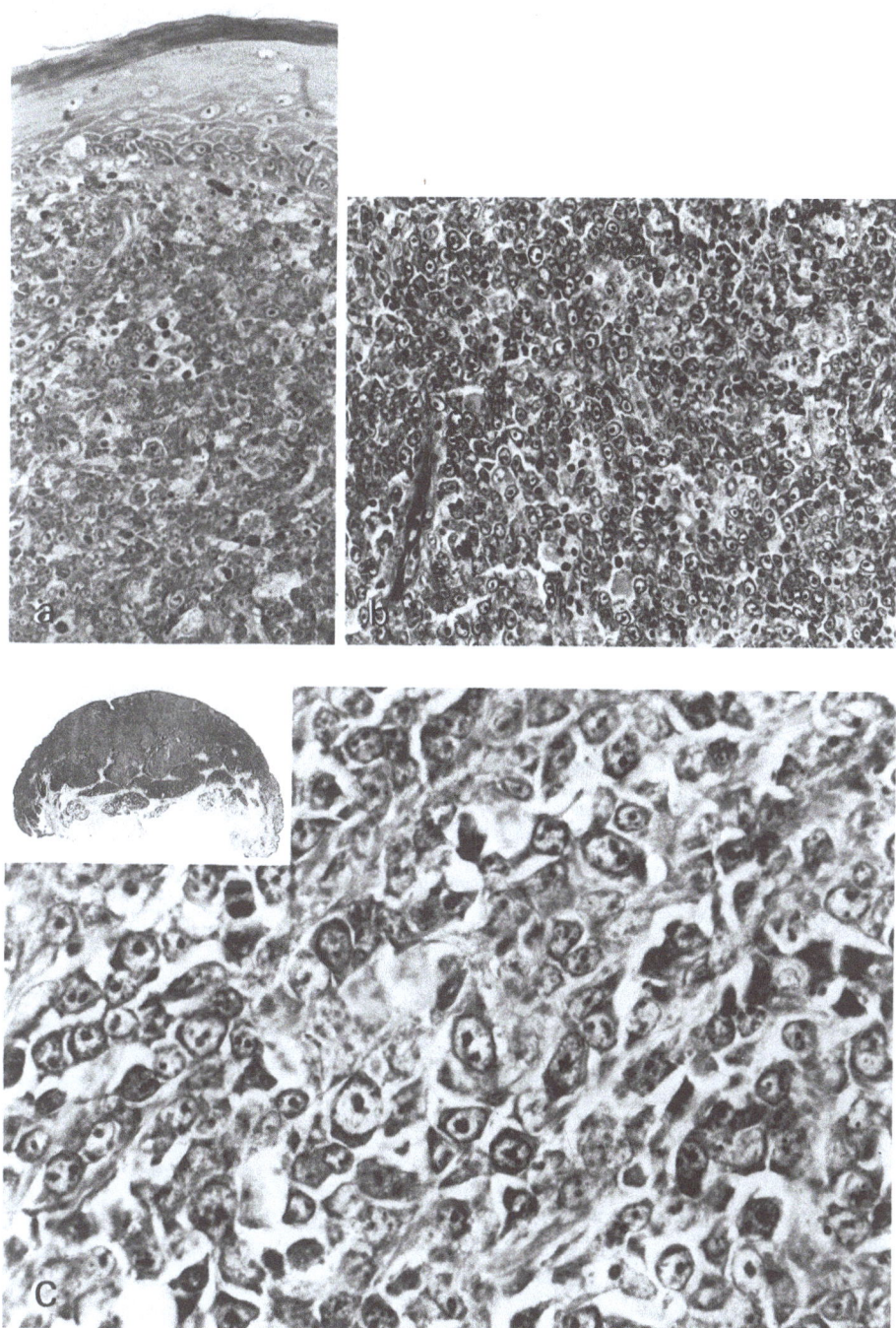

Abb. 44a–c. Immunoblastische Lymphome. Die Tumorzellen zeigen große chromatinarme Zellkerne mit großen, oft zentral gelegenen Nucleolen und eine Basophilie des Cytoplasma. Dazwischen nicht neoplastische Histiocyten bzw. Makrophagen. Zahlreiche Mitosen. (a) u. (b) Giemsa, 320×, (c) Giemsa, 600×. Inset: Giemsa 10×

Tabelle 8. Diagnostische Kriterien und klinisch-pathologische Korrelationen immunoblastischer Lymphome der Haut[a]

Definition:	Maligne Proliferation von Immunoblasten
Klinik:	1. Häufigkeit: 7% der cutanen Non-Hodgkin Lymphome (*primäre* Hautbeteiligung relativ oft) 2. Altersverteilung: 40–81 J. 3. Männer:Frauen 2:1 4. Leukämischer Verlauf selten. Häufig Hypergammaglobulinämie 5. Prognose schlecht
Histologie:	Monomorphe Proliferation von großen Zellen mit basophilem Cytoplasma. Helles Kernchromatinmuster mit deutlichem zentralen Nucleolus. Gelegentlich Epidermotropismus. Hohe mitotische Aktivität. Häufig plasmoblastisch/plasmocytische Differenzierung. Histiocyten vorhanden („Pseudo-Sternhimmelbild").
Histochemie:	Manchmal PAS-positive Inklusionen. Enzymcytochemisches Profil der Tumorzellen entspricht lymphoiden Zellen.
Immunologie:	B-, 0- und T-Subtypen

[a] Patientengut der Universitätsklinik für Dermatologie und Venerologie in Graz.

In der Routinediagnostik ist es oft nicht möglich, alle Fälle dieser Lymphomgruppe exakt zu klassifizieren und es wurde die Bezeichnung **„großzellige maligne Lymphome"** ("large cell malignant lymphomas") vorgeschlagen (STEIN, 1978). Folgende Entitäten können hier eingeordnet werden;
    1. „Blastische" Lymphome (immunoblastische, centroblastische und großzellige lymphoblastische Lymphome).
    2. „Echte" Reticulosarkome.

c) Lymphoblastische Lymphome

Synonyma: Stammzellenleukämie (-lymphom); *akute lymphatische Leukämie*; Parablastenleukämie; lymphoblastisches Lymphosarkom; malignant lymphoma (m.l.), small non cleaved follicular center cells; m.l., lymphocytic, undifferentiated or poorly differentiated; m.l., T-cell-convoluted type.

Ein bestimmter Teil dieser Lymphomgruppe entspricht der *akuten lymphatischen Leukämie* des Kindesalters und den *sog. Stammzellymphomen*. Eine Differenzierung in prolymphoblastische und prolymphocytische Leukämien (MATHÉ et al., 1975) ist an Hautschnitten nicht möglich. Zwischen leukämischen und nicht leukämischen lymphoblastischen Lymphomen bestehen morphologisch keine Unterschiede.

Histologie der lymphoblastischen Lymphome. Je nach Zellgröße und Kernform lassen sich ein *kleinzelliger* (Abb. 45) und ein *großzelliger Typ* mit folgenden Charakteristika unterscheiden:

Es handelt sich um Zellen mit schmalsäumigem basophilem Cytoplasma und rundlichen oder eckigen Kernen (Abb. 46a u. b). Das Chromatin ist verhältnismäßig gleichmäßig verteilt, Nucleolen sind meist nur undeutlich erkennbar. In anderen Fällen ist das Zellbild etwas polymorpher und die Tumorzellen zeigen teils ovale, teils gebuchtete Kernformen. Mitosen kommen reichlich vor. Die Ähnlichkeit der Zellen mit Lymphocyten und Centrocyten ist oft groß.

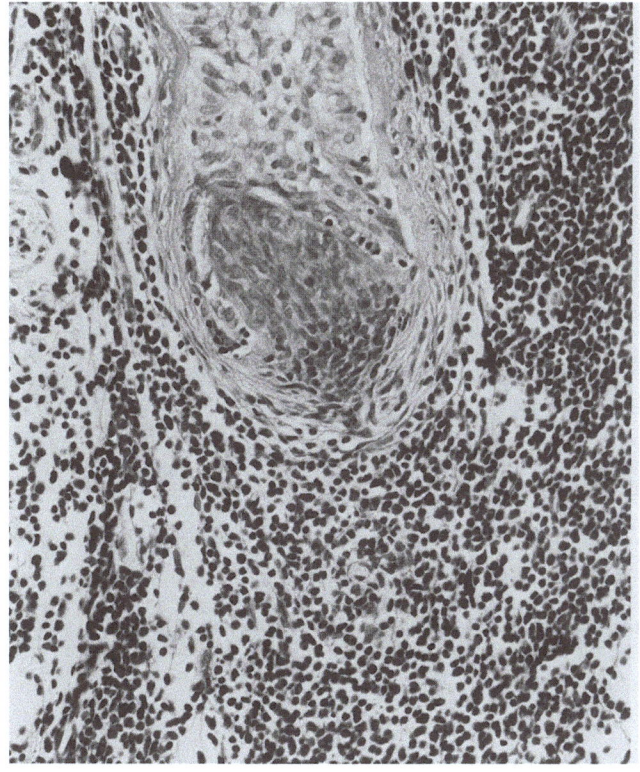

Abb. 45. Akute lymphatische Leukämie (lymphoblastisches Lymphom). „Kleinzelliger" Typ (Giemsa, 200×)

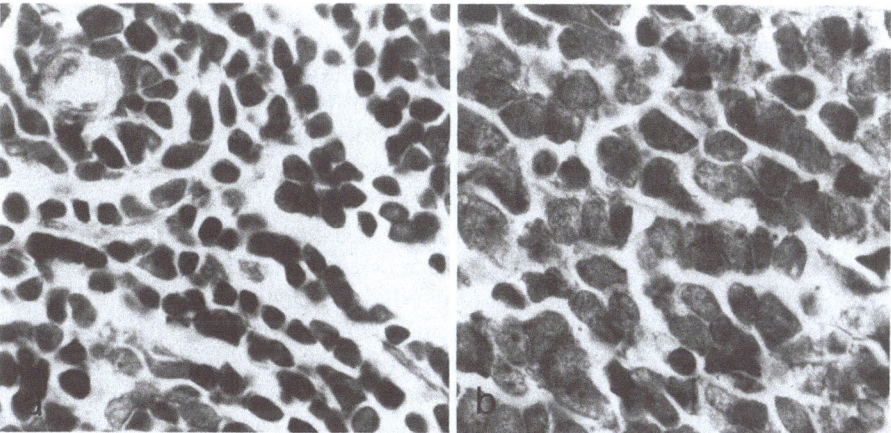

Abb. 46a und b. Lymphoblastische Lymphome. Unklassifizierte Typen. Eher einförmiges Spektrum cytologisch undifferenzierter Tumorzellen mit runden oder abgeflacht-eckigen Kernen. (a) Giemsa, 800×, (b) „Stammzellenlymphom" (Giemsa, 1200×)

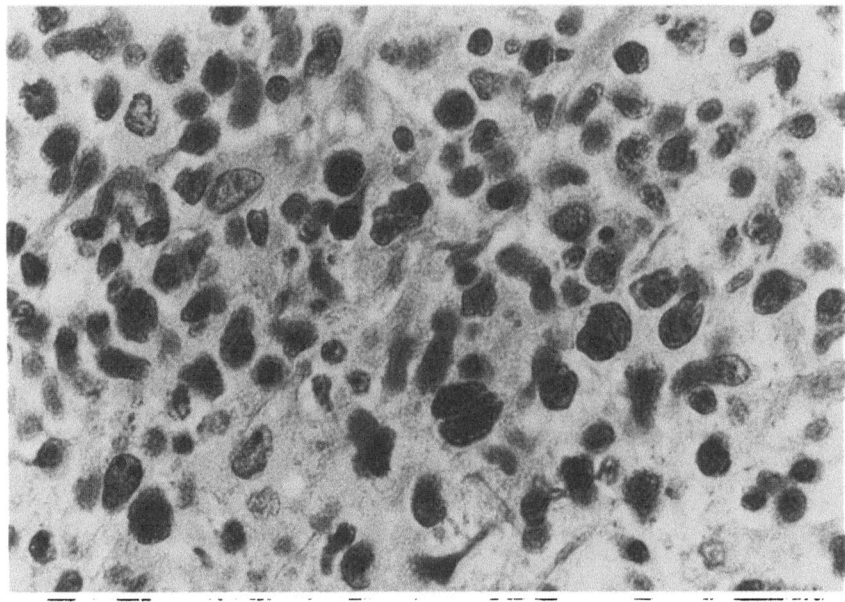

Abb. 47. Lymphoblastisches Lymphom (T-Zell-Typ). Locker gefügte Tumorzellen mit oft stark gefaltetem oder gelapptem ("convoluted") Kern. 45jährige Patientin (Giemsa, 800 ×)

Die Kerne bei den lymphoblastischen Lymphomen und bei der akuten lymphatischen Leukämie sind aber im allgemeinen uniformer und weniger hyperchromatisch als bei den centrocytischen Lymphomen. Die Lymphoblasten sind meist etwas größer als normale Lymphocyten und haben ein feineres Chromatin.

Bestimmte lymphoblastische Lymphome sind durch eine *besondere Kernstruktur* ausgezeichnet. Kernrand- und Oberflächenkontur der kleinen und mittelgroßen Blasten erscheinen „unruhig", weil eine serpentinenartige Konfiguration, Faltung oder Lappung der Kerne vorliegt („chicken foot print"; Abb. 47 u. Abb. 1d). Auch pyknotische Kerne kommen häufig vor. Dieser Lymphomtyp wurde von LUKES und COLLINS (1975) als „T-Zell-Lymphom, convoluted type" bezeichnet. Cytochemisch kommt der sauren Phosphatase-Reaktion, die intracytoplasmatisch paranucleär (Gegend des Golgi-Apparates und benachbarte Lysosomen) positiv ist, große Bedeutung zu (CATOVSKY et al., 1974). Dieser Lymphomtyp („Prothymocytenlymphom") hebt sich durch sein klinisches Erscheinungsbild, welches häufig durch einen Mediastinaltumor (Vergrößerung des Thymus) gekennzeichnet ist, und durch die vergleichsweise schlechtere Prognose von den anderen lymphoblastischen Lymphomen ab. Die lymphoblastischen Lymphome mit starker focaler saurer Phosphatase-Aktivität scheinen sich von T-Zellen herzuleiten, die einer Intermediärform zwischen thymischen Vorläuferzellen und Thymocyten vom Erwachsenen entsprechen (JAFFE et al., 1976; STEIN et al., 1976).

Für die *Routinebefundung* können nach STEIN (1976) *zwei Typen lymphoblastischer Lymphome* unterschieden werden:

1. Lymphoblastische Lymphome vom unklassifizierten Typ. In dieser Gruppe sind verschiedene B-, T- und 0-Zell-Lymphome enthalten.

2. Lymphoblastische Lymphome vom „convoluted"-Typ. Sie entsprechen in erster Linie den lymphoblastischen Lymphomen mit focaler starker saurer Phosphatase-Aktivität.

In neuester Zeit durchgeführte immunologische Untersuchungen haben gezeigt, daß die akuten lymphatischen Leukämien in 26% dem T-Typ und in 4% dem B-Typ entsprechen. In 70% sind keine Marker (0-Typ; günstigere Prognose) nachzuweisen (BELPOMME et al., 1977). Bei den receptorlosen Zellen der lymphoblastischen Lymphome könnte es sich um lymphoide Stammzellen mit dem Fehlen reifer Lymphocytenmarker handeln.

Eine weitere Klassifizierung der Leukämien scheint sich durch Charakterisierung cytochemischer Marker von bestimmten Prothymocytenpopulationen („terminal deoxynucleotidyltransferase") und Bestimmung von Oberflächen-Glycoproteinen (Ia-Antigene) anzubahnen.

d) Burkitt-Lymphom

Das *Burkitt-Lymphom* tritt in bestimmten geographischen Gebieten (tropisches Afrika und Neuguinea) endemisch auf. Es handelt sich um einen überwiegend im Kindesalter vorkommenden Tumor. Klinisch findet man meist eine bilaterale Manifestation im Bereich der Kieferknochen mit oft mächtiger Gesichtsschwellung. Bei den nichtafrikanischen Formen, die auch „weißes Burkitt-Lymphom" genannt werden (HARTMANN et al., 1976), steht die abdominelle Lokalisation der Tumoren im Vordergrund. In erster Linie handelt es sich um Ovarialtumoren.

Bei den relativ *seltenen Hautmanifestationen* finden sich multiple Knoten und subcutane Infiltrate, die vorwiegend an der Bauchhaut und an den Extremitäten lokalisiert sind. Charakteristisch ist auch ein massiver Befall des Capillitium (RASTETTER, 1974).

Da bisher erst wenige Patienten mit Hautlymphomen vom Burkitt-Typ beobachtet wurden, entspricht die im folgenden wiedergegebene **Histopathologie** den Erfahrungen der Lymphknotenpathologie. Man findet eine diffuse monomorphe Proliferation aus mittelgroßen, basophilen (pyroninophilen), lymphoiden Zellen, die sehr dicht beisammen liegen. Der runde oder ovale Kern zeigt meist eine kräftige Chromatinstruktur und 2–3 relativ kleine Nucleoli. Zwischen den Tumorzellen sind zahlreiche große, helle Makrophagen eingestreut (Abb. 48), die in ihrem Cytoplasma pyknotische Kerne, Zelldetritus und Tumorzellen phagocytiert haben. So entsteht das für die Diagnose hinweisende charakteristische Bild des „Sternhimmels" („starry sky"). Es besteht eine hohe Mitoserate. Im Tupfpräparat lassen sich in den Tumorzellen sudanophile cytoplasmatische Vacuolen nachweisen.

Ein Sternhimmelbild wird nicht selten auch bei benignen lymphoreticulären Proliferationen und bei anderen Lymphomen bzw. Reticulosarkomen beobachtet. Offenbar besteht ein Zusammenhang mit immunologischen Phänomenen.

Die Hautinfiltrate beim Burkitt-Lymphom können auch einen granulomatösen, „Hodgkin-ähnlichen" Aspekt aufweisen (ROGGE, 1975; NASEMANN, 1978).

Besonders interessant hinsichtlich der *Ätiologie* ist der Nachweis von Epstein-Barr-Virus-(EBV-)DNS und/oder EBV-spezifischem Kernantigen in den Tumorzellen beim echten afri-

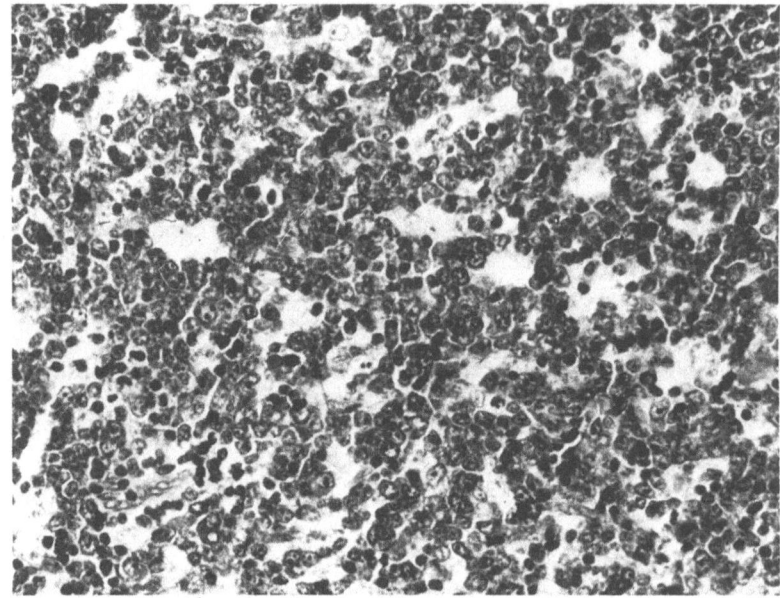

Abb. 48. Lymphom vom Burkitt-Typ. Monomorphe lymphoide Zellpopulation. Dazwischen große Makrophagen mit breitem hellen Cytoplasma („Sternhimmelbild"). Lymphknotenpräparat (Giemsa, 320 ×)

kanischen Burkitt-Lymphom. EBV-negative Fälle werden als *Lymphome vom Burkitt-Typ* (LENNERT, 1978) bezeichnet.

Nach neueren Befunden werden das Burkitt-Lymphom und das Lymphom vom Burkitt-Typ als Tumoren der Keimzentren klassifiziert (MANN et al., 1976; STEIN, 1976), wobei angenommen wird, daß die Tumorzellen Blasten der B-Reihe repräsentieren.

2. Morbus Hodgkin (Lymphogranulomatose Paltauf-Sternberg)

Dieses nach wie vor rätselhafte Leiden mit oft wahlloser Verteilung der einzelnen Symptome im Längsschnitt der Erkrankung kommt in allen Lebensaltern vor und betrifft häufiger Männer. Die Geschlechtsdifferenz ist altersbezogen: Etwa 60% der erwachsenen und 85% der unter 10jährigen Patienten sind männlichen Geschlechts. Charakteristisch für die Altersverteilung ist eine Zweigipfeligkeit. Ein erster Gipfel findet sich zwischen 15 und 35 Jahren, ein zweiter jenseits des 50. Lebensjahres (BEGEMANN u. KABOTH, 1974; LENNERT u. MOHRI, 1974; YEUNG, 1977). Nach heutiger Auffassung ist der übliche Krankheitsbeginn in primären T-Lymphocyten-Regionen (Lymphknoten, Milz) lokalisiert. Das lymphatische Gewebe ist der Ort des (neoplastischen) Geschehens (GALLMEIER, 1976). Mannigfache Störungen zellvermittelter Immunreaktionen (in Spätstadien) werden dadurch verständlich.

Meist beginnt die Krankheit in einer einzelnen Lymphknotenregion. Nach der Ann Arbor-Klassifikation 1971 werden *vier klinische Krankheitsstadien* (I–IV) unterschieden. Die Zusatzbezeichnung „E" bedeutet Befall eines extralymphatischen Organs, wobei Hautbefall überdies mit „D" symbolisiert wird. Das Fehlen einer Allgemeinsymptomatik wird mit „A", das Vorhandensein einer solchen (Gewichtsverlust, Fieber, Nachtschweiß) mit „B" angezeigt. Für *derma-*

tologische Belange ist diese Klassifikation insofern *wenig relevant*, als Hautveränderungen bei jedem der vier Stadien vorhanden sein können. Nicht selten muß auch ein (aus Klinik und Histologie abgeleitetes) „klinisches" durch ein „pathologisch-anatomisches" Stadium (definitive Informationen aus explorativer Laparotomie, Splenektomie, Myelotomie und Leberexcision) ergänzt oder ersetzt werden (s. auch FISCHER, 1976).

Bezüglich der insgesamt relativ häufigen (bei etwa bis zu 50% der Fälle) *Hautveränderungen* ergibt sich eine krankheitseigentümliche „Doppelgesichtigkeit": Der Häufigkeit und Vielzahl „unspezifischer" stehen die Seltenheit und relative Eintönigkeit „spezifischer" Hauterscheinungen gegenüber (<10%; RUBINS, 1978). BENNINGHOFF et al. (1970) beobachteten einen spezifischen Hautbefall bei 10 von 134 Patienten. Der cutane Morbus Hodgkin hat also letztlich keine allzu große praktische Bedeutung.

Die *unspezifischen Hautbegleiterscheinungen* haben keine eigenständige klinische Morphe. Es handelt sich um lokalisierte, generalisierte oder universelle Hautveränderungen, die auch durch andere pathologische Prozesse ausgelöst werden können oder definierten Dermatosen zukommen (TAPPEINER u. WODNIANSKY, 1963). Ein spezifisches histopathologisches Substrat fehlt ihnen. Sie können Initialsymptome sein und auch spätere Krankheitsstadien begleiten. Weil sie „biologisch spezifisch" sind, kann man sie sich als echte „Prodromi" schwer vorstellen. Ihr vielgestaltiges Bild umfaßt eine bunte Palette. Zu erwähnen sind hier neben dem sehr häufigen Juckreiz (prognostische Relevanz!) und der Hautblässe vor allem pruriogartige und ekzematoide (teils Prämycosis-ähnliche) Hautveränderungen, ferner erythemato-urticarielle, herpetiforme, bullöse und pemphigoide Exantheme, Pigmentationen, ichthyosiforme Erythrodermien mit Hyperkeratosen an Handtellern und Fußsohlen u.v.a. (TAPPEINER u. WODNIANSKY, 1963; MACH, 1973). Kennzeichnend ist auch die Anfälligkeit für Herpes zoster und andere Infektionen (immunologische Abwehrschwäche, Lymphopenie!).

Klinik der spezifischen Hautveränderungen: Diese durch ein *spezifisches lymphogranulomatöses Gewebsbild* gekennzeichneten Hautveränderungen sind klinisch viel weniger variabel als die unspezifischen. Grundsätzlich handelt es sich dabei um cutan oder subcutan gelegene, kleinere oder große Knoten, plattenartige Infiltrate und ulcerierte Herde. Die häufigen Geschwürsläsionen entstehen durch Zerfall knotig-tumoröser oder plattenartiger Infiltrate („Ulcus lymphogranulomatosum"). Die papulös-tumorösen Effloreszenzen sind bräunlich- oder lividrot, bei tiefem Sitz auch hautfarben. Die plattenartigen Infiltrate haben zumeist eine lividrote Farbe. Die Konsistenz der spezifischen Hautveränderungen ist in der Regel derb. Größere Knoten treten meist vereinzelt auf, papulöse Veränderungen neigen auch zur multiplen (teils „exanthematischen") Entstehung. Plattenartige Infiltrate sind eher vereinzelt lokalisiert zu beobachten, können aber auch im Sinne konfluierender, diffuser, flächenhafter Infiltrate zu erythrodermatischen Bildern führen. Polymorphe Erscheinungsbilder entstehen durch Kombination spezifischer mit unspezifischen Hauterscheinungen. Spezifische Veränderungen können auch an den sichtbaren Schleimhäuten auftreten, sind aber hier extrem selten. Der Hauptsitz der (lokalisierten) spezifischen Veränderungen sind die vorderen und seitlichen Stammpartien sowie die Unterbauch-, Leisten- und Oberschenkelregion (HAUSTEIN u. TAUSCH, 1973). Überwiegend finden sie sich im Drainagegebiet befallener Lymphknoten. Dies wird besonders deutlich bei der „Lymphogranulomatosis cutis erysipelatoides" (UNDEUTSCH et al., 1969).

Als *„unausgereifte Übergangsformen"* wurden Hautveränderungen bezeichnet, die klinisch spezifischen knotig-tumorös-infiltrativen Läsionen entsprechen, histologisch aber durch das Fehlen von Hodgkin- und Sternberg-Reed-Zellen die spezifische Relevanz letztlich vermissen lassen (TAPPEINER u. WODNIANSKY, 1963; MACH, 1973). Umgekehrt wieder wollen BLUEFARB und CARO (1976) klinisch unspezifische aber histologisch typische Hautmanifestationen als *„Lymphogranulomatide"* bezeichnen.

Die Differenzierung spezifischer Hautveränderungen nach *„autochthoner"* und *„allochthoner"* Entstehung bedarf einer Neuinterpretation. Sicher „allochthon" sind alle jene, die sekundär durch direktes Übergreifen lymphogranulomatöser Lymphknoteninfiltrate auf benachbarte Hautbezirke (per contiguitatem) zustandekommen. „Allochthon" sind aber auch solche Fälle, bei denen die Hautveränderungen retrograd-lymphogen von erkrankten Lymphknoten aus (per continuitatem) entstehen. Letzteres gilt zweifellos nicht nur für die Mehrzahl der spezifischen Hautläsionen überhaupt, sondern namentlich auch für prognostisch günstigere Hodgkin-Stadien mit ausschließlichem Lymphknotenbefall (Ann Arbor-Klassifikation!). Dieser Ausbreitungsmodus über die Lymphgefäße spielt offensichtlich generell bei der Krankheit eine dominierende Rolle (GOLDBERG, 1976). Analogien ergeben sich für den Lungen- und Leberbefall (BENNINGHOFF et al., 1970). Die genannten Hautveränderungen stellen also eindeutig stets passiv entstandene „Sekundärmanifestationen" dar. Von einer echten „Invasion" der Haut kann dabei nicht gesprochen werden.

„Autochthone" Hautmanifestationen lassen das Vorhandensein schon bestehender Krankheitsherde irgendwo im Organismus nicht so klar erkennen. Entstehen sie ebenfalls „sekundär", dann eher hämatogen und klinisch disseminiert. Verständlicherweise ist ein solches Ereignis eher mit klinisch späten bzw. fortgeschrittenen Stadien (Ann Arbor-Klassifikation!) verbunden. Besonders interessant sind aber anscheinend *„primäre"* bzw. isolierte *„autochthone" Hautmanifestationen* (ohne weitere Krankheitsbeteiligung). Diese sind innerhalb der von vorneherein seltenen spezifischen Hauterscheinungen und der an sich ebenfalls seltenen primären extranodulären Krankheitsmanifestation bis jetzt ausgesprochene Raritäten (WEBER u. PRENGER-BERNINGHOFF, 1967; HUHN et al., 1973; ANDREEV et al., 1975). BREHMER-ANDERSSON (1976) bezweifelt überhaupt die Existenz eines primären, lokalisierten, cutanen Morbus Hodgkin. Sie denkt dabei eher an die Mycosis fungoides. Wir selbst möchten bestimmte Pseudolymphome zur Diskussion stellen (siehe auch Abb. 51b). Eine „autochthone" Entstehung im Bereich perivasculärer und periappendiculärer mesenchymaler „Indifferenzzonen" ist heute eher unwahrscheinlich geworden. Bei isolierten cutanen Lymphogranulomatosen dürfte es sich nicht selten ebenfalls um sekundäre (hämatogene oder lymphogene) Manifestationen der bis dahin unentdeckt gebliebenen Systemkrankheit (oder fallweise auch um histologische Fehldiagnosen) handeln.

Wie dem auch sei, Fälle mit unspezifischen oder primären, isolierten, spezifischen Hautveränderungen sind eher durch einen langen, solche mit „wirklichen" spezifischen Hautveränderungen eher durch einen kurzen Krankheitsverlauf gekennzeichnet. (Dies mag ein Licht auf die Dignität der „primären isolierten Hautlymphogranulomatose" werfen.)

Zur Ätiologie und Pathogenese der Krankheit vermag die Hautpathologie vorerst wenig beizutragen. Sie kann nicht ausschließen, daß (virusinduzierte?) Veränderungen der Antigenität bestimmter Lymphocytenpopulationen (B-Lymphocyten?, Epstein-Barr-Virus!; GALLMEIER, 1976) zu einem autoimmunologisch geprägten „Bürgerkrieg der (T-)Lymphocyten" mit schließlicher maligner Transformation alterierter lymphatischer Zellen führen („chronische abartige Immunreaktion"). Das Neben- und Nacheinander lymphocytenreicher, inflammatorischer und lymphocytenarmer, neoplastischer, feingeweblicher Reaktionsmuster könnte damit seine Erklärung finden. Die Diskussionen über die Ätiologie der Krankheit bewegen sich seit langem zwischen Entzündung, Infektion und Neoplasie. VIANNA (1976) hat auch Umwelt- und genetische (HL-A-Antigene!) Faktoren hervorgehoben.

Mit der Funktion der T-Lymphocyten beim Morbus Hodgkin (Reaktivität auf „Recall-Antigene", Sensibilisierbarkeit, Stimulierbarkeit in vitro) haben sich u.a. JAFFE und GREEN (1977) sowie MICHLMAYR (1977) beschäftigt. Phasenhafte quantitative und qualitative (Funktionsdefekte) Abweichungen sind im Auge zu behalten. Ob und wieweit metabolische Parameter (OERTEL u. GERHARTZ, 1976) gerade auch für die Erfassung eines etwaigen isolierten Hautbefalles von Bedeutung sind, bleibt vorerst offen.

Histologie des Morbus Hodgkin: Die heute international anerkannte pathologisch-anatomische Einteilung des Morbus Hodgkin unterscheidet (mindestens) *vier histologische Typen* (LUKES et al., 1966; Rye-Konferenz):
Lymphocytenreiche Form,
Nodulär-sklerosierende Form,
Mischform,
Lymphocytenarme Form (Hodgkin-Sarkom).

Diese Klassifikation ist für die Hautpathologie nur mit Einschränkungen verwertbar, weil die *spezifischen lymphogranulomatösen Hautläsionen* im allgemeinen kaum je so eindeutige Veränderungen wie im Lymphknoten zeigen (LEVER u. SCHAUMBURG-LEVER, 1975). Eine Subklassifizierung obiger Art ist daher schwierig und wegen der Seltenheit spezifischer Läsionen auch problematisch.

In der Mehrzahl der Fälle von Morbus Hodgkin der Haut können wir histologisch teils knotige, teils mehr diffuse cutane und subcutane *Infiltrate* von unterschiedlicher Dichte beobachten. Die Cytologie ist polymorph (MACH, 1973; BLUEFARB u. CARO, 1976). Neben kleinen bzw. mittelgroßen Lymphocyten und eosinophilen Granulocyten finden sich lymphoide und „reticuläre" Plasmazellen, Immunoblasten, neutrophile Granulocyten, Fibroblasten und neugebildete Capillaren (Abb. 49). Auch Mastzellen kommen manchmal vor. Dazwischen liegen immer wieder Zellen mit dem Aussehen von Histiocyten oder Reticulumzellen. Mitosen sind bisweilen häufig. Nicht selten findet man herdförmige Nekrosen. Die Häufigkeit typischer Hodgkin- und Sternberg-Reed-Zellen ist variabel. In den Randgebieten bevorzugen die Infiltrate eine perivasculäre oder periadnexielle Lage.

Die *epidermalen Veränderungen* sind meist uncharakteristisch. Von OOTA und YAMAGUCHI (1973) wurde auf das Vorkommen von Pautrierschen Abscessen hingewiesen.

Die Sternberg-Reed-Zellen (SR-Zellen) zeigen als Hauptkennzeichen ungewöhnlich große, meist eosinophile (im Giemsa-Präparat dunkelblaue) Nucleolen, die in sehr hellen, fast ungefärbten, sich oft überlappenden Kernen liegen (LENNERT, 1964). Die Kernmembran erscheint verdickt; das Cytoplasma ist entweder blaß-eosinophil oder in unterschiedlichem Ausmaß basophil. Die als Vorstufe der SR-Zelle angesehene mononucleäre Variante wird als Hodgkin-Zelle (H-Zelle) bezeichnet (Abb. 49a u. b, 50, Farbtafel Abb. V). Auch diese ist durch charakteristische, an Einschlußkörperchen erinnernde Riesennucleolen und ein helles Karyoplasma gekennzeichnet.

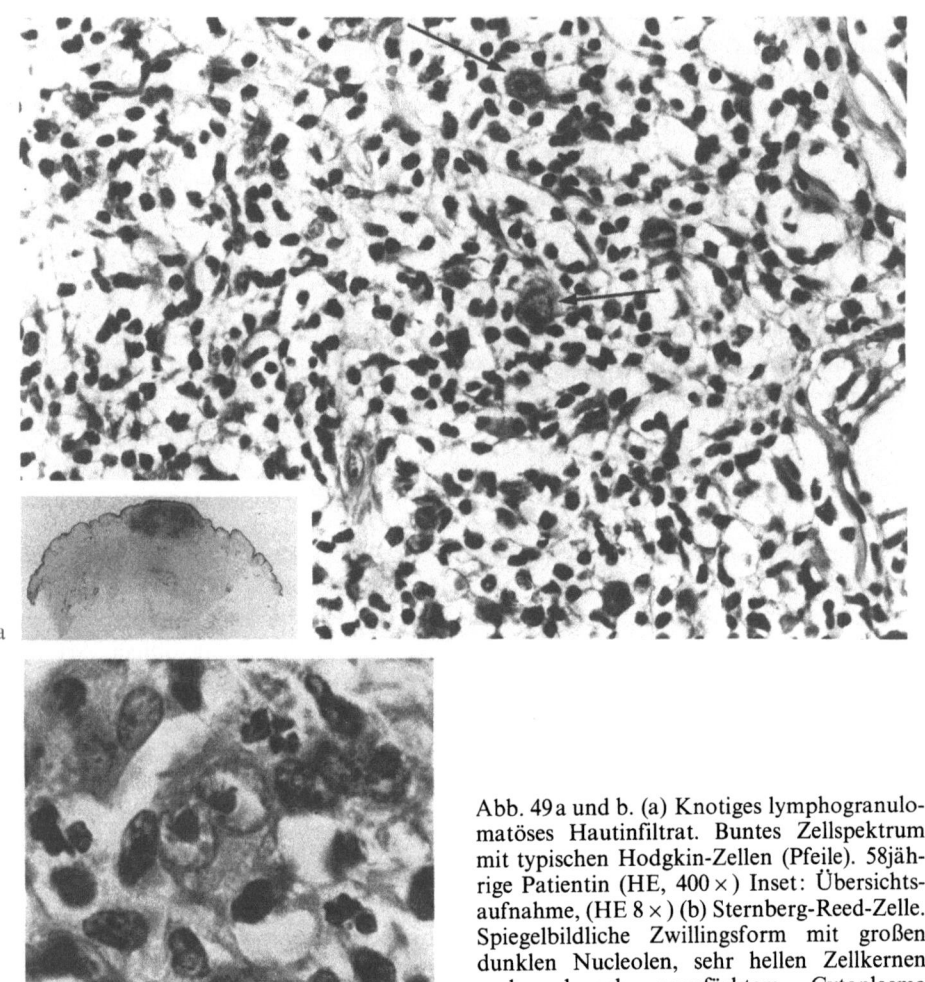

Abb. 49a und b. (a) Knotiges lymphogranulomatöses Hautinfiltrat. Buntes Zellspektrum mit typischen Hodgkin-Zellen (Pfeile). 58jährige Patientin (HE, 400 ×) Inset: Übersichtsaufnahme, (HE 8 ×) (b) Sternberg-Reed-Zelle. Spiegelbildliche Zwillingsform mit großen dunklen Nucleolen, sehr hellen Zellkernen und schwach angefärbtem Cytoplasma (Giemsa, 800 ×)

Neben den klassischen SR- und H-Zellen findet man auch polymorphe, an Reticulumzellen erinnernde Elemente und sog. Lacunen-Zellen. Diese „lacunar cells" haben gelappte Kerne mit kleinen Nucleolen. Das lipidhaltige wasserhelle Cytoplasma erscheint durch Paraffineinbettung geschrumpft, wodurch weite, scharf begrenzte, lacunäre Hohlräume um die Zellen sichtbar werden (ANAGNOSTOU et al., 1977). Wir haben diese Zellformen, die als abortive SR-Zellen aufgefaßt werden und denen in der Lymphknotenpathologie im Rahmen der nodulären Sklerose diagnostische Relevanz zugesprochen wird, gelegentlich auch in Excisaten aus lymphogranulomatösen Hautveränderungen gesehen (Abb. 50).

Enzymcytochemische Untersuchungsbefunde weisen auf abgeschwächte oder fehlende lysosomale Fermentaktivitäten in den H- und SR-Zellen hin (DORFMAN,

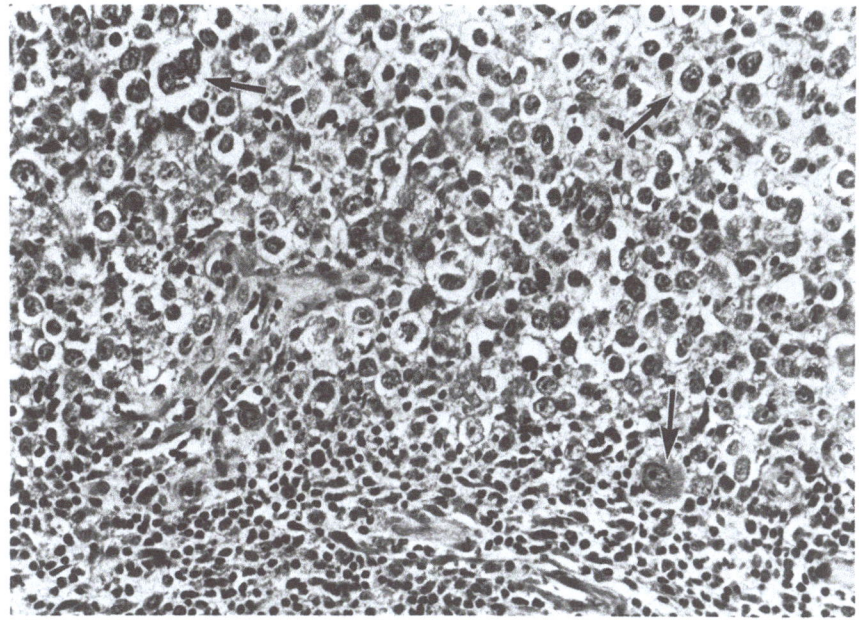

Abb. 50. Hodgkin-Sarkom. Cutanes Infiltrat mit „lacunar cells" (Pfeile; Giemsa, 250 ×)

1961; NANBA et al., 1975). Dies spricht gegen eine histiocytäre oder reticulogene Herkunft der Tumorzellen. [Allerdings wurde von JEFFREE (1974) manchmal auch eine erhöhte Aktivität an unspezifischen Esterasen und saurer Phosphatase nachgewiesen.] Histiocyten und Reticulumzellen im Infiltrat zeigen wie üblich eine deutlich positive Reaktion beim Nachweis dieser Enzyme.

Ultrastrukturell erwiesen sich die manchmal spiegelbildlich gelagerten „Zwillingskernformen" der SR-Zellen als Segmente eines solitären Kernes, die durch Kernbrücken miteinander verbunden sind (AZAR, 1975). Kernstruktur und Ribosomen-Reichtum der H-Zellen zeigen eine Ähnlichkeit mit Immunoblasten (SCHAEFER, 1976).

Die *immunologischen Untersuchungen* sind nicht einheitlich. KAY (1976) sowie KAPLAN und GARTNER (1977) fanden an SR-Zellen die funktionellen und immunologischen Charakteristika von Makrophagen oder verwandten Zellen, während TAYLOR (1976), DENK et al. (1976) sowie PAPADIMITRIOU et al. 1978) der immunhistochemische Nachweis von Ig bei Anwendung der Immunperoxidase-Technik in SR-Zellen und H-Zellen gelang.

Was die *Herkunft der Tumorzellen* betrifft, wird daher – abgesehen von den eher historisch interessanten Hypothesen einer Abkunft vom Reticulo-Epithel des Thymus oder von Megakaryoblasten – einerseits die histogenetische Ableitung von den Zellen des Monocyten-Makrophagen-Histiocyten-Systems postuliert (KAPLAN u. GARTNER, 1977) bzw. ein Ausgangspunkt im reticulo-histiocytären Zellsystem im weitesten Sinne (CARR, 1975) vermutet. Andererseits nehmen die meisten Untersucher an, daß die SR-Zellen, die sich fließend aus den mononucleären H-Zellen entwickeln, Endzellen transformierter Lymphocyten sind (maligne Immunoblasten-Äquivalente im Rahmen eines gestörten T-Zell-Überwachungssystems?; AISENBERG u. LONG, 1975; TAYLOR, 1976; PAYNE et al., 1976).

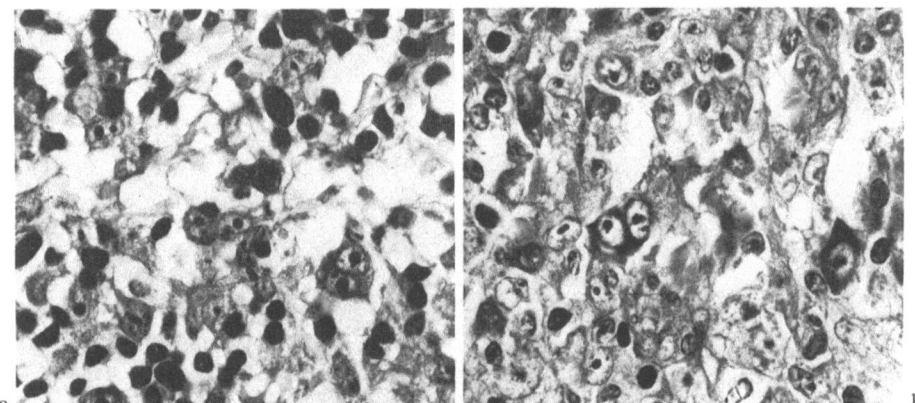

Abb. 51a und b. (a) Mycosis fungoides. Doppelkernige Zellen, die von Sternberg-Reed-Zellen nicht zu unterscheiden sind (Giemsa, 400×). (b) Pseudolymphom. Infiltratausschnitt mit Sternberg-Reed- u. Hodgkin-ähnlichen Zellen (Immunoblasten?). Vor 10 Jahren als primäre isolierte Haut-Lymphogranulomatose fehldiagnostiziert (?). 66jähriger Patient (Giemsa, 625×)

Diagnose und Differentialdiagnose des Morbus Hodgkin: Die unspezifischen Hautveränderungen zeigen im allgemeinen das der klinischen Morphe entsprechende histologische Bild. Nicht selten kann man aber in „klinisch verdächtigen" Hautmanifestationen lymphocytenreiche Infiltrate mit Proliferation von Histiocyten bzw. Reticulumzellen und stärkerer Beteiligung eosinophiler Granulocyten finden. Typische SR-Zellen oder H-Zellen lassen sich jedoch nicht nachweisen. Diese Fälle entsprechen den bereits erwähnten „unausgereiften Übergangsformen".

Wie eingangs hervorgehoben, ist eine Zuordnung der eindeutig spezifischen Hautveränderungen zu einem der vier histologischen Hodgkin-Typen in den meisten Fällen *nicht* möglich. Versucht man dies doch, so wird man noch am häufigsten die Mischform diagnostizieren können, die ein polymorphes Infiltrat aufweist. Der lymphocytenreiche Typ ist durch eine lymphocytäre Proliferation mit Beteiligung histiocytärer Zellen und eosinophiler Granulocyten charakterisiert. Beim nodulär-sklerosierenden Typ werden kleinere oder größere knotige Infiltrate von zirkulär angeordneten Kollagenfaserbündeln abgegrenzt. In der unmittelbaren Umgebung proliferieren die Fibroblasten. (Wir haben in unserem Krankengut nur eine Beobachtung mit einer nodulären Sklerose.) Es ist schwierig, in Hautpräparaten eine Sklerosierung mit dem Gesamtcharakter der Krankheit und deren Prognose zu korrelieren, wie dies hinsichtlich der nodulären Sklerose des Lymphknotens ohne weiteres möglich zu sein scheint. Selten wird auch das Bild der lymphocytenarmen Form (Hodgkin-Sarkom) beobachtet. Hier handelt es sich um eine großzellige Tumorproliferation mit Überwiegen von Blasten, Reticulumzellen, polymorphen und bizarr gestalteten H-Zellen sowie SR-Zellen. In die Differentialdiagnose sind hier immunoblastische Lymphome und Reticulosarkome einzubeziehen.

Die Diagnose eines Morbus Hodgkin der Haut muß stets mit Zurückhaltung gestellt werden. Nur der Nachweis von *H- und SR-Zellen* ist diagnostisch verbindlich. (H-Zellen allein sind diagnostisch nicht unbedingt beweiskräftig. Eine Verwechslung mit Immunoblasten ist möglich.)

Die *Differentialdiagnose* umfaßt in erster Linie die Mycosis fungoides, die lymphomatoide Papulose, die lymphomatoide Granulomatose, in Ausnahmefällen auch Pseudolymphome mit granulomatösem Aspekt, die Histiocytosis X, verschiedene entzündlich-granulomatöse Erkrankungen und Hyperimmun-Reaktionen (z.B. Lymphogranulomatosis X; siehe S. 390).

Die polymorphen Infiltrate erinnern sehr an die Mycosis fungoides (s. dort). Bei beiden Krankheiten finden sich „neoplastische" Zellpopulationen (SR-Zellen und H-Zellen beim Morbus Hodgkin, Sézary-Zellen bei der Mycosis fungoides) sowie Lymphocyten, Histiocyten, Plasmazellen und Eosinophile, die möglicherweise inflammatorisch-reaktiv beteiligt sind. In vielen Fällen ist eine Korrelation mit klinischen Befunden notwendig, um zu einer diagnostischen Entscheidung zu kommen.

Abb. 51a u. b unterstreichen die differentialdiagnostischen Schwierigkeiten, die sich bei der Differenzierung von H- und SR-Zellen ergeben können.

III. Maligne (reticulo-)histiocytäre Erkrankungen der Haut (Erkrankungen des Monocyten-Makrophagen-Histiocyten-Systems)

Die Bezeichnung „maligne (reticulo-)histiocytäre Erkrankungen der Haut" wird hier für systemische Proliferationen und maligne Tumoren verwendet, von denen angenommen wird, daß sie *wahrscheinlich histiocytärer Herkunft* sind und damit Beziehungen zum Monocyten-Makrophagen-Histiocyten-System aufweisen.

Schwierigkeiten ergeben sich aus der vielfach recht unterschiedlichen Interpretation der bis heute noch nicht geklärten Morphogenese der Reticulumzellen und deren formalgenetischen Beziehungen zu den Histiocyten (=phagocytische oder histiocytische Reticulumzelle; Makrophage) und Fibroblasten. Auch gibt es bis heute keine präzise Definition der Reticulumzellen der Haut (s. auch Allgemeiner Teil).

Obwohl heute weitgehend gesichert ist, daß der Großteil der Histiocyten *monocytärer Herkunft* ist, so muß für das Verständnis zumindest einiger der in diesem Abschnitt zu besprechenden Krankheiten (Tabelle 9) auch eine *lokale*

Tabelle 9. Maligne (reticulo-)histiocytäre Erkrankungen der Haut

---

Monocytenleukämie
Maligne Histiocytose (histiocytäre medulläre Reticulose)
Reticulosarkom (histiocytisches Lymphom)
Reticulose (?)
Histiocytosis X
(Maligne fibröse Histiocytome)

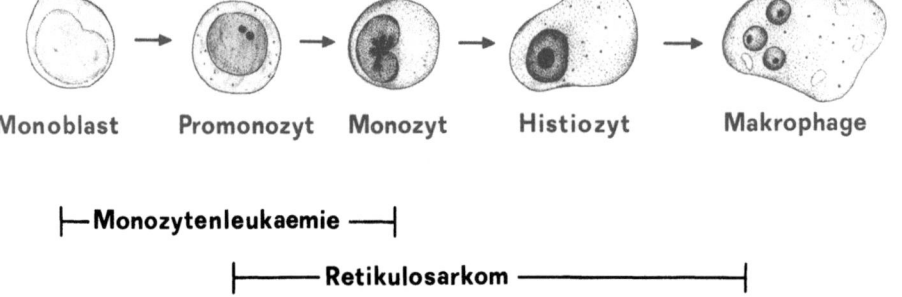

Abb. 52. Morphogenetische Klassifikation der Erkrankungen des Monocyten-Makrophagen-Histiocyten-Systems (modifiziert nach CLINE u. GOLDE, 1973)

Entstehung in Betracht gezogen werden (Reticulosen?). In diesem Fall wäre der Histiocyt als ortsständige Zelle zu definieren, die von multipotenten mesenchymalen Vorläuferzellen abstammt.

Die Monocytenleukämie wird im Rahmen der myeloproliferativen Erkrankungen der Haut dargestellt. Bezüglich der malignen fibrösen Histiocytome sei auf das entsprechende Kapitel dieses Bandes verwiesen.

In Abb. 52 ist in Anlehnung an CLINE u. GOLDE (1973) das Spektrum der malignen histiocytären Erkrankungen unter dem Gesichtspunkt des Monocyten-Makrophagen-Histiocyten-Systems (mononucleäres Phagocyten-System) dargestellt.

1. Maligne Histiocytose

Die maligne Histiocytose (RAPPAPORT, 1966) wird auch als *histiocytäre medulläre*[1] *Reticulose* (SCOTT u. ROBB-SMITH, 1939) bezeichnet. (Die große Zahl der Synonyma, wie aleukämische Reticulose, maligne Reticulo-Histiocytose, „reticulose maligne histiocytaire" u.a. spiegelt die nosologische und histopathologische Problematik dieser Krankheit wider.)

Es handelt sich um eine seltene progressive systemische Erkrankung des histiocytären Systems mit einer (neoplastischen) Proliferation morphologisch atypischer Histiocyten (und anderer mononucleärer Phagocyten) mit Hämophagocytose (MATHÉ u. RAPPAPORT, 1976).

Der Krankheitsverlauf ist ausgesprochen akut mit einer durchschnittlichen Überlebenszeit von weniger als 6 Monaten. Im Vordergrund stehen Hepato-

---

[1] Die Bezeichnung *medullär* weist auf die focale Histiocytenproliferation im Mark des Lymphknotens hin.

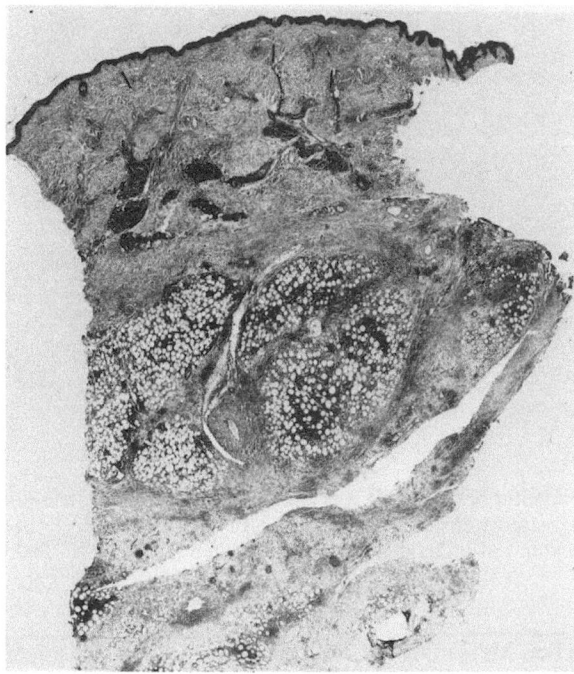

Abb. 53. Maligne Histiocytose. Infiltratverteilung. 34jähriger Patient. Exitus nach 2monatigem Krankheitsverlauf (HE, 10 ×)

Splenomegalie, Knochenmarksinfiltration, Lymphknotenschwellungen, Icterus, Fieber, Anämie und Pancytopenie. RAPPAPORT (1966) unterscheidet zwei klinische Formen der malignen Histiocytose:
1. Viscerale Form mit früher Beteiligung der hämatopoetischen Organe.
2. Cutane Form, die bei etwa 10% der Fälle beobachtet wird.

Klinisch finden sich bei letzterer plaqueförmige Erytheme oder multiple braun- bis violettrote Papeln mit Neigung zu Hämorrhagien oder Ulceration. Subcutane Knoten, die an ein Erythema nodosum mit rötlicher bis purpurfarbener Färbung der darüberliegenden Haut erinnern, können manchmal eine frühe Manifestation der Krankheit darstellen (NISHIO et al., 1975; SULLIVAN et al., 1975; HÖDL et al., 1978). Auch morbilliforme, maculopapulöse und psoriasiforme Veränderungen wurden beschrieben.

In dem relativ großen Material von WARNKE et al. (1975) fanden sich bei 4 von 29 Patienten Hautveränderungen; bei 5 Patienten wurden Tumormassen in den Weichteilen festgestellt.

Histologie der malignen Histiocytose: Das histologische Verteilungsmuster der Hautinfiltrate ähnelt vor allem dem der myeloischen Leukämien (Abb. 53). Es unterscheidet sich charakteristischerweise von den T-Zell-Lymphomen und der Histiocytosis X (Abb. 3, Allgem. Teil).

Die *polymorphen Hautinfiltrate* sind vorwiegend herdförmig um Gefäße, Haarfollikel und andere Anhangsgebilde lokalisiert (Abb. 54a). Besonders bemerkenswert ist eine massive Infiltration der tieferen Cutis und Subcutis, wo sich die Infiltrate im Bereich der Bindegewebssepten und lobulär ausbreiten.

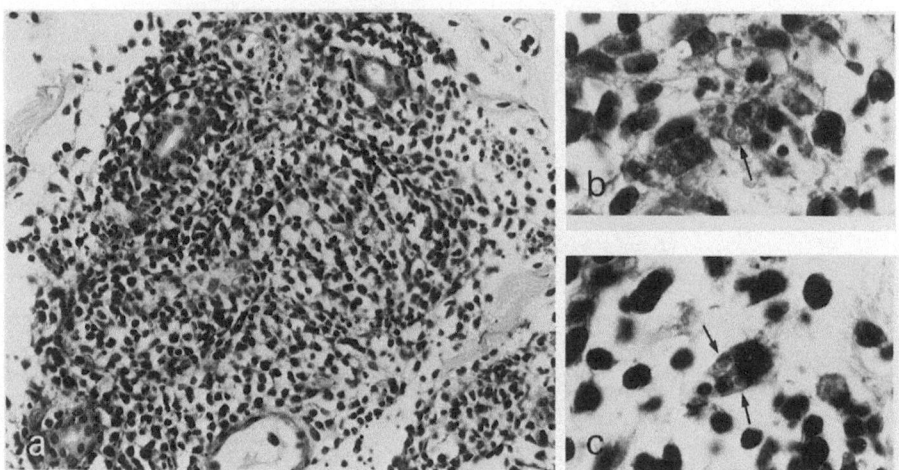

Abb. 54a–c. (a) Polymorphes Infiltrat aus Histiocyten, Lymphocyten und neutrophilen Granulocyten im perivasculären und periadnexiellen Bereich (HE, 250 ×). (b) u. (c) Atypische Histiocyten mit phagocytierten Erythrocyten (Pfeile) (HE, 800 ×)

Die cytologischen Merkmale der Zellen variieren stark. Im allgemeinen lassen sich drei Haupttypen der proliferierten Zellen herausstellen:

1. Atypische neoplastische Histiocyten, die große, unregelmäßige, bläschenförmige oder hyperchromatische, häufig gekerbte oder gelappte Kerne mit großen Nucleolen und ein basophiles (pyroninophiles) Cytoplasma aufweisen. Mitosen sind häufig (ABELE u. GRIFFIN, 1972; ENGSTROM et al., 1972).

2. Diagnostisch entscheidend sind Makrophagen mit variablen Kernen und ausgeprägter Erythrophagocytose (Abb. 54b, c). Im Cytoplasma finden sich dann zahlreiche Erythrocyten (2–10), Zelldetritus, Granulocyten, Blutplättchen, Hämosiderin und lipidhaltiges Material.

3. Gut differenzierte, „benigne" erscheinende, histiocytische Zellen, die große, runde, ovale oder längliche, vesiculäre Kerne und ein eosinophiles Cytoplasma besitzen. Auch sie enthalten oft reichlich phagocytierte Erythrocyten und anderes Material.

Zahlreiche Zellen zeigen Untergangserscheinungen (Abb. 54a) mit Aufsprengung der Kerne, Pyknose und schalenförmiger Kernwandhyperchromasie. Zusätzlich beobachtet man häufig Nekrosen. In den Infiltraten sind auch neutrophile und eosinophile Granulocyten, Plasmazellen, Lymphocyten und Riesenzellen mit oft bizarren Formen, die manchmal den Sternberg-Reed-Zellen ähneln, vorhanden (LIAO et al., 1972; HENDERSON u. SAGE, 1973).

Kleinere *nicht phagocytierende Zellen* mit hellem eosinophilem Cytoplasma und einem basophilen (hyperchromatischen) gefalteten Kern und deutlichem Nucleolus dürften z.T. mit den sog. Prohistiocyten (SCOTT u. ROBB-SMITH, 1939) identisch sein. Ihre histiocytäre Natur ist nicht eindeutig gesichert (DAO et al., 1975).

In der Subcutis existiert häufig eine Panniculitis mit Arealen von Lipogranulomen (PIÑOL-AGUADÉ et al., 1976).

Enzymcytochemisch sind in zahlreichen Zellen unspezifische Esterasen (z.B. Alpha-Naphthylacetatesterase) in diffuser oder granulärer Verteilung nachweisbar (HUHN u. MEISTER, 1978; HÖDL et al., 1978). Auch konnten gewisse, für Histiocyten charakteristische, *ultrastrukturelle* und *immunologische* Merkmale (z. B. Receptoren für cytophile Antikörper) an den Tumorzellen gefunden werden (GREEN et al., 1975; JAFFE et al., 1975).

Die *Differentialdiagnose* hat reaktive Veränderungen, Reticulosarkome, die lymphomatoide Granulomatose, den Morbus Hodgkin, die Haarzell-Leukämie und die Histiocytosis X zu berücksichtigen (MACGILLIVRAY u. DUTHY, 1977).

Der Nachweis der Erythrophagocytose (oder Hämophagocytose) ist diagnostisch von großer Bedeutung, obwohl diesem Phänomen keinesfalls Spezifität zukommt. Hämophagocytose wird auch bei der Monocytenleukämie, bei Reticulosen, Reticulosarkomen (Abb. 56a) und bei der Histiocytosis X gefunden. Wichtig für die Diagnose einer malignen Histiocytose ist der Nachweis phagocytierter Erythrocyten in *morphologisch atypischen Histiocyten* (BYRNE u. RAPPAPORT, 1973; WARNKE et al., 1975).

Beim *Reticulosarkom* ist die Phagocytose weniger stark ausgeprägt; auch fehlen hier meist andere Enzündungszellen, wie Plasmazellen oder Eosinophile. Die Zellen der malignen Histiocytose liegen im Gegensatz zum Reticulosarkom, wo die Zellen syncytial verbunden erscheinen, eher getrennt voneinander. Ein wichtiger (klinischer) Unterschied besteht auch darin, daß das Reticulosarkom meist primär lokalisiert beginnt, während die maligne Histiocytose von Anfang an systemisiert auftritt.

Diagnostisch besonders relevant – und dies gilt vor allem für die Differentialdiagnose gegenüber der Histiocytosis X – sind das Freibleiben des Papillarkörpers und die dominierende Lokalisation der Veränderungen in der tieferen Cutis und Subcutis.

Schwierigkeiten bei der Abgrenzung vom Morbus Hodgkin ergeben sich dann, wenn atypische Histiocyten auftreten, die eine gewisse Ähnlichkeit mit Sternberg-Reed-Zellen aufweisen.

Ätiologie und Pathogenese sind unbekannt. Von einigen Autoren wird die histiocytäre Genese der Tumorzellen bezweifelt. Auch die nosologische Einordnung bereitet Schwierigkeiten. Handelt es sich um einen neoplastischen Prozeß oder um immunologische Vorgänge?

PIÑOL-AGUADÉ et al. (1976) vermuten aufgrund *ultrastruktureller Untersuchungen* (Nachweis von „multi-membrane bodies"), daß eine lysosomale Störung im Zusammenhang mit den „sea blue histiocytes" (Ceroid) von Bedeutung sein könnte.

2. Reticulosarkom

Synonyma: Retothelsarkom (ROULET, 1930; RÖSSLE, 1939; histioblastisches Reticulosarkom; malignant lymphoma, histiocytic (RAPPAPORT, 1966); malignant lymphoma, „true histiocytic" (BENNETT et al., 1974).

Die Reticulosarkome werden als geschwulstartige maligne Proliferationen der Reticulumzellen, Histiocyten oder anderer mononucleärer Phagocyten definiert (GOTTRON u. NIKOLOWSKI, 1960; CARR, 1973; VON ALBERTINI, 1974; MATHÉ u. RAPPAPORT, 1976).

Es muß aber heute angenommen werden (*und das gilt auch für die Reticulosen*), daß die Reticulosarkome eine *heterogene* Krankheitsgruppe darstellen,

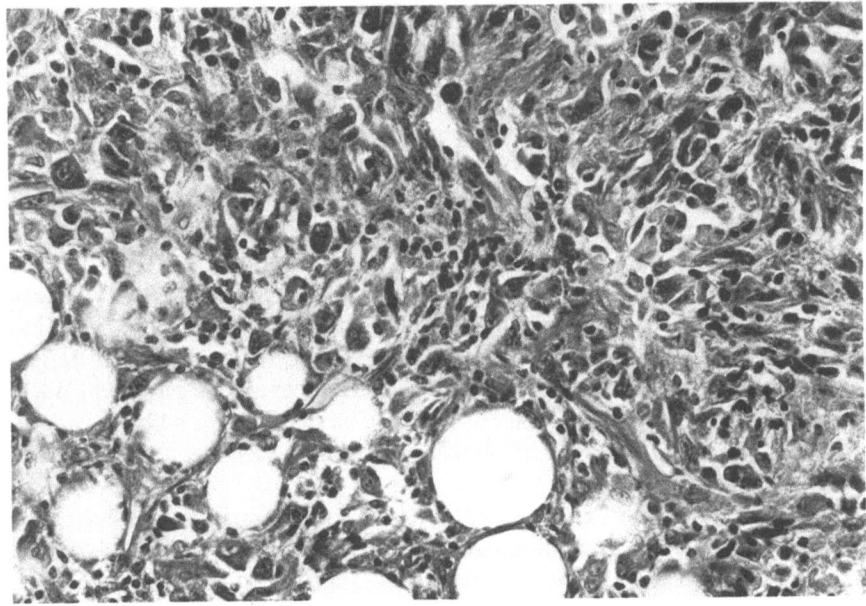

Abb. 55. Pleomorphes Reticulosarkom (Giemsa, 250 ×)

die zu einem großen Teil *nicht* von neoplastischen *Reticulumzellen oder Histiocyten* abgeleitet werden können, sondern *lymphatischen Zellen (insbesondere der B-Zell- und seltener der T-Zell-Reihe)* zugeordnet werden müssen (STEIN et al., 1974; MORRIS u. DAVEY, 1975; BROUET et al., 1976).

Nach STEIN et al. (1974) ist das Reticulosarkom früherer Klassifikationen und das histiocytische Lymphom weitgehend mit dem *immunoblastischen Lymphom* identisch.

Das *makroskopische Bild des Reticulosarkoms* zeigt meist solitäre plattenförmige Infiltrate oder kalottenartig vorragende, derbe, bis apfelgroße Knoten. Der Farbton ist gelblich oder bräunlich, bei stärkerer vasculärer Komponente auch mehr blaurot. Häufig besteht eine Ulceration im Zentrum. Durch Metastasierung erfolgt meist die rasche Ausbreitung der Tumoren.

Histologie des „echten" Reticulosarkoms: Man findet unter Freilassung eines schmalen subepidermalen Streifens eine tumorförmige Infiltration der Cutis mit Ausbreitung der Zellen in die subcutanen Septen.

Bei *weniger differenzierten Reticulosarkomen* (Retothelsarkom, unreife Form) werden große Zellen mit ausgeprägter Zell- und Kernpolymorphie und Mitosenreichtum gefunden (Abb. 55). Die pleomorphen, wechselnd chromatindichten Kerne sind rund, teils gekerbt oder auch unregelmäßig eckig bzw. fibroblastenähnlich elongiert und weisen deutlich acidophile Nucleoli auf. Das Cytoplasma erscheint verschieden breit und blaß (mit meist nur geringer Pyroninophilie), die Zellgrenzen sind deutlich. Häufig wird die Bildung von bizarren Riesenzellen beobachtet.

Die *differenzierten Reticulosarkome* (Retothelsarkom, reife Form) enthalten rundlich-ovale Tumorzellen mit breitem, blaß eosinophil tingiertem Cytoplasma

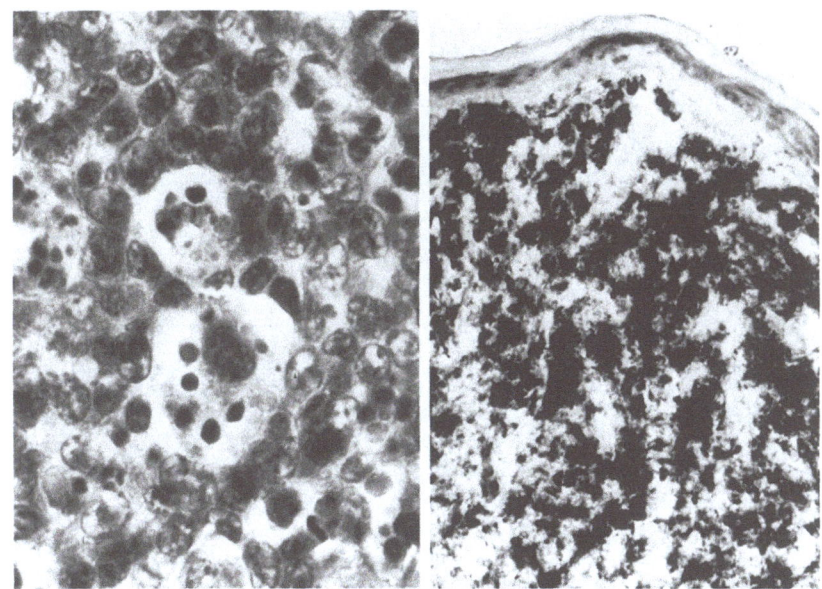

Abb. 56a und b. Reticulosarkom. (a) Zwischen den Tumorzellen sieht man phagocytische große Reticulumzellen (Hämophagocytose) (HE, 800 ×). (b) Intensiv positiver Reaktionsausfall beim Nachweis hydrolytischer Enzyme. 70jährige Patientin. Unspezifische Esterasen (125 ×)

und manchmal gelappten oder nierenförmigen Kernen mit deutlichen Nucleoli und zartem Chromatinmuster. Wegen der Ähnlichkeit der Kerne mit jenen von Histiocyten wurde von RAPPAPORT (1966) die Bezeichnung „histiocytic lymphoma" gewählt.

Zwischen den Tumorzellen findet man nicht selten große Reticulumzellen mit sehr breitem hellem Cytoplasma und starker phagocytischer Tätigkeit („Sternhimmelbild"). Phagocytosephänomene, die beim Reticulosarkom sowohl in neoplastischen als auch in normal erscheinenden Zellen (so wie bei der malignen Histiocytose) gefunden werden, können daher nicht nur als Kriterium benigner reaktiver Hyperplasien herausgestellt werden (Abb. 56a). Das Gitterfasergerüst ist im allgemeinen fein und bildet ein polygonales Netzwerk, dem die einzelnen Tumorzellen wie Weidenkätzchen aufsitzen. Der Fasergehalt kann aber auch sehr gering sein. Das Faserbild soll um so ausgeprägter sein, je differenzierter das Reticulosarkom ist. Es ist aber nicht erwiesen, daß die Faserbildung, die auch durch stimulierte Fibroblasten erfolgen kann, von den Tumorzellen ausgeht.

Enzymcytochemisch (Abb. 56b, Farbtafel Abb. IV, Tab. 2) ist bei Anwendung der unspezifischen Esterasen und der sauren Phosphatase ein intensiv positiver Reaktionsausfall in den Tumorzellen und in den (reaktiven?) Zellen mit phagocytischer Tätigkeit in Form einer diffusen und granulären Verteilung nachweisbar (YAM et al., 1971; BURG, 1975; KLEINHANS, 1975; NANBA et al., 1975). In den Zellen können auch ATP-ase und Beta-Glucuronidase nachgewiesen werden (JEFFREE, 1974). NANBA et al. (1975) betonen besonders den Nachweis des L(+)-

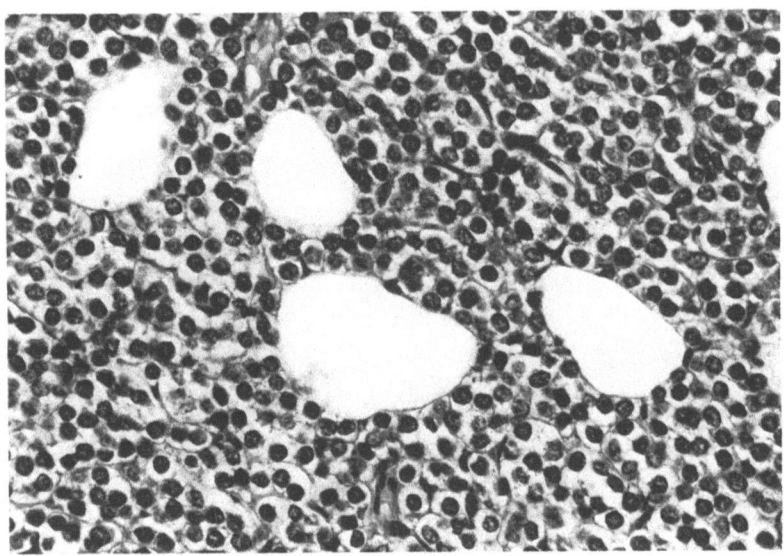

Abb. 57. Hautmetastase eines Magencarcinoms. Hier wurde primär ein malignes Lymphom (Reticulosarkom) fehldiagnostiziert (HE, 320 ×)

Tartrat-resistenten Isoenzyms der sauren Phosphatase in Reticulosarkomen der Haut. Hier bestehen offenbar Beziehungen zur Haarzell-Leukämie (KATAYAMA et al., 1972). Reticulosarkome synthetisieren auch *Lysozym* (TAYLOR, 1976).

Anhand einer allerdings geringen Zahl von Reticulosarkomen konnten an den Tumorzellen die funktionellen (Adhärenz an Glasperlen; Phagocytose) und immunologischen (s. Tab. 2, Allgemeiner Teil) Charakteristika histiocytärer Zellen gezeigt werden (HABESHAW u. STUART, 1975; BROUET et al., 1976).

Differentialdiagnostisch sind in erster Linie das immunoblastische und lymphoblastische Lymphom in Betracht zu ziehen. Die Zellen des Reticulosarkoms sind meist größer als die neoplastischen Immunoblasten und zeigen keine so ausgeprägte Basophilie des Cytoplasmas. Eine sichere Unterscheidung gelingt jedoch nur mit den *histochemischen* (und immunologischen) *Methoden*.

Differentialdiagnostische Schwierigkeiten bereiten mitunter Hautmetastasen von anaplastischen Carcinomen (Abb. 57). Hier kann das Gitterfaserbild eine Unterscheidungshilfe bieten. Die Fasern beim Reticulosarkom sind gewöhnlich zwischen und um einzelne neoplastische Zellen angeordnet. Bei den Carcinomen hingegen finden sich die Reticulinfasern gewöhnlich um die in Nestern und Strängen angeordneten Tumorzellen.

„Echte" Reticulosarkome sind offensichtlich *viel seltener* als bisher angenommen wurde. Folgende pathogenetische Aspekte der Reticulosarkome können diskutiert werden:

1. Reticulosarkome sind Tumoren der histiocytischen Reticulumzellen (Histiocyt; phagocytische Reticulumzelle) und damit den Erkrankungen des mononucleären Phagocyten-Systems bzw. Monocyten-Histiocyten-Makrophagen-Systems zugehörig.

Es muß vorläufig offen bleiben, ob hinsichtlich der dendritischen und interdigitierenden Reticulumzellen äquivalente Neoplasien in der Haut existieren.

2. „Echte" Reticulosarkome im Sinne Roulets werden von malignen Reticulumzellen oder Histiocyten (bzw. Makrophagen), die ortsständig proliferieren, abgeleitet. Diese Frage ist aber nicht geklärt.

3. Sarkome, die sowohl Merkmale von Histiocyten und Fibroblasten (eine gemeinsame, ortsständige, mesenchymale multipotente Stammzelle wird vermutet) aufweisen, können als *maligne fibröse Histiocytome* aufgefaßt werden (KATENKAMP u. STILLER, 1975).

3. Reticulosen

Reticulosen der Haut wurden bisher als autonome, atypische, irreversible, systemhafte Proliferationen von Elementen des reticulo-histiocytären Systems der Haut definiert (eingehende Erörterungen zum Begriff „Reticulose" s. bei LETTERER, 1924; DEGOS et al., 1957; KNOTH, 1958; GOTTRON, 1960; BRÜCHER, 1962; MUSGER, 1966; HORNSTEIN, 1968; GERTLER, 1969; KIMMIG u. JÄNNER, 1969; MACH, 1973; BURG, 1975). Es handelt sich hierbei um „Lymphome", die meist noch eine gewisse cytologische Ausreifung und strukturelle Ordnung zeigen. Nach der Zellgröße wurden kleinzellige (lymphoide), mittelgroßzellige (histiomonocytäre) und großzellige Reticulosen unterschieden (LENNERT, 1964). Hinzu kamen noch die assoziierten Reticulosen sowie die Plasmazellen- und Mastzellenreticulosen. Vergegenwärtigen wir uns jedoch die Erkenntnisse der letzten Jahre, so zeigt sich, daß der Terminus „Reticulose", der immer wieder Verwirrung gestiftet hat, neu definiert werden muß (Tab. 10).

In den meisten Fällen ist die Bezeichnung *„Reticulose" cytologisch unkorrekt*. Fälle von Reticulose alter Nomenklatur stellen vielfach myeloische Leukämien, myelo-monocytäre Leukämien und Monocytenleukämien dar. Die Mehrzahl der Fälle, die sich hinter den „bisherigen Reticulosen" verbergen, ist den *Neoplasien des lymphatischen Gewebes* zuzuordnen und kann heute als Immunocytome, centrocytische Lymphome, immunoblastische und lymphoblastische Lymphome identifiziert werden (siehe auch BECKER, 1978). Auch die Haarzell-Leukämie dürfte irrtümlich als kleinzellige Variante der Reticulose klassifiziert worden sein.

Die Existenz der Reticulose im Sinne einer malignen Systemerkrankung, die sich ausschließlich auf Reticulumzellen bezieht und die weder dem lymphatischen noch dem mononucleären Phagocytensystem (z.B. der malignen Histiocytose) zugeordnet werden kann, ist damit fragwürdig geworden.

Auch die als Prototyp einer malignen Reticulose im „engeren Sinn" herausgestellte sog. *Reticulosarkomatose Gottron,* die durch multiple rotblaue bis braunrote Knoten am ganzen Integument gekennzeichnet ist, *bedarf keiner Sonderstellung und kann heute nicht mehr als nosologisch eigenständige Krankheit aufgefaßt*

Tabelle 10. „Reticulosen" der Haut

Frühere Definition:	Autonome systemische irreversible atypische Proliferation reticulo-histiocytärer (lymphoreticulärer) Zellen.

Heutiges Konzept:
1. Neoplasien des lymphatischen Gewebes (meist cutane B-Zell-Lymphome)
2. Myelo-proliferative Erkrankungen
3. Erkrankungen des Monocyten-Makrophagen-Histiocytensystems oder maligne Proliferation von „Reticulumzellen"(?)

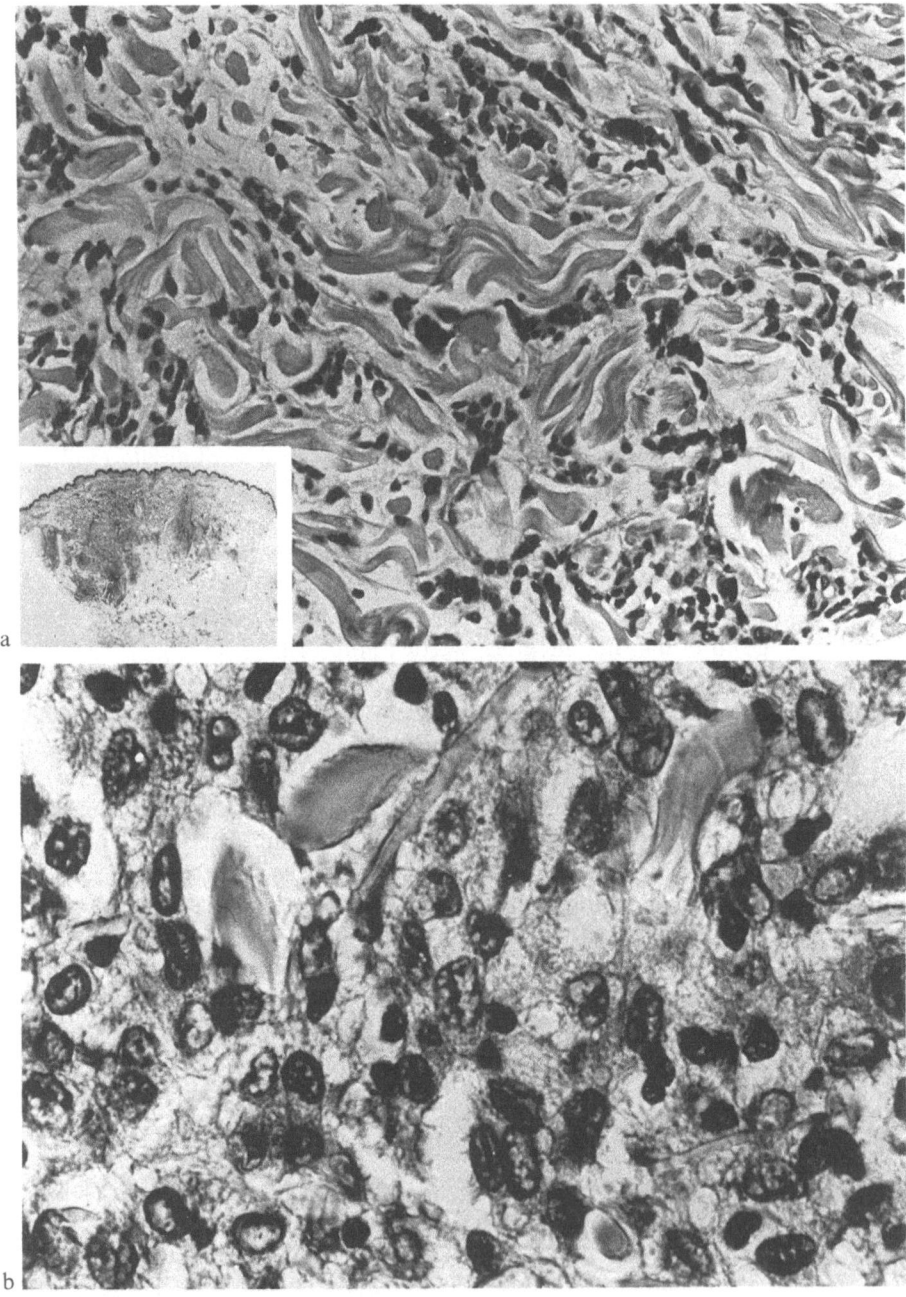

Abb. 58a und b. „Reticulose" (?) (a) Zellverbände zwischen den bindegewebigen Stromasepten. (Das Bild erinnert an ein Carcinoma solidum scirrhosum.) 47jähriger Patient mit Facies leontina und multiplen kleinknotigen Infiltraten am Stamm (HE, 200×). Inset: Die Übersichtsaufnahme zeigt unscharf begrenzte cutane Infiltrate. (b) Das Bild wird von histiocytären Zellen beherrscht (HE, 1000×)

werden (BURG, 1975; KNOTH, 1976). Nach eigenen Erfahrungen handelt es sich in einigen Fällen von „Reticulosarkomatose Gottron" um immunoblastische Lymphome. „Erythrodermatische Reticulosen" haben sich inzwischen in den meisten Fällen als T-Zell-Lymphome herausgestellt.

Trotz aller Einwände ist es aber wahrscheinlich nicht möglich, heute schon völlig auf die ursprüngliche Nomenklatur zu verzichten und alle „Reticulose"-Fälle mit den modernen Namen der Non-Hodgkin-Lymphome zu belegen (bzw. als Erkrankungen des Monocyten-Histiocyten-Makrophagen-Systems oder als myeloproliferative Erkrankungen zu klassifizieren).

In unserem Krankengut findet sich eine kleine Gruppe (zunächst nicht exakt einzuordnender) primärer Hautlymphome, für die wir *vorläufig* die Diagnose *„Reticulose"* beibehalten wollen. In klinisch-dermatologischer Hinsicht besteht kein maßgeblicher Unterschied zu den malignen Lymphomen im allgemeinen. Der Krankheitsverlauf ist eher chronisch und längere Zeit auf die Haut beschränkt.

Histologisch findet man wechselnd dichte Infiltrate (Abb. 58a und b) in der Cutis aus lymphoiden und *überwiegend* histiocytären Zellen (oder Reticulumzellen?). Der größte Teil der Infiltratzellen zeigt positive Reaktionen beim Nachweis der sauren Phosphatase und Alpha-Naphthylacetatesterase und immuncytologisch läßt sich nur ein geringer Prozent-Anteil von Zellen mit B- oder T-Zell-oberflächenmarkern identifizieren.

Hinsichtlich der „Reticulosen" wurden also viele neue Erkenntnisse gewonnen. Die endgültige Klassifikation der einschlägigen Krankheitsbilder ist aber derzeit in vielen Fällen noch nicht möglich.

4. Histiocytosis X

Die drei Krankheitsformen der Histiocytosis X (idiopathische Histiocytosen) – die *Säuglingsreticulose Letterer-Siwe,* die *Lipoidgranulomatose Hand-Schüller-Christian* und das *eosinophile Knochengranulom* – werden von den meisten Autoren als eine morphologische Entität dargestellt. Allerdings wird dieses Konzept nicht allgemein anerkannt und die Letterer-Siwesche Erkrankung auch als selbständiges Krankheitsbild abgegrenzt (GOLDE, 1975).

Man findet mannigfache Übergänge und Mischformen der verschiedenen Symptome der Histiocytosis X, die als progressive systemische (manchmal auch lokalisierte) Proliferation differenzierter Histiocyten und Makrophagen mit Befall zahlreicher Organe einschließlich Knochen, Lunge und Haut definiert werden kann.

Das Spektrum der Hautveränderungen, die bei der Letterer-Siweschen Krankheit fast immer, bei den beiden anderen Formen gelegentlich gefunden werden, reicht von kleinen Papeln und nässenden bzw. verkrusteten Plaques bis zu granulomatösen Ulcerationen.

Je nach Alter des Patienten und Krankheitsdauer lassen sich verschiedene histomorphologische Reaktionsmuster, die sich allerdings überschneiden, unterscheiden:

1. Eine *proliferative Phase*, welche vor allem bei der Letterer-Siweschen Krankheit beobachtet wird und durch eine histiocytäre Infiltration der oberen Cutis mit Einwandern der Zellen in die Epidermis gekennzeichnet ist.

2. Eine *granulomatöse Phase*, welche ebenfalls eine dichte Proliferation von Histiocyten aufweist, die allerdings oft tief die Cutis durchsetzen. Zusätzlich sind zahlreiche Eosinophile sowie Plasmazellen, Leukocyten und lymphoide Zellen vorhanden.

3. Eine *xanthomatöse Phase* mit Histiocyten, einigen Eosinophilen und zahlreichen Lipide enthaltenden Schaumzellen bzw. zu vielkernigen Riesenzellen transformierten Histiocyten.

Die dominierenden Zellen zeigen charakteristische Kennzeichen (MIHM et al., 1974). Es handelt sich um große Histiocyten (von etwa 15–25 µ im Durchmesser) mit einem runden oder ovalen, manchmal auch tief eingekerbten oder kaffeebohnenartig längsgespaltenen Kern. Das Chromatin ist sehr fein und gleichmäßig verteilt, wodurch der Kern vesiculär erscheint; der Nucleolus ist ausgesprochen klein und punktförmig, meist jedoch deutlich sichtbar und hellrosa gefärbt. Die im Giemsa-Präparat graublaue Kernmembran erscheint besonders fein gezeichnet („wie mit dem Bleistift nachgezogen"; LENNERT u. MOHRI, 1971). Das Cytoplasma ist breit und färbt sich blaß acidophil; es kann auch vacuolisiert bzw. schaumig erscheinen. Die Zellen scheinen manchmal ein Syncytium zu bilden, wodurch ihre scharfen Umrisse verloren gehen.

Enzymcytochemisch zeigen die (malignen) Histiocyten eine wechselnde, meist jedoch *eher schwache* Aktivität an saurer Phosphatase und unspezifischen Esterasen. Untersuchungen an Gewebekulturen ergaben Glasadhärenz, eine immunabhängige Phagocytosefähigkeit, Membranreceptoren für IgG und C3 und eine fehlende DNA-Synthese (NEZELOF, 1975).

Elektronenmikroskopisch weisen die Zellen bei der Histiocytosis X teilweise tief gekerbte Kerne, ein breites Cytoplasma mit zahlreichen Mitochondrien, Vacuolen und einem gut entwickelten Golgi-Apparat auf (GIANOTTI u. CAPUTO, 1969; FEUERMAN u. SANDBANK, 1976). Bei allen Manifestationen der Histiocytosis X wurden Langerhanszell-Granula im Cytoplasma nachgewiesen (Übersichten bei NIEBAUER, 1968; WOLFF, 1972), die sich von den epidermalen Langerhans-Zellorganellen durch ihre Osmium-Zinkjodid-Negativität unterscheiden (NIEBAUER et al., 1970).

Langerhanszell-Granula wurden nicht nur in den atypischen Histiocyten der Histiocytosis X nachgewiesen (in etwa 50%), sondern u.a. auch bei dermatopathischer Lymphadenitis (JIMBOW et al., 1969), bei der Haarzell-Leukämie (SHAMOTO et al., 1976) und der angio-immunoblastischen Lymphadenopathie sowie bei der malignen Histiocytose (HENDERSON u. SAGE, 1973).

Von der Mehrzahl der Autoren wird heute angenommen, daß die Langerhans-Zelle mesenchymaler Herkunft ist. Nach NEZELOF u. JAUBERT (1978) ist die Langerhans-Zelle myelogener Herkunft und dem mononucleären Phagocytensystem zuzuordnen. Sie wird als Stammzelle der Histiocyten der Histiocytosis X (= *Langerhans-Zell-Histiocytose*) aufgefaßt (siehe auch NIEBAUER et al., 1978).

Von großer Bedeutung sind in diesem Zusammenhang neuere Untersuchungen, die auf eine entscheidende Rolle der Langerhans-Zellen für den Antigentransport im Rahmen der Immunantwort hinweisen (SILBERBERG-SINAKIN et al., 1976). SHELLEY u. JUHLIN (1976) sprechen vom „reticulo-epithelialen System". STINGL et al. (1977 u. 1978) konnten an epidermalen Langerhans-Zellen F_C-JgG, C3-Receptoren und Oberflächen-Glycoproteine (Ia-Antigene) nachweisen, die eine immunologische Zuordnung der Langerhans-Zellen zum mononucleären Phagocytensystem gestatten. In jüngster Zeit werden auch Beziehungen zwischen Langerhans-Zellen und interdigitierenden Reticulumzellen diskutiert (RAUSCH et al., 1977).

a) Letterer-Siwesche Krankheit

Die Letterer-Siwesche Krankheit tritt gewöhnlich bei Säuglingen und Kleinkindern als akutes hochfieberhaftes Krankheitsbild mit gewöhnlich letalem Ausgang auf. Klinisch findet man neben einer Anämie und Thrombocytopenie eine generalisierte Lymphknotenschwellung, Hepatosplenomegalie, Knochendefekte, Lungen-, Knochenmarks- und Gehirnbeteiligung.

Die *Hautveränderungen* entsprechen mit Schuppen und Krusten bedeckten, schmutzigbraunen oder rotbraunen (oft hämorrhagischen) Papeln und flächenhaften erosiv-nässenden Plaques. Die bevorzugte Lokalisation sind der Kopf und der Stamm. In manchen Fällen ähnelt das Krankheitsbild einer seborrhoischen Dermatitis oder der Dyskeratosis follicularis Darier. Purpura und petechiale Blutungen können im Vordergrund stehen.

Histologisch (Abb. 59a u. b) finden sich histiocytäre Infiltrate in der oberen Cutis, die bis an die stellenweise verdünnte Epidermis heranreichen (HELWIG, 1972; OKUN u. EDELSTEIN, 1976). Häufig beobachtet man ein Einwandern der Zellen in die Epidermis und manchmal sogar die Bildung von Pautrierschen Abscessen (KERL, 1978; Abb. 59c). Die Infiltrate sind entweder bandartig im Stratum papillare und im oberen Stratum reticulare angeordnet oder liegen um Venolen des oberflächlichen vasculären Plexus (MIHM et al., 1974). Die typischen Histiocyten (s.S. 454) enthalten nur wenig, meist aber keine Lipide im Cytoplasma. Auch vielkernige Riesenzellen, die wegen ihrer zentralen Kernlage mit Osteoklasten verglichen wurden (LENNERT u. MOHRI, 1971), werden gefunden. Zwischen den Histiocyten, die oft in lockeren syncytialen Haufen liegen (Abb. 59b), findet man lymphoide Zellen und häufig zahlreiche Erythrocyten; manchmal sind auch Eosinophile beigemischt. Mitosen werden gelegentlich beobachtet.

b) Hand-Schüller-Christiansche Krankheit

Die Hand-Schüller-Christiansche Krankheit kann in jedem Lebensalter auftreten, bevorzugt erkranken aber 2- bis 5jährige Kinder. Dieses Krankheitsbild wird als chronische Verlaufsform der Histiocytosis X aufgefaßt. Bei voller Ausprägung findet sich die klassische Symptomentrias: Diabetes insipidus, Exophthalmus und destruktive Knochenveränderungen besonders am Schädeldach. Hinzutreten können Läsionen an anderen Organen, wie Leber, Milz, Lymphknoten, Lunge und Schilddrüse.

Hauterscheinungen findet man bei etwa $1/3$ der Fälle. Es handelt sich wie bei der Letterer-Siweschen Krankheit um dichtstehende, hautfarbene und schmutzigbräunliche, z.T. verkrustete, keratotische Papeln, die bevorzugt am Kopf und axillär lokalisiert sind. Plaques und Knoten im Genitoanal- und axillären Bereich sind oft erodiert und ulceriert (WOLFF u. BRAUN-FALCO, 1972). Daneben können auch (sekundäre) disseminierte Xanthome im Gesicht und am Stamm bestehen. Nicht selten werden Ulcerationen der Mundschleimhaut beobachtet.

Histologisch sieht man Infiltrate, die besonders bei den granulomatös-ulcerativen Läsionen von der Epidermis bis in die Subcutis reichen. Man findet überwiegend Histiocyten, die intracytoplasmatisch zahlreiche Vacuolen mit sudanophilen Fetttröpfchen oder auch Hämosiderin aufweisen können (Schaumzellen). Auch vielkernige Riesenzellen vom Fremdkörper- oder Touton-Typ mit Lipid-

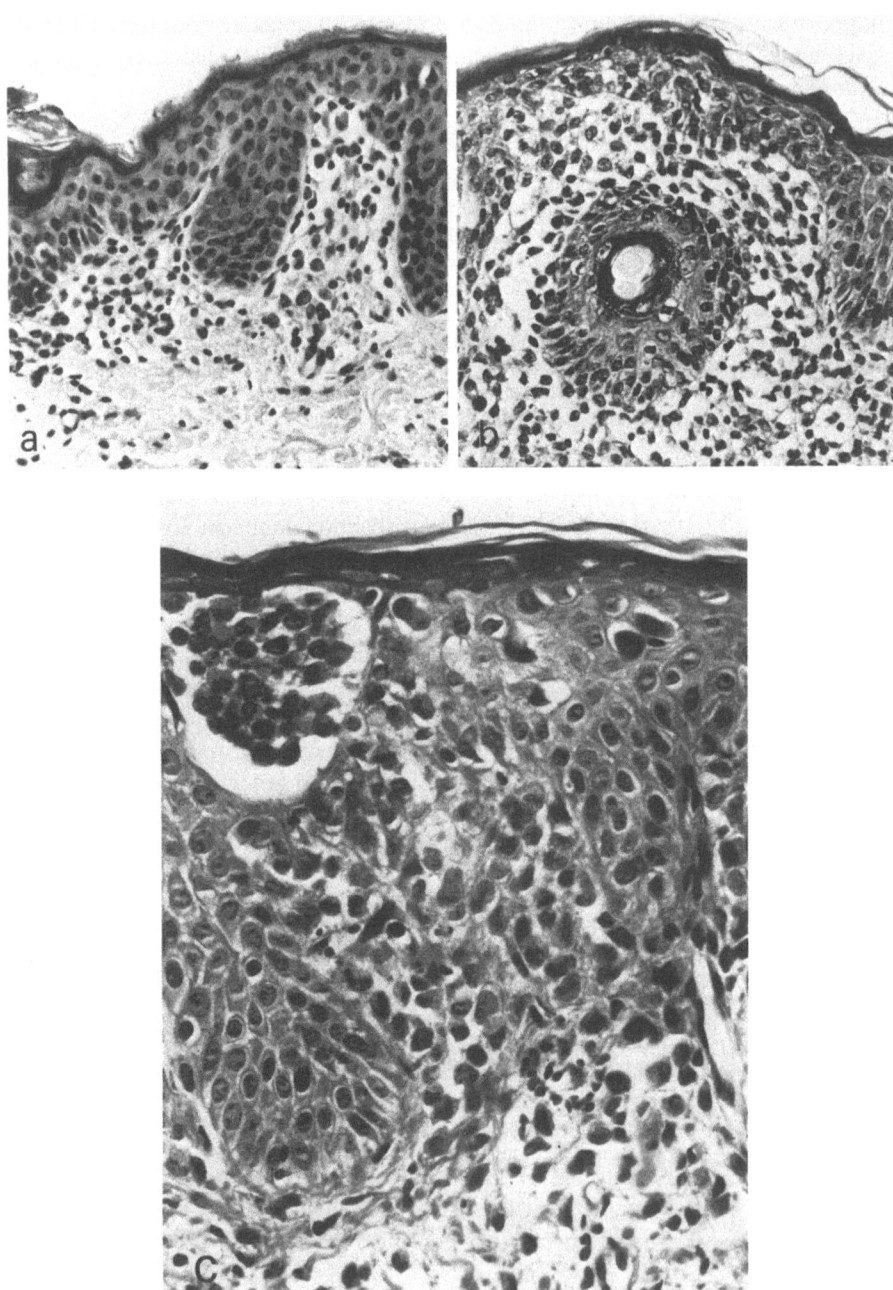

Abb. 59a–c. Letterer-Siwesche Krankheit. (a) u. (b) Histiocytäre Infiltrate, die stellenweise bis an die Epidermis heranreichen bzw. in diese einwandern. Die Histiocyten zeigen häufig gekerbte oder kaffeebohnenartig längsgespaltene Kerne (HE, 300 × bzw. 325 ×). (c) „Histiocytärer Pautrierscher Mikroabsceß" (HE, 320 ×). Das Präparat zu Abb. 59c wurde dankenswerter Weise von Dr. R.L. WARKEL (Armed Forces Institute of Pathology, Washington, D.C.) zur Verfügung gestellt

material sind neben zahlreichen eosinophilen Granulocyten, Plasmazellen, Lymphocyten und polymorphkernigen Leukocyten vorhanden. Die Vacuolisierung scheint mit dem Alter der Läsionen in Verbindung zu stehen, da die Histiocyten in frühen Krankheitsherden keine Lipidspeicherung aufweisen.

c) Eosinophiles Granulom

Das eosinophile Granulom wird hauptsächlich zwischen dem 5. und 16. Lebensjahr und auch bei Erwachsenen beobachtet. Es handelt sich um solitäre oder seltener multiple osteolytische Knochenläsionen. Selten beobachtet man auch eine Haut- und Schleimhautbeteiligung, die in Form von verkrusteten Papeln, erythematösen Plaques und Ulcera auftreten kann („Reticulogranuloma eosinophilicum cutis").

Histologisch stehen granulomatöse Veränderungen im Vordergrund. Neben einer tumorförmigen, oft bis in die Subcutis reichenden Proliferation von Histiocyten, die keine Zeichen der Malignität aufweisen, sieht man zahlreiche Eosinophile, unregelmäßig geformte vielkernige Riesenzellen, Erythrocytenextravasate, Plasmazellen, neutrophile Granulocyten und Lymphocyten. In älteren Läsionen gelangen auch proliferierte Fibroblasten zur Ansicht (HELWIG, 1972).

Differentialdiagnose der Histiocytosis X: Bei der Letterer-Siweschen Krankheit sind die histologischen Veränderungen oft nur sehr diskret ausgeprägt (Abb. 59a); es wird daher nicht selten die Fehldiagnose „unspezifische Dermatitis" oder „Ekzem" gestellt. Bei stärker ausgeprägter Infiltration umfaßt die Differentialdiagnose verschiedene maligne Lymphome, wie die maligne Histiocytose, differenzierte Reticulosarkome, die Mycosis fungoides oder den Morbus Hodgkin. Die maligne Histiocytose kann durch die Lokalisation der Infiltrate – tiefere Cutis und Subcutis – abgegrenzt werden. Erythrophagocytose wird gelegentlich auch bei der Histiocytosis X beobachtet. Zum Unterschied von den Zellen beim Reticulosarkom zeigen die Histiocyten bei der Histiocytosis X im allgemeinen ein monomorphes Bild mit weniger Zellatypien und häufig intracytoplasmatische Lipide. Der Morbus Hodgkin weist ein polymorphes Bild mit charakteristischen Hodgkin- und Sternberg-Reed-Zellen auf.

Mastzellen bei Mastocytosen, die im HE-Präparat oft an die Histiocyten der Letterer-Siweschen Krankheit erinnern, sind durch Spezialfärbungen auszuschließen. Besonders hingewiesen sei auf die Schwierigkeiten der Abgrenzung einer persistierenden nodulären Scabies (THOMSON et al, 1974; KERL, 1978). Auch juvenile Xanthogranulome sind zu berücksichtigen. Hier wird im Gegensatz zur Histiocytosis X kein Epidermotropismus beobachtet (PINKUS u. MEHREGAN, 1976). Juvenile Xanthogranulome zeigen (ultrastrukturell) auch keine Langerhanszell-Granula, dagegen zahlreiche Toutonsche Riesenzellen. Auch die Sinushistiocytose mit massiver Lymphadenopathie (THAWERANI et al., 1978), bei der in 15%–20% Hautveränderungen beobachtet werden und das „réticulohistiocytome du dos" sind hier anzuführen (s. Lymphoreticuläre Hyperplasien, S. 374).

Zu erwähnen sind im Rahmen der Differentialdiagnose der Histiocytosis X ferner einige morphologisch wohldefinierte und bezüglich ihrer pathogenetischen Besonderheiten sehr interessante, allerdings nicht eindeutig geklärte Krankheiten:

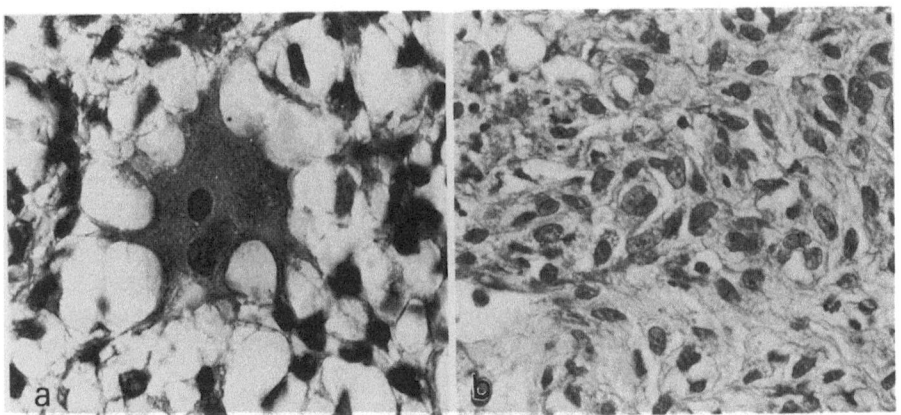

Abb. 60a und b. Differentialdiagnose der Histiocytosis X. (a) Multizentrische Reticulohistiocytose. Mehrkernige Riesenzellen mit „milchglasartigem" Cytoplasma; 11jähriges Mädchen (PAS-Reaktion, 800 ×). (b) Disseminierte Lipogranulomatose Farber. Histiocytäre Zellproliferation in der Dermis. Retroauriculärer Knoten; 1jähriger Knabe (HE, 500 ×)

Die *multizentrische Reticulo-Histiocytose* (Lipoid-Dermatoarthritis), die durch dichte Infiltrate aus Histiocyten und vielgestaltigen Riesenzellen mit homogenem (bis feingranulärem), eosinophilem („milchglasartigen"), PAS-positivem Cytoplasma charakterisiert ist (STÖGMANN et al., 1975; Abb. 60a).

Bei der *disseminierten Lipogranulomatose Farber* finden sich in den cutanen und subcutanen Knoten histiocytäre Infiltrate (Abb. 60b) und Schaumzellen mit schwach positiven Lipid- und Kohlenhydrat-Reaktionen zusammen mit chronischen entzündlichen Veränderungen. Ultrastrukturell lassen sich drei verschiedene Strukturen nachweisen: „Zebrakörperchen", bananenförmige Körperchen und tubuläre kurvilineare Körperchen, die wahrscheinlich mit den bei der Histiocytosis X beschriebenen „vermiformen Strukturen" identisch sind (BASSET et al., 1972; BECKER et al., 1976). Pathogenetisch liegt ein Defekt der sauren Ceramidase mit Speicherung von abnorm großen Mengen von Ceramid vor (eigene Beobachtung).

Bei der *Reticulo-Histiocytose der Haut mit benignem Verlauf* (HASHIMOTO u. PRITZKER, 1973) gelangen charakteristische, ultrastrukturell nachweisbare Einschlüsse („dense bodies with myelin-like laminations") zur Ansicht, die die Unterscheidung von der Histiocytosis X gestatten. Klinisch handelt es sich um congenitale selbstheilende Knotenbildungen namentlich im Kopfbereich von Säuglingen.

Schließlich möchten wir in die differentialdiagnostischen Erwägungen der Histiocytosis X auch die cutanen Manifestationen der graft-vs-host-Reaktion (z.B. nach Knochenmarkstransplantation) mit ihren charakteristischen „Satelliten-Zell-Nekrosen" in der Epidermis einbeziehen.

Anhang: Lymphomatoide Granulomatose

LIEBOW et al. haben 1972 eine Krankheit beschrieben, der ein proliferativer lympho-histiocytärer und granulomatöser Prozeß mit einer nekrotisierenden Vasculitis zugrundeliegt. Sie sprechen von einer *„angiozentrischen und angiodestruktiven, lymphoreticulären, proliferativen und granulomatösen Erkrankung".* Bevorzugt betroffen sind Lungen, Nieren, Nebennieren und Nervensystem. Bei ca. 50% der Patienten wird eine *Hautbeteiligung*, welche auch die primäre Manifestation darstellen kann, beobachtet (REED, 1976). Diagnostisch entscheidend ist jedoch der Lungenbefall. Milz und Knochenmark sind zum Unterschied von malignen Lymphomen meist nicht betroffen.

Die Prognose ist schlecht. 70% der Patienten starben innerhalb von 5 Jahren. Bei 13% der Fälle wurde eine Transformation in Richtung malignes Lymphom beobachtet. Klinisch findet man Pruritus, schuppende Eytheme und Plaques sowie cutan-subcutane, derbe, braunrote bis rötlich-violette Knoten mit und ohne Exulceration, die bevorzugt an den Beinen lokalisiert sind (MINARS et al., 1975; LEE et al., 1976). Auch herdförmige Alopecie der Kopf- und Körperhaare, Anhidrosis, folliculäre Hyperkeratosen, erworbene generalisierte Ichthyosis und Koexistenz mit einem Pemphigus vulgaris nach immunsuppressiver Therapie wurden beschrieben MACDONALD u. SARKANY, 1976; JAUREGUI, 1978).

Das **histologische Bild** zeigt in der Cutis und Subcutis gelegene polymorphe Infiltrate, die sich in erster Linie aus Lymphocyten und Histiocyten zusammensetzen. Einige Zellen weisen Atypien und Mitosen auf. Dazwischen finden sich lymphoplasmocytoid differenzierte Zellen, Plasmazellen und Eosinophile (KAY et al., 1974). Auch vielkernige Riesenzellen und Epitheloidzellen kommen vor. Proliferation von Fibroblasten wird beobachtet. In der Subcutis entsprechen die Veränderungen einer focalen nodulären Panniculitis. Die Anhangsgebilde werden nicht selten von den Infiltraten durchsetzt.

An den kleinen Gefäßen (bes. Arteriolen an der Cutis-Subcutisgrenze) besteht eine ausgeprägte Vasculitis mit fibrinoiden Nekrosen und manchmal thrombotischen Verschlüssen (MINARS et al., 1975).

Im weiteren Krankheitsverlauf tritt anstelle des granulomatösen Aspektes ein eher monomorphes, lymphomähnliches Bild mit Überwiegen von atypischen lymphoiden und histiocytären Zellen auf.

In die *differentialdiagnostischen Erwägungen* sind u.a. die Mycosis fungoides, verschiedene andere maligne Lymphome, z.B. der Morbus Hodgkin, und die maligne Histiocytose einzubeziehen.

Die *nosologische Stellung* der lymphomatoiden Granulomatose und ihre Beziehungen zum malignen Nasengranulom, zur lokalisierten Form der Wegnerschen Granulomatose (Variante der klassischen generalisierten Form mit Lungenbeteiligung, aber fehlender Nierenbeteiligung) und zu den malignen Lymphomen ist ungeklärt (AUBÖCK u. KERL, 1976).

Literatur

Lymphoreticuläre Hyperplasien und Neoplasien der Haut

A. Allgemeiner Teil

Aisenberg, A.C., Wilkes, B.: Lymphosarcoma cell leukemia: the contribution of cell surface study to diagnosis. Blood **48**, 707 (1976)

Aschoff, L.: Das reticulo-endotheliale System. Ergebn. inn. Med. Kinderheilk. **26**, 1 (1924)

Begemann, H., Kaboth, W.: Das reticuloendotheliale (RES) oder reticulohistiocytäre System (RHS). In: Handbuch der inneren Medizin, 5. Aufl. Bd. II/3: Leukozytäres und retikuläres System I. Begemann, H. (Hrsg.), S. 438. Berlin, Heidelberg, New York: Springer 1976

Bessis, M.: Living blood cells and their ultrastructure. Berlin, Heidelberg, New York: Springer 1973

Burg, G.: Moderne Aspekte in der Diagnostik und Klassifikation kutaner Lymphome. Hautarzt Suppl. II, 280 (1977)

Burg, G., Braun-Falco, O.: Fortschritte in der cytochemischen Differenzierung von Infiltratzellen in der Haut. Hautarzt **25**, 1 (1974)

Burg, G., Braun-Falco, O.: Cutaneous non-Hodgkin lymphoma. Re-evaluation of the histology using enzymecytochemical and immunological studies. Int. J. Derm. **17**, 496 (1978)

Catovsky, D., Galetto, J., Okos, A., Miliani, E., Galton, D.A.G.: Cytochemical profile of B and T leukaemic lymphocytes with special reference to acute lymphoblastic leukaemia. J. clin. Path. **27**, 767 (1974)

Chevallier, P.: Sur le système prétendu réticulo-endothélial. Sem. Hôp. Paris **23**, 2662 (1947)

Claudy, A.L., Schmitt, D., Viac, J., Alario, A., Staquet, M.J., Thivolet, J.: Morphological, immunological and immunocytochemical identification of lymphocytes extracted from cutaneous infiltrates. Clin. exp. Immunol. **23**, 61 (1976)

Cottier, H., Turk, J., Sobin, L.: A proposal for a standardized system of reporting human lymph node morphology in relation to immunological function. Bull. WHO **47**, 375 (1972)

Daems, W.Th., Wisse, E., Brederoo, P., Emeis, J.J.: Peroxidatic activity in monocytes and macrophages. In: Mononuclear phagocytes. Furth, R. van (ed.), p. 57. Oxford, London, Edinburgh, Melbourne: Blackwell 1975

Edelson, R.L., Smith, R.W., Frank, M.M., Green, I.: Identification of subpopulations of mononuclear cells in cutaneous infiltrates: I. Differentiation between B-cells, T-cells and histiocytes. J. invest. Derm. **61**, 82 (1973)

Edelson, R.L., Kirkpatrick, Ch.H., Shevach, E.M., Schein, P.S., Smith, R.W., Green, I., Lutzner, M.: Preferential cutaneous infiltration by neoplastic thymus derived lymphocytes. Ann. intern. Med. **80**, 685 (1974)

Fisher, E.R., Park, E.J., Wechsler, H.L.: Histologic identification of malignant lymphoma cutis. Amer. J. clin. Path. **65**, 149 (1976)

Fliedner, Th.M.: Haemopoetische Stammzellen: Eine Teilpopulation der „Lymphozyten". In: Lymphozyt und klinische Immunologie. Theml, H., Begemann, H. (Hrsg.), S. 63. Berlin, Heidelberg, New York: Springer 1975

Fresen, O.: Das retotheliale System in seiner Bedeutung für Orthologie und Pathologie. Dtsch. med. Wschr. **85**, 2009 (1960)

Furth, R.van, Langevoort, H.L., Schaberg, A.: Mononuclear phagocytes in human pathology – proposal for an approach to improved classification. In: Mononuclear phagocytes in immunity, infection and pathology. Furth, R. van (ed.), p. 1. Oxford, London, Edinburgh, Melbourne: Blackwell 1975

Gay, St., Müller, P.K., Meigel, W.N., Kühn, K.: Polymorphie des Kollagens. Neue Aspekte für Strukturen und Funktion des Bindegewebes. Hautarzt **27**, 196 (1976)

Goos, M.: T-cell specific microenvironment in mycosis fungoides. Arch. Derm. Forsch. **255**, 215 (1976)

Gottron, H.A.: Retikulosen der Haut. In: Dermatologie und Venerologie. Gottron, H.A., Schönfeld, W. (Hrsg.), Bd. IV, S. 501. Stuttgart: Thieme 1960

Goudie, R.B., MacFarlane, P.S., Lindsey, M.K.: Homing of lymphocytes to non-lymphoid tissues. Lancet **1974 I**, 292

Habeshaw, J.A., Macaulay, R.A.A., Stuart, A.E.: Correlation of surface receptors with histological appearance in 29 cases of non-Hodgkin lymphoma. Brit. J. Cancer **35**, 858 (1977)

Hagedorn, M., Kiefer, G.: DNA content of mycosis fungoides cells. Arch. Derm. Forsch. **258**, 127 (1977)

Harigaya, K.: Enzyme histochemical characteristics of non-Hodgkin's lymphomas. Acta path. jap. **27**, 345 (1977)

Huber, H., Michlmayr, G., Huber, Ch., Falkensammer, M.: Immunological characterization of lymphoproliferative disorders by membrane markers. Klin. Wschr. **54**, 699 (1976)

Jänner, M., Voigt, H.: Feulgencytophotometrische DNS-Verteilungsmuster bei reifzelligen und unreifzelligen cutanen malignen Retikulosen. Arch. Derm. Forsch. **256**, 223 (1976)

Jaffe, E.S., Green, I.: Neoplasms of the immune system. In: Mechanisms of tumor immunity. Green, I., Cohen, St., McCluskey, R.T. (eds.), p. 251. New York, London, Sidney, Toronto: Wiley & Sons 1977

Kleinhans, D.: Enzymhistochemische und feulgencytophotometrische Untersuchungen an Zellen des Hautbindegewebes bei Entzündung und Geschwulstwachstum. Z. Haut- u. Geschl.-Kr. Suppl. 1 (1975)

Knapp, W.: Charakterisierung der Lymphozyten-Subpopulationen des Menschen. Dtsch. med. Wschr. **102**, 802 (1977)

Knoth, W.: Erkrankungen des retikulohistiocytären Systems der Haut. Habil.-Schrift, Gießen 1958

Kojima, M.: Tumor growth of the reticuloendothelial system. Acta path. jap. **26**, 273 (1976)

Langevoort, H., Cohn, Z.A., Hirsch, J.G., Humphrey, J.H., Spector, W.G., Furth, R. van: The nomenclature of mononuclear phagocytic cells. Proposal for a new classification. In: Mononuclear phagocytes. Furth, R. van (ed.), p. 1. Oxford, Edinburgh: Blackwell 1970

Lennert, K.: Pathologie der Halslymphknoten. Berlin, Göttingen, Heidelberg: Springer 1964

Lennert, K.: Malignant lymphomas. Other than Hodgkin's disease. In: Handbuch der speziellen pathologischen Anatomie und Histologie, Bd. I/3B: Geschwülste. Uehlinger, E. (Hrsg.). Berlin, Heidelberg, New York: Springer 1978

Lennert, K., Müller-Hermelink, H.K.: Lymphocyten und ihre Funktionsformen. Morphologie, Organisation und immunologische Bedeutung. Verh. anat. Ges. (Jena) **69**, 19 (1975)

Lennert, K., Kaiserling, E., Müller-Hermelink, H.K.: T-associated plasma cells. Lancet **1975 I**, 1031

Long, J.C., Mihm, M.C.: Malignant lymphoma of the skin. Cancer (Philad.) **38**, 1282 (1976)

Lukes, R.J., Collins, R.D.: New approaches to the classification of the lymphomata. Brit. J. Cancer **31**, Suppl. II, 1 (1975)

Mach, K.: Reticulosen und Granulomatosen. In: Spezielle pathologische Anatomie. Doerr, W., Seifert, G., Uehlinger, E. (Hrsg.), Bd. 7, S. 631. Berlin, Heidelberg, New York: Springer 1973

Maximow, A.: Über undifferenzierte Blutzellen und mesenchymale Keimlager im erwachsenen Organismus. Klin. Wschr. **5**, 2193 (1926)

Metchnikoff, E.: L'immunité dans les maladies infectieuses. Paris: Masson 1901

Meuret, G.: Das Monozyten-Makrophagen-System. In: Handbuch der inneren Medizin. 5. Aufl. Bd. II/3: Leukozytäres und retikuläres System I. Begemann, H. (Hrsg.), S. 361. Berlin, Heidelberg, New York: Springer 1976

Mueller, J., Brun del Re, G., Buerki, H., Keller, H.-U., Hess, M.W., Cottier, H.: Nonspecific acid esterase activity: A criterion for differentiation of T and B lymphocytes in mouse lymph nodes. Eur. J. Immunol. **5**, 270 (1975)

Niebauer, G.: Morphologie, Histologie und Funktion der Blut- und Gewebsmastzellen. Blut **16**, 267 (1968)

Rausch, E., Kaiserling, E., Goos, M.: Langerhans cells and interdigitating reticulum cells in the thymus-dependent region in human dermatopathic lymphadenitis. Virchows Arch. (B) **25**, 327 (1977)

Reed, R.J.: New concepts in surgical pathology of the skin. New York, London, Sydney, Toronto: Wiley & Sons 1976

Schmoeckel, Ch., Burg, G., Wolff, H.H., Braun-Falco, O.: The ultrastructure of lymphadenosis benigna cutis (pseudolymphoma cutis). Arch. Derm. Forsch. **258**, 161 (1977)

Schwarze, E.-W.: T-cell origin of acid-phosphatase-positive lymphoblasts. Lancet **1975 I**, 1264

Spector, W.G.: The fibroblast and inflammation. In: Biology of fibroblast. Kulonen, E., Pikkarainen, J. (eds.), p. 525. London, New York: Academic Press 1973

Steigleder, G.K.: Neoplastisch wuchernde Zellen der Cutis und Subcutis. In: Handbuch der Haut- und Geschlechtskrankheiten, Ergänzungswerk, Bd. I/2: Normale und pathologische Anatomie der Haut II. Gans, O., Steigleder, G.K. (Hrsg.), S. 687. Berlin, Göttingen, Heidelberg, New York: Springer 1964

Steigleder, G.K.: Benign and malignant proliferative response. Acta derm.-venereol. (Stockh.) **56**, 33 (1976)

Stein, H.: Immunologische und immunchemische Techniken und ihre Bedeutung für die Klassifikation lymphatischer Neoplasien. Verh. dtsch. Ges. Path. **59**, 510 (1975)

Stingl, G., Pichler, W.J., Shevach, E.M.: T-Zell-Subpopulationen beim Meerschweinchen. Wiener klin. Wschr. **90**, 741 (1978)

Tan, R.S.-H., Byrom, N.A., Hayes, J.P.: A method of liberating living cells from the dermal infiltrate. Studies on skin reticuloses and lichen planus. Brit. J. Derm. **93**, 271 (1975)

Taylor, C.R.: Immunohistological study of follicular lymphoma, reticulum cell sarcoma and Hodgkin's disease. Eur. J. Cancer **12**, 61 (1976)

Tilz, G.P.: Neue Erkenntnisse über das lymphocytäre System am Menschen. Dtsch. med. Wschr. **99**, 518 (1974)

Volkmann, A.: Disparity in origin of mononuclear phagocyte populations. J. Reticuloendothel. Soc. **19**, 249 (1976)

Worman, C.P., Burns, G.F., Parker, C.R.: Evidence for the presence of a receptor for IgM on the pathological cells of Sézary's syndrome: Clin. exp. Immunol. **31**, 391 (1978)

B. Spezieller Teil

I. Lymphoreticuläre Hyperplasien der Haut (Cutane Pseudolymphome)

1. Benigne cutane Lymphoplasien

Ackerman, A.B.: Histologic diagnosis of inflammatory skin diseases. Philadelphia: Lea & Febiger 1978

Bäfverstedt, B.: Über Lymphadenosis benigna cutis. Eine klinische und pathologisch-anatomische Studie. Acta derm.-venereol. (Stockh.) **24**, Suppl. XI (1943)

Bäfverstedt, B.: Lymphadenosis benigna cutis. Acta derm.-venereol. (Stockh.) **48**, 1 (1968)

Beare, J.M.: Benign lymphoplasias of the skin. In: Textbook of dermatology, 2nd ed. Rook, A., Wilkinson, D.S., Ebling, F.J.G. (eds.), Vol. II, pp. 1379–1383. Oxford: Blackwell 1972

Beil, E., Prechtel, K.: Malignes Lymphom oder Hydantoin-Lymphadenopathie? Münch. med. Wschr. **115**, 2033 (1973)

Bernengo, M.G., Capella, G., Mascoli, I., Zina, G.: Active rosette test in cutaneous lymphoproliferative disorders. Dermatologica (Basel) **154**, 342 (1977)

Bernstein, H., Shupack, J., Ackerman, A.B.: Cutaneous pseudolymphoma resulting from antigen injections. Arch. Derm. (Chicago) **110**, 756 (1974)

Braun-Falco, O., Burg, G.: Lymphoreticuläre Proliferationen in der Haut. Hautarzt **26**, 124 (1975)

Braun-Falco, O., Burg, G., Wolff, H.H.: Kutane Lymphome und Pseudolymphome. Ther. Umsch. **33**, 543 (1976)

Brehm, G., Korting, G.W.: Reticuläre Hyperplasie der Haut durch ein Menthol-Derivat. Hautarzt **18**, 497 (1967)

Burg, G., Braun-Falco, O.: T- und B-Lymphocyten in Hautveränderungen kutaner Lymphome. Dtsch. med. Wschr. **50**, 2562 (1975a)

Burg, G., Braun-Falco, O.: Classification and differentiation of cutaneous lymphomas. Brit. J. Dermatol. **93**, 597 (1975b)

Burg, G.: Methoden zur Klassifikation der Hautlymphome. Hautarzt Suppl. III, 5 (1978)

Caro, W.A.: Benign lymphoid hyperplasia and malignant lymphomas of the skin. In: The skin. Helwig, E.B., Mostofi, F.K. (eds.), pp. 558–577. Baltimore: Williams & Wilkins 1971

Caro, W.A., Helwig, E.B.: Cutaneous lymphoid hyperplasia. Cancer (Philad.) **24**, 487 (1969)

Civatte, J.: Free communications: Reticuloses; In: Dermatology, Proc. XIVth Internat. Congress Padua-Venice, 22–27 May 1972. Flarer, F., Serri, F., Cotton, D.W.K. (eds.), pp. 24–25. Amsterdam: Excerpta Medica 1974

Clark, W.H., Mihm, M.C., Reed, R.J., Ainsworth, A.M.: The lymphocytic infiltrates of the skin. Hum. Pathol. **5**, 25 (1974)

Connors, R.C., Ackerman, A.B.: Histologic pseudomalignancies of the skin. Arch. Derm. Syph. (Chicago) **112**, 1767 (1976)

Crosti, A.: Micosi fungoide e reticulo-istiocitomi cutanei maligni. Minerva derm. (Torino) **26**, 3 (1951)

Diem, E.: Spezifische leukämische Infiltration unter dem Bilde des Erythema anulare centrifugum (Darier) bei chronischer Lymphadenose. Z. Haut- u. Geschl.-Kr. **50**, 930 (1975)

Dupré, A., Bolinelli, R., Christol, B., Bonafé, J.-L.: La variété médio-dorsale de l'infiltration lymphocytaire de la peau (Jessner et Kanof). Dermatologica (Basel) **147**, 299 (1973)

Fisher, E.R., Park, E.J., Wechsler, H.L.: Histologic identification of malignant lymphoma cutis. Amer. J. clin. Path. **65**, 149 (1976)

Gartmann, H., Klein, R.: Syphilis – klinisch und histologisch ein malignes Lymphom vortäuschend. Z. Hautkr. **53**, 846 (1978)

Götz, H., Patiri, C.: Zeckenbißbedingte Dermatosen. Med. Klin. **70**, 1332 (1975)

Grässner, H., Jänner, M.: Acrodermatitis chronica atrophicans Herxheimer in Kombination mit cutanem Lymphoma. Hautarzt **25**, 453 (1974)

Grupper, Ch., Girard, J.: Lymphadenosis benigna cutis disseminée (2e type de Bäfverstedt). Bull. Soc. franç. Derm. Syph. **81**, 292 (1974)

Hirsch, P., Lukes, R.J.: Cutaneous lymphoid processes. Scientific Exhibit presented at the American Academy of Dermatology, Chicago, 3., December 1976

Jessner, M., Kanof, N.B.: Lymphocytic infiltration of the skin. Arch. Derm. (Chicago) **68**, 447 (1953)

Kerl, H.: Histiocytosis X vs. scabies, Summaries. Internationales Dermatopathologie-Symposion in München, 16.–18. Juni 1978

Kimmig, J., Jänner, M.: Retikulosen. In: Handbuch der Haut- und Geschlechtskrankheiten, Ergänzungswerk, Bd. III/2: Nicht entzündliche Dermatosen II. Gottron, H.A. (Hrsg.), S. 582–740. Berlin, Heidelberg, New York: Springer 1969

Korting, G.W.: Retikuläre Hyperplasien der Haut. In: Fortschritte der praktischen Dermatologie und Venerologie. Braun-Falco, O., Petzoldt, D. (Hrsg.), Bd. 7, S. 228–236. Berlin, Heidelberg, New York: Springer 1973

Korting, G.W., Denk, R.: Retikuläre Hyperplasie der Haut durch ein Hydantoin-Derivat. Derm. Wschr. **152**, 257 (1966)

Korting, G.W., Weigand, U.: Eine neue Beobachtung von reticulärer Hyperplasie im Zusammenhang mit ätherischen Ölen. Hautarzt **26**, 352 (1975)

Kresbach, H., Kerl, H.: Über das sog. eosinophile Lymphocytom. Hautarzt **21**, 540 (1970)

Kresbach, H., Kerl, H.: Pseudolymphome der Haut. Hautarzt Suppl. III, 79 (1978)

Künzig, M., Steigleder, G.K.: Histopathologische Untersuchungen des Mückenstichinfiltrates bei Patienten mit verschiedenen Grunderkrankungen und unterschiedlicher Medikation. Z. Hautkr. **52**, 37 (1977)

Laugier, P., Hunziker, N., Olmos, L.: Réticulo-histiocytome du dos de l'adulte. Réticulose cutanée circonscrite à évolution lente. Dermatologica (Basel) **149**, 350 (1974)

Laugier, P., Olmos, L.: Pseudolymphome medikamentösen Ursprungs. Z. Hautkr. **53**, 353 (1978)

Lever, W.F., Schaumburg-Lever, G.: Histopathology of the skin, 5th ed. Philadelphia, Toronto: Lippincott 1975

Long, J.C., Mihm, M.C., Qazi, R.: Malignant lymphoma of skin. Cancer (Philad.) **38**, 1282 (1976)

Mach, K.: Die gutartigen Lymphoplasien der Haut. Arch. klin. exp. Derm. **222**, 325 (1965)

Mach, K.: Retikulosen und Granulomatosen. In: Spezielle pathologische Anatomie. Doerr, W., Seifert, G., Uehlinger, E. (Hrsg.), Bd. 7, S. 631–689. Berlin, Heidelberg, New York: Springer 1973

Mach, K.: Multizentrische Lymphoplasie. Hautarzt **27**, 300 (1976)

Montgomery, H.: Dermatopathology, Vol. I. New York: Harper & Row 1967

Musso, C.A.: Histological problems in the early diagnosis of malignant lymphomata of the skin. Aust. J. Derm. **13**, 20 (1972)

Pinkus, H., Mehregan, A.H.: A guide to dermatohistopathology, 2nd ed. New York: Appleton-Century-Crofts 1976

Reed, R.J.: New concepts in surgical pathology of the skin. New York: Wiley & Sons 1976
Reed, R.J., Clark, W.H.: Basic pathologic reactions of the skin. In: Dermatology in general medicine. Fitzpatrick, Th.B., Arndt, K.A., Clark, W.H., Eisen, A.Z., van Scott, E.J., Vaughan, J.H. (eds.), pp. 192–212. New York: McGraw-Hill 1971
Rook, A.: Skin diseases caused by arthropods and other venomous or noxious animals. In: Textbook of dermatology, 2nd ed. Rook, A., Wilkinson, D.S., Ebling, F.J.G. (eds.), Vol. I, pp. 845–884. Oxford: Blackwell 1972
Rywlin, A.M.: Histological differential diagnosis of pseudolymphoma from malignant lymphoma. Summaries. Internationales Dermatopathologie-Symposion in München, 16.–18. Juni 1978
Schmoeckel, Chr., Burg, G., Wolff, H.H., Braun-Falco, O.: The ultrastructure of lymphadenosis benigna cutis (pseudolymphoma cutis). Arch. Derm. Res. **258**, 161 (1977)
Scott, E.J. van, Haynes, H.A.: Cutaneous lymphomas. In: Dermatology in general medicine. Fitzpatrick, Th.B., Arndt, K.A., Clark, W.H., Eisen, A.Z., van Scott, E.J., Vaughan, J.H. (eds.), pp. 556–573. New York: McGraw-Hill 1971
Thomson, J., Cochrane, Th., Cochran, R., McQueen, A.: Histology simulating reticulosis in persistent nodular scabies. Brit. J. Derm. **90**, 421 (1974)
Wasik, F., Domanasiewicz, M., Gasior, B.: Reticuläre Hyperplasie als Komplikation nach Hydantoinderivaten. Hautarzt **26**, 273 (1975)
Winkelmann, R.K.: Benign and malignant lymphocytic reticulosis. In: Dermatology, Proc. XIVth Internat. Congress Padua-Venice, 22–27 May 1972. Flarer, F., Serri, F., Cotton, D.W.K. (eds.), pp. 14–22. Amsterdam: Excerpta Medica 1974

2. Lymphomatoide Papulose

Black, M.M., Wilson Jones, E.: „Lymphomatoid" pityriasis lichenoides: A variant with histological features simulating a lymphoma. Brit. J. Derm. **86**, 329 (1972)
Brehmer-Andersson, E.: Mycosis fungoides and its relation to Sézary's syndrome, lymphomatoid papulosis and primary cutaneous Hodgkin's disease. Acta derm.-venereol. (Stockh.) **56**, Suppl. 75 (1976)
Connors, R.C., Ackerman, A.B.: Histologic pseudomalignancies of the skin. Arch. Derm. (Chicago) **112**, 1767 (1976)
Doutre, M.-S., Bioulac, P., Kern, A.-M., Broustet, A., Beylot, C.: La papulose lymphomatoïde. Etude ultra-structurale. Revue de la littérature. Sem. Hôp. Paris **53**, 1351 (1977)
Dugois, P., Couderc, P., Amblard, P., Stoebner, P., Reymond, J.-L.: Papulose lymphomatoïde. Etude ultrastructurale. Bull. Soc. franç. Derm. Syph. **82**, 286 (1975)
Dupont, A.: Langsam verlaufende und klinisch gutartige Reticulopathie mit höchst maligner histologischer Struktur. Hautarzt **16**, 284 (1965)
Edelson, R.L.: Membrane markers of lymphocytes in lymphomas, melanoma and lupus erythematosus. Int. J. Derm. **15**, 577 (1976)
Feuerman, E.J., Sandbank, M.: Lymphomatoid papulosis. An additional case of a new disease. Arch. Derm. (Chicago) **105**, 233 (1972)
Feuerman, E., Sandbank, M.: Lymphomatoid papulosis: A clinical, histological and electron microscopical study. In: Dermatology, Proc. XIVth Internat. Congress Padua-Venice, 22–27 May 1972. Flarer, F., Serri, F., Cotton, D.W.K. (eds.), pp. 41–43. Amsterdam: Excerpta Medica 1974
Fondimare, A., Thorel, F., Audebert, G.: Etude ultra-structurale d'une papulose lymphomatoïde. Bull. Soc. franç. Derm. Syph. **81**, 146 (1974)
Gschnait, F., Stingl, G.: Die lymphomatoide Papulose. Z. Hautkr. **52**, 663 (1977)
Laurent, R., Agache, P.: Lymphomatoid papulosis. An ultrastructural study of 2 cases. Arch. Derm. Forsch. **251**, 1 (1974)
Lutzner, M., Edelson, R., Schein, Ph., Green, I., Kirkpatrick, Ch., Ahmed, A.: Cutaneous T-cell lymphomas: The Sézary syndrome, mycosis fungoides and related disorders. Ann. intern. Med. **83**, 534 (1975)
Macaulay, W.L.: Lymphomatoid papulosis. A continuing self-healing eruption, clinically benign-histologically malignant. Arch. Derm. (Chicago) **97**, 23 (1968)

Macaulay, W.L.: Lymphomatoid papulosis. Int. J. Derm. **17**, 204 (1978)
Perroud, H., Delacrétaz, J.: La papulose lymphomatoïde. Schweiz. med. Wschr. **103**, 1499 (1973)
Prandi, G., Alessi, E., Stefani, B., Brugo, A.: La papulose lymphomatoïde. Rôle possible des IgA dans sa pathogenèse. Ann. Derm. Vénéréol. (Paris) **104**, 165 (1977)
Sandbank, M., Feuerman, E.J.: Lymphomatoid papulosis. An electron microscope study of the acute and healing stages with demonstration of paramyxovirus-like particles. Acta derm.-venereol. (Stockh.) **52**, 337 (1972)
Thomsen, K., Hjort, G., Svendsen, D.: Lymphomatoid papulosis. Dermatologica (Basel) **144**, 65 (1972)

3. Actinisches Reticuloid

Frain-Bell, W.: Die klinischen, histologischen und photobiologischen Eigenarten des aktinischen Retikuloids. Derm. Mschr. **161**, 32 (1975)
Frain-Bell, W., Lakshmipathi, T., Rogers, J., Willock, J.: The syndrome of chronic photosensitivity dermatitis and actinic reticuloid. Brit. J. Derm. **91**, 617 (1974)
Ive, F.A., Magnus, J.A., Warin, R.P., Wilson Jones, E.: „Actinic reticuloid"; a chronic dermatosis associated with severe photosensitivity and the histological resemblance to lymphoma. Brit. J. Derm. **81**, 469 (1969)
Menter, M.A., McKerron, R.A., Amos, H.E.: Actinic reticuloid: an immunological investigation providing evidence of basement membrane damage. Brit. J. Derm. **90**, 507 (1974)
Orbaneja, J.G., Diez, L.I., Lozano, J.L., Salazar, L.C.: Lymphomatoid contact dermatitis. Contact Dermatitis **2**, 139 (1976)
Piñol-Aguadé, J., Lecha, M., Guix, J.R., Mascaró, M.D.: Reticuloïde actinique. Arch. belges Derm. **28**, 75 (1972)
Schnitzler, L., Verret, J.L., Schubert, B., Picard, M.D.: Langerhans cells in actinic reticuloid. J. cutan. Path. **2**, 170 (1975)
Témime, P., Marchand, J.P.: A propos d'un cas d'actino-réticulose. Bull. Soc. franç. Derm. Syph. **81**, 266 (1971)
Thivolet, J., Perrot, H., Hermier, Cl.: Actinoréticulose. Bull. Soc. franç. Derm. Syph. **81**, 309 (1974)
Thomsen, K.: The development of Hodgkin's disease in a patient with actinic reticuloid. Clin. Exp. Derm. **2**, 109 (1977)

4. Rundzellerythematose; retikuläre erythematöse Mucinose; REM-Syndrom

Clark, W.H., Mihm, M.C., Reed, R.J., Ainsworth, A.M.: The lymphocytic infiltrates of the skin. Hum. Pathol. **5**, 25 (1974)
Lischka, G., Orthenberger, D.: „Rundzellerythematosis", ein neues Krankheitsbild? Z. Haut- u. Geschl.-Kr. **47**, 995 (1972)
Molnar, J., Kerl, H., Kresbach, H.: REM-Syndrom (sog. retikuläre erythematöse Mucinosis; „Rundzellerythematosis"). Hautarzt Suppl. I, 333 (1976)
Perry, H.O., Kierland, R.R., Montgomery, H.: Plaque-like form of cutaneous mucinosis. Arch. Derm. (Chicago) **82**, 980 (1960)
Smith, N.P., Sanderson, K.V., Crow, K.D.: Reticular erythematous mucinosis syndrome. Clin. Exp. Derm. **1**, 99 (1976)
Steigleder, G.K.: Plaque-artige Form der cutanen Mucinose (PCM) und retikuläre erythematöse Mucinosis (REM-Syndrom). Z. Hautkr. **50**, 25 (1975)
Steigleder, G.K., Gartmann, H., Linker, U.: REM-Syndrom. Retikuläre erythematöse Mucinosis (Rundzellerythematosis). Z. Hautkr. **49**, 235 (1974a)
Steigleder, G.K., Gartmann, H., Linker, U.: REM-Syndrome: reticular erythematous mucinosis (round-cell erythematosis), a new entity? Brit. J. Derm. **91**, 191 (1974b)
Wätzig, V.: Zur retikulären erythematösen Muzinose (REM-Syndrom) und zur plaqueartigen Form der kutanen Muzinose. Derm. Mschr. **162**, 841 (1976)

5. Angiolymphoide Hyperplasie mit Eosinophilie

Bendl, B.J., Asano, K., Lewis, R.J.: Nodular angioblastic hyperplasia with eosinophilia and lymphofolliculosis. Cutis **19**, 327 (1977)
Castro, C., Winkelmann, R.K.: Angiolymphoid hyperplasia with eosinophilia in the skin. Cancer (Philad.) **34**, 1696 (1974)
Clearkin, K.P., Enzinger, F.M.: Intravascular papillary endothelial hyperplasia. Arch. Pathol. Lab. Med. **100**, 441 (1976)
Daniels, D.G., Schrodt, R.G., Fliegelman, M.T., Owen, L.G.: Ultrastructural study of a case of angiolymphoid hyperplasia with eosinophilia. Arch. Derm. (Chicago) **109**, 870 (1974)
Kawada, A.: Morbus Kimura. Darstellung der Erkrankung und ihre Differentialdiagnose. Hautarzt **27**, 309 (1976)
Kim, B.H., Sithian, N., Cucolo, G.F.: Subcutaneous angiolympoid hyperplasia (Kimura disease). Report of a case. Arch. Surg. (Chicago) **110**, 1246 (1975)
Kimura, N., Yoshimura, S., Ishikawa, E.: On the unusual granulation combined with hyperplastic changes of lymphatic tissues. Trans. Soc. Path. Jap. **37**, 179 (1948)
Konrad, K., Gschnait, F., Wolff, K.: Die angiolymphoide Hyperplasie mit Eosinophilie. Z. Hautkr. **51**, 545 (1976)
Kresbach, H., Kerl, H.: Über das sog. eosinophile Lymphocytom. Hautarzt **21**, 540 (1970)
Reed, R.J., Terazakis, N.: Subcutaneous angioblastic lymphoid hyperplasia with eosinophilia (Kimura's disease). Cancer (Philad.) **29**, 489 (1972)
Rosai, J., Sumner, H.W., Kostianovsky, M., Perez-Mesa, C.: Angiosarcoma of the skin. Hum. Pathol. **7**, 83 (1976)
Tausch, I., Haustein, U.-F.: Hypereosinophiliesyndrom (eosinophiles Leukämoid) mit dermaler Manifestation. Derm. Mschr. **160**, 329 (1974)
Wells, G.C., Whimster, J.W.: Subcutaneous angiolymphoid hyperplasia with eosinophilia. Brit. J. Derm. **81**, 1 (1969)
Wilson Jones, E.: Malignant vascular tumours. Clin. Exp. Derm. **1**, 287 (1976)
Wilson Jones, E., Marks, R.: Papular angioplasia: Vascular papules of the face and scalp simulating malignant vascular tumors. Arch. Derm. (Chicago) **102**, 422 (1970)

6. Angio-immunoblastische Lymphadenopathie (Lymphogranulomatosis X)

Frizzera, G., Moran, E.M., Rappaport, H.: Angio-immunoblastic lymphadenopathy. Amer. J. Med. **59**, 803 (1975)
Lukes, R.J., Tindle, B.H.: Immunoblastic lymphadenopathy. A hyperimmune entity resembling Hodgkin's disease. New Engl. J. Med. **292**, 1 (1975)
Matloff, R.B., Neiman, R.S.: Angioimmunoblastic lymphadenopathy. A generalized lymphoproliferative disorder with cutaneous manifestations. Arch. Dermatol. (Chicago) **114**, 92 (1978)
Radaskiewicz, T., Lennert, K.: Lymphogranulomatosis X. Klinisches Bild, Therapie und Prognose. Dtsch. med. Wschr. **100**, 1157 (1975)

II. Lymphoreticuläre Neoplasien der Haut (Cutane Lymphome)

1. Non-Hodgkin-Lymphome

Klinisch-pathologische Korrelationen

Bloomfield, C.D.: Recognizing and evaluating non-Hodgkin's lymphomas. Geriatrics **30**, 56 (1975)
Carbone, P.P., Kaplan, H.S., Musshoff, K., Smithers, D.W., Tubiana, M.: Report of the committee on Hodgkin's disease staging procedures. Cancer Res. **31**, 1860 (1971)
Freeman, C., Berg, J.W., Cutler, S.J.: Occurrence and prognosis of extranodal lymphomas. Cancer (Philad.) **29**, 252 (1972)

Knoth, W.: Retikulosen. Hautarzt Suppl. I, 295 (1976)
Lee, Y.N., Spratt, J.S.: Malignant lymphoma. Nodal and extranodal diseases. New York: Grune & Stratton 1974
Musger, A.: Leukämien der Haut. In: Handbuch der Haut- und Geschlechtskrankheiten. J. Jadassohn (Hrsg.) Bd. 3/3 B Ergänzungswerk. Berlin-Heidelberg-New York: Springer 1979
Musshoff, K., Schmidt-Vollmer, H.: Prognosis of non-Hodgkin's lymphomas with special emphasis on the staging classification. Z. Krebsforsch. **83**, 323 (1975)
Tritsch, H.: Hauterscheinungen bei malignen Hämoblastosen. Med. Klin. **66**, 1011 (1971)

Klassifikation cutaner Non-Hodgkin-Lymphome

Becker, H.: Maligne Non-Hodgkin-Lymphome. Pathomorphologische Grundlagen. Hautarzt Suppl. III, 21 (1978)
Bennet, M.H., Farrer-Brown, G., Henry, K., Jelliffe, A.M.: Classification of non-Hodgkin's lymphomas. Lancet **1974 II**, 405
Braun-Falco, O., Burg, G., Schmoeckel, Ch.: Klassifikation von malignen Hautlymphomen. Hautarzt Suppl. III, 37 (1978)
Burg, G., Braun-Falco, O.: Cutaneous non-Hodgkin-lymphoma. Re-evaluation of the histology using enzymecytochemical and immunocytological studies. Int. J. Derm. **17**, 496 (1978)
Diebold, J.: Classifications morphologiques des hématosarcomes lymphoides non hodgkiniens. Nouv. Presse Med. **4**, 1046 (1975)
Dorfman, R.F.: The non-Hodgkin's lymphomas. In: Int. Academy of Pathology Monograph, No. 16: The reticuloendothelial system. Rebuck, J.W., Berard, C.W., Abell, M.R. (eds.), p. 262. Baltimore: Williams & Wilkins 1975
Gérard-Marchant, R., Hamlin, I., Lennert, K., Rilke, F., Stansfeld, A.G., Unnik, J.A.M. van: Classification of Non-Hodgkin's lymphomas. Lancet **1974 II**, 406
Knoth, W.: Retikulosen. Hautarzt Suppl. I, 295 (1976)
Lennert, K.: Klassifikation und Morphologie der Non-Hodgkin-Lymphome. In: Maligne Lymphome und monoklonale Gammopathien, Bd. 18: Hämatologie und Bluttransfusion. Löffler, H. (Hrsg.), S. 145. München: Lehmann 1976
Lennert, K.: Malignant lymphomas. Other than Hodgkin's disease. In: Handbuch der speziellen pathologischen Anatomie und Histologie, Bd. I/3 B: Geschwülste. Uehlinger, E. (Hrsg.). Berlin, Heidelberg, New York: Springer 1978
Lennert, K., Stein, H., Kaiserling, E.: Cytological and functional criteria for the classification of malignant lymphomata. Brit. J. Cancer **31**, Suppl. II, 29 (1975)
Lukes, R.J., Collins, R.D.: New approaches to the classification of the lymphomata. Brit. J. Cancer **31**, Suppl. II, 1 (1975)
Mathé, G., Dantchev, D.: Non-Hodgkin's hematosarcoma ("lymphomas"): classification of the W.H.O. reverence center for neoplastic disease of hemopoietic and lymphoid tissues. In: Recent results in cancer research, Vol. 56: Lymphocytes, macrophages and cancer. Mathé, G., Florentin, I., Simmler, M.-C. (eds.), p. 144. Berlin, Heidelberg, New York: Springer 1976
Mathé, G., Rappaport, H.: Histological and cytological typing of neoplastic diseases of hematopoietic and lymphoid tissues. In: International histological classification of tumors, No. 14. Geneva: World Health Organization 1976
Mathé, G., Belpomme, D., Dantchev, D., Pouillart, P.: Les récents progrès réalisés des leucémies lymphoides et monocytoides et des lympho- et réticulosarcomes. Ann. Méd. Interne **126**, 523 (1975)
Musshoff, K.: Klinische Stadieneinteilung der Nicht-Hodgkin-Lymphome. Strahlentherapie **153**, 218 (1977)
Rappaport, H.: Tumors of the hematopoietic System. Atlas of tumor pathology, Sect. III, Fasc. 8. Washington, D.C.: Armed Forces Institute of Pathology 1966
Rössle, R.: Das Retothelsarkom der Lymphknoten; seine Formen und Verwandtschaften. Beitr. path. Anat. **103**, 385 (1939)
Roulet, F.C.: Das primäre Retothelsarkom der Lymphknoten. Virchows Arch. A **277**, 15 (1930)

Schein, Ph.S., MacDonald, J.S., Edelson, R.K.: Cutaneous T-cell lymphoma. Cancer (Philad.) **38**, 1859 (1976)

Trepel, F.: Das lymphatische Zellsystem: Struktur, allgemeine Physiologie und allgemeine Pathophysiologie. In: Handbuch der inneren Medizin, Bd. II/3: Leukozytäres und retikuläres System I. Begemann, H. (Hrsg.), S. 1. Berlin, Heidelberg, New York: Springer 1976

Cutane Non-Hodgkin-Lymphome mit niedrigem Malignitätsgrad
a) Lymphocytische Lymphome. α) Chronische lymphatische Leukämie (CLL)

Aisenberg, A.C., Wilkes, B.: Lymphosarcoma cell leukemia: the contribution of cell surface study to diagnosis. Blood **48**, 707 (1976)

Bremer, K.: Chronische lymphatische Leukämie: Störungen der Kinetik der Lymphozyten. Dtsch. med. Wschr. **100**, 1250 (1975)

Burg, G., Braun-Falco, O.: Morphological and functional differentiation and classification of cutaneous lymphomas. Bull. Cancer (Paris) **64**, 225 (1977)

Edelson, R.L., Kirkpatrick, Ch.H., Shevach, E.M., Schein, P.S., Smith, R.W., Green, I., Lutzner, M.: Preferential cutaneous infiltration by neoplastic thymus derived lymphocytes. Ann. intern. Med. **80**, 685 (1974)

Huhn, D., Rodt, H., Thiel, E., Grosse-Wilde, H., Fink, U., Theml, H., Jäger, G., Steidle, Ch., Thierfelder, St.: T-Zell-Leukämien des Erwachsenen. Blut **33**, 141 (1976)

Musger, A.: Leukämien der Haut. In: Handbuch der Haut- und Geschlechtskrankheiten. J. Jadassohn (Hrsg.) Bd. 3/3 B Ergänzungswerk. Berlin-Heidelberg-New York: Springer 1979

β) Mycosis fungoides

Ackerman, A.B., Breza, Th.S., Capland, L.: Spongiotic simulants of mycosis fungoides. Arch. Derm. (Chicago) **109**, 218 (1974)

Altmeyer, P., Nödl, F.: Die besonderen Beziehungen maligner Lymphome der Haut zu der Epidermis und den ektodermalen Adnexen. Arch. Derm. Res. **262**, 113 (1978)

Bonvalet, D., Colan-Gohm, K., Belaich, S., Civatte, J., Degos, R.: Les différentes formes du parapsoriasis en plaques. A propos de 90 cas. Ann. Derm. Vénéréol. (Paris) **104**, 18 (1977)

Braun-Falco, O., Marghescu, S., Wolff, H.H.: Pagetoide Retikulose (Morbus Woringer-Kolopp). Hautarzt **24**, 11 (1973)

Brehmer-Andersson, E.: Mycosis fungoides and its relation to Sézary's syndrome, lymphomatoid papulosis and primary cutaneous Hodgkin's disease. Acta derm.-venereol. (Stockh.) **56**, Suppl. 75 (1976)

Burg, G.: Moderne Aspekte in der Diagnostik und Klassifikation kutaner Lymphome. Hautarzt Suppl. II, 280 (1977)

Burg, G., Braun-Falco, O.: Qualitative und quantitative Aspekte der cellulären Reaktion in Haut und Blut bei Mycosis fungoides. Hautarzt **25**, 178 (1974)

Burg, G., Braun-Falco, O.: Cutaneous non-Hodkin lymphoma. Re-evaluation of the histology using enzymecytochemical and immunological studies. Int. J. Derm. **17**, 496 (1978)

Edelson, R.L.: Cutaneous T-cell lymphomas: clues of a skin-thymus interaction. J. invest. Derm. **67**, 419 (1976)

Edelson, R.L., Kirkpatrick, Ch.H., Shevach, E.M., Schein, P.S., Smith, R.W., Green, I., Lutzner, M.: Preferential cutaneous infiltration by neoplastic thymus derived lymphocytes. Ann. intern. Med. **80**, 685 (1974)

Epstein, E.H., Levin, D.L., Croft, J.D., Lutzner, M.A.: Mycosis fungoides. Medicine **15**, 61 (1972)

Feyrter, F., Luger, A.: Über die zellige Zusammensetzung des Mykosis fungoides-Gewebes. Z. Haut- u. Geschl.-Kr. **46**, 205 (1971)

Fuks, Z., Bagshaw, M.A., Farber, E.M.: Prognostic signs and the management of mycosis fungoides. Cancer (Philad.) **32**, 1385 (1973)

Goos, M.: T-cell specific microenvironment in mycosis fungoides. Arch. Derm. Forsch. **255**, 215 (1976)

Goos, M.: Ultrastructurelle und funktionelle Aspekte maligner Lymphome der Haut. Hautarzt Suppl. III, 15 (1978)

Graciansky, P. de, Guilaine, J.: Le mycosis fongoïde. Ann. Méd. Interne **126**, 161 (1975)

Hagedorn, M.: Zur Morphologie und Monocytopoese der Mycosis fungoides. Fortschr. Med. **95**, 793 (1977)

Heid, E., Desvaux, J., Brändle, I., Grosshans, E.: Der Verlauf der Parapsoriasis en plaques (Brocq'sche Krankheit). Z. Haut- u. Geschl.-Kr. **52**, 658 (1977)

Kaiserling, E., Lennert, K.: Die interdigitierende Retikulumzelle im menschlichen Lymphknoten. Eine spezifische Zelle der thymusabhängigen Region. Virchows Arch. **B 16**, 51 (1974)

Kerl, H.: Staging of mycosis fungoides. Workshop on "Therapeutic approach in mycosis fungoides". Europ. Soc. Derm. Res. Amsterdam 26.–28. April 1976 (abstr.)

Kerl, H.: Mykosis fungoides, Sézary-Syndrom. Schrifttum u. Praxis **9**, 77 (1978)

Kleinhans, D.: Enzymhistochemische und feulgencytophotometrische Untersuchungen an Zellen des Hautbindegewebes bei Entzündung und Geschwulstwachstum. Z. Haut- u. Geschl.-Kr. Suppl. 1 (1975)

Lennert, K.: Klassifikation und Morphologie der Non-Hodgkin-Lymphome. In: Maligne Lymphome und monoklonale Gammopathien, Bd. 18: Hämatologie und Bluttransfusion. Löffler, H. (Hrsg.), S. 145. München: Lehmann 1976

Lever, W.F., Schaumburg-Lever, G.: Histopathology of the skin, 5th ed. Philadelphia, Toronto: Lippincott 1975

Levi, J.A., Wiernik, P.H.: Management of mycosis fungoides – current status and future prospects. Medicine **54**, 73 (1975)

Long, J.C., Mihm, M.C.: Mycosis fungoides with extracutaneous dissemination. A distinct clinicopathologic entity. Cancer (Philad.) **34**, 1745 (1974)

Lutzner, M.A., Jordan, H.W.: The ultrastructure of an abnormal cell in Sézary's syndrome. Blood **31**, 719 (1968)

Lutzner, M.A., Hobbs, J.W., Horvath, P.: Ultrastructure of abnormal cells in Sézary syndrome, mycosis fungoides and parapsoriasis en plaques. Arch. Derm. (Chicago) **103**, 375 (1971)

Lutzner, M., Edelson, R., Schein, Ph., Green, I., Kirkpatrick, Ch., Ahmed, A.: Cutaneous T-cell lymphomas: The Sézary syndrome, mycosis fungoides and related disorders. NIH conference. Ann. intern. Med. **83**, 534 (1975)

Meuret, G.: Das Monozyten-Makrophagen-System. In: Handbuch der inneren Medizin, Bd. II/3: Leukozytäres und retikuläres System I. Begemann, H. (Hrsg.), S. 361. Berlin, Heidelberg, New York: Springer 1976

Musso, L.A.: Histological problems in the early diagnosis of malignant lymphomata of the skin. Aust. J. Derm. **13**, 20 (1972)

Orbaneja, J.G., Diez, L.I., Lozano, J.L.S., Salazar, L.C.: Lymphomatoid contact dermatitis. Contact Dermatitis **2**, 139 (1976)

Orbaneja, J.G., Yus, E.S., Diaz-Flores, L., Huarte, P.S.: Cytology of the mycosis fungoides and the Sézary syndrome. Brit. J. Derm. **87**, 96 (1972)

Prunieras, M.: Le syndrome et la cellule de Sézary: Dermatologica (Basel) **157**, 371 (1978)

Rappaport, H., Thomas, L.B.: Mycosis fungoides: the pathology of extracutaneous involvement. Cancer (Philad.) **34**, 1198 (1974)

Reed, R.J.: New concepts in surgical pathology of the skin. New York, London, Sidney, Toronto: Wiley & Sons 1976

Rosas-Uribe, A., Variakojis, D., Molnar, Z., Rappaport, H.: Mycosis fungoides: an ultrastructural study. Cancer (Philad.) **34**, 634 (1974)

Rowden, G., Lewis, M.G.: Langerhans cells: Involvement in the pathogenesis of mycosis fungoides. Brit. J. Derm. **95**, 665 (1976)

Samman, P.D.: Reticuloses. In: Textbook of dermatology. Rook, A., Wilkinson, D.S., Ebling, F.J.G. (eds.), p. 1384. Oxford, London, Edinburgh, Melbourne: Blackwell 1972

Samman, P.D.: Mycosis fungoides and other cutaneous reticuloses. Clin. Exp. Derm. **1**, 197 (1976)

Sanchez, J.L., Ackerman, A.B.: Early diagnosis of mycosis fungoides-criteria for histologic diagnosis of patch stage of disease. Arch. Derm. (Chicago) **114**, 1831 (1978)

Schein, Ph.S., MacDonald, J.S., Edelson, R.K.: Cutaneous T-cell lymphoma. Cancer (Philad.) **38**, 1859 (1976)

Schmitt, D., Viac, J., Brochier, J., Thivolet, J.: Thymus-derived origin of Sézary cells demonstrated by peroxidase-conjugated anti-HTLA serum. Acta derm.-venereol. (Stockh.) **56**, 489 (1976)

Schuppli, R.: Is mycosis fungoides an "immunoma"? Dermatologica (Basel) **153**, 1 (1976)

Schwarze, E.W., Ude, P.: Immunoblastic sarcoma with leukemic blood picture in the terminal stage of mycosis fungoides. Virchows Arch. **A 369**, 165 (1975)

Tan, R.S.-H., Butterworth, C.M., McLaughlin, H., Malka, S., Samman, P.D.: Mycosis fungoides – a disease of antigen persistence. Brit. J. Derm. **91**, 607 (1974)

Tappeiner, J., Gschnait, F.: Diagnose, Differentialdiagnose und Therapie der Mycosis fungoides. Hautarzt Suppl. III, 47 (1978)

Thomas, L.B., Rappaport, H.: Mycosis fungoides and its relationship to other malignant lymphomas. In: Int. Academy of Pathology Monograph, No. 16: The reticuloendothelial system. Rebuck, J.W., Berard, C.W., Abell, M.R. (eds.), p. 243. Baltimore: Williams & Wilkins 1975

Winkelmann, R.K.: Dermatopathology. J. invest. Derm. **67**, 188 (1976)

γ) Sézary-Syndrom

Baccaredda, A.: Reticulohistiocytosis cutanea hyperplastica benigna cum melanodermia. Arch. Derm. (Berl.) **179**, 209 (1939)

Braun-Falco, O., Burg, G., Wolff, H.H.: Kutane Lymphome und Pseudolymphome. Immuncytologische, enzymcytochemische und elektronenmikroskopische Untersuchungen. Ther. Umsch. **33**, 543 (1976)

Braylan, R., Variakojis, D., Yachnin, St.: The Sézary syndrome lymphoid cell: abnormal surface properties and mitogen responsiveness. Brit. J. Haemat. **31**, 553 (1975)

Broder, S., Edelson, R.L., Lutzner, M.A., Nelson, D.L., MacDermott, R.P., Durm, M.E., Goldman, C.K., Meade, B.D., Waldmann, Th.A.: The Sézary syndrome. A malignant proliferation of helper T cells. J. clin. Invest. **58**, 1297 (1976)

Broome, J.D., Zucker-Franklin, D., Weiner, M.S., Bianco, C., Nussenzweig, V.: Leukemic cells with membrane properties of thymus-derived (T) lymphocytes in a case of Sézary's syndrome: morphologic and immunologic studies. Clin. Immunol. Immunopath. **1**, 319 (1973)

Burg, G., Rodt, H., Grosse-Wilde, H., Netzel, B., Fateh-Moghadam, A., Braun-Falco, O.: Enzymecytochemical and immunocytological studies as a basis for the re-evaluation of the histology of cutaneous B-cell and T-cell lymphomas. In: Immunological diagnosis of leukemias and lymphomas. Thierfelder, S., Rodt, H., Thiel, E. (eds.). Berlin, Heidelberg, New York: Springer 1977

Chelloul, N., Daumas-Duport, C., Bonvallet, D., Briere, J., Vorhauer-Atlan, W., Bernuau, D.: Pathologie ganglionnaire au cours des dermatoses avec cellules de Sézary circulantes. Biomedicine **24**, 62 (1976)

Clendenning, W.E., Brecher, G., Scott, E.J. van: Mycosis fungoides. Relationship to malignant cutaneous reticulosis and the Sézary syndrome. Arch. Derm. (Chicago) **89**, 785 (1964)

Edelson, R.L., Smith, R.W., Frank, M.M., Green, I.: Identification of subpopulations of mononuclear cells in cutaneous infiltrates: I. Differentiation between B-cells, T-cells and histiocytes. J. invest. Derm. **61**, 82 (1973)

Flandrin, G., Daniel, M.T.: Beta-glucuronidase activity in Sézary cells. Scand. J. Haemat. **12**, 23 (1974)

Flaxman, B.A., Zelazny, G., van Scott, E.J.: Nonspecificity of characteristic cells in mycosis fungoides. Arch. Derm. (Chicago) **104**, 141 (1971)

Gartmann, H., Tritsch, H.: Histopathologie der Haut. In: Lehrbuch der speziellen pathologischen Anatomie. Staemmler, M. (Hrsg.), Bd. II/5, S. 26. Berlin: de Gruyter & Co. 1968

Goldstone, A.H., Cawley, J.C., Roberts, S.O., Leventine, H., Barker, C.R.: A case of small-cell Sézary's syndrome with null-cell features. J. clin. Path. **9**, 848 (1976)

Golomb, H.M., Braylan, R., Reese, C., Variakojis, D., Brynes, R.K., Yachnin, S.: The Sézary syndrome cell: surface ultrastructural characteristics. Acta haemat. (Basel) **54**, 106 (1975)

Heaphy, M.R., Winkelmann, R.K.: Variations in peripheral Sézary cell count. Arch. Derm. (Chicago) **112**, 560 (1976)

Holdaway, D.R., Winkelmann, R.K.: Histopathology of Sézary syndrome. Mayo Clin. Proc. **49**, 541 (1974)

Kint, A., Weert, J. de, Smet, M. de: Nosology of the Sézary syndrome. Dermatologica (Basel) **153**, 277 (1976)

Leeuwen, A.W.F.M. van, Meijer, C.J.L.M., Vloten, W.A. van: Atypical mononuclear (Sézary-like) cells: reactive or malignant? Vortrag, Europ. Soc. Derm. Res. Amsterdam 2.–4. Mai 1977 (abstr.)

Lennert, K.: Malignant lymphomas. Other than Hodgkin's disease. In: Handbuch der speziellen pathologischen Anatomie und Histologie, Bd. I/3B: Geschwülste, Uehlinger, E. (Hrsg.). Berlin, Heidelberg, New York: Springer 1978

Löffler, H., Meyhöfer, W., Lange, R.H., Ehlers, G., Remmele, W.: Sézary Syndrom. Dtsch. med. Wschr. **99**, 429 (1974)

Lutzner, M.A., Jordan, H.W.: The ultrastructure of an abnormal cell in Sézary's syndrome. Blood **31**, 719 (1968)

Lutzner, M., Emerit, I., Durepaire, R.: Cytogenetic, cytophotometric and ultrastructural study of large cerebriform cells of the Sézary syndrome and description of a small cell variant. J. nat. Cancer Inst. **50**, 1145 (1973)

Lutzner, M.A., Hobbs, J.W., Horvath, P.: Ultrastructure of abnormal cells in Sézary syndrome, mycosis fungoides and parapsoriasis en plaques. Arch. Derm. (Chicago) **103**, 375 (1971)

Nordqvist, B., Kinney, J.: T and B-cells and cell-mediated immunity in mycosis fungoides. Cancer (Philad.) **37**, 714 (1976)

Polliak, A., Djaldetti, M., Reyes, F., Biberfeld, P., Daniel, M.Th., Flandrin, G.: Surface features of Sézary cells: a scanning electron microscopy study of 5 cases. Scand. J. Haemat. **18**, 207 (1977)

Röckl, H., Metz, J.: Das Sézary-Syndrom, Geschichte, Klinik und nosologische Bedeutung. Hautarzt Suppl. III, 53 (1978)

Sézary, A., Bouvrain, Y.: Erythrodérmie avec présence de cellules monstreuses dans derme et sang circulant. Bull. Soc. franç. Derm. Syph. **45**, 254 (1938)

Taswell, H.F., Winkelmann, R.K.: Sézary syndrome. A malignant reticulemic erythroderma. J. Amer. med. Ass. **117**, 465 (1961)

Thivolet, J., Schmitt, D., Brochier, J., Viac, J., Alario, A., Claudy, A., Perrot, H.: Etude immunocytologique d'un cas de syndrome de Sézary. Lyon méd. **235**, 591 (1976)

Winkelmann, R.K., Linman, J.W.: Erythroderma with atypical lymphocytes (Sézary syndrome). Amer. J. Med. **55**, 192 (1973)

Zucker-Franklin, D.: Thymus-dependent lymphocytes in lymphoproliferative disorders of the skin (Sézary syndrome and mycosis fungoides). J. invest. Derm. **67**, 412 (1976)

δ) *Pagetoide Retikulose – Woringer-Koloppsche Krankheit*

Braun-Falco, O., Marghescu, S., Wolff, H.H.: Pagetoide Retikulose (Morbus Woringer-Kolopp). Hautarzt **24**, 11 (1973)

Burg, G., Braun-Falco, O.: Cutaneous non-Hodgkin lymphoma. Re-evaluation of the histology using enzymecytochemical and immunological studies. Int. J. Derm. **17**, 496 (1978)

Degreef, H., Holvoet, C., Vloten, W.A. van, Desmet, V., Wolf-Peeters, C. de: Woringer-Kolopp disease. An epidermotropic variant of mycosis fungoides. Cancer (Philad.) **38**, 2154 (1976)

Haneke, E., Tulusan, A.H., Weidner, F.: Histological features of „pagetoid reticulosis" (Woringer-Kolopp) in prae-mycosis fungoides. Arch. Derm. Forsch. **258**, 265 (1977)

Revuz, J., Pouget, F., Allegret, C., Wechsler, J., Jonffroy, L., Touraine, R.: La „réticulose pagétoide" de Woringer et Kolopp. Ann. Derm. Vénéréol. (Paris) **104**, 312 (1977)

Schmoeckel, Ch., Braun-Falco, D., Burg, G.: Die pagetoide Retikulose – ein T-Zell-Lymphom? Hautarzt Suppl. III, 57 (1978)
Woringer, F., Kolopp, P.: Lésions érythémato-squameuse polycyclique de l'avant-bras évoluant depuis 6 ans chez un garconnet de 13 ans. Ann. Derm. (Paris) **10**, 945 (1939)

ε) Haarzell-Leukämie („hairy cell leukemia")

Heyden, H.W. van, Waller, H.D., Pape, G.R., Benoehr, H.Ch., Braun, H.J., Wilms, K., Rieber, E.B., Riethmüller, G.: Haarzelleukämie. I. Klinik, Zytochemie, Phagocytosefähigkeit von Haarzellen, Etablierung permanent wachsender Zellinien. Dtsch. med. Wschr. **101**, 3 (1976)
Huhn, D.: Lymphocytopoese. In: Elektronenmikroskopische Hämatologie. Ruzicka, F. (Hrsg.), S. 197. Wien, New York: Springer 1976
Katayama, I., Li, C.Y., Yam, L.T.: Histochemical study of acid phosphatase isoenzyme in leukemic reticuloendotheliosis. Cancer (Philad.) **29**, 157 (1972)
Klein, U.E., Ude, P.: Monozytenleukämien mit ungewöhnlichem Erkrankungsablauf. Med. Klin. **70**, 613 (1975)
Lennert, K.: Malignant lymphomas. Other than Hodgkin's disease. In: Handbuch der speziellen pathologischen Anatomie und Histologie, Bd. I/3 B: Geschwülste. Uehlinger, E. (Hrsg.). Berlin, Heidelberg, New York: Springer 1978
Schmalzl, F., Huhn, D., Asamer, H., Braunsteiner, H.: Hairy cell leukemia („leukemic reticuloendotheliosis"), reticulosarcoma, and monocytic leukemia. Acta haemat. (Basel) **53**, 257 (1975)
Seshadri, R.S., Brown, E.J., Zipurski, A.: Leukemic reticuloendotheliosis. A failure of monocyte production. New Engl. J. Med. **295**, 181 (1976)
Stein, H.: Klassifikation der malignen Non-Hodgkin-Lymphome aufgrund gemeinsamer morphologischer und immunologischer Merkmale zwischen normalen und neoplastischen lymphatischen Zellen. Immunität und Infektion **4**, 52, 95 (1976)

b) Immunocytome. Anhang: Plasmocytom

Beevers, D.G.: Cutaneous lesions in multiple myeloma. Brit. Med. J. **4**, 275 (1972)
Bork, K., Weigand, U.: Multiple Plasmocytome der Haut mit IgA-Vermehrung im Serum ohne Knochenmarkbeteiligung. Arch. Derm. Forsch. **254**, 245 (1975)
Brittinger, G., Bartels, H., Bremer, K., Burger, A., Dühmke, E., Gunzer, U., König, E., Stacher, A., Stein, H., Theml, R., Waldner, R. (Kieler Lymphomgruppe): Retrospektive Untersuchungen zur klinischen Bedeutung der Kiel-Klassifikation der malignen Non-Hodgkin-Lymphome. Strahlentherapie **153**, 222 (1977)
Burg, G., Rodt, H., Grosse-Wilde, H., Netzel, B., Fateh-Moghadam, A., Braun-Falco, O.: Enzymecytochemical and immuncytological studies as a basis for the re-evaluation of the histology of cutaneous B-cell and T-cell lymphomas. In: Immunological diagnosis of leukemias and lymphomas. Thierfelder, S., Rodt, H., Thiel, E. (eds.). Berlin, Heidelberg, New York: Springer 1977
Czitober, H., Pavlik, F.: Zur Differentialdiagnose kutaner Manifestationen bei atypischem Plasmocytom. Z. Haut- u. Geschl.-Kr. **45**, 311 (1970)
Denk, H., Radaszkiewicz, T., Witting, Ch.: Immunfluorescence studies on pathologic routine material: application to malignant lymphomas. Beitr. path. Anat. **159**, 219 (1976)
Fateh-Moghadam, A.: Paraproteinämische Hämoblastosen. In: Handbuch der inneren Medizin, 5. Aufl. Bd. II/5: Krankheiten des lymphozytären Systems. Begemann, H. (Hrsg.), S. 245. Berlin, Heidelberg, New York: Springer 1974
Jänner, M., Lippert, H.D., Stolzenbach, G.: Mucinosis follicularis und großflächige teils lichenoide, teils sklerodermiforme generalisierte Paramyloidose als cutanes paraneoplastisches Syndrom beim Myelom (IgD- und Leicht-Ketten-Plasmocytom). Z. Haut- u. Geschl.-Kr. **49**, 673 (1974)
Jeffree, G.M.: Enzymes of round cell tumours in bone and soft tissue: A histochemical survey. J. Path. **113**, 101 (1974)

Kaiserling, E.: Non-Hodgkin-Lymphome. Ultrastruktur und Cytogenese. In: Veröffentlichungen aus der Pathologie, Heft 105. Stuttgart: Fischer 1977

Kresbach, H.: Hautveränderungen bei paraproteinämischen Hämoblastosen. In: Immunglobulinveränderungen bei Bluterkrankungen. Wagner, K., Kaloud, H. (Hrsg.), S. 110. Wien: Hollinek 1971 a

Kresbach, H.: Pyoderma gangraenosum – Dermatitis ulcerosa. Z. Haut- u. Geschl.-Kr. **46**, 292 (1971 b)

Lennert, K.: Klassifikation und Morphologie der Non-Hodgkin-Lymphome. In: Maligne Lymphome und monoklonale Gammopathien, Bd. **18**: Hämatologie und Bluttransfusion. Löffler, H. (Hrsg.), S. 145. München: Lehmann 1976

Lennert, K.: Malignant lymphomas. Other than Hodgkin's disease. In: Handbuch der speziellen pathologischen Anatomie und Histologie, Bd. I/3 B: Geschwülste, Uehlinger, E. (Hrsg.). Berlin, Heidelberg, New York: Springer 1978

Mathé, G., Rappaport, H.: Histological and cytological typing of neoplastic diseases of haematopoietic and lymphoid tissues. In: International histological classification of tumors, No. 14. Geneva: World Health Organization 1976

Misgeld, V.: Solitäres Plasmocytom der Haut. Hautarzt **21**, 265 (1970)

Nanba, K., Itagaki, T., Iijima, S.: Enzyme histochemical investigations of human malignant lymphomas. Beitr. path. Anat. **154**, 233 (1975)

Orfanos, C., Steigleder, G.K.: Die tumorbildende kutane Form des Morbus Waldenström. Dtsch. med. Wschr. **92**, 1449 (1967)

Rappaport, H.: Tumors of the hematopoietic system. Atlas of tumor pathology, Sect. III, Fasc. 8. Washington: Armed Forces Institute of Pathology 1966

Schwarze, E.-W., Radaszkiewicz, T., Pülhorn, G., Goos, M., Lennert, K.: Maligne und benigne Lymphome des Auges, der Lid- und Orbitalregion. Virchows Arch. A **370**, 85 (1976)

Seligmann, M., Preudhomme, J.L., Brouet, J.C.: Surface cell markers in human lymphoid malignancies. In: Recent results in cancer research, Bd. 56: Lymphocytes, macrophages and cancer. Mathé, G., Florentin, I., Simmler, M.-C. (eds.), p. 91. Berlin, Heidelberg, New York: Springer 1976

Sotto, J.J.: Les critères diagnostiques du myélome. Lyon méd. **3**, 163 (1977)

Stankler, L., Davidson, J.F.: Multiple extra-medullary plasmacytomas of the skin. Brit. J. Derm. **90**, 217 (1974)

Stein, H.: Klassifikation der malignen Non-Hodgkin-Lymphome aufgrund gemeinsamer morphologischer und immunologischer Merkmale zwischen normalen und neoplastischen lymphatischen Zellen. Immunität und Infektion 4, 52, 95 (1976)

Taylor, C.R.: Immunhistological study of follicular lymphoma, reticulum cell sarcoma and Hodgkin's disease. Eur. J. Cancer **12**, 61 (1976)

Walzer, R.A., Shapiro, L.: Multiple myeloma with cutaneous involvement. Dermatologica (Basel) **134**, 449 (1967)

Wysocki, R.: Paramyelomatöse Dermatosen. In: Cutane paraneoplastische Syndrome, Herzberg, J.J. (Hrsg.), S. 66. Stuttgart: Fischer 1971

c) *Centrocytisches Lymphom*

Kaiserling, E.: Non-Hodgkin-Lymphome. Ultrastruktur und Cytogenese. In: Veröffentlichungen aus der Pathologie, Heft 105. Stuttgart: Fischer 1977

Lukes, R.J., Collins, R.D.: New approaches to the classification of the lymphomata. Brit. J. Cancer **31**, Suppl. II, 1 (1975)

Rappaport, H.: Tumors of the hematopoietic system. Atlas of tumor pathology, Sect. III, Fasc. 8. Washington: Armed Forces Institute of Pathology 1966

d) *Centroblastisch-centrocytisches Lymphom*

Jaffe, E.S., Green, I.: Neoplasms of the immune system. In: Mechanisms of tumor immunity. Green I., Cohen, St., McCluskey, R.T. (eds.), p. 251. New York, London, Sidney, Toronto: Wiley & Sons 1977

Kaiserling, E.: Non-Hodgkin-Lymphome. Ultrastruktur und Cytogenese. In: Veröffentlichungen aus der Pathologie, Heft 105. Stuttgart: Fischer 1977

Lennert, K., Müller-Hermelink, H.K.: Lymphocyten und ihre Funktionsformen. Morphologie, Organisation und immunologische Bedeutung. Verh. anat. Ges. (Jena) **69**, 19 (1975)

Stein, H.: Klassifikation der malignen Non-Hodgkin-Lymphome aufgrund gemeinsamer morphologischer und immunologischer Merkmale zwischen normalen und neoplastischen lymphatischen Zellen. Immunität und Infektion **4**, 52, 95 (1976)

Cutane Non-Hodgkin-Lymphome mit hohem Malignitätsgrad
a) Centroblastisches Lymphom

Huhn, D.: Lymphocytopoese. In: Elektronenmikroskopische Hämatologie. Ruzicka, F. (Hrsg.), S. 197. Wien, New York: Springer 1976

Kaiserling, E.: Non-Hodgkin-Lymphome. Ultrastruktur und Cytogenese. In: Veröffentlichungen aus der Pathologie, Heft 105. Stuttgart: Fischer 1977

Stein, H.: Klassifikation der malignen Non-Hodgkin-Lymphome aufgrund gemeinsamer morphologischer und immunologischer Merkmale zwischen normalen und neoplastischen lymphatischen Zellen. Immunität und Infektion **4**, 52, 95 (1976)

b) Immunoblastisches Lymphom

Huhn, D.: Lymphocytopoese. In: Elektronenmikroskopische Hämatologie. Ruzicka, F. (Hrsg.), S. 197. Wien, New York: Springer 1976

Kaiserling, E.: Non-Hodgkin-Lymphome. Ultrastruktur und Cytogenese. In: Veröffentlichungen aus der Pathologie, Heft 105. Stuttgart: Fischer 1977

Rappaport, H.: Tumors of the hematopoietic system. Atlas of tumor pathology, Sect. III, Fasc. 8. Washington: Armed Forces Institute of Pathology 1966

Stein, H., Kaiserling, E., Lennert, K.: Evidence for B-cell origin of reticulum cell sarcoma. Virchows Arch. **A 364**, 51 (1974)

Stein, H.: The immunologic and immunochemical basis for the Kiel Classification. In: Malignant lymphomas. Other than Hodgkin's disease. Handbuch der speziellen pathologischen Anatomie und Histologie. Bd. I/3 B. Uehlinger, E. (Hrsg.). S. 529. Berlin, Heidelberg, New York: Springer 1978

c) Lymphoblastische Lymphome

Belpomme, D., Lelarge, N., Joseph, R., Mathé, G.: An immunological classification of leukemias and non-Hodgkin's hematosarcomas based on T and B cell membrane markers with special reference to null cell disorders. Eur. J. Cancer **13**, 311 (1977)

Catovsky, D., Galetto, J., Okos, A., Miliani, E., Galton, D.A.G.: Cytochemical profile of B and T leukaemic lymphocytes with special reference to acute lymphoblastic leukaemia. J. clin. Path. **27**, 767 (1974)

Jaffe, E.S., Braylan, R.C., Frank, M.M., Green, I., Berard, C.W.: Heterogeneity of immunologic markers and surface morphology in childhood lymphoblastic lymphoma. Blood **48**, 213 (1976)

Lukes, R.J., Collins, R.D.: New approaches to the classification of the lymphomata. Brit. J. Cancer **31**, Suppl. II, 1 (1975)

Mathé, G., Belpomme, D., Dantchev, D., Pouillart, P.: Les récents progrès réalisés dans la classification des leucémies lymphoides et monocytoides et des lympho- et réticulosarcomes. Ann. Méd. Interne **126**, 523 (1975)

Stein, H., Petersen, N., Gaedicke, G., Lennert, K., Landbeck, G.: Lymphoblastic lymphoma of convoluted or acid phosphatase type – a tumor of T precursor cells. Int. J. Cancer **17**, 292 (1976)

Stein, H.: Klassifikation der malignen Non-Hodgkin-Lymphome aufgrund gemeinsamer morphologischer und immunologischer Merkmale zwischen normalen und neoplastischen lymphatischen Zellen. Immunität und Infektion **4**, 52, 95 (1976)

d) Burkitt-Lymphom

Hartmann, D., Wegmann, W., Obrecht, J.B.: Das sogenannte weiße Burkitt-Lymphom. Schweiz. med. Wschr. **106**, 746 (1976)

Lennert, K.: Malignant lymphomas. Other than Hodgkin's disease. In: Handbuch der speziellen pathologischen Anatomie und Histologie, Bd. I/3 B: Geschwülste. Uehlinger, E. (Hrsg.). Berlin, Heidelberg, New York: Springer 1978

Mann, R.B., Jaffe, E.S., Braylan, R.C., Nanba, K., Frank, M.M., Ziegler, J.L., Berard, C.W.: Non-endemic Burkitt's lymphoma. A B-cell tumor related to germinal centers. New Engl. J. Med. **295**, 685 (1976)

Nasemann, Th.: Burkitt-Lymphom. Hautarzt Suppl. III, 61 (1978)

Rastetter, J.: Burkitt-Tumor. In: Handbuch der inneren Medizin, 5. Aufl. Bd. II/5: Krankheiten des lymphocytären Systems. Begemann, H. (Hrsg.), S. 57. Berlin, Heidelberg, New York: Springer 1974

Rogge, Th.: Ein Burkitt-Lymphom mit Hautinfiltraten. Hautarzt **26**, 379 (1975)

Stein, H.: Klassifikation der malignen Non-Hodgkin-Lymphome aufgrund gemeinsamer morphologischer und immunologischer Merkmale zwischen normalen und neoplastischen lymphatischen Zellen. Immunität und Infektion **4**, 52, 95 (1976)

2. Morbus Hodgkin (Lymphogranulomatose Paltauf-Sternberg)

Aisenberg, A.C., Long, J.C.: Lymphocyte surface characteristics in malignant lymphoma. Amer. J. Med. **58**, 300 (1975)

Anagnostou, D., Parker, J.W., Taylor, C.R., Tindle, B.H., Lukes, R.J.: Lacunar cells of nodular sclerosing Hodgkin's disease. Cancer (Philad.) **39**, 1032 (1977)

Andreev, V.C., Petkov, I., Berova, N., Mustakov, G.: Isolated lymphogranulomatosis of the skin. Derm. Mschr. **161**, 209 (1975)

Azar, H.A.: Significance of the Reed-Sternberg cell. Hum. Pathol. **6**, 479 (1975)

Begemann, H., Kaboth, W.: Die Lymphogranulomatose. In: Handbuch der inneren Medizin, 5. Aufl. Bd. II/5: Krankheiten des lymphocytären Systems. Begemann, H. (Hrsg.), S. 105–212. Berlin, Heidelberg, New York: Springer 1974

Benninghoff, D.L., Medina, A., Alexander, L.L., Camiel, M.R.: The mode of spread of Hodgkin's disease to the skin. Cancer (Philad.) **26**, 1135 (1970)

Bluefarb, S.M., Caro, W.A.: Lymphomas und leukemias of the skin. In: Cancer of the skin. Andrade, R., Gumport, St.L., Popkin, G.L., Rees, Th.D. (eds.), Vol. II, p. 1226. Philadelphia, London, Toronto: Saunders 1976

Brehmer-Andersson, E.: Mycosis fungoides and its relation to Sézary's syndrome, lymphomatoid papulosis, and primary cutaneous Hodgkin's disease. Acta derm.-venereol. (Stockh.) **56**, Suppl. 75 (1976)

Carr, I.: The ultrastructure of the abnormal reticulum cells in Hodgkin's disease. J. Path. **115**, 45 (1975)

Denk, H., Radaszkiewicz, T., Witting, Ch.: Immunfluorescence studies on pathologic routine material: application to malignant lymphomas. Beitr. path. Anat. **159**, 219 (1976)

Dorfman, R.F.: Enzyme histochemistry of the cells in Hodgkin's disease and allied disorders. Nature (Lond.) **190**, 925 (1961)

Fischer, R.: Histologische Klassifizierung und pathologische Anatomie der Lymphogranulomatose. In: Maligne Lymphome und monoklonale Gammopathien. Löffler, H. (Hrsg.), S. 63–79. München: Lehmann 1976

Gallmeier, W.M.: Immunphänomene bei der Lymphogranulomatose: Schlüssel zur Ätiologie und Pathogenese? In: Maligne Lymphome und monoklonale Gammopathien. Löffler, H. (Hrsg.), S. 81–87. München: Lehmann 1976

Goldberg, L.C.: Cutaneous Hodgkin's disease. Cutis **17**, 115 (1976)

Haustein, U.-F., Tausch, I.: Autochthone spezifische Hautinfiltrate bei Lymphogranulomatosis maligna (Paltauf-Sternberg). Derm. Mschr. **159**, 739 (1973)

Huhn, D., Burg, G., Mempel, W.: Spezifische Hautveränderungen bei Morbus Hodgkin. Dtsch. med. Wschr. **96**, 2469 (1973)

Jaffe, E.S., Green, J.: Neoplasms of the immune system. In: Mechanisms of tumor immunity. Green, J., Cohen, St., McCluskey, R.T. (eds.), pp. 251–286. New York: Wiley & Sons 1977

Jeffree, G.M.: Enzymes of round cell tumours in bone and soft tissue: A histochemical survey. J. Path. **113**, 101 (1974)

Kaplan, H.S., Gartner, S.: „Sternberg-Reed" giant cells of Hodgkin's disease: cultivation in vitro, heterotransplantations, and characterization as neoplastic macrophages. Int. J. Cancer **19**, 511 (1977)

Kay, M.M.B.: Hodgkin's disease: a war between T-lymphocytes and transformed macrophages. In: Recent results in cancer research, Bd. 56: Lymphocytes, macrophages and cancer. Mathé, G., Florentin, I., Simmler, M.-C. (eds.), Berlin, Heidelberg, New York: Springer 1976

Lennert, K.: Pathologie der Halslymphknoten. Berlin, Göttingen, Heidelberg: Springer 1964

Lennert, K., Mohri, N.: Histologische Klassifizierung und Vorkommen des Morbus Hodgkin. Internist **15**, 57 (1974)

Lever, W.F., Schaumburg-Lever, G.: Histopathology of the skin, 5th ed. Philadelphia, Toronto: Lippincott 1975

Lukes, R.J., Butler, J.J., Hicks, E.B.: Natural history of Hodgkin's disease as related to its pathologic picture. Cancer (Philad.) **19**, 317 (1966)

Mach, K.: Retikulosen und Granulomatosen. In: Spezielle pathologische Anatomie. Doerr, W., Seifert, G., Uehlinger, E. (Hrsg.), Bd. 7, S. 631–689. Berlin, Heidelberg, New York: Springer 1973

Michlmayr, G.: T-Lymphocyten und ihre Funktion beim M. Hodgkin. Wien. klin. Wschr. **89**, Suppl. 71 (1977)

Nanba, K., Itagaki, T., Iijima, S.: Enzyme histochemical investigations of human malignant lymphomas. Beitr. path. Anat. **154**, 233 (1975)

Oertel, J., Gerhartz, H.: Zur Bedeutung metabolischer Parameter beim Morbus Hodgkin. Z. Krebsforsch. **86**, 185 (1976)

Oota, K., Yamaguchi, K.: Problems of extranodal lymphoma with special reference to primary skin lymphoma. In: Gann monograph on cancer research, No. 15: Malignant diseases of the hematopoietic system. Akazaki, K., Rappaport, H., Berard, C.W., Bennet, J.M., Ishikawa, E. (eds.), p. 111. Baltimore, London, Tokyo: University Park Press 1973

Papadimitriou, C.S., Stein, H., Lennert, K.: The complexity of immunohistochemical staining pattern of Hodgkin and Sternberg-Reed cells–demonstration of immunoglobulin, albumin, α_1-antichymotrypsin and lysozyme. Int. J. Cancer **21**, 531 (1978)

Payne, S.V., Jones, D.B., Haegert, D.G., Smith, J.L., Wright, D.H.: T and B lymphocytes and Reed-Sternberg cells in Hodgkin's disease, lymph nodes and spleens. Clin. exp. Immunol. **24**, 280 (1976)

Rubins, J.: Cutaneous Hodgkin's disease. Cancer (Philad.) **42**, 1219 (1978)

Schaefer, H.E.: Die Lymphogranulomatose im elektronenmikroskopischen Bild. In: Elektronenmikroskopische Hämatologie. Ruzicka, F. (Hrsg.), S. 215. Wien, New York: Springer 1976

Tappeiner, J., Wodniansky, P.: Die Lymphogranulomatose der Haut. In: Handbuch der Haut- und Geschlechtskrankheiten, Ergänzungswerk, Bd. III/1: Nicht entzündliche Dermatosen I. Gottron, H.A. (Hrsg.), S. 658–714. Berlin, Göttingen, Heidelberg: Springer 1963

Taylor, C.R.: Immunhistological study of follicular lymphoma, reticulum cell sarcoma and Hodgkin's disease. Eur. J. Cancer **12**, 61 (1976)

Undeutsch, W., Fischer, H., Hensel, U.: Erysipelas lymphogranulomatosum. Hautarzt **20**, 314 (1969)

Vianna, N.J.: Evidence for infectious component of Hodgkin's disease and related considerations. Cancer Res. **36**, 663 (1976)

Weber, G., Prenger-Berninghoff, A.: Beitrag zum Formenreichtum der Hauterscheinungen bei der Lymphogranulomatose (Paltauf-Sternberg). Derm. Wschr. **153**, 281 (1967)

Yeung, K.-Y.: Basic concepts in Hodgkin disease. Postgrad. Med. **61**, 167 (1977)

III. Maligne (reticulo-)histiocytäre Erkrankungen der Haut
(Erkrankungen des Monocyten-Makrophagen-Histiocyten-Systems)

Cline, M.J., Golde, D.W.: A review and reevaluation of the histiocytic disorders. Amer. J. Med. **55**, 49 (1973)

1. Maligne Histiocytose

Abele, D.C., Griffin, T.B.: Histiocytic medullary reticulosis. Arch. Derm. Syph. (Chicago) **106**, 319 (1972)

Byrne, G.E., Rappaport, H.: Malignant histiocytosis. In: Gann monograph on cancer research, No. 15: Malignant diseases of the hematopoietic system. Akazaki, K., Rappaport, H., Berard, C.W., Bennet, J.M., Ishikawa, E. (eds.), p. 145. Baltimore, London, Tokyo: University Park Press 1973

Dao, C., Schmitt, T., Diebold, J., Bilski-Pasquier, G., Bousser, J.: Histiocytose de Scott et Robb-Smith. Nouv. Presse Med. **4**, 1725 (1975)

Engstrom, P.F., Aeling, J.L., Suringa, D.W.R.: Histiocytic medullary reticulosis with cutaneous lesions. Arch. Derm. (Chicago) **106**, 369 (1972)

Green, I., Jaffée, E.S., Shevach, E.M., Edelson, R.L., Frank, M.M., Berard, C.W.: Determination of the origin of malignant reticular cells by the use of surface membrane markers. In: Int. Academy of Pathology Monograph, No. 16: The reticuloendothelial system. Rebuck, J.W., Berard, C.W., Abell, M.R. (eds.), p. 282. Baltimore: Williams & Wilkins 1975

Henderson, D.W., Sage, R.E.: Malignant histiocytosis with eosinophilia. Cancer (Philad.) **32**, 1421 (1973)

Hödl, St., Auböck, L., Kerl, H.: Maligne Histiocytose. Hautarzt Suppl. III, 93 (1978)

Huhn, D., Meister, P.: Malignant histiocytosis. Morphologic and cytochemical findings. Cancer (Philad.) **42**, 1341 (1978)

Jaffe, E.S., Shevach, E.M., Sussman, E.H., Frank, M., Green, I., Berard, C.W.: Membrane receptor sites for the identification of lymphoreticular cells in benign and malignant conditions. Brit. J. Cancer **31**, Suppl. II, 107 (1975)

Liao, K.T., Rosai, J., Daneshbod, K.: Malignant histiocytosis with cutaneous involvement and eosinophilia. Amer. J. clin. Path. **57**, 438 (1972)

MacGillivray, J.B., Duthie, J.S.: Malignant histiocytosis (histiocytic medullary reticulosis) with spindle cell differentiation and tumor formation. J. clin. Path. **30**, 120 (1977)

Mathé, G., Rappaport, H.: Histological and cytological typing of neoplastic diseases of hematopoietic and lymphoid tissues. In: International histological classification of tumors, No. 14. Geneva: World Health Organization 1976

Nishio, K., Kōda, H., Urabe, H.: Über einen Fall von „Histiocytic Medullary Reticulosis". Arch. Derm. Forsch. **251**, 259 (1975)

Piñol-Aguadé, J., Ferrando, J., Tomás, J.M., Mieras, C., Peyrí, J.: Necropsy and ultrastructural findings in histiocytic medullary reticulosis. Brit. J. Derm. **95**, 35 (1976)

Rappaport, H.: Tumors of the hematopoietic system. Atlas of tumor pathology, Sect. III, Fasc. 8. Washington: Armed Forces Institute of Pathology 1966

Scott, R.B., Robb-Smith, A.H.T.: Histiocytic medullary reticulosis. Lancet **1939 II**, 194

Sullivan, J.R., Ungar, B., Hicks, J.D., Hurley, T.H.: Histiocytic medullary reticulosis. Aust. N.Z.J. Med. **5**, 347 (1975)

Warnke, R.A., Kim, H., Dorfman, R.F.: Malignant histiocytosis (histiocytic medullary reticulosis). I. Clinicopathologic study of 29 cases. Cancer (Philad.) **35**, 215 (1975)

2. Reticulosarkom

Albertini, A. von: Histologische Geschwulstdiagnostik. Stuttgart: Thieme 1974

Bennet, M.H., Farrer-Brown, G., Henry, K., Jelliffe, A.M.: Classification of non-Hodgkin's lymphomas. Lancet **1974 II**, 405

Brouet, J.C., Preud'Homme, J.L., Flandrin, G., Chelloul, N., Seligmann, M.: Membrane markers in „histiocytic" lymphomas (reticulum cell sarcomas). J. nat. Cancer Inst. **56**, 631 (1976)

Burg, G.: Erkrankungen des retikulohistiocytären Systems der Haut. Enzymcytochemische und immuncytologische Untersuchungen mit besonderer Berücksichtigung der Zelldifferenzierung. Habil.-Schrift, München 1975
Carr, I.: The macrophage. A review of ultrastructure and function. London, New York: Academic Press 1973
Gottron, H.A., Nikolowski, W.: Sarkome der Haut. In: Dermatologie und Venerologie, Bd. IV. Gottron, H.A., Schönfeld, W. (Hrsg.), S. 407. Stuttgart: Thieme 1960
Habeshaw, J.A., Stuart, A.E.: Cell receptor studies on seven cases of diffuse histiocytic malignant lymphoma (reticulum cell sarcoma). J. clin. Path. **28**, 289 (1975)
Jeffree, G.M.: Enzymes of round cell tumors in bone and soft tissue: A histochemical survey. J. Path. **113**, 101 (1974)
Katayama, I., Li, C.Y., Yam, L.T.: Histochemical study of acid phosphatase isoenzyme in leukemic reticuloendotheliosis. Cancer (Philad.) **29**, 157 (1972)
Katenkamp, D., Stiller, D.: Cellular composition of the so-called dermatofibroma (histiocytoma cutis). Virchows Arch. **A 367**, 325 (1975)
Kleinhans, D.: Enzymhistochemische und feulgencytophotometrische Untersuchungen an Zellen des Hautbindegewebes bei Entzündung und Geschwulstwachstum. Z. Hautkr. Suppl. I (1975)
Mathé, G., Rappaport, H.: Histological and cytological typing of neoplastic diseases of hematopoietic and lymphoid tissues. In: International histological classification of tumors, No. 14. Geneva: World Health Organization 1976
Morris, M.W., Davey, F.R.: Immunologic and cytochemical properties of histiocytic and mixed histiocytic-lymphocytic lymphomas. Amer. J. clin. Path. **63**, 403 (1975)
Nanba, K., Itagaki, T., Iijima, S.: Enzyme histochemical investigations of human malignant lymphomas. Beitr. path. Anat. **154**, 233 (1975)
Rappaport, H.: Tumors of the hematopoietic system. Atlas of tumor pathology, Sect. III, Fasc. 8. Washington: Armed Forces Institute of Pathology 1966
Rössle, R.: Das Retothelsarkom der Lymphknoten; seine Formen und Verwandtschaften. Beitr. path. Anat. **103**, 385 (1939)
Roulet, F.C.: Das primäre Retothelsarkom der Lymphknoten. Virchows Arch. **A 277**, 15 (1930)
Stein, H., Kaiserling, E., Lennert, K.: Evidence for B-cell origin of reticulum cell sarcoma. Virchows Arch. **A 364**, 51 (1974)
Taylor, C.R.: An immunohistological study of follicular lymphoma, reticulum cell sarcoma and Hodgkin's disease. Europ. J. Cancer **12**, 61 (1976)
Yam, L.T., Li, C.Y., Crosby, W.H.: Cytochemical identification of monocytes and granulocytes. Amer. J. clin. Path. **55**, 283 (1971)

3. Reticulosen

Brücher, H.: Systematik der Retikulosen. Internist **3**, 95 (1962)
Becker, H.: Maligne Non-Hodgkin-Lymphome: Pathomorphologische Grundlagen. Hautarzt Suppl. III, 21 (1978)
Burg, G.: Erkrankungen des retikulohistiocytären Systems der Haut. Enzymcytochemische und immuncytologische Untersuchungen mit besonderer Berücksichtigung der Zelldifferenzierung. Habil.-Schrift, München 1975
Degos, R., Ossipovski, B., Civatte, J., Touraine, R.: Réticuloses cutaneés (Réticuloses histiomonocytaires). Ann. Derm. Syph. (Paris) **84**, 125 (1957)
Gertler, W.: Nosologie und Klinik der kutanen Retikulosen. Derm. Mschr. **155**, 621 (1969)
Gottron, H.A.: Retikulosen der Haut. In: Dermatologie und Venerologie. Gottron, H.A., Schönfeld, W. (Hrsg.), Bd. IV, S. 501. Stuttgart: Thieme 1960
Hornstein, O.: Bedeutung der Histopathologie für die Diagnostik der Retikulosen. Hautarzt **20**, 210 (1968)
Kimmig, J., Jänner, M.: Retikulosen. In: Handbuch der Haut- und Geschlechtskrankheiten, Ergänzungswerk, Bd. III/2: Nicht entzündliche Dermatosen II. Gottron, H.A. (Hrsg.), S. 582. Berlin, Heidelberg, New York: Springer 1969

Knoth, W.: Erkrankungen des retikulohistiocytären Systems der Haut. Habil.-Schrift, Gießen 1958
Knoth, W.: Retikulosen. Hautarzt Suppl. I, 295 (1976)
Lennert, K.: Pathologie der Halslymphknoten. Berlin, Göttingen, Heidelberg: Springer 1964
Letterer, E.: Aleukämische Retikulose. Frankfurt. Z. Path. **30**, 377 (1924)
Mach, K.: Retikulosen und Granulomatosen. In: Spezielle pathologische Anatomie. Doerr, W., Seifert, G., Uehlinger, E. (Hrsg.), Bd. 7, S. 631. Berlin, Heidelberg, New York: Springer 1973
Musger, A.: Erythrodermatische Hautretikulosen (Vorkommen, Krankheitsbild, Pathogenese). Hautarzt **17**, 148 (1966)

4. Histiocytosis X

Basset, F., Escaig, J., Le Crom, M.: A cytoplasmic membraneous complex in histiocytosis X. Cancer (Philad.) **29**, 1380 (1972)
Becker, H., Auböck, L., Haidvogl, M., Bernheimer, H.: Disseminierte Lipogranulomatose (Farber) – Kasuistischer Bericht des 16. Falles einer Ceramidose. Verh. dtsch. Ges. Path. **60**, 254 (1976)
Feuerman, E.J., Sandbank, M.: Histiocytosis X with skin lesions as the sole clinical expression. Acta derm.-venereol. (Stockh.) **56**, 269 (1976)
Gianotti, F., Caputo, R.: Skin ultrastructure in Hand-Schüller-Christian disease: report of abnormal Langerhans' cells. Arch. Derm. (Chicago) **100**, 342 (1969)
Golde, D.W.: Disorders of mononuclear phagocyte proliferation, maturation and function. Clin. Haematol. **4**, 705 (1975)
Hashimoto, K., Pritzker, M.S.: Electron microscopic study of reticulohistiocytoma: an unusual case of congenital, self-healing reticulohistiocytosis. Arch. Derm. (Chicago) **107**, 263 (1973)
Helwig, E.B.: Histiocytic and fibrocytic disorders. In: Dermal pathology. Graham, J.H., Johnson, W.C., Helwig, E.B. (eds.), p. 715. Hagerstown (Md.): Harper & Row 1972
Henderson, D.W., Sage, R.E.: Malignant histiocytosis with eosinophilia. Cancer (Philad.) **32**, 1421 (1973)
Jimbow, K., Sato, S., Kukita, A.: Cells containing Langerhans granules in human lymph nodes of dermatopathic lymphadenopathy. J. invest. Derm. **53**, 295 (1969)
Kerl, H.: Histiocytosis X vs. Nodular Scabies, Summaries. Internationales Dermatopathologie-Symposion in München, 16.–18. Juni 1978
Lennert, K., Mohri, N.: Zur Pathologie der Leukämien und malignen Lymphome im Kindesalter. Verh. dtsch. Ges. Path. **55**, 216 (1971)
Mihm, M.C., Clark, W.H., Reed, R.J.: The histiocytic infiltrates of the skin. Hum. Pathol. **5**, 45 (1974)
Nezelof, C.: Histiocytosis X. Morphology and nature. 5th Congress Europ. Soc. Path., Wien, Okt. 6.–11. 1975 (Abstr.)
Nezelof, C., Jaubert, F.: Histiocytic and/or reticulum cell neoplasias. In: Recent results in cancer research. Lymphoid neoplasias I. Mathé, G., Seligmann, M., Tubiana, M. (eds.), Vol. 64. Berlin, Heidelberg, New York: Springer 1978
Niebauer, G.: Dentritic cells of human skin. In: Experimental biology and medicine. Hagen, E., Wechsler, W., Zilliken, F. (eds.), Vol. II. Basel, New York: Karger 1968
Niebauer, G., Krawczyk, W., Wilgram, G.F.: Über die Langerhans-Zellorganellen bei Morbus Letterer-Siwe. Arch. klin. exp. Derm. **239**, 125 (1970)
Niebauer, G., Gebhart, W., Jurecka, W.: Histiocytosis X. Hautarzt Suppl. III, 85 (1978)
Okun, M.R., Edelstein, L.M.: Gross and microscopic pathology of the skin. Boston: Dermatopathology Foundation Press 1976
Pinkus, H., Mehregan, A.H.: A guide to dermatohistopathology, 2nd ed. New York: Appleton-Century-Crofts 1976
Rausch, E., Kaiserling, E., Goos, M.: Langerhans cells and interdigitating reticulum cells in the thymus-dependent region in human dermatopathic lymphadenitis. Virchows Arch. B **25**, 327 (1977)

Shamoto, M., Hoshino, M., Suchi, T.: Cells containing Langerhans cell granules in human lymph nodes of „atypical hyperplasia" with fatal outcome and leukemic reticulo-endotheliosis. Acta path. jap. **26**, 311 (1976)

Shelley, W.B., Juhlin, L.: Langerhans cells form a reticuloendothelial trap for external contact antigens. Nature (Lond.) **261**, 46 (1976)

Silberberg-Sinakin, I., Thorbecke, G.J., Baer, R.L., Rosenthal, St.A., Berezowsky, V.: Antigen-bearing Langerhans cells in skin, dermal lymphatics and in lymph nodes. Cell. Immunol. **25**, 137 (1976)

Stingl, G., Wolff-Schreiner, E., Pichler, W.J., Gschnait, F., Knapp, W., Wolff, K.: Erstmaliger immunologischer Nachweis von Oberflächenrezeptoren an epidermalen Langerhanszellen. Wien. med. Wschr. **127**, 181 (1977)

Stingl, G., Katz, St.I., Shevach, E.M., Rosenthal, A.S., Green, I.: Analogous functions of macrophages and Langerhans cells in the initiation of the immune response. J. invest. Derm. **71**, 59 (1978)

Stögmann, W., Kerl, H., Schmidberger, H.: Lipoiddermatoarthritis (multizentrische Reticulohistiocytose). Eur. J. Pediat. **121**, 71 (1975)

Thawerani, H., Sanchez, R.L., Rosai, J., Dorfman, R.F.: The cutaneous manifestations of sinus histiocytosis with massive lymphadenopathy. Arch. Derm. (Chic.) **114**, 191 (1978)

Thomson, J., Cochrane, Th., Cochran, R., McQueen, A.: Histology simulating reticulosis in persistent nodular scabies. Brit. J. Derm. **90**, 421 (1974)

Wolff, K.: The Langerhans cell. In: Current problems in dermatology. Mali, J.W.H. (ed.), Vol. 4, p. 79. Basel: Karger 1972

Wolff, H.H., Braun-Falco, O.: Zur Diagnostik und Therapie des Morbus Hand-Schüller-Christian. Hautarzt **23**, 163 (1972)

Anhang: Lymphomatoide Granulomatose

Auböck, L., Kerl, H.: Zur Ultrastruktur des Granuloma gangraenescens nasi. Hautarzt Suppl. I, 211 (1976)

Jauregui, H.O.: Lymphomatoid granulomatosis after immunosuppression for pemphigus. Arch. Derm. (Chic.) **114**, 1052 (1978)

Kay, S., Fu, Y.-S., Minars, N., Brady, J.W.: Lymphomatoid granulomatosis of the skin: Light microscopic and ultrastructural studies. Cancer (Philad.) **34**, 1675 (1974)

Lee, S.C., Roth, L.M., Brashear, R.E.: Lymphomatoid granulomatosis. Cancer (Philad.) **38**, 846 (1976)

Liebow, A.A., Carrington, C.R.B., Friedman, P.J.: Lymphomatoid granulomatosis. Hum. Pathol. **3**, 457 (1972)

MacDonald, D.M., Sarkany, I.: Lymphomatoid granulomatosis. Clin. Exp. Derm. **1**, 163 (1976)

Minars, N., Kay, S., Escobar, M.R.: Lymphomatoid granulomatosis of the skin. Arch. Derm. (Chicago) **111**, 493 (1975)

Reed, R.J.: New concepts in surgical pathology of the skin. New York, London, Toronto: Wiley & Sons 1976

Myeloproliferative Erkrankungen der Haut

Von H. KERL und H. KRESBACH, Graz, Oesterreich

A. Allgemeiner Teil

Als *„myeloproliferative Syndrome"* hat DAMESHEK 1951 eine Gruppe von Krankheiten zusammengefaßt, die durch die pathologische Vermehrung eines oder meist mehrerer gleichzeitig betroffener Zellsysteme des Knochenmarks (Granulocytopoese, Erythrocytopoese, Thrombocytopoese) hervorgerufen werden. Die einzelnen Krankheiten dieser Gruppe überschneiden sich sowohl in ihren hämatologischen Befunden als auch in ihren klinischen Bildern.

In diesem Abschnitt werden die *Leukämien* der *granulocytären* (akute und chronische myeloische Leukämie) und der *monocytären Reihe* (Monocyten- bzw. myelo-monocytäre Leukämie) dargestellt. Bezüglich der lymphatischen Leukämien (akute und chronische lymphatische Leukämie) sei auf das Kapitel der „Non-Hodgkin-Lymphome" (S. 396 u. 432) verwiesen.

Die Leukämien werden heute eher als Akkumulationskrankheiten denn als Proliferationskrankheiten betrachtet. Es wird vor allem aufgrund zellkinetischer Studien angenommen, daß die Proliferationsrate der Zellen der Granulocytopoese (bzw. der Lymphocytopoese) deutlich vermindert ist. Die unreifen oder mangelhaft gereiften leukämischen Zellen weisen eine verlängerte Überlebenszeit bzw. Verweildauer im Blut auf. Neuere Befunde lassen daran denken, daß es sich bei den Leukämien nicht um primäre Störungen der Zellbildung oder des Zellabbaues, sondern um Erkrankungen der *Stammzellenspeicher* und eine Störung deren Regulations- und Differenzierungsvorgänge handelt (HAYHOE, 1974). Diese Störungen sollen dann sekundär zu ungezügelter Neubildung von Zellen, zu einem gestörten Abbau und zur Akkumulation führen („Differenzierungsblock").

Klinisches Bild der Hautveränderungen bei myeloischen Leukämien: Haut- und Schleimhautveränderungen kommen bei der akuten myeloischen Leukämie und bei der chronischen myeloischen Leukämie verhältnismäßig viel seltener als bei der chronischen lymphatischen Leukämie vor (FAYOLLE et al., 1973). In der Regel treten die spezifischen Hautveränderungen erst im Verlauf der bereits klinisch und hämatologisch festgestellten Myelose auf. Hautveränderungen können aber auch gleichzeitig mit den ersten Veränderungen im Blut und Knochenmark aufgedeckt werden. Es werden jedoch auch Fälle beobachtet, bei denen die Hautveränderungen anscheinend das Primärsymptom der Erkrankung darstellen und den *ersten Hinweis* für die Diagnose einer Leukämie geben. Unter gewissen Umständen, z.B. bei subleukämischen Verlaufsformen, wo eindeutige Sternalmarksveränderungen nicht nachweisbar sind, oder im Stadium der „smoldering acute leukemia" (=präleukämischer Zustand mit refraktärer Anämie und massenhaft Myeloblasten im Mark), sind Untersuchungen spezifischer Hautläsionen daher von größter Bedeutung.

Nach klinischen Gesichtspunkten lassen sich als *spezifische Hautmanifestationen* myeloischer Leukämien klein- und großknotige Formen, plattenförmige Hautinfiltrate und universell infiltrierende Formen, deren Vorkommen bei den Myelosen allerdings umstritten ist, unterscheiden (KERL et al., 1978; MUSGER, im Druck). Die Einzelherde der *knotigen Formen* sind stecknadelkopf- bis walnußgroß, selten auch größer (Myelosarkom oder Chlorom), und haben eine braunrote, blaugraue oder lividrote Farbe (BLUEFARB u. CARO, 1976; MUSGER, im Druck). Manchmal zeigen die Knoten, die sich i. allg. eher weich anfühlen, einen von der blassen Haut kaum unterscheidbaren oder einen mehr blaß-gelblichen Farbton. Häufig kommt es zu Blutungen und Nekrosen. Prädilektionsstellen sind der Stamm, seltener das Gesicht (Akren und Kopf werden häufiger bei den lymphatischen Leukämien befallen). *Plattenartige flache Infiltrate*, die meist durch Konfluenz kleinerer Einzelherde entstehen, werden besonders im Gesicht und an den Extremitäten beobachtet. Sie haben eine blasse bis bläulichrote oder blaugraue Farbe, eine mehr glatte oder höckrige (auch schuppende) Oberfläche und eine mehr feste Konsistenz.

Die *spezifischen Schleimhautveränderungen* betreffen in erster Linie Mund- und Rachenhöhle. Sie zeigen blaßrosarote bis lividrote, knotig-tumorförmige, höckrige Infiltrate von mäßig derber Konsistenz oder diffuse flächige Verdickungen, welche die Zahnkronen überwuchern können. Nicht selten kommt es zu Nekrosen und tiefgreifender Ulceration.

Große diagnostische Schwierigkeiten können spezifische Manifestationen und Übergangsformen bereiten, die sich hinter der klinischen Maske polymorpher Dermatosen (z.B. Erythema anulare centrifugum; BÖNNINGER u. HAPPLE, 1977) oder bullöser Läsionen (BERNENGO et al., 1975) verbergen. Indirekt bedingte unspezifische Begleiterscheinungen der Myelosen sind Blässe, Blutungen mit häufig ulcerös-nekrotisierenden Veränderungen und hämorrhagische Diathesen. Auf die unspezifischen paraleukämischen Haut- und Schleimhautsymptome der Myelosen wie Pruritus, Prurigo, maculöse, nodöse und figurierte Erytheme (z.B. unter dem Aspekt eines Sweet-Syndroms), vesiculo-bullöse Eruptionen, Vasculitis und erythemato-squamöse Läsionen kann hier nicht näher eingegangen werden (s. MUSGER, im Druck). Sie stehen mit dem Grundleiden im Zusammenhang und entsprechen cutanen Paraneoplasien.

Die *Diagnose* der chronischen Myelose stützt sich auf eine Vermehrung myeloischer Zellen im Blut, eine mäßige bis fehlende Anämie, normale bis mäßig erhöhte Thrombocytenzahlen, ausgeprägte Hyperplasie des Knochenmarks mit bevorzugter Vermehrung granulopoetischer Vorstufen, Hepatosplenomegalie, gewöhnlich stark *verminderte*, später auch ansteigende *granulocytäre alkalische Phosphataseaktivität* und schließlich auf das Auftreten myeloischer Zellen, die das Philadelphia-(Ph_1-)Chromosom enthalten. Juvenile Formen und die „atypische" chronische Myelose des Erwachsenen sind Ph_1-negativ.

Morphologie der Zellen der granulocytären Reihe: *Granulocyten* entwickeln sich aus Myeloblasten über die Stadien Promyelocyt, Myelocyt und Metamyelocyt. Während dieses Reifungsprozesses entwickeln sich die spezifischen Granula der neutrophilen, eosinophilen und basophilen Granulocyten.

Myeloblasten: Zellen von durchschnittlich 12–20 µ Durchmesser. Das Cytoplasma ist relativ schmal, im Giemsa-Präparat basophil und enthält keine (oder nur wenige) Granula. Die Peroxidase-Reaktion ist manchmal positiv (Granula!). Der Kern zeigt ein zartes dichtes Chromatingerüst mit 2–6 Nucleolen.

Promyelocyten weisen ein breites, zunächst noch basophiles Cytoplasma auf und zeigen leuchtend rotviolette (azurophile) Granula. Die Zellgröße schwankt zwischen 20 und 25 µ. Der Kern ist oval mit einer kleinen Einbuchtung, das Chromatin bereits etwas dichter als beim Myeloblasten. Nucleolen sind vorhanden. Peroxidase- und Sudan-Schwarz-Reaktion sind positiv.

Myelocyten sind etwas kleiner als ihre Vorstufen und durch die Entwicklung der spezifischen neutrophilen, eosinophilen und basophilen Granula charakterisiert. Der Kern ist rund oder oval, die Chromatinstruktur mit zunehmender Reife grobscholliger. Das Cytoplasma erscheint acidophil. Das cytochemische Fermentmuster ist mit dem der Granulocyten identisch.

Metamyelocyten stellen Übergangsformen zu den Granulocyten dar und haben zum Unterschied von den Myelocyten einen stärker gebuchteten Kern.

Die *Identifizierung* dieser Zellen bzw. ihrer pathologischen Formen in Hautexcisaten ist sehr schwierig, weil gewöhnlich die zur cytologischen Diagnose notwendigen Kriterien verloren gehen. Nur bei einer einwandfreien histologischen Technik gelingt es, die cytomorphologischen und enzymcytochemischen Charakteristika darzustellen.

B. Spezieller Teil

Histologie der akuten (unreifzelligen) myeloischen Leukämie

Die histologische Beurteilung der Haut- und Schleimhautveränderungen bei den *akuten (unreifzelligen) myeloischen Leukämien* stößt in den meisten Fällen auf große Schwierigkeiten. Die Klassifizierung beruht deshalb weniger auf cytomorphologischen als vielmehr auf enzymcytochemischen Kriterien. Von entscheidender Bedeutung sind selbstverständlich immer die hämatologischen und internen Befunde.

Man findet eine Proliferation unreifer Zellen der granulocytären Reihe mit dem Differenzierungsgrad eines Myeloblasten, Promyelocyten oder Myelocyten. Die mehr oder weniger dichten Infiltrate bevorzugen die Umgebung der Gefäße, Follikel und Schweißdrüsen und liegen so gut wie immer auch in der Subcutis (Abb. 1a u. b). Die vorherrschenden Zellen entsprechen Myeloblasten oder Promyelocyten (Abb. 1c). Man spricht daher auch von „Myeloblastenleukämie" oder „Promyelocytenleukämie", deren Unterscheidung sich in erster Linie durch die Zahl und Größe der Granula im Cytoplasma ergibt. Die „myelomonocytäre Leukämie" wird im Zusammenhang mit der Monocytenleukämie dargestellt (s. S. 489).

Für Myeloblasten (oder Para-Myeloblasten) sprechen Zellen, die größer als normale Lymphocyten sind, einen wechselnd breiten basophilen Cytoplasmaanteil und geringe Kernatypien aufweisen. Der blasse, fein reticuläre, relativ große Zellkern ist annähernd rund oder oval; gelegentlich findet man auch gelappte oder gekerbte Formen. 2–3 klein- bis mittelgroße Nucleolen sind gewöhnlich deutlich nachweisbar. Die Peroxidase-Reaktion fällt in Abhängigkeit von der Differenzierungsform verschieden aus. Die Naphthol-AS-D-Chloracetatesterase-Reaktion ist bei den *reinen* Myeloblasten-Leukämien negativ. Wenn aber auch nur eine geringe Ausreifung in Richtung neutrophiler Granulocyten vorhanden ist, dann läßt sich dies mit der Naphthol-AS-D-Chloracetatesterase-Reaktion nachweisen (Farbtafel Abb. VI a u. b; s. Beitrag Lymphoreticuläre Hyperplasien und Neoplasien der Haut, S. 366).

Die *Promyelocyten* entsprechen großen, meist runden Zellen. Sie sind im allgemeinen etwas größer als die Myeloblasten. Der ovale, manchmal auch eingebuchtete Kern zeigt ein verhältnismäßig dichtes Chromatingerüst. Nucleolen sind kaum erkennbar. Das Cytoplasma ist meist breit und enthält zahlreiche große Granula. Die Abgrenzung vom Myelocyten gelingt nur durch die Größe, da die *neutrophilen Granula* im HE-Präparat *nicht* dargestellt werden. Die leukämischen Promyelocyten weisen meist eine stark positive Naphthol-AS-D-Chlor-

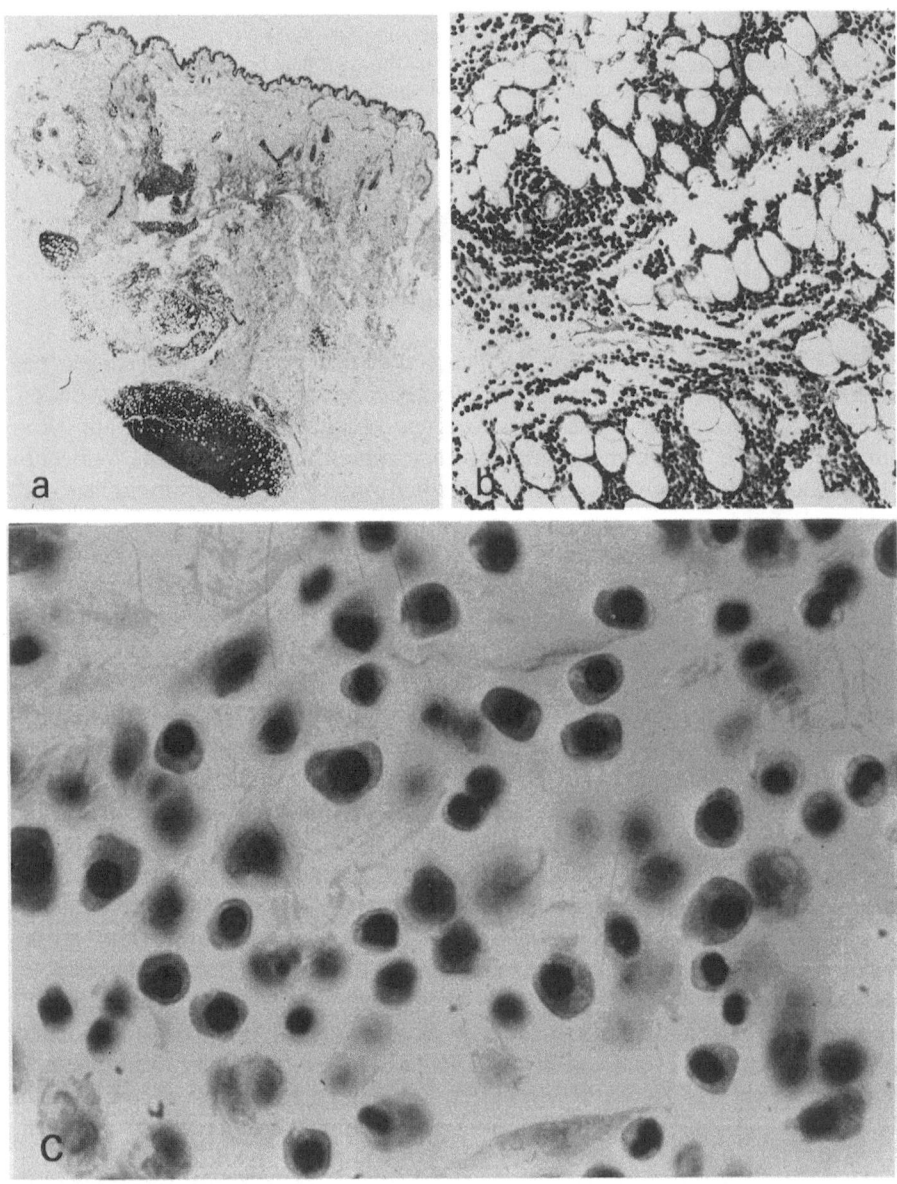

Abb. 1a–c. Akute myeloische Leukämie. (a) u. (b) Infiltrate in der tieferen Cutis und Subcutis. 31jährige Patientin (HE, 10× bzw. Giemsa, 100×). (c) Im Gefäßlumen vorhandene myeloische Zellen erleichtern die cytomorphologische Differenzierung (Giemsa, 800×)

acetatesterase-Reaktion auf. Die *neutrophilen Myelocyten* sind im histologischen Schnittpräparat kleiner als Promyelocyten; auch zeichnen sie sich durch ein ziemlich grobes Chromatingerüst und durch das Fehlen von Nucleolen aus. Das Cytoplasma zeigt einen zart rosafarbenen (acidophilen) Farbton. In ihrer enzymatischen Ausstattung sind mehr Lipide (Sudan-Schwarz-B-Reaktion) und

Histologie der akuten (unreifzelligen) myeloischen Leukämie

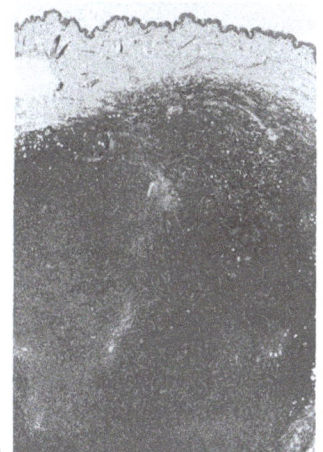

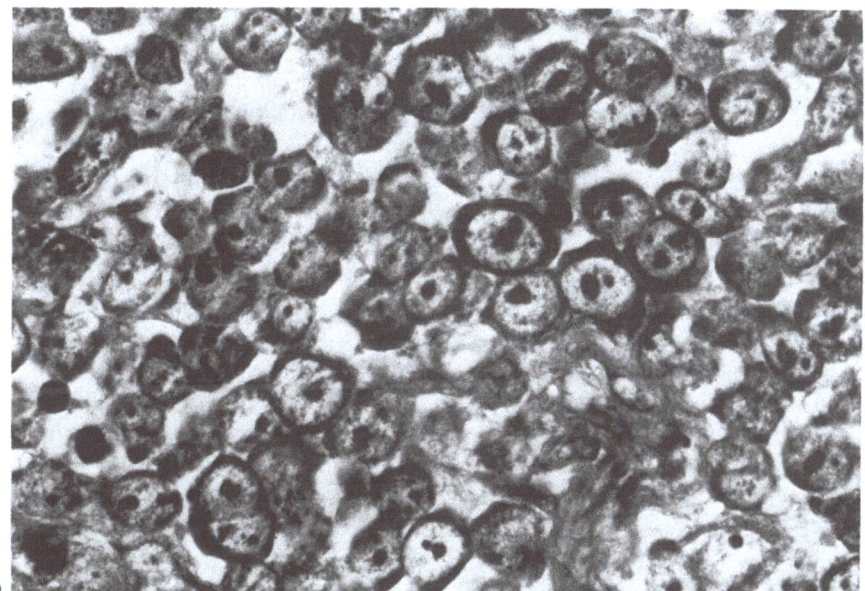

Abb. 2. (a) und (b) Myelosarkom. Morphologisch erinnern die Zellen an Immunoblasten oder Reticulumzellen. Bei Anwendung der Naphthol-AS-D-Chloracetatesterase-Methode gelingt die Diagnose. 50jährige Patientin (HE, 10× bzw. Giemsa, 800×)

PAS-positive Substanzen als in den Promyelocyten nachweisbar. Die Aktivität der Peroxidase und Naphthol-AS-D-Chloracetatesterase ist hoch. (Die Reaktionen stimmen aber nicht immer überein.) Die Zellen dürfen nicht mit Gewebsmastzellen verwechselt werden. Unter den granulierten Zellen können auch *eosinophile Myelocyten* vorkommen. Ihr Nachweis hat für die histologische Diagnose myeloischer Leukämien große Bedeutung (RAPPAPORT, 1973).

Große diagnostische Probleme ergeben sich bei ulcerösem Zerfall der Infiltrate, wenn zusätzlich Leukocyten und andere Zellen vorliegen.

Bei Tumorbildung wird von *Myelosarkom* (granulocytisches Sarkom) gesprochen (Abb. 2a u. b). Das Auftreten dieser „tumorbildenden" Leukämieform kann dem leukämischen Blutbild vorausgehen (LÖHR u. HILL, 1973). Klinisch handelt es sich um solide cutane, meist jedoch subcutane Tumoren mit speckigweißen oder grünlichen (Chlorom) Farbschattierungen an der Schnittfläche. In klassischen Fällen liegt ein Orbitaltumor mit Proptosis vor. Myelosarkome werden auch bei chronischer myeloischer Leukämie mit „Blastenkrise" beobachtet. Histologisch findet man eine eher monomorphe neoplastische Proliferation von atypischen *Myeloblasten* untermischt mit einzelnen anderen Zellen der granulocytären Reihe. Die Unterscheidung von einem malignen Lymphom (Immunoblastom, lymphoblastisches Lymphom, Reticulosarkom) ist oft sehr schwierig. Die Diagnose wird durch einen positiven Ausfall der Naphthol-AS-D-Chloracetatesterase-Reaktion gesichert.

Die „connatalen Leukämien" sind fast immer relativ differenzierte myeloische Leukämien und weisen oft mächtige Hautinfiltrate auf (LENNERT u. MOHRI, 1971).

Histologie der chronischen (reifzelligen) myeloischen Leukämie

Die *chronische myeloische Leukämie* ist durch eine disseminierte progressive Proliferation der Zellen aller Reifungsstadien der granulocytären Reihe charakterisiert. Die Hautinfiltrate unterscheiden sich hinsichtlich ihrer topographischen Verteilung nicht wesentlich von jenen der akuten myeloischen Leukämie. Die wechselnd dichten Infiltrate sitzen in allen Cutisschichten und wie bei allen Leukämien *häufig* auch in der Subcutis (LONG u. MIHM, 1977).

Die myeloisch-leukämische Infiltration beginnt rund um die Gefäße (Abb. 3) und in der Nachbarschaft der Haarfollikel, Talgdrüsen und Schweißdrüsen. Dabei fällt ein reihenweises Vordringen der Zellen zwischen den Kollagenfasern auf.

Das cytologische Bild ist eher polymorph (Abb. 4a u. b). Die Zellen entsprechen dem Leukosetyp. Neben reifen vorwiegend neutrophilen Granulocyten finden sich größere Zellen, die Metamyelocyten bzw. Myelocyten entsprechen. Ferner werden oft auch Promyelocyten und Myeloblasten beobachtet. Meist herrschen Myelocyten vor, die vielfach atypisch sind und auch Mitosen aufweisen. Der Gehalt an Granula ist im Gewebsschnitt nicht sicher zu beurteilen. Häufig findet man in der Umgebung der Gefäße, im Gefäßlumen und sonstwo locker verstreut kleinere Gruppen von Zellen, deren cytomorphologische Differenzierung leichter gelingt.

Diagnostisch wichtig sind die Naphthol-AS-D-Chloracetatesterase-Reaktion (Vorsicht Mastzellen! Wenn die Zellen gleichzeitig Mitosen zeigen, so ist dies myeloseverdächtig) und die Peroxidase-Reaktion. Von großem Wert ist auch der Nachweis *eosinophiler Myelocyten* in den Infiltraten, die durch ihre mit Eosin leuchtend rot anfärbbaren Granula verschiedener Größe und einen blassen (vesiculösen) runden oder eingekerbten Kern erkennbar sind (Abb. 4b).

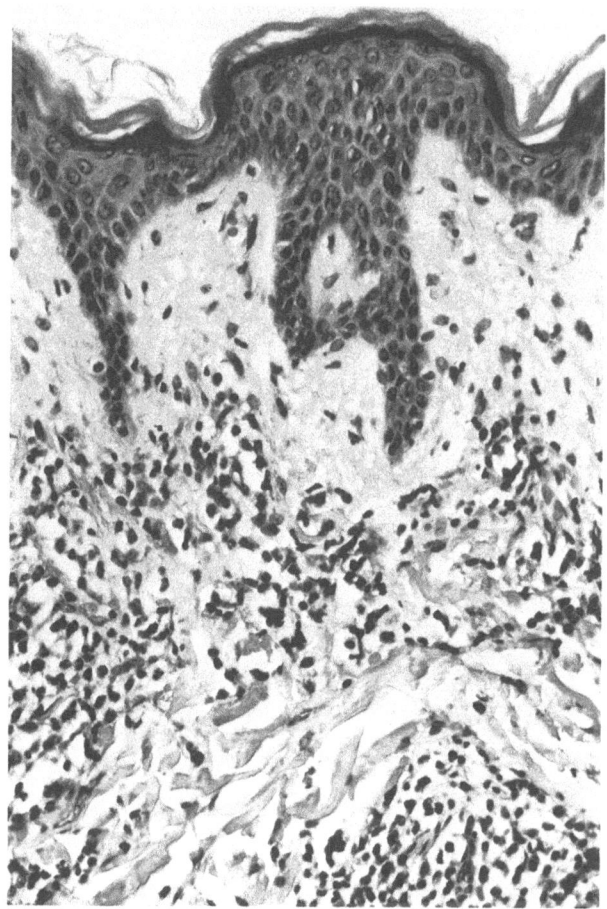

Abb. 3. Chronische myeloische Leukämie. Betont perivasculäre Infiltrate (HE, 200 ×)

Zusammenfassend sind folgende *Kriterien zur Diagnose* myeloischer Hautinfiltrate anzuführen (KERL et al., 1978):
1. Infiltrate atypischer Zellen der granulocytären Reihe in der Dermis. Häufig Nekrosen und Kernstaub.
2. Meist Beteiligung der Subcutis.
3. Im Gefäßlumen vorhandene Zellen erleichtern die cytomorphologische Differenzierung.
4. Nachweis eosinophiler Myelocyten in den Infiltraten.
5. Nachweis der Naphthol-AS-D-Chloracetatesterase in den Zellen der myeloischen Reihe (LEDER, 1967 u. 1978).

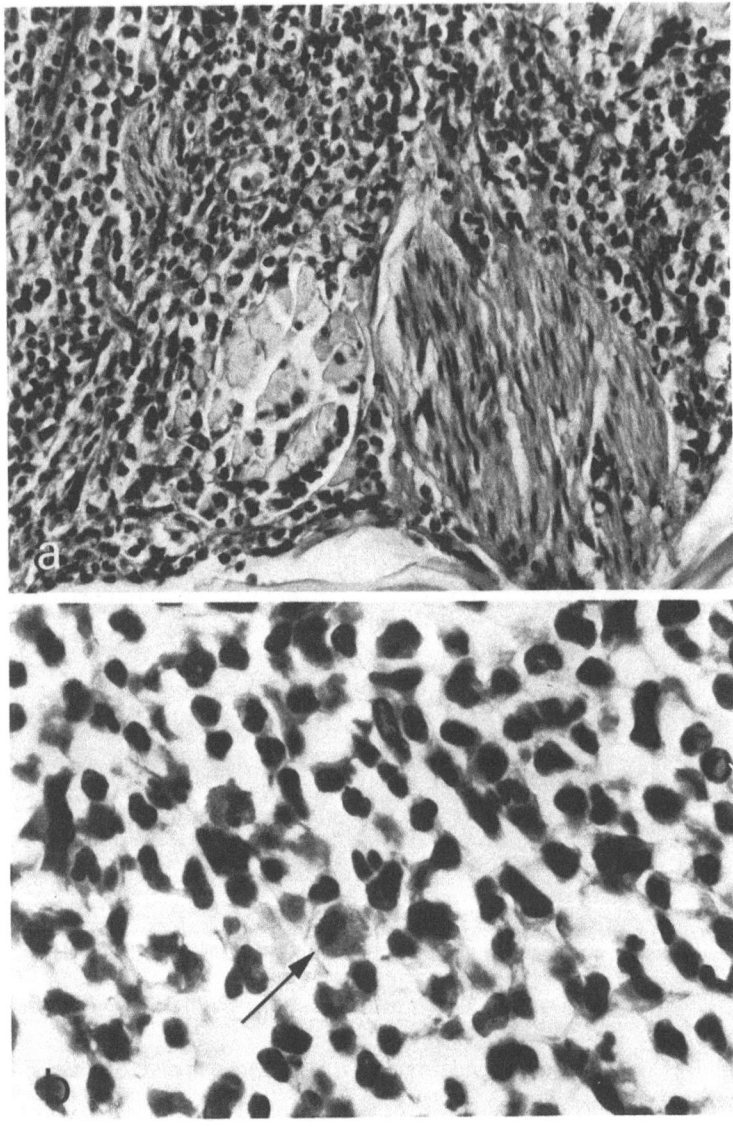

Abb. 4a und b. (a) Chronische myeloische Leukämie. Es ist schwierig, die Zellen cytologisch als Leukosezellen zu charakterisieren. Beachte die Infiltration eines Hautnerven. (Giemsa, 320×). (b) Chronische myeloische Leukämie. Diagnostisch wichtig ist der Nachweis von eosinophilen Myelocyten (Pfeil). 22jährige Patientin (HE, 800×)

I. Varianten der myeloischen Leukämie

1. Eosinophilenleukämie

Die Diagnose einer Eosinophilenleukämie ist stets problematisch. Als wichtiges Kriterium dieser Leukämieform werden Zellunreife und Ausschwemmung von Blasten angesehen. Einfacher ist die Zuordnung, wenn ein Ph_1-Chromosom nachweisbar ist (es gibt aber auch Ph_1-negative Fälle). Differentialdiagnostisch sind das „Hypereosinophilie-Syndrom" („eosinophiles Leukämoid"; PFLEGER u. TAPPEINER, 1959; TAUSCH u. HAUSTEIN, 1974; CHUSID et al., 1975) und die chronische myeloische Leukämie mit hochgradiger Eosinophilie abzugrenzen. Auch die eosinophile Cellulitis, Insektenstichreaktionen, die angiolymphoide Hyperplasie mit Eosinophilie und die eosinophile Fasciitis sind in diesem Zusammenhang anzuführen.

Gelegentlich werden bei der Eosinophilenleukämie auch Hautveränderungen, wie stark juckende Exantheme, gyrierte Eryrtheme und Knoten, beobachtet. (Man spricht auch von einer „Myelosis cutis circumscripta eosinophilica".) Die spezifischen Hautinfiltrate enthalten zahlreiche reife und unreife eosinophile Zellen, darunter vorwiegend atypische eosinophile Myelocyten.

2. Basophilenleukämie

In seltenen Fällen werden leukämische Infiltrate in Haut und Schleimhäuten mit sekundärer Ulceration beobachtet (PARWARESCH, 1976). Das histologische Bild entspricht dem einer myeloischen Leukämie.

Differentialdiagnostisch ist die Basophilenleukämie von der malignen Mastzellenreticulose und von der Promyelocytenleukämie abzugrenzen (LENNERT u. MOHRI, 1971). Die basophilen Granulocyten sind Peroxidase-positiv, die Gewebsmastzellen dagegen negativ. Die Unterscheidung von den Promyelocyten gelingt durch die spezifische Metachromasie der Granula der Basophilen mit der Toluidinblau-Färbung. Die Granula der Basophilen sind wasserlöslich und nur nach spezieller Fixation nachweisbar.

II. Monocytenleukämien und myelo-monocytäre Leukämien

Über die nosologische Stellung der *Monocytenleukämie* herrschte lange Zeit Unklarheit. Im Mittelpunkt der Diskussion stand die Frage, ob die leukämischen Monocyten von den Zellen des reticulo-endothelialen Systems (Typ Schilling; monocytäre leukämische Reticulose) oder von Granulocyten-Vorstufen (Typ Naegeli) abstammen. Aufgrund neuerer Erkenntnisse, denen das Konzept einer gemeinsamen Stammzelle für Granulocyten und Monocyten zugrundeliegt, wird von zahlreichen Autoren die akute Monocyten- bzw. myelo-monocytäre Leukämie als eine Variante der myeloischen Leukämie angesehen. Aufgrund der engen Beziehungen zwischen Monocyten und neutrophiler Myelopoese entstehen

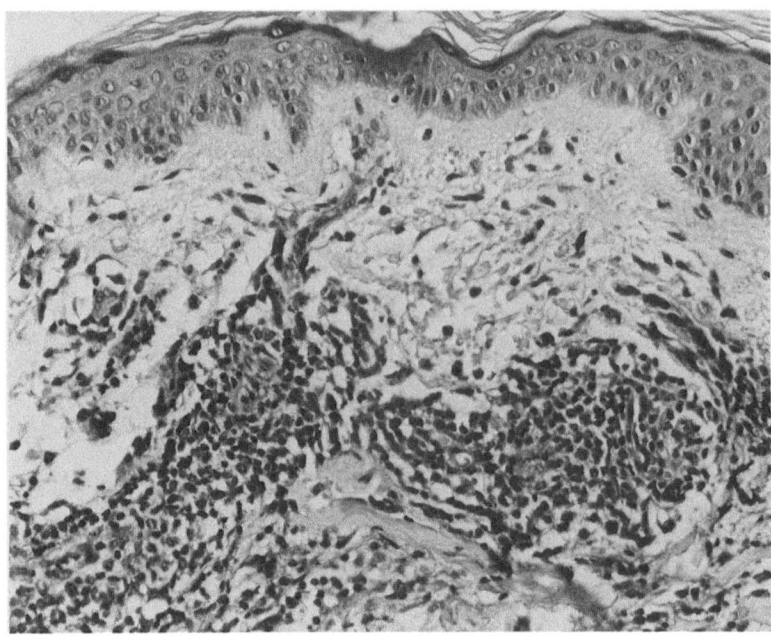

Abb. 5. Monocytenleukämie. Eher einförmiges Tumorzellspektrum. 63jährige Patientin (HE, 200 ×)

neben den (Para-)Monocyten (=leukämische Monocyten) immer auch leukämische Zellen der neutrophilen Myelopoese (LEDER, 1967). Es werden daher morphologisch *Übergangsformen* zwischen „reinen" Monocytenleukämien, myelomonocytären Leukämien und myeloischen Leukämien gefunden. (Myeloische Leukämien mit starker Beteiligung der Monocyten werden als myelo-monocytäre Leukämien bezeichnet.)

Die *Monocytenleukämie* kann auch als *systemische neoplastische Erkrankung des Monocyten-Histiocyten-Makrophagen-Systems* definiert werden. Es ist anzunehmen, daß eine große Zahl der im dermatologischen Schrifttum mit dem Sammelbegriff „*Reticulosen*" bezeichneten Krankheiten den Monocyten- bzw. den myelo-monocytären Leukämien zuzuordnen ist (s. Beitrag Lymphoreticuläre Hyperplasien und Neoplasien der Haut, Tab. 9 u. 10, S. 443 u. 451).

Bei der Monocytenleukämie, die meist einen akuten Krankheitsverlauf zeigt, werden spezifische Hautveränderungen in 10–25% der Fälle beobachtet. Die klinischen Hautveränderungen sind sehr polymorph (BURG, 1975; KLEIN u. UDE, 1975). Meist handelt es sich um generalisierte maculo-papulöse oder papulöse (Differentialdiagnose Lues II!), manchmal schuppende Exantheme mit einem blaßroten, braunroten oder mehr bläulichen Farbton. Auch knotige Infiltrate und Hautblutungen werden beobachtet. Diagnostische Bedeutung haben eine diffuse Hyperplasie und Infiltration der Gingiva.

Histologie der Monocytenleukämie und der myelo-monocytären Leukämie (LEDER, 1978; KERL et al., 1978): Es bestehen vorwiegend perivasculäre und um die Anhangsgebilde gruppierte, cutane und subcutane Infiltrate von eher

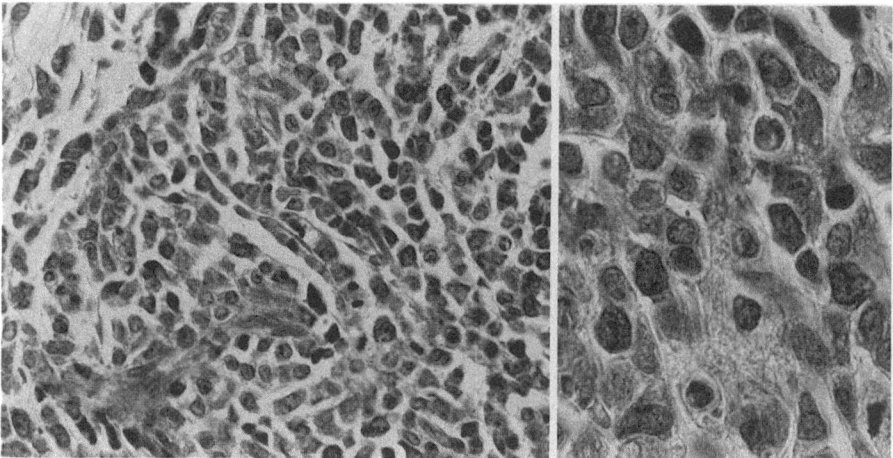

Abb. 6a und b. (a) Monocytenleukämie. Infiltratzellen mit monocytoiden Kernstrukturen (Giemsa, 400 ×). (b) Myelo-monocytäre Leukämie. 40jähriger Patient. Exitus nach 6wöchiger Krankheitsdauer (Giemsa, 800 ×)

monomorphem Aspekt (Abb. 5). Diese können auch mehr streifig die kollagenen Faserbündel durchsetzen oder diffus die Cutis und Subcutis infiltrieren. In der Regel bleibt ein subepidermaler Grenzstreifen frei.

Die dominierenden monocytoiden Zellen (Abb. 6a u. b) erscheinen als unterschiedlich große Elemente verschiedenen Reifungsgrades mit mittelbreitem, blaßacidophilem bzw. im Giemsa-Präparat graublauem Cytoplasma. (Es handelt sich um „Monoblasten", „Promonocyten" und unreife Monocyten.) Die Kerne sind rund, oval, tief gelappt oder segmentiert und haben ein reticuläres Chromatingerüst. Die dünne Kernmembran zeigt eine graublaue scharfe Zeichnung; Nucleolen sind meist nicht erkennbar.

Neben den pathologischen monocytoiden Zellen lassen sich häufig verschiedene Zellen der *granulocytären Reihe* nachweisen. Ihre Identifizierung gelingt am besten in den Gefäßen. Je nach dem Differenzierungsgrad zeigen die monocytoiden Zellen einen hohen Gehalt an unspezifischen Esterasen wie der Alpha-Naphthylacetatesterase und der Naphthol-AS-D-Acetatesterase sowie an saurer Phosphatase, bei den myelo-monocytären Formen als Kriterium für den neutrophil-myeloischen Charakter der Begleitzellen auch positive Reaktionen auf die Peroxidase und die Naphthol-AS-D-Chloracetatesterase (SHAW u. NORDQUIST, 1975; BENNET et al., 1976). [Das von BRAUNSTEINER und SCHMALZL (1970) zur Monocytendifferenzierung vorgeschlagene Verfahren der Esterasenhemmung mit Natriumfluorid ist uns in Hautbiopsien nicht einwandfrei gelungen.] Wenigstens einige Zellen der Granulocytopoese werden praktisch immer gefunden. Die monocytäre Reihe ist weitgehend durch reife Zellformen ausgezeichnet, während unter den granulocytären Elementen unreife Formen (Myeloblasten, Promyelocyten) überwiegen.

Literatur

Bennet, J.M., Catovsky, D., Daniel, M.-Th., Flandrin, G., Galton, D.A.G., Gralnick, H.R., Sultan, C.: Proposals for the classification of the acute leukemias. Brit. J. Haemat. **33**, 451 (1976)

Bernengo, M.G., Leigheb, G., Zina, G.: A case of acute promyelocytic leukemia with bullous, haemorrhagic and necrotic skin lesions. Dermatologica (Basel) **151**, 184 (1975)

Bluefarb, S.M., Caro, W.A.: Lymphomas und leukemias of the skin. In: Cancer of the skin. Andrade, R., Gumport, St.L., Popkin, G.L., Rees, Th.D. (eds.), Vol. II, p. 1226. Philadelphia, London, Toronto: Saunders 1976

Bönninger, F., Happle, R.: Erythema anulare centrifugum als Symptom einer akuten myeloischen Leukämie. Z. Hautkr. **52**, 77 (1977)

Braunsteiner, H., Schmalzl, F.: Cytochemistry of monocytes and macrophages. In: Mononuclear phagocytes. Furth, R. van (ed.), p. 62. Oxford, Edinburgh: Blackwell 1970

Burg, G.: Erkrankungen des reticulohistiocytären Systems der Haut. Enzymcytochemische und immuncytologische Untersuchungen mit besonderer Berücksichtigung der Zelldifferenzierung. Habil.-Schrift, München 1975

Chusid, M.J., Dale, D.C., West, B.C., Wolff, Sh.M.: The hypereosinophilic syndrome: Analysis of fourteen cases with review of the literature. Medicine **54**, 1 (1975)

Dameshek, W.: Some speculations on the myeloproliferative syndromes. Blood **2**, 372 (1951)

Fayolle, J., Cœur, P., Bryon, P.-A., Gentilhomme, O., Moulin, G., Morel, P.: Les manifestations cutanées des leucémies lymphoides chroniques. Ann. Derm. Syph. (Paris) **100**, 5 (1973)

Hayhoe, F.G.J.: Leukaemia and lymphoma: The prospect of control. Schweiz. med. Wschr. **104**, 1897 (1974)

Kerl, H., Kresbach, H., Hödl, St.: Klinische und histologische Kriterien zur Diagnose und Klassifikation der Leukämien der Haut. Hautarzt Suppl. III, 97 (1978)

Klein, U.E., Ude, P.: Monozytenleukämien mit ungewöhnlichem Erkrankungsablauf. Med. Klin. **70**, 613 (1975)

Leder, L.-D.: Der Blutmonocyt. Berlin, Heidelberg, New York: Springer 1967

Leder, L.-D.: Practical application of the naphthol AS-D chloroacetate esterase method in dermatohistopathological diagnosis. Exhibition. Internationales Dermatopathologie-Symposion in München, 16.–18. Juni 1978

Lennert, K., Mohri, N.: Zur Pathologie der Leukämien und malignen Lymphome im Kindesalter. Verh. dtsch. Ges. Path. **55**, 216 (1971)

Löhr, J., Hill, K.: Zur Tumorbildung bei Leukosen. Blut **27**, 81 (1973)

Long, J.C., Mihm, M.C.: Multiple granulocytic tumors of the skin. Cancer (Philad.) **39**, 2004 (1977)

Musger, A.: Leukämien der Haut. In: Handbuch der Haut- und Geschlechtskrankheiten. Bd. 3/3 B Ergänzungswerk. Berlin-Heidelberg-New York: Springer 1979

Parwaresch, M.R.: The human blood basophil. Morphology, origin, kinetics, function and pathology. Berlin, Heidelberg, New York: Springer 1976

Pfleger, L., Tappeiner, J.: Das Hypereosinophilie-Syndrom mit spezifischen Hautveränderungen (Eosinophiles Leukämoid). Arch. klin. exp. Derm. **208**, 98 (1959)

Rappaport, H.: Histologic criteria for diagnosis and classification of acute leukemias. In: Recent results in cancer research, Vol. 43: Nomenclature, methodology and results of clinical trials in acute leukemias. Mathé, G., Schwarzenberg, L., Pouillart, P. (eds.), p. 35. Berlin, Heidelberg, New York: Springer 1973

Shaw, M.T., Nordquist, R.E.: „Pure" monocytic or histiomonocytic leukemia: a revised concept. Cancer (Philad.) **35**, 208 (1975)

Tausch, I., Haustein, U.-F.: Hypereosinophiliesyndrom (eosinophiles Leukämoid) mit dermaler Manifestation. Derm. Mschr. **160**, 329 (1974)

Mastzellenkrankheiten

Von H. KRESBACH und H. KERL, Graz, Oesterreich

Unter Mastzellenkrankheiten versteht man – teils nicht allzu seltene – biologisch bemerkenswerte Erkrankungen, die histopathologisch durch eine Proliferation von *Gewebsmastzellen* in der Haut (und in inneren Organen) gekennzeichnet sind.

Die Gewebsmastzellen müssen von den myelogenen, segmentkernigen, basophil granulierten Leukocyten des Blutes streng unterschieden werden. Bestimmte Funktionsgemeinschaften zwischen diesen genetisch differenten Zellen bestehen allerdings. Bezüglich Morphologie und Herkunft der Mastzellen s. Kapitel „Lymphoreticuläre Hyperplasien und Neoplasien der Haut", S. 359 und bei HERZBERG (1978).

Als vorwiegend seßhafte Zellen gehören die Mastzellen zum normalen Zellbestand der Haut. Sie finden sich hauptsächlich in der Nähe kleinerer Gefäße (namentlich in der subpapillären Region) und epithelialer Anhangsgebilde. Ihr Vorkommen innerhalb epithelialer Zellverbände wurde fallweise beobachtet. Der Mastzellengehalt nimmt mit zunehmendem Lebensalter stark ab.

Die *Mastzellengranula* synthetisieren und speichern in erster Linie Heparin und Histamin. Mastzellen lassen sich bekanntlich mit der Giemsa- und Toluidinblau-Färbung (Metachromasie; Heparin) und der Naphthol-AS-D-Chloracetatesterase-Reaktion darstellen. Die Granulareifung geht mit einer zunehmenden SO_4-Veresterung der sauren Mucopolysaccharide einher. Dies läßt sich mit der Toluidinblau-pH-Reihe erfassen und ist zur Differenzierung maligner Mastzellproliferationen wichtig (LENNERT et al., 1959).

Blutbasophile („Blutmastzellen") sind durch die Wasserlöslichkeit ihrer Granula und deren positive Peroxidase-Reaktion charakterisiert (LENNERT u. SCHUBERT, 1960; PARWARESCH, 1976). Die Wasserlöslichkeit von Gewebsmastzell-Granula ist hingegen mitunter ein Hinweis auf Malignität der Zellen.

Elektronenmikroskopisch sind an der Oberfläche der distinkten Zellmembran zahlreiche fingerförmige Mikrovilli, die bei der Interaktion der Zellen („Verzahnung" benachbarter Zellen bei disseminierten Mastocytosen) eine Rolle spielen dürften, nachzuweisen (LUDATSCHER et al., 1977). Die spezifischen unterschiedlich elektronendichten Granula scheinen in der Golgi-Zone zu entstehen. Innerhalb der variabel-polymorphen Granula sind *drei Substrukturen* zu erfassen: feine, parallel angeordnete Filamente, die mitunter kristalloide Strukturen enthalten, sehr dichtes feingranuläres Material und in der Peripherie dicke parallele Lamellen in Kurven- und Bogenlinien, die ihrer Konfiguration nach an Fingerabdrücke erinnern (PARKER u. ODLAND, 1971; ASBOE-HANSEN, 1973; KOBAYASI et al., 1974; EADY, 1976). Die Granulastruktur erlaubt im allgemeinen keine Rückschlüsse auf den Reifegrad der Zellen.

Die *physiologische Bedeutung* der Mastzellen beruht hauptsächlich auf der biologischen Aktivität von Histamin und Heparin, denen ein maßgeblicher regulativer Einfluß auf das Gefäßbindegewebssystem zuzusprechen ist. Eine teilweise Degranulation und Regranulation findet normalerweise ständig statt. Die *Degranulation* ist ein komplizierter (und uneinheitlicher) Vorgang, bei dem mindestens zwei distinkte Initiationsmechanismen und feinstrukturell vier Prozeßmuster (MORIYASU u. YAMURA, 1973) zu erfassen sind. Damit ist eine Freisetzung von Histamin und Heparin im extracellulären Raum verbunden. Durch die Mastzellgranula in extracellulären Kompartimenten kommt es zur Attraktion von Eosinophilen, die viele Granula phagocytieren und abbauen. Die Eosinophilen reduzieren damit Histamineffekte auf verschiedene Zielstrukturen. Die Degranulation der Mastzellen läßt sich morphologisch (ultrastrukturell „Honigwabenstruktur") und chemisch-analytisch (Bestimmung von Histamin und sauren Glykosaminoglykanen in Haut, Blut und Harn) erfassen.

Reaktive Mastzellenvermehrungen spielen eine wesentliche Rolle bei der Organisation von Ödemen, bei der Wundheilung, der Keloidbildung und bei entzündlichen Prozessen. Im bindegewebigen Stroma bestimmter Hauttumoren finden sich Mastzellen ebenso zahlreich wie in Neurofibromen, ferner phasenhaft bei systemischen chronischen Bindegewebskrankheiten und bei endokrinen Störungen (ASBOE-HANSEN, 1973). Auf die Beziehungen zu gewissen hämatologischen Krankheitsbildern und auf ihr fallweise gehäuftes Vorkommen bei Lymphomen (z.B. beim Immunocytom) und Pseudolymphomen sei besonders hingewiesen. Mastzellen erfüllen generell wichtige Abwehrfunktionen gegenüber zahlreichen pathogenen Insulten (BEARE, 1972). An ihre Bedeutung bei IgE-vermittelten (anaphylaktischen) Immunreaktionen sei kurz erinnert.

Mastocytose und maligne Mastzellenreticulose

I. Allgemeines

Bei diesen „eigentlichen" Mastzellen-Krankheiten stehen „idiopathische" Mastzellenproliferationen im Vordergrund. Das pathologische Profil wird einerseits durch infiltrativen Organbefall und andererseits durch pharmakodynamisch-biologische Effekte (Histamin, Heparin) bestimmt. Gelegentlich wird bei Mastocytosen autosomal-dominante Übertragung beobachtet, die meisten Fälle zeigen jedoch keinen Erbgang und keine familiäre Häufung. Sie bleiben damit ursächlich unbekannt und nach wie vor Gegenstand verschiedener ätiopathogenetischer Hypothesen. Mastzellenreticulosen kommen bei Kindern (unter Umständen connatal) und bei Erwachsenen vor. (Auf das philologische Unbehagen gegenüber den Termini „Mastocyt" und „Mastocytose" sei hier nur am Rande verwiesen.)

II. Klassifikation

Diese wird dadurch erschwert, daß sich Parameter wie Beginnalter, Organwahl und biologische Dignität als Grundlagen eines allgemeingültigen Klassifikationsschemas nicht eignen. Grundsätzlich ist offensichtlich jede Mastzellen-Krankheit potentiell generalisierungs- und malignitätsfähig. Die Grenzen zwischen hyperplastischen, autonom-progressiven („reticulotischen" nach früherer Definition) und neoplastischen Proliferationen sind sicher nicht leicht zu ziehen, wenngleich für veritable Malignität auch bestimmte cytologische Kriterien erfüllt sein müssen.

Unter „*Mastocytose*" könnte man eine hyperplastische (rückbildungsfähige), unter „*Mastzellenreticulose*" eine autonom-progrediente (oder zumindest irreversible) Proliferation mit fallweise „echter" Malignität verstehen. Unscharfe Grenzen ergeben sich – vom Klinischen her – vor allem bei Mastocytosen mit systemischen Manifestationen (Generalisierungsneigung). Ab wann man von „Mastzellenreticulose" sprechen soll, läßt sich (namentlich bei Erwachsenen) kaum exakt definieren. Diesbezügliche ultrastrukturelle Kriterien diskutieren NAVEH et al. (1975).

Grundsätzlich sind bei den Mastzellen-Krankheiten *benigne und maligne Verlaufsformen* zu unterscheiden. Die *benignen* umfassen das breite Spektrum cutaner Manifestationen (*cutane Mastocytose*) sowie gelegentlich auch systemische Erscheinungsbilder mit cutanen und extracutanen Manifestationen (*Mastocytose als Systemkrankheit.*) *Maligne* Verlaufsformen sind so gut wie immer an eine Systemisierung gebunden. LENNERT u. MOHRI (1971) verwenden neuerdings – unter Hinweis auf die wahrscheinliche myelogene Herkunft der Mastzellen – statt „*Mastzellenreticulose*" den Begriff „*maligne Mastocytose*". Wir möchten hier vorläufig aus verschiedenen Gründen den Begriff „Mastzellenreticulose" beibehalten, sind uns dessen Problematik bzw. Fragwürdigkeit aber völlig bewußt. Der Begriff teilt eben mit vielen früheren „Reticulosen" einen „Definitionsnotstand". Wir wollen ihn hier nicht cytogenetisch, sondern pathodynamisch definieren.

III. Cutane Mastocytosen

1. Isoliertes Mastocytom

Bei Geburt vorhandene oder bald danach auftretende, solitäre oder vereinzelte, gelbbraune bis braunrote Knoten oder Plaques an Stamm oder Extremitäten. Ihre Oberfläche erinnert mitunter an eine „Orangenhaut". Bei Erwachsenen selten. Auch diese solitärknotige Variante kann pigmentiert oder auch nicht pigmentiert (xanthomähnlich) sein.

2. Urticaria pigmentosa (U.p.)

Aus verschiedenen Gründen ist es angebracht, eine *juvenile* und eine *adulte* Form zu unterscheiden.

Bei der (häufigeren) *juvenilen Form* können Hauterscheinungen bereits bei der Geburt vorhanden sein. Am häufigsten beginnen sie aber in den ersten 6 Lebensmonaten; Auftreten bis etwa zum 12. Lebensjahr möglich.

In unterschiedlicher Dichte finden sich an der ganzen Körperhaut verschieden große, schmutzig-gelbe bis rot- oder schwärzlichbraune, unscharf begrenzte, rundlich-ovale Flecke sowie kleinere und größere Knoten bzw. Plaques. Mundschleimhautbeteiligung kommt vor. Gelegentlich lassen die Herde klinisch jede (auch eine sekundäre) Pigmentierung vermissen. Der Formenreichtum ist an sich groß und erstreckt sich einerseits auch auf lichenoide, papillomatöse oder verrucöse Läsionen und andererseits auch auf bandförmige, gruppierte oder netzförmige Anordnungen. Besonders hervorzuheben sind blasige („pemphigoide") Erscheinungsbilder. Mit der Pubertät bildet sich die juvenile U.p. meist spontan völlig zurück. Bei anderen Fällen wird sie unauffälliger und persistiert in Gestalt schwach pigmentierter symptomloser Flecke.

Die (seltenere) *adulte Form* beginnt irgendwann nach der Pubertät. Der Prozentsatz der aus der Kindheit stammenden Erwachsenen-Fälle ist jedenfalls sehr gering. Bei Erwachsenen handelt es sich in erster Linie um disseminierte, bräunlich pigmentierte, maculöse oder maculo-papulöse Efflorescenzen eher kleinerer Größe, die vor allem am Stamm lokalisiert sind. Hämorrhagische und teleangiektatische Sonderformen werden vor allem bei der eigentlichen adulten (und weniger bei der ins Erwachsenenalter persistierenden juvenilen) Form beobachtet. Ein spontanes Verschwinden der Hauterscheinungen kommt bei der adulten U.p. so gut wie nicht vor.

3. Teleangiectasia macularis eruptiva perstans

Diese eigentümliche Variante, auch „Mastocytosis macularis teleangiectatica" genannt, tritt nur bei Erwachsenen auf. Klinisch handelt es sich um rundlich-ovale, teils konfluierende erythematöse Flecke, die nicht selten bräunlich pigmentiert und mit Teleangiektasien durchsetzt sind. Sie finden sich an Stamm und körpernahen Extremitätenanteilen.

4. Diffuse (erythrodermatische) cutane Mastocytose

Diese Sonderform ist im Kindesalter von besonderer pathologischer Bedeutung. Die Haut ist mehr oder weniger großflächig oder auch universell gelbbräunlich bis braunrötlich gefärbt, verdickt und zeigt eine starke Markierung der Furchen und Felder. Mitunter rufen polsterartige Schwellungen und gelbliche Infiltrationen ein „Orangenschalenphänomen" hervor. Teils besteht der Aspekt einer „Lichenifikation" oder Pachydermie. Intensives Jucken, betonter urticarieller Dermographismus und (spontane) Blasenbildung gehören zum (kindlichen) Erscheinungsbild. Ab dem 2. Lebensjahr tritt Rückbildung der Krankheitserscheinungen ein.

Symptome der Histamin- und Heparinwirkung

Bei den cutanen Mastocytosen (und namentlich bei deren juvenilen Formen) stehen Histamineffekte nach physikalisch (mechanisch, thermisch) induzierter Mastzellendegranulation bei weitem im Vordergrund. Zu den *lokalen (cutanen) pharmakodynamischen Histamineffekten* gehören: Urtication der Läsionen mit roter Hofbildung nach Reiben („Urticaria factitia focalis"; Dariersches Zeichen), Blasenbildung, Dermographismus, Juckreiz, Flushphänomene und Teleangiektasien.

Zu den *systemischen Histamineffekten* gehören Symptome seitens der cardiovasculären (Schocksymptome!) und gastrointestinalen (Übelkeit, Diarrhoe, Ulcera) Organsysteme sowie des Respirationstraktes, auf die hier nicht näher eingegangen werden kann. Auch die Bluteosinophilie ist hier anzuführen.

Heparineffekte (auf Blutgerinnung und Chylomikronen-Klärung) spielen symptomatologisch bei cutanen Mastocytosen im allgemeinen keine Rolle. Sie sind noch am ehesten bei adulten Fällen mit systemischer Generalisierungsneigung bzw. Übergängen in eine progrediente Mastzellenreticulose zu erfassen. Dabei haben dann heparinogene (viscerale) Organfibrosen eine besondere Bedeutung. (Überwiegen der Heparinwirkung als Ausdruck unreifer Mastzellen?)

IV. Mastocytose als Systemkrankheit

Bei etwa 10% aller Fälle mit cutanen Mastocytosen besteht eine Generalisierungsneigung mit extracutanen mastocytär-infiltrativen Manifestationen. Dies betrifft generell in erster Linie die adulten Formen. Das Ausmaß der visceralen Beteiligung – deren histologische Verifizierung allerdings nicht immer gegeben ist – scheint eine große Schwankungsbreite mit vielen Übergängen aufzuweisen. Eine progressive polyorganische Generalisierung – vor allem bei Erwachsenen zu beobachten – grenzt an die (maligne) Mastzellenreticulose. Verlaufen solche Fälle klinisch protrahiert und schließlich stationär und sind dann quoad vitam „gutartig", hat man sie mitunter als „chronische Mastzellenreticulosen" bezeichnet (KRESBACH u. NEUHOLD, 1965). Grundsätzlich befallen die generalisierte Mastocytose und die Mastzellenreticulose die gleichen Organe und rufen dort auch ein sehr ähnliches Erscheinungsbild hervor.

Eine gewisse Sonderstellung nehmen offensichtlich *Skeletveränderungen* ein (LIPPERT u. KETELS-HARKEN, 1974; RODERMUND et al., 1977). Sie sind zweifellos nicht immer als Generalisationszeichen sensu strictu zu deuten. Auf ihr relativ häufiges (etwa 30%) Vorkommen bei der (adulten und juvenilen) U.p. haben SAGHER et al. (1952) als erste aufmerksam gemacht. Sie finden sich – diffus oder lokalisiert – vor allem im Bereich des Beckens, der Wirbelsäule, der Rippen, des Schädels und der langen Röhrenknochen. Morphologisch handelt es sich um Strukturvermehrung, Strukturdefekte und osteoporotische Bilder. Im Knochenmark findet sich gelegentlich eine Vermehrung der Gewebsmastzellen.

Relativ häufig sind auch bei „banaler" U.p. die peripheren *Lymphknoten* vergrößert. Von weiteren – isoliert oder kombiniert – mit Mastzelleninfiltraten befallenen Organen sind zu erwähnen: Leber, Milz (Hepatomegalie, Hepatosplenomegalie, Splenomegalie), Verdauungsorgane (Gastroenteritis, Malabsorption), Lungen. Frei bleiben stets Muskulatur und Nervensystem, wohingegen autoptisch auch Pankreas und Nieren als mitbeteiligt aufgedeckt werden konnten (PARKER u. ODLAND, 1971). Im peripheren Blutbild sind – neben der bereits erwähnten Eosinophilie – Lymphocytose und Monocytose mitunter auffällig. Markante Anämien, Leukopenien oder Thrombocytopenien gehören jedoch nicht unbedingt zum typischen Bild (einer benignen Mastocytose).

Histologie der Mastocytosen

a) Hautveränderungen

Alle Formen der cutanen Mastocytosen sind durch eine abnorme Akkumulation reifer Mastzellen charakterisiert. Trotzdem ist der erwartete Mastzellenbefund nicht immer eindeutig zu erheben. Ein geringer oder fehlender Mastzellengehalt beruht aber nicht selten auf unzweckmäßiger oder falscher Untersuchungstechnik. Gewisse präparative (Excision nicht nach Reibung der Läsion, Schnitte aus der Mitte des Materials) und färberische (metachromatische Färbungen, Naphthol-AS-D-Chloracetatesterase) Voraussetzungen sind zu berücksichtigen.

Man kann Formen mit starkem Mastzellengehalt („Mastzellentumor"), mit unterschiedlich dichten perivasculären Mastzelleninfiltraten und mit nur vereinzelten Mastzellen unterscheiden. Die Mastzellenanhäufung pflegt unter Aussparung eines schmalen subepidermalen Grenzstreifens – bei der tumorartigen Form kann er fehlen – im oberen Corium am stärksten zu sein (Abb. 1a). Zwischen juvenilen und adulten Formen kann histologisch nicht unterschieden werden. Das histologische Bild hängt vielmehr von der klinischen Morphologie und der Bestandsdauer der Läsion ab. Immerhin kann man bei Kindern generell mit stärkerer Mastzellenanhäufung rechnen. Mastzellenärmer sind namentlich die eigentlichen adulten Fälle mit postpubertalem Beginn.

Liegen die Mastzellen „tumorförmig" zusammengedrängt, dann erscheinen die Zellelemente kubisch oder polygonal, während „freiliegende" Mastzellen eher eine runde, ovale, langgestreckte oder dendritische Gestalt haben. Die Mastzelleninfiltrate lehnen sich prinzipiell an Gefäße und Hautanhangsgebilde an. Dies tritt bei Fällen mit geringem Mastzellengehalt und in Randgebieten massiverer Infiltrate in Gestalt einer manschettenförmigen perivasculären Anordnung besonders deutlich hervor.

α) Bei *Fällen mit multiplen großen Knoten oder Plaques* („Urticaria pigmentosa gigantea") oder mit *solitären großen Knoten* („isoliertes Mastocytom") liegen die Mastzellen dicht gepackt in tumorähnlichen Aggregaten vor. Die Infiltrate umfassen die gesamte Cutis und erstrecken sich auch bis in die Subcutis. Die Zellkerne sind überwiegend kubisch, das reichliche Cytoplasma ist deutlich eosinophil. Häufig finden sich erweiterte Blutgefäße und Ödem. Aus Kernform und Cytoplasmadistinktion ergibt sich ein kennzeichnendes Bild (Abb. 1b).

β) Die *maculo-papulösen Erscheinungsformen* der „banalen" U.p. zeigen teils perivasculäre, teils bandförmige und teils mehr knotige Infiltrate (Abb. 2) im oberen Drittel der Cutis, seltener auch tiefer. Die Zellkerne sind rund, oval, oder spindelförmig.

γ) Bei der *Teleangiectasia macularis eruptiva perstans* imponieren erweiterte capilläre Venulen des oberflächlichen Gefäßplexus mit wenigen intervasculären Zellen. Die teleangiektatischen Gefäße sind von vermehrten, eher kleinen Mastzellen mit runden bis spindelförmigen Kernen und einem elongierten Cytoplasma umgeben. Diese dendritischen Zellen sind kennzeichnend für die vorliegende peritheliale Mastzellenhyperplasie (MIHM et al., 1973).

δ) Die *diffuse (erythrodermatische) cutane Mastocytose* ist durch ein dichtes bandförmiges Infiltrat in der oberen Cutis gekennzeichnet. Mastzellen können auch herdförmig um Anhangsgebilde in der tieferen Cutis sowie aggregiert im subcutanen Fettgewebe vorhanden sein. Die rund- oder ovalkernigen Zellen mit deutlich begrenztem Cytoplasma vermitteln einen monomorphen Aspekt. Das histopathologische Bild unterscheidet sich aber letztlich nicht durch Details von den übrigen cutanen Mastocytosen, sondern durch den ausgedehnten cutanen Befall (MIHM et al., 1973; LEVER u. SCHAUMBURG-LEVER, 1975). Für die Hautsymptome werden im übrigen auch Veränderungen der Grundsubstanz, die durch die Degranulation der Mastzellen unterhalten werden, verantwortlich gemacht.

Alle cutanen Mastocytoseherde (mit Ausnahme der Teleangiectasia macularis eruptiva perstans) können eine gewisse Anzahl von Eosinophilen enthalten. Ihre Menge nimmt mit Degranulationsvorgängen natürlich zu. Mitunter sind auch Lymphocyten und Plasmazellen in den Infiltraten vorhanden.

Etwaige *Blasen* sind subepidermal lokalisiert. Sie enthalten Eosinophile, Neutrophile und Mastzellen mit rundlicher Gestalt. Lymphocyten treten im Gegensatz zum Blutbild völlig zurück (GRÜNEBERG, 1969).

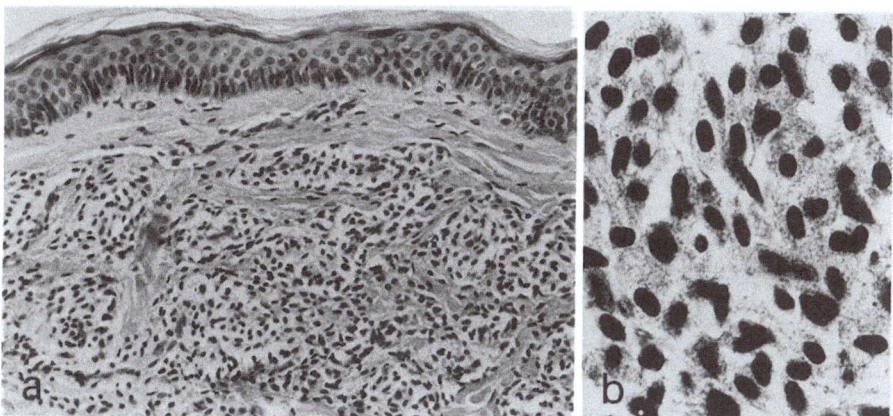

Abb. 1a und b. (a) Urticaria pigmentosa. Bandförmiges Mastzellen-Infiltrat mit häufig kleinen spindeligen Zellkernen (HE, 200×). (b) Cytologie der reifen Mastzellen. Monomorphe Zellen mit ovalen Kernen und breitem granulärem Cytoplasma (He, 1000×)

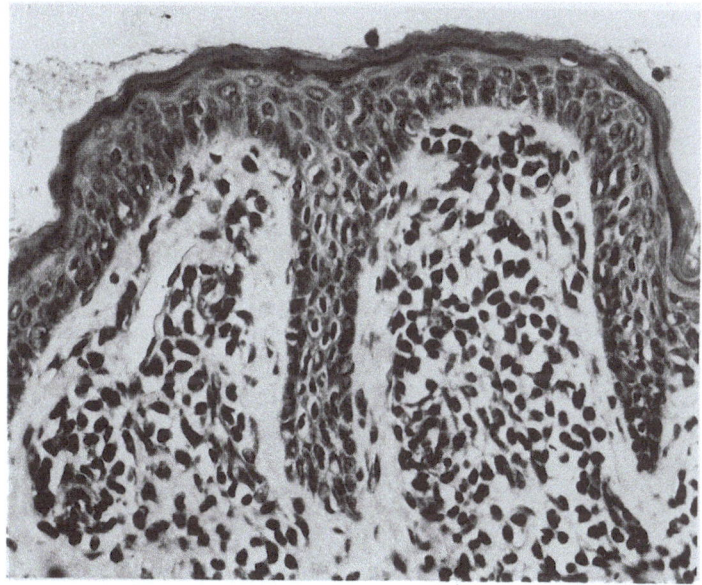

Abb. 2. Urticaria pigmentosa. Kleinknotiges Infiltrat. Darstellung der Mastzellen mit der Naphthol-AS-D-Chloracetatesterase-Reaktion (250×)

Die *Epidermis* ist relativ wenig beteiligt, kaum je verbreitert, eher verdünnt.
Die *Pigmentierung* der Läsionen der cutanen Mastocytosen ist auf vermehrten Melaningehalt in den Basalzellen der Epidermis und gelegentlich auf Melanophagen in der oberen Cutis (und auf Melanin in einigen Mastzellen) zurückzuführen. Zwischen Mastzellenvermehrung und Pigmentation scheint keine graduelle Übereinstimmung zu bestehen, obwohl die ursächliche Verknüpfung (Melanocy-

tenstimulation durch Mastzellen) außer Frage steht. Histogenetische Beziehungen zwischen Melanocyten und Mastzellen werden angenommen (OKUN u. EDELSTEIN, 1976).

b) Lymphknoten- und Skeletveränderungen

Histologie der Lymphadenopathie. Zumeist handelt es sich lediglich um eine lymphoreticuläre Hyperplasie. Verschiedentlich wurden auch auffällige Mastzellenbefunde erhoben. Bei ausgeprägter Generalisierung finden sich Mastzelleninfiltrate im perinodulären Bindegewebe, in der Lymphknotenkapsel sowie zwischen gewucherten Reticulumzellen innerhalb der lymphatischen Strukturen. Totale Strukturaufhebung, massive Mastzellenproliferation und Fibrose sind wohl ein Attribut der malignen Mastzellenreticulose.

Histologie der Skeletveränderungen. Die für die (generalisierte?) Mastocytose offensichtlich sehr charakteristischen spongiosklerotischen Befunde bestehen in verdickten Spongiosabälkchen mit osteoiden Säumen im Bereich mastzellen- und faserreicher Markbezirke. Auf die Morphologie dieser Erscheinungen ist LENNERT (1961) näher eingegangen. Bei der malignen Mastzellenreticulose wurden seinerzeit osteoide Säume nicht beobachtet. Die Befunde ähneln dabei teils eher einer Osteomyelosklerose. Nach neueren Erfahrungen scheinen die Knochenveränderungen bei U.p. und Mastzellenreticulose allerdings sehr ähnlich bzw. identisch zu sein.

V. Maligne Mastzellenreticulose

Von dieser seltenen Krankheit sollte nur dann gesprochen werden, wenn es sich um mehr oder weniger generalisierte Mastzellenproliferationen, die wenigstens Knochenmark, Leber und Milz sowie evtl. Lymphknoten betreffen, handelt. Alleinige Lymphknotenbeteiligung und/oder „typische" Skeletveränderungen berechtigen sicher nicht zur Annahme einer Mastzellenreticulose. Hauterscheinungen (meist im Sinne einer U.p.) sind bei Kindern stets vorhanden, können bei Erwachsenen aber auch fehlen. Skeletveränderungen kommen vor. Die gewucherten Mastzellen müssen darüber hinaus *Malignitätszeichen* aufweisen (Zell- und Kernatypien, Verschiebung der Kern-Plasma-Relation zugunsten des Kernes, große Nucleolen). Ferner gehören Mitosen (die bei Mastocytosen so gut wie nie vorkommen), ein- und mehrkernige mastocytäre Riesenzellen (Polyploidisierung) und Veränderungen des Cytochemismus der Mastzellen zum „malignen" Bild. Der auffälligste Befund ist die rege Gitter- und Kollagenfaserbildung an den Orten der Mastzellenproliferationen (Lebercirrhose, Milzfibrose, Lymphknotenfibrose, Knochenmarksfibrose). Endlich kann auch eine Ausschwemmung neoplastischer Mastzellen ins Blut erfolgen („leukämische Mastzellenreticulose"). Ausgang in Monocytenleukämie wurde ebenfalls beobachtet.

Die Prognose ist sehr schlecht, die Lebenserwartung beträgt etwa 2–48 Monate (LENNERT, 1961; BEARE, 1972; MIHM et al., 1973).

Differentialdiagnose: Die cutanen Mastocytosen können eine Reihe von Dermatosen (und Systemkrankheiten) imitieren. Erwähnt seien u.a. physikalische Urticariaformen, pigmentierte Naevi, eruptive Histiocytome, Xanthome, das juvenile Xanthogranulom.

Von besonderer Bedeutung sind in morphologischer Hinsicht die Histiocytosis-X-Gruppe und in funktioneller Hinsicht das Carcinoid-Syndrom. Grundsätzlich ist daran zu erinnern, daß bei Routineuntersuchungen ohne Spezialfärbungen Mastzellen der Erfassung entgehen und mit Histiocyten und Fibroblasten verwechselt werden können.

Literatur

Asboe-Hansen, G.: The mast cell in health and disease. Acta derm.-venereol. (Stockh.) Suppl. 73, 139 (1973)

Beare, J.M.: Mastocytoses. In: Textbook of dermatology, 2nd ed. Rook, A., Wilkinson, D.S., Ebling, F.J.G. (eds.), Vol. II, pp. 1437. Oxford: Blackwell 1972

Eady, R.A.J.: The mast cells: distribution and morphology. Clin. Exp. Derm. 1, 313 (1976)

Grüneberg, Th.: Mastzellenretikulose (Mastocytose). In: Handbuch der Haut- und Geschlechtskrankheiten, Ergänzungswerk, Bd. III/2: Nicht entzündliche Dermatosen II. Gottron, H.A. (ed.), S. 797. Berlin, Heidelberg, New York: Springer 1969

Herzberg, J.J.: Mastzellenkrankheiten. Hautarzt Suppl. III, 103 (1978)

Kobayasi, T., Helin, P., Asboe-Hansen, G.: Biochemistry and ultrastructure of mast cell granules. In: Dermatology, Proc. XIVth Internat. Congress Padua-Venice, 22–27 May 1972. Flarer, F., Serri, F., Cotton, D.W.K. (eds.), p. 469. Amsterdam: Excerpta Medica 1974

Kresbach, E., Neuhold, R.: Chronische Mastzellenretikulose mit Histaminanfällen. Wien. med. Wschr. 115, 344 (1965)

Lennert, K.: Zur pathologischen Anatomie der „Mastocytosen", mit einigen Bemerkungen zur Cytochemie der Mastzellen. Arch. klin. exp. Derm. 213, 606 (1961)

Lennert, K., Mohri, N.: Zur Pathologie der Leukämien und malignen Lymphome im Kindesalter. Verh. dtsch. Ges. Path. 55, 216 (1971)

Lennert, K., Schubert, J.C.F.: Zur Cytochemie der Blut- und Gewebsmastzellen. Verh. dtsch. Ges. inn. Med. 66, 1061 (1960)

Lennert, K., Lennert, K., Schubert, J.C.F.: Zur Histochemie der Gewebsmastzellen im menschlichen Lymphknoten. Frankfurt. Z. Path. 69, 591 (1959)

Lever, W.F., Schaumburg-Lever, G.: Histopathology of the skin, 5th ed. Philadelphia, Toronto: Lippincott 1975

Lippert, H.-D., Ketels-Harken, H.: Kasuistischer Beitrag zur Mastocytose beim Erwachsenen. Hautarzt 25, 398 (1974)

Ludatscher, R.M., Haim, S., Gellei, B., Cohen, A.: Comparative ultrastructural study of mast cells in mastocytoma and mastocytosis. Dermatologica (Basel) 155, 80 (1977)

Mihm, M.C., Clark, W.H., Reed, R.J., Caruso, M.G.: Mast cell infiltrates of the skin and the mastocytosis syndrome. Hum. Pathol. 4, 231 (1973)

Moriyasu, Sh., Yamura, T.: Electron microscopic studies of mast cell degranulation. Acta derm.-venereol. (Stockh.) Suppl. 73, 149 (1973)

Naveh, Y., Ludatscher, R., Gellei, B., Haim, S., Friedman, A.: Ultrastructural features of mast cells in systemic mastocytosis. Acta derm.-venereol. (Stockh.) 55, 443 (1975)

Okun, M.R., Edelstein, L.M.: Gross and microscopic pathology of the skin, Vol. I. Boston: Dermatopathology Foundation Press 1976

Parker, F., Odland, G.F.: The mastocytosis syndrome. In: Dermatology in general medicine. Fitzpatrick, Th.B., Arndt, K.A., Clark, W.H., Eisen, A.Z., van Scott, E.J., Vaughan, J.H. (eds.), pp. 577. New York: McGraw-Hill 1971

Parwaresch, M.R.: The human blood basophil. Morphology, origin, kinetics, function and pathology. Berlin, Heidelberg, New York: Springer 1976

Rodermund, O.-E., Stein, G., Richrath, E.: Röntgenologische Untersuchungen des Skeletts bei Urticaria pigmentosa. Akt. Dermatol. 3, 101 (1977)

Sagher, F., Cohen, C., Schorr, S.: Concomitant bone changes in urticaria pigmentosa. J. invest. Derm. 18, 425 (1952)

Anmerkung

Die Autoren der voranstehenden 3 Kapitel dieses Bandes fühlen sich verpflichtet, an dieser Stelle Herrn Prof. Dr. K. LENNERT (Direktor des Institutes für Pathologie der Universität Kiel) für viele wertvolle Ratschläge und Informationen unseren ganz besonderen Dank auszusprechen. Sein Entgegenkommen hat uns sehr hilfreiche Studien im Lymphknotenregister bei der Deutschen Gesellschaft für Pathologie ermöglicht. Unser herzlicher Dank gilt ferner Herrn Prof. Dr. O. BRAUN-FALCO (Direktor der Dermatologischen Klinik der Universität München) und Herrn Doz. Dr. G. BURG (Dermatologische Klinik der Universität München). Herrn Prof. Dr. O. BRAUN-FALCO und Herrn Doz. Dr. G. BURG verdanken wir im Verlauf unserer jahrelangen gemeinsamen Beschäftigung mit der einschlägigen Thematik viele Anregungen und wertvolle Hilfe. Herrn Prof. Dr. A.B. ACKERMAN (Dermatopathology Section Skin and Cancer Unit, New York University Medical Center) verdanken wir sehr maßgebliche Impulse hinsichtlich der Differenzierung von Lymphomen und Pseudolymphomen, die wir anläßlich eines Studienaufenthaltes in New York empfangen konnten. Bei der Klassifizierung des eigenen Lymphommaterials haben uns Herr Doz. Dr. C.S. PAPADIMITRIOU und Herr Doz. Dr. E.-W. SCHWARZE (Lymphknotenregister bei der Deutschen Gesellschaft für Pathologie) sehr geholfen, wofür hier auch ihnen gedankt sei. Herrn Prof. Dr. E.B. HELWIG (Chairman of the Department of Skin and Gastrointestinal Pathology, Armed Forces Institute of Pathology, Washington D.C.) möchten wir für die im Rahmen eines Studienaufenthaltes gewonnenen Erfahrungen danken. Schließlich gilt unser Dank Herrn Prof. Dr. M. RATZENHOFER (Vorstand des Institutes für Pathologische Anatomie der Universität Graz), Herrn Prof. Dr. S. SAILER (Vorstand der Medizinischen Universitätsklinik in Graz), Herrn Prof. Dr. K. WAGNER (Vorstand der III. Medizinischen Abteilung des Landeskrankenhauses Graz), Herrn Prof. Dr. H. BECKER (Leiter der Abteilung für Histochemie am Institut für Pathologische Anatomie der Universität Graz), Herrn Prof. Dr. K. SCHMID (Leiter der Gynäkopathologischen Abteilung am Institut für Pathologische Anatomie der Universität Graz) und Herrn Doz. Dr. L. AUBÖCK (Leiter der Abteilung für Elektronenmikroskopie am Institut für Pathologische Anatomie der Universität Graz) für langjährige freundschaftliche Zusammenarbeit und Unterstützung bei der Bearbeitung und Behandlung der malignen Lymphome.

Sachverzeichnis

Die *kursiven* Seitenzahlen verweisen auf die Seiten, auf denen das betreffende Stichwort ausführlich behandelt wird

Siehe auch Sachverzeichnis in Band 7/1, S. 555–562

Abetalipoproteinämie *14*, 79–81
Abrikossoff-Tumor *245*, 301–303
Acanthom, epidermolytisches *98*, 278–285
Acanthome à cellules claires *109*, 278–285
Ackerman-Carcinom *144*, 278–285
Actinisches Reticuloid *384*, 465
Adenocarcinoma apocrinocellulare epidermotropicum *187*, 285–291
Adenocarcinoma ceruminosum 186
Adenom, apokrines, cylindromatöser Typ *166*, 285–291
Adenoma ceruminosum 186
– sebaceum *158*, 285–291
– seboparum *158*, 285–291
Akrospirom, ekkrines 165, *172*, 285–291
Akrosyringium 108, 122
Akrotrichium 107, 122
Akrotrichom *106*, 278–285
Alkaptonurie *44*, 86
Alopecia mucinosa *72*, 90
Alopecien 31
Alpha-Ketten-Erkrankung 425
Ameloblastom 202
Amputationsneurom *241*, 301–303
Amyloidosen *38*, 84–85
–, hereditäre 39
–, maculäre Form 40
–, primäre cutane 39
–, primäre (idiopathische) 38
–, sekundäre cutane 40
–, sekundäre (symptomatische) 38
–, systematisierte cutane 42
Amyloidosis cutis nodularis atrophicans 40, 42, 84–85
Analphalipoproteinämie *14*, 79–81
Aneurysma, capilläres der Lymphgefäße *321*, 343–344
–, cirsoides *314*, 341–343
Angiectasia eruptiva thrombotica *318*, 343–344
– racemosa *315*, 341–343
– serpiginosa *316*, 341–343
Angiektasien *314*, 341–343

Angio-Endotheliomatosis proliferans systematisata *340*, 348–350
Angiofibrom, sklerosierendes *252*, 303–309
Angio-immunoblastische Lymphadenopathie *390*, 466
Angiokeratom, papulöses solitäres *318*, 343–344
Angiokeratoma acroasphycticum digitorum *317*, 343–344
– circumscriptum corporis naeviforme *318*, 343–344
– corporis diffusum universale *19*, 79–81, 318
– punctiforme scroti s. vulvae *317*, 343–344
Angiokeratome *316*, 343–344
Angio-Leiomyome 271, 330
Angiolymphoide Hyperplasie mit Eosinophilie *388*, 466
Angiom, cavernöses *328*, 344–347
–, eruptives *325*, 344–347
Angioma racemosum *315*, 341–343
– serpiginosum Hutchinson *316*, 341–343
– verrucosum *320*, 343–344
Angiome, capilläre *322*, 344–347
–, multiple progressive *323*, 344–347
–, senile des freien Lippenrandes *314*, 341–343
– („senile") tardive *324*, 344–347
Angiomyoneurome *332*, 347–348
Ann-Arbor-Klassifikation 436
Antigen-Injektionen 378
Antikörpermangelsyndrom *26*, 82
Apudome 241
Argyrose der Haut *59*, 88
Arsenkeratosen *124*, 278–285
Arthropoden-Reaktionen, persistierende *378*, 462–464
Arzneireaktionen, besondere *376*, 462–464
Atherom *164*, 285–291
Atrophie, stelläre 193, 196
Atrophien, ichthyosiforme 31

Balanoposthitis plasmacellularis 33
Ballooncell nevus *212*, 295–301

Basaliom, bowenoides *197*, 291–295
–, destruierendes *198*
–, ekzematoides *197*
–, Histochemie 195
–, Histogenese 205
–, keloidiformes *199*
–, morpheiformes *199*
–, noduläres (nodulo-ulceröses) *196*
–, oberflächliches *197*
–, pagetoides *197*, 291
–, pigmentiertes *197*, 291
–, psoriasiformes *197*
–, sklerodermiformes *199*
–, Stromakomponente 193
–, Ultramikroskopie 196
Basaliomatose, naevoide *200*, 291–295
Basaliome *190*, 291–295
–, Differentialdiagnose 204
Basaliomtyp, adenoider 193
–, ekkrin differenzierter 193
–, keratotischer 193
Basalzellcarcinom *202*, 291–295
Basalzellepitheliom 190
Basalzell-Naevi, generalisierte folliculäre 200
–, streifige 200
Basalzellnaevus-Syndrom *200*, 291–295
Basalzellpapillom *100*, 278–285
Basophilenleukämie *489*, 492
Bindegewebsnaevus *248*, 303–309
Blasenzell-Naevus *212*, 295–301
Blauer Naevus, maligner *233*, 295–301
Blue Rubber Bleb Nevus Syndrom *329*, 344–347
Blut- und Lymphgefäße, Fehl- und Neubildungen *311*, 341–350
B-Lymphocyten 352
Bonnet-Dechaume-Blanc-Syndrom 314
Borst-Phänomen 109
Bowen-Carcinom *140*, 278–285
Bullosis diabeticorum *2*, 78–79
Burkitt-Lymphom *435*, 475
Buschke-Löwenstein-Tumoren *146*, 278–285
B-Zell-Lymphome, cutane 395

Calciumstoffwechsel *55*, 87–88
Carcinom, epidermotropes ekkrines *178*, 285–291
Carcinoma in situ 126
– spinocellulare *136*, 278–285
– – segregans *138*
Cavernome, arterielle *329*, 344–347
–, capilläre *328*
–, venöse *329*
Centroblasten *355*, 427, 429
Centrocyten *355*, 425
Ceramidtrihexosidose *19*, 79–81
Ceruminom 186

Cheilitis abrasiva präcancerosa 133
Cheilitis actinica 133
Cheilopathie, präanceröse *133*, 278–285
Chondrom, cutanes *275*, 303–309
Chondrosarkom, cutanes *275*, 303–309
Collagénome éruptif *248*, 303–309
Compound-Naevus *209*, 295–301
Cornu cutaneum *121*, 278–285
Cylindrom, dermales *166*, 285–291
–, malignes 167
Cysten des Haar-Talgdrüsenkomplexes *161*, 285–291

Dercumsche Krankheit 268
Dermal duct tumor 165
Dermangiopathie, diabetische *2*, 78–79
Dermatofibrom, pseudosarkomatöses *260*, 303–309
–, xanthomatöses *252*, 303–309
Dermatofibroma lenticulare *252*, 303–309
Dermato-fibrome progressif et rédicivant *261*, 303–309
Dermatofibrosarcoma protuberans *261*, 303–309
Dermatosis papulosa nigra 100
Dermoidcyste *163*, 285–291
Desmoidtumor *259*, 303–309
Determination (en) 94, 146
Diabetes mellitus *1*, 17, 78–79
Differenzierung 94
Dubreuilh-Melanom *230*, 295–301
Dutcher bodies 422
Dyskeratom, warziges *116*, 278–285
Dysplasie, varicöse 314

Eiweißstoffwechsel *26*, 82–86
Elastom, juveniles *248*, 303–309
Enzyme, lysosomale 363
Eosinophilenleukämie *489*, 492
Eosinophiles Granulom *457*, 479–480
Epidermoidcysten *99*, 278–285
Epithelhyperplasien, pseudocanceröse 140
Epitheliom, intraepidermales *107*, 278–285
–, metatypisches *202*, 291–295
Epithelioma adenoides cysticum *154*, 285–291
– Borst-Jadassohn *107*, 278–285
– calcificans *153*, 285–291
– cuniculatum *142*
Epitheloidzellen 356
Epitheloidzell-Naevus *215*, 295–301
Epstein-Barr-Virus 435
Epulis, congenitale 245
Erythrophagocytose 446, 447
Erythroplasie Queyrat *130*, 278–285

Fasciitis nodularis pseudosarcomatosa *258*, 303–309

Fettstoffwechsel *8*, 79–81
Feuermäler, blasse *311*, 341–343
Fibroblasten 357
Fibroepitheliom, prämalignes *200*, 291–295
Fibroepitheliome, filiform-hyperkeratotische 117
Fibrom, aponeurotisches *259*, 303–309
—, invasives *259*, 303–309
— der papillären Dermis *249*, 303–309
Fibroma durum *252*, 303–309
— pendulans *249*, 303–309
Fibromatose, infantile digitale *257*, 303–309
Fibrome, dermale *249*, 303–309
—, perifolliculäre *250*, 303–309
—, peri- oder subunguale *250*, 303–309
— der reticulären Dermis, *250*, 303–309
Fibrosarkome, subcutane *264*, 303–309
Fibrous Hamartoma of Infancy *249*, 303–309
Fibroxanthom, atypisches *260*, 303–309
Fibroxanthosarkom 265
Flemmingsche tingible Körperchen 369
Follicular center cells, small cleaved 425
Follikelretentionscyste *162*, 285–291

Ganglioneuroblastom *239*, 301–303
Ganglioneurom *239*, 301–303
Gardner-Syndrom 99
Gefäßspinnen *315*, 341–343
Gemmangiom *327*, 344–347
Germinoblasten 355
Germinocyten 355
Giant pigmented nevus *214*, 295–301
Gicht *47*, 86
Gliom, nasales *238*, 301–303
Glomangiomatose, systematisierte *333*, 347–348
Glomangiome *332*, 347–348
Glomustumoren *332*, 347–348
—, isolierte *332*, 347–348
—, multiple disseminierte, familiäre *334*, 347–348
—, systematisierte *333*, 347–348
Glykocerebrosidose *18*, 79–81
Glykogenspeicherkrankheiten *7*, 78–79
Gorlin-Goltz-Syndrom *200*, 291–295
„grading" (histologisch) 134, 137
Graft-vs-host-Reaktion 458
Granularzellen-Myoblastom *245*, 301–303
Granularzellen-Schwannom *245*, 301–303
Granulom, eosinophiles *457*, 479–480
Granuloma pediculatum s. pyogenicum *325*, 344–347
— teleangiectaticum *325*, 344–347
Granulomatose, epitheloidzellige 27
—, lymphomatoide *458*, 480
Granulomatosis disciformis chronica et progressiva 29

Granulome, tuberculoide 28

Haarfollikel, Tumoren maligne *156*, 285–291
Haarfollikel-Naevus *149*, 285–291
Haarzell-Leukämie *417*, 472
Hämangioendotheliom, juveniles *328*, 344–347
Hämangioendothelioma malignum *339*, 348–350
Hämangiomatose, multiloculäre d. Säuglingsalters *323*, 344–347
Hämangiome, planotuberöse *322*, 344–347
—, tuberonodöse *322*, 344–347
Hämangiopericytom *330*, 344–347
Hämangiosarkome *340*, 348–350
Hämochromatose *61*, 88
Hämosiderinablagerungen in der Haut *61*, 88
hairy cell leukemia *417*, 472
Halo-Naevus *214*, 295–301
Hand-Schüller-Christiansche Krankheit *455*, 479–480
Hautlymphome, maligne *351*, *392*, 466–476
Haut-Muskel-Amyloidose *40*, 84–85
Hautpapillome, fibroepitheliale 117
Hauttumoren, adnexoide *146*, 285–291
—, mesenchymale *247*, 303–309
—, neurogene *238*, 301–303
Hautveränderungen, ichthyosiforme 8
Heavy Chain Disease *36*, 83, 425
Hibernom *268*, 303–309
Hidradenom, chondroides *174*, 285–291
— mit vorwiegend apokrinen Merkmalen *181*
— mit vorwiegend ekkrinen Merkmalen *168*
—, malignes apokrines *185*
—, malignes ekkrines *178*
Hidradenoma papilliferum *181*, 285–291
—, syringeal *177*
Hidradenome *164*, 285–291
Hidradénome éruptif *176*, 285–291
Hidroakanthoma simplex 165
Hidrocystom *180*, 285–291
Von Hippel-Lindau-Syndrom 313
Histiocyten 356, 359, 454
Histiocytom *252*, 303–309
Histiocytome, maligne, fibröse 451
Histiocytose, maligne *444*, 477
Histiocytosis X *447*, *453*, 479–480
—, granulomatöse Phase 454
—, proliferative Phase 453
—, xanthomatöse Phase 454
Hodgkin-Zelle (H-Zelle) 439
Homing 352
Homologie 94, 146
Hunter-Syndrom 75
Hurler-Syndrom 75

Hyalinosis cutis et mucosae 23, 81
Hydantoin-Derivate 376
Hypercholesterinämien 15
Hypereosinophilie-Syndrom 489
Hyperkeratose, acantholytische 97, 278–285
Hyperlipoproteinämie Typ I 15, 79–81
– Typ II 15, 79–81
– Typ III 16, 79–81
– Typ IV 17, 79–81
– Typ V 17, 79–81
Hyperlipoproteinämien, primäre 8, 15, 79–81
–, sekundäre 8, 17, 79–81
Hyperplasie, angiolymphoide, mit Eosinophilie 327, 388, 466
Hyperplasien, lymphoreticuläre, der Haut 351, 367, 462–466
Hypertriglyceridämien 15
Hypobetalipoproteinämie 14, 79–81
Identifizierung von Monocyten-Histiocyten-Makrophagen 365

Immunoblasten 353
Immunocytom 418, 472–473
–, lymphoplasmocytisches 421
–, lymphoplasmocytoides 421, 422
–, polymorphzelliges 421, 422
Immunocytome extralymphonodaler Typ mit primärer Hautbeteiligung 419
– lymphonodaler Typ 419
– splenomegaler Typ 419
Immunperoxidase-Technik 367
Infiltrationen, lymphocytäre, bestimmter Art 373, 462–464
–, –, eruptive disseminierte 376, 462–464
Infiltratmuster lymphoretikulärer Erkrankungen 361
Infundibulartumor, folliculärer 151
Inverted Follicular Keratosis 106, 278–285
Isolated dyskeratosis follicularis 116, 278–285

Jadassohn-Lewandowsky-Syndrom 99
Jadassohn-Phänomen 109

Kasabach-Meritt-Syndrom 323, 344–347
Keimzentren 355, 370, 427
Keimzentrumstumoren 425
Keloid 252
Keratoacanthom 112, 140, 278–285
Keratose, seborrhoische 100, 278–285
–, –, adenoider (reticulärer) Typ 101
–, –, hyperkeratotisch-verrucöser Typ 101
–, –, irritierter bzw. aktivierter Typ 102
–, –, klonaler Typ 103
–, –, solid-acanthotischer Typ 101
Keratosen, actinische (solare) 118, 278–285
– – –, atrophischer Typ 119
– – –, bowenoider Typ 119

– – –, hypertrophischer Typ 119
– – –, lichenoider Typ (Lumpkin und Helwig) 119
Keratosen durch ionisierende Strahlen 123, 278–285
–, senile 118, 278–285
Kieler Klassifikation 395
Klarzelladenom, malignes 174
Klarzellenacanthom 109, 278–285
Klarzellen-Hidradenom 152, 172, 285–291
–, malignes 180, 285–291
Klippel-Trenaunay-Syndrom 313
Knoblauchzehen-Fibrom 250
Knochengranulom, eosinophiles 453
Koenen-Tumoren 250, 303–309
Kohlenhydratstoffwechsel 1, 78–79
Kontaktdermatitis, lymphomatoide 385
Kryoglobulinämien 36, 83–84

Lacunar cells 440
Lacunen-Zellen 440
Langerhanszell-Granula 454
Large cell acanthoma 119
Leiomyome, cutane 271, 303–309
–, genitale 271
Leiomyosarkom, cutanes 272, 303–309
Lentigo maligna 221, 295–301
Lentigo maligna melanoma 225, 230, 295–301
Letterer-Siwesche Krankheit 455, 479–480
Leukämie, akute lymphatische 432, 492
–, chronische lymphatische 396, 468
–, – – (B-Zell-Typ) 397
–, – – (T-Zell-Typ) 399
–, myeloische, akute (unreifzellige) 483, 492
–, – chronische (reifzellige) 486, 492
Leukämien, akute lymphatische 435
Leukämien, myeloische 481
Leukämien, myelo-monocytäre 489, 492
Leukämoid, eosinophiles 489
Leukoplakien, präceneröse orale 131, 278–285
Lichen amyloidosus 39, 42, 84–85
Lichen myxoedematosus 68, 89–90
Lipidosen 8, 18, 79–81
Lipoblastom, embryonales 267, 303–309
Lipoblastose, systemische multizentrische 271
Lipogranulomatose Farber 458
Lipodystrophie, metachromatische 19, 79–81
Lipoglykoproteinose 23, 81
Lipoid-Dermatoarthritis 457
Lipoidgranulomatose Hand-Schüller-Christian 453
Lipoidproteinose 23, 81
Lipom 267, 303–309
–, braunes 268
Lipoproteinmangelzustände, familiäre 8, 14, 79–81

Liposarkome *269*, 303–309
Low-grade-Malignancy Carcinoma *142*, 278–285
Lutzner-Zelle 401
Lymphadenitis, dermatopathische *408*, 468–470
Lymphadenopathie, angio-immunoblastische *390*, 466
Lymphadenosis benigna cutis *368*, 462–464
– – – 373
– – – lymphoreticulärer Typ 373
– – – granulomatöser Typ 373
– – – folliculärer Typ 373
Lymphangiectasia eruptiva *321*, 343–344
Lymphangioendothelioma *340*, 348–350
Lymphangiokeratom *321*, 343–344
Lymphangiokeratome *320*, 343–344
Lymphangioma cavernosum *331*, 344–347
– circumscriptum localisatum *321*, 343–344
– – naeviforme *320*, 343–344
Lymphangiosarcoma *340*, 348–350
Lymphangiosarkom bei Lymphödem *337*, 348–350
Lymphangiosis melanoblastomatosa 236
Lymphoblasten 434
Lymphocyten 353
Lymphocytenpopulationen 351
Lymphocytic Infiltration of the Skin *374*, 462–464
Lymphocytom *368*, 462–464
Lymphogranulomatose Paltauf-Sternberg *436*, 475–476
Lymphogranulomatosis X *390*, 466
Lymphom Brill-Symmers, großfolliculäres 427
–, centroblastisches *429*, 474
–, centroblastisch-centrocytisches *427*, 473–474
–, centrocytisches *425*, 473
–, immunoblastisches *430*, 448, 474
–, plasmocytisches *422*
Lymphoma, histiocytic 449
Lymphomatoide Granulomatose *458*, 480
Lymphome, cutane *351, 392*, 466–476
–, –, Diagnose 360
–, –, Diagnostische Methoden 362
–, –, –, histologische 362
–, –, –, enzymcytochemische 362
–, –, –, immuncytologische 363
–, –, –, Elektronenmikroskopie 363
–, –, Pathogenese 359
–, großzellige maligne 432
–, lymphoblastische *432*, 474–475
–, – vom convoluted Typ 435
–, – vom unklassifizierten Typ 435
–, lymphocytische *396*, 468–472
Lymphoplasien, cutane, benigne *367*, 462–464
Lysozym 365, 450

Madelungscher Fetthals 268
Mafucci-Syndrom *330*, 344–347
Makroangiopathie, diabetische *4*, 78–79
Makroglobulinämie (Waldenström) *33*, 83, *418*, 419, 472–473
Makrophagen 356
Malignant Granular Cell Tumor *247*, 301–303
Malignant lymphoma, histiocytic 447
maligne Histiocytose *444*, 447
Malignitätsgrad 134
Marker, immunologische für B- und T-Lymphocyten 365
Mastocytom, isoliertes *495*, 502
Mastocytose *494*, 495, 502
–, cutane, diffuse (erythrodermatische) *496*, 502
–, diffuse (erythrodermatische) cutane *498*, 502
–, Heparinwirkung 490, 494
–, Histaminwirkung 490, 494
–, maligne 495
– als Systemkrankheit *497*, 502
Mastocytosen, cutane *495*, 502
Mastzellen 359, 493
Mastzellengranula 493
Mastzellenkrankheiten *493*, 502
Mastzellenreticulose 495
–, maligne *494*, 500, 502
Mastzellenvermehrungen, reaktive 494
Maturation 94, 146
Mediterranean Lymphoma 425
Melano-Acanthom *104*, 278–285
Melanocytäres System, Fehlbildungen *206*, 295–301
– –, Neubildungen *206*, 295–301
Melanom, benignes juveniles *215*, 295–301
–, pagetoides *189, 230*, 295–301
Melanoma malignum (malignes) *224*, 295–301
– –, Differentialdiagnose *234*
– –, Histogenese 237
– –, Klassifikation 225
– –, Kriterien, prognostische 229
– –, level 1–5 228
– –, levels of invasion 227
– –, Metastasierung, lymphogene 235
– –, Mikrostadien 227
– –, palmoplantare 235
– –, primär noduläres *225, 233*
– –, Tumordicke (Breslow) 228
Melanoma in situ *220*, 295–301
– –, pagetoides *222*
Melanophoren-Naevi 217
Melanose, neuro-cutane 214
–, pagetoide, prämaligne *222*, 295–301
–, prämaligne *220*, 295–301
Melanosis circumscripta praeblastomatosa *221*, 295–301

Meningeom *245*, 301–303
Menthol-Derivate 377
Metamyelocyten 482
Michelin tire baby 268
Mikroangiopathie, diabetische *5*, 78–79
Milien 99
Mischtumor der Haut *174*, 285–291
Mitosen, letale 127
Molluscum pseudocarcinomatosum *112*, 278–285
Molluscum sebaceum *112*, 278–285
Monocyten 356
Monocytenleukämien *489*, 492
Monocyten-Makrophagen-Histiocyten-System 353, 444
–, Erkrankungen des *443*, 477–480
Monocyten-Makrophagen-System 353
Morbus Bourneville-Pringle 157, 158
— Bowen *126*, 278–285
— Dubreuilh *220*, 295–301
— Gaucher *18*, 79–81
— Hodgkin *436*, 475–476
— Kaposi *335*, 348–350
— Kimura 388
— Niemann-Pick *18*, 79–81
— Paget *187*, 285–291
— —, extramammärer *189*, 285–291
— —, mammärer *187*, 285–291
— Refsum *8*, 79–81
— Rendu-Osler *315*, 341–343
— Tangier *14*, 79–81
— Waldenström *418*, 419, 472–473
Mucinose, reticuläre erythematöse *386*, 465
Mucinosen, cutane *63*, 88–91
–, –, diffuse Formen 63
–, –, lokalisierte Formen 63
— bei Hyperthyreose *66*, 88–89
— bei Hypothyreose *64*, 88–89
Mucinosis follicularis *72*, 90
Mucopolysaccharidosen *75*, 91
Mycosis fungoides *399*, 468–470
— —, extracutane Manifestationen 408
— — im Lymphknoten 410
— —, Plaque-Stadium 401
— —, Prämykotisches Stadium 400
— —, Stadieneinteilung 400
— —, Tumorstadium 406
Mycosis fungoides-Zelle 405
Myeloblasten 482
Myelocyten 482
–, eosinophile *485*, 486
–, neutrophile 484
Myeloische Hautinfiltrate, Kriterien zur Diagnose 487
Myelom, multiples *422*, 472–473
Myeloproliferative Erkrankungen der Haut *481*, 492

Myelosarkom 486
Myositis, pseudosarkomatöse proliferative 273
Myxödem, generalisiertes 64
Myxoedema circumscriptum praetibiale *66*, 88–89
Myxofibrom, cutanes *255*, 303–309
Myxom *255*, 303–309

Naevi *149*, *157*, 285–291
–, angiektatische *311*, 341–343
–, — tardive *314*, 341–343
–, angiokeratotische *316*, 343–344
–, angiomatöse *322*, 344–347
— aranei *315*, 341–343
–, epidermale *96*, 278–285
— flammei *311*, 341–343
— — laterales mit assoziierten Fehlbildungen *313*, 341–343
— der Schweißdrüsen *164*, 285–291
— teleangiectatici, congenitale *311*, 341–343
— — laterales *312*, 341–343
— — mediales et symmetrici *311*, 341–343
— vasculosi nuchae *311*, 341–343
— verrucosi 97
— vinosi *312*, 341–343
Naevo-Basaliomatose *200*, 291–295
Naevoxanthoendotheliom *254*, 303–309
Naevus (Definition) 95
–, blauer *217*, 295–301
–, cellulärer blauer *217*, 295–301
— coeruleus *217*, 295–301
— comedonicus *162*, 285–291
— elasticus *248*, 303–309
— lipomatodes superficialis *266*, 303–309
— pilo-follicularis *149*, 285–291
— sebaceus *157*, 285–291
— sudoriparus *166*, 285–291
Naevus-Phakomatose, organoide 157
Naevuszell-Naevus *206*, 295–301
–, dermaler *210*, 295–301
–, epidermo-dermaler *209*, 295–301
–, –, Zellen vom A-Typ 209
–, –, Zellen vom B-Typ 209
–, –, Zellen vom C-Typ 209
–, Histogenese 219
–, junktionaler *207*, 295–301
Naphthol-AS-D-Chloracetatesterase-Reaktion *483*, 486
Necrobiosis lipoidica 1
Neoplasien, lymphoreticuläre, der Haut *351*, *392*, 466–476
Neubildungen, angiomatöse *322*, 344–347
Neurilemmom *242*, 301–303
–, Typ Antoni A 242
–, Typ Antoni B 242
Neuroblastoma sympathicum *239*, 301–303
Neurofibrom *242*, 301–303

Neurofibromatosis v. Recklinghausen *242*, 301–303
Neurofibrosarkom *244*, 301–303
Neurom, echtes *240*, 301–303
–, granuläres *245*, 301–303
–, malignes granuläres *247*, 301–303
–, traumatisches *241*, 301–303
Neurome, falsche 240
Neuro-Naevus 212
Neuro-Naevus bleu *217*, 295–301
Nodular fasciitis *258*, 303–309
Nodulus cutaneus *252*, 303–309
Non-Hodgkin-Lymphome *392*, 466–475
–, Klassifikation 393, *394*, 396, 467–468
– (cutane) mit hohem Malignitätsgrad *429*, 474–475
– mit niedrigem Malignitätsgrad *396*, 468–474

Ochronose *44*, 86
Osteom *276*, 303–309
Osteosis, cutane *276*, 303–309
O-Zell-Erythrodermie 414

Pachyonychia congenita 99
Pagetoide Reticulose *416*, 471–472
– –, Typ Ketron-Goodman 416
– –, Typ Woringer-Kolopp 416
Paget-Phänomen 109, 189
Paget-Zellen 187
Palpable Migratory Acriform Erythema *374*, 462–464
Papillomatosis cutis carcinoides 140
–, orale, floride 142, 144
Papulose, lymphomatoide *381*, 464–465
Paragangliom, malignes, nicht chromaffines *247*, 301–303
Paraproteinämien 29, 82
Paraproteine 29
Peutriersche Mikroabscesse 401
Pflanzenöle, ätherische 377
Pflasterepithelcarcinom *136*, 278–285
Phagocyten-System, mononucleäres 352
Phlebangiektasie, diffuse genuine *314*, 341–343
Phlebarteriektasie *314*, 341–343
Pigmentflecken, prätibiale atrophische *2*, 78–79
Pigmentstoffwechsel (exkl. Melanin) *58*, 88
Pilar Tumor of the Scalp *156*, 285–291
Pilo-Leiomyome 271
Pilomatrixom *153*, 285–291
Pinkussches Fibroepitheliom *200*, 291–295
Plasmazellen 355
Plasmoacanthom 33
Plasmocytom *30*, 82–83, *422*, 472–473
Plasmocytosis circumorificialis 33
Plattenepithelcarcinom *136*, 278–285

–, acantholytisches *138*, 278–285
Pluripotentialität 96
Porocarcinom, ekkrines *178*, 285–291
Porokeratose, disseminierte, superfizielle, actinische *119*, 278–285
Porom, ekkrines 165, *169*, 285–291
–, malignes ekkrines *178*, 285–291
Porphyria congenita *52*, 86–87
Porphyria cutanea tarda *50*, 86–87
Porphyria variegata *52*, 86–87
Porphyrie, cutane hepatische *50*, 86–87
Porphyrinstoffwechsel *49*, 86–87
Präcancerosen *118*, 278–285
–, fakultative 118
–, obligate 118
Prämaligne epidermoide Läsionen *118*, 278–285
Prämykose 401
Promyelocyten 482
Protomykose 401
Protoporphyrie, erythrohepatische *52*, 86–87
Pseudolymphom Spiegler-Fendt 368
Pseudolymphome, cutane 351, *367*, 462–466
– vs maligne Lymphome 380
Pseudo-Sarkome *257*, 303–309
Puffärmel-Lipomatose 268
Purinstoffwechsel *46*, 86
Purpura necroticans 38
Pyrimidinstoffwechsel *46*, 86

Radioderm, chronisches *123*, 278–285
Rankenneurom, echtes fibrilläres 240
Rappaportsche Einteilung 394
REM-Syndrom 68, *386*, 465
Retentionscyste *162*, 285–291
Reticulocytose, lipomelanotische *408*, 468–470
Reticuloendotheliose, leukämische 417
Reticulo-histiocytäre Erkrankungen, maligne *443*, 477–480
– histiocytäres System (RHS) 352
– Histiocytom des Rückens 374
Réticulohistiocytome du dos 457
Reticulo-Histiocytose der Haut mit benignem Verlauf 458
–, multizentrische 457
Reticuloid, actinisches *384*, 465
Reticulosarkom *447*, 450, 477–478
–, angioplastisches *339*, 348–350
Reticulosarkomatose Gottron 395, 451
Reticulose, histiocytäre medulläre 444
–, pagetoide *416*, 471–472
Reticulosen *451*, 478–479
–, paraproteinämische 68
Reticulumzelle, dendritische 357
–, fibroblastische oder faserassoziierte 357
–, histiocytische oder phagocytische 357
–, interdigitierende 357

Reticulumzellen 356, 443
Retothelsarkom 447
Rhabdomyosarkom, cutanes 274, 303–309
Riesencondylom, genitales 146, 278–285
Rumpfhautepitheliom 197, 291–295
Rundzellerythematose 68, *386*, 465
Russelsche Körperchen 422

Säuglingsreticulose Letterer-Siwe 453
Sarcoma idiopathicum haemorrhagicum multiplex 335, 348–350
Sarkoid Spiegler-Fendt 369
Sarkom, angioplastisches *339*, 348–350
—, epitheloides 265
—, granulocytisches 486
Sarkome der Haut *260*, 303–309
Scabies, persistierende noduläre *379*, 462–464
Schaumzellen 9, 79–81
 — Typ I 13, 79–81
 — Typ II 13, 79–81
Schimmelpfennig-Mims-Feuerstein-Syndrom 97, 157
Schleimcyste, cutane *256*, 303–309
Schleimhautnaevus, epithelialer 99, 278–285
Schweißdrüsencarcinom *178*, 285–291
Schwerkettenkrankheit 36, 83, 425
Scleroderma amyloidosum 40, 84–85
Scleroedema (adultorum) 71, 90
Sea blue histiocytes 447
Sebocystomatosis *163*, 285–291
Self healing sqamous cell carcinoma 113
Sézary-Syndrom *411*, 470–471
 — mit Lymphknotenbefall 414
Sézary-Zelle 364, 401, 411, 413
Sinushistiocytose mit massiver Lymphadenopathie 457
Skleromyxödem 68, 89–90
Sphingomyelinose *18*, 79–81
Spidernaevi *315*, 341–343
Spiegler-Tumoren *166*, 285–291
Spinaliom *136*, 278–285
—, pseudoglanduläres *138*, 278–285
„Spindelzellcarcinome", desmoplastische 137
Spiradenom, ekkrines *165, 170*, 285–291
Spitz-Tumor *215*, 295–301
Stachelzellcarcinom *136*, 278–285
Stachelzellkeratose, benigne *117*, 278–285
Stadieneinteilung cutaner Lymphome 393
„Staging" 136, 393
Stammzellymphome 432, 492
Steatocystoma multiplex *163*, 285–291
Sternberg-Reed-Zellen 439
Sternhimmel 435
Stewart-Treves-Syndrom *337*, 348–350
Stoffwechselkrankheiten *1*, 77–91
Stuccokeratose 101
Sturge-Weber-Krabbe-Syndrom 313

Sulfatidlipidosen *19*, 79–81
Superficial Spreading Melanoma *225, 230*, 295–301
Sutton-Naevus *214*, 295–301
Sympathicoblastom *239*, 301–303
Sympathicogoniom *239*, 301–303
Synovialom, benignes (riesenzelliges) *277*, 303–309
—, malignes *277*, 303–309
Syringadenoma multiplex *176*, 285–291
Syringocystadenoma papilliferum *182*, 285–291
Syringom *176*, 285–291
—, chondroides *174*, 285–291

Talgdrüsen, Tumoren *157*, 285–291
Talgdrüsen-Adenom *158*, 285–291
Talgdrüsen-Carcinom *159*, 285–291
Talgdrüsen-Epitheliom *158*, 285–291
Talgdrüsen-Hyperplasie *157*, 285–291
Teerkeratosen *124*, 278–285
Teleangiectasia haemorrhagica hereditaria *315*, 341–343
 — macularis eruptiva perstans *496*, 502
 — papulosa disseminata *324*, 344–347
Tierfellnaevus, congenitaler *214*, 295–301
T-Lymphocyten 352
TNM-System 136
T-Zell-Lymphom, convoluted type 434
T-Zell-Lymphome, cutane 395, 410
Tophi 47
Torre-Syndrom 157
Tricho-Adenom *152*, 285–291
Tricho-Epitheliom *154*, 285–291
Trichofolliculom *149*, 285–291
Tricholemmcyste *164*, 285–291
Tricholemmom *150*, 285–291
Tricholemmome, metastasierende, maligne 152
Tumor, acraler arteriovenöser *334*, 347–348
Tumoren des Bindegewebes *248*, 303–309
 — der Ceruminaldrüsen *185*, 285–291
—, cystische des Haar-Talgdrüsenkomplexes *161*, 285–291
—, epidermoide *94*, 278–285
 — des Fettgewebes *266*, 303–309
 — des Haarfollikels *149*, 285–291
 — mit Knorpel- oder Knochendifferenzierung *274*, 303–309
—, maligne, der Blut- und Lymphgefäße *335*, 348–350
—, maligne epidermoide *134*, 278–285
 — der Muskulatur *271*, 303–309
 — der Nervenhüllzellen *242*, 301–303
 — der Schweißdrüsen *164*, 285–291
—, synoviale *277*, 303–309
Turban-Tumoren *166*, 285–291

Ulcus rodens *196,* 291–295
Ulcus terebrans *198,* 291–295
Urticaria pigmentosa *495,* 502
— — Adulte Form 495
— — Juvenile Form 495

Venous Lake *315,* 341–343
Verkalkungen der Haut, dystrophische *56,* 87–88
— —, metastatische *57,* 87–88
Verruca picea *124,* 278–285
— seborrhoica *100,* 278–285
— senilis *100,* 278–285
Verrucous Carcinoma *144,* 278–285

Weber (F.P.)-Syndrom 313
Weichteilsarkom, alveoläres *247,* 301–303
White folded gingivostomatosis *99,* 278–285
White spongy nevus *99,* 278–285
Woringer-Koloppsche Krankheit *416,* 471–472

Xanthelasmen *9,* 17, 79–81
Xanthogranulom, juveniles *254,* 303–309, 457
Xanthome (Xanthomatose) 8, 9, 15, 16, 17, 18, 31
Xanthomzellen *9,* 79–81

Zellen, lympho-plasmocytoide 421

Spezielle pathologische Anatomie

Ein Lehr- und Nachschlagewerk

Herausgeber:
W. Doerr, G. Seifert, E. Uehlinger

1. Band: G. Seifert, K. Häupl, H. Riedel
Mundhöhle, Mundspeicheldrüse, Tonsillen und Rachen. Zähne und Zahnhalteapparate

1966. 406 Abbildungen. XV, 580 Seiten
Gebunden DM 145,–; approx. US $ 79.80
Subskriptionspreis
Gebunden DM 116,–; approx. US $ 63.80
ISBN 3-540-03666-0

2. Band:
1. Teil: H. Chiari, M. Wanke
Oesophagus. Magen

1971. 474 Abbildungen in 675 Einzeldarstellungen. XVII, 1077 Seiten
Gebunden DM 420,–; approx. US $ 231.00
Subskriptionspreis
Gebunden DM 336,–; approx. US $ 184.80
ISBN 3-540-05249-6

2. Teil:
Darm und Peritoneum. Hernien

Von H. F. Otto, G. Töndury, M. Wanke, Z. Zeitlhofer
1976. 393 zum Teil farbige Abbildungen, 139 Tabellen. XX, 989 Seiten
Gebunden DM 480,–; approx. US $ 264.00
Subskriptionspreis
Gebunden DM 384,–; approx. US $ 211.20
ISBN 3-540-05308-5

3. Band: H.U. Zollinger
Niere und ableitende Harnwege

1966. 738 zum Teil farbige Abbildungen. XVI, 1034 Seiten
Gebunden DM 260,–; approx. US $ 143.00
Subskriptionspreis
Gebunden DM 208,–; approx. US $ 114.40
ISBN 3-540-03667-9

4. Band: K. Köhn, B. Walthard, C. Froboese
Nase und Nasennebenhöhlen. Kehlkopf und Luftröhre. Die Schilddrüse. Mediastinum

1969. 275 Abbildungen in 365 Einzeldarstellungen. XVIII, 655 Seiten
Gebunden DM 180,–; approx. US $ 99.00
Subskriptionspreis
Gebunden DM 144,–; approx. US $ 79.20
ISBN 3-540-04710-7

5. Band: F. Henschen, B. Maegraith
Grundzüge einer historischen und geographischen Pathologie. Pathological Anatomy of Mediterranean and Tropical Diseases

1966. 186 Abbildungen. XXII, 586 Seiten
(208 Seiten in Englisch)
Gebunden DM 145,–; approx. US $ 79.80
Subskriptionspreis
Gebunden DM 116,–; approx. US $ 63.80
ISBN 3-540-03668-7

6. Band: V. Becker
Bauchspeicheldrüse

Inselapparat ausgenommen
1973. 296 Abbildungen in 379 Einzeldarstellungen. X, 586 Seiten
Gebunden DM 295,–; approx. US $ 162.30
Subskriptionspreis
Gebunden DM 236,–; approx. US $ 129.80
ISBN 3-540-05859-1

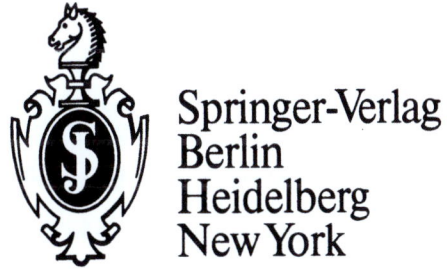

Springer-Verlag
Berlin
Heidelberg
New York

Spezielle pathologische Anatomie

Ein Lehr- und Nachschlagewerk

Herausgeber:
W. Doerr, G. Seifert, E. Uehlinger

7. Band:
Histopathologie der Haut
1. Teil:
Dermatosen
Unter Mitarbeit zahlreicher Fachwissenschaftler.
Redigiert von U. W. Schnyder
2., neubearbeitete und erweiterte Auflage. 1978.
298 Abbildungen in 435 Einzeldarstellungen,
17 Tabellen. XXII, 562 Seiten
Gebunden DM 260,–; approx. US $ 143.00
Subskriptionspreis
Gebunden DM 208,–; approx. US $ 114.40
ISBN 3-540-08636-6

8. Band:
Tropical Pathology
By H. Spencer, A. D. Dayan, J. B. Gibson,
R. G. Huntsman, M. S. R. Hutt, G. C. Jenkins,
F. Köberle, B. G. Maegraith, K. Salfelder
ISBN 3-540-06100-2
Out of print. Monograph edition available.

9. Band: W. Schätzle, J. Haubrich
Pathologie des Ohres
1975. 129 Abbildungen. X, 258 Seiten
Gebunden DM 120,–; approx. US $ 66.00
Subskriptionspreis
Gebunden DM 96,–; approx. US $ 52.80
ISBN 3-540-07042-7

10. Band: F. Bolck, G. Machnik
Leber und Gallenwege
1978. 346 zum Teil farbige Abbildungen (8 farbige Abbildungen, 2 Farbtafeln), 69 Tabellen.
XVIII, 1002 Seiten
Gebunden DM 440,–; approx. US $ 242.00
Subskriptionspreis
Gebunden DM 352,–; approx. US $ 193.60
ISBN 3-540-08304-9

11. Band: R. Bässler
Pathologie der Brustdrüse
1978. 478 zum Teil farbige Abbildungen, 69 Tabellen. XXX, 1134 Seiten
Gebunden DM 525,–; approx. US $ 288.80
Subskriptionspreis
Gebunden DM 420,–; approx. US $ 231.00
ISBN 3-540-08579-3

12. Band: G.O.H. Naumann, D.J. Apple
Pathologie des Auges
In Zusammenarbeit mit D.v. Domarus, E. N. Hinzpeter, K. W. Ruprecht, H. E. Völcker
1979. Etwa 1150 zum Teil farbige Abbildungen.
Etwa 1200 Seiten
Gebunden DM 680,–; approx. US $ 374.00
Vorbestellpreis/Subskriptionspreis
Gebunden DM 544,–; approx. US $ 299.20
ISBN 3-540-09209-9

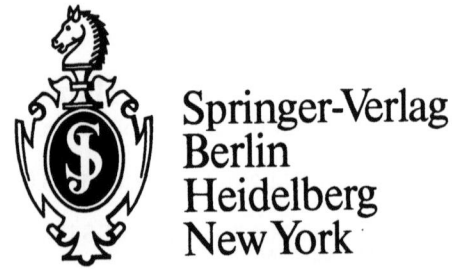

Springer-Verlag
Berlin
Heidelberg
New York

If you have any concerns about our products,
you can contact us on
ProductSafety@springernature.com

In case Publisher is established outside the EU,
the EU authorized representative is:
**Springer Nature Customer Service Center GmbH
Europaplatz 3, 69115 Heidelberg, Germany**

Printed by Libri Plureos GmbH
in Hamburg, Germany